Franz Büchners

HYPOXIE

Beiträge aus den Jahren 1932 - 1972

Anläßlich des 80. Geburtstages Franz Büchners
im Auftrag seiner Schüler

Herausgegeben von E. Grundmann

Mit 128 Abbildungen

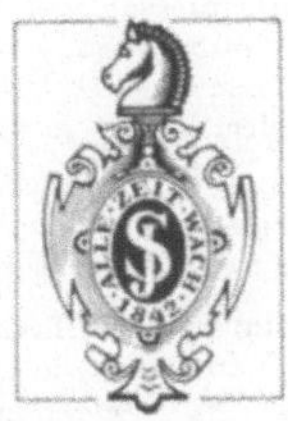

Springer-Verlag Berlin Heidelberg GmbH 1975

Professor Dr. Dr. h. c. FRANZ BÜCHNER
7800 Freiburg, Holbeinstr. 32

Professor Dr. EKKEHARD GRUNDMANN
Pathologisches Institut der Universität
4400 Münster, Westring 17

ISBN 978-3-540-07078-8   ISBN 978-3-642-49227-3 (eBook)
DOI 10.1007/978-3-642-49227-3

Library of Congress Cataloging in Publication Data. Büchner, Franz, 1895. Hypoxie: Beiträge von Franz Büchner aus den Jahren 1932—1972. Bibliography: p. Includes index. 1. Anoxemia-Addresses, essays, lectures. 2. Diseases-Causes and theories of causation-Addresses, essays, lectures. I. Title. [DNLM: 1. Abnormalities-Etiology-Collected works. 2. Anoxia-Collected works. 3. Heart diseases-Collected works. WG200 B928h] RC103.A4B83 616.9'893 74-28226

Vorwort

Hypoxie als Ursache krankhafter Gewebsveränderungen — das ist heute ein unbestrittenes pathogenetisches Prinzip. Die theoretische, naturwissenschaftlich ausgerichtete Medizin erklärt einen großen Teil ihrer Phänomene über eine abnorme Beeinträchtigung der oxydativen Energieproduktion in den Zellen und Geweben. In der praktischen Medizin sind die Gefahren der Hypoxie dem Operateur ebenso geläufig wie dem Arzt in der Allgemeinpraxis: der Sauerstoffmangel begrenzt die intraoperative Drosselungszeit einer Organdurchblutung; er bedroht jeden Schock-Patienten. Die Erkrankungen des Kreislaufs stehen statistisch an der Spitze der Todesursachen, allen voran der Herzinfarkt als lokale Myocard-Hypoxie.

Die Pathologie hypoxischer Phänomene ist mit dem Namen Franz Büchners unlösbar verbunden. Ausgehend von seinen Studien über die Rolle des Herzmuskels bei der Angina pectoris hat er den pathophysiologischen Begriff der Coronarinsuffizienz in die Allgemeine Pathologie eingeführt und dabei synoptisch Morphologie, Physiologie und Klinik erfaßt unter Einbezug der für Coronarinsuffizienz und Coronarinfarkt charakteristischen EKG-Veränderungen.

Diese Beobachtungen eröffneten ihm die allgemeine Bedeutung der Hypoxämie. Angeregt durch pathophysiologische Experimente entwickelten er und seine Mitarbeiter ein nahezu alle Organe umfassendes Werk, das man die „pathophysiologische Morphologie der Hypoxie" nennen könnte. Dieses Werk ist in Zeitschriften des In- und Auslandes weit verstreut. Es begann mit der „Höhenpathologie", ausgelöst durch die stürmische Entwicklung der Luftfahrt, und führte zu subtilen Studien über die Veränderungen der parenchymatösen Organe bei exogenem Sauerstoffmangel, Beobachtungen, die analog auf endogene Hypoxämien zu übertragen waren.

Die besondere Empfindlichkeit des Embryos gegen Hypoxie bewies eine sofort nach dem Ende des zweiten Weltkriegs begonnene Serie experimenteller Studien. Während bis dahin für die Genese von Mißbildungen bevorzugt genetische Faktoren diskutiert worden waren, stellten die Beobachtungen von Franz Büchner und seinen Mitarbeitern epistatische Ursachen in den Vordergrund. Das ist inzwischen Allgemeingut der Patho-Embryologie geworden. Die vielfältig variierten Tierexperimente reproduzierten die wichtigsten fundamentalen Mißbildungen des Menschen durch exogene Hypoxie und belegten die Bedeutung der Determinationsperioden für die einzelnen Entwicklungsfehler.

Die Biologie und die Pathologie der Keim-Entwicklung beschäftigten Franz Büchner auch noch nach seiner Emeritierung, und es entstanden mit japanischen Gastkollegen mehrere Veröffentlichungen über die molekularpathologischen Veränderungen im atmungsgestörten Amphibien- und Wirbeltierkeim.

Der methodische Zugang zur Molekularbiologie wurde auch für die Cardio-pathologie genutzt. Allein zwischen 1968 und 1973 erschienen vier Monographien, in denen FRANZ BÜCHNER die feinstrukturellen Grundlagen der Herzinsuffizienz verschiedener Genese durch neue Beobachtungen bereicherte und das Versagen des chronisch geschädigten Herzens im molekularen Bereich neu verständlich machte. Führte er 1971 in seinem Wiener Van-Swieten-Vortrag am Beispiel der Herzhypertrophie die Grenzen biologischer Kompensationen seinen Hörern dadurch vor Augen, daß er als Ursache des Scheiterns — der Herzinsuffizienz — das Übermaß, das Überschreiten vorgegebener Grenzen herausstellte, so schloß die bisher letzte größere, 1973 erschienene Monographie unter dem Titel „Herzinfarkt, Coronarthrombose und akuter Coronartod des Menschen" den Kreis an der gleichen Stelle, an der 41 Jahre vorher die ersten, entscheidenden Beobachtungen gelungen waren: an der Hypoxie des Herzmuskels.

Mehrere der Büchnerschen Arbeiten, vielleicht sogar die originellsten zum Hypoxieproblem, entstanden während und bald nach dem zweiten Weltkrieg und wurden nur einem kleinen Kreis von Fachkollegen bekannt. So erschien der an mich herangetragene Wunsch berechtigt, durch einen zusammenfassenden Neudruck eines Teiles dieser Veröffentlichungen die wichtigsten Befunde und Gedanken einem größeren Leserkreis zugänglich zu machen. Der bevorstehende 80. Geburtstag von FRANZ BÜCHNER bot uns, seinen Schülern, hierzu willkommenen Anlaß. Die meisten von uns, die wir von dem Jubilar entscheidende Prägungen empfingen, erinnern sich an eigene Gehversuche an den Problemen der Hypoxie, Hypoxämie und Hypoxydosen. Wir statten mit dieser Veröffentlichung einen Teil unseres Dankes an unseren Lehrer ab. Mir als mit der Herausgabe Betrautem obliegt es, auch und ganz besonders Herrn Dr. Dr. h. c. mult. HEINZ GÖTZE dafür zu danken, daß der Springer-Verlag die Neufassung der Büchnerschen Hypoxie-Arbeiten übernommen hat, unterstützt durch die großzügige Hilfe von Herrn Dr. HORST WENZEL, Direktor der Firma Boehringer/Mannheim, dem ich mich ebenfalls zu großem Dank verpflichtet fühle.

FRANZ BÜCHNER wirkte und wirkt weit über die in diesem Buch berücksichtigten wissenschaftlichen Fragen hinaus. Er hat uns gelehrt, Struktur, Stoffwechsel und Funktion als verschiedene Teilaspekte der Pathologie stets gemeinsam zu sehen, die Pathologie als Teil der Medizin, die Medizin als Teil einer Anthropologie, die Körper und Geist-Seele als Einheit betrachtet. Diese synoptischen Folgerungen hat er in eigenen Monographien veröffentlicht. Der hier vorgelegte Band kann neben der erinnernden Mitteilung von Befunden und Wertungen vielleicht einen Einblick in die Konsequenz und die Vielgestaltigkeit geben, mit der FRANZ BÜCHNER sein wissenschaftliches Werk an einer zentralen und immer wieder aktuellen Problematik der Allgemeinen Pathologie reifen ließ.

Münster, den 15. August 1974   EKKEHARD GRUNDMANN

Inhaltsverzeichnis

Die Rolle des Herzmuskels bei der Angina pectoris

Von
Franz Büchner

Aus dem Pathologischen Institut der Universität Freiburg i. Br.
(Direktor: Prof. Dr. L. Aschoff.)

Mit 12 Abbildungen im Text

(Eingegangen am 8. März 1932.)

Einleitung

Wollen wir den Punkt kennzeichnen, an dem die folgenden Untersuchungen in die Erörterung über die Entstehung der Angina pectoris eingreifen, so gehen wir am besten von den Vorstellungen aus, die heute das Denken der meisten deutschen Kliniker beherrschen und die ihren letzten wesentlichen Ausdruck gefunden haben auf dem Kongreß für innere Medizin 1931 in den Referaten von EDENS und MORAWITZ. Darnach ergibt sich folgendes Bild: „Der Schmerz ist das führende Symptom" (MORAWITZ) der Angina pectoris. Seine Ursache und seine Quelle aufzeigen, heißt die Frage nach der Pathogenese der Angina pectoris beantworten. Abgelehnt wird die ALLBUTT'sche Theorie von der Auslösung des Schmerzes im Anfangsteil der Aorta, auch die von WENCKEBACH begründete Abwandlung dieser Aortentheorie, nach der eine Dehnung des Anfangsteiles der Aorta bzw. der Kranzgefäße Anfall und besonders Schmerz der Angina pectoris bedingen sollen. Für den großen über Stunden und Tage sich erstreckenden Angina pectoris-Anfall (Status anginosus) wird anerkannt, daß diese Anfälle „meist durch Thrombose größerer Äste des Coronarsystems entstehen" (MORAWITZ in Übereinstimmung mit EDENS). Für den leichteren, nach plötzlicher Mehrbelastung des Herzens verschiedener Art auftretenden Angina pectoris-Anfall (Angina pectoris im engeren Sinne) dagegen wird ein Krampf der Kranzgefäße als auslösendes Ereignis angenommen (EDENS, MORAWITZ). Dieser Gefäßkrampf ist nach EDENS bei solchen Anfällen zugleich die wesentlichste Quelle des Schmerzes.

In der Aussprache über die beiden Referate betonte HANS KOHN, neben den Referenten einer der besten Kenner des Angina pectoris-

Problems in Deutschland: „Eines scheint mir heute zu kurz gekommen zu sein, das ist der Herzmuskel." Dieses Urteil Kohn's gilt wohl weniger von dem Tatsächlichen der beiden Referate als vielmehr von der sie beherrschenden Coronartheorie. Die Coronartheorie betont mit Recht, „daß Störungen der Kranzgefäßdurchblutung . . . das Bild der großen und kleinen Angina pectoris in seiner ganzen Vielgestaltigkeit erzeugen können" (Edens). Aber indem sie Störungen des Coronarkreislaufes als die einzig beständige Bedingung der Angina pectoris richtig erkennt, sucht sie auch die Ursache und den Ursprung der Anfälle, besonders des Schmerzes in den Kranzgefäßen. Diese Vorstellung war den älteren deutschen Klinikern fremd. Sie kannten sehr wohl unter dem Einfluß pathologisch-anatomischer Untersuchungen die Beeinträchtigung der Kranzaderdurchblutung als Vorbedingung für die Angina pectoris, verlegten aber im Anschluß an Potain Ursache und Ursprung des Anfalles in den Herzmuskel und sahen in dem Anfall den Ausdruck einer Teilischämie des Herzmuskels bei akutem Versagen seiner Kranzgefäßdurchblutung (vgl. das Referat von A. Fraenkel auf dem Kongreß für Innere Medizin 1891; auch Krehl in Nothnagel's Handbuch 1901).

Diese ältere Herzmuskeltheorie der Angina pectoris erlebte nun im englischen und amerikanischen Schrifttum des letzten Jahrzehnts eine neue vertiefte Begründung. Bei J. Mackenzie waren es vor allem die Beobachtungen und Erkenntnisse am Krankenbett, die diesen großen Kliniker zur Herzmuskeltheorie zurückführten. Andere Untersucher wurden besonders durch die Veränderungen des Elektrokardiogramms und durch anatomische Befunde bei Status anginosus-Kranken auf die zentrale Bedeutung des Herzmuskels bei der Entstehung der Angina pectoris aufmerksam gemacht. Hier ist vor allem auf die Arbeiten Herrick's und seiner Schule zu verweisen. Herrick konnte einerseits zeigen, daß beim Status anginosus neben einer Coronarthrombose ein größerer Herzinfarkt zu bestehen pflegt. Andererseits bewies Herrick als erster, daß dieser Herzinfarkt ganz bestimmte Abweichungen des EKG verursacht, und zwar nicht selten eine Verbreiterung des QRS-Komplexes und in einem hohen Prozentsatz Veränderungen der T-Zacke. Beide Feststellungen Herrick's wurden in der Folgezeit vielfach bestätigt (Herrick 1919, Pardee 1920, Wearn 1923, Parkinson und Bedford 1928, Barnes und Whitten 1929, Erik Warburg 1930, Wollheim 1931). Die Bedeutung des Herzmuskelinfarktes für die Veränderungen des EKG konnte zudem durch Tierversuche mit künstlicher Zerstörung des Herzmuskels oder Unterbindung von Kranzgefäßen exakt bewiesen werden (Eppinger und Rothberger, Samajloff, Smith). Auch Edens und Morawitz betonen in ihren Referaten die Häufigkeit der genannten Elektrokardiogramm-Befunde bei Fällen von Coronarthrombose. Während aber z. B. Herrick, Keefer und Resnik u. A. aus solchen Befunden die Folgerung ziehen, daß der Herzmuskel allgemein bei der Angina pectoris im Mittelpunkt des Krankheitsgeschehens steht und daß im Sinne POTAIN's und J. MACKENZIE's der Angina pectoris-Anfall und -Schmerz durch eine Ischämie des Herzmuskels bei akuter Coronarinsuffizienz zustandekommt, bleiben EDENS und MORAWITZ im wesentlichen bei der Coronartheorie stehen und begnügen sich mit Andeutungen über die möglichen theoretischen Folgerungen aus den erwähnten Befunden.

Und doch haben sich mit den erwähnten Beobachtungen die tatsächlichen Voraussetzungen für jede theoretische Erörterung des Angina pectoris-Problems wesentlich geändert bzw. erweitert. Sie drängen die Frage auf: 1. Findet das klinische Bild des Status anginosus nicht restlos seine Erklärung aus dem Vorhandensein des Herzinfarktes? 2. Wenn wir für den Status anginosus bei Coronarthrombose mit Herzinfarkt die Coronartheorie moderner Prägung aufgeben und durch die Herzmuskeltheorie ersetzen dürfen — und dazu neigt auch MORAWITZ in seinem Referat — gewinnt dann nicht die letztere Theorie an Wahrscheinlichkeit auch für den leichteren Angina pectoris-Anfall (Angina pectoris im engeren Sinne, Angina pectoris minor, Anstrengungsangina, Angina of effort)? 3. Geht nicht häufiger, als wir es gemeinhin annehmen, auch der leichtere Angina pectoris-Anfall mit anatomischen Veränderungen des Herzmuskels einher?

Die grundsätzlich wichtigste, an den Kern des Problems rührende Frage scheint mir die letzte zu sein. Anhaltspunkte für ihre Beantwortung sind schon in einer Reihe neuerer Beobachtungen gegeben. Hier ist zunächst auf die Arbeiten der letzten Jahre hinzuweisen, nach denen die für den Status anginosus kennzeichnenden Veränderungen des EKG auch beim gewöhnlichen kurz dauernden Angina pectoris-Anfall, wenn auch nur flüchtig, nicht selten zu beobachten sind (ARRILAGA, BOUSFIELD, FEIL und SIEGEL, PARKINSON und BEDFORD). Auch EDENS und MORAWITZ weisen in ihren Referaten auf diese Tatsache hin, wobei EDENS für sein eigenes Material von 360 Angina pectoris-Fällen 35,3 % mit Veränderungen des EKG angeben kann. Diese Veränderungen weisen eindeutig auf Schädigungen des Herzmuskels hin. Sie zeigen, daß auch während des kurz dauernden Angina pectoris-Anfalls gar nicht selten irgend etwas Krankhaftes im Herzmuskel sich abspielt. In der gleichen Richtung weisen die Experimente von HANS KOHN, der bei kurzdauernder Drosselung der Kranzgefäße des Hundes die typischen Veränderungen des EKG flüchtig erzeugen konnte. Daß auch ohne Coronarthrombose bei Fällen von schwererer Angina pectoris Infarkte nicht so selten im Herzmuskel makroskopisch zu finden sind, haben OBERNDORFER und seine Schülerin PAULI durch ihre Untersuchungen gezeigt. Bei Tod kurz nach einem Anfall oder in einem Anfall konnten sie unter 12 Fällen ohne Coronarthrombose 4 mal eine frische Herzmuskelnekrose makroskopisch sicher nachweisen. Nach länger zurückliegenden Anfällen fanden sie in der Regel Herzmuskelschwielen.

So wertvoll solche Hinweise auf häufiger auftretende Herzmuskelveränderungen bei Angina pectoris sind, so konnte eine exakte Beantwortung der oben gestellten Frage doch nur von einer genauen mikroskopischen Stufenuntersuchung solcher Herzen, bei denen kurz vor dem
Tode oder früher Angina pectoris-Anfälle bestanden hatten, erwartet
werden. Soweit mir bekannt, sind bisher solche Untersuchungen nicht
durchgeführt. Ich habe sie in 10 Fällen vorgenommen und möchte im
folgenden darüber berichten.

Untersuchungsmethode

Bei den folgenden Untersuchungen wurden die Ventrikel der nach VIRCHOW
sezierten, in JORES fixierten Herzen nach gründlicher makroskopischer Untersuchung und Beschreibung vollständig in Längsschnitte zerlegt. Die Längs-
stufen wurden in Gelatine eingebettet und mit dem CHRISTELLER'schen Mikro-
tom geschnitten. Die Schnitte wurden mit Hämatoxylin-Eosin, Hämatoxylin-
Sudan, Oxydase und Elastica gefärbt. Die fertigen Präparate einzelner Stufen
jedes Falles wurden mittels Lupe projiziert, ihre Konturen nachgezeichnet
und die Herde unter der Kontrolle des Mikroskops eingetragen.

Befunde

Fall 1. S.-Nr. 380/30. L. G., 61 Jahre, Werkmeister. (Abb. 1.)
Krankengeschichte: Seit 3 Jahren wiederholt Anfälle. Erster
Krankenhausaufenthalt 18. VIII.—20. IX. 1930; Einlieferung wegen voraus-

gehenden Anfalls. Puls
kräftig, irregulär, hoch-
gespannt. R. R. 180/100.
Wiederholt neue Anfälle.
Zweiter Krankenhaus-
aufenthalt: 24. IX. erneute
Einlieferung im schweren
Status anginosus. R. R.
140/60, Anfälle bis zum
Tode 11. X. 1930.

Makroskopisch:
Herzgewicht 560 g. Atherosklerose der linken Kranzader mit Thrombose des
Ramus descendens links.
Abgelaufene Endocarditis
der Mitralis mit Insuffi-
zienz der Klappe. Großer
Infarkt an der Ausfluß-

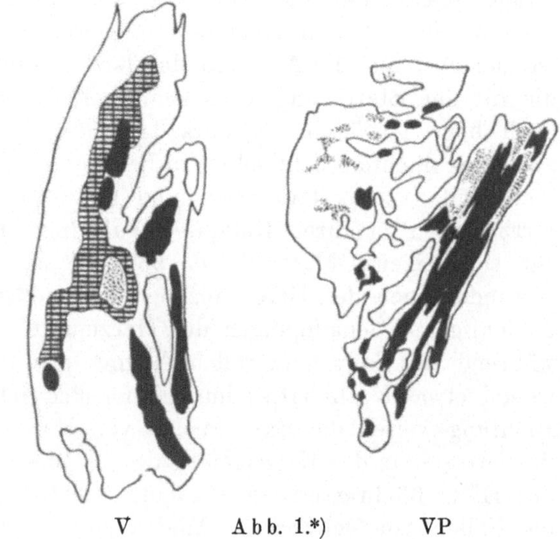

*) Erläuterungen zu Abb. 1—10 = Skizzen zu Fall 1—10:
Rechter Rand der Stufenskizzen = Endocard des linken Ventrikels. V = Vorder-
wand, H = Hinterwand, S = Septum, VP = vorderer Papillarmuskel, HP = hinterer
Papillarmuskel des linken Ventrikels.

    = ältere Narbenherde

    = jüngere Narbenherde (in Fall 3 ältere)

    = frische Nekrosen.

bahn des linken Ventrikels und im vorderen Papillarmuskel links, von rotem Saum umgeben.

Mikroskopisch: Ramus descendens der linken Kranzader: Größere atherosklerotische Herde mit Atherombildung und starker Verkalkung, bis in die Media reichend. Intimawucherung. Obturierender Thrombus, zum großen Teil schon organisiert. Herzmuskel: Herdgruppe A: Narbenherde aus fibrillärem Bindegewebe mit mehr oder weniger deutlicher Entwicklung von elastischen Fasern. Herdgruppe B: Älteres Organisationsgewebe mit fleckweiser Ausdifferenzierung von Fibrillen. Herdgruppe C: Nekroseherde mit reichlich zerfallenden Leukocyten und Kernschatten in den äußeren Schichten, frei von Erythrocyten, aber mehr oder weniger reich an Hämatoidinkristallen. Am Rande der Nekrosen der Ventrikelwand junges Organisationsgewebe. Um die Papillarmuskelnekrosen ein schmaler Saum gequollener Muskulatur.

Epikrise: Substrat eines Teiles der Anfälle seit 3 Jahren: Multiple Schwielen mit elastischem Gewebe. Substrat der Anfälle vom 18. VIII.—20. IX.: Älteres Organisationsgewebe. Substrat des Status anginosus: Nekrosen in Organisation. Ursache der Anfälle: Schwere Coronarsklerose links. Ursache des letzten Status anginosus: Thrombose des Ramus descendens links. Todesursache: Herzschwäche durch die Ausdehnung der Herzmuskelzerstörungen.

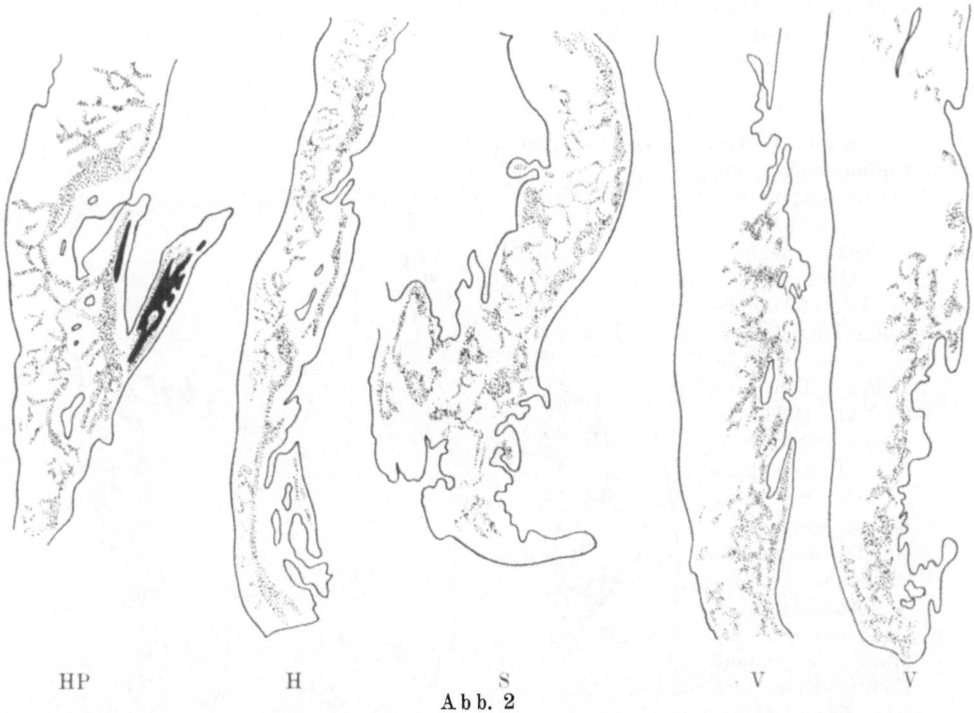

Abb. 2

Fall 2. Auswärts. O. H., 47 Jahre, Eisenbahninspektor. (Abb. 2.)
Krankengeschichte: Seit dem 18. Lebensjahr krampfartige Schmerzen in der Magengegend, alle 2—3 Jahre auftretend, 3—4 Wochen dauernd. Ende Oktober 1930 nach Treppensteigen Status anginosus von 2 Tagen Dauer („die Schmerzen hielten in unverminderter Stärke 2 Tage an und ließen dann allmählich nach"). 18. XI. EKG: T-Zacke negativ. Seitdem kurze Anfälle

bei Anstrengung. Anfang April 1931 Anfall von mehreren Stunden. Letzter Anfall von einer Stunde Ende Juni 1931. Seit Mitte Juli zunehmende Dekompensation des Herzens. Tod: 30. XI. 1931.

Makroskopisch: Herzgewicht 480 g. Schwerste stenosierende Sklerose im ganzen Kranzadersystem. Ausgedehnte Schwielenbildung in den inneren Schichten des Herzmuskels links im größten Teil des Kammerumfanges. Große Schwielen in den Papillarmuskeln. Aneurysma der Herzspitze mit Thrombose.

Mikroskopisch: Kranzgefäße: Hochgradigste Atherosklerose mit verkalkenden Atheromen. Hochgradige Intimawucherung. Organisierte Thrombose im Stamm der rechten Kranzader. Herdgruppe A: Derbfaseriges Schwielengewebe mit elastischen Fasern ohne wesentliche Unterschiede der verschiedenen Herde. Herdgruppe B: Nekroseherde im Schwielengewebe mit völligem Kernschwund, aber noch deutlich erhaltener Querstreifung. Reichlich Hämatoidinkristalle, keine Erythrocyten in der Nekrose. Stellenweise ausgesprochene Verkalkung der nekrotischen Muskelfasern.

Epikrise: Substrat des Status anginosus vom Oktober 1930 und der späteren Anfälle: Derbfaserige Schwielen. Substrat der letzten Anfälle: Nekrosen, die bei ihrer Einmauerung in Schwielengewebe nicht resorbiert werden konnten, sondern verkalkten. Ursache der Anfälle: Schwerste Coronarsklerose mit Coronarthrombose. Todesursache: Herzschwäche infolge der Ausdehnung der Herzmuskelzerstörung.

Fall 3. Sektion 440/31. Ch. L., 66 Jahre, Ehefrau. (Abb. 3).

Krankengeschichte: Aufenthalt in der Klinik 21. II.—20. VI. 1931. Einlieferung im Status anginosus. 23. II. 1931 EKG: T-Zacke negativ in Ableitung I. 27. IV. 1931 normales EKG. Später keine Anfälle mehr. Tod am 6. XII. 1931 an Herzschwäche.

Makroskopisch: Herzgew. 300 g. Mäßige Mitralstenose und -insuffizienz. Aorteninsuffizienz. Atherosklerose des Ramus descendens rechts. Keine alte oder frische Coronarthrombose. Keine Veränderungen im Herzmuskel.

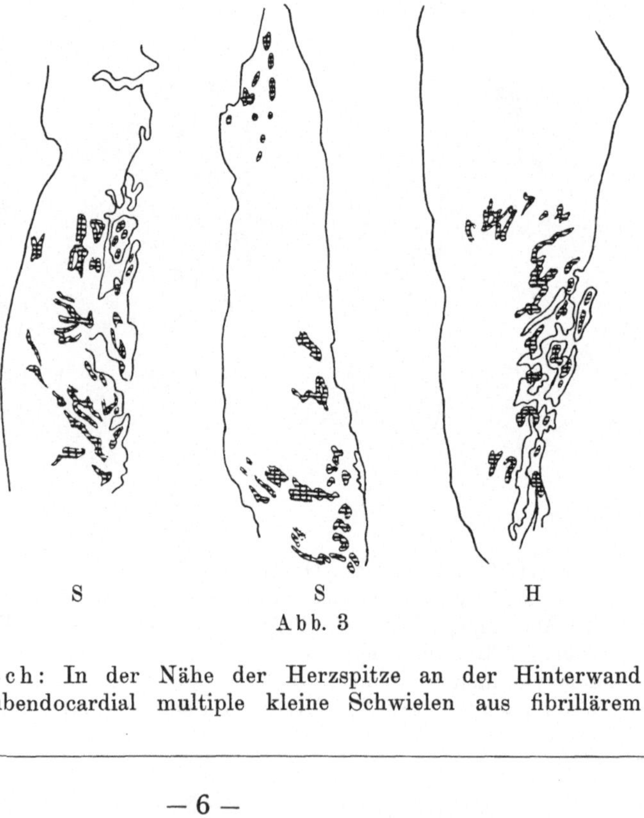

Abb. 3

Mikroskopisch: In der Nähe der Herzspitze an der Hinterwand und am Septum subendocardial multiple kleine Schwielen aus fibrillärem

Bindegewebe mit elastischen Fasern. Ebensolche Schwielenherde am Septum unter dem Endocard des rechten Ventrikels nahe der Pulmonalis.

Epikrise: Substrat des Status anginosus vom 21. II. die mikroskopisch nachweisbaren Schwielenherde. Ursache des Status anginosus: Mittlere Coronarsklerose ohne Thrombose rechts bei Mitralstenose und Aorteninsuffizienz. Todesursache: Herzschwäche bei Mitral- und Aortenfehler.

Fall 4. S.-Nr. 400/31. F. K., 43 Jahre, Apotheker. (Abb. 4.)

Krankengeschichte: 20.—24. V. 1931 mehrere Anfälle, alle leichter Art. 30. VII. 1931 sehr leichter Anfall. 4. IX. 1931 plötzlicher Tod nach Treppensteigen.

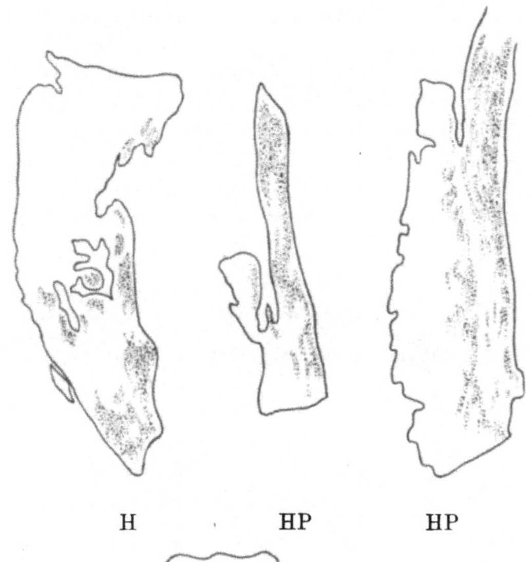

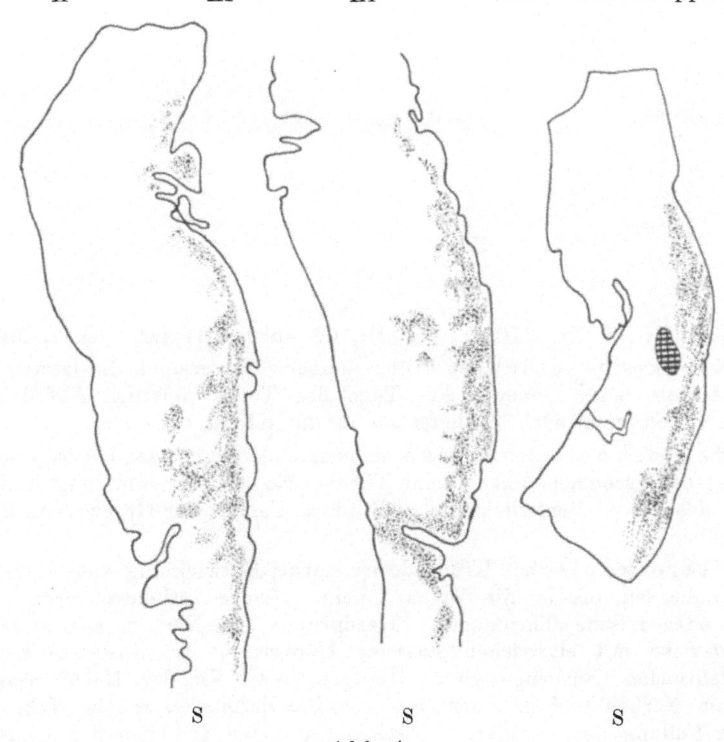

Abb. 4

Makroskopisch: Herzgewicht 550 g. Schwere Syphilis der Aorta descendens mit hochgradigster Einengung des Abganges der beiden Kranzadern. Keine Veränderungen im Verlauf der Kranzgefäße. Weiße Streifung des Herzmuskels in den inneren subendocardialen Abschnitten im Bereich der Ausflußbahn, besonders in der Nähe der Spitze.

Mikroskopisch: Herdgruppe A: Narbenherde aus fibrillärem Bindegewebe mit mehr oder weniger deutlichen elastischen Fasern. Herd B: In einer Stufe des Septums neben Narbenherden der Gruppe A ein Herd aus jungem zellreichem, faserarmem Bindegewebe.

Epikrise: Substrat der Anfälle vom 20.—24. V. 1931: Die verstreuten Schwielenherde. Substrat des Anfalles vom 30. VII. 1931: Herd aus jungem Bindegewebe. Ursache der Anfälle: Schwere syphilitische Stenose des Abganges der Kranzgefäße. Tod wahrscheinlich Coronartod nach Treppensteigen.

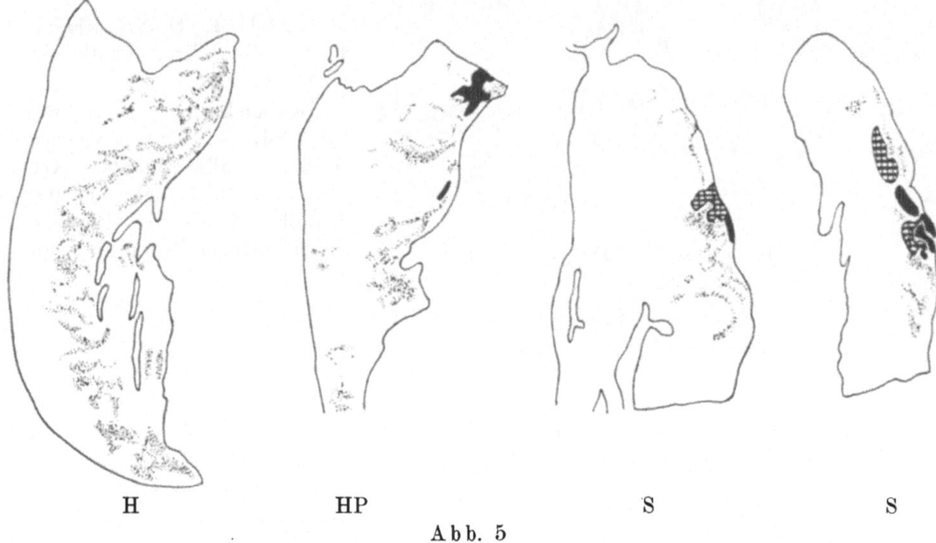

Abb. 5

Fall 5. S.-Nr. 210/31. G. H., 62 Jahre, Bäcker. (Abb. 5.)

Krankengeschichte: Früher immer völlig gesund. Im letzten Vierteljahr Anfälle beim Gehen. Am Tage des Todes plötzlich Anfall auf der Straße. Tod kurz nach Einlieferung in die Klinik.

Makroskopisch: Schwere stenosierende Kranzadersklerose, besonders des Ramus descendens links, keine Thrombose. Schwielenbildung im Spitzengebiet des linken Ventrikels und subendocardial an der Grenze von Ein- und Ausflußbahn.

Mikroskopisch: Kranzadern: starke Entwicklung von verkalkenden Atheromherden bis in die Media hinein. Starke Intimawucherung. Keine ältere oder frische Thrombose. Herdgruppe A: Narben aus faserreichem Bindegewebe mit elastischen Fasern. Herdgruppe B: Jüngeres kapillaren- und zellreiches Narbengewebe. Herdgruppe C: In der Nachbarschaft der jüngeren Narben und in einem hinteren Papillarmuskel frische Nekrosen mit starker Füllung der Kapillaren, frischen Blutungen zwischen den nekrotischen Muskelfasern und ganz beginnender Leukocyteneinwanderung vom Rande her. Keine Kernschatten oder Kerntrümmer in den nekrotischen Partien. Keine Hämatoidinkristalle.

Epikrise: Substrat der Anfälle des letzten Vierteljahres: Ältere und jüngere Schwielen. Substrat des letzten Anfalles am Tage des Todes: Frische Nekrosen. Ursache der Anfälle: Schwere Coronarsklerose ohne Thrombose. Todesursache: Herzschwäche infolge der Ausdehnung der Herzmuskelzerstörungen.

Fall 6. S.-Nr. 378/31. L. M., 73 Jahre, Hausfrau. (Abb. 6.)
Krankengeschichte: 24. VI. 1931 erster Anfall. Erster Klinikaufenthalt 17. VIII.—4. IX. 1931: 2 Anfälle. Blutdruck 160/90. Zweiter Klinikaufenthalt 18. IX.—17. X. 1931: mehrere Anfälle, Dekompensation des Herzens. Letzter Anfall am Tag vor dem Tode. Tod 17. X. 1931.
Makroskopisch: Herzgewicht 490 g. Starke verengernde Atherosklerose der Kranzgefäße. Keine Thrombose. Auf fünfmarkstückgroßer Fläche nahe der Spitze subendocardiale Schwielen mit leichter Einziehung der Ventrikelwand.

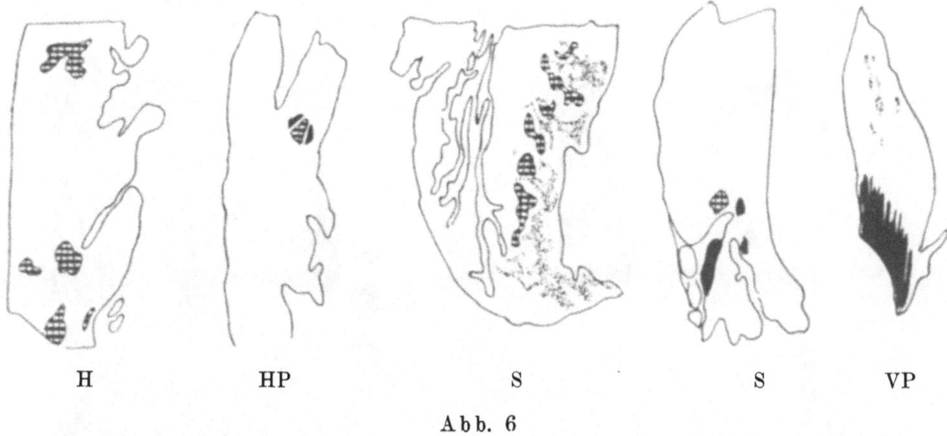

Abb. 6

Mikroskopisch: Kranzgefäße: Hochgradige verkalkende Atherombildungen mit starker einengender Intimawucherung. Keine ältere oder frischere Thrombose. Herdgruppe A: Derbfaseriges Narbengewebe mit elastischen Fasern. Herdgruppe B: Junges kapillarenreiches faserarmes Narbengewebe. Herdgruppe C: Frische Nekrosen mit Kernschwund in den Muskelfasern. Starke Füllung der Kapillaren und Blutungen in den nekrotischen Abschnitten, stellenweise lebhafte Leukocyteneinwanderung vom Rande her, keine Hämatoidinkristalle.
Epikrise: Substrat des Anfalles 4 Monate vor dem Tode: Derbfaserige Schwielen. Substrat der Anfälle in den letzten 2 Monaten: Junge Narbenherde. Substrat des letzten Anfalles am Tage vor dem Tode: Frischer Nekroseherd. Ursache der Anfälle: Schwere Coronarsklerose. Todesursache: Herzschwäche infolge der Ausdehnung der Herde.

Fall 7. S.-Nr. 401/31. P. G., 49 Jahre, Ehefrau. (Abb. 7.)
Krankengeschichte: Mit 37 Jahren Syphilis. Vor 8 Wochen erster Anfall. 3.—5. XI. 1931 mehrere Anfälle am Tage und bei Nacht. 5. XI. 1931: kurz nach einem Einlauf plötzlicher Tod.

Makroskopisch: Schwere Syphilis der Aorta mit hochgradigster Verengerung des Abganges der Kranzgefäße. Keine Veränderungen in deren Verlauf. Hypertrophie beider Ventrikel. Tigerung des Herzmuskels in den inneren Schichten des linken Ventrikels. Keine Schwielen im Herzmuskel. Wenig trübes Exsudat im Herzbeutel.

Mikroskopisch: Keine Veränderungen im Verlauf der Kranzgefäße. Herdgruppe A: Jüngere Narbenherde mit ziemlich reichlich Kapillaren. Herdgruppe B: Herdförmige Nekrose des Herzmuskels mit Schwund der Muskelkerne. Starke Füllung der Kapillaren in den Herden, hier und da auch

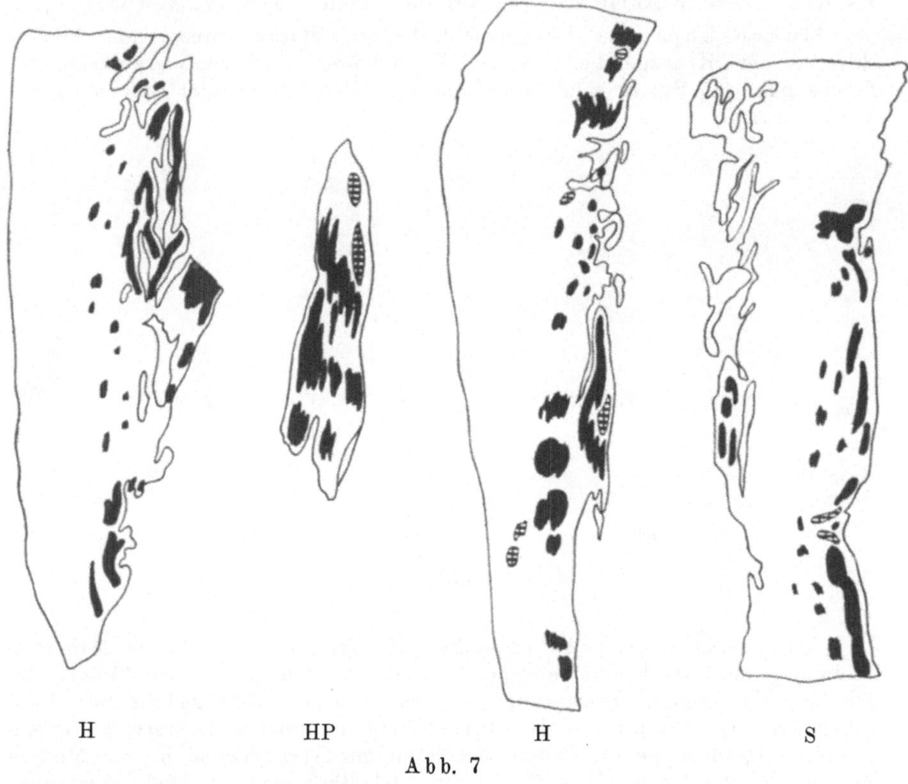

Abb. 7

starke Blutungen, keine Hämatoidinkristalle. An einem Teil der Herde starke Leukocyteneinwanderung in die Nekrose, hier und da mit Zerfall der Leukocyten. An einem anderen Teil der Herde keine oder nur vereinzelte Leukocyten. Feintropfige Verfettung der Muskelzellen in der Nachbarschaft der meisten Nekroseherde. — An der Ausflußbahn des rechten Ventrikels umschriebene subepicardiale Muskelnekrose mit leukocytärer Pericarditis.

Epikrise: Substrat des Anfalles 8 Wochen vor dem Tode: Junge Narbenherde. Substrat der Anfälle der letzten 3 Tage: Verschieden junge frische Nekrosen. Ursache der Anfälle: Syphilitische Stenose des Abganges der Kranzgefäße. Todesursache: Versagen des Herzens nach Anstrengung infolge der zahlreichen Nekrosen.

Fall 8. S.-Nr. 240/32. R. R., 60 Jahre, Frau. (Abb. 8.)

Krankengeschichte: Seit 3 Jahren vereinzelte teilweise im Krankenhaus beobachtete Anfälle. Zuletzt ausgesprochene Dekompensation des Herzens. Tod am 2. II. 1932.

Makroskopisch: Mitralinsuffizienz nach abgelaufener Endocarditis. Atherosklerose der Kranzgefäße. Keine Herde im Herzmuskel.

Mikroskopisch: Kranzadern: Ausgesprochene atherosklerotische Herdbildungen mit Intimawucherung. In den intramuskulären Verzweigungen der Kranzadern stellenweise deutliche Intimawucherung mit beträchtlicher Einengung

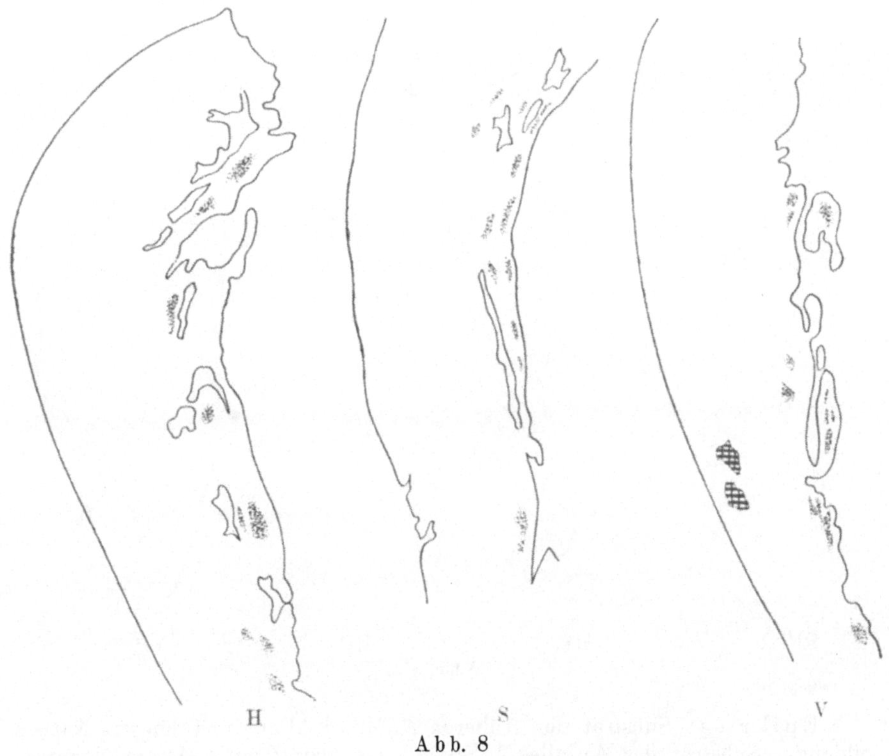

Abb. 8

der Gefäße. Ältere und vereinzelt jüngere Narben, vorwiegend in der Trabekelmuskulatur links.

Epikrise: Substrat der vereinzelten Anfälle: Ältere und jüngere Narbenherde. Ursache der Anfälle: Atherosklerose der Kranzgefäße. Todesursache: Herzschwäche bei Mitralinsuffizienz.

Fall 9. S.-Nr. 214/31. G. O., 65 Jahre, Reisender. (Abb. 9.)

Krankengeschichte: Syphilitisches Aneurysma der Aorta. Im letzten Jahr häufig Anfälle. Letzter Anfall 1 Stunde vor dem Tod.

Makroskopisch: Schwere Syphilis der Aorta mit hochgradiger Verengerung des Abganges der Kranzgefäße. Im Verlauf der Kranzgefäße keine

Veränderung. Syphilitische Aorteninsuffizienz. Keine Herde im Herzmuskel. Herzgewicht 700 g.

Mikroskopisch; Herdgruppe A: Ältere und jüngere Narbenherde. Herdgruppe B: Frische Nekrosen des Herzmuskels mit Zerfall der Muskelfasern in glänzende hyaline Schollen unter Kernverlust. Starke Füllung der Kapillaren und Blutung in die Nekroseherde. Noch keine Leukocyteneinwanderung. Stellenweise auch rosenkranzförmige Auftreibung atrophischer Muskelfasern durch hyaline Nekrosen der Faser. Atrophie der noch erhaltenen Muskelfasern im Bereich der Papillarmuskel und Trabekel.

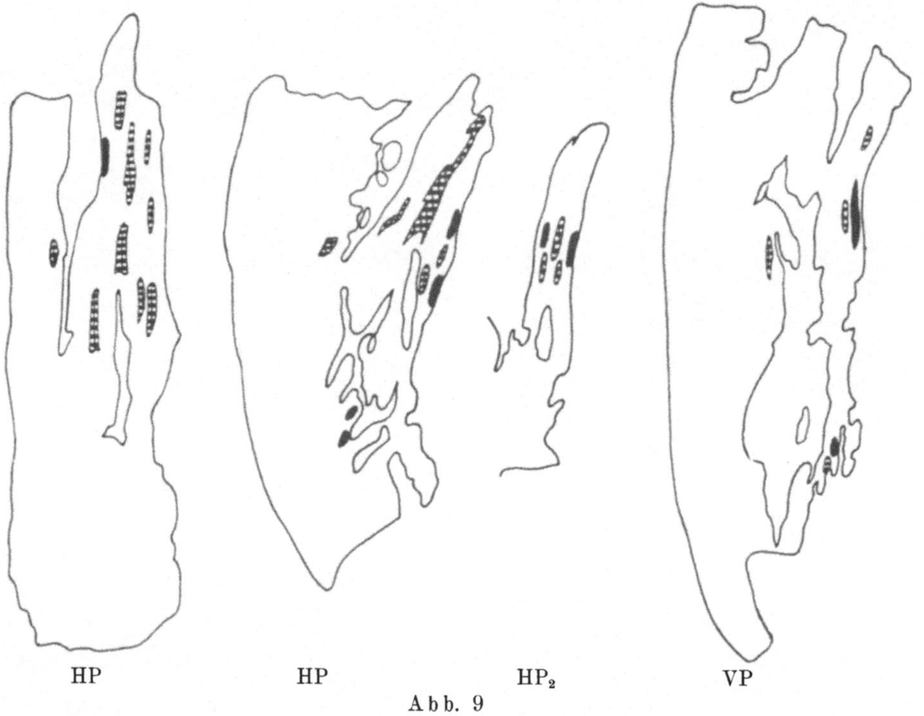

Abb. 9

Epikrise: Substrat der früheren Anfälle: Ältere und jüngere Narbenbildung. Substrat des Anfalles 1 Stunde vor dem Tode: Akute Nekrosen. Ursache der Anfälle: Syphilitische Stenose des Abganges der Kranzgefäße. Todesursache: Herzschwäche bei syphilitischem Aneurysma und Aorteninsuffizienz.

Fall 10. S.-Nr. 344/30. K. H., 47 Jahre, Kutscher. (Abb. 10.)

Krankengeschichte: Dekompensierte Aorteninsuffizienz. In der letzten Zeit wiederholte Anfälle. Im Anschluß an eine Hustenattacke plötzlicher Herztod unter dem Bilde des akuten Kranzaderverschlusses.

Makroskopisch: Auszug aus dem Sektionsprotokoll (BÜCHNER): „Die Mitralklappe ist frei von krankhaften Veränderungen, dagegen ist die Aortenklappe stark verändert. Die dem Abgang der rechten Kranzader zugekehrte Tasche zeigt eine deutliche Einkrempelung und Verdichtung ihres Randes. Seitlich besteht an ihr ein halbkreisförmiger Defekt, dessen Rand eingekrempelt, verdickt und geglättet ist. An dem Übergang der Klappe zu diesem Defekt hängt ein sehniger Faden von etwa 3 mm Länge. Die lateral anschließende Aortentasche zeigt ebenfalls eine sehnige Verdickung und Einkrempelung ihres Randes, an dem sich an einer Stelle bogenförmig ein feiner sehniger Faden ausspannt. Diese Klappe ist ein Stück weit unter dem Rand

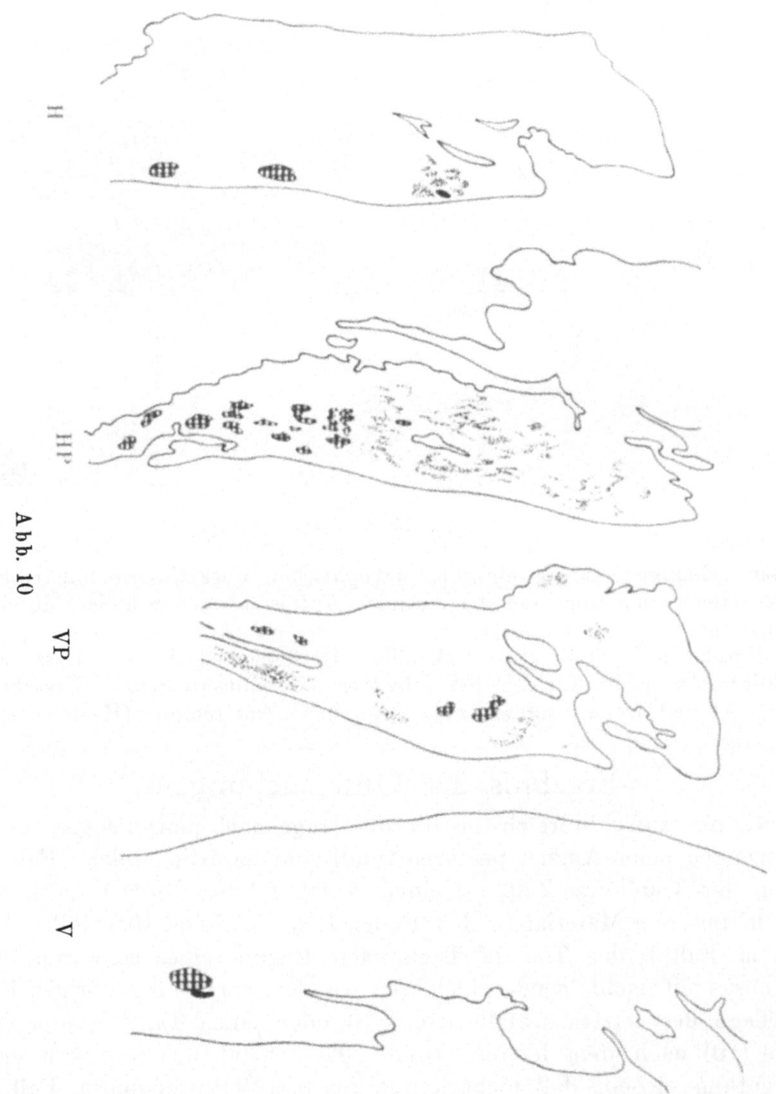

perforiert. Der Rand dieser Perforation ist verdickt und geglättet. Über dem Loch der Klappe spannt sich ein dünnerer und ein dickerer sehniger Faden locker aus. ... Frische Nekrosen sind in der Muskulatur nicht nachweisbar, ebenso keine Schwielen. In sämtlichen Kranzgefäßen ist bis in die feinsten Verzweigungen hinein ein Blutpfropf oder eine andere Verlegung des Gefäßes nicht nachzuweisen. Die Kranzgefäße sind zart und frei von Athero-

matose.“ Herzgewicht 620 g. Diagnose: Schwere Aorteninsuffizienz nach abgelaufener Endocarditis ulcerosa lenta (s. Abb. 11).

Mikroskopisch: Herdgruppe A: Kleine Schwielenherde aus derb-
faserigem Bindegewebe. Herdgruppe B: Kleine Herde aus jüngerem kapil-
laren- und zellreichem Narbengewebe. Herdgruppe C: Neben jungen Narben-

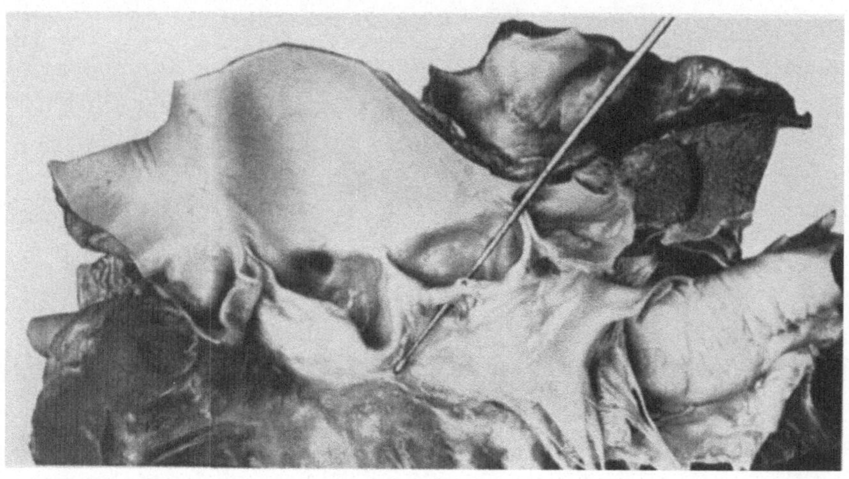

Abb. 11 (s. Text)

herden schollige Nekrose einzelner atrophischer Muskelfasern mit reaktiver
Leukocytenansammlung und beginnender Auflösung der Schollen durch die
Leukocyten.

Epikrise: Substrat der Anfälle: Herdgruppen A—C. Ursache der
Anfälle: Coronarinsuffizienz bei schwerer Aorteninsuffizienz. Ursache des
Todes: Akute Coronarinsuffizienz nach plötzlicher Anstrengung (Hustenattacke!).

Ergebnis der Untersuchungen

1. Am aufschlußreichsten für die Frage nach morphologischen Veränderungen beim Angina pectoris-Anfall sind natürlich solche Fälle, bei
denen der Tod kurze Zeit auf einen Anfall folgte. Diese Voraussetzung
war in unserem Material in den Fällen 1, 5—7, 9 und 10 erfüllt. Dabei
trat in Fall 1 der Tod 17 Tage nach Beginn eines schweren Status
anginosus mit nachfolgenden kleineren Anfällen ein, in den übrigen Fällen
am Tage des letzten Anfalles (5, 7, 9) oder einen Tag (6) oder einige
Tage (10) nach dem letzten Anfall. Es scheint uns nun von großer
Bedeutung zu sein, daß nicht nur in unserem Status anginosus-Fall nach
Coronarthrombose — wie nach den bisherigen Erfahrungen zu erwarten
war — Nekroseherde gefunden wurden, sondern auch in den übrigen
Fällen, in denen nach schwächeren Anfällen der Tod eintrat. Dabei
haben sich die Veränderungen in den zuletzt genannten Fällen bei der
üblichen makroskopischen Untersuchung des Herzens der Feststellung
entzogen. In Fall 5 und 6 waren die Nekrosen zwischen Narbenherden

versteckt. Im Fall 7 bestand für die Betrachtung mit bloßem Auge in den inneren Schichten des Herzens der Eindruck einer Tigerung durch fleckförmige Verfettung, ein Eindruck, der ja auch durch die mikroskopische Untersuchung mit dem Bild herdförmiger Verfettung des Herzmuskels in der Nachbarschaft der kleinen Nekroseherde bestätigt wurde. In Fall 9 und 10 war der Herzmuskel makroskopisch völlig unverändert. — Dagegen hat die histologische Stufenuntersuchung in den 5 makroskopisch negativen Fällen deutliche Nekroseherde im Herzmuskel aufgedeckt. Wir dürfen aus dieser Beobachtung folgern: das makroskopische Fehlen von Herzmuskelnekrosen beim Tode nach kurz vorhergehendem Angina pectoris-Anfall schließt ein morphologisches Substrat des Anfalles nicht aus und beweist nichts für ein rein funktionelles Geschehen im Anfall. Die mikroskopische Stufenuntersuchung des Herzens ist in solchen Fällen häufig imstande, dennoch Herzmuskelnekrosen nachzuweisen und zeigt damit, daß sich öfter, als allgemein angenommen wird, während des Angina pectoris-Anfalles wesentliche morphologische Veränderungen im Herzmuskel entwickeln.

2. Nach dieser Feststellung ist es nicht zu verwundern, daß auch dann, wenn Anfälle mehr oder weniger lange dem Tode vorausgegangen sind, häufig noch ihre morphologischen Spuren im Herzmuskel aufgefunden werden können. Daß ein so schwerer Status anginosus (2 Tage unverminderte Schmerzen!), wie er im Fall 2 13 Monate vor dem Tode bestanden hat, seine ausgedehnten Narbenbildungen hinterläßt und daß wir diese Narbenherde bei der Sektion mit bloßem Auge schon feststellen können, ist nicht erstaunlich und dem Pathologen geläufig. Daß auch wiederholte kürzere Anfälle, die längere Zeit dem Tod vorausgegangen sind, zur Entwicklung makroskopischer Schwielenherde führen können, zeigen uns in Bestätigung der Beobachtungen von OBERNDORFER unsere Fälle 4—6. Wie vieles aber auch hier dem bloßen Auge verborgen bleibt und erst durch die mikroskopische Stufenuntersuchung sichtbar wird, beweisen uns die übrigen Fälle unseres Materials. In Fall 1 waren makroskopisch nur die frischen Nekrosen zu sehen. Sie überlagerten die jüngeren und älteren Narbenherde, die erst bei der mikroskopischen Untersuchung aufgefunden wurden und die zweifellos den in der Anamnese angegebenen Anfällen 8 Wochen vor dem Tod und vorher in den letzten 3 Jahren entsprechen. In Fall 3 war trotz des $9^1/_2$ Monate vor dem Tode beobachteten Status anginosus makroskopisch nichts am Herzmuskel nachzuweisen. Die histologische Untersuchung dagegen deckte die zugehörigen Herdbildungen auf. Auch in den Fällen 7—10 zeigte erst das Mikroskop die Spuren älterer in der Anamnese angegebener leichterer Anfälle. Besonders lehrreich ist hier der Fall 7, bei dem außer den letzten Anfällen 8 Wochen vor dem Tode ein Anfall abgelaufen war. Seine Spuren fanden sich histologisch in mehreren jüngeren Narbenherden. Aus allem dürfen wir schließen:

Nach dem Ergebnis der histologischen Untersuchung hinterlassen Angina pectoris-Anfälle wesentlich häufiger, als es nach der makroskopischen Beurteilung des Herzens den Anschein hat, ältere oder jüngere Narbenherde. Auch dieser Befund beweist, daß häufiger der Angina pectoris-Anfall mit Nekrosen des Herzmuskels einhergeht.

3. Ein Blick auf die Skizzen zu unseren 10 Fällen zeigt, daß die inneren Wandschichten der Muskulatur des linken Ventrikels von den Herdbildungen bei Angina pectoris ausgesprochen bevorzugt sind. Vor allem die Trabekel und die Papillarmuskel des linken Ventrikels pflegen Sitz der Nekrosen und Narben zu sein, wie besonders unsere Fälle 7—10 beweisen. Diese Tatsache ist dem Pathologen bekannt (ORTH, KOESTER, ZIEGLER, ASCHOFF-TAWARA, ASCHOFF). Immerhin erscheint es wichtig, an Hand unserer Untersuchungen erneut darauf hinzuweisen. Beurteilen wir doch im allgemeinen bei der Sektion nach den üblichen Techniken im wesentlichen den Triebmuskel des Herzens, so daß sich uns Herdbildungen in den Papillarmuskeln des linken Ventrikels leicht entziehen können. In der Trabekelmuskulatur entgehen uns die Herde ebenfalls leicht, weil wir diese Muskel ja nur nach einem oder zwei Längsschnitten oder einem Querschnitt zu beurteilen pflegen und weil zudem ihre Muskelmasse gering ist und Herde in ihnen sich neben ihrer endocardialen Hülle nur wenig abheben.

Die Ursache der Vorliebe der Nekrosen für die erwähnten Abschnitte des Herzmuskels könnte man zunächst darin suchen, daß bestimmte Abschnitte des Coronarsystems besonders stark erkranken und dann natürlich das Versorgungsgebiet dieser Abschnitte Sitz der Herde ist. Diese Erklärung ist aber höchstens auf Fälle von Coronarsklerose anzuwenden, weil nur bei dieser Gruppe bestimmte Anteile der Kranzadern besonders schwer befallen werden, so bekanntlich vor allem der Ramus descendens anterior links. Für andere Fälle, so die schwere syphilitische Stenose des Abganges beider Kranzadern (unsere Fälle 4, 7, 9) oder für Fälle mit unveränderten Kranzadern (unser Fall 10) trifft diese Erklärung aber nicht zu. Man muß hier vor allem an Besonderheiten der Gefäßversorgung oder an Verschiedenheiten der funktionellen Beanspruchung der einzelnen Abschnitte des Herzmuskels denken. Für die Papillarmuskeln hat nun AMENOMIJA unter Leitung ORTH's durch Serienuntersuchungen an Injektionspräparaten festgestellt, daß in diesen Abschnitten des Herzmuskels keine vorkapillären Anastomosen bestehen. Allerdings wird diese Behauptung durch SPALTEHOLZ, TANDLER, GROSS u. A. angezweifelt. Unsere Beobachtungen fordern eine erneute Prüfung dieser Frage.

4. Ein Blick auf die histologischen Skizzen lehrt ferner, daß ältere und frischere Herde verschiedenen Alters in bestimmten Herzmuskelabschnitten, besonders an den angeführten Prädilektionsstellen, in der Regel zusammengelagert sind (siehe vor allem die Fälle 1, 5—7, 9). Die neu sich entwickelnde Herzmuskelnekrose bevorzugt die Nachbarschaft

der schon vorhandenen Narben. Der Anfall trifft mit Vorliebe in die gleiche Kerbe. Auf diese Tatsache haben schon KOESTER und GALLAVARDIN aufmerksam gemacht. Man muß sich also von der Vorstellung frei machen, daß die bei der Sektion vorgefundenen Herde mit einemmal in der vorliegenden Größe entstanden sind.

5. Zur Histologie der gefäßbedingten Herzmuskeldefekte und zur ungefähren Altersbestimmung der Herde hat sich aus unseren Unter-

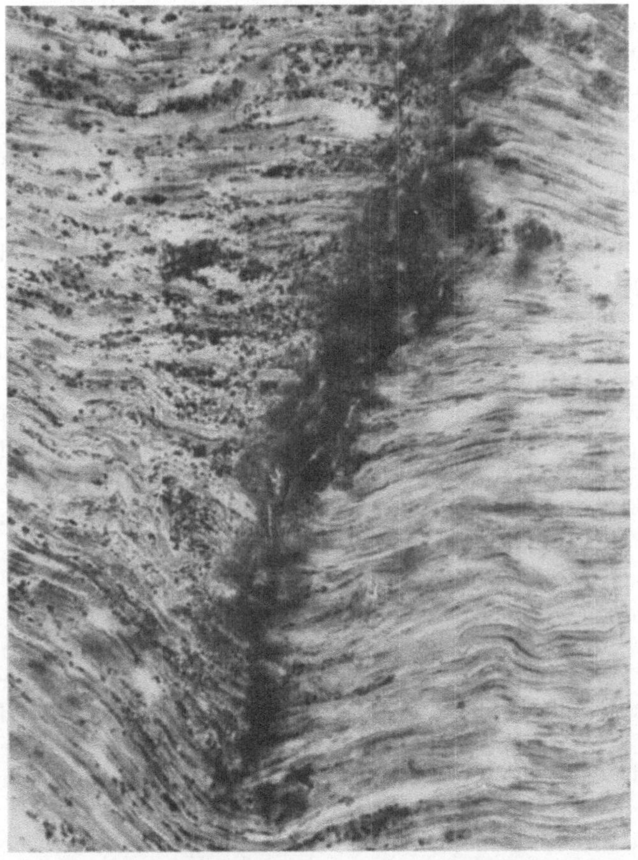

A b b. 12. Zusammengedrängte Chromatinmassen (Mitte) am Rande
eines Herzmuskelinfarktes (rechts)

suchungen folgendes ergeben: Bei größeren Herden werden die Muskelfasern auf größerer Strecke in toto nekrotisch. Bei kleineren Herden, wie ich sie besonders in den Fällen 7, 9 und 10 beobachtete, kann man nach den bekannten Beschreibungen (siehe MOENCKEBERG) den Zerfall kurzer Faserstücke in hyaline Schollen beobachten. Dabei fällt auf, daß in solchen Herden an einzelnen Fasern rosenkranzförmige Verdickungen durch hyaline Bänder und Schollen im Verlauf der Faser auftreten.

Man hat den Eindruck, daß solche Veränderungen durch Stauchung des nekrotischen Materials bei der Herzaktion zustande kommen. Der gleiche Vorgang verursacht ein Bild, wie ich es ebenfalls vereinzelt beobachten konnte. Wenn nach der Einwanderung der Leukocyten in den Infarkt vom Rande her diese zerfallen sind, so können die Chromatinmassen, die sich vor allem im Randgebiet häufen, durch die Herzaktion der Nachbarschaft an der Infarktgrenze in einer Linie zusammengedrängt werden, wie es die Abb. 12 zeigt.

Für die Altersbestimmung der Herde ergibt sich nach unseren Untersuchungen folgende Gruppierung:

A. Anfall wenige Stunden vor dem Tod: Nekrosen mit Schwund der Muskelkerne, kapilläre Blutfülle und Blutungen in den Nekrosen, ohne Leukocyten (Fall 9, jüngste Herde von Fall 7; an der Grenze dieser Gruppe Fall 5).

B. Anfall 1 oder 2 Tage vor dem Tode: Wie A mit mehr oder weniger deutlicher Leukocyteninfiltration des Infarktes, besonders seiner Randgebiete (Fall 6; ältere Nekrosen von Fall 7).

C. Kleiner Anfall in der 1. Woche, Status anginosus in der 2. und 3. Woche vor dem Tode: Nekrosen mit Schatten und Kerntrümmern der Leukocyten ohne Erythrocyten mit Hämatoidinkristallen. Am Rand mehr oder weniger breite Schicht von Organisationsgewebe (Fall 1).

D. Anfall etwa 2 Monate vor dem Tode: Jüngeres kapillaren- und zellreicheres, faserarmes Narbengewebe (Fall 1, 4, 5, 7, 9, 10).

E. Anfall $\frac{1}{4}$ Jahr nnd länger vor dem Tode: Faserreiches Bindegewebe mit mehr oder weniger deutlichen elastischen Fasern (Fall 3—6, 8, 10).

Zusammenfassung I

1. In allen untersuchten Fällen, in denen dem Angina pectoris-Anfall in kurzer Zeit der Tod folgte, waren, wenn nicht makroskopisch, so doch histologisch kleinere oder größere Nekroseherde im Herzmuskel zu finden.

2. Die Spuren weiter zurückliegender Anfälle konnten histologisch in jüngeren und älteren Narben nachgewiesen werden.

3. Das Prädilektionsgebiet der bei Angina pectoris zu beobachtenden Nekrosen sind die inneren Wandschichten der linken Herzkammer, besonders seine Papillarmuskel und Trabekel. Bei Fällen von Angina pectoris ist daher die Untersuchung dieser Abschnitte besonders geboten.

4. Frische Herzmuskelnekrosen bevorzugen in der Regel die Nachbarschaft älterer Herde. Größere Defekte des Herzmuskels sind histologisch häufig aus verschieden alten Herden zusammengesetzt (vgl. KOESTER, GALLAVARDIN). Der Herzmuskeldefekt wächst von Anfall zu Anfall.

5. Ein Vergleich des histologischen Bildes unserer Fälle mit dem klinischen ergibt ungefähre allgemeine Anhaltspunkte für die Altersschätzung von Herzmuskelnekrosen und deren Narben.

Bemerkungen zur Ätiologie, Pathogenese und Klinik der Angina pectoris

Aus unseren Beobachtungen ergeben sich, wie mir scheint, einige neue oder bisher weniger beachtete Gesichtspunkte für die Ätiologie, Pathogenese und Klinik der Angina pectoris.

1. Wenn die dargestellten Untersuchungen ergeben haben, daß nicht nur der Status anginosus, sondern, wie die neueren EKG-Befunde schon erwarten ließen, auch der gewöhnliche Angina pectoris-Anfall häufiger mit der Entwicklung von Nekrosen im Herzmuskel einhergeht, so wird damit die Bedeutung der Vorgänge im Herzmuskel für die Pathogenese der Angina pectoris erneut und verstärkt betont. Wir glauben daher, daß unsere Befunde geeignet sind, die Herzmuskeltheorie POTAIN's und der älteren deutschen Kliniker, sowie J. MACKENZIE's und HERRICK's, zuletzt auch KOHN's u. A. wesentlich zu stützen. Es wäre gezwungen, anzunehmen, daß zwar in unserem Falle 2 bei dem Status anginosus die 2 Tage währenden unvermindert heftigen Schmerzen im Herzmuskel ihren Ursprung hatten, — und wer möchte daran zweifeln — dagegen bei unseren Fällen mit kleineren Anfällen und kleineren Herzmuskelherden von dem Geschehen im Herzmuskel abzusehen. Wenn die ausgedehnte Nekrose befähigt ist, durch ihr Autolysat den großen, lange dauernden Schmerzanfall zu verursachen, so muß die umschriebenere, häufig nur mikroskopisch faßbare Nekrose imstande sein, den kürzeren Schmerzanfall zu bedingen. Man wird natürlich einwenden, daß solch kleine Herde, wie wir sie in einigen unserer Fälle fanden, kaum die Heftigkeit des Schmerzanfalles verständlich machen könnten. Dagegen ist zu sagen, daß der Nekroseherd natürlich nur der Kern eines wesentlich größeren im Anfall ischämischen Bezirkes ist, eines Bezirkes, den wir morphologisch nicht abgrenzen können, weil in ihm die Ischämie nach dem Anfall sich wieder zurückbildet. In diesem von der Ischämie bedrohten Abschnitte wird es aber während des Anfalles zur Anreicherung bestimmter Stoffwechselprodukte kommen, und diese müssen wir als Verursacher des Schmerzes mit in Rechnung setzen. Ja, wir dürfen sogar noch einen Schritt weiter gehen und annehmen, daß bei leichteren Anfällen die Ischämie sich lösen kann, ehe der Kern des ischämischen Bezirkes nekrotisch geworden ist. Nicht alle Angina pectoris-Anfälle werden also — das sei hier ausdrücklich betont — im Herzmuskel ihre Spuren hinterlassen. Nur muß man nicht von diesen negativen Möglichkeiten ausgehen, wenn man das Phänomen der Angina pectoris deuten will, sondern von den positiven Beobachtungen, wie sie schon OBERNDORFER beigebracht hat und wie sie durch die vorliegenden Untersuchungen bis in den Bereich des nur histologisch Faßbaren erweitert wurden. Wir schließen aus unseren Beobachtungen: die plötzlich auftretende Ischämie bestimmter Abschnitte des Herzmuskels löst den

Angina pectoris-Schmerz aus. Es ist anzunehmen, daß sie sich bei kurzer
Dauer wieder zurückbilden kann, ohne anatomische Veränderungen zu
hinterlassen. Bei längerer Dauer führt sie zu kleineren oder ausge-
dehnteren Nekrosen, die ihrerseits die Dauer des Schmerzes verlängern
und seine Intensität steigern.

Einem grundsätzlichen Einwand gegen diese Vorstellung ist hier
noch zu begegnen. Man hat hier und da daran gezweifelt, ob vom Herzmuskel aus überhaupt Schmerzempfindungen ausgelöst werden können.
Dieses Bedenken ist heute unhaltbar geworden, da wir durch neuere
Untersuchungen die reiche Versorgung aller Schichten des Herzens, besonders von Epi- und Endokard mit sensiblen Endapparaten kennen
(vgl. Stöhr jr., Mikroskopische Anatomie des vegetativen Nervensystems).

2. Wenn wir also mit guter Begründung für den Angina pectoris-
Schmerz den Herzmuskel verantwortlich machen und von den Kranzgefäßen absehen dürfen, haben wir dann noch Veranlassung, den Coronarkrampf für das Verständnis der Angina pectoris zu fordern, oder können
wir das Eintreten des Anfalles nach unseren heutigen Kenntnissen nicht
einfacher erklären? Durch die Untersuchungen von Rein über die
Physiologie des Coronarkreislaufes wissen wir heute, daß der Coronarkreislauf sich jeder plötzlichen Mehrbelastung des Herzens in kürzester
Zeit durch Mehrdurchblutung der Kranzgefäße anpaßt und daß diese
Anpassung vom Nervus vagus gesteuert wird. Dieser Anpassungsvorgang
bedeutet vermehrten Bluthunger des stärker arbeitenden Herzens. Er
setzt natürlich die nötige Spielfähigkeit der Kranzgefäße und schnelle
Erweiterungsmöglichkeit ihrer Lichtung voraus. Sind diese Vorgänge
durch schwere anatomische Veränderungen gestört, ist das Gefäß erstarrt
und zudem seine Lichtung anatomisch stark eingeengt, so ist die schnelle
Anpassung der Coronardurchblutung bei plötzlichem Mehrbedarf unmöglich. Es muß also in solchen Fällen, auch ohne Hinzutreten eines
hypothetischen Spasmus, das Versagen der Kranzgefäßdurchblutung, damit
die Ischämie, und als deren Folge die Nekrose zirkulatorisch besonders
gefährdeter Herzmuskelabschnitte drohen.

3. Ist die eben entwickelte Vorstellung richtig, so muß sie uns die
Deutung auch solcher Beobachtungen erleichtern, die bisher für die
Coronarkrampftheorie nur schwer aufzulösen waren. Es ist nun von
jeher durch die Klinik betont worden, daß nicht nur bei syphilitischer
Aorteninsuffizienz, sondern auch bei Aorteninsuffizienz aus anderer Ursache Angina pectoris gar nicht selten beobachtet wird (A. Fraenkel,
Nothnagel, J. Mackenzie, Gallavardin, Keefer und Resnik). Ein
solcher Fall von schwerer nicht syphilitischer Aorteninsuffizienz mit
wiederholten Anfällen und Tod unter dem Bild des Coronarverschlusses
findet sich auch in unserem Material (Fall 10). Irgendwelche Veränderungen der Kranzgefäße wurden weder makroskopisch noch mikroskopisch gefunden. Es wäre gezwungen, für solche Fälle von Aorten-

insuffizienz eine erhöhte Krampfbereitschaft der Kranzadern anzunehmen und damit das häufigere Auftreten von Anfällen bei diesem Herzfehler zu erklären. Dagegen sind die Besonderheiten der Kreislaufdynamik bei der Aorteninsuffizienz durchaus geeignet, die Neigung zum Anfall im Sinne der oben vorgetragenen Auffassung verständlich zu machen. Nach Untersuchungen über experimentelle Aorteninsuffizienz (s. bei WIGGERS) regurgitiert ein Teil der systolisch ausgeworfenen Blutmenge in der Diastole wieder aus der Aorta durch das Leck der Klappe in die linke Kammer. Daneben bewirken noch andere Faktoren das bekannte starke Absinken des diastolischen Blutdruckes bei der Aorteninsuffizienz. Durch diese verschiedenen Einflüsse kommt es zur starken Störung der Zirkulation in der Peripherie. Daß auch die Coronardurchblutung bei der Aorteninsuffizienz stark beeinträchtigt ist, geht aus den Experimenten von SMITH, MILLER und GRABER hervor. Wenn nun schon in der Ruhe der Coronarstrom bei Aorteninsuffizienz verringert ist, so muß bei plötzlicher Mehrbelastung des Herzens ein Versagen der Kranzgefäße und damit der Angina pectoris-Anfall drohen.

Auf ähnliche Weise dürften die seltenen Fälle von Angina pectoris bei Mitralstenose (vgl. M. STERNBERG, HOCHREIN sowie WOLLHEIM's Fall 4) zu erklären sein als Folge verminderter Coronardurchblutung bei verringertem Ausstrom des Blutes aus dem linken Ventrikel.

4. EDENS sagt in seinem Referat vom schweren Angina pectoris-Anfall: „Er hinterläßt oft die Neigung zu Anfällen und, was besonders betont sei, eine Angina pectoris-minor." Diese dem Kliniker bekannte Tatsache ist auch in dem ersten Status anginosus-Fall meines Materials festzustellen; auf den großen Anfall 17 Tage vor dem Tode folgten bis zum Tode kürzere Anfälle. Solche Beobachtungen sind wohl in der Regel nicht so zu erklären, daß nach dem den Status anginosus bedingenden Herzinfarkt in kurzer Zeit wieder neue Nekrosen gesetzt werden. Vielmehr darf man annehmen, daß bei vorübergehender Erhöhung der Herztätigkeit die noch vorhandenen Infarktgebiete wieder stärker ausgepreßt werden und das ausgepreßte Infarktautolysat erneut zur Reizung der sensiblen Endapparate des Herzens führt. Daß sich die Resorption eines größeren Infarktes über längere Zeit erstreckt, zeigt ja unser oben beschriebener Fall. Für diese Auffassung spricht auch die neuerdings besonders von KOHN für die Herzmuskeltheorie angeführte, von TRAUBE bis WENCKEBACH schon bekannte klinische Tatsache, daß im großen Anfall nach Eintreten einer Herzschwäche häufig der Schmerz verschwindet. Es hört eben beim insuffizienten Herzen die Auspressung des Infarktes und damit die Ursache für das Fortbestehen der Schmerzen auf. Nach Kräftigung des Herzens können die Anfälle nach KOHN wiederkehren, was uns nach dem Gesagten durchaus verständlich erscheint.

5. Unter den Folgen der Angina pectoris dürfte noch folgende bisher nicht berücksichtigte Möglichkeit die Beachtung des Klinikers

verdienen: Aus unseren Untersuchungen geht hervor, daß die Infarktherde die Papillarmuskeln des linken Ventrikels besonders bevorzugen und mitunter fast völlig zerstören (siehe Fall 1, 2, 4, 7). Es ist nun aus der normalen Physiologie des Herzens bekannt, daß die Papillarmuskel durch ihre Kontraktion verhindern, daß die Klappensegel „sich unter dem hohen Ventrikeldruck vorhofwärts ausbauchen" (MORITZ) und daß sie so die Gefahr einer Insuffizienz der Klappen verhüten. Wenn nun, wie in einzelnen unserer Fälle, die Papillarmuskeln nicht mehr kontraktionsfähig sind, so müßte die Mitralklappe in solchen Fällen insuffizient werden. Es entzieht sich natürlich meiner Beurteilung, inwieweit diese Möglichkeit bei Fällen von Angina pectoris praktisch verwirklicht wird und klinisch geprüft werden kann. Jedenfalls sei darauf hingewiesen.

Entsprechend der Auswahl unseres Materials konnte das Problem der Angina pectoris in der vorliegenden Arbeit nicht in allen seinen Teilfragen erörtert werden. Insbesondere mußte die wichtige Frage übergangen werden, warum nur bei einem Teil der Fälle mit schwerer Coronarsklerose Nekrosen und Anfälle auftreten und warum nur ein Teil der im Herzmuskel entstehenden Nekrosen zu Anfällen führt.

Zusammenfassung II

1. Aus den dargestellten Befunden wird gefolgert, daß Ischämie und Nekrose des Herzmuskels Ursache des Angina pectoris-Schmerzes sind.

2. Die bekannten häufigsten Grundkrankheiten der Angina pectoris (Coronarsklerose und Syphilis) verhindern die schnelle Anpassung der Kranzgefäße an ihre Mehrbelastung bei plötzlicher Mehrarbeit des Herzens. Jede plötzliche Mehrbeanspruchung des Coronarsystems führt daher in solchen Fällen auch ohne Spasmen die Gefahr der Coronarinsuffizienz und damit des Angina pectoris-Anfalles herbei.

3. Die Gefahr der Coronarinsuffizienz droht auch bei Aorteninsuffizienz infolge der Besonderheiten der Kreislaufdynamik bei diesem Klappenfehler. So ist es verständlich, daß auch bei Aorteninsuffizienz Neigung zu Angina pectoris-Anfällen zu beobachten ist, wie mit einem eigenen Fall belegt werden kann.

4. Bei vorhandenem größerem Infarkt können wahrscheinlich neue Anfälle durch erneutes Auspressen des Infarktgebietes bei stärkerer Herztätigkeit ausgelöst werden.

5. Nach unseren Befunden besteht die Möglichkeit, daß Angina pectoris-Anfälle durch Zerstörung der Papillarmuskel des linken Ventrikels eine Mitralinsuffizienz nach sich ziehen.

Literaturverzeichnis

ALLBUTT, Diseases of arteries, including Angina pectoris. Bd. 1 u. 2, New York 1915.

AMENOMIJA, Über die Beziehungen zwischen Coronararterien und Papillarmuskeln im Herzen. Virchow's Arch., Bd. 199, S. 187, 1910.

ARRILAGA, Bull. et mém. Soc. med. Hôp. de Paris, Bd. 48, S. 1493, 1924.

ASCHOFF, Pathol. Anatomie, 1909, 7. Aufl., 1928.

ASCHOFF-TAWARA, Die heutige Lehre von den pathologisch-anatomischen Grundlagen der Herzschwäche. Jena 1906.

BARNES u. WHITTEN, Am. Heart Journ., Bd. 5, S. 142, 1929.

BOUSFIELD, Angina pectoris: Changes in electrocardiogram during paroxysm. Lancet, Bd. 2, S. 457, 1918.

EDENS, Pathogenese und Klinik der Angina pectoris. Verhandl. d. Deutschen Ges. f. inn. Med., S. 262, 1931.

EPPINGER u. ROTHBERGER, Zur Analyse des Elektrokardiogramms. Wiener klin. Wochenschr., S. 1091, 1909.

FEIL u. SIEGEL, Electrocardiographic changes during attacks of angina pectoris. Am. Journ. of the med. Sc., Bd. 175, S. 255, 1928.

FRAENKEL, A., Angina pectoris. Verhandl. d. Kongr. f. inn. Med., S. 228, 1891.

GALLAVARDIN, Les Angines de poitrine. Paris 1925.

GROSS, The blood-supply to the heart. New York 1921.

HERRICK, Thrombosis of the coronary arteries. Journ. Am. Med. ass., Bd. 72, S. 387, 1919.

—, The Coronary artery in health and disease. Harvey Lectures, Ser. 26, S. 129, Baltimore 1931.

HOCHREIN, Über Angina pectoris bei Mitralstenose. Deutsches Arch. f. klin. Med., Bd. 169, 1930.

KEEFER u. RESNIK, Angina pectoris. Arch. of int. med., Bd. 41, S. 769, 1928.

KOESTER, Über Myocarditis. Programm d. Univ. Bonn 1888.

KOHN, Angina pectoris, Aorten- oder Coronarhypothese. Med. Klinik, S. 983, 1026 u. 1063, 1926.

—, Angina pectoris. Ergebn. d. ges. Med., Bd. 9, S. 209, 1926.

—, Zur Angina pectoris. Verhandl. d. Deutschen Ges. f. inn. Med., S. 305, 1931.

KREHL, Die Erkrankungen des Herzmuskels und die nervösen Herzkrankheiten. Nothnagel's Handb., Bd. XV, 1, Wien 1901.

MACKENZIE, J., Angina pectoris. London 1923.

MÖNCKEBERG, Die Erkrankungen des Myocards und des spezifischen Muskelsystems. Handb. d. spez. Path., Bd. 2, S. 290, 1924.

MORAWITZ, Pathogenese, Diagnose und Therapie der Angina pectoris. Deutsche med. Wochenschr., S. 1993, 1929.

—, Angina pectoris. Verhandl. d. Deutschen Ges. f. inn. Med., S. 278, 1931.

MORITZ, Physiologie und Pathologie der Herzklappen. Handb. d. norm. u. path. Physiol., Bd. VII, 1, S. 158, 1926.

NOTHNAGEL, Verhandl. d. Kongr. f. inn. Med., S. 278, 1891.

OBERNDORFER, Die anatomischen Grundlagen der Angina pectoris. Münchener med. Wochenschr., S. 1495, 1925.

PARDEE, An electrocardiographic sign of coronary artery obstruction. Arch. int. med., Bd. 26, S. 244, 1920.

PARKINSON u. BEDFORD, Successive changes in the electrocardiogram after cardiac infarction (coronary thrombosis). Heart, Bd. 14, S. 195, 1928.

—, Electrocardiographic changes during breaf attacks of Angina pectoris. Lancet, S. 15, 1931.

PAULI, Beiträge zur anatomischen Grundlage der Angina pectoris. Zeitschr. f. Kreislaufforsch., Bd. 19, S. 169, 1927.

POTAIN, Des différentes formes de l'angine de poitrine. Gaz. d'Hôp., S. 96, 1880.

Orth, Lehrbuch der Speziellen Pathologischen Anatomie, 1887.

Rein, Die Physiologie der Herz-Kranz-Gefäße. Zeitschr. f. Biol., Bd. 92, S. 101 u. 115, 1931.

Samajloff. Pflüger's Arch. ges. Physiol., Bd. 135, S. 417, 1910.

Smith, The Ligation of coronary arteries with Electrocardiographic Study. Arch. int. Med., Bd. 22, 1918.

Smith, Miller u. Graber, The relative importance of the systolic and the diastolic blood pressure in maintaining the coronary circulation. Arch. of int. med., Bd. 38, S. 109, 1926.

Spalteholz, Über die Arterien der Herzwand. Verhandl. d. Path. Ges., S. 121, 1909.

Stöhr jr., Mikroskopische Anatomie des vegetativen Nervensystems. Berlin 1928.

Tandler, Die Anatomie des Herzens, 1913.

Warburg, Erik, Über den Coronarkreislauf und über die Thrombose einer Coronararterie. Act. Med. Scand., Bd. 73, S. 425 u. 545, 1930.

Wearn, Thrombosis of the coronary arteries with infarction of the heart. Am. Journ. of the med. Sc., Bd. 165, S. 250, 1923.

Wenckebach, Toter Punkt, „second wind", und Angina pectoris. Wiener klin. Wochenschr., S. 1, 1928.

Wiggers, Die pathologische Physiologie des Kreislaufs bei Klappenerkrankungen des Herzens. Ergebn. d. Physiol., Bd. 29, S. 250, 1929.

Wollheim, Herzinfarkt und Angina pectoris. Deutsche med. Wochenschr., S. 617, 1931.

Ziegler, Lehrbuch der Speziellen Pathologischen Anatomie, 7. Aufl., 1892.

ÜBER ANGINA PECTORIS*

Von

FRANZ BÜCHNER

Aus dem Pathologischen Institut der Universität Freiburg i. Br.
(Direktor: Prof. Dr. L. ASCHOFF)

Während die Angina pectoris (A. p.) früher lediglich Gegenstand internistischer Behandlung war, wurde sie in den letzten beiden Jahrzehnten auch chirurgisch angegangen. Die erste Operation zu ihrer Behandlung wurde 1916 von JONNESCU ausgeführt, die erste Operation in Deutschland im Jahre 1923 von BRÜNING. Im Jahre 1925 konnte HESSE schon 62 Fälle aus der Weltliteratur zusammenstellen, in denen wegen A. p. operiert worden war. Im gleichen Jahre nahm SAUERBRUCH zu der Frage in seiner „Chirurgie der Brustorgane" kritisch Stellung. Ich erinnere ferner an die Veröffentlichungen von BRÜNING und STAHL (1924 und 1930), KAPPIS, SCHITTENHELM und KAPPIS und zuletzt von SAUERBRUCH und FELIX (1931).

Wie im klinischen Bild der A. p. der anfallsweise auftretende heftige Schmerz in der Herzgegend das vorherrschende Symptom ist, so ist das Ziel der verschiedenen bisher geübten Operationsmethoden die Beseitigung des Schmerzes. Wir müssen daher, um die Operationsmethoden der A. p. im Prinzip zu verstehen, uns kurz die sensible Innervation des Herzens vergegenwärtigen. Freilich ist hier sowohl anatomisch wie physiologisch noch manche Frage zu klären; auch ist zu bedenken, daß die anatomischen Verhältnisse individuell sehr verschieden sein können. Ich verweise hier nur auf die Ausführungen von FELIX in SAUERBRUCHs Chirurgie der Brustorgane, sowie auf die schönen und mühevollen Untersuchungen, über die DRÜNER 1924 berichtete. In allen 3 Schichten des Herzens, im Endo-, Myo- und Epikard finden sich sehr reichlich sensible Endapparate (STÖHR jr.). Von ihnen ziehen Fasern in den intramuralen und epikardialen Herznerven zu den epikardialen Ganglien. Von hier aus laufen die zentripetalen Fasern im Ramus cardiacus superior, medius und inferior zum Halssympathicus

---

* Vortrag, gehalten auf der Tagung der Mittelrheinischen Chirurgenvereinigung in Freiburg i. Br.

und zum oberen Brustsympathicus, und endigen hier in den Ganglienzellen des Ganglion cervicale supremum, inferius und stellatum, und zwar die im linken Herzen entspringenden Fasern vorwiegend im linken Sympathicus, die rechts entspringenden vorwiegend im rechten. Rami communicantes tragen den Reiz von den Ganglien weiter über den Plexus brachialis in das Rückenmark, so daß der im Herzen entspringende Schmerz als in den Arm ausstrahlend empfunden werden kann. Eine zweite Gruppe sensibler Fasern entspringt im Anfangsteil der Aorta, nach PERMAN im Herzen selbst, und wird im sog. Nervus depressor dem Vagus zugeführt.

Es ist nun bezeichnend, wie schon die Wahl der Operationsmethode von den Theorien über die Entstehung der A. p. beeinflußt wurde. JONNESCU und BRÜNING sehen die Quelle des A. p.-Schmerzes im Herzen. Sie rotten daher zur Beseitigung des Schmerzes den Halssympathicus und das Ganglion stellatum, die ja vom Herzen her die sensiblen Fasern empfangen, aus. Und in der Tat, wenn man die nach dieser Methode operierten Fälle überblickt, so ist es unverkennbar, daß durch die Operation in vielen Fällen der A. p.-Schmerz vollständig beseitigt wurde, selbst bei nur linksseitiger Resektion des oberen Sympathicus. EPPINGER und HOFER wählten einen anderen Weg. Sie sehen mit WENCKEBACH in dem A. p.-Schmerz einen im Anfangsteil der Aorta entstehenden Dehnungsschmerz. Sie durchtrennen daher ein- oder doppelseitig den Nervus depressor. In ihren ersten Fällen verzeichneten sie mit dieser Methode Erfolge. Weitere Fälle HOFERS zeigen dagegen, daß die Beseitigung des Schmerzes durch die Depressordurchschneidung nicht immer ohne weiteres gelingt. Auch in einem von SAUERBRUCH operierten und in der „Chirurgie der Brustorgane" mitgeteilten Fall war höchstens eine Verringerung des Schmerzes nach der Depressordurchschneidung festzustellen. Das Zweifelhafte im Erfolg der Eppinger-Hoferschen Operation ist uns heute verständlich. Wir dürfen nämlich heute ohne Übertreibung sagen, daß die Wenckebachsche Theorie für die echte A. p. nicht zu Recht besteht.

Damit komme ich zu der wichtigen Frage nach der tatsächlichen Ursache der A. p. Mit der Beantwortung dieser Frage ist erst eine vertiefte Stellungnahme des Chirurgen zu den genannten Operationen überhaupt möglich. Sie gibt andererseits wichtige Aufschlüsse zu dem Problem der Herzmuskelinsuffizienz im allgemeinen. In der deutschen Klinik herrscht heute die Auffassung vor, daß der A. p.-Anfall verursacht wird durch einen Spasmus anatomisch-gesunder, oder häufiger anatomisch-erkrankter atherosklerotisch oder syphilitisch verengter Kranzgefäße und daß der Schmerz vorwiegend durch den Krampf der Kranzgefäße entsteht (EDENS, MORAWITZ). Die älteren deutschen Kliniker kannten dagegen den Spasmus in der Theorie der A. p. nicht (A. FRAENKEL).

Sie verlegten den Ursprung des Schmerzes in den Herzmuskel.
Diese ältere Auffassung erfuhr nun durch die Arbeiten des großen englischen Klinikers J. MACKENZIE und durch die Untersuchungen des Amerikaners HERRICK und seiner Schule im
letzten Jahrzehnt eine vertiefte Begründung. Vor allem
HERRICK und nach ihm viele andere, auch deutsche Untersucher, konnten feststellen, daß der A. p.-Anfall nicht selten
im Elektrokardiogramm ganz bestimmte Veränderungen
hinterläßt, die nur als Ausdruck einer Schädigung des Herzmuskels gedeutet werden können. So verzichtet MACKENZIE
auf die Annahme eines Krampfes in den erkrankten Kranzadern und sieht im A. p.-Anfall den Ausdruck mehr oder
weniger starker Erschöpfung des Herzmuskels infolge be-
hinderter Coronardurchblutung. Er glaubt, daß der A. p.-
Schmerz das vom Herzmuskel ausgelöste Signal zur Schonung
des Herzens ist, daß im A. p.-Schmerz und -anfall dem Kranken das drohende akute Versagen seines Herzmuskels bewußt
gemacht wird.

Wäre diese Theorie von MACKENZIE richtig, so wäre die
biologische Berechtigung jeder Operation bei der A. p. im
höchsten Maße in Frage gezogen. Der Chirurg hat daher ein
brennendes Interesse daran, daß die Frage nach der Ursache
der A. p. aus dem Stadium der Theorienbildung herauskommt.
Was kann der Morphologe zu dieser Frage beitragen?

Hätte MACKENZIE Recht, so müßten sich häufiger, als man
bislang annahm, bei Todesfällen von A. p.-Kranken in deren
Herzen auch anatomische Spuren von Anfällen nachweisen
lassen, denn von der funktionellen Erschöpfung bestimmter Abschnitte des Herzmuskels bis zu ihrer irreversiblen Schädigung,
d. h. bis zu ihrer Nekrose, kann es nur Intensitätsunterschiede
geben. Es haben nun schon OBERNDORFER und seine Schülerin
PAULI 1923 nachgewiesen, daß bei Menschen, die während
des Lebens A. p.-Anfälle hatten, bei der makroskopischen
Betrachtung des Herzens nicht selten Herzmuskeldefekte gefunden werden. So konnten sie z. B. in 4 von 12 Fällen, bei
denen dem Tod ein Anfall einige Stunden oder 1—2 Tage
vorausgegangen war, frische Herzmuskelnekrosen mit bloßem
Auge feststellen.

Wollte man aber in der aufgeworfenen Frage tiefer vordringen, so durfte man sich nicht mit der makroskopischen
Diagnose begnügen. Es war vielmehr eine genaue mikroskopische Stufenuntersuchung des Herzens bei Todesfällen mit
A. p.-Anamnese notwendig. Solche Untersuchungen habe
ich in den letzten 1½ Jahren ausgeführt. In einer kürzlich erschienenen Arbeit konnte ich über 10 genau untersuchte Fälle
berichten. Mittlererweile sind 4 weitere Fälle hinzugekommen.
Das Ergebnis der Untersuchungen ist folgendes: War dem
Tod mehrere Stunden oder 1—2 Tage ein Anfall vorausgegangen, und das war 8mal der Fall, so fanden sich regelmäßig
multiple frische Nekrosen im Herzmuskel, die in den meisten

Fällen makroskopisch nicht sichtbar waren. Für weiter zurück-
liegende Anfälle bzw. Anfallsgruppen konnten regelmäßig
multiple, dem Abstand der Anfälle von dem Tode entsprechend
junge oder alte Narben festgestellt werden. Dabei bevorzugten
Nekrosen und Narben ganz ausgesprochen den linken Ventrikel
des Herzens und hier wieder die inneren Schichten des Herzmuskels, besonders seine Papillarmuskeln. Ich glaube, diese
Befunde machen es sehr wahrscheinlich, daß der Schmerz tatsächlich im Sinne der älteren deutschen Kliniker und MAC-
KENZIEs und HERRICKs bei der A. p. im Herzmuskel entsteht.
Die Lokalisation der Nekrosen im Muskel des linken Ventrikels
erklären zudem am ungezwungensten, warum der Schmerz
in den *linken* Arm auszustrahlen pflegt und warum in der
Regel die Resektion des linken Sympathicus genügt, um die
Schmerzanfälle zu beseitigen. Während nun in 12 meiner Fälle
atherosklerotische oder syphilitische Verengerungen an den
Kranzgefäßen bzw. ihrem Abgang bestanden, fehlten 2mal
jegliche Veränderungen am Kranzgefäßsystem. Diese beiden
Fälle schienen also denen Recht zu geben, die annehmen,
daß Spasmen auch bei intakten Kranzgefäßen die für den
A. p.-Anfall zu fordernde Beeinträchtigung der Kranzaderdurchblutung bewirken können. Nun zeigen aber diese beiden
Fälle etwas Gemeinsames: Bei beiden liegt eine schwere,
nicht syphilitische Aorteninsuffizienz vor. Die Fälle bestätigen
also die Erfahrung der Internisten, daß auch bei nicht syphilitischer Aorteninsuffizienz nicht selten A. p.-Anfälle beobachtet
werden. Wie sollen wir uns das erklären? Es wäre nicht zu verstehen, warum normale Kranzgefäße bei Aorteninsuffizienz
eine besondere Krampfbereitschaft zeigen sollen. Aber etwas
anderes ist ohne weiteres bei der Aorteninsuffizienz gegeben:
die Erschwerung der Coronardurchblutung. Bekanntlich
regurgitiert ja bei diesem Klappenfehler ein Teil der systolisch
in die Aorta ausgeworfenen Blutmenge während der Diastole
zurück in den Ventrikel. Daher der Pulsus celer mit seinem
bekannten starken diastolischen Abfall des Blutdruckes bei
der Aorteninsuffizienz. Die Regurgitation des Blutes in der
Diastole muß nun, wie an der Radialis, auch an den Kranzgefäßen zu einem steilen diastolischen Druckabfall führen und
die Coronardurchströmung stark beeinträchtigen. Daß diese
theoretische Forderung tatsächlich zu Recht besteht, beweisen
die Experimente von SMITH, MILLER und GRABER bei künstlicher Aorteninsuffizienz. Wir haben also die drei wichtigsten
Grundkrankheiten der A. p.: Coronarsklerose, Syphilis der
Aorta und Aorteninsuffizienz auf den gleichen Nenner gebracht, auf die Beeinträchtigung der Kranzaderdurchblutung.
Aber muß nicht doch zu dieser Behinderung der Kranzaderdurchblutung noch ein Spasmus der Kranzgefäße hinzutreten,
um die Insuffizienz der Kranzaderdurchblutung und den
A. p.-Anfall herbeizuführen und uns das anfallsweise Auftreten
der Coronarinsuffizienz zu erklären? Ich glaube, nach den

neuesten Arbeiten von REIN über die Physiologie der Coronardurchblutung dürfen wir auf diese Annahme verzichten.
REIN konnte zeigen, daß die Kranzaderdurchblutung nicht,
wie man früher annahm, vom mittleren Aortendruck abhängig ist, sondern sich präzis nach der Herzarbeit richtet.
Jede plötzliche Mehrbelastung des Herzens läßt sofort die
Kranzaderdurchblutung beträchtlich ansteigen, ein Beweis,
daß der Herzmuskel bei plötzlicher Mehrbelastung eine
erhöhte Durchblutung beansprucht. Gesteuert wird diese
Regulation der Kranzaderdurchblutung nach REIN durch
den N. vagus, der mit größter Wahrscheinlichkeit vasokon-
striktorische Fasern zu den Kranzgefäßen führt. Stellen wir
uns nun vor, daß bei den genannten Grundkrankheiten der
A. p. der Coronarkreislauf schon in der Ruhe durch anatomische Veränderungen oder diastolische Regurgitation beeinträchtigt ist, so muß meines Erachtens jede plötzliche Mehrbelastung des Coronarkreislaufes bei Mehrbelastung des
Herzens in solchen Fällen auch ohne Hinzutreten eines
Spasmus die Gefahr der Coronarinsuffizienz und damit der
reversiblen oder irreversiblen partiellen Erschöpfung des
Herzmuskels herbeiführen.

Wäre diese Auffassung richtig, so müßte auch am Tier das
anatomische Substrat der A. p. durch plötzliche Mehrbelastung
des Herzens bei primär verschlechterter Coronardurchströmung im Experiment reproduziert werden können. Um dies
zu beweisen, führte ich in den letzten Monaten folgende Versuche aus: Zunächst war eine verschlechterte Coronardurchströmung, natürlich ohne Eingriffe am Herzen, herbeizuführen.
Zu diesem Zwecke wurde bei ausgewachsenen Kaninchen eine
akute Anämie gesetzt durch Entnahme von etwa $^1/_6 - ^1/_5$ ihrer
gesamten Blutmenge. Natürlich mußte sich die durch die
akute Anämie bewirkte allgemeine Beeinträchtigung der
Blutzirkulation auch an der Kranzgefäßdurchblutung auswirken. Die Tiere waren nun im allgemeinen nach der Blutentnahme in der Ruhe kaum verändert. Zum zweiten war das
Herz und damit der Coronarkreislauf der Tiere besonders zu
belasten. Dies wurde erreicht, indem die akut anämisierten
Tiere 7—15 Minuten in einer elektrisch getriebenen Lauftrommel liefen. Nach dieser Anstrengung waren die Tiere vollkommen erschöpft, zeigten eine hochgradige Atemnot und
waren nicht mehr auf den Beinen zu halten. Von 7 Tieren,
die so behandelt wurden, gingen 3 im Laufe der nächsten
halben Stunde ein. Die genaue miskroskopische Untersuchung
der Herzen dieser Tiere, die, wie bei den weiter zu besprechenden Tieren an mehreren Stellen, besonders an den Papillarmuskeln, in Serien vorgenommen wurde, ergab nichts Besonderes. Die 4 anderen Tiere dagegen erholten sich nach
10—15 Minuten allmählich von ihrem Erschöpfungszustand.
Sie wurden nach 7, 10 und 20 Stunden und in einem 4. Falle
nach 8 Tagen getötet. Die 3 ersten Tiere zeigten bei genauer

histologischer Untersuchung multiple Nekrosen, das letzte
Tier multiple frische Narben im Herzmuskel. Das Be-
merkenswerteste ist nun, daß die Nekrosen bzw. Narben
genau in den gleichen Abschnitten des Herzens lokalisiert
waren, wie die von uns bei der A. p. des Menschen gefundenen
Nekrosen, und daß sie in ihrem histologischen Bau völlige
Übereinstimmung mit dem menschlichen Bilde zeigten.
Es ist uns also tatsächlich gelungen, das anatomische Substrat
der menschlichen A. p. im Tierversuch vollständig nachzu-
ahmen, und zwar durch Zusammenwirken einer Verschlechte-
rung des Coronarkreislaufes mit akuter Mehrbelastung des
Herzens. Wir glauben, daß die Experimente geeignet sind,
die Mackenziesche Theorie der A. p. weitgehend zu stützen.

Welche Folgerungen dürfen wir aus dem Dargestellten
ziehen? Unsere Experimente haben in Übereinstimmung mit
2 von uns beobachteten menschlichen Fällen gezeigt, daß bei
akutem Coronartod frische morphologische, besonders auch
histologische Veränderungen des Herzmuskels nicht gefunden
werden. Wir stehen also als Morphologen wieder einmal vor
der Tatsache, daß der Herzmuskel versagen kann, ohne daß
er uns bei der Sektion oder bei der mikroskopischen Untersuchung verrät, daß er versagt hat und warum er versagt
hat. Jedem Leser werden bei dieser Feststellung Fälle aus
eigener Erfahrung auftauchen, bei denen der obduzierende
Pathologe auch bei genauester histologischer Untersuchung
nicht in der Lage war, einen akuten Herztod anatomisch
zu belegen und verständlich zu machen. Ich denke hier
zunächst an gelegentliche intraoperative Chloroformtodes-
fälle, mit denen wir heute um so eher wieder rechnen
müssen, als bei der Elektrokoagulation die Chloroformkurz-
narkose häufig unentbehrlich ist (v. SEEMEN). Durch die
Untersuchungen von REIN wissen wir heute, daß Chloroform
die Coronardurchblutung in besonderem Maße beeinträchtigt.
Wir dürfen daher heute mit gutem Grund annehmen, daß
der akute Chloroformherztod ein Coronartod ist. Diese Auffassung ist um so wahrscheinlicher, als wir bei subakuter
Chloroformvergiftung, wenn der Tod 2—3 Tage nach der
Operation eintritt, in den gleichen Bezirken des Herzmuskels
dystrophische Verfettungen finden, in denen beim A. p.-
Anfall die Nekrosen auftreten. Vielleicht gehören auch manche
Fälle von plötzlichem Tod, wie sie bisweilen beim Zerren am
Magen und am Netz oder bei dem gefürchteten Mediastinal-
flattern beobachtet werden, hierher. Bei solchen Fällen muß
man unbedingt an die Möglichkeit einer Hemmung der Kranzgefäßdurchblutung durch einen Vagusreflex denken, also
wieder an einen akuten Coronartod. Was eben für den morphologischen Herzbefund bei akutem Coronartod festgestellt
wurde, nämlich das Fehlen anatomischer Veränderungen, trifft
nun nach den bekannten Untersuchungen von ASCHOFF
und TAWARA auch für die subakuten und chronischen Herz-

schwächen zu, die nicht selten die Arbeit des Chirurgen ver-
eiteln. In der Regel wird auch hier ein anatomisches Substrat
im Herzmuskel vermißt, und aus dem morphologischen Bild
läßt sich nicht sagen, ob das betreffende Herz versagt hat
oder nicht. Das ist nun meines Erachtens nicht so erstaunlich,
wie es auf den ersten Blick erscheint. Bei der chronischen
Herzinsuffizienz arbeitet der Herzmuskel nicht mehr, als er
zu leisten vermag. Er schont sich auf Kosten der Herzleistung.
Wenn es dann aber unter dem Einfluß der Herzschwäche auch
zu einer Rückstauung des Blutes in das Coronarsystem und
damit zur Beeinträchtigung der Coronardurchblutung kommt,
dann sehen wir nicht selten beim chronisch-insuffizienten
Herzen dystrophische Verfettungen in jenen Herzmuskelabschnitten auftreten, die auch im A. p.-Anfall zuerst der
Ischämie erliegen, sowie in den entsprechenden Abschnitten
des rechten Ventrikels. Ganz anders sind nach dem oben Dargestellten die Arbeitsbedingungen des Herzmuskels bei der
A. p. Hier leistet der Muskel trotz verschlechterter Ernährung
im Augenblick das, was von ihm gefordert wird, weil er der
Peitsche des menschlichen Willens oder des menschlichen
Affektes gehorcht. Er bezahlt aber diese Leistung, da ihm
nicht genügend Blut zur Verfügung steht, mit einer schweren
partiellen Erschöpfung, die nicht selten den partiellen Tod des
Herzmuskels, d. h. die von uns nachgewiesenen multiplen
Nekrosen nach sich zieht. Weil der Herzmuskel des Coronar-
sklerotikers, des Syphilitikers, kurz des Menschen mit verschlechterter Coronardurchblutung, sich bei akuter Mehrbelastung an bestimmten Stellen im Augenblick verausgabt,
ohne daß die nötigen Reserven schnell genug nachströmen
können, wird er partiell nekrotisch, so daß wir in solchen Fällen
ein anatomisches Substrat bei genauer Untersuchung festzustellen vermögen. Und hier ist noch auf eine wunderbare
Einrichtung des menschlichen Herzens hinzuweisen. Unsere
Befunde zeigen, daß nicht alle Abschnitte des Herzmuskels
gleichzeitig bei akuter Coronarinsuffizienz der Asphyxie erliegen. Bestimmte Stellen in der Muskulatur des am meisten
willkürlich belasteten linken Ventrikels sind durch Besonderheiten der Ernährung oder der Funktion, jedenfalls durch ein
besonderes Mißverhältnis zwischen funktioneller Belastung
und Ernährung besonders empfindlich. Sie werden *vor* den
anderen reversibel oder irreversibel geschädigt. Diese Tatsache macht es aber verständlich, warum eine Insuffizienz
des gesamten Herzens beim A. p.-Anfall in der Regel ausbleibt.
Ehe das gesamte Herz geschädigt und insuffizient wird, löst
die Schädigung der empfindlichen Bezirke den A. p.-Anfall
aus und sorgt damit zugleich in den meisten Fällen für die
notwendige Entlastung des Gesamtherzens.

Damit kommen wir zu der letzten Frage: Ist das chirurgi-
sche Eingreifen bei A. p. biologisch berechtigt? Ich glaube,
wir müssen doch unbedingt nach dem eben Vorgetragenen

MACKENZIE Recht geben, wenn er im A. p.-Anfall und vor allem im Schmerz des Kranken ein Regulativ von höchster Bedeutung sieht. Der Schmerz gibt dem A. p.-Kranken ein untrügliches Zeichen, daß er Einhalt tun muß mit der Belastung seines Herzens, wenn er Schlimmeres verhüten will. MACKENZIE, der die Intuition des großen Arztes im edelsten Sinne besaß, nennt einmal den A. p.-Anfall „das rote Licht des Weichenstellers", und in dieser Deutung muß man ihm durchaus Recht geben. Gewiß, die Qual des Schmerzes kann der Chirurg dem Kranken nehmen, indem er ihm den Halssympathicus reseziert, aber er nimmt ihm zugleich den Segen des Schmerzes oder, um mit MACKENZIE zu sprechen, das rote Licht des Weichenstellers. Er führt ihn dazu, daß er leicht einmal in der Belastung des Herzens den Gefahrenpunkt, der jetzt nicht mehr vor ihm aufleuchtet, überschreitet und daß das Herz lautlos versagt. Ein Überblick über die in der Literatur mitgeteilten operativ behandelten Fälle von A. p. — nach HESSE starben von 62 9 unmittelbar, 9 einige Wochen oder einige Monate nach der Operation — scheint mir diese Auffassung ohne weiteres zu bestätigen. Ganz abgesehen von den nur zu sehr berechtigten übrigen Einwänden, die SAUERBRUCH gegen die A. p.-Operationen macht, dürfen wir aus unseren Untersuchungen und Überlegungen folgern, daß die operative Behandlung der A. p. *biologisch* ein großes Wagnis ist. Freilich ist zu fragen, ob die biologische Wertung der genannten Operationen sich mit der ärztlichen deckt. Es mag durchaus Fälle geben, in denen ein Mensch bereitwillig die Gefahr einer Verkürzung seines Lebens in Kauf nimmt, wenn ihm durch die Operation die Qual der Anfälle genommen wird und er noch eine kurze Spanne zur Höchstleistung befähigt wird. Aber diese Frage liegt jenseits wissenschaftlicher Erörterungen. Sie gehört in den Bereich höchster ärztlicher Verantwortung. In diesem Bereich aber hat die Meinung des Pathologen zurückzutreten.

Literatur: Zur Angina pectoris allgemein s. bei BÜCHNER, Beitr. path. Anat. 89, 644 (1932). — Zur chirurgischen Behandlung der Angina pectoris: BRÜNING u. STAHL, Chirurgie des vegetativen Nervensystems, 1924 u. KIRSCHNER-NORDMANN, Die Chirurgie 3, 549 (1930). — EPPINGER u. HOFER, Ther. Gegenw. 64 (1923). — HESSE, Arch. klin. Chir. 137, 117 (1925). — KAPPIS, Erg. inn. Med. 25, 563 (1924). — MACKENZIE, Lancet 207, 695 (1924). — SAUERBRUCH, Chirurgie der Brustorgane, 2. Aufl. 2 (1925). — SAUERBRUCH u. FELIX, Handbuch der praktischen Chirurgie, 6. Aufl. 2, 282 (1931). — SCHITTENHELM u. KAPPIS, Münch. med. Wschr. 1925, 753.

Herzmuskelinfarkt und disseminierte Nekrosen des Herzmuskels

Von

Professor Dr. Franz Büchner - Freiburg i. B.

Mit 3 Abbildungen

Die Ausführungen von Herrn Prof. Rein über die Physiologie des Koronarkreislaufes haben Ihnen gezeigt, mit welcher Schnelligkeit die Durchblutung der Kranzadern sich an die Herzarbeit anpaßt. Die Sicherheit, mit der diese Regulation unter physiologischen Bedingungen erfolgt, ist andererseits ein Hinweis darauf, daß das Herz in seiner Leistungsfähigkeit unbedingt von dem Funktionieren dieses Mechanismus abhängig ist. Schwere Schädigungen müssen dem Herzmuskel drohen, wenn durch pathologische Veränderungen das Kranzadersystem in einem seiner Teile oder als Ganzes seine Anpassungsfähigkeit mehr oder weniger stark eingebüßt hat. Die Veränderungen, die unter solchen Bedingungen dem Herzen drohen, sind auf der einen Seite der Herzmuskelinfarkt, auf der anderen Seite die disseminierten ischämischen Nekrosen des Herzmuskels.

Es kann natürlich nicht meine Aufgabe sein, diese Veränderungen des Herzmuskels lediglich von morphologischen Gesichtspunkten aus darzustellen. Auch für den Pathologen gewinnen diese Krankheitsbilder erst ihre besondere Bedeutung und ihren besonderen Reiz durch ihre Beziehung zur pathologischen Physiologie einerseits, zur Klinik andererseits. Dabei wird man vor allem auf eine Erörterung der diesen Herzmuskelveränderungen zugeordneten elektrokardiographischen Erscheinungen nicht verzichten dürfen. Grundvoraussetzung für das Verständnis unserer Ausführungen ist aber einerseits, wie nochmals betont sei, die Kenntnis der Physiologie des Koronarkreislaufes, wie sie uns vor allem die Experimente von Herrn Prof. Rein vermittelt haben. Auf der anderen Seite müssen wir uns kurz die Anatomie des Kranzgefäßsystems ins Gedächtnis zurückrufen. Die linke Kranzader entwickelt bekanntlich nach ihrem Abgang aus der Aorta aus einem kurzen Stamm zwei Hauptäste: 1. den Ramus descendens anterior, der an der Herzvorderwand in der Furche zwischen rechtem und linkem Ventrikel nach abwärts verläuft und an der Spitze von der Vorderwand auf die Hinterwand des linken Ventrikels noch eine Strecke weit umbiegt; 2. den Ramus circumflexus, der zunächst an der Grenze zwischen linkem Vorhof und linkem Ventrikel an der Vorderfläche verläuft, dann auf die Hinterfläche umbiegt und sich hier aufteilt. Die rechte Kranzader benützt zunächst die Furche zwischen rechtem Vorhof und rechtem Ventrikel an der Vorderfläche des Herzens zu ihrem Verlauf, gibt von hier aus Zweige zur Vorderwand des rechten Herzens ab, biegt dann auf die Hinterfläche um und bildet hier in der Regel in der Furche zwischen rechtem und linkem Ventrikel den Ramus descendens posterior, greift aber meist noch eine Strecke weit auf die Hinterwand des linken Ventrikels über. Wie demzufolge der Herzmuskel in der Regel von Blut versorgt wird, ist ohne weiteres verständlich. Der absteigende Ast der linken Kranzader speist im wesentlichen die Vorderwand des linken Ventrikels, die Herzspitze, die vorderen Anteile des Interventrikularseptums und den vorderen linken Papillarmuskel. Das Versorgungsgebiet der rechten Kranzarterie ist die Wand des rechten Ventrikels, der hintere Teil des Septums sowie — und das ist für die Lokalisation mancher Infarkte von Wichtigkeit — ein mehr oder weniger großer Anteil an den basalen Abschnitten der Hinterwand des linken Ventrikels. Der noch frei bleibende Bezirk an der Hinterwand des linken Ventrikels bezieht dagegen sein Blut vom Ramus circumflexus der linken Kranzarterie. Es sei nicht verschwiegen, daß von diesem Verteilungsschema starke individuelle Abweichungen vorkommen, wie wir vor allem aus den Arbeiten von Banchi, Spalteholz, Groß, Campbell u. a. wissen. Besonders kann sich die Grenze zwischen dem Versorgungsbereich der rechten Kranzarterie und dem des Ramus circumflexus der linken Kranzarterie einmal nach der Kante des linken Ventrikels zu, andererseits aber auch in die Hinterwand des rechten Ventrikels hinein verlagern.

So klar, besonders am Injektionspräparat des Herzens, diese anatomische Aufteilung der Kranzadern heraustritt, so sehr muß doch betont werden, daß zwischen den größeren und kleineren Zweigen jeder der beiden Kranzadern und zwischen rechts und links mehr oder weniger ausgedehnte Anastomosen bestehen. Bei langsam sich ausbildenden Verengerungen des Kranzgefäßsystems verstärkt sich diese Anastomosenbildung weit über das physiologische Maß, wie uns Walter Koch noch jüngst an sehr schönen Injektionspräparaten atherosklerotischer Herzen gezeigt hat. Durch diese Anastomosen werden die verschiedenen Aufteilungen der Kranzarterien zu einem zusammenhängenden System geschlossen. Das ist natürlich für die Pathologie der Koronardurchblutung von der allergrößten Bedeutung, denn einmal folgt daraus, daß auch beträchtliche Einengungen selbst größerer Verzweigungen einzelner Kranzadern durch das Eingreifen der Anastomosen völlig kompensiert werden können, und so verstehen wir die den Pathologen wie den Kliniker immer wieder am Leichentisch überraschende Tatsache, daß selbst schwerste atherosklerotische Prozesse an den Kranzadern so häufig weder pathologisch-anatomische noch klinische Folgen nach sich ziehen. Auf der anderen Seite aber ist aus der anatomischen Geschlossenheit des Kranzadersystems zu folgern, daß streng lokalisierte Einengungen der Kranzadern sich unter Umständen ungünstig auf die Funktion des gesamten Koronarsystems auswirken können. Schon hier ahnen wir, wie wesentlich für das Eintreten etwaiger Folgen von Kranzadererkrankungen die Anforderungen sind, die das einzelne Individuum an sein Koronarsystem stellt. Berufliche Belastung, Temperament und Charakter sind daher in der Pathogenese einer ganzen Gruppe von Herzmuskelveränderungen mindestens so wesentliche Faktoren wie der Grad der jeweiligen pathologisch-anatomischen Veränderungen der Kranzadern.

Wenn ich nun an den eigentlichen Gegenstand meines Themas herangehe, so darf ich mich bei der Erörterung des Herzmuskelinfarktes kürzer fassen, da hier die pathologische Anatomie seit längerem geklärt ist. Mehr denn je dürfen wir heute behaupten, daß die Atherosklerose der Kranzgefäße die Grundkrankheit des Herzmuskelinfarktes darstellt (vgl. W. Koch). Embolische Verstopfung der Kranzarterien und syphilitische Verengerung des Kranzarterienabganges tritt daneben ganz in den Hintergrund. Damit es zum großen Infarkt komme, muß allerdings in der Regel zu der schleichend zunehmenden atherosklerotischen Versteifung und Einengung des Gefäßes noch ein akutes Ereignis hinzutreten, nämlich die thrombotische Verstopfung, für die der atherosklerotische Herd den Boden bereitet. Am häufigsten tritt diese Thrombose ein im Ramus descendens der linken Kranzarterie. Wie uns aus unseren Vorbemerkungen ohne weiteres verständlich ist, entwickelt sich in solchen Fällen in der Regel ein mehr oder weniger großer Infarkt an der Vorderwand des linken Ventrikels, in den vorderen Anteilen des Septums und an der Herzspitze. Andererseits ist uns nach den Vorbemerkungen ebenso klar, daß eine Thrombose des Ramus circumflexus den Infarkt in den basalen Abschnitten der Herzhinterwand nach sich zieht. Auch der thrombotische Verschluß der rechten Kranzarterie wirkt sich vor allem durch Infarzierung der basalen Abschnitte der Herzhinterwand aus. Wir können also zwei Typen des Herzmuskelinfarktes unterscheiden: einen häufigeren Typ mit Entwicklung des Infarktes an der Vorderwand des linken Ventrikels und im Spitzenbereich, also einen ventro-apikalen Typ, und einen selteneren an der Basis gelegenen an der Hinterwand der rechten oder linken Kammer, den dorso-basalen Typ. Nach den neuesten Arbeiten ist die Klinik im Begriff, diese beiden Typen differentialdiagnostisch schon während des Lebens zu unterscheiden, vor allem mit Hilfe des Elektrokardiogramms, worauf später noch eingegangen werden soll.

Untersuchen wir einen frischen Infarkt mikroskopisch, so finden
wir in der Regel im Infarktbereich auf weiter Strecke eine Totalnekrose
der Herzmuskelfasern und des dazwischenliegenden Gefäßbinde-
gewebes. Schon bei wenige Stunden alten Infarkten beobachten wir
ferner im Mikroskop vom Infarktrande her die Einwanderung gelappt-

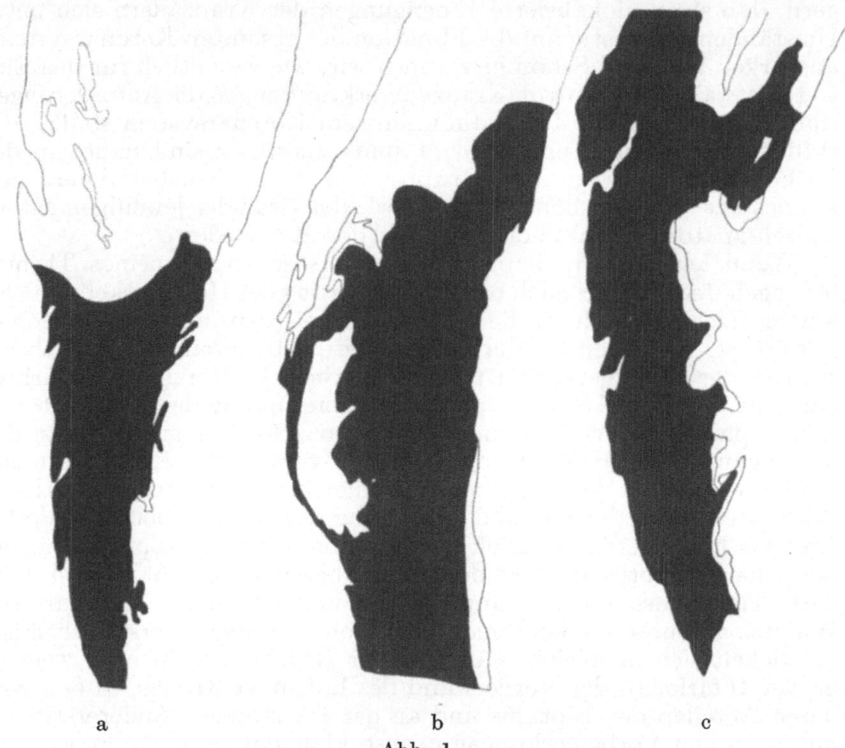

Abb. 1.
Großer akuter Herzinfarkt bei schwerer Koronarsklerose mit Thrombose
des Ramus descendens links.
a—c Skizzen von histologischen Stufenschnitten des Herzens: a Hinterwand,
b vorderes Septum, c Vorderwand; links Epikard, rechts Endokard des linken
Ventrikels. ▬▬▬ = Infarktgebiet.
65 jähr. Mann. 10 Tage vor dem Tod beginnender tagelanger Status anginosus

kerniger Leukozyten, die sich in den nächsten Tagen zu einem un-
geheuren Vormarsch in die Infarktnekrose hinein steigert.

Welche klinischen Züge des Infarktbildes können wir nun un-
gezwungen aus diesem morphologischen Bilde ableiten? Hier ist zunächst zu betonen, daß bekanntlich immer wieder Infarkte des Herzmuskels oder deren Narben am Leichentisch festgestellt werden, die
klinisch vollständig erscheinungslos verlaufen sind. Jedoch gilt für

die Mehrzahl der großen Herzmuskelinfarkte, daß sie dem klassischen Bilde des Status anginosus zugeordnet sind. Für dieses Bild ist zunächst bekanntlich charakteristisch, daß die schwere Schmerzattacke in der Herzgegend meist in der Ruhe, oft sogar während des Schlafes auftritt, im Gegensatz zu dem Schmerz der durch Anstrengung bedingten Angina pectoris im engeren Sinne. Dieser Ausbruch des Anfalles mitten aus der Ruhe, ja aus der Ruhe des Schlafes, wird uns verständlich, wenn wir bedenken, daß der Infarktentwicklung die Thrombose des atherosklerotischen Gefäßes voraufgeht. Für diese Thrombose sind aber die Bedingungen gerade am ausruhenden Herzen besonders günstig. Die Kranzaderdurchblutung schränkt sich, wie wir nach den Experimenten von Rein unbedingt annehmen müssen, während des Schlafes auf ein Minimum ein. Der Blutdruck sinkt während des Schlafes. Beide Faktoren zusammen fördern das Entstehen der Thrombose. Setzt der Anfall erst am Morgen bei den ersten Anstrengungen des wachen Menschen ein, so dürfen wir annehmen, daß auch für diesen Anfall eine nächtlich entstandene Thrombose die Ursache darstellt und daß erst jetzt am mehrbelasteten Herzen der schon nächtlich eingetretene Gefäßverschluß die Infarktentwicklung herbeiführt. — Der intensive Schmerz als das führende Symptom des Status anginosus ist uns verständlich, wenn wir bedenken, daß in dem sich entwickelnden Infarkt massenhaft Stoffwechselschlacken und Zerfallsprodukte des Herzmuskels angereichert werden und teils innerhalb des Infarktgebietes, teils an seinem Rande auf die so reichlich im Herzmuskel vorhandenen sensiblen Endapparate einwirken. Die Ursprungsstätte dieses Schmerzes in die Kranzgefäße zu verlegen, haben wir keine Veranlassung und wird auch heute allgemein abgelehnt. Der Schmerz des Status anginosus-Kranken ist der Aufschrei des in dem Infarktgebiet geschädigten Herzmuskels. Nur so wird uns auch verständlich, warum dieser Schmerz beim großen Infarkt stunden-, ja tagelang unvermindert fortbesteht. Fortgesetzt preßt das schlagende Herz aus dem Infarktbereich schmerzerregende Stoffe aus und unterhält den Schmerz. — Eine zweite Gruppe von Symptomen, das Absinken des Blutdruckes, die Neigung zum Kollaps, die Dyspnöe, die Neigung zum Lungenödem sind uns als Ausdruck des akuten Versagens vor allem des linken Ventrikels ohne weiteres verständlich: nach Ausschaltung des Infarktbereiches aus der Herztätigkeit vermag der Rest der Herzmuskulatur den Ausfall zunächst nicht zu kompensieren, er wird insuffizient. — Drei weitere Symptome sind ebenfalls aus dem anatomischen Bilde abzuleiten: wenn wir uns die Ausbildung von Herzmuskelinfarkten vergegenwärtigen, so begreifen wir, daß in den ersten Tagen nach Beginn des Anfalls ein typisches Resorptionsfieber einzusetzen pflegt. Es werden nämlich aus dem Infarkt Autolysatanteile in den Kreislauf eingeschwemmt, und so muß dasselbe erfolgen, was nach parenteraler Zufuhr von Eiweißkörpern oder deren

Abbaustufen eintritt. Wenn wir weiter histologisch sehen, wie schon bald nach den ersten Stunden beginnend und in den ersten Tagen sich steigernd, eine enorme Leukozyteneinwanderung aus dem Blut in den infarzierten Herzmuskel einsetzt, so verstehen wir das Infarktsymptom der Hyperleukozytose, auf das Liebmann zuerst aufmerksam gemacht hat. Daß schließlich über einem größeren Infarktgebiet durch den Reiz des Autolysates eine Pericarditis fibrinosa sich entwickeln und klinisch zu dem von M. Sternberg beschriebenen Bild der Pericarditis epistenocardica führen kann, ist uns bei Berücksichtigung der pathologisch-anatomischen Verhältnisse ebenfalls klar. Freilich muß ich betonen, daß diese Perikarditis nach meinen Beobachtungen nicht so sehr häufig ist, und dies hat seinen Grund darin, daß in der Regel die Infarzierung des Herzmuskels die inneren subendokardialen Wandschichten befällt und an den äußeren, dem Epikard genäherten Wandschichten Halt zu machen pflegt.

Das sicherste objektive Symptom des Status anginosus und des Herzmuskelinfarktes sind nun jene Veränderungen des Elektrokardiogramms, die wir seit den Arbeiten der Amerikaner, vor allem von Herrick und Pardee, sowie der Engländer Parkinson und Bedford durch eine große Reihe von Untersuchungen, auch deutscher Autoren, kennengelernt haben. Nach diesen Untersuchungen wird bekanntlich in den ersten Tagen nach Beginn des Status anginosus-Anfalles ein hoher Abgang des RT-Segmentes vom abfallenden Schenkel der R-Zacke beobachtet. Im Laufe der ersten Wochen wird RT allmählich wieder isoelektrisch, und es entwickelt sich eine negative T-Zacke. Es lagen 1930 nach einer Angabe von Herrick 44 Fälle in der Weltliteratur vor, bei denen diese Veränderungen beobachtet wurden und bei denen die nachträglich ausgeführte Sektion eine Koronarthrombose mit größerem Herzmuskelinfarkt festgestellt hat. Diese vergleichenden Untersuchungen elektrokardiographischer und pathologisch-anatomischer Art haben es heute zur Gewißheit gemacht, daß das charakteristische Entwicklungsbild des Elektrokardiogramms von dem hohen RT-Segment der ersten Tage zum später negativ werdenden T für den Herzmuskelinfarkt pathognomonisch ist. Ich betone allerdings ausdrücklich, daß nur dieses Entwicklungsbild beweisend ist, während die negative T-Zacke allein, wie jedem Herzkliniker bekannt ist, noch keinen Herzmuskelinfarkt beweist.

Eine wertvolle Ergänzung haben die Beobachtungen am Menschen durch eine Reihe von Tierexperimenten erfahren. Man hat einmal durch Injektionen schädigender Substanzen (Silbernitrat, Alkohol, Jodipin) in den Herzmuskel größere Nekrosen im Herzen erzeugt (Eppinger und Rothberger, Oettinger, Otto, Parade und Stepp). Andererseits hat man das beim Menschen vorkommende Infarktbild noch getreuer nachgeahmt durch Unterbindung größerer Koronararterienäste (Smith, Parade). In beiden Fällen zeigte das

Elektrokardiogramm der Tiere die für den Herzmuskelinfarkt des Menschen charakteristischen Befunde.

Nun hat sich, besonders durch die Untersuchungen von Parkinson und Bedford herausgestellt, daß die geschilderten Veränderungen des Elektrokardiogramms, vor allem das Negativwerden der T-Zacke, in dem einen Fall vorwiegend in der Ableitung I, in dem anderen vorwiegend in der Ableitung III, sich manifestieren, so daß man bekanntlich einen T I- und einen T III-Typ im Elektrokardiogramm unterscheidet. Beobachtungen der letzten Jahre (Barnes und Whitten, Rose und Myers) machen es wahrscheinlich, daß diese Verschiedenheit des Elektrokardiogrammbefundes durch den verschiedenen Sitz des zugrunde liegenden Infarktes bedingt ist, und zwar entspricht sehr wahrscheinlich der häufiger zu beobachtende T I-Typ dem ventroapikalen Vorderwandinfarkt, der seltenere T III-Typ dem dorsobasalen Hinterwandinfarkt. Zu einer eindeutigen Beantwortung dieser Frage reicht allerdings das vorliegende Material nicht aus. Weitere vergleichende anatomische und elektrokardiographische Untersuchungen sind hier vonnöten. Wie weit diese Differenzierung klinisch, besonders prognostisch von Bedeutung ist oder nur von theoretischem Interesse, entzieht sich meiner Kenntnis.

Ich darf in diesem Kreise darauf verzichten, das bekannte weitere Schicksal des Infarktes darzustellen, die Möglichkeit der akuten Ruptur des Herzens im Infarktbereich, die Organisation des Infarktes und die Umwandlung des Organisationsgewebes in Narbengewebe unter Entwicklung einer aneurysmatischen Ausbuchtung der Herzwand. —

In den einleitenden Bemerkungen wurde bereits angedeutet, daß dem Herzmuskel nicht nur Gefahr droht durch plötzliche Verlegung eines einzelnen größeren Kranzaderastes. Vielmehr muß der Herzmuskel auch bedroht sein, wenn das Koronargefäßsystem als Ganzes in seiner Anpassungsfähigkeit an die Herzarbeit beeinträchtigt ist. Ich verweise noch einmal darauf, daß durch Anastomosen die Kranzgefäße zu einem geschlossenen System verbunden sind und daß der von Rein festgestellte Regulationsmechanismus der Koronardurchströmung auf ein anatomisch und funktionell intaktes Kranzgefäßsystem angewiesen ist. Wenn wir uns nun vorstellen, daß an verschiedenen größeren Zweigen des Kranzadersystems die Gefäßwand durch atherosklerotische Herdbildungen erstarrt und die Gefäßlichtung durch diese Herde stark eingeengt ist, so muß bei schwerer Koronarsklerose die Regulationsfähigkeit der gesamten Koronardurchblutung wesentlich gemindert sein. Wird dennoch ein solches Herz zu erhöhter Leistung aufgepeitscht, sei es durch plötzliche körperliche Anstrengung, sei es durch plötzliche Abkühlung, sei es durch plötzliche psychische Erregung, so muß in solchen Fällen ein Versagen der Kranzaderdurchströmung drohen. Mag auch in der Ruhe die Durchströmung der sklerotisch verengten Gefäße den Bedarf des Herzmuskels decken, so wird der plötzlich stärker arbeitende Herzmuskel in Gefahr kommen, die notwendige Mehrzufuhr von Blut vermissen zu müssen. Die gleiche Gefahr der Koronarinsuffizienz droht natürlich dem Herzen des Menschen mit Syphilis im Anfangsteil der Aorta, wenn diese Syphilis, wie das häufig geschieht, zu einer allmählichen Einengung des Abganges der Kranzgefäße führt, mögen auch die dahinterliegenden Kranzadern selbst vollkommen intakt sein. Das gleiche droht schließlich bei einer schwereren Aorteninsuffizienz, bei der der diastolische Rückstrom durch das Leck der Aortenklappen einen Teil des Blutes wieder aus den Kranzadern in den Ventrikel zurücksaugt, wie aus Experimenten von Smith, Miller und Graber hervorgeht. Was wird nun die Folge einer solchen plötzlichen Koronarinsuffizienz sein müssen ? Es liegt auf der Hand, daß in solchen Fällen dem Herzmuskel eine Ischämie droht, bzw. im Herzmuskel eine Ischämie eintritt. Diese Ischämie des Herzmuskels führt in kürzester Zeit zur Anreicherung von Stoffwechselschlacken. Diese Stoffwechselschlacken müssen die sensiblen Endapparate des Herzens reizen, und diese Reizung wird sich in einem plötzlichen Schmerz in der Herzgegend auswirken. Nun, was wir hier zunächst theoretisch nach Kenntnis der Physiologie des Koronarkreislaufes für seine Pathologie abgeleitet haben, ist ja nichts anderes, als der Angina pectoris-Anfall des Menschen, der bei den genannten Grundkrankheiten, bei Koronarsklerose, bei Syphilis der Aorta, bei Aorteninsuffizienz, durch plötzliche Anstrengung, plötzliche Abkühlung, plötzliche psychische Erregung ausgelöst werden kann.

Sie werden zunächst dagegen einwenden, daß führende deutsche Kliniker noch bis vor kurzem für die Anstrengungsangina Spasmen der Koronargefäße verantwortlich gemacht haben. Demgegenüber ist zu betonen, daß die älteren deutschen Kliniker im Anschluß an Potain die oben dargestellte Auffassung bereits vertreten haben und daß im letzten Jahrzehnt besonders James Mackenzie, der geniale englische Herzkliniker, diese Auffassung neu begründete. Auch darf man feststellen, daß in der letzten Zeit eine Reihe deutscher Kliniker sich zu dieser Auffassung bekannt haben. Ich verweise auch auf die Experimente von Goldenberg und Rothberger, nach denen ein echter Spasmus der Kranzgefäße, wie er durch Pitressin erzeugt werden kann, in wenigen Sekunden eine schwere Herzinsuffizienz zur Folge hat. Diese fehlt aber bei der Anstrengungsangina, so daß die beiden Wiener Autoren mit Recht den Spasmus für die menschliche Angina pectoris ablehnen.

Es wäre allerdings gezwungen, wenn wir zwar den Schmerz des Status anginosus mit gutem Recht in den Herzmuskel verlegen, den gleichartigen Angina pectoris-Schmerz dagegen auf krampfende Koronararterien bezögen. Für die muskuläre Entstehung des Schmerzes sprechen auch die Untersuchungen von William und Webster sowie von Lewis und seinen Mitarbeitern, nach denen die Muskeltätigkeit im anämisierten Arm nach einiger Zeit heftige Schmerzen in der Muskulatur auslöst.

Ehe ich Ihnen nun mein eigenes Beweismaterial zu dieser Frage mitteile, möchte ich noch eine Tatsache anführen, die schon klinisch auf die Herzmuskelschädigung während des Angina pectoris-Anfalles hinweist. Seit einigen Jahren wurden von verschiedenen Seiten Beobachtungen mitgeteilt, nach denen während des Anfalles von Anstrengungsangina sich im Elektrokardiogramm flüchtig charakteristische Veränderungen zeigen. Diese Veränderungen sind eine Senkung des RT-Segmentes, und evtl. sogar ein Negativwerden der T-Zacke selbst, meist in Ableitung I, bzw. in I und II. Feil und Siegel, Parkinson und Bedford, Wood, Wolferth und Livezy haben von amerikanischer und englischer Seite, Goldhammer und Scherf sowie Dietrich und Schwiegk von deutscher Seite derartige Beobachtungen mitgeteilt. Die letztgenannten Autoren und vor ihnen Wood, Wolferth und Livezy haben sogar absichtlich Angina pectoris-Anfall und zugehörige elektrokardiographische Veränderung durch körperliche Anstrengung bzw. durch Sauerstoffmangelatmung (Dietrich und Schwiegk) bei Angina pectoris-Kranken hervorrufen können. In allen Fällen waren diese Veränderungen flüchtig und bildeten sich in kurzer Zeit nach dem Anfall wieder zurück.

Es ist selbstverständlich, daß sich eine derartige Ischämie des Herzmuskels, wie wir sie nach dem Gesagten im Angina pectoris-Anfall annehmen müssen, bei rechtzeitiger Beruhigung des Herzens wieder zurückbilden kann, ohne daß sie eine anatomische Schädigung des Herzmuskels nach sich zieht. Andererseits muß eine länger dauernde Ischämie zum Absterben der Herzmuskelfasern an verschiedenen Stellen führen, es muß zur Entwicklung disseminierter Nekrosen in der Herzmuskulatur kommen. Von solchen Überlegungen ausgehend, habe ich in den letzten Jahren eine Serie menschlicher Herzen untersucht, bei denen kurze Zeit vor dem Tode ein Angina pectoris-Anfall vorausgegangen war. In sämtlichen Fällen konnte ich disseminierte Nekrosen des Herzmuskels als Spuren dieser Anfälle feststellen. Freilich sind diese Herde selten mit bloßem Auge zu sehen. Erst eine mühsame Untersuchung des Herzens in histologischen Stufen deckt sie auf. Dabei liegen die Herde in ganz bestimmten Gebieten des Herzens, nämlich in den subendokardialen Schichten des linken Ventrikels, besonders in dessen Papillarmuskeln. Offenbar sind dies die Bezirke des Herzens, die funktionell besonders stark belastet sind, und die sich daher bei plötzlich mangelhafter Blutzufuhr am ehesten erschöpfen. In der feineren Histologie weichen die Herde von dem Bild des großen Infarktes vor allem dadurch ab, daß die Nekrosen innerhalb einzelner Muskelfasern auf mehr oder weniger kurzer Strecke sich ausbilden und das umgebende Gefäßbindegewebe erhalten bleibt, also nicht in die Nekrose einbezogen wird.

Den Beweis, daß derartige Herde tatsächlich Erschöpfungsnekrosen durch allgemeine Koronarinsuffizienz sind, brachte uns dann das Tierexperiment. Die Versuche, die wir in dieser Richtung ausführten, waren folgendermaßen angeordnet. Es wurde bei Kaninchen eine verschlechterte Koronardurchblutung dadurch hervorgerufen, daß den Tieren eine größere Blutmenge, etwa ein Fünftel der gesamten Blut-

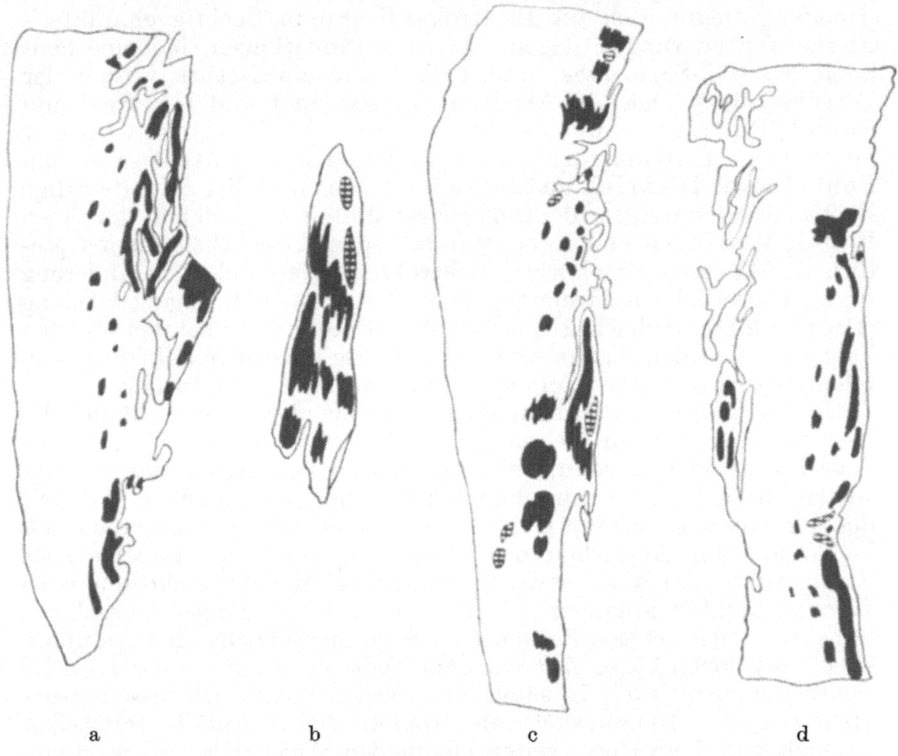

a   b   c   d

Abb. 2.
Disseminierte Nekrosen des Herzmuskels bei schwerer syphilitischer Stenose des Abganges der Kranzgefäße.
a—d Skizzen von histologischen Stufenschnitten des Herzens: a Hinterwand, b hinterer Papillarmuskel, c Hinterwand mit kleinem Papillarmuskel, d Septum; a, c und d rechts Endokard des linken Ventrikels. ▬▬ = Nekroseherde. 49jähr. Frau. In den letzten 3 Tagen mehrere Angina pectoris-Anfälle

menge, aus der Ohrvene entnommen wurde. Dann wurden diese Tiere einer besonderen Belastung ihres Herzens ausgesetzt, indem sie 5—10 Minuten in einer Lauftrommel zum Laufen gezwungen wurden. Es wurde also ein akutes Mißverhältnis zwischen Blutbedarf und Blutangebot des Herzens geschaffen. Nach anfänglich schwerer

Erschöpfung erholten sich die meisten Tiere wieder. Sie wurden in verschiedenen Zeitabständen nach der Anstrengung getötet. Stufenweise wurde der Herzmuskel in Serien untersucht, dabei ergab sich, daß der Herzmuskel dieser Tiere regelmäßig die gleichen disseminierten Nekrosen an den gleichen Prädilektionsstellen zeigte, wie sie früher von uns nach menschlicher Angina pectoris beobachtet worden waren.

Zu unserer großen Überraschung ergaben nun unsere neuesten, zusammen mit v. Lucadou ausgeführten Versuche, daß schon eine maximale Belastung des normalen Kaninchens allein durch Laufen in der Lauftrommel ohne gleichzeitige Anämie, wenn auch weniger regelmäßig, zu den gleichen Veränderungen des Herzmuskels führen kann. Also maximale körperliche Anstrengung kann schon allein beim Tier das Bild der disseminierten Nekrosen des Herzmuskels als Ausdruck der akuten Koronarinsuffizienz herbeiführen.

Es lag für uns auf der Hand, mit dieser Versuchsanordnung beim anämisierten und beim nichtanämisierten Kaninchen das Elektrokardiogramm nach der Anstrengung zu verfolgen. Das Ergebnis dieser ebenfalls zusammen mit v. Lucadou ausgeführten Untersuchungen war, daß wir beim anämisierten Tier gesetzmäßig, beim nichtanämisierten Tier in der Regel sofort nach der Anstrengung die gleichen Veränderungen des Elektrokardiogramms sahen, die nach dem oben Gesagten

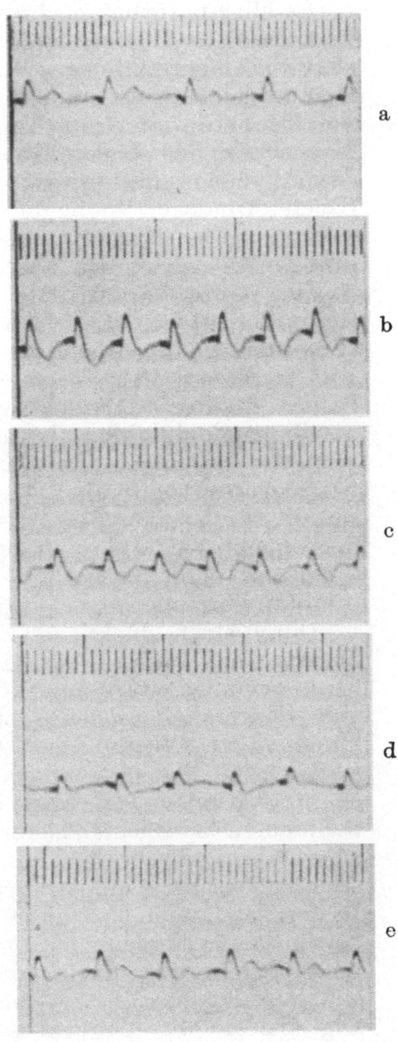

Abb. 3.
Elektrokardiogramm eines nicht anämisierten Kaninchens nach schwerer Anstrengung.
a Vor der Anstrengung, b 35 Minuten nach der Anstrengung, c 2 Stunden 40 Minuten nach der Anstrengung, d 3 ½ Stunden nach der Anstrengung, e 13 Stunden nach der Anstrengung.
Im Herzmuskel des Tieres histologisch disseminierte Nekrosen.

Abb. 3.

von verschiedenen Klinikern beim Menschen während des Angina pectoris-Anfalles festgestellt wurden: das negative RT-Segment und evtl. die negative T-Zacke, immer in Ableitung I, nicht selten auch in Ableitung II. Diese Veränderungen bildeten sich in unseren Versuchen im Verlauf von 2—24 Stunden allmählich wieder zur Norm zurück. Histologisch zeigten auch die Herzen dieser Tiere disseminierte Nekrosen.

Es blieb natürlich noch die Frage zu klären, welches das wirksame Prinzip sei, durch das bei akuter Koronarinsuffizienz die beobachteten elektrokardiographischen Veränderungen und die disseminierten Herzmuskelnekrosen entstehen. Hier haben nun schon Untersuchungen von Dietrich und Schwiegk sehr wahrscheinlich gemacht, daß das Wesentliche der Sauerstoffmangel ist. Die beiden Autoren haben sowohl beim Angina pectoris-kranken Menschen wie beim Tier durch Sauerstoffmangelatmung die oben erwähnten elektrokardiographischen Veränderungen flüchtig erzeugen können; beim Angina pectoris-kranken Menschen trat unter diesen Bedingungen gleichzeitig ein Angina pectoris-Anfall auf. Ich selbst habe zu dieser Frage in der letzten Zeit durch Herrn Christ folgende Versuche anstellen lassen: Es wurde bei Kaninchen eine Anoxämie durch eine leichte bis mittlere Kohlenoxydvergiftung erzeugt, von der die Tiere sich sehr schnell wieder erholten. Da während der Vergiftung eine starke Kohlenoxydhämoglobinbildung besteht, ist natürlich der Sauerstoffaustausch erschwert. Es fanden sich nun bei diesen Tieren sowohl die für akute Koronarinsuffizienz charakteristischen Elektrokardiogrammveränderungen wie bei der histologischen Untersuchung disseminierte Herzmuskelnekrosen. Wir glauben, daß damit dem Sauerstoffmangel zum mindesten eine wesentlich Rolle beim Zustandekommen der erwähnten Veränderungen zugeschrieben werden muß.

Durch einen glücklichen Zufall war ich in der Lage, in den letzten Monaten eine weitere experimentelle Untersuchungsreihe zur Frage der disseminierten Herzmuskelnekrosen zu gewinnen. Herr Dr. Bauer vom Pharmakologischen Institut in Freiburg i. B. untersuchte die kumulierende Wirkung der Digitalis-Glukoside und des Strophantins an der Katze. Er sprach nach seinem Versuchsergebnis die Vermutung aus, daß nach meinen oben beschriebenen Untersuchungen und Experimenten bei solchen Tieren, die nach größerer Dosis der genannten Pharmaka starben, disseminierte Herzmuskelnekrosen zu erwarten seien, und schlug mir vor, sein Material daraufhin zu untersuchen. In der Tat fanden sich diese Nekrosen bei den untersuchten Katzenherzen genau an den gleichen Prädilektionsstellen wie beim Menschen und bei unseren Kaninchen, und zwar sowohl nach Digitalisglukosiden wie nach Strophantin. Wenn man bedenkt, daß toxische Dosen von Digitalis und Strophantin nach einiger Zeit zu einer enormen Steigerung der Herzfrequenz führen, so darf man wohl annehmen, daß die von uns gefundenen Nekrosen am digitalisierten Katzenherzen ebenfalls durch ein Mißverhältnis von Herzdurchblutung und Herzleistung als Erschöpfungsnekrosen zustande kommen. Ich darf in diesem Zusammenhang darauf hinweisen, daß, wie Ihnen allen bekannt ist, nach längerer Digitalistherapie die T-Zacke im Elektrokardiogramm sich abflachen, ja negativ werden kann. Neuere amerikanische Arbeiten (Cohn, Frazer und Jamieson) machen den Vorschlag, diese Veränderungen des Elektrokardiogramms zur Kontrolle der Digitalistherapie und (Pardee) zur Standardisierung der Digitalis zu benutzen. Wie berechtigt derartige Gedankengänge sind, geht, wie ich glaube, aus unseren Beobachtungen hervor.

Fassen wir die angeführten Beobachtungen über das Bild der disseminierten Herzmuskelnekrosen zusammen, so können wir folgendes betonen: Im Tierversuch führt ein akutes Mißverhältnis zwischen Blutbedarf und Blutangebot, also eine akute Insuffizienz der Koronardurchblutung, wie sie durch starke Anstrengung des nicht anämisierten, vor allem aber des anämisierten Tieres zustande kommt, zur Entwicklung disseminierter Erschöpfungsnekrosen des Herzens. Da wir die gleichen Nekrosen mit dem gleichen Prädilektionsgebiet auch bei menschlicher Angina pectoris nachweisen konnten, dürfen wir folgern, daß auch der menschlichen Angina pectoris eine akute Koronarinsuffizienz zugrunde liegt. In dieser Annahme werden wir bestärkt durch die Feststellung, daß bei der menschlichen Angina pectoris und in unseren Experimenten die gleichen, für eine vorübergehende akute Herzmuskelschädigung kennzeichnenden elektrokardiographischen Phänomene auftreten. Neben dem durch Koronarthrombose bedingten Infarkt als Ausdruck akuter lokaler Sperrung der Koronardurchblutung müssen wir also noch die disseminierten Nekrosen des Herzmuskels als Auswirkung eines allgemeinen akuten Versagens des Koronarkreislaufes berücksichtigen. Wie klinisch Status anginosus und Angina pectoris, so sind pathologisch-anatomisch Herzmuskelinfarkt und disseminierte Nekrosen des Herzmuskels der Koronarthrombose bzw. der akuten Koronarinsuffizienz zugeordnet.

Selbstverständlich vernarben die erwähnten disseminierten Nekrosen in kurzer Zeit, ohne größere Defekte im Herzmuskel zu hinterlassen. Wenn aber im Laufe der Zeit Anfall auf Anfall auftritt und bei einem Teil dieser Anfälle neue Nekroseherde sich entwickeln, dann kann durchaus auf die Dauer eine so ausgedehnte Verschwielung des Herzmuskels eintreten, daß im Endzustand dieses Bild mit dem der Narbe eines einmalig entstandenen größeren Koronarinfarktes weitgehend übereinstimmt. Die natürliche Folge ist, daß in derartigen Fällen der ausgedehnte Ersatz von Herzmuskulatur durch Bindegewebe nicht selten ebenso eine chronische Herzinsuffizienz verursacht wie der bindegewebig abgeheilte Infarkt. Wir verstehen daher, warum der Angina pectoris-Kranke nach einem Stadium zahlreicher Anfälle

schließlich in ein solches der chronischen Dekompensation seines
Herzens ohne Anfälle hineinkommen kann. Es sei schließlich betont,
daß die geschilderten Nekrosen, sowohl bei der Untersuchung am
Menschen, wie nach unseren Experimenten sich erst einige Zeit nach
dem Anfall von akuter Koronarinsuffizienz, etwa nach 1 Stunde,
herausbilden. Stirbt also ein Mensch im Anfall, und dies geschieht
ja gar nicht so selten, so können wir auch histologisch noch keine
Veränderungen am Herzmuskel erwarten und feststellen.

Ich glaube, daß von den dargestellten Untersuchungen und von
den angeführten Überlegungen aus manche bekannte Beobachtung
eine neue Beleuchtung erfährt. Einige Erwägungen seien hier angeschlossen. Es ist dem Kliniker geläufig, daß der Angina pectoris-
Anfall besonders leicht bei plötzlichem Übergang von der Ruhe in
die Anstrengung eintreten kann. Das ist uns verständlich, wenn wir
bedenken, daß dem Angina pectoris-Kranken durch die Grundkrankheiten der Angina pectoris vor allem die Schnelligkeit in der Einstel-
lung des Kranzgefäßsystems auf eine notwendige Mehrdurchblutung
genommen ist. Eine langsame Anpassungsfähigkeit ist auch bei ihm
noch durch das allmähliche Aufschließen von Anastomosen möglich.
So verstehen wir die paradoxe Tatsache, daß der Koronarsklerotiker
oft bei plötzlichen Anstrengungen mittleren Grades seinen Angina
pectoris-Anfall bekommt, während er dagegen bei einer allmählichen
Steigerung der Herzbelastung, etwa bei einer größeren Wanderung
von solchen verschont bleibt. Also nicht so sehr das absolute Maß
der Herzleistung als vielmehr der Sprung aus der Ruhe in die Arbeit
ist es, der bei geschädigtem Koronargefäßsystem zur Angina pectoris
disponiert. Und gerade in diesem Punkte scheint mir auch die persönliche Veranlagung des einzelnen Individuums pathogenetisch einzugreifen. Der Bedächtige, Gemächliche wird auf diesem Gebiet dem
Raschen, Jähen, Aufbrausenden immer überlegen sein.

Ein weiteres sei hier angemerkt: Wir erleben es immer wieder,
daß der Mensch mit Erkrankung seiner Koronargefäße, aber auch
der Mensch mit anderen Erkrankungen des Herzens plötzlich nach
einer reichlichen Mahlzeit zum Tode kommt. Man hat auf die
mechanische Beeinträchtigung durch den geblähten Magen, aber auch
auf eine Vagusreizung mit reflektorischer Beeinträchtigung der Koronardurchblutung als Ursache dieses Vorkommnisses hingewiesen.
Sollte nicht hier vor allem auch das Abströmen des Blutes während
der Verdauung in das Splanchnikusgebiet und eine dadurch bedingte
relative Entleerung des Koronargefäßgebietes von einer ausschlag-
gebenden Bedeutung sein?

Wesentlich scheint mir ferner an Hand unserer Versuche, noch
einmal auf die Möglichkeit einer anatomischen Schädigung des
Herzens im Sinne disseminierter Herzmuskelnekrosen durch sportliche
Übertreibungen beim Untrainierten hinzuweisen. Als Erschöpfungs-

nekrosen sind auch Beobachtungen aus der Pathologie zu deuten, die
bisher immer als spastische Nekrosen des Herzmuskels aufgefaßt und
als Beleg für die Koronarspasmustheorie angeführt wurden. Von
Gruber und Lanz sowie von Neubürger wurde nachgewiesen, daß
bei Epileptikern auch bei intaktem Kranzgefäßsystem Herzmuskelnekrosen beobachtet werden können. Wenn wir uns vorstellen, welche
maximale Herzbelastung der epileptische Krampfanfall mit den
Krämpfen der gesamten Skelettmuskulatur bedeuten muß, so erscheint uns das Auftreten von Erschöpfungsnekrosen im Herzmuskel
bei diesen Anfällen nicht verwunderlich. Sicherlich dürfen wir auch
den Tod im epileptischen Anfall in diesem Zusammenhang als Koronartod deuten.

Noch einen letzten Punkt möchte ich hier berühren: Es ist bekannt,
daß während des Angina pectoris-Anfalles nicht selten der Blutdruck
ansteigt. Dieses Phänomen scheint mir folgende Ursache zu haben:
Durch die im Anfall bestehende Ischämie wird ein Teil der Herzmuskelfasern stärker geschädigt und unter Umständen nekrotisch. In den
besser mit Blut versorgten Bezirken dagegen wird die Schädigung
der Herzmuskelfasern geringer sein. Die hier sich anreichernden
Stoffwechselschlacken werden also eher eine Reizung der Herzmuskelfasern herbeiführen, so daß man annehmen darf, daß diese gereizten
Herzmuskelfasern sich stärker kontrahieren als normal. Da aber
diese leichter geschädigte Herzmuskulatur im Anfall den größeren
Teil der Herzmuskelmasse ausmacht, so muß insgesamt eine Steigerung
der Ventrikelkontraktion und damit eine Erhöhung des Blutdruckes
resultieren.

Ob unsere Ausführungen, soweit sie neue Beobachtungen betrafen,
lediglich eine weitere erkenntnismäßige Klärung eines wichtigen
Krankheitsbildes bedeuten oder ob sie darüber hinaus auch für die
Behandlung des Kranken fruchtbar zu machen sind, das zu entscheiden,
steht dem Theoretiker nicht an. Da aber auch er nie ganz auf den
Wunsch verzichten kann, mit seiner Arbeit praktisch helfend in das
ärztliche Handeln einzugreifen, ist er um so mehr auf ein wohlwollendes
Nachprüfen seiner Ergebnisse und Überlegungen durch den Arzt
angewiesen. In diesem Sinne bitte ich Sie, meine Ausführungen
aufzunehmen.

Herzmuskelschädigungen durch Koronar-insuffizienz

Von Prof. Dr. **Franz Büchner** in Berlin

Den infektiös-toxischen Schädigungen des Herzmuskels, die Herr Geheimrat Aschoff Ihnen in seinem Vortrag entwickelt hat, haben wir die Ernährungsstörungen der Herzmuskulatur gegenüberzustellen.

Auf der einen Seite steht vor uns das Bild des großen Herzinfarkts, wie es durch plötzlichen vollständigen Verschluß eines großen Kranzaderastes, meist infolge Thrombose, selten infolge Embolie, zustande kommt und klinisch häufig den großen Status anginosus, den über Stunden und Tage dauernden heftigen Schmerz in der Herzgegend, bedingt. Auf der anderen Seite hebt sich als besondere Art der Ernährungsstörung des Herzmuskels die allgemeine Koronarinsuffizienz heraus. Von ihr und ihren Folgen soll in diesem Vortrage die Rede sein.

Wenn wir heute die Koronarinsuffizienz, das allgemeine Versagen der Ernährung des Herzmuskels, als besonderen bedeutungsvollen pathogenetischen Faktor kennen, so verdanken wir das dem Zusammenarbeiten verschiedener Disziplinen in den letzten Jahren. Die Physiologie gab das Stichwort, Pathologie und Klinik zogen daraus die gegebenen Folgerungen.

Daß wir nicht früher für diese Erkenntnisse reif waren, war eine Folge der lange Zeit geltenden irrigen Vorstellungen über die Physiologie des Koronarkreislaufes (vgl. die Referate von Ganter und Krayer). Arbeiten, die vorwiegend am isolierten Herzen oder am nervenlosen Herzlungenpräparat durchgeführt waren, hatten nämlich die Auffassung begründet, daß der Koronarkreislauf und damit die das Herz durchströmende Blutmenge abhängig sei vom mittleren Aortendruck (Morawitz und Zahn, Anrep). Erschüttert wurde diese Vorstellung zunächst durch Keller und Hochrein. Sie sahen bei erhaltener Innervation des Herzens keine Beziehung der Koronardurchblutung zum Blutdruck. Eine volle Klärung der Verhältnisse brachten aber erst die Experimente von Rein am lebenden unversehrten Tiere.

Rein stellte fest, daß die Koronardurchblutung in der Tat nicht vom Aortendruck abhängt, sondern von der Herzleistung. Mit der von ihm ausgearbeiteten Methode der Thermostromuhr konnte Rein kurvenmäßig exakt nachweisen, daß bei der geringsten Steigerung der Herzarbeit sofort die Koronardurchblutung größer wird. Dieser Anstieg der Kranzaderdurchblutung ist geringer, wenn die Mehrleistung des Herzens durch eine Erhöhung des Schlagvolumens erreicht wird, dagegen sehr beträchtlich bei Mehrleistung durch erhöhte Frequenz des Herzschlages. Bei dieser Regulation der Kranzaderdurchblutung spielt, wie ebenfalls Rein zeigte, der Nervus vagus die entscheidende Rolle. Er bestimmt den Tonus der Kranzgefäße und schränkt den Koronarkreislauf in der Ruhe durch Vasokonstriktion auf ein Mindestmaß ein. Fehlt dieser Einfluß des Vagus, wie es am isolierten Organ oder am Herzlungenpräparat der Fall ist, so liegt natürlich schon in der Ruhe die Durchblutung der erschlafften Kranzadern an der oberen Grenze und läßt sich nur noch durch Drucksteigerung vergrößern.

Man weiß nicht, was man mehr bestaunen soll: die Ökonomie dieser Regulation oder die Sicherheit, mit der sie arbeitet und jene Ökonomie der Herzdurchblutung ermöglicht, oder schließlich die Tatsache, daß das Herz, dem längere Zeiten der funktionellen Ruhe im Gegensatz zu fast allen anderen Organen versagt sind, so oft ein Leben lang in der Hut dieser Regulation allen Mißhandlungen zum Trotz ausharrt. Denn das ist gewiß: wenn schon bei der geringsten Mehrarbeit dem Herzen dank diesem Reflex sofort mehr Blut zuströmt, so ist dies der sicherste Beweis dafür, daß das Herz zu seiner Mehrleistung mehr Blut nötig hat. Tritt bei Mehrleistung des Herzmuskels ein Mißverhältnis zwischen Blutbedarf und Blutangebot ein, so haben wir eine Koronarinsuffizienz und damit eine mehr oder minder schwere allgemeine Ernährungsstörung des Herzens.

Ehe wir daran gehen, das Phänomen der Koronarinsuffizienz und ihre Auswirkung auf den Herzmuskel näher zu untersuchen, müssen wir uns aber noch eines klar machen: so deutlich anatomisch die linke und die rechte Kranzarterie von einander getrennt und diese wieder in größere und kleinere Äste aufgeteilt sind, so deutlich sind auf der anderen Seite diese verschiedenen Zweige der Kranzadern unter einander durch Anastomosen verbunden. Auf diese Weise haben wir ein geschlossenes System vor uns, in dem einerseits örtliche Strömungshindernisse durch Kollateralen kompensiert werden können, andererseits aber unter Umständen örtliche Hindernisse sich am ganzen System auswirken.

Zustände von akuter Koronarinsuffizienz können sich dem Kranken anzeigen durch Anfälle von Angina pectoris minor (Anstrengungsangina), dem Kliniker durch charakteristische Veränderungen des Elektrokardiogramms, der Pathologe erfaßt ihre Spuren unter Umständen in bestimmten morphologischen Veränderungen des Herzmuskels.

Diese drei genannten Manifestationen der Koronarinsuffizienz wollen wir uns zunächst verständlich machen bei der wichtigsten Grundkrankheit der Koronarinsuffizienz, der Koronarsklerose.

Sie kennen alle das Bild jener herdförmigen Ablagerungen von Lipoiden bzw. der Entwicklung von Kalkplatten in der Intima der Kranzarterien. Wer jemals bei einem solchen Fall neben dem obduzierenden Pathologen stand und ihm zusah und zuhörte, wie er die verengten und versteiften Kranzadern aufschnitt, der wird den Eindruck nicht mehr los, daß in solchen Fällen ein Kranzgefäßsystem vorliegt, das stark stenosiert ist und durch seine Starrheit seine Spielfähigkeit weitgehend verloren hat. Zwar wird in den meisten dieser Fälle die Koronardurchblutung ihr physiologisches Ruhemaß noch erreichen. Wenn aber ein solches Herz durch eine plötzliche starke körperliche Anstrengung oder durch eine plötzliche starke psychische Erregung zu plötzlicher starker Mehrleistung aufgepeitscht wird, wenn also dieses Herz nach den Untersuchungen von Rein plötzlich ein beträchtliches Mehr von Blut bedarf, dann droht diesem Herzen die akute Koronarinsuffizienz.

Die Folge eines solchen Zustandes muß sein, daß schlagartig in verschiedenen Bezirken des Herzmuskels eine relative Blutleere, eine Ischämie, eintritt. Das muß aber zur Anreicherung von Stoffwechselschlacken führen und diese müssen ihrerseits wieder eine starke Reizung der sensorischen Endapparate, die nach den neueren neuro-histologischen Untersuchungen (vgl. Stöhr) zahlreich im Herzmuskel vorhanden sind, bewirken. Dieser Reiz wird in den Nervi cardiaci zu den Ganglien des Halssympathikus und zum Ganglion stellatum geleitet und kann von hier aus durch Rami communicantes dem Rückenmark zugeführt werden. Auf diese Weise kann ein heftiger in der Herzgegend empfundener, häufig in den Arm ausstrahlender Schmerz, d. h. ein Anfall von Angina pectoris minor, entstehen.

Der Schmerz zwingt in der Regel den von ihm jäh Befallenen zum Einhalten in der Anstrengung, zur Beruhigung seiner Erregung. Damit sinkt sogleich der Blutbedarf des Herzens auf ein solches Maß, das trotz des veränderten Kranzgefäßsystems noch gefördert werden kann; die Ischämie wird behoben, der Schmerz hört auf. Macht man sich dies klar, so könnte man den Angina pectoris-Anfall geradezu als Koronarregulation unter Einschaltung des Bewußtseins dem physiologischen Modus der Koronarregulation gegenüberstellen. Ob es unter solchen Umständen biologisch sinnvoll ist, den an Angina pectoris Leidenden durch eine Durchschneidung des Halssympathikus von dem Schmerz zu befreien, mögen Sie sich selbst beantworten.

Wir würden natürlich nicht ohne weiteres in Anlehnung an James Mackenzie diese Deutung des Angina pectoris-Anfalles der älteren Lehre von der Entstehung der Angina pectoris durch einen Koronarspasmus gegenüberstellen, wenn wir nicht in den beiden anderen oben genannten Äußerungen der akuten Koronarinsuffizienz, der morphologischen und elektrokardiographischen, wichtiges Beweismaterial für diese Auffassung hätten.

Überlegen wir uns, was geschehen muß, wenn die in größeren Bezirken des Herzmuskels durch akute Koronarinsuffizienz auftretende Ischämie eine bestimmte Dauer und Stärke überschreitet. Es muß dann der Herzmuskel in den Gebieten, in denen die Ischämie ihr Maximum erreicht, so schwer geschädigt werden, daß er auch nach Beseitigung der Koronarinsuffizenz sich nicht mehr erholt, sondern nekrotisch wird. Diese Nekrosen können wir histologisch erfassen, wenn der Betreffende mehrere Stunden oder 1—2 Tage nach dem Angina pectoris-Anfall stirbt. Ihr Nachweis ist mühsam und oft nur durch histologische Stufenuntersuchung des Herzens möglich; aber ich kann hier nur erneut feststellen: ich konnte sie bisher in solchen Fällen regelmäßig nachweisen und ebenso nachprüfend Herr Opitz an dem großen Beobachtungsgut meines Instituts am Berliner Horst-Wessel-Krankenhaus. Daß beim Tode unmittelbar im Anfall noch keine Nekrosen nachzuweisen sind, ist selbstverständlich, da es einiger Zeit bedarf, ehe am Lebenden das geschädigte Muskelgewebe nekrotisch wird.

Die Nekrosen haben ihr ganz bestimmtes Prädilektionsgebiet, nämlich die inneren Schichten des linken Ventrikels, besonders seine Papillarmuskeln. Die Bevorzugung der Muskulatur des linken Ventrikels hat ihren Grund zweifellos darin, daß dieser Herzabschnitt bei willkürlicher Mehrbelastung des Herzens wesentlich mehr leisten muß als der rechte Ventrikel, bei dessen Entleerung die Lungenatmung entscheidend mitwirkt.

Wenn ich diese Feststellung hier noch einmal unterstreiche, d. h. das regelmäßige Vorkommen ischämischer Nekrosen nach einem dem Tode kurze Zeit vorausgegangenen Angina pectoris-Anfall, so soll damit nicht die Meinung vertreten werden, daß jeder Angina pectoris-Anfall während des Lebens solche Nekrosen hinterläßt. Vielmehr wird man annehmen dürfen, daß es häufig zu einer Rückbildung der den Anfall auslösenden Ischämie kommt, ehe eine irreversible Schädigung bestimmter Herzmuskelabschnitte eingetreten ist.

Daß aber auch den leichteren Anfällen von Anstrengungsangina eine vorübergehende Ischämie des Herzmuskels zugrunde liegt, dürfen wir aus den neueren Untersuchungen über das Elektrokardiogramm während des Angina pectoris-Anfalles folgern. Es ist Ihnen geläufig, daß der große Status anginosus und der ihm zugrunde liegende Herzinfarkt durch ganz bestimmte Veränderungen des Elektrokardiogramms gekennzeichnet ist. Amerikanische, englische und deutsche Autoren (Feil und Siegel, Parkinson und Bedford, Scherf, Dietrich und Schwiegk u. a.) konnten nun zeigen, daß bei Koronarsklerotikern auch während des kurzen Anfalles von Anstrengungsangina das Elektrokardiogramm von der Norm abweicht, um nach dem Anfall wieder normal zu werden. Es tritt in der Regel während des Anfalles in Ableitung I, meist auch in Ableitung II, eine deutliche Senkung des ST-Segmentes, evtl. mit Negativwerden der T-Zacke, ein. Da das normale Elektrokardiogramm Ausdruck des Aktionsstromes des Herzmuskels ist, so bedeutet die Kurvenänderung eine Änderung dieses Aktionsstromes und damit eine Schädigung des Herzmuskels. Diese kann aber nach Lage der Dinge nur durch eine plötzliche Ernährungsstörung des Herzens, also durch eine akute Koronarinsuffizienz bedingt sein.

Man hat oft den Einwand gemacht, daß die stenosierende Koronarsklerose allein die Neigung zur Angina pectoris nicht erkläre und man hat sich dabei darauf berufen, daß man häufig am Sektionstisch schwerste stenosierende Koronarsklerose findet, ohne daß Angina pectoris beobachtet worden war oder daß histologisch Herzmuskelveränderungen nachzuweisen sind. Nun, in der oben gegebenen Deutung des Angina pectoris-Anfalles als Auswirkung einer akuten Koronarinsuffizienz ist ja auch gar nicht behauptet, daß die Stenosierung des Koronarsystems den Angina pectoris-Anfall macht. Im Gegenteil, es wurde ausdrücklich betont, daß die stenosierende Koronarsklerose nur das Grundleiden, dagegen die akute Überanstrengung des Herzmuskels das Ausschlaggebende ist, daß also die individuelle Belastung des Herzens eine große Rolle spielt. Es ist selbstverständlich, daß dieselbe schwere Koronarsklerose am Herzen eines jähzornigen Schwerarbeiters ganz etwas anderes bedeutet als am Herzen einer sanftmütigen alten Großmutter, deren größte Anstrengung es ist, Strümpfe für ihre Enkel zu stricken. Ich habe versucht, solche Unterschiede in einer Statistik zu begründen, die Fräulein Kleinmann unter meiner Leitung machte, muß aber zugeben, daß hier noch viele gemeinsame Arbeit von Kliniker und Pathologen zu tun ist.

Nur einem vielfach verbreiteten Irrtum darf ich hier noch entgegentreten. Man hat wiederholt betont, die Angina pectoris sei eine Erkrankung des reichen Mannes, z. B. des Bankiers, und man hat daraus die Rolle nervöser Einflüsse bei der Entstehung des früher als Koronarspasmus gedachten Angina pectoris-Anfalles abgeleitet. Hierzu kann ich nur sagen: man ist erschüttert, wie verbreitet diese Erkrankung auf dem Boden schwerer Koronarsklerose gerade

unter der körperlich arbeitenden, von der Not gepreßten armen Bevölkerung der
Großstadt ist. Von einem Privileg der Reichen kann also hier gar keine Rede sein.
Die Angina pectoris ist vielmehr für die Großstadt geradezu eine Volkskrankheit.
Daß natürlich auch der Geistesarbeiter dieser Krankheit seinen Tribut zahlt, ist
bekannt und nach dem Gesagten verständlich.

Es wäre nun ein grundsätzlicher Irrtum, anzunehmen, daß die akute Koronarinsuffizienz bei der Koronarsklerose und ebenso bei den anderen noch zu besprechenden Grundkrankheiten stets von einem Anfall von Angina pectoris begleitet ist. Ebenso, wie wir schmerzlose große Herzinfarkte kennen, kann auch
die Ischämie der akuten Koronarinsuffizienz klinisch stumm verlaufen. Zu
dieser Annahme zwingt uns gar nicht so selten die Beobachtung der für die
akute Koronarinsuffizienz typischen ischämischen Nekrosen bei Fällen, bei
denen dem Tode keine Angina pectoris vorausgeht. Zu ihr kommen wir aber
auch durch die Feststellung, daß bei einem Menschen mit Koronarsklerose der
plötzliche Koronartod eintreten kann, ohne daß der Betreffende einen Laut
von sich gibt. Ebenso häufig erfolgt allerdings der akute Koronartod in einem
Anfall von Angina pectoris. Daß überhaupt eine akute Koronarinsuffizienz
mit dem Tode endigen kann, ist nach den vorausgegangenen Erörterungen nur
zu verständlich. Es muß dazu kommen, wenn das Mißverhältnis zwischen Blutbedarf und Blutangebot im Zustand der akuten Koronarinsuffizienz ein bestimmtes Maß überschreitet. Es versagt dann vor allem der ischämisch geschädigte linke Ventrikel. Daß dieses Ereignis besonders leicht eintritt, wenn
ein Koronarsklerotiker eine nicht alltägliche körperliche Leistung zu vollbringen hat, z. B. plötzlich der Elektrischen nachstürmt oder sich auf den fahrtbereiten Zug stürzt oder eine außergewöhnliche psychische Erregung erlebt,
liegt nach unseren Erörterungen über das Zustandekommen der Koronarinsuffizienz auf der Hand.

Tritt der Tod in oder nach dem Anfall nicht ein, so heilen die erwähnten
disseminierten Nekrosen des Herzmuskels mit kleinen Bindegewebsnarben ab.
Wiederholen sich die Anfälle mehrfach, so kann durch neue Nekrosen eine
stärkere Verschwielung in den inneren Schichten der Muskulatur des linken
Ventrikels eintreten. In solchen Fällen können dann Asthma cardiale-Anfälle die
zunächst beobachteten Anfälle von Anstrengungsangina ablösen.

Nachdem wir am Beispiel der Koronarsklerose Wesen, Ursache und Äußerungen der akuten Koronarinsuffizienz kennengelernt haben, darf ich mich
bei der Besprechung der weiteren Grundkrankheiten der akuten Koronarinsuffizienz kürzer fassen, da sich hier das Grundsätzliche wiederholt. Ich
nenne zunächst die Syphilis der Aorta als das Leiden, das nach der Koronarsklerose am häufigsten mit Anfällen von Anstrengungsangina belastet ist. Bei
diesem Leiden sehen wir durch syphilitische Verschwielung der Aortenwand
nicht selten eine hochgradige Einengung des Abgangs der Kranzgefäße, während
diese in ihrem Verlauf in der Regel intakt und zart bleiben. Es ist klar, daß auch
hier das Koronarsystem zwar in der Ruhe noch genügend Blut spendet, bei
plötzlicher Mehrbelastung des Herzens aber leicht versagen muß. Schon
früher habe ich derartige Fälle mitgeteilt, in denen unter diesen Verhältnissen
dem Tode in den letzten 2—3 Tagen mehrfache Angina pectoris-Anfälle vorausgegangen waren und bei denen die inneren Schichten der Muskulatur des linken
Ventrikels von makroskopisch kaum sichtbaren kleinen Nekrosen übersät

waren. In meinem Berliner Material konnte ich sechs weitere Fälle beobachten, die zum Teil von Herrn Opitz mitgeteilt werden. Wir sehen also auch hier morphologisch eindeutig die Spuren der akuten Koronarinsuffizienz. Daß auch bei diesen Angina pectoris-Anfällen die für Koronarinsuffizienz typischen Veränderungen im Elektrokardiogramm auftreten, hat Scherf bei einem autoptisch belegten Fall von Aortensyphilis gezeigt.

Schwierigkeiten scheinen für unsere Auffassung zunächst jene klinisch bekannten Fälle zu machen, in denen bei Aorteninsuffizienz Angina pectoris-Anfälle auftreten. Hier ist das Koronarsystem in seinem Verlauf wie an seinen Abgängen, wenn es sich um nichtsyphilitische Aorteninsuffizienz handelt, in der Regel völlig normal. Trotzdem liegt bei diesem Klappenfehler ebenfalls eine verringerte Anpassungsfähigkeit des Koronarsystems vor. Es fließt nämlich in der Diastole immer wieder ein beträchtlicher Teil des in die Kranzadern abgeströmten Blutes durch das Leck der Aortenklappe in den linken Ventrikel zurück. Daß dadurch die Koronardurchblutung im ganzen verschlechtert wird, haben die Amerikaner Smith, Miller und Graber im Experiment gezeigt. Auch in solchen Fällen konnten wir als Spuren der die Angina pectoris-Anfälle auslösenden akuten Koronarinsuffizienz die erwähnten Nekrosen an typischen Stellen nachweisen.

Daß schließlich auch eine Veränderung der Blutqualität zu einem Mißverhältnis zwischen Herzarbeit und Ernährung des Herzmuskels führen kann, also zu einer der Koronarinsuffizienz entsprechenden Anoxämie, zeigt uns die Kohlenoxydvergiftung auf der einen, die schwere Anämie auf der anderen Seite. Bei der Kohlenoxydvergiftung wird das Oxyhämoglobin des Blutes in Kohlenoxydhämoglobin verwandelt, darunter muß aber der Sauerstoffaustausch leiden. Daß unter diesen Umständen Nekrosen im Herzmuskel auftreten, hat vor allem Herzog gezeigt und kann ich aus eigenen Beobachtungen bestätigen.

Grundsätzlich die gleichen Verhältnisse bestehen bei schwerer Anämie. Auch hier ist das sauerstoffübertragende Hämoglobin stark verringert. Herr Opitz hat in meinem Institut, von dieser Überlegung ausgehend, bei Fällen schwerer Anämie den Herzmuskel untersucht und häufig auch hier die für Koronarinsuffizienz typischen Nekrosen der Muskelfasern an typischer Stelle gefunden. In den Opitzschen Fällen waren allerdings begleitende Angina pectoris-Anfälle nicht beobachtet. Es scheint mir aber der Beachtung wert, daß neuerdings von verschiedenen Klinikern auf gelegentliche Angina pectoris-Anfälle bzw. stenokardische Beschwerden bei schweren Anämien aufmerksam gemacht wurde (Herrick, Coombs, Paschkis, Prusík, Volhard, Aschenbrenner, v. Bergmann) und daß die für Koronarinsuffizienz typischen Änderungen des Elektrokardiogramms festgestellt werden konnten (Parade, Aschenbrenner). Daß bei der Kohlenoxydvergiftung der Angina pectoris-Anfall in der bestehenden Bewußtlosigkeit in der Regel völlig untergeht, ist klar. Immerhin weist Levin in seinem Lehrbuch der Toxikologie darauf hin, daß mitunter im subakuten Stadium der Kohlenoxydvergiftung Angina pectoris-Anfälle auftreten.

Ich glaube, die angeführten Beispiele genügen, um zu zeigen, wie es bei den verschiedensten Grundkrankheiten zu Zuständen akuter Koronarinsuffizienz kommen kann und wie diese sich in Angina-pectoris-Anfällen, in disseminierten Nekrosen des Herzmuskels und in typischen Veränderungen des Elektrokardiogramms manifestieren können.

Wieweit läßt sich die vorgetragene Auffassung vom Wesen und den Folgen der akuten Koronarinsuffizienz im Experiment stützen?

Zwei Fragen waren im Tierversuch zu unserem Thema zu beantworten: Gelingt es beim Tier durch akute Koronarinsuffizienz disseminierte Nekrosen im Herzmuskel zu erzeugen? Treten während der experimentellen Koronarinsuffizienz dei beim menschlichen Angina-pectoris-Anfall zu beobachtenden elektrokardiographischen Phänomene auf? Das Dritte, der Angina pectoris-Anfall selbst, stand beim Tier natürlich von vorneherein gar nicht zur Erörterung.

Wir sind bei unseren Versuchen am Kaninchen so vorgegangen, daß wir bei den Tieren durch einmalige Entnahme von etwa ein Fünftel der Gesamtblutmenge eine schwere Anämie setzten. Mochte die Herzdurchblutung bei diesen anämisch gemachten Tieren in der Ruhe noch genügen, so war zu erwarten, daß eine starke Anstrengung der Tiere eine akute Koronarinsuffizienz bewirkte. So ließen wir die Tiere 5—10 Minuten in einer elektrisch getriebenen Lauftrommel laufen, also eine schwere Arbeit leisten. Nach diesem Vorgang waren die Tiere aufs schwerste erschöpft. Wurden sie nach einigen Stunden oder 1—1½ Tagen getötet, so zeigten sie regelmäßig disseminierte Muskelfasernekrosen in den inneren Schichten des linken Ventrikels, besonders in den Papillarmuskeln, also genau das, was wir bei der akuten Koronarinsuffizienz des Menschen gefunden hatten. Ja, unsere weiteren Experimente zusammen mit v. Lucadou ergaben, daß selbst beim nicht anämisierten Tiere eine schwere erschöpfende Anstrengung schon zur Entwicklung von ischämischen Nekrosen des Herzmuskels führen kann.

Schließlich konnten wir gemeinsam mit v. Lucadou zeigen, daß regelmäßig nach starker Anstrengung der anämisch gemachten Tiere das Elektrokardiogramm die gleichen Veränderungen aufweist wie im Angina pectoris-Anfall des Menschen und daß diese Veränderungen, offenbar mit schwindender Koronarinsuffizienz, sich im Verlauf von Stunden zur Norm zurückbilden.

Daß bei der Entwicklung dieser für die akute Koronarinsuffizienz typischen Veränderungen des Elektrokardiogramms der Sauerstoffmangel des Herzens die ausschlaggebende Rolle spielt, hatten vorher schon Dietrich und Schwiegk in ihren Untersuchungen gezeigt. Sie ließen Angina pectoris-Kranke in der Unterdruckkammer oder in einem sauerstoffarmen, stickstoffreichen Luftgemisch atmen und lösten hierdurch bei diesen Kranken leichte Anfälle von Angina pectoris und die entsprechenden Veränderungen des Elektrokardiogramms flüchtig aus.

Dementsprechend konnte Herr Christ am Kaninchen durch Kohlenoxydvergiftung die typischen Nekrosen und Veränderungen des Elektrokardiogramms hervorrufen, und er konnte die Nekrosen steigern und die elektrokardiographischen Veränderungen von neuem erzeugen, wenn er das sich erholende Tier einer an sich geringfügigen Anstrengung aussetzte. Ich glaube, diese Beispiele genügen, um Ihnen zu zeigen, daß das Experiment unsere Auffassung von den morphologischen und elektrokardiographischen Auswirkungen der Koronarinsuffizienz bestätigt hat.

Ich darf diesen Bericht nicht abschließen, ohne daß ich auch als Pathologe zu einigen therapeutischen Fragen Stellung nehme. Vieles, was der erfahrene Arzt schon längst seinem Angina pectoris-Kranken angeraten hat, findet in der vorgetragenen Auffassung seine theoretische Rechtfertigung. Daß er ihn anhält, alles Jähe in seiner Arbeit und seinem Wesen zu meiden, ist sinnvoll, da gerade der jähe Übergang aus der Ruhe in die Mehrarbeit dem Herzen des Koronarkranken gefährlich ist. Daß er ihm nach besonders schweren Anfällen von Anstrengungsangina Schonung, ja Bettruhe verordnet, ist unbedingt erforderlich. Wenn wir uns klar machen, daß in solchen Fällen häufig eine größere Anzahl von Nekrosen über den Herzmuskel ausgestreut ist, so ist ein solches von Nekrosen geschädigtes Herz ebenso vom plötzlichen Versagen bedroht wie das des Diphtheriekranken mit diphtherischen Herzmuskelnekrosen. Auf der anderen Seite ist eine übertriebene Verwöhnung des Herzens beim Angina pectoris-Kranken sicher vom Übel. Vielmehr ist nach den Experimenten von Rein durch sinnvolle Belastungsversuche des Herzens zu erstreben, daß dieses mehr und mehr lernt, die unökonomische Leistungssteigerung durch Frequenzerhöhung zu ersetzen durch die weit ökonomischere Vergrößerung des Schlagvolumens. Auch hier folgt die Erkenntnis der längst geübten Praxis nach.

Zum Schluß ein Wort zur pharmakologischen Herzbehandlung bei dem zur akuten Koronarinsuffizienz Neigenden, also bei Koronarsklerose, Syphilis der Aorta, Aorteninsuffizienz, Anämie, Kohlenoxydvergiftung. Daß bei den genannten Grundkrankheiten der akuten Koronarinsuffizienz eine jähe medikamentöse Exzitation des Herzmuskels, etwa durch intravenös zugeführtes Strophanthin, gewagt sein kann, liegt nach dem Vorgetragenen auf der Hand. Ich habe in Berlin je einen Fall mit syphilitischer Stenose der Abgänge der Kranzgefäße und mit schwerer Koronarsklerose seziert, bei dem jeweils der Tod im Anschluß an eine gewöhnliche Strophanthininjektion schlagartig eingetreten war, ohne daß sich eine Embolie als Todesursache hätte finden können. Ich kann diese Fälle nur als Tod durch akute Koronarinsuffizienz deuten.

Daß Strophanthin bei entsprechenden Grundkrankheiten nach intravenösen Injektionen tatsächlich Zustände von akuter Koronarinsuffizienz auslösen kann, scheint mir auch aus neueren Experimenten meines Assistenten, Herrn Dr. Remé, hervorzugehen. Herr Remé konnte beim anämischen Kaninchen mit hohen Strophanthindosen fast regelmäßig im Elektrokardiogramm die für akute Koronarinsuffizienz typischen Veränderungen flüchtig erzeugen. Es ist mir wohl bekannt, daß auch hier der erfahrene Arzt längst das Richtige gesehen und vor unbedachter Anwendung des Strophanthin bei solchen Kranken gewarnt hat.

Rückblickend können wir feststellen, daß wir durch das Zusammenarbeiten verschiedener Disziplinen in dem Verständnis der Ernährungsstörungen des Herzens um einige Erkenntnisse reicher geworden sind. Daß dieses Wissen, das an die Stelle der Ahnung getreten ist, den Arzt nicht ärmer macht, sondern seiner Kunst und seiner Intuition erst recht neue Möglichkeiten gibt, dürfen wir wohl annehmen. Ich spreche dies ausdrücklich aus, weil man in neuerer Zeit vielfach versucht hat, einen Gegensatz zwischen dem Wissen und der Intuition des Arztes zu sehen und den Intuitiven dem Wissenden vorzuziehen. Ich glaube, hierin liegt eine Hybris eigener Art. Das Wissen als Erlernbares und Austauschbares gliedert den Arzt ein in die Gemeinschaft seines Standes, die vom Wissen losgelöste Intuition macht ihn zum einzelnen „Begnadeten". Das Wissen weckt und schärft das Gewissen des Arztes, die vom Wissen abgekehrte Intuition birgt die Gefahr der Abkehr vom Gewissen in sich. Dies sei zur Ehre der ärztlichen Wissenschaft gesagt, die unser Teil ist, unserem Volke in heißer Liebe zu dienen.

DIE DEUTUNG DES ELEKTROKARDIOGRAMMS
BEI DEN DURCHBLUTUNGSSTÖRUNGEN
DES HERZMUSKELS
(Vom Standpunkt des Pathologen*.)
Von

FRANZ BÜCHNER, Freiburg i. Br.

Vor einiger Zeit war ich Zeuge, wie in einem Fortbildungsvortrag vor Ärzten der Ausspruch getan wurde, wir Pathologen seien eigentlich keine Biologen, sondern Thanatologen. Zu diesem Wortspiel darf ich bei der ersten Gelegenheit, die sich mir bietet, einige Worte sagen. Die Pathologie hat, solange sie als Wissenschaft existiert, das Tote nie um seiner selbst willen betrachtet, sondern einzig und allein in der Überzeugung, daß die tote Struktur ein kostbares Dokument von Lebensgeschehnissen darstellt, daß wir vom Toten her denjenigen Lebensvorgängen auf die Spur kommen, die in den Grenzen des Physiologischen wirkkräftig genug sind, Gestalt zu bilden, und die, den physiologischen Bereich überschreitend, im Gebiet des Pathologischen stark genug sind, das Gestaltete umzuprägen. So ist die Pathologie gegründet und getragen von einem grundsätzlichen Ernstnehmen der Struktur über den Tod hinaus. Wir Pathologen sind nicht der Meinung Hamlets, der in den Schädeln, die ihm der Totengräber zuwirft, nur noch Trümmer des Lebendigen zu sehen vermag, sondern wir halten es mit Goethe, der im Anblick von Schillers Schädel ausrufen kann: „Wie mich geheimnisvoll die Form entzückte! Die gottgedachte Spur, die sich erhalten!" Und deshalb sind und bleiben wir Biologen.

Das gibt uns aber auch das Recht und die Pflicht, immer dann zur Stelle zu sein, wenn es gilt, für neue diagnostische Methoden in der Klinik die exakten Grundlagen zu gewinnen. So war es zu den Zeiten, als AUENBRUGGER die Perkussion zu einer klassischen klinischen Methode herausarbeitete: nur indem er den Perkussionsbefund immer wieder mit dem pathologisch-anatomischen Substrat verglich, kam er zur Klarheit. So war es zu den Zeiten LAENNECS, der die klassische Methode der Auskultation aufbaute auf vergleichender klinischer und pathologisch-anatomischer Untersuchung. So

* Vortrag, gehalten vor dem Ärzteverein Bremerhaven am 7. Oktober 1938.

war es in der Zeit der Entwicklung der Röntgenologie, als die
Grundlagen der Deutung des Röntgenbildes für die Klinik
aus dem Vergleich des Schattenbildes mit seinem pathologisch-
anatomischen Korrelat erarbeitet wurde (vgl. Assmann,
Gräff-Küpferle). Und so hat, wie ich glaube, die Pathologie
ihre große Aufgabe auch in der Entwicklung der diagnostischen
Regeln der Elektrokardiographie.

Zwar gilt auch hier, was von anderen indirekten Methoden
der Diagnostik gilt, die Unmöglichkeit, aus bestimmten Veränderungen des Elektrokardiogramms mit Gewißheit auf bestimmte Strukturveränderungen des Herzmuskels zu schließen,
und ich kann als Pathologe den Satz im Lehrbuch der Elektrokardiographie von Scherf[68b] nur voll unterschreiben: ,,Es ist
nie erlaubt, aus dem Elektrokardiogramm anatomische
Diagnosen zu stellen." Ja wir müssen noch einen Schritt
weitergehen in der klaren Absteckung der Grenzen der
Pathologie in der Deutung des krankhaften Elektrokardiogramms. Wenn der Röntgenologe einen dichten Schatten-
fleck in der Lunge mit dem pathologisch-anatomischen Substrat vergleicht, so kann er folgern: dieser Kalkherd hat
jenen Schatten verursacht. Vor einer krankhaften Strukturveränderung im Herzmuskel stehend, können wir aber im
strengen Sinne nur selten sagen, daß dieser Herd jene Abweichungen im Elektrokardiogramm verursacht hat.

Das Röntgenbild registriert uns einen anatomischen Tat-
bestand, das Elektrokardiogramm registriert dagegen einen
Ablauf von Vorgängen, d. h. mit den modernen Spannungs-
elektrokardiographen die Summe jener Änderungen der elektrischen Spannung im Herzmuskel, die durch bestimmte
Änderungen in der Erregungsausbreitung oder im Stoffwechsel des Herzmuskels verursacht sind.

Änderungen in der Erregungsausbreitung sind nun, wenn
sie über längere Zeit nachweisbar bleiben, in der Regel verursacht durch anatomische bzw. histologische Veränderungen
in jenem System, welches der Erregungsleitung dient, also
im sog. Reizleitungssystem. Für diese Gruppe elektrokardiographischer Störungen kommt also häufig dem anatomischen Substrat die entscheidende kausale Bedeutung zu.
Wer je die Untersuchungen von Mahaim[49], von Kung[46] u. a.
studiert hat, kann nur voll Bewunderung vor den Leistungen
der pathologischen Histologie auf diesem Gebiete stehen, die
ihrerseits erst durch die klassischen Forschungen von Hiss,
Aschoff-Tawara und Keith-Flack möglich waren.

In einem ganz anderen Sinne muß der morphologische
Befund am Herzmuskel bei einer anderen Gruppe elektrokardiographischer Veränderungen in die Waagschale geworfen
werden, bei jener großen Gruppe von krankhaften Störungen
des Elektrokardiogramms nämlich, denen nicht eine anatomisch bedingte Störung der Reizleitung zugrunde liegt,
sondern eine primäre Störung der Stoffwechselvorgänge im

Herzmuskel. In diesen Fällen hat die morphologische Untersuchung des Herzmuskels lediglich den einen Sinn, uns die
Spuren aufzudecken, welche der krankhafte Vorgang am Herzmuskel hinterläßt, sofern er eine gewisse Stärke und Dauer
überschreitet. Um es noch einmal genauer zu sagen: Es spielen
sich unter bestimmten Bedingungen an der contractilen Substanz des Herzmuskels bestimmte mehr oder minder schwere
Stoffwechselstörungen ab. Diese Stoffwechselstörungen verursachen Veränderungen des Aktionsstromes des Herzens,
und diese stellen sich in den Kurvenänderungen des Elektrokardiogramms dar. Überschreiten die Stoffwechselstörungen
ein bestimmtes Maß, so kann sich die contractile Substanz
von dieser Schädigung nicht mehr erholen und sie verfällt
in mehr oder minder großer Ausdehnung der Nekrose, die in
kürzerer oder längerer Zeit durch eine Narbe ersetzt wird.
In solchen Nekrosen oder Narben hat der Pathologe dann die
Spuren jener Vorgänge in der Hand, welche die krankhaften
Störungen des Stoffwechsels und damit des Aktionsstromes
und damit des Elektrokardiogramms verursacht haben. Er
hat die Spuren in der Hand, nicht die Ursachen. Das ist der
Sinn, den wir in unseren Untersuchungen über jene Gruppe
von vornherein dem morphologischen Substrat gegeben haben.
So haben von LUCADOU und ich[7] für die Befunde bei akuter
Coronarinsuffizienz, auf die wir noch ausführlich eingehen
werden, im Experiment klar und eindeutig gezeigt, ,,daß
nicht die Nekrosen an sich den beobachteten elektrokardiographischen Effekt verursachen. Vielmehr sind die Nekrosen
einerseits und die Veränderungen des Elektrokardiogramms
andererseits als die Folgen der gleichen übergeordneten Ursache aufzufassen'', nämlich der Stoffwechselstörungen des
Herzmuskels. Das gleiche haben wir immer wieder neu ausgesprochen. Es ist mir daher unverständlich, wie KORTH[43]
von der Siebeckschen Klinik in seiner neuesten Arbeit
uns die Meinung unterlegen kann, als sähen wir in bestimmten Änderungen des Elektrokardiogramms (der Senkung des
Zwischenstückes) den Ausdruck einer Nekrosenbildung und
als hätten wir ,,von bestimmten Elektrokardiogrammveränderungen auf bestimmte histologisch gefundene Herzmuskelveränderungen'' rückgeschlossen.

Diese Vorbemerkungen waren nötig, um von vornherein
den Standpunkt klarzustellen, von dem aus der Pathologe
die Möglichkeit und das Recht hat, in die Erörterungen über
die Deutung des krankhaften Elektrokardiogramms einzugreifen. Nachdem dies geschehen ist, können wir uns dem
eigentlichen Gegenstand zuwenden.

I. Es ist in der letzten Zeit unter dem Einfluß von
SCHELLONG[66, 67] der Versuch gemacht worden, vor allem vom
Digitaliselektrokardiogramm her bestimmte elektrokardiographische Phänomene, wie sie in der menschlichen Pathologie vorkommen, verständlich zu machen.

Wir haben in unseren Untersuchungen[6-9, 51, 70, 75, 77], zum Teil dem Beispiel der Kliniker folgend, auf einem anderen Wege versucht, einen Beitrag zur Analyse des krankhaften Elektrokardiogramms zu liefern: nämlich auf dem Gebiete der Durchblutungsstörungen des Herzmuskels.

Das Entscheidende bei den Durchblutungsstörungen des Herzmuskels ist der durch sie gesetzte Sauerstoffmangel der contractilen Substanz. Damit ist sogleich die Frage gegeben, welche Störungen des Elektrokardiogramms sich aus den Stoffwechselstörungen ergeben, die während eines akuten Sauerstoffmangels des Herzmuskels entstehen.

Ein erster experimenteller Beitrag zu dieser Frage wurde von SMITH[73] geliefert. Er zeigte, daß sofort nach Unterbindung der linken Kranzarterie beim Hund eine starke Erhöhung des RT-Stückes über die isoelektrische Linie sich ausbildet, also ein momphasisch deformierter Kammerkomplex. Die starke Ernährungsstörung des Herzmuskels, die in dem Experiment von SMITH[73] in einem größeren Herzmuskelbezirk gesetzt wird, und die durch sie gegebenen Stoffwechselstörungen finden also elektrokardiographisch in jener Kurve ihren Ausdruck. Das Experiment wurde in der Folgezeit von CLERC[10], OTTO[58], CONDORELLI[11], PARADE[59a] und HANS KOHN[42] mit dem gleichen Ergebnis wiederholt. Ohne jeden direkten Eingriff am Herzen haben dann MIKI[52], KOUNTZ und GRUBER[44], OPITZ und TILLMANN[57] sowie ASCHENBRENNER[1e] gezeigt, daß das erstickende, also extrem sauerstoffverarmte Herz die gleichen Veränderungen im Elektrokardiogramm aufweist. Des weiteren haben GRUBER und KOUNTZ[29] sowie GOLDENBERG und ROTHBERGER[24a] feststellen können, daß die gleiche Kurve im Experiment dann zustande kommt, wenn man durch Pitressin einen Coronarkrampf setzt und auf diese Weise die Sauerstoffversorgung des Herzmuskels schwer gefährdet. Als Folge der mangelnden Sauerstoffversorgung des Herzens in der Herzfunktion stellt sich dabei ein steiles Absinken des Blutdrucks ein. DIETRICH[15] wiederholte das Experiment mit dem gleichen Ergebnis und stellte darüber hinaus mit der Reinschen Methode exakt fest, daß zur Zeit dieser Kurvenänderung die Coronardurchblutung infolge des Pitressinkrampfes stark verringert ist. Das gleiche beobachtete DIETRICH[15] beim Hund, wenn er das Tier ein sehr sauerstoffarmes Gasgemisch atmen ließ. Schließlich sahen OPITZ und TILLMANN[57] die gleiche Kurve beim Tier in der Unterdruckkammer. Wir stellen also fest, daß dem hochgradigen Sauerstoffmangel des Herzmuskels ein monophasisch deformierter Kammerkomplex zugeordnet ist.

Eine Variante bzw. eine Steigerung dieser Veränderungen scheinen uns jene Kurven darzustellen, wie sie von OPITZ und TILLMANN[57] bei starkem Sauerstoffmangel im Unterdruck beim Tier beobachtet wurden, bei denen ein hohes ST-Stück auf eine umgekehrte Anfangsschwankung folgt.

Bei einem geringeren Sauerstoffmangel registrieren wir ein anderes Elektrokardiogramm. Hier haben sowohl GOLDENBERG und ROTHBERGER[24a] wie DIETRICH[15] gezeigt, daß in ihren Pitressinexperimenten bei Nachlassen des Pitressinkrampfes, in einer Versuchsphase also, in der die Coronardurchblutung und mit ihr die Herzleistung wieder ansteigt, aber immer noch ein relativer Sauerstoffmangel besteht, eine Senkung des Zwischenstückes ST unter die isoelektrische Linie eintritt. Das gleiche beobachteten LIECHTI[48], OPITZ und TILLMANN[57], RÜHL[65a] sowie SCHIRRMEISTER[70] bei geringeren Graden des Sauerstoffmangels in der Unterdruckkammer. Bei diesen Veränderungen fehlt in der Regel in den Experimenten eine wesentliche Änderung der Herzdynamik.

Zwischen den verschiedenen Formen des Elektrokardiogramms bei Sauerstoffmangel bestehen, je nach dem Grade des Sauerstoffmangels, fließende Übergänge. Das haben schon DIETRICH und SCHWIEGK[16] klar betont, und ihre wie die Experimente von GOLDENBERG und ROTHBERGER[24a] scheinen uns eine andere Auffassung gar nicht zuzulassen.

II. Wir wollen uns heute nun grundsätzlich mit der Frage auseinandersetzen, bei welchen Zuständen in der menschlichen und experimentellen Pathologie diese beiden Abwandlungen des Elektrokardiogramms uns als Ausdruck eines Sauerstoffmangels begegnen, welche morphologischen Veränderungen des Herzmuskels ihnen eventuell zugeordnet sind und was uns die Veränderungen an der Struktur des Herzmuskels über die funktionellen Ursachen der elektrokardiographischen Veränderungen aussagen.

Seit PARDEE[60] steht es fest, daß wir den monophasisch deformierten Kammerkomplex nach akuter Coronarthrombose und Coronarembolie finden können. Dieses Zeichen ist heute so allgemein bekannt, daß wir es uns ersparen dürfen, hier noch einmal die verschiedenen Arbeiten zu erörtern, welche dies beweisen. Dagegen müssen wir uns darüber klar zu werden versuchen, welche Zustandsänderung im Herzmuskel bei Coronarthrombose dieser Kurvenänderung entspricht. Da die Coronarthrombose und ebenso die Coronarembolie einen mehr oder minder großen Herzinfarkt nach sich zu ziehen pflegt, ist man zunächst geneigt, den Infarkt selbst als die Ursache jener Abweichung des Elektrokardiogramms anzusehen. Diese Vorstellung entspricht aber nicht voll den Tatsachen. Immer wieder kann man die Feststellung machen, daß diese Veränderungen des Elektrokardiogramms, wie sie bei der Coronarthrombose eintreten, flüchtiger sind als der frische Infarkt, und häufig hat der Pathologe Gelegenheit, dem Kliniker einen ausgedehnten, noch nicht durchorganisierten Infarkt zu demonstrieren, bei dem die hier zur Erörterung stehende Veränderung des Elektrokardiogramms sich schon wieder zurückgebildet hatte. So sind diese in dem Fall 3 unserer Monographie[8] bei einem größeren Vorderwandinfarkt des linken

Ventrikels, der beim Tode 7 Tage nach Infarktbeginn noch das Bild der frischen Infarktnekrose aufwies, 3 Tage nach Einsetzen des Infarktes kaum noch angedeutet. Andererseits haben DIETRICH und SCHWIEGK[16] gezeigt, daß bei einem ihrer Fälle, bei dem 6 Wochen vorher ein Herzinfarkt bestanden hatte, durch Atmung sauerstoffarmer Luft wieder eine typische Infarktkurve hervorgerufen werden konnte, die sich bei normaler Atmung sofort wieder zurückbildete. Eine entsprechende schnell reversible Kurve sahen HAUSNER und SCHERF[33] nach einem Arbeitsversuch. Aus diesen Beobachtungen geht, wie mir scheint, hervor, daß wir im strengen Sinne den monophasisch deformierten Kammerkomplex nur deuten dürfen als Ausdruck eines schweren, über einen größeren Herzmuskelabschnitt ausgedehnten Sauerstoffmangels. Nur solange dieser ein bestimmtes Maß und eine bestimmte Ausdehnung überschreitet, können wir diese Kurve erwarten. Sinkt er unter dieses Maß, so ist, wie in unserem Falle, trotz des frischen Infarktes die typische Kurve nicht mehr zu erwarten, überschreitet der Sauerstoffmangel wiederum dieses Maß, so kann sie auch lange nach Organisation eines infarktbedingenden Thrombus, wie im Falle von DIETRICH und SCHWIEGK[16], wieder neu in die Erscheinung treten.

Wichtig ist aber, daß uns das morphologische Bild des Infarktes nach Coronarthrombose in den Stand setzt, den Bereich der schweren, im Elektrokardiogramm zum Ausdruck kommenden Durchblutungsstörung des Herzens genau zu lokalisieren, indem wir folgern dürfen, daß der Infarkt das Kerngebiet der von der Durchblutungsstörung betroffenen Herzmuskelzone ist. Das Kerngebiet, denn der Infarkt ist naturgemäß von einem Mantel von zirkulatorisch geschädigtem Herzmuskelgewebe umgeben, das sich noch von der Ernährungsstörung erholen kann, ehe seine Schädigung irreversibel ist. So gibt denn auch SCHELLONG[66a] in seinem Referat für diese Kurve zu, daß sie Ausdruck einer umschriebenen Schädigung des Herzmuskels ist.

Im einzelnen gibt uns das Elektrokardiogramm die Möglichkeit, den spitzennahen Vorderwandinfarkt und den basalgelegenen Hinterwandinfarkt voneinander zu differenzieren. Bei dem apikalen Infarkt findet sich die charakteristische Kurve in Abl. I evtl. II, bei dem basalen Infarkt in Abl. III evtl. auch II. Das hatten schon die Angelsachsen (BARNES und WHITTEN[3], ROSE und MEYERS[84]) betont. In unserer Monographie[8] konnten wir diese Regel bestätigen. Heute ist sie als Regel mit gelegentlichen Ausnahmen allgemein auch in den Lehrbüchern der Elektrokardiographie und in der Monographie von HOCHREIN[37] über den Coronarinfarkt anerkannt. Widersprüche sind zum Teil darauf zurückzuführen, daß man zuweilen die Fälle nicht nach dem Infarktsitz, sondern nach dem Sitz der Thrombose ordnete. Das führt aber zu einer unbrauchbaren Abgrenzung, da eine Thrombose der

linken Kranzader im Bereich des absteigenden Astes einen
apikalen Vorderwandinfarkt, im Ramus circumflexus dagegen
einen basalen Hinterwandinfarkt verursacht.

Wenn es also feststeht, daß für den Infarkt diese Kurve
den Ausdruck einer schweren Schädigung eines bestimmten
Herzmuskelteiles darstellt, so dürfen wir dann, wenn diese
Kurve bei einer andersartigen, nichtthrombotischen Ernährungsstörung des Herzens auftritt, folgern, daß von dieser
Ernährungsstörung ein bestimmter Herzmuskelbezirk überwiegend betroffen ist.

Ein solcher Fall liegt nun bei dem Histaminkollaps des
Kaninchens vor. Hier hatte schon MEESEN[51] gezeigt, daß
nach intravenöser Injektion einer größeren Histamindosis im
Kollaps eine infarktartige Kurve reversibel in der Abl. III
mit spiegelbildlichem Zwischenstück in Abl. I auftreten kann.
TATERKA[75] bestätigte dies und stellte darüber hinaus durch
genaue histotopographische Untersuchungen fest, daß die
schwere Ernährungsstörung des Herzens, welche bei dem
Tier durch Histamin gesetzt wird und die zu dieser Deformierung im Elektrokardiogramm führt, im Herzmuskel die
Entwicklung zahlreicher kleiner Nekroseherde ganz überwiegend im Bereich des rechten Ventrikels nach sich zieht,
während der linke Ventrikel weitgehend davon verschont
bleibt. Wir[61] haben die Erklärung für diese einseitige Lokalisation darin gesucht, daß durch Histamin beim Kaninchen
nach GADDUM und DALE[22] in den Lungenarterien wie an den
Bronchien ein Krampf ausgelöst wird, der naturgemäß den
rechten Ventrikel besonders belastet. In einem Teil der
Kurven, die MEESSEN[51b u. c] sowie TATERKA[75] nach Histamin
beobachteten, ist mit der Erhöhung der ST-Strecke in Abl. III
eine entgegengesetzt gerichtete Anfangsschwankung, in Abl. I
eine spiegelbildliche Kurve, in allen Ableitungen eine Verbreiterung von QRS verbunden. Es besteht also hier ein
Elektrokardiogramm nach Art des Blocks des rechten Tavaraschenkels. Solche Kurven werden auch nach basalem Hinterwandinfarkt beobachtet (vgl. HOCHREIN[37]). Sie stellen offenbar eine Variante der Infarktkurve dar.

Ganz die gleichen Veränderungen, die im Experiment
nach Histamin beobachtet wurden, konnte WEINSCHENK[79]
an einem von KIENLE elektrokardiographisch beobachteten
Fall von subakuter Lungenembolie feststellen. Auch hier war
klinisch ein monophasisch deformierter Kammerkomplex in
Abl. III und II beobachtet. Die Autopsie ergab eine subakute Lungenembolie, und die genaue histologische Untersuchung durch WEINSCHENK[79] stellte fest, daß die Muskulatur
des rechten Ventrikels von kleinen Nekroseherden übersät,
dagegen in der Muskulatur des linken Ventrikels nichts nachzuweisen war. Hier hatte offenbar die akute Überbelastung
des rechten Ventrikels infolge der Lungenembolie im Verein
mit der durch die Embolie gegebenen schlechteren Sauerstoff-

aufnahme zu einem starken Sauerstoffmangel des rechten
Ventrikels geführt, der stark genug war, die Entwicklung
ausgedehnter Herzmuskelnekrosen nach sich zu ziehen.
Wenn SCHERF[68b], SCHERF und SCHÖNBRUNNER[69] sowie ECK-
HARDT[17a] in ihren Fällen, in denen sie bei Lungenembolie
das gleiche Elektrokardiogramm sahen, nichts am Herzmuskel fanden, so möchte ich vermuten, daß ihnen die histologischen Veränderungen im rechten Ventrikel bei der Untersuchung entgangen sind, oder daß die Zeit, die zwischen
Embolie und Tod verging, zu kurz war, um die Entwicklung
der Nekrosen zu ermöglichen. Das muß man um so mehr
annehmen, als WALDER[77] unter MEESSEN in soeben abgeschlossenen Versuchen bei experimenteller Luft- und Fettembolie die gleiche Kurve reversibel beobachten konnte
und auch hier elektiv den rechten Ventrikel von Nekrosen
übersät fand, während KROETZ in entsprechenden Experimenten „ein vollkommen normales Herz" fand. Bei einem
Teil der Fälle fand sich auch hier die schenkelblockartige
Kurve. Auch bei dieser experimentellen Embolie dürften die
Nekrosen im wesentlichen zustande kommen durch den
Sauerstoffmangel in dem durch die Embolie extrem überlasteten rechten Ventrikel. Auf der Tagung der Deutschen
Pathologischen Gesellschaft hat VON BALOGH[2] soeben für die
experimentelle Luftembolie, unabhängig von WALDER[77], den
gleichen histologischen Befund mitgeteilt.

III. Wir konnten nun oben zeigen, daß im Experiment
bei dem Rückgang des Sauerstoffmangels dem monophasisch
deformierten Kammerkomplex eine Senkung des Zwischenstückes zu folgen pflegt. Die Bedeutung dieser Zwischenstück-
senkung bei Zuständen von Sauerstoffmangel in der menschlichen Pathologie, ihr diagnostischer Wert und ihre Deutung
sollen uns nun ausführlich beschäftigen.

Als Ausdruck eines vorübergehenden Sauerstoffmangels
im Herzmuskel des Menschen wurden diese Veränderungen
zuerst klar erkannt und gedeutet in den Beobachtungen über
das Elektrokardiogramm, welches im Anfall von Angina pectoris registriert werden kann (FEIL und SIEGEL[19], PARKINSON
und BEDFORD[61], WOOD, WOLFERTH und LIVEZEY[80], SCHERF[68a],
GOLDHAMMER und SCHERF[25], DIETRICH und SCHWIEGK[16],
PARADE[59a]). Die heute allgemein angenommene Erklärung
für das Zustandekommen jenes Sauerstoffmangels und dieser
Veränderungen ist die folgende: Am häufigsten sind bei
Angina pectoris-Kranken die Kranzgefäße durch Coronarsklerose oder Syphilis der Aorta in ihrem Verlauf oder an
ihrem Abgang von der Aorta mehr oder minder stark eingeengt. In der Ruhe genügt die Blutzufuhr durch dieses ver-
engte Coronarsystem, um den Herzmuskel normal mit Sauerstoff zu versorgen. Wird dagegen der Herzmuskel durch akute
Anstrengung besonders belastet, so steigt nach den Experimenten von REIN[62] über die Physiologie des Coronarkreis-

laufs der Blutbedarf des mehr arbeitenden Herzmuskels über
das Maß hinaus, das von dem verengten Coronargefäßsystem
in der Zeiteinheit gefördert werden kann. Der zwangsläufig
dadurch gegebene Blut- und Sauerstoffmangel bewirkt im
Herzmuskel bestimmte Stoffwechselstörungen, und diese
äußern sich im Elektrokardiogramm in einer Senkung des
Zwischenstücks. Dieses bildet sich wieder zur Norm zurück,
wenn die Herzleistung verringert und dadurch der Sauerstoffhunger des Herzmuskels eingeschränkt wird.

Der Pathologe ist nun mitunter in der Lage, die Spuren
des im Angina pectoris-Anfall bestehenden Sauerstoffmangels
im Herzmuskel nachzuweisen in mehr oder minder zahlreichen
über das Herz, vorwiegend den linken Ventrikel, verstreuten
kleinen Nekrosen oder in deren Narben. Diese Nekrosen entwickeln sich nach dem Anfall dort, wo die Muskelfasern sich
nicht mehr von dem vorübergehenden Sauerstoffmangel erholen können, also irreversibel geschädigt sind (Büchner[6a-c],
Gallavardin[23], Neubürger[55], Opitz[56], Holzmann[39]). Es
sind Nekrosen, die der Anfall hinterlassen kann, nicht peri-
vasculäre Blutungen, wie Dietrich und Schwiegk[16] irrtümlich unsere Befunde zitieren. Das müssen wir deshalb erneut
betonen, weil Blutungen für die pathogenetische Deutung
nicht verwertbar wären, die Nekrosen uns dagegen eindeutig
beweisen, daß hier Teile des Herzmuskels erstickt sind, also
ein Sauerstoffmangel im Herzen bestanden haben muß. So
konnten wir denn auch von diesem morphologischen Befund
her erstmals in der Sitzung der Freiburger Medizinischen
Gesellschaft am 16. Februar 1932[6a] und in zwei weiteren Veröffentlichungen[6b u. c] des gleichen Jahres die Theorie entwickeln, daß die sog. ambulatorische Angina pectoris eine
akute Coronarinsuffizienz (Rein) zur Grundlage hat, d. h.
ein „durch plötzliche Mehrbelastung des Herzens bedingtes
Versagen des Coronarkreislaufes". Wir knüpften dabei an
die Vorstellungen von Potain, Danielopolu und Mackenzie
sowie an die Experimente von Lewis und seinen Mitarbeitern[47]
an. Daß nach den Arbeiten von Rein[62] über die Physiologie
des Coronarkreislaufs die Zeit für diese Theorie gekommen
war, beweist die Tatsache, daß unabhängig von uns Dietrich[15]
auf Grund seiner oben wiedergegebenen Experimente fast zur
gleichen Zeit dieselben Vorstellungen über das Wesen der
Angina pectoris entwickelte, und daß sich verschiedene
Kliniker (v. Bergmann[5], Hochrein[37], Goldenberg und
Rothberger[24b], Kroetz[45a] u. a.) sehr bald ebenfalls zu dieser
Lehre von der Entstehung der Angina pectoris bekannten.
Ausführlich hat Kroetz[45a] zuerst 1933 in einem Vortrag und
in der Folge in verschiedenen Arbeiten[45b-d] die Bedeutung
der Coronarinsuffizienz für die Klinik betont. Heute hat diese
Theorie weitgehend sowohl die alte Krampftheorie von
Huchard-Nothnagel wie die Aortentheorie von Albutt-
Wenckebach abgelöst.

Hier interessiert uns nun vor allem das Elektrokardiogramm bei akuter und chronischer Coronarinsuffizienz. Schon 1931 haben WOOD, WOLFERTH und LIVEZEY[80] gezeigt, daß bei Angina pectoris-Kranken, nicht bei Herzgesunden, durch körperliche Anstrengung eine Senkung des Zwischenstücks ST in der Regel in Abl. I evtl. auch II erzeugt werden kann, die sich nach der Anstrengung in wenigen Minuten wieder zurückzubilden pflegt. GOLDHAMMER und SCHERF[25] konnten diesen Befund sehr bald in systematischen Untersuchungen bestätigen und den heute in der Klinik geläufigen Arbeitsversuch darauf aufbauen. Besonders klar zeigten dann DIETRICH und SCHWIEGK[16] in ihren ausgezeichneten Untersuchungen an Angina pectoris-kranken Menschen, daß der Sauerstoffmangel das Entscheidende bei dem Zustandekommen dieser Veränderung ist: sie ließen Angina pectoris-Kranke verdünnte Luft in der Unterdruckkammer oder ein sauerstoffarmes Gasgemisch atmen und riefen dadurch bei den Kranken Angina pectoris-Schmerzen und die typische Senkung des Zwischenstücks in Abl. I evtl. auch in II reversibel hervor.

Vom Tierexperiment her konnten wir (BÜCHNER und v. LUCADOU[7a u. b]) kurze Zeit darauf einen weiteren Beitrag zu dieser Frage liefern, auf den ich deshalb hier näher eingehen darf, weil in diesem Experiment die elektrokardiographische und die histologische Untersuchung miteinander verbunden wurden. Schon vorher hatten wir[6a, c, d] gezeigt, daß man am Kaninchen einen Zustand akuter Coronarinsuffizienz dadurch auslösen kann, daß man bei einem solchen Tier einen größeren Aderlaß macht, seine gesamte Blutversorgung also verschlechtert und anschließend dann das Tier einer starken akuten Anstrengung in der Lauftrommel aussetzt. Tötet man ein solches Tier nach einigen Stunden oder 1—2 Tagen, so finden sich, überwiegend in den inneren Schichten der Muskulatur des linken Ventrikels, mehr oder minder zahlreiche kleine Nekrosen, also das gleiche Bild, wie es uns beim Angina pectoris-Anfall des Menschen bekannt geworden war. Nicht der Aderlaß als solcher verursacht diese ausgedehnten Nekrosen, sondern die zusätzliche schwere Anstrengung des Herzens. Ich sehe daher keine andere Deutungsmöglichkeit für diese Herde gegeben, als daß sie Erstickungsnekrosen nach akuter Coronarinsuffizienz darstellen. In unseren gemeinsamen Experimenten[7] konnten wir nun zeigen, daß nach dem Aderlaß zwar nicht selten eine geringe Abflachung von T evtl. auch ST in Abl. I evtl. auch II zu beobachten war, nicht dagegen ein Negativwerden von ST bzw. T. Dagegen trat nach der Anstrengung regelmäßig eine mehr oder minder ausgeprägte Senkung des Zwischenstücks, mitunter auch der Endschwankung, in Abl. I evtl. II auf (alle Abbildungen unserer Arbeit[7b] geben die Abl. I wieder), und diese Kurvenänderung bildete sich in Stunden zu einem normalen Elektrokardiogramm zurück. Bei der histologischen Kontrolle waren die geschilderten Nekrosen regelmäßig zu finden. Wir folgerten daraus, daß der Aderlaß eine Bereitschaft zur Coronarinsuffizienz setzt, und daß durch die akute Anstrengung eine akute Coronarinsuffizienz ausgelöst wird, daß die elektrokardiographischen Veränderungen durch die Stoffwechselstörungen während der Coronarinsuffizienz hervorgerufen werden, und daß die Nekrosen als Erstickungsnekrosen an den Stellen entstehen, an denen die Coronarinsuffizienz ihren Höhepunkt erreicht.

Daß der Aderlaß nicht eine notwendige Voraussetzung für jene von uns gefundenen Veränderungen ist, konnten wir[7b] durch extreme Belastung des vorher nicht anämisierten normalen Kaninchens nachweisen. Auch bei diesen Tieren waren die gleichen elektrokardiographischen und histologischen Befunde nachzuweisen.

In der Folge haben meine Mitarbeiter weitere Beobachtungen beigebracht, bei denen die akute Coronarinsuffizienz auf einem anderen Weg herbeigeführt, aber das gleiche elektrokardiographische und histologische Ergebnis erzielt wurde. So hat CHRIST[9] die gleichen Befunde bei experimenteller Kohlenoxydvergiftung erhoben. MEESSEN[51] erreichte das gleiche beim orthostatischen Kollaps, den er beim Kaninchen nach dem Vorgehen von EPPINGER durch das Aufrichten des Tieres in die Senkrechte erzeugte. Es kommt bei diesen Tieren zu einem Abströmen des Blutes in das Splanchnicusgebiet und dadurch zu einem relativen Leerlauf des Coronarsystems, damit aber zu einer Coronarinsuffizienz. Auch mit artfremdem Serum konnte MEESSEN[51d, e] beim normergischen und beim hyperergischen Tier nicht nur den Kollaps, sondern auch durch den Kollaps die Coronarinsuffizienz und ihre von uns beobachteten Folgen nachweisen.

Wie ich in Wiesbaden mitteilen konnte[61], hat TATERKA[75] bei Kaninchen, die im orthostatischen Kollaps die typischen Veränderungen des Elektrokardiogramms gezeigt hatten, in sehr mühsamen histotopographischen Untersuchungen festgestellt, daß von den Nekrosen auch hier ganz überwiegend die Muskulatur des linken Ventrikels in ihren inneren Schichten befallen wird.

Überblicken wir alle die geschilderten Experimente*, so sind wir der Meinung, daß sie für die Lehre von der akuten

---

* KORTH[43] von der Siebeckschen Klinik verwirft unsere Experimente als „so schwere und abrupte Eingriffe, daß man ein Ineinandergreifen verschiedener Vorgänge, einer Nekrosenbildung sowohl wie einer Änderung der ‚Erregungsform' erwarten muß". KORTH scheint danach, wenn ich ihn recht verstehe, in der Nekrosenbildung und in den Veränderungen des Elektrokardiogramms die Auswirkung verschiedener Ursachen zu sehen. Für die Nekrosen wird er zugeben müssen, daß sie durch Sauerstoffmangel entstanden sind. Warum dann aber für die elektrokardiographischen Veränderungen ein anderer Faktor verantwortlich gemacht werden sollte, ist mir nicht verständlich. Wenn freilich KORTH in dieser Weise zu unseren Experimenten kritisch Stellung nimmt, so dürfen wir erwarten, daß er alle unsere Versuche abwägt,

Coronarinsuffizienz und das Verständnis der ihr zugeordneten
elektrokardiographischen Veränderungen von beweisender Bedeutung sind, weil die Nekrosen uns eindeutig die über das
Herz hinweggegangene Coronarinsuffizienz testieren*.

IV. Es wurde nun schon von DIETRICH[15] betont, daß
ein Teil dauernd bestehender ähnlicher Veränderungen des
Elektrokardiogramms als Ausdruck eines dauernd bestehenden Mißverhältnisses zwischen Blutbedarf und Blutangebot
im Herzmuskel zu werten ist. Systematische Untersuchungen
über diese chronische Coronarinsuffizienz beim Menschen
wurden zuerst von WEBER, HAAGER und mir[8] in unserer
Monographie mitgeteilt. Auch hier bedienten wir uns der vergleichenden Methode, indem wir dem elektrokardiographischen den anatomischen und histologischen Befund gegen-
überstellten.

Es hat sich bei unseren Untersuchungen** ergeben, daß
sich die chronische Coronarinsuffizienz bei verschiedenen Zuständen entwickeln kann und sich in einer wechselnd starken,
aber in der Regel dauernd nachweisbaren Senkung des
Zwischenstücks in Abl. I evtl. II manifestiert.

Im einzelnen können wir nach unseren Untersuchungen
3 Gruppen der chronischen Coronarinsuffizienz unterscheiden.
In der ersten ist sie bedingt durch eine hochgradige atherosklerotische oder syphilitische Einengung des Coronarsystems,
bei der schon in der Ruhe die Blutzufuhr zum Herzmuskel
nicht mehr genügt. In der zweiten Gruppe ist sie hervorgerufen durch einen Mangel an Sauerstoff-übertragendem
Hämoglobin, sei es, daß dieses durch eine schwere Anämie
verringert ist, sei es, daß durch Bildung von CO-Hämoglobin
bei Kohlenoxydvergiftung zu wenig Oxyhämoglobin zur Verfügung steht. In der dritten Gruppe sehen wir die Ursache
der chronischen Coronarinsuffizienz in einem relativen Ver-

---

ehe er sie verwirft. Es ist ihm entgangen, daß wir[7] nicht nur beim anämischen, sondern
auch beim nichtanämischen Kaninchen die erörterten Veränderungen gefunden haben.
Die Experimente von CHRIST[9] und von MEESSEN[51] übergeht er völlig.

* Es wäre natürlich ein verhängnisvoller Irrtum, wenn man annehmen würde, daß auch
beim Menschen jede flüchtige Coronarinsuffizienz mit oder ohne Angina pectoris-Anfall
regelmäßig oder auch nur häufig solche Nekrosen nach sich zieht. Vielmehr darf man
annehmen, daß die meisten Anfälle beim Menschen wahrscheinlich so schnell von einer
Kompensation der Coronardurchblutung gefolgt werden, daß der Herzmuskel sich von
dem vorübergehenden Sauerstoffmangel wieder völlig erholt. Daß aber schwerere
Anfälle ihre Spuren hinterlassen, haben wir oben gezeigt.

** DUNIS, HECHT und KORTH[17] haben gegenüber unseren Beobachtungen kürzlich geltend gemacht, daß es für einen Teil der von uns mitgeteilten Fälle nicht auszuschließen sei, daß bei ihnen die elektrokardiographischen Veränderungen Ausdruck
einer Digitaliswirkung seien. Tatsächlich können ähnliche Veränderungen, wie wir sie
als Ausdruck der chronischen Coronarinsuffizienz beschrieben haben, nach Digitalis
beobachtet werden (GRÜNBAUM[30], ASCHENBRENNER[1b-d], SCHELLONG und
STETZER[67]). Wenn aber DUNIS, HECHT und KORTH bei 11 unserer Fälle von
chronischer Coronarinsuffizienz mit Linksbelastung eine vorausgegangene Digitalisierung
feststellen, so haben sie offenbar die 7 Digitalis- und 4 Strophanthinfälle einfach zu
sammenaddiert. Nach den bisher vorliegenden Untersuchungen von GRÜNBAUM
sowie von ASCHENBRENNER muß man aber annehmen, daß das Strophanthin in
therapeutischer Dosis als Substanz die Erregungsform des Herzens nicht ändert.

sagen der Blutversorgung des Herzens trotz normaler Kranzgefäße und normaler Blutbeschaffenheit infolge ungewöhn-
lichen Blutbedarfs eines hypertrophierten Herzabschnittes.
Hierher gehören vor allem Linkshypertrophien bei Hypertonie wie bei Aortenvitium. Bei Hypertonie kann allerdings zusätzlich eine stenosierende Coronarsklerose mit im
Spiele sein. Entscheidend aber ist für beide Zustände, daß
der linke Ventrikel sich mit der Hypertrophie seiner Muskelmasse einer oberen Grenze der Kompensation seiner Sauerstoffversorgung nähert und diese schließlich überschreitet,
und zwar aus verschiedenen Gründen: einmal, weil die große
Muskelmasse eine ungewöhnlich große Blutmenge aus der
Aorta abschluckt und bei starkem Blutbedarf an anderer
Stelle diese zuzeiten nicht voll erhalten kann; sodann, weil
nach EPPINGER der Versorgungsradius der Capillaren mit zunehmender Hypertrophie der einzelnen Muskelfasern immer
größer wird und die Sauerstoffversorgung der einzelnen verdickten Faser zunehmend erschwert wird. Für beide Erkrankungen, besonders die Hypertonie, kommt ferner
noch hinzu, daß nach den Experimenten von GREMELS[28], REIN
und KRAYER[63], GOLLWITZER-MEIER[26, 27] und Mitarbeitern,
KIESE[40] und RÜHL[65b], bei Erhöhung des arteriellen Drucks der
Sauerstoffhunger des Herzmuskels ungewöhnlich hoch ansteigt.

Daß in diesen von uns untersuchten Fällen eine Bereitschaft zur Coronarinsuffizienz bestanden hat, beweisen aber
auch eindeutig die histologischen Befunde. In allen 20 Fällen,
außer einem, konnten wir an typischer Stelle die histologischen
Spuren von Zuständen akuter Coronarinsuffizienz finden, in
12 Fällen in frischen Nekrosen, in 15 Fällen in älteren und
jüngeren Narbenherden. Die *chronische* Coronarinsuffizienz
macht hingegen keine für sie charakteristische Veränderungen.

Nachdem wir so durch den Obduktionsbefund festgestellt
hatten, daß in unseren Fällen die Voraussetzungen für eine
Coronarinsuffizienz bestanden hatten, und daß morphologisch
im Herzmuskel die Spuren von Zuständen akuter Coronarinsuffizienz nachzuweisen waren, hielten wir uns für berechtigt, die registrierten Elektrokardiogramme als Ausdruck einer
chronischen Coronarinsuffizienz zu deuten und die Klinik
auf die große Bedeutung dieses Phänomens — selbstverständlich unter Berücksichtigung des übrigen klinischen Befundes —
aufmerksam zu machen. Wir glauben, daß mit dieser Deutung
jener Kurvenveränderungen ein tieferer Einblick in das
Wesen der ihnen zugeordneten Störungen des Myokards gewonnen ist, als mit der früher üblichen Diagnose ,,Myokard-
schaden". Daß die zunehmende Erfahrung die von uns
schon betonten differentialdiagnostischen Möglichkeiten schär-
fer herausarbeiten mußte, war eine Selbstverständlichkeit.

Die Häufigkeit und Bedeutung der erwähnten elektrokardiographischen Veränderungen als Ausdruck chronischer
Coronarinsuffizienz bei der arteriosklerotischen wie bei der

syphilitischen Coronarstenose ist heute allgemein anerkannt (SCHERF[68b], UHLENBRUCK[76], SCHELLONG[66], DAGNINI[12] u. a.).

Wie oft sie bei Anämie beobachtet werden, ist noch umstritten. HOCHREIN und MATTHES[38] sowie MISSKE und OTTO[54] vermissen sie bei Anämien. (Für die Untersuchungen von MISSKE und OTTO hat freilich A. WEBER[78f] gezeigt, daß sie technisch unzulänglich und daher unbrauchbar sind.) Auf der anderen Seite konnten vor uns schon PARADE[59a], ASCHENBRENNER[1a], FLAUM und JAGIČ[20] und jüngst in einem Fall auch KORTH[43] über positive Befunde berichten.

Für das Kohlenoxyd betont KROETZ[45e u. f] u. a. das Vorkommen einer Senkung des Zwischenstücks. STEINMANN[74] hat kürzlich eine ganze Reihe eindeutiger Beispiele dafür beigebracht.

Bei der Linkshypertrophie war bis in die letzte Zeit die Deutung der häufig zu beobachtenden Senkung des Zwischenstücks in Abl. I evtl. II Gegenstand lebhafter Erörterungen. Wir haben uns, wie oben betont, eindeutig dafür erklärt, in ihr den Ausdruck eines relativen Sauerstoffmangels im hypertrophierten linken Ventrikel zu sehen. SCHELLONG[66a] äußert in seinem Referat und später noch Zweifel an dieser Deutung und ist der Meinung, daß die Hypertrophie auch allein diese Veränderung setzen könne. UHLENBRUCK[76b] mahnt zur Vorsicht. Auf der anderen Seite betonen HERMANN und WILSON[36], daß die Kurvenänderung nicht mit der Hypertrophie als solcher erklärt werden kann. Das gleiche belegt WEBER[78g] mit seinen Beobachtungen an 100 Fällen von Aorteninsuffizienz, in denen er bei 37 Fällen trotz Hypertrophie des linken Ventrikels keine Veränderungen des Elektrokardiogramms sah. Auf der anderen Seite zeigt er, daß mit zunehmender Ausbildung dieser Veränderung der Zustand der Kranken sich verschlechtert. Er schließt daraus auf eine anoxämische Schädigung des hypertrophierten Herzmuskels bei diesen Fällen. Auch SCHERF[68b] betont, daß die Hypertrophie das Bild allein nicht erklären kann und daß es sich dann, wenn dieses Bild auftritt, immer schon um schwerkranke Herzen handelt. DEINDL[13], FREUNDLICH[21], MARZAHN[50] und jüngst wieder DUNIS, HECHT und KORTH[17] kommen zu einem ähnlichen Ergebnis. So sprechen die beigebrachten klinischen Beobachtungen heute immer eindeutiger dafür, daß das linkshypertrophierte Herz erst dann jene Senkung des Zwischenstücks in Abl. I evtl. II zeigt, wenn es sich im Zustande der chronischen Hypoxämie befindet. Das geht besonders klar aus den Beobachtungen von BARTSCH und NAGL[4] hervor, denen es gelang, durch Amylnitrit eine flüchtige Rückbildung der Veränderungen herbeizuführen.

V. Die elektrokardiographischen Befunde bei den linkshypertrophierten Herzen sind nun deshalb noch von besonderem theoretischen Interesse, weil hier gezeigt wird, daß ein

Zustand, bei dem ganz überwiegend der linke Ventrikel unter
Sauerstoffmangel steht, die Senkung von ST in I evtl. II
herbeiführt. Daß auch sonst bei hypoxämischen Schädigungen
des Herzens die Senkung von ST in Abl. I evtl. II eine linksbetonte Coronarinsuffizienz anzeigt, geht aber vor allem
auch aus unseren vergleichenden elektrokardiographischen
und histologischen Untersuchungen hervor. Wir konnten
nämlich in unseren experimentellen Untersuchungen über
die akute Coronarinsuffizienz zeigen, daß immer dann, wenn
das Elektrokardiogramm eine reversible Senkung von ST
in Abl. I und II zeigte, die hypoxämischen Nekrosen ganz
überwiegend in der inneren Schale des *linken* Ventrikels zur
Entwicklung kamen. Dies zeigten unsere Experimente nach
Anstrengung des anämisierten und nichtanämisierten Kaninchens (mit v. LUCADOU[7]) wie die Untersuchungen von CHRIST[9]
über die CO-Vergiftung. Ganz besonders klar konnte aber
TATERKA[75] in seinen eingehenden histotopographischen
Untersuchungen dies für den orthostatischen Kollaps nachweisen. Für die chronische Coronarinsuffizienz des Menschen
glauben wir das gleiche gezeigt zu haben.

Das Gegenbild zu der linksbetonten zeigt uns die rechtsbetonte Coronarinsuffizienz. Wie wir[8] zeigen konnten und
wie HAAS und WEBER[32] sowie PARADE[59b] bestätigten, entspricht dieser im Elektrokardiogramm eine Senkung des
Zwischenstücks in Abl. III evtl. II. Sie kann zur Entwicklung
von Nekrosen in der Muskulatur des rechten Ventrikels
führen[8], wie neuerdings WEINSCHENK[79] erneut belegte. Eine
solche rechtsbetonte Coronarinsuffizienz kann sich als
chronische Störung bei Zuständen entwickeln, bei denen
der rechte Ventrikel chronisch überbelastet ist, also vor
allem bei Mitralstenose, bei Lungenemphysem, bei Kyphoskoliose usw.

Wenn wir so heute — immer unter Einsatz des ganzen
klinischen Bildes — einmal die akute oder chronische Coronarinsuffizienz schlechthin aus dem Elektrokardiogramm zu
erfassen suchen, sodann aber die mehr linksbetonte von
der mehr rechtsbetonten zu unterscheiden suchen, so scheint
uns dies über das Theoretische hinaus von wesentlicher
praktischer Bedeutung zu sein, und zwar aus folgenden
Gründen:

Wie wir eingangs betonten, und wie vor allem KROETZ[45a–d]
in seinen Arbeiten entwickelt hat, ist die Coronarinsuffizienz
nicht ohne weiteres mit einer Herzinsuffizienz verbunden.
Sie ermöglicht vielmehr durchaus noch eine Herztätigkeit an
der Grenze der Kompensation. Wenn wir also beim klinisch
noch Herzkompensierten aus dem Elektrokardiogramm auf
eine einseitig betonte Coronarinsuffizienz schließen, so stellen
wir zunächst lediglich eine Verschiedenheit im elektrischen
Verhalten beider Herzkammern fest, also, wenn wir es so
nennen wollen, eine elektromotorische Gleichgewichtsstörung

des Herzens. Eine „*dynamische* Gleichgewichtsstörung zwischen rechts und links", wie SCHELLONG[66a] es in seinem Wiebadener Referat andeutet, haben wir dagegen nie daraus gefolgert. Andererseits aber liegt es in der Natur der Dinge, daß der elektromotorischen eine dynamische Gleichgewichtsstörung sehr leicht folgen kann, daß also die links- oder rechtsbetonte Coronarinsuffizienz bald zu einer linksseitigen oder rechtsseitigen Herzinsuffizienz führen kann. Registrieren wir also im Elektrokardiogramm die elektromotorische Gleichgewichtsstörung, so werden wir beim Kompensierten nicht selten die dynamische Gleichgewichtsstörung in statu nascendi erfassen. Nun hat aber WENCKEBACH gezeigt, wie wichtig es für die Diagnose des einzelnen Falles und vor allem für die Therapie ist, die Insuffizienz des linken von der des rechten Ventrikels zu unterscheiden. Erfassen wir also im Elektrokardiogramm schon vor der ausgesprochenen Herzinsuffizienz die vorausgehende einseitig betonte Coronarinsuffizienz, so ist, wie mir scheint, viel gewonnen. Es sind also keine theoretischen Spitzfindigkeiten, wenn WEBER und ich so großen Wert darauf legen, daß in der Regel die Coronarinsuffizienz eine einseitig betonte ist.

Eine allgemeine Coronarinsuffizienz im Sinne von SCHELLONG[66a], bei der „die Koordination der Herzteile erhalten bleibt", also eine Coronarinsuffizienz, bei der die Erregungsform der Herzmuskelfasern im ganzen Herzen gleichmäßig geändert ist, dürfte überhaupt die Ausnahme und nicht die Regel sein. Es ist eine alte Erfahrung der Pathologen, daß bei dem normalen Herzen plötzlich eintretende Erschwerungen der Sauerstoffversorgung sich überwiegend an dem muskelstärkeren linken Ventrikel auswirken. So sehen wir nach schweren Blutverlusten ein Versagen der linken Kammer und als deren Folge den Tod im Lungenödem, ein Beweis, daß hier der Sauerstoffmangel vor allem den linken Ventrikel trifft. Dem entspricht die Erfahrung der Physiologen, daß am künstlich durchströmten überlebenden Herzen der linke Ventrikel zuerst Zeichen der Schädigung zeigt und zuerst stillsteht (nach OPITZ und TILLMANN[57]). Bei allen einseitigen Hypertrophien ist der hypertrophierte Anteil der stärker gefährdete. Und daß innerhalb der hypertrophierten Ventrikel noch Unterschiede zwischen einzelnen Kammerabschnitten bestehen, daß Ein- und Ausflußbahn nicht parallelgehen in der Hypertrophie, haben uns klar die Untersuchungen von KIRCH[41] gezeigt. Einen besonders plastischen Eindruck von der Verlagerung des Akzentes in bestimmte Herzabschnitte bei Links- und Rechtshypertrophie hat jüngst mein Mitarbeiter HECHT[34] in einer noch unveröffentlichten Studie vermittelt, indem er das Epikard entfernte und das Myokard der Herzoberfläche in seinem Faserverlauf freilegte. Da die hypertrophierten stärker belasteten Muskelfasern vom Sauerstoffmangel notwendig stärker bedroht sind, muß sich in

ihnen die Erregungsform früher ändern als in den nichthypertrophierten. Daß sie tatsächlich von der Hypoxämie
besonders bedroht sind, zeigen dem Pathologen außer unseren
schon erörterten Befunden auch die hypoxämischen Verfettungen des Herzmuskels, auf deren Lokalisation im hypertrophierten Muskel SCHLÜTER[71] unter RICKER sowie KIRCH[41]
aufmerksam gemacht haben und die ich aus eigener Erfahrung
bestätigen kann.

Wir sind in unseren Untersuchungen über das Elektrokardiogramm bei den Durchblutungsstörungen des Herzmuskels nicht vom Elektrokardiogramm, sondern vom
morphologischen Befund am Herzmuskel als dem eindeutigen
Test stattgehabter Durchblutungsstörung ausgegangen und
wurden von hier aus in die Problemstellungen der Elektrokardiographie geführt. Nachdem wir nun seit Jahren diesen
Fragen nachgegangen sind, glaube ich auch als Pathologe
versuchen zu dürfen, die erörterten elektrokardiographischen
Veränderungen bei den Ernährungsstörungen des Herzmuskels
bzw. beim Sauerstoffmangel des Herzens theoretisch aus-
zudeuten. Wir fühlen uns dazu um so mehr berechtigt, als
unsere vergleichenden morphologischen und elektrokardiographischen Beobachtungen sich zwanglos in diejenigen Vorstellungen einfügen, wie sie v. KRIES, YOSHIDA[81], SCHÜTZ[72]
und vor allem WEBER[78] und seine Mitarbeiter[31, 32, 35, 53] über
die Theorie des Elektrokardiogramms entwickelt haben.
WEBER und zum Teil auch SCHÜTZ[72b] haben denn auch
einen Teil unserer Befunde schon theoretisch ausgewertet.
Im einzelnen muß ich hier auf ihre Arbeiten verweisen.

Wir dürfen danach annehmen, daß bei dem spitzennahen Vorderwandinfarkt, solange das typische Infarkt-
elektrokardiogramm beobachtet wird, große Abschnitte der
Vorderwand nahezu unerregt sind, so daß fast ausschließlich
die in der Abl. I nach aufwärts gerichtete monophasische
Kurve der Basis und Hinterwand zur Geltung kommt und
den Verlauf des Kammerkomplexes bestimmt. Bei dem basis-
nahen Hinterwandinfarkt dagegen fallen größere Abschnitte
der Hinterwand aus der Erregung aus; hier wirkt sich daher
fast ausschließlich die in Abl. III aufwärtsgerichtete monophasische Kurve der spitzennahen Vorderwandabschnitte aus,
so daß wir hier die coronare Welle in Abl. III finden. Tritt
nach überstandenem Infarkt erneut ein starker Sauerstoffmangel ein, so kann im Versorgungsbereich des früher thrombotisch verschlossenen, jetzt noch stark verengten Gefäßes
der Ausfall der Erregung flüchtig von neuem eintreten, wie
aus den Beobachtungen von DIETRICH und SCHWIEGK sowie
HAUSNER und SCHERF hervorgeht.

Bei der Lungenembolie fällt vorübergehend durch Überbelastung des rechten Ventrikels die Erregung in großen Bezirken der rechten Kammer weitgehend aus, so daß die in
Abl. III aufwärtsgerichtete, von den spitzennahen Bezirken

des linken Ventrikels gebildete monophasische Kurve weit
überwiegt. Das gleiche gilt im Experiment von dem
Elektrokardiogramm nach Histamin, Luftembolie, Fettembolie und Stärkeembolie. Die schenkelblockartigen Kurven
sind in diesen Experimenten grundsätzlich ebenso zu verstehen.

Bei der akuten Coronarinsuffizienz des Menschen wie des
Tieres nach Belastung mit und ohne Anämie, nach Kohlenoxyd, nach orthostatischem Kollaps und nach Serumkollaps
ist die Erregung in größeren Abschnitten des Herzmuskels
nicht erloschen, aber vor allem in den spitzennahen Bezirken
des linken Ventrikels qualitativ (d. h. in der Erregungsform),
wahrscheinlich auch im zeitlichen Ablauf (d. h. in der Erregungsleitung), verändert, so daß durch eine Änderung der
in Abl. I abwärtsgerichteten Spitzenkurve eine Senkung des
Zwischenstückes vor allem in Abl. I eintritt. Bei der chronischen Coronarinsuffizienz des normalen und der linkshypertrophierten Herzens liegen grundsätzlich die gleichen Verhältnisse vor.

Bei der chronischen Coronarinsuffizienz des rechten Herzens kommt es zu entsprechenden qualitativen Veränderungen,
nicht zu einem Erregungsausfall im Bereich des rechten
Ventrikels. Hier tritt durch Änderungen der in Abl. III
abwärtsgerichteten Basiskurve die Senkung des Zwischenstückes vor allem in Abl. III ein.

Wir haben uns bemüht, mit dem Pfund des morphologischen Befundes zu wuchern, von der Strukturveränderung
auf die Störung der Funktion rückzuschließen, das krankhafte Elektrokardiogramm von dieser Funktionsstörung aus
zu verstehen und über unseren besonderen Gegenstand hinaus
zu zeigen, daß die Pathologie auch heute noch dem Bios und
nicht dem Thanatos zugewandt ist.

Literatur: [1] ASCHENBRENNER, a) Z. klin. Med. 127, 160 (1935)
— b) Verh. dtsch. Ges. inn. Med. 1936, 347 — c) Klin. Wschr.
1936, 1039 — d) Z. klin. Med. 132, 563 (1937) — e) Z. Klin. Med.
132, 552 (1937). — [2] v. BALOGH, Verh. dtsch. path. Ges. 1938. —
[3] BARNES u. WHITTEN, Amer. Heart. J. 5, 142 (1929). — [4] BARTSCH
u. NAGL, a) Klin. Wschr. 1935, 1461 — b) Wien. Arch. inn. Med.
30, 147 (1937). — [5] v. BERGMANN, Funktionelle Pathologie, 1. Aufl.
1932. — [6] BÜCHNER, a) Klin. Wschr. 1932, 1404 u. 1737 — b) Beitr.
path. Anat. 89, 644 (1932) — c) Beitr. path. Anat. 92, 311 (1933) —
d) Oeynhausener Vorträge 1933, 5 — e) Verh. dtsch. Ges. Kreislaufforsch. 1934, 52 — f) Nauheimer Fortbildungsvorträge 1934, 29 —
g) Zbl. inn. Med. 1937, 497 — h) Klin. Wschr. 1937, 1409 — i) Verh.
dtsch. Ges. inn. Med. 1938, 73. — [7] BÜCHNER u. v. LUCADOU,
a) Klin. Wschr. 1933, 473 — b) Beitr. path. Anat. 93, 169 (1934). —
[8] BÜCHNER, WEBER u. HAAGER, Coronarinfarkt und Coronarinsuffizienz. Leipzig 1934. — [9] CHRIST, Beitr. path. Anat. 94, 111 (1934).
— [10] CLERC, J. méd. franç. 19, 2 (1930). — [11] CONDORELLI, a) Cuore
13, 2 (1929) — b) Z. Kreislaufforsch. 21, 11 (1929) — c) Arch. f.
exper. Path. 163, 243 (1931). — [12] DAGNINI, Angina pectoris. Mai-
land 1937. — [13] DEINDL, Dtsch. Arch. klin. Med. 178, 425 (1936). —

[14] DE MATTEIS, Minerva med. (Torino) 1936. — [15] DIETRICH, a) Verh. dtsch. Ges. inn. Med. 1932, 525 — b) Z. exper. Med. 90, 689 (1933) — c) Med. Welt 1933, Nr 2. — [16] DIETRICH u. SCHWIEGK, a) Klin. Wschr. 1933, 135 — b) Z. klin. Med. 125, 195 (1933). — [17] DUNIS, HECHT u. KORTH, Dtsch. Arch. klin. Med. 181, 539 (1938). — [17a] ECKHARDT, Verh. dtsch. Ges. inn. Med. 1936, 362. — [18] EPPINGER, Handbuch der normalen und pathologischen Physiologie 2/2, 1404 (1931). — [19] FEIL u. SIEGEL, Amer. J. med. Sci. 175, 255 (1928) — b) J. clin. Invest. 10, 795 (1931). — [20] FLAUM u. JAGIČ, Wien. Arch. inn. Med. 27, 113 (1935). — [21] FREUNDLICH, Dtsch. Arch. klin. Med. 177, 449 (1935). — [22] GADDUM u. DALE, Gefäßerweiternde Stoffe der Gewebe. Leipzig 1936. — [23] GALLAVARDIN, J. Méd. Lyon 20, 9 (1932). — [24] GOLDENBERG u. ROTHBERGER, a) Z. exper. Med. 76, 1 (1931) — b) Z. klin. Med. 123, 490 (1933). — [25] GOLDHAMMER u. SCHERF, Z. klin. Med. 122, 134 (1932). — [26] GOLLWITZER-MEIER u. KRÜGER, Pflügers Arch. 238, 279 (1937). — [27] GOLLWITZER-MEIER, KRAMER u. KRÜGER, Pflügers Arch. 237, 68 (1936). — [28] GREMELS, Arch. f. exper. Path. 169, 689 (1933). — [29] GRUBER u. KOUNTZ, Proc. Soc. exper. Biol. a. Med. 27, 161 (1930). — [30] GRÜNBAUM, Z. klin. Med. 120, 415 (1932). — [31] HAAGER u. WEBER, Z. klin. Med. 127, 51 (1934). — [32] HAAS u. WEBER, a) Verb. dtsch. Ges. inn. Med. 1936, 344 — b) Z. klin. Med. 131, 132 (1937). — [33] HAUSNER u. SCHERF, Z. klin. Med. 126, 166 (1934). — [34] HECHT, noch unveröffentlicht. — [35] HERKEL u. WEBER, Z. klin. Med. 131, 613 (1937). — [36] HERMANN u. WJLSON, Heart 9, 91 (1921). — [37] HOCHREIN, Der Coronarkreislauf. Berlin 1932. — Der Myokardinfarkt. Leipzig 1937. — [38] HOCHREIN u. MATTHES, Dtsch. Arch. klin. Med. 177, 1 (1934). — [39] HOLZMANN, Helvet. med. Acta 4, 791 (1937). — [40] KIESE u. GARAN, Klin. Wschr. 1937, 1219. — [41] KIRCH, Verh. dtsch. Ges. inn. Med. 1929, 324. — [42] H. KOHN, Verh. dtsch. Ges. inn. Med. 1931, 305. — [43] KORTH, Arch. Kreislaufforsch. 3, 1 (1938). — [44] KOUNTZ u. GRUBER, Proc. Soc. exper. Biol. a. Med. 27, 170 (1930). — [44a] v. KRIES, Arch. f. Physiol. 1895, 130. — [45] KROETZ, a) Oeynhausener Vorträge 1933, 44 — b) Münch. med. Wschr. 1934, 303 — c) Münch. med. Wschr. 1935, 1056 — d) Jkurse ärztl. Fortbildg 1936, 48 — e) Dtsch. med. Wschr. 1936, 1365 — f) Med. Klin. 1936, Nr 45. — [46] KUNG, Arch. f. exper. Path. 155, 295 (1930). — [47] LEWIS, PICKERING u. ROTHSCHILD, Heart 15, 359 (1929/31). — [48] LIECHTI, Inaug.-Diss. Zürich 1934. — [49] MAHEIM, Les maladies organiques du faiseeau de His-Tawara. Paris 1931. — [50] MARZAHN, Z. klin. Med. 128, 324 (1935). — [51] MEESEN, a) Verh. dtsch. path. Ges. 1936, 101 — b) Verh. dtsch. Ges. Kreislaufforsch. 1937, 198 — c) Beitr. path. Anat. 99, 329 (1937) — d) Verh. dtsch. Ges. Kreislaufforsch. 1938, 275 — e) Habil.-Schrift Freiburg i. Br., im Druck in Beitr. path. Anat. — [52] MIKI, Z. exper. Med. 27, 323 (1922). — [53] MILEW u. WEBER, Z. klin. Med. 129, 52 (1935). — [54] MISSKE u. OTTO, Dtsch. Arch. klin. Med. 180, 1 (1937). — [55] NEUBÜRGER, Frankf. Z. Path. 46, 14 (1933). — [56] OPITZ, Z. Kreislaufforsch. 1935, 227. — [57] OPITZ u. TILLMANN, Luftf.med. 1, 153 (1936). — [58] OTTO, Amer. Heart J. 4, 346 (1929). — [59] PARADE, a) Erg. inn. Med. 45, 337 (1933) — b) Verh. dtsch. Ges. inn. Med. 1936, 339. — [60] PARDEE, Arch. int. med. 26, 244 (1920). — [61] PARKINSON u. BEDFORD, Lancet 220, 15 (1931). — [62] REIN, a) Verh. dtsch. Ges. inn. Med. 1931, 247 — b) Z. Biol. 92, 101 (1931) — c) Z. Biol. 92, 115 (1931) — d) Oeynhausener Vorträge 1933, 1. — [63] REIN u. KRAYER, Zbl. inn. Med. 1935, 707. — [64] ROSE

u. MEYERS, Proc. Soc. exper. Biol. a. Med. **27**, 681 (1930). —
[65] RÜHL, a) Z. Kreislaufforsch. **1938**, 393 — b) Zbl. inn. Med. **1938**,
242. — [66] SCHELLONG, a) Verh. dtsch. Ges. inn. Med. **1936**, 288 —
b) Dtsch. med. Wschr. **1937**, 1537. — [67] SCHELLONG u. STETZER,
Dtsch. med. Wschr. **1936**, 1785. — [68] SCHERF, a) Z. klin. Med.
120, 715 (1922) — b) Lehrbuch der Elektrokardiographie, 1. Aufl.
1937. — [69] SCHERF u. SCHÖNBRUNNER, Z. klin. Med. **128**, 455
(1935). — [70] SCHIRRMEISTER, noch unveröffentlicht. — [71] SCHLÜTER,
Die Erlahmung des hypertrophischen Herzmuskels. 1906. —
[72] SCHÜTZ, a) Erg. Physiol. **38**, 493 (1936). — b) Luftf.med. **2**, 192
(1938). — [73] SMITH, a) Arch. int. med. **22**, 8 (1918) — b) Arch. int.
med. **25**, 673 (1926). — [74] STEINMANN, Z. Kreislaufforsch. **1937**, 281.
— [75] TATERKA, erscheint in Beitr. path. Anat., vgl. BÜCHNER, Verh.
dtsch. Ges. inn. Med. **1938**, 73. — [76] UHLENBRUCK, a) Die Herzkrankheiten im Röntgenbild und im Elektrokardiogramm. Leipzig
1936 — b) Verh. dtsch. Ges. inn. Med. **1936**, 364. — [77] WALDER,
noch unveröffentlicht. — [78] WEBER, a) Die Elektrokardiographie,
3. Aufl. Berlin 1937 — b) Nauheimer Vorträge **1934**, 53 — c) Dtsch.
med. Wschr. **1935**, 1600 — d) Zbl. inn. Med. **1935**, 161 — e) Dtsch.
med. Wschr. **1936**, 1385 — f) Z. klin. Med. **132**, 153 (1937) — g) Dtsch.
med. Wschr. **1937**, 430. — [79] WEINSCHENK, noch unveröffentlicht.
— [80] WOOD, WOLFERTH u. LIVEZEY, Arch. int. med. **47**, 399 (1931).
— [81] YOSHIDA, Z. Biol. **84**, 51, 453 u. 478 (1926).

Relative Durchblutungsnot des Herzmuskels
Akute Koronarinsuffizienz[1]

Von

Franz Büchner

Aus dem Pathologischen Institut (Ludwig-Aschoff-Haus)
der Universität Freiburg i. Br. (Direktor: Prof. Dr. F. Büchner)

Wenn ich die ehrenvolle Aufgabe habe, in der Jahressitzung
der Gesellschaft der Ärzte in Wien den Festvortrag zu halten,
so darf ich gewiß daran erinnern, daß ich aus ehemals vorder-
österreichischer Landschaft zu Ihnen komme, von einer Universität, die vor 500 Jahren von Erzherzog Albrecht von Österreich
gegründet wurde, und von einem Institut, dessen Begründer,
Rudolf M a i e r , vor rund 100 Jahren in Wien bei R o k i t a n -
s k y und H y rt l seine Ausbildung zum Pathologen erhalten
hat. Ich werde zu Ihnen über Probleme sprechen, zu deren Lösung die Wiener Klinik wichtigste Beiträge entwickelt hat, ohne
die der heutige Stand der Kardiologie auf diesem Gebiete nicht
vorstellbar wäre.

I.

Ihr Einverständnis voraussetzend, konzentriere ich mich bei
meinem Thema auf jene relativen Durchblutungsstörungen des
Herzmuskels, wie sie uns am häufigsten bei der Angina pectoris ambulatoria begegnen. In den Hypothesen über diesen
Anfallszustand haben sich anatomisches und funktionelles Denken mehrfach abgelöst und vielfach durchdrungen. H e b e r d e n
und noch klarer P a r y hatten im achtzehnten Jahrhundert die

---

[1] Festvortrag, gehalten am 22. März 1957 in der Jahressitzung der
Gesellschaft der Ärzte in Wien.

anatomische Koronarhypothese der Angina pectoris entwickelt:
die Auffassung, daß arteriosklerotische Stenosen der Kranzadern zu Durchblutungsstörungen des Herzmuskels und dadurch
zur Angina pectoris führen können. Ihre These wurde abgelöst
durch die funktionelle Koronarhypothese, durch die von H u -
c h a r d und N o t h n a g e l begründete, von G a l l a v a r d i n ,
P a l , D a n i e l o p o l u und Hans K o h n ausgebaute Ansicht,
daß ein Spasmus der gesunden oder der krankhaft veränderten
Kranzarterien durch Drosselung der Blutzufuhr zum Herzmuskel den Anfall verursache. Die Entscheidung zwischen den beiden Hypothesen fiel in den Jahren 1931—1933.

1931 konnten hier in Wien G o l d e n b e r g und R o t h b e r -
g e r zeigen, daß ein experimentell am Hunde durch Pitressin
herbeigeführter Koronarkrampf in ein bis zwei Minuten zur
schweren, akuten Herzinsuffizienz mit Blutdrucksenkung führt,
während doch im Anfall der ambulatorischen Angina pectoris
in der Regel derartiges nicht beobachtet wird und eine Tendenz
zur Blutdruckerhöhung besteht (G o l d h a m m e r und S c h e r f
1932). Sie folgerten aus diesen 1932 von D i e t r i c h bestätigten
Befunden, daß von einem universellen Koronarkrampf bei der
Angina pectoris nicht die Rede sein könne. 1932 wurde, wiederum in Wien, von S c h e r f sowie von G o l d h a m m e r und
S c h e r f die Bedeutung des Belastungsversuches für die Deutung der ambulatorischen Angina pectoris und der ihr zugeordneten reversiblen elektrokardiographischen Veränderungen erkannt. Im gleichen Jahr wurde von R o t h s c h i l d und K i s -
s i n und 1933 von D i e t r i c h und S c h w i e g k nachgewiesen,
daß sich bei Kranken mit Angina pectoris ambulatoria der Anfall und die zugeordneten elektrokardiographischen Veränderungen durch akute Sauerstoffmangel-Atmung hervorrufen lassen. Und 1932 konnten wir morphologische Dokumente akuter
Durchblutungsinsuffizienz des Herzmuskels bei Angina pectoris
ambulatoria vorlegen und erstmals die 1931 von R e i n vor-
bereitete Hypothese begründen, daß die Angina pectoris ambulatoria in der Regel durch eine anatomisch fundierte a k u t e
K o r o n a r i n s u f f i z i e n z , d. h. durch ein akutes Mißverhältnis zwischen Blutbedarf und Blutangebot im Herzmuskel,
zustande kommt (s. auch B ü c h n e r 1939).

II.

Beim Versuch, diese Hypothese zu beweisen, kam uns die
Tatsache zugute, daß H o c h r e i n und K e l l e r sowie vor allem
Hermann R e i n 1931 am Ganztier die Koronardurchblutung un-
blutig zu registrieren vermochten. Sie stellten fest, daß diese

mit der Herzarbeit parallel geht, daß sie also bei Muskelarbeit
nach dem Maß der Mehrbelastung des Herzens akut ansteigt
und nach dem Übergang von der Arbeit in die Ruhe wieder ab-
fällt. Schon R e i n hat 1931, ohne sich mit klinischen Krankheitsbildern auseinanderzusetzen, daraus gefolgert, daß es unter
krankhaften Bedingungen bei akuter Mehrarbeit des Herzmuskels zu einer Insuffizienz der Koronardurchblutung, zu einer
akuten Koronarinsuffizienz, kommen könne. Wir selbst haben
1932 daraus das Postulat abgeleitet, daß bei arteriosklerotischen
Stenosen im Koronarsystem oder bei syphilitischer Stenose der
beiden Koronarostien an ihrer Abgangsstelle aus der Aorta jeweils unter dem Einfluß körperlicher oder psychischer Mehrbelastung des Herzmuskels vorübergehend eine akute S t e -
n o s e - b e d i n g t e K o r o n a r i n s u f f i z i e n z , also reversibel ein akutes Mißverhältnis zwischen Blutbedarf und möglichem Blutangebot im Herzmuskel, zu erwarten sei. Und wir
haben vermutet, daß dieser Zustand bei genügender Intensität
durch Stoffwechselstörungen im Herzmuskel nicht nur zum Angina-pectoris-Anfall und zu elektrokardiographischen Veränderungen, sondern auch an den Gipfelpunkten der Schädigung zu
kleinherdigen Nekrosen von Herzmuskelfasern führen müsse.
Die systematische mikroskopische Stufenuntersuchung des Herzmuskels in einer Serie derartiger Fälle bestätigte unsere Erwartungen: bei stenosierender Koronarsklerose und bei syphilitischer Stenose der Koronarabgänge konnten wir als Spuren
schwerer Angina-pectoris-Anfälle je nach dem zeitlichen Abstand des Todes vom Anfall frische elektive Parenchymnekrosen oder junge Mesenchymwucherungen oder fibrillen-
reiche Narben nachweisen, bevorzugt in der inneren Schale des
linken Ventrikels. Wir haben diese Befunde als Dokumente
einer akuten Koronarinsuffizienz im Angina-pectoris-Anfall
gedeutet.

Wir fanden ferner, daß eine akute Durchblutungsnot des Herzmuskels mit den dargestellten Folgen auch bei nichtstenosier-
tem normalem Koronarsystem, und zwar durch eine kardiale
oder eine allgemeine Durchblutungseinschränkung, zustande
kommen kann. Diese O l i g a e m i e _ b e d i n g t e K o r o n a r -
i n s u f f i z i e n z begegnete uns mit den gleichen morphologischen
Spuren bei der Aorteninsuffizienz, bei experimentellem Aderlaß, besonders nach zusätzlicher Anstrengung, nach stärkerem
akutem Blutverlust des Menschen (O p i t z 1935), und in den
Experimenten von M e e s s e n (1937, 1939, 1940) nach Kollaps.

Schließlich konnten wir in unseren Untersuchungen eine dritte
Gruppe von Zuständen akuter Koronarinsuffizienz herausarbei-

ten: die Hypoxaemie-bedingte Koronarinsuffizienz. Unter Sauerstoffmangel des Blutes kommt es nicht zu
einer Verminderung der Koronardurchblutung, sondern zu einer Mehrdurchblutung des Herzmuskels über das durchschnittliche Maß hinaus. Diese reicht aber nicht aus, wenn trotz der
Mehrdurchblutung der Sauerstoffbedarf des Herzmuskels nicht
gedeckt werden kann. Wir fanden die Koronarinsuffizienz durch
Hypoxaemie mit den typischen morphologischen Folgen am
Herzmuskel bei der experimentellen Kohlenoxydvergiftung
(Christ 1934, Veith 1940, von Godin 1942). Von hier aus
wurden ältere gleichsinnige Befunde am menschlichen Herzen

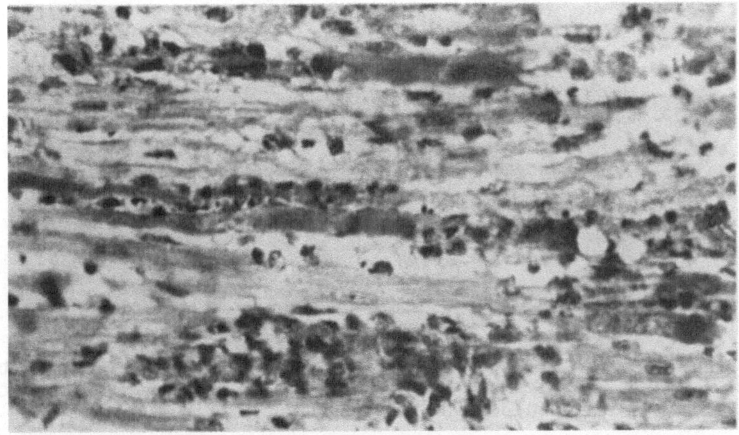

Abb. 1a

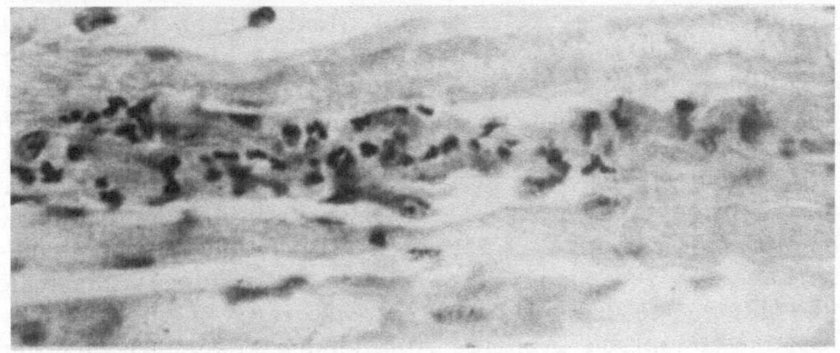

Abb. 1b

Abb. 1. Hypoxische Nekrosen mit reaktiver Leukozytenansammlung
im linken vorderen Papillarmuskel des Kaninchens nach einmaligem
nicht kritischem Unterdruck und Tötung nach 24 Std. a) mittlere Vergrößerung, b) starke Vergrößerung (Beobachtungsgut Schirrmeister
1939)

nach akuter CO-Vergiftung verständlich (Herzog 1920, 1924, Tessereaux 1928, Radtke 1932). Bei Hypoxaemie durch schwere Anaemie des Menschen hatten wir die gleichen Ergebnisse (Opitz 1935). Vor allem aber konnten wir entsprechende Befunde nach akutem exogenem Sauerstoffmangel in der Unterdruckkammer in den Experimenten von Luft 1936 am Meerschweinchen, von Schirrmeister 1939 (Abb. 1 u. 2) am

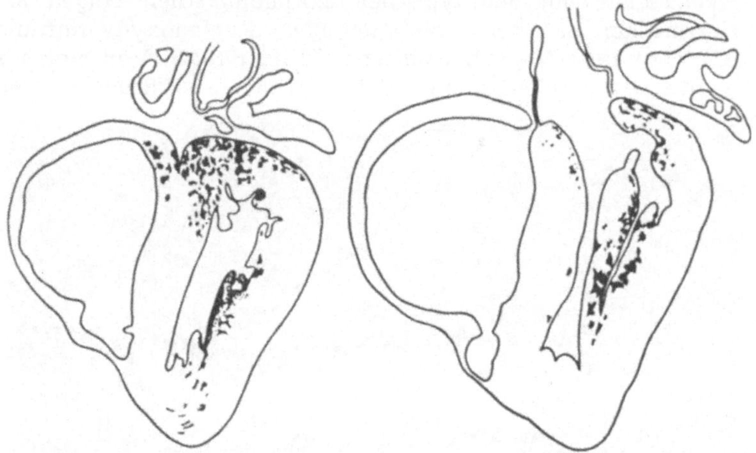

Abb. 2. Skizze zweier Frontalstufen eines Kaninchenherzens nach Unterdruck. Nekrosen (schwarz) fast nur im lk. Ventrikel, vorwiegend subendocardial (nach Schirrmeister 1939)

Kaninchen und von Grundmann 1950 an der Katze erheben. Damit waren unsere Befunde und Überlegungen in die Nähe der Hypothese von Keefer und Resnik gerückt, die schon 1928 die Hypothese entwickelt hatten, daß der Anfall von Angina pectoris ambulatoria die Folge eines akuten Sauerstoffmangels im Herzmuskel ist.

In einem letzten von uns am Menschen und im Experiment untersuchten Beispiel summieren sich verschiedene Faktoren, nämlich bei der subakut tödlichen großen Lungenembolie. Es wirken hier zusammen akute Oligaemie, akute Hypoxaemie und akute Überlastung des rechten Herzens: durch die embolische Verstopfung größerer Anteile der Lungenarterien und einen zusätzlichen Spasmus dieser Gefäße kommt es zu einem mangelhaften Durchstrom von Blut durch die Lunge, dadurch aber zur akuten Oligaemie und zur akuten Hypoxaemie. Diese Störung wirkt sich dadurch noch besonders ungünstig aus, daß die akute Widerstandserhöhung im Pulmonalkreislauf zu einer starken Erhöhung des Blutbedarfs in der Muskulatur des rechten Ventrikels führt. Dementsprechend fanden wir am Menschen (A b b. 4) (W e i n s c h e n k 1939, E p p i n g 1940, B ü c h n e r u. W e y l a nd 1956) und im Experiment am Kaninchen (W a l d e r 1939, M e e s s e n 1940) (A b b. 3) und an der

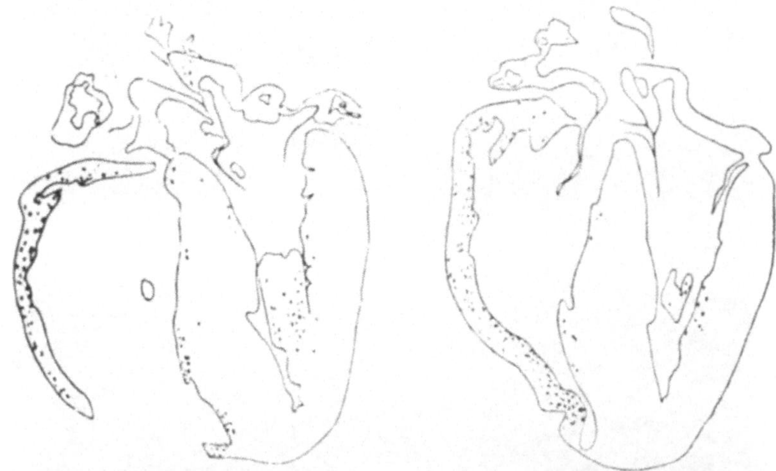

Abb. 3. Skizze zweier Frontalstufen eines Kaninchenherzens nach Glasperlenembolie in die Lungenarterien. Nekrosen (schwarz) bevorzugt in der Muskulatur des rechten Ventrikels (nach Meessen 1940)

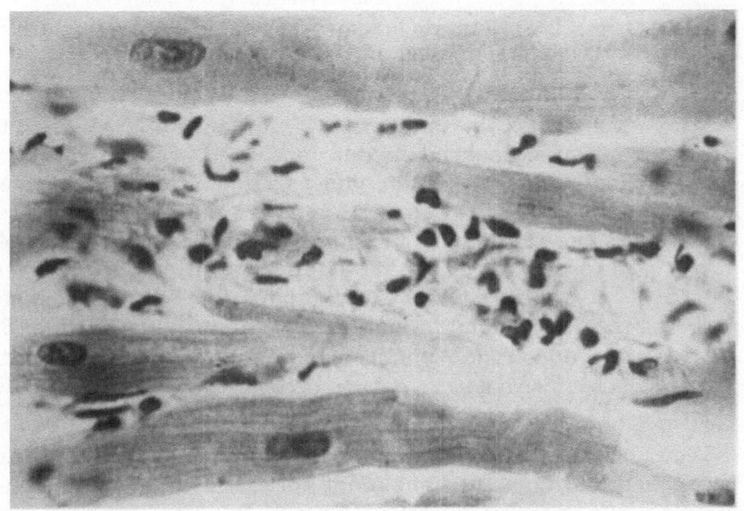

Abb. 4. Umschriebene Herzmuskelnekrose in leukocytärer Auflösung im re. Ventrikel nach subacuter Lungenembolie des Menschen (Büchner u. Weyland 1952)

Katze (M e e s s e n 1940) (A b b. 5) wiederum die histologischen
Dokumente der Koronarinsuffizienz, jedoch bevorzugt in der
Muskulatur des überlasteten rechten Ventrikels.

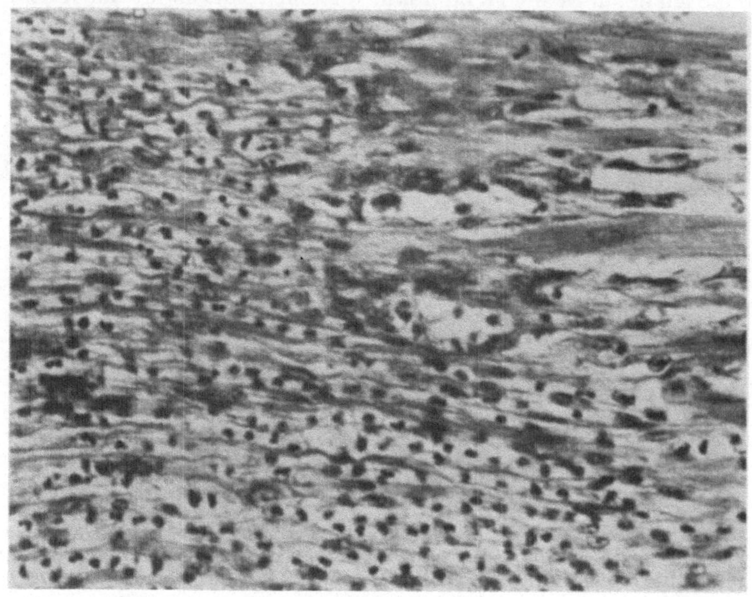

Abb. 5. Aufgelöste Nekrose in der Muskulatur des re. Ventrikels
mit mesenchymaler Wucherung nach Glasperlenembolie bei der Katze
(nach Meessen 1940)

Alle unsere dargelegten Befunde wurden zunächst bei Ste-
nose-bedingter Koronarinsuffizienz bestätigt, vor allem an ei-
nem großen Beobachtungsgut von M a s t e r und seinem New
Yorker Arbeitskreis (M a s t e r , G u b n e r , D a c k u. J a f f é
1941, M a s t e r , D a c k , G r i s h m a n , F i e l d u. H o r n 1947,
H o r n , F i e l d , D a c k u. M a s t e r 1950) (A b b. 6). Auch
B l u m g a r t und S c h l e s i n g e r haben in ihrem Bostoner
Arbeitskreis an einem großen Beobachtungsgut wichtige Be-
stätigungen und Ergänzungen unserer Ergebnisse erarbeitet
(B l u m g a r t , S c h l e s i n g e r u. Z o l l 1941, F r e e d b e r g ,
B l u m g a r t , Z o l l u. S c h l e s i n g e r 1948).

Auch nach Oligaemie-bedingter Koronarinsuffizienz, und
zwar bei Aorteninsuffizienz und nach schwerem Blutverlust,
kamen M a s t e r und seine Mitarbeiter in den zitierten
Arbeiten zu einer Bestätigung unserer Ergebnisse. Ebenso

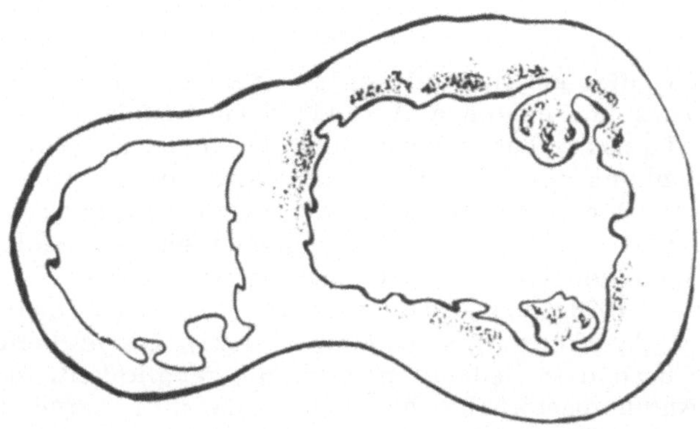

Abb. 6. Verteilung der Narbenherde nach hypoxischen Nekrosen infolge Blutung bei stenosierender Koronarsklerose (nach Master 1947)

haben sie bei Koronarinsuffizienz infolge großer thrombobotischer Lungenembolie disseminierte Parenchymnekrosen und deren Vernarbung im Herzmuskel festgestellt (Master, Gubner, Dack u. Jaffe 1941, Master, Dack, Grishman, Field und Horn 1947, Dack, Master, Horn, Grishman und Field 1949). Sie fanden jedoch die Veränderungen überwiegend an der Hinterwand des linken Ventrikels. In Übereinstimmung mit ihnen stehen Befunde von Currens und Barnes 1943. Diese Abweichungen von unseren Feststellungen sind in den Fällen von Master und seinen Mitarbeitern sowie von Currens und Barnes verständlich: in ihnen bestand zusätzlich zur Lungenembolie eine z. T. stark stenosierende Arteriosklerose, die im Endgebiet der stenosierten rechten Kranzarterie am linken Ventrikel dadurch zu Nekrosen führte, daß der rechte Ventrikel seinen Blutbedarf akut steigerte und den größten Teil des in die rechte Kranzarterie einströmenden Blutes abschluckte. In anderen Fällen hatte sich zusätzlich zur Lungenembolie eine schwere Blutung entwickelt, so daß die schwere Embolie-bedingte Oligaemie noch akut gesteigert war. Auf der anderen Seite stehen unsere Befunde mit überwiegender Beteiligung des rechten Ventrikels an den Nekrosen in Übereinstimmung mit Beobachtungen von Balogh 1938. Er konnte beim Kaninchen nach Luftembolie die Nekrosen in folgender Abstufung beobachten: am zahlreichsten im rechten Vorhof, dann im rechten Ventrikel, dann im linken Vorhof, am spärlichsten im linken Ventrikel.

III.

Schon die ersten Untersucher des Elektrokardiogramms im spontanen Anfall der Angina pectoris
ambulatoria hatten festgestellt, daß in der Regel reversibel
eine Senkung des ST-Stückes, meist in mehreren Ableitungen,
am häufigsten in Ableitung 1 und 2, aufzutreten pflegt und daß
damit eine reversible Erniedrigung oder ein reversibles Verschwinden der T-Zacke verbunden zu sein pflegt (Feil und
Siegel 1928, 1931, Parkinson und Bedford 1939,
Wood, Wolferth u. Livezey 1931). Dieser Befund er-
langte besondere Bedeutung durch die Möglichkeit, ihn samt
den Angina-pectoris-Beschwerden willkürlich hervorzurufen,
nach Scherf 1932 bzw. nach Master 1935 im Arbeitsversuch
(vgl. Master, Gubner, Dack u. Jaffe 1941, Master,
Dack, Grishman, Field u. Horn 1947, Master, Dack,
Horn, Freedman und Field 1950), nach Rothschild
u. Kissin 1932 sowie nach Dietrich u. Schwiegk 1933
durch Atmung eines sauerstoffarmen Luftgemisches. Für die
Theorie der Koronarinsuffizienz wurden die letzteren Untersuchungen besonders bedeutungsvoll.

Die Tatsache, daß sich bei Koronarstenosen, durch Arteriosklerose und Aortensyphilis diese Veränderungen des Elektrokardiogramms durch Sauerstoffmangelatmung reproduzieren
lassen (Rothschild und Kissin 1932), konnte in der Folge
auf Grund der Arbeiten der Physiologen in folgendem Sinne
gedeutet werden: Schon Hilton und Eichholtz 1925, Gremels und Starling 1926 sowie Hamouda und Kino-
sita 1926 hatten nachweisen können, daß sich die Kranzgefäße
des Herzens bei sinkender Sauerstoffsättigung des arteriellen
Koronarblutes erweitern. Eckenhoff und seine Mitarbeiter
sowie Gregg (1950) kamen ebenfalls zu dem Ergebnis, daß
die Koronardurchblutung bei Sauerstoffmangel zunimmt. Später
hat dann Rein 1951 experimentell die These begründet, daß
neben der aktuellen Herzleistung und dem mittleren Aortendruck die Sauerstoffsättigung des Koronarblutes der regulie-
rende Faktor für die Duchblutung der Herzkranzadern ist und
daß bei jeder auch nur leichten Senkung des Sauerstoffgehaltes
im durchströmenden Blute sogleich eine Mehrdurchblutung im
Koronarsystem einsetzt. Diese These wurde nochmals von
Alella 1954 experimentell bekräftigt. Dabei fand er, daß die
Empfindlichkeit der Koronararterien gegenüber dem Sauerstoffmangel sich mit dem Grade der Hypoxaemie laufend steigert.
Nach diesen Experimenten müssen wir die Beobachtungen über

die willkürliche klinische Auslösung der Koronarinsuffizienz
durch Sauerstoffmangel so deuten, daß unter der Wirkung der
Sauerstoffmangelatmung und der dadurch hervorgerufenen
Hypoxaemie der Blutbedarf des Herzmuskels steil ansteigt, aber infolge der bestehenden Stenosen nicht gedeckt
werden kann. Hypoxaemie und Koronarinsuffizienz sind also
auch hier aufs engste miteinander gekoppelt. Da aber gleichzeitig zur Hypoxie des Herzmuskels noch ein Mangel an Glukose hinzukommt, indem unter der Hypoxie ein besonderer
Glukoseüberschuß notwendig wird, der aber nicht herbeigeführt
werden kann, wird die Koronarinsuffizienz zum
Auslöser wichtiger Stoffwechselstörungen
des Herzmuskels, und zwar bei jeglicher Aetiologie.

Wir selbst haben seit 1933 experimentell in die Untersuchungen über das Elektrokardiogramm bei Herzinsuffizienz eingegriffen, mit Weber und Haager 1935 sowie mit Reindell, Klepzig und Weyland 1952 auch am Menschen.
Dabei waren wir in dem Vorteil, daß wir den elektrokardiographischen mit dem histotopographischen Befund am Herzmuskel vergleichen konnten. Wir kamen mit anderen Autoren
zu dem Ergebnis, daß bei akuter Koronarinsuffizienz akut eine
Stoffwechselstörung im Herzmuskel eintritt, die zu Änderungen
der elektromotorischen Potentiale an den Herzmuskelfasern
führt. Diese Potentialänderungen und damit die zugrundeliegenden Stoffwechselstörungen verursachen unmittelbar die
reversiblen Änderungen des Elektrokardiogramms und nicht
die erst später im Laufe von Stunden sich entwickelnden
Nekrosen. Die Nekrosen sind aber für uns deshalb besonders
bedeutungsvoll, weil sie das topographische Maximum der
während der akuten Koronarinsuffizienz bestehenden Stoffwechselstörungen festhalten. So konnten wir aus unseren
Experimenten bei akuter Koronarinsuffizienz durch Ader-
laß-Oligaemie (Büchner und von Lucadou 1933, 1934),
durch CO-Hypoxaemie (Christ 1934), durch Kollaps (Meessen 1937, 1939) und durch Sauerstoffmangel-Hypoxaemie
(Schirrmeister 1939) sowie aus unseren Beobachtungen am Menschen (Büchner, Weber u. Haager 1935)
schließen, daß der Senkung des ST-Stückes und der
T-Zacke in Ableitung 1 und 2 bei akuter Koronarinsuffizienz eine reversible Stoffwechselstörung des Herzmuskels zugrunde liegt, die

i h r M a x i m u m d o r t h a t , w o s p ä t e r d i e N e k r o s e n
n a c h w e i s b a r s i n d , d. h. i n d e r i n n e r e n S c h a l e d e s
l i n k e n V e n t r i k e l s (vgl. auch B ü c h n e r 1937, 1939).
Das hat S c h ü t z 1939 in Experimenten mit der Anlegung von
Saugelektroden an der Innenwand des linken Ventrikels voll
bestätigt und für die Theorie des Elektrokardiogramms ausgewertet.

Für die Bereitschaft der Innenschicht des linken Ventrikels
zu bevorzugter Schädigung durch akute Koronarinsuffizienz
können wir die folgenden Momente anführen: die wesentlich
stärkere Druckarbeit des linken Ventrikels gegenüber dem
rechten und den dadurch wesentlich größeren Blutbedarf seiner
Muskulatur, die stärkere Wandspannung in der Innenschicht,
sowie die Tatsache, daß die Kranzarterien im Epikard, also von
außen in den Herzmuskel eintreten und in der Innenschicht
ihre Endverzweigungen haben, daß also das Blut in dieser
Schicht am ersten ausbleiben kann oder schon weitgehend in
seinem Sauerstoff- und Glukosegehalt ausgeschöpft ist.

Über die Qualität der in Rede stehenden Stoffwechselstörungen sind wir heute erst in Andeutungen unterrichtet. In
früheren Untersuchungen haben C h a n g 1934, 1938, sowie
S c h u m a n n 1939, 1940, 1942, 1950, im akuten Sauerstoffmangel des Herzmuskels einen Verlust an Glykogen, besonders
an strukturgebundenen Glykogen, und einen schnellen Abfall
von Kreatinphosphorsäure und von ATP festgestellt. In neuesten Untersuchungen unseres Instituts fanden jedoch D u s -
p i v a und N o l t e n i u s 1957 keine Veränderungen von ATP,
ehe das Herz insuffizient wurde, dagegen eine starke Erhöhung
des anorganischen Phosphates. B i n g , auf dessen zusammenfassende Arbeit in den Fortschritten der Kardiologie 1956 ich
besonders verweise, untersuchte die Wirkung der Oligaemie
und Hypoxie des Herzmuskels bei akutem Blutungskollaps,
nach experimentellem Verschluß einer Koronararterie und nach
experimentellem Kammerflimmern im elektrischen Schock. Dabei wandte er am Tier und am Menschen die Katheterisation
des Koronarsinus mit Gewinnung von venösem Herzblut an,
beim Tier auch die Untersuchung von Herzmuskelgewebe. Der
ATP-Gehalt war lange Zeit nicht wesentlich herabgesetzt und
brach erst in einer letzten Phase mit dem Aufhören der Oxydationen zusammen. Die Herzleistung wurde schneller verringert als der Sauerstoffverbrauch des Myokards. Bei Haemor-
raghie war die Ausschöpfung der Glukose aus dem Koronar-
blut herabgesetzt, insbesondere aber die Weiteroxydierung
von Brenztraubensäure.

Die biochemischen Untersuchungen konnten wir entscheidend
durch elektronenmikroskopische Befunde ergänzen, die Fräulein M ö l b e r t an unserem Institut soeben nach akutem exogenen Sauerstoffmangel des Kaninchenherzens erheben konnte.
Während in der Norm die Sarkosomen des Herzmuskels, also
seine Mitochondrien, beim Kaninchen im elektronenmikroskopischen Bild besonders gut die inneren Doppellamellen erkennen
lassen, die als Aufreihung der Enzyme des Zitronensäurezyklus
und der oxydativen Phosphorylierung gedeutet werden, sind
diese Mitochondienstrukturen schon nach einmaligem Aufstieg
auf etwa 10 000 m stark durch Wasseransammlung dissoziiert.
Schließlich werden sie z. T. aufgelöst. Gleichsinnige Veränderungen haben wir auch an den Mitochondrien der Leber im
akuten Sauerstoffmangel beobachtet und in einer soeben erschienenen Arbeit von M ö l b e r t und G u e r r i t o r e mitgeteilt. Wir können nach diesen Untersuchungen heute sagen, daß
die reversible und irreversible Schädigung des Herzmuskels
im akuten Sauerstoffmangel und damit auch in der akuten Koronarinsuffizienz an den Mitochondrien und ihren Fermentsystemen
ansetzen. Nach wenigen Stunden kommt es aber dann nach
den Untersuchungen von Fräulein M ö l b e r t zu einer starken
Wasseranreicherung in der Umgebung der Z-Streifen der ele-
mentaren Muskelfibrillen, also zu deren Oedem. Diese Veränderung geht dann alsbald in eine partielle Koagulationsnekrose dieser Abschnitte der Muskelfasern über.

IV.

Während also nach allen heute vorliegenden Untersuchungen
bei der Angina pectoris ambulatoria eine Koronarinsuffizienz
infolge Stenosen, infolge Oligaemie oder infolge Hypoxaemie
in der Regel ohne nervös-spastische Einschränkungen der Koronardurchblutung zustande kommt, ist dennoch vom Standpunkt
des Pathologen und des Klinikers zu fragen, wie weit zusätzlich
bei der Koronarinsuffizienz oder gar dominierend in diesem
oder jenem Falle f u n k t i o n e l l e E n g e r s t e l l u n g e n
d e r K o r o n a r a r t e r i e n mit ins Spiel treten können.
Für das Gehirn haben schon A l t m a n n und S c h u b o t h e
1942, S c h o l z 1942, 1957, sowie L u d w i g s und M a x
S c h n e i d e r (1953) darauf aufmerksam gemacht, daß unter
Sauerstoffmangel vasomotorische Änderungen bis zu länger
dauernden Spasmen auftreten können. Auf unsere Fragestellung übertragen, würde das besagen, daß bei Stenose- und Oligaemie-bedingter Koronarinsuffizienz infolge des Sauerstoffmangels der Gefäßwände vasomotorische Dysregulationen ins

Spiel treten können, die allgemeine Koronarinsuffizienz also
noch durch örtliche sinnwidrige Engerstellung von Arterien gesteigert werden kann. Mit solchen komplizierenden vasomoto-
rischen Effekten wäre besonders dann zu rechnen, wenn bei
dem Kranken eine Sensibilisierung des Gefäß-Systems durch
einen Fokus besteht. Die klinische Erfahrung spricht dafür, daß
bei bestehender Neigung zu Angina pectoris ein Fokus die
Disposition zum Anfall noch steigern und seine Beseitigung die
Anfalldisposition herabsetzen kann. Wir glauben zu diesem
Problem auf Grund unserer Untersuchungen von I i j i m a Stellung nehmen zu können (B ü c h n e r 1956, I i j i m a 1957).

Nachdem P i r q u e t und S c h i c k 1903 hier in Wien, gleichzeitig mit A r t h u s in Paris, aber unabhängig von ihm, das
Phänomen der Serumanaphylaxie entdeckt hatten, wurde sehr
bald die Frage nach den Angriffsorten des Antigen-Antikörper-
mechanismus experimentell angegangen. Versuche von S c h u l t z
1910 und besonders von D a l e 1913 wiesen darauf hin, daß in
der Allergie und Anaphylaxie besonders die glatte Muskulatur
zur gesteigerten Reaktion gebracht wird. So zeigte D a l e , daß
am Kaninchenuterus dann heftige Kontraktionen auftreten,
wenn das virginelle Tier gegen Fremdserum vorsensibilisiert
war, und wenn der herausgenommene Uterus mit dem Serum
der Vorbehandlung berührt wurde. Beim normergischen Tier
war bei gleicher Dosis die Reaktion nur gering. Dementsprechend wurde bis in die jüngste Zeit, z. B. in der Arbeit von
R a t n e r 1955, die Hypothese vertreten, daß die abnorme
spastische Kontraktion der glatten Muskulatur das primum
movens allergischer Reaktionen sei. Daß beim Arthus-Phäno-
men, also bei der örtlichen Auswirkung der Allergie, gesteigerte
Durchblutungsstörungen auftreten, hatte R ö s s l e schon 1914,
zusammen mit F r ö h l i c h betont. Später sah er an den Arterien in der Umgebung des Herdes Kontraktionsringe (1932).
A b e l l und S c h e n c k zeigten 1938 im Glaskammerversuch
am Ohr beim allergisierten Tier schnell einsetzende Kontraktionen der Arteriolen. Dagegen haben L e C o m p t e und
H u e g s 1956 den Wirkungsort beim Arthusschen Phänomen in
die Venenwand verlegt. Wir selbst haben in den Experimenten
von I i j i m a das normergische und das durch natives Pferdeserum sensibilisierte Kaninchen in seiner Ohrdurchblutung auf
die örtliche Wirkung von Pferdeserum hin untersucht. Beim
normergischen Tier trat nach Seruminjektion von 0,2 ccm eine
flüchtige Kontraktion der zugehörigen Arterie ein, die in der
Regel nach 5 bis 10 Minuten wieder zur Norm ausgeglichen
war. Dagegen fanden sich beim sensibilisierten Tier Kontrak-

tionen von einer Stunde und mehr Dauer, besonders bei hohem
Präzipitintiter (A b b. 7). An den Venen traten keinerlei Ver-

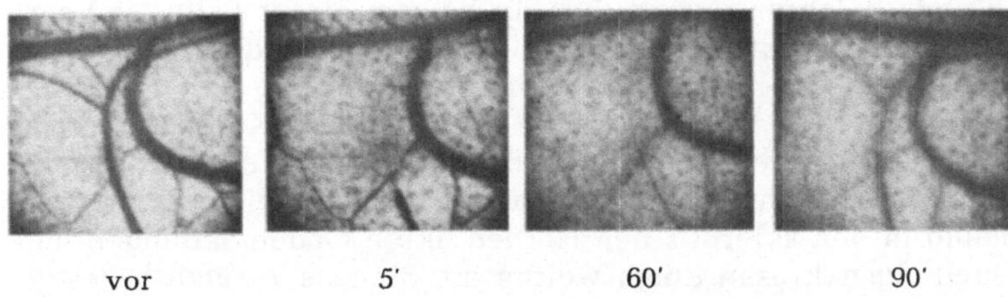

vor   5'   60'   90'

Abb. 7. Arterielle Durchblutungsstörung am Kaninchenohr nach
0,2 ccm nativen Pferdeserums beim sensibilisierten Tier. Titer 1:640
(nach Iijima 1957)

änderungen ein. Auch parallergische Phänomene waren in den
Experimenten von I i j i m a eindrucksvoll nachzuweisen, indem
nach Kältereiz und nach Histamin in γ-Einheiten langdauernde
Kontraktionen von 60 bis 90 Minuten bei sensibilisierten Tieren
nachweisbar waren, während diese Reize beim normergischen
Tier nur eine kurzfristige Reaktion auslösen (vgl. T i t t e l 1944,
M e i n e r s 1952, S t r u c k 1955, H o r s t m a n n 1955).

Die Methode, bei durchleuchtetem Kaninchenohr die Gefäß-
weite photographisch zu erfassen, konnten wir leider auf das
Herz nicht anwenden, so daß ich Ihnen keine entsprechenden
Dokumente vom Herzen vorlegen kann. Wir dürfen aber aus
den Experimenten des Herrn I i j i m a , wie ich glaube, schließen, daß bei bestehender Allergie gegenüber einem Erreger-
antigen Durchblutungsstörungen des Herzmuskels zu überschießenden Reaktionen an den Aufzweigungen der Koronararterien führen können, und zwar auf Grund der durch die
Allergie gesteigerten Reaktionsbereitschaft der glatten Muskulatur der Arterien gegenüber Ischaemie und Hypoxie. Von hier
aus können wir uns durchaus der Meinung anschließen, daß
auch bei der Angina pectoris ambulatoria zusätzliche vasomotorische Phänomene nicht vernachlässigt werden dürfen.

Dennoch dürfen wir nicht wieder zurückfallen in eine Hypothese der Angina pectoris, in der für die Angina pectoris ambulatoria der Koronarspasmus bzw. vasomotorische Engerstellungen der Koronararterien erneut in den Vordergrund gerückt
werden. Das sei mit den folgenden Befunden noch besonders
unterstrichen.

Der zweite Weltkrieg hat uns in größerer Zahl die Beobachtung von Koronartodesfällen bei jüngeren Soldaten gebracht.
An unserem Institut konnten E. M ü l l e r 1943, 1949 sowie

M e e s s e n 1944, in über 600 Fällen während des letzten Krieges das Herz nach akutem Koronartod von Soldaten zwischen 18 und 40 Jahren untersuchen. In keinem dieser Fälle fand sich ein Anhaltspunkt für eine nicht anatomisch fundierte spastische Entstehung der tödlichen Durchblutungsstörung des Herzmuskels. Fast allen Fällen lag eine stenosierende Koronarsklerose als Todesursache zugrunde, in der Hälfte der Fälle mit zusätzlicher Koronarthrombose. Die andere Hälfte zeigte fast regelmäßig in den sklerotischen Herden akute Oedembildungen und Quellungsnekrosen durch welche die Stenose zusätzlich gesteigert und die akut tödliche Koronarinsuffizienz ausgelöst worden war. Der Befund wurde nach dem Kriege in den Vereinigten Staaten in einer großen Untersuchungsreihe von Y a t e r und seinen Mitarbeitern 1947 voll bestätigt. Wir müssen also auch bei jungen Menschen Anfälle von ambulatorischer Angina pectoris mit größter Wahrscheinlichkeit schon auf anatomische Stenosen zurückführen.

Angesichts der grundsätzlichen Bedeutung vasomotorischer Regulationsstörungen bei der Hypertonie lag es nahe, die bei diesem Krankheitsbild seit langem bekannte Neigung zur Angina pectoris auf vasomotorische Durchblutungsstörungen zurückzuführen. In systematischen Untersuchungen von B ä u r l e konnten wir aber 1950 zeigen, daß in solchen Fällen bei genuiner und bei renaler Hypertonie regelmäßig eine schwere bis in die feinsten noch präparierbaren Verzweigungen des Koronarsystems ausgebreitete hypertonische Koronarsklerose bestand. Inzwischen hat R a u (1956) diesen Befund systematisch statistisch bei unseren Obduktionen durchgearbeitet und gezeigt, daß diese bis in die Peripherie des Koronarsystems ausgebreitete Koronarsklerose beim Hypertoniker auffallend häufig anzutreffen ist. Dementsprechend müssen wir die Neigung des Hypertonikers zum Anfall von Angina pectoris auf Stenosebedingte Koronarinsuffizienz, und nicht auf nervös bedingte Dyregulationen der Koronardurchblutung, beziehen.

V.

Wir müssen uns aber am Schluß noch mit einem wichtigen Problem auseinandersetzen, das seit einigen Jahren von R a a b in den Vordergrund der Diskussion über die Ursachen der Angina pectoris gerückt wurde, besonders in seiner Abhandlung aus den Fortschritten der Kardiologie 1956. R a a b hat in seinen Arbeiten vor allem auf die Bedeutung adrenergischer und cholinergischer Einflüsse auf den Stoffwechsel des Herzmuskels hingewiesen. Daß unter dem Einfluß von Adrenalin oder einer akuten Reizung des Herzsympathikus die oxydativen Prozesse im Herzmuskel akut gesteigert werden, hat zum erstenmal G r e m e l s 1933 und 1936 gezeigt, allerdings am denervierten Herz-Lungen-Präparat. G r e m e l s sah in seinen Experimenten das Auftreten einer Herzinsuffizienz unter dem Einfluß des Adrenalin. Er folgerte daraus auch für das Ganztier, daß es durch Adrenalin infolge eines Mißverhältnisses zwischen gesteigertem Blutbedarf und möglichem Blutangebot in eine Insuffizienz seiner Koronardurchblutung, dadurch aber, infolge einer Anoxie des Herzmuskels, in eine Herzinsuffizienz gerät. Für das denervierte Herz-Lungen-Präparat kamen G o l l w i t z e r - M e i e r , K r a m e r und K r ü g e r 1936 zu dem gleichen Ergebnis. Am Ganztier fanden aber G o l l w i t z e r - M e i e r und K r o e t z 1940 zwar ebenfalls eine durch Sympathikus-Erregung oder durch Adrenalin auslösbare Erhöhung der Oxydationen, gleichzeitig aber eine ausreichende Steigerung der Herzdurchblutung. G r e g g und S h i p l e y 1944, 1947 haben in ihren Experimenten diese Befunde bestätigt. Das gleiche konnten E c k s t e i n und seine Mitarbeiter 1950 demonstrieren. Wir selbst haben uns in einer Arbeit von V e i t h 1940 mit den Experimenten von G r e m e l s und G o l l w i t z e r - M e i e r auseinandergesetzt. Bei Dauerinfusion von Adrenalin 20 γ/min in die vena jugularis mit einer Infusionsdauer von 30 bis 40 Minu-

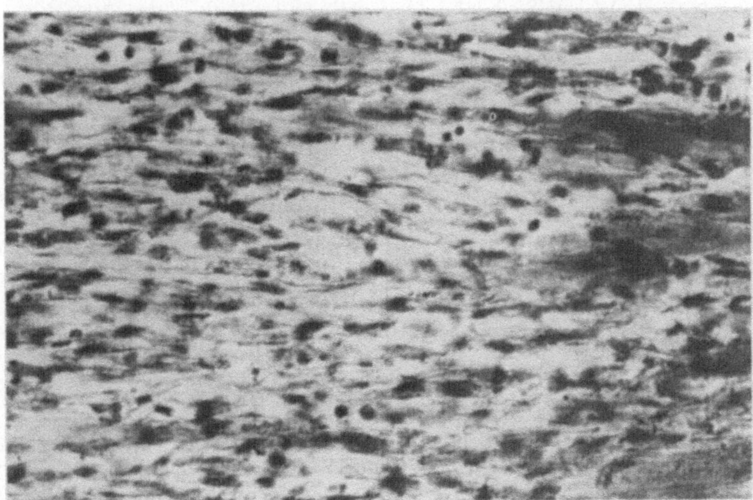

Abb. 8. Aufgelöste Herzmuskelnekrose mit mesenchymaler Wucherung 110 Std. nach 20 γ Adrenalin/Minute 30 Min. lang bei der Katze (nach Veith 1940)

ten konnte V e i t h an der Katze ausgesprochene elektrokardiographische Veränderungen, vor allem aber auch deutliche Nekrosen nachweisen (A b b. 8). Die Befunde wurden von ihm als Ausdruck einer ungenügenden Mehrdurchblutung des Herzmuskels bei Adrenalin-bedingter Steigerung des oxydativen Stoffwechsels aufgefaßt.

R a a b zieht aus den vorliegenden Beobachtungen die Folgerung, daß unter der Wirkung vermehrter Ausschüttung von Adrenalin und Noradrenalin zum mindesten bei bestehender Erschwerung der Koronardurchblutung eine akute Koronarinsuffizienz ausgelöst werden kann. Dabei könne die Stoffwechselentfachung im Herzmuskel unter adrenergischen Einflüssen durch körperliche Arbeit bedingt sein, ebenso aber durch neurale endogen-somatische Einflüsse und schließlich unter der Wirkung akuter psychischer Belastung. Diese Gedankengänge von R a a b scheinen uns eine wichtige Bereicherung in der Deutung des Krankheitsbildes der Angina pectoris und für das Verständnis von Anfällen von Koronarinsuffizienz bei bestehender Bereitschaft dazu darzustellen.

Schrifttum

A b e l l , R. G., u. S c h e n c k , H. C.: J. Immunol. 34 (1938), 195. — A l e l l a , A.: Pflügers Arch. Physiol. 259 (1954), 422 u. 436. — A l t m a n n , H. W., u. S c h u b o t h e , H.: Beitr. path. Anat. 107 (1942), 3. — A r t h u s , M.: Cr. Soc. Biol. Paris 55 (1903), 817. — B ä u r l e , E.: Beitr. path. Anat. 111 (1950), 108. — B a l o g h , E. V.: Verh. Dtsch. Path. Ges. 1939 (1938), 371. — B i n g , R. J.: Disturbances in Myocardial Metabolism. (Adv. Cardiol. 1, 52.) (Basel-New York 1956.) — B l u m g a r t , H. L., S c h l e s i n g e r , M. J., u. D a v i s , D.: Amer. Heart J. 19 (1940), 1. — B l u m g a r t , H. L., S c h l e s i n g e r , M. J., u. Z o l l , P. M.: J. Amer. Med. Ass. 116 (1941), 91. — B ü c h n e r , F.: Klin. Wschr. 1932, 1404 u. 1737; 1937, 1409; 1938, 1713; 1956, 777 u. 927; Beitr. path. Anat. 89 (1932), 644; 92 (1933), 311; Erkr. d. Herzmuskels u. d. Herzklappen, 5 (Dresden u. Leipzig 1933); Verh. Dtsch. Ges. inn. Med. 1938, 73; Die Coronarinsuffizienz (Dresden u. Leipzig 1939). — B ü c h n e r , F., G o h l , D., u. H e r z o g , R.: Noch unveröffentlicht 1957. — B ü c h n e r , F., u. v. L u c a d o u , W.: Beitr. path. Anat. 93 (1934), 169. — B ü c h n e r , F., R e i n d e l l , H., K l e p z i g , H., u. W e y l a n d , R.: Verh. Dtsch. Ges. Kreisl.forsch., 1952. — B ü c h n e r , F., W e b e r , A., u. H a a g e r , B.: Koronarinfarkt und Koronarinsuffizienz. (Leipzig 1935.) — B ü c h n e r , F., u. W e y l a n d , R.: Noch unveröffentlicht 1954. — C h a n g , J.: Quart. J. Exper. Physiol. 28 (1938), 3. — C h r i s t , C.: Beitr. path. Anat. 94 (1934), 111. — C u r r e n s , J. H., u. B a r n e s , A. R.: Arch. Int. Med. 71 (1943), 325; Coll. Pap. Mayo-Clinic 34 (1943), 518. — D a c k , S., M a s t e r , A. M., H o r n , H., G r i s h m a n , A., u. F i e l d , L. E.: Amer. J. Med. 7 (1949), 464. — D a l e , K. H.: J. Pharmacol. Exper. 4 (1913), 167. — D i e t r i c h , S.: Verh. Dtsch. Ges. inn. Med. 1932, 525; Z. exper. Med. 90 (1933), 689. — D i e t r i c h , S.,

u. S c h w i e g k , K.: Klin. Wschr. 1933, 135; Z. klin. Med. 125 (1933),
195. — D u s p i v a , F., u. N o l t e n i u s , H.: Beitr. path. Anat. 118
(1957). — E c k e n h o f f , J. E., u. Mitarb.: Amer. J. Physiol. 152 (1948), 356.
— E c k s t e i n , R. W., S t r o u d , M., D o w l i n g , C. V., u. P r i t -
c h a r d , W. H.: Amer. J. Physiol. 162 (1950), 267; 163 (1950), 539. —
E p p i n g , H.: Arch. Kreislaufforsch. 6 (1940), 109. — F e i l , H., u.
S i e g e l , R.: Amer. J. Med. Sc. 175 (1928), 255; J. Clin. Invest. 10
(1931), 795. — F r e e d b e r g , A. St., B l u m g a r t , H. L., Z o l l , P.
M., u. S c h l e s i n g e r , M. J.: J. Amer. Med. Ass. 138 (1948), 107. —
F r ö h l i c h , A.: Z. Immunit.forsch. 20 (1914), 476. — G o d i n , V.:
Z. exper. Med. 111 (1942), 269. — G o l d h a m m e r , M. S., u.
S c h e r f , D.: Z. klin. Med. 122 (1932), 134. — G o l d e n b e r g u.
R o t h b e r g e r , K. J.: Z. exper. Med. 76 (1931), 1; Z. klin. Med. 121
(1933), 490. — G o l l w i t z e r - M e i e r , Kl., K r a m e r , D., u. K r ü -
g e r , E.: Pflügers Arch. Physiol. 237 (1936), 68. — G o l l w i t z e r -
M e i e r , Kl., u. K r ö t z , Ch.: Klin. Wschr. 1940, 580, 616. — G o l l -
w i t z e r - M e i e r , K., u. W i t z l e b , E.: Pflügers Arch. Physiol. 255
(1952), 469. — G r e g g , D. E.: Coronary Circulation in Health and
Disease. (Philadelphia 1950.) — G r e g g , D. E., u. S h i p l e y , R. E.:
Amer. J. Physiol. 141 (1944), 382; 151 (1947), 13. — G r e m e l s : Arch.
exper. Path. 169 (1933), 689; 182 (1936), 1. — G r e m e l s , H. U.,
S t a r l i n , E. H.: J. Physiol. 61 (1926), 297. — G r u n d m a n n , E.:
Beitr. path. Anat. 111 (1950), 36. — H a m o u d a , M., u. K i n o s i t a ,
R.: J. Physiol. 61 (1926), 615. — H e r z o g , G.: Münch. med. Wschr.
1920, 558; Zbl. Path. 35 (1924), 247. — H i l t o n , R., u. E i c h h o l t z ,
F.: J. Physiol. 59 (1925), 413. — H o c h r e i n , M., u. K e l l e r , J.:
Arch. exper. Path. Pharmak. 159 (1931), 300. — H o r n , H., F i e l d ,
L. E., D a c k , S., u. M a s t e r , A. M.: Amer. Heart J. 40 (1950), 63. —
H o r s t m a n n , W.: Beitr. path. Anat. 115 (1955), 529. — I i j i m a ,
S.: Ersch. in Beitr. path. Anat. 117 (1957). — K e e f e r , C. S., u. R e s -
n i k , W. H.: Arch. Int. Med. 41 (1928), 769. — L e C o m p t e , J., u.
H u e g s , J.: Internat. Arch. Allergy 8 (1955), 72. — L u d w i g s , N.,
u. S c h n e i d e r , M. (vgl. Schneider 1953): Pflügers Arch. Physiol.
259 (1954), 43. — L u f t , U. C.: Beitr. path. Anat. 98 (1937), 323. —
M a s t e r , A. M.: Amer. Heart J. 10 (1935), 495. — M a s t e r , A. M.,
D a c k , S., G r i s h m a n , A., F i e l d , L. E., u. H o r n , H.: J. Sinai
Hosp. 14 (1947), 8. — M a s t e r , M. A., D a c k , S., H o r n , H.,
F r e e d m a n , B. I., u. F i e l d , L. E.: Circulation 1 (1950), 1302. —
M a s t e r , A. M., G u b n e r , R., D a c k , S., u. J a f f é , H. L.: Arch.
Int. Med. 67 (1941), 647. — M e e s s e n , H.: Verh. Dtsch. Ges. Kreisl.-
forsch. 1937, 198; Beitr. path. Anat. 99 (1937), 329; 102 (1939), 191; Klin.
Wschr. 1940, 238; Ber. Naturforsch. Ges. Freiburg/Br. 17 (1941), 65;
Arch. Kreislaufforsch. 6 (1940), 117 u. 361; Z. Kreislaufforsch. 36 (1944),
181. — M e i n e r s , S.: Pflügers Arch. Physiol. 254 (1952), 557. —
M ö l b e r t , E.: Klin. Wschr. 1956, 928; 1957; Verh. Dtsch. Ges. Path.
1957. — M ö l b e r t , E., u. G u e r r i t o r e , D.: Beitr. path. Anat. 117
(1957), 32. — M ü l l e r , E.: Klin. Wschr. 1941, 725; Verh. Dtsch. Path.
Ges. 1947 (1949), 256; Beitr. path. Anat. 110 (1949), 103. — O p i t z ,
E.: Z. Kreislaufforsch. 1935, 227. — P a l : Gefäßkrisen. (Leipzig 1905.)
— P a r k i n s o n u. B e d f o r d : Lancet 1931/I, 15. — v. P i r q u e t ,
C.: Allergie. Erg. inn. Med. 1 (1908), 420. — v. P i r q u e t , C., u.
S c h i c k : Wien. klin. Wschr. 1903, H. 26 u. H. 45. — R a a b , W.:
Hormonal and Neurogenic Cardiovascular Disorders (Baltimore 1953);
Adv. Cardiol. 1 (1956), 65. — R a d t k e , W.: D. Z. ges. gerichtl.

Med. 19 (1932), 26. — R a t n e r , B.: Internat. Arch. Allergy 6 (1955),
1. — R a u , H.: Klin. Wschr. 1956, 167. — R e i n , H.: Z. Biol. 92
(1931), 101, 115; Pflügers Arch. Physiol. 253 (1951), 205. — R ö s s l e ,
R.: Verh. Dtsch. Path. Ges. 13 (1909), 158; 17 (1914), 281; Wien. klin.
Wschr. 1932, 609, 648; Klin. Wschr. 1933, 574. — R o t h s c h i l d , M.
A., u. K i s s i n , M.: Proc. Soc. Exper. Biol. Med., N. Y. 29 (1932), 577; Amer.
Heart J. 8 (1933), 745. — S c h e r f , D.: Z. klin. Med. 120 (1932), 715;
Lehrbuch der Elektrokardiographie, 1. Aufl. (Berlin 1937). — S c h e r f ,
D., u. B o y d , L. J.: Klinik u. Therapie d. Herzkrankh. 6. Aufl. (Wien
1955). — S c h i r r m e i s t e r , S.: Arch. Kreislaufforsch. 5 (1939), 264.
— S c h n e i d e r , M.: Verh. Dtsch. Ges. Kreislaufforsch. 1953, 3. —
S c h o l z , W.: Hdb. Spez. Path. XIII, 1B, 1284 (1942/1957). — S c h ü t z ,
E.: Verh. Dtsch. Ges. Kreislaufforsch. 12 (1939), 15. — S c h u l t z , W.
H.: J. Pharmacol. 1, 2, 3 (1910/12). — S c h u m a n n , H.: Z. exper.
Med. 106 (1939), 59; Luftfahrtmedizin 4 (1940), 204; Erg. inn. Med. 62
(1942), 869; Kreislauf-Büch. 10 (Darmstadt 1950); Verh. Dtsch. Ges.
Kreislaufforsch. 1950, 23. — S h i p l e y , R. E., u. G r e g g , D. E.:
Amer. J. Physiol. 143 (1945), 396. — S t r u c k , G.: Beitr. path. Anat.
115 (1955), 515. — T e s s e r e a u x , H.: Zbl. Path. 42 (1928), 344. —
T i t t e l , S.: Z. exper. Med. 113 (1944), 698. — V e i t h , G.: Arch.
Kreislaufforsch. 6 (1940), 335. — W a l d e r , R.: Beitr. path. Anat. 102
(1939), 485. — W e i n s c h e n k , K.: Beitr. path. Anat. 102 (1939), 477.
— W o o d , F. C., W o l f e r t h , C. C., u. L i v e z e y , M. M.: Arch.
Int. Med. 47 (1931), 339. — Y a t e r , W. M. u. Mitarb.: Amer. Heart
J. 36 (1948), 334.

Pathologisches Institut der Universität Freiburg i. Br.
Direktor: Prof. F. Büchner

Chronische Hypertonie als ein Faktor in der Entstehung der Arteriosklerose

Von **Franz Büchner**

Wir verdanken *Ludwig Aschoff* zwei grundlegende Entdeckungen in der Arterioskleroseforschung: 1904 hat er durch die Untersuchungen von *Torhorst* darauf aufmerksam gemacht, daß bei pulmonaler Hypertonie bevorzugt eine Arteriosklerose in den Pulmonalarterien und ihren Verzweigungen aufzutreten pflegt. In seiner Arbeit mit *Adami* hat er 1906 die Vermutung ausgesprochen, daß die doppelbrechenden Ablagerungen in der arteriosklerotisch veränderten Intima Cholesterinester seien. In seinen von *Aschoff* angeregten chemischen Untersuchungen hat *Windaus* diese Hypothese 1910 bewiesen (vgl. auch *Schönheimer* 1929). Die Frage nach der Bedeutung haemodynamischer Faktoren und die nach Änderungen des Cholesterinester- und Lipoidgehaltes im Blute für die Entstehung der arteriosklerotischen Herdbildungen waren damit in Bewegung gebracht, und seither haben diese beiden Fragen zu einem großen Teil die Entwicklung der Arteriosklerose-Forschung bestimmt.

Erstaunlich ist es nur, daß *Aschoff* bei seiner hohen Bewertung der haemodynamischen Faktoren für die Arterioskleroseentstehung die pathogenetische Bedeutung der chronischen Hypertonie des großen Kreislaufs für die Entwicklung der Arteriosklerose bis zuletzt abgelehnt hat. In seinem Referat von 1939 über Arteriosklerose sagt er: «Daß weder die Altersektasie, noch die Arteriosklerose irgend etwas mit dem Blutdruck zu tun hat, haben die Kliniker immer wieder betont. Wir pathologischen Anatomen können diese Beobachtung nur unterstreichen.» Hier hat *Hueck* schon 1920 weitergesehen. Aber nur zögernd sind ihm andere gefolgt, und zur allmählichen Anerkennung gelangte die Erkenntnis von der großen ursächlichen Bedeutung der chronischen Hypertonie für die Arteriosklerose im großen Kreislauf erst im letzten Jahrzehnt, besonders durch die 1944 veröffentlichten Untersuchungen von *Linzbach* einerseits und *Wg. Rotter* andererseits.

Linzbach hat vor allem auf die grundsätzliche Bedeutung der Grenzschichtdicke im Sinne *Warburgs* für eine normale Durchflutung und Energetik des kapillarfreien Teiles der Aortenwand und der Arterien aufmerksam gemacht. Die Bedeutung dieses Faktors der Grenzschichtdicke hat *Otto Warburg* 1926 für die Ernährung und Sauerstoffversorgung überlebender Gewebsschnitte erkannt: Bei der Explantation lebenden Gewebes bleiben die Oxydationen und die Glukoseverarbeitung nur dann optimal, wenn das Gewebsstück eine bestimmte Dicke nicht überschreitet. Auf die Aorten- und Arterienwand übertragen, bedeutet dies: nur bei einer optimalen physiologischen Dicke und einem optimalen physiologischen Blutdruck können die Wandstrukturen der Aorta und der Arterien normal durchflutet und mit Sauerstoff und Nährstoff versorgt werden. Die Überschreitung dieser Dicke bedeutet eine Gefährdung des Stoffwechsels der Aorten- und Arterienwand, ebenso die unphysiologische Senkung und Erhöhung des Blutdruckes.

Daß dem so ist, konnten wir in Untersuchungen von *Lopes de Faria* 1955 am Kaninchen zeigen. Wurde bei diesen Tieren ein- oder zweimal am gleichen Tage ein orthostatischer Kollaps und dadurch eine starke Blutdrucksenkung und schwere Oligaemie herbeigeführt, so konnte die

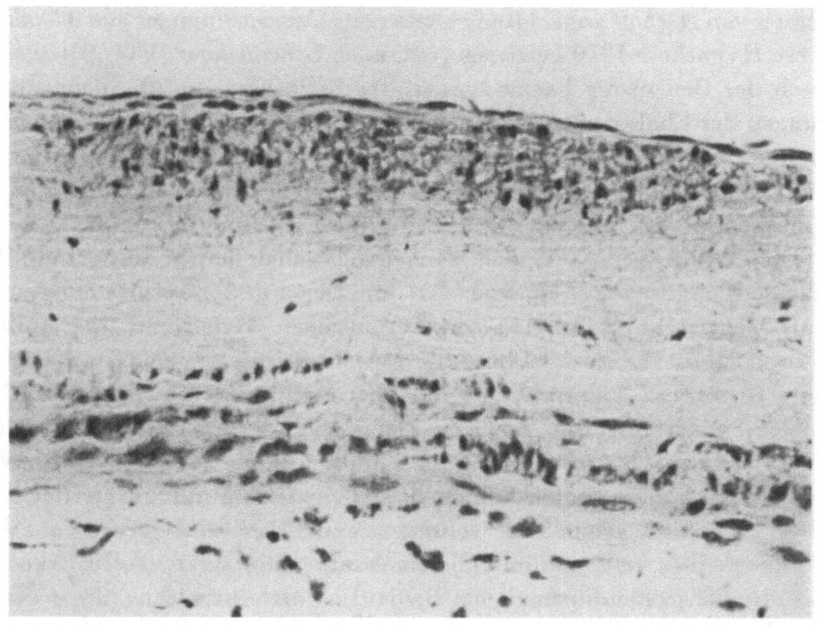

Abb. 1. Totale Nekrose der glatten Muskulatur in der mittleren Media der Aorta thoracica bei einem Kaninchen, 24 Stunden nach zweimaligem orthostatischem Kollaps (nach *Lopes de Faria* 1955).

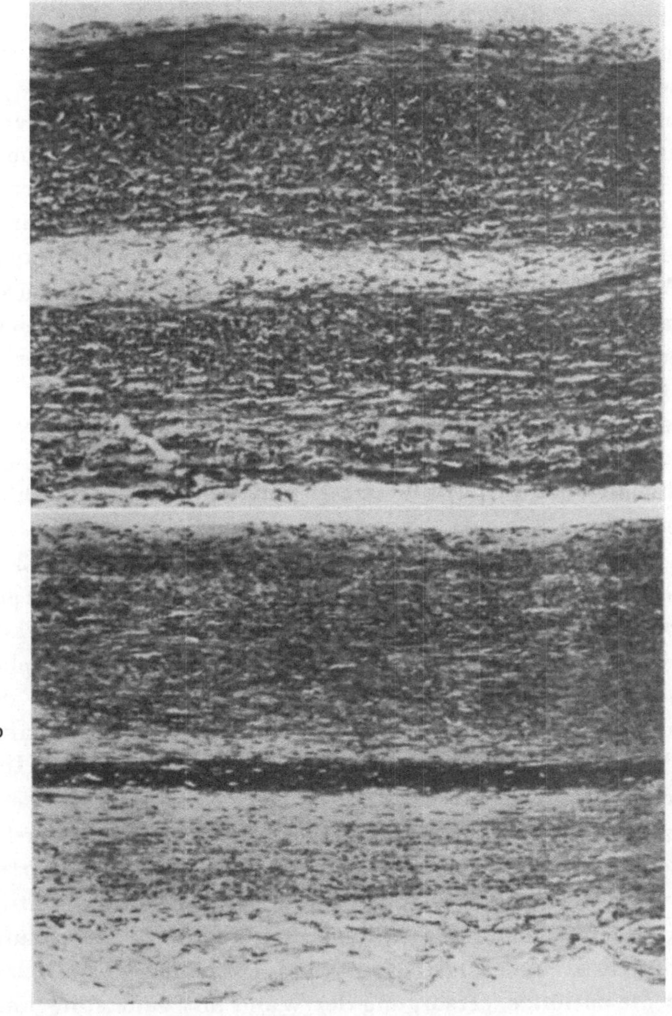

Abb. 2. Ödem und Nekrose in einem mittleren Streifen der Aorta abdominalis des Menschen nach 24stündigem peripherem Kollaps, a) im Hämatoxylin-Eosin-Präparat, b) mit metachromatischer Darstellung der demaskierten und gequollenen Mucopolysaccharide (nach *Thies* 1956).

normale Aorten- und Arterienwand nicht mehr genügend durchflutet und mit Nährstoff und Sauerstoff versorgt werden. Infolgedessen entwickelten sich bei den Tieren gesetzmäßig ausgedehnte Nekrosen der glatten Muskulatur der Aortenmedia (Abb. 1) und mit großer Regelmäßigkeit in den großen Arterien. Dabei kam es zur Demaskierung und Quellung der Mucopolysaccharide. Das gleiche Bild konnten wir in den Untersuchungen von *Thies* (1956) am Menschen nach akutem tödlichem, stundenlangem Kollaps nachweisen (Abb. 2). Nach einer brieflichen Mitteilung kam *Lopes de Faria*, unabhängig von uns, in Sao Paulo zu dem gleichen Befund.

Daß bei diesen Veränderungen dem Sauerstoffmangel in der Gefäßwand eine große Rolle zukommt, beweisen Beobachtungen von *Girgensohn* (1956) bei schwerer fetaler Erythroblastose des Neugeborenen: er fand in der Media der Aorta und der Coronararterien dieser Kinder ausgedehnte Verkalkungen, die auf einen herdförmigen Untergang der glatten Muskulatur oder auf Verquellungen in der Media zurückgeführt werden müssen. Dieses Bild hat aber große Ähnlichkeit mit den Kalkherdbildungen, die wir als Standortvariante der Arteriosklerose an den Extremitätenarterien häufig beobachten können.

Die von uns und *Girgensohn* erhobenen Befunde stellen zwar keine arteriosklerotischen Herdbildungen dar. Sie beweisen uns aber die Empfindlichkeit der Aorten- und Arterienwand gegenüber Durchflutungsstörungen.

Schon die älteren Pathologen, vor allem *Thoma* (1886–1921), *Jores* (1898–1924) und *Aschoff* (1908–1939) haben darauf aufmerksam gemacht, daß der Arteriosklerose eine charakteristische Altersverdickung der Arterienwand vorauszugehen pflegt, vor allem eine Hyperplasie der elastisch-bindegewebigen Schichten der Intima des arteriellen Systems. Diese Anpassungshyperplasie der Arterienwand tritt krankhaft gesteigert und verfrüht bei chronischer Blutdruckerhöhung auf. In seinen Untersuchungen über die Entstehung der arteriosklerotischen Herdbildungen kam nun *Linzbach* zu der Auffassung, daß die altersbedingte und besonders die hypertoniebedingte Hyperplasie der Aorten- und Arterienwand eine entscheidende Voraussetzung für die Entwicklung der arteriosklerotischen Herdbildungen sei. Er hat die These aufgestellt, daß durch diese hyperplastische Wandverdickung die Grenzschichtdicke für die optimale Versorgung der Wand mit Sauerstoff- und Nährsubstrat überschritten wird, und daß dadurch zu einem wesentlichen Teil die arteriosklerotischen Herdbildungen zustandekommen. *Wg. Rotter* hat 1944 in seiner Freiburger Habilitationsarbeit daneben noch besonders betont, daß auch die Erschwerung der normalen Arterienwanddurchflutung und -ernährung durch den krankhaft erhöhten Blutdruck von wesentlicher Bedeutung für die arteriosklerotischen Herdbildungen ist.

Die Häufigkeit der Arteriosklerose bei Hypertonie des großen Kreislaufs konnten wir besonders in systematischen Untersuchungen von *Rau* (1955) nachweisen. Bei 197 Hypertonikern fand er eine schwere Aortensklerose in 30–40% der Fälle ansteigend vom 50. bis zum 80. Jahr. Bei 735 Todesfällen ohne Hypertonie lagen die entsprechenden

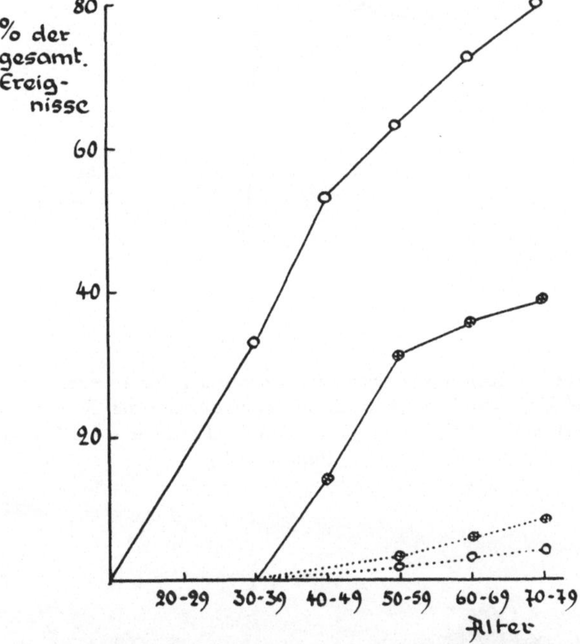

Abb. 3. Nach *Rau* 1956.

Werte unter 5–10%. Noch deutlicher waren die Unterschiede bei der bis
in die Peripherie des Coronarsystems reichenden, für die Hypertonie
typischen Coronarsklerose. Er fand sie bei den Hypertonikern vom 50.
bis 80. Jahr in 50–80% der Todesfälle, bei den Nicht-Hypertonikern
nur in unter 5% der Fälle (Abb. 3).

Bei der Hypertonie ist diese bis weit in die Peripherie des Coronarsystems reichende Variante der Coronarsklerose dadurch besonders gekennzeichnet, daß die arteriosklerotischen Herdbildungen in den proximalen Anteilen des Coronarsystems zum Teil nur mäßig, in den distalen
dagegen in der Regel hochgradig stenosierend wirken. Das konnten wir
in systematischen Untersuchungen von *Bäurle* (1950) zeigen und immer
wieder bestätigen (Abb. 4 und 5).

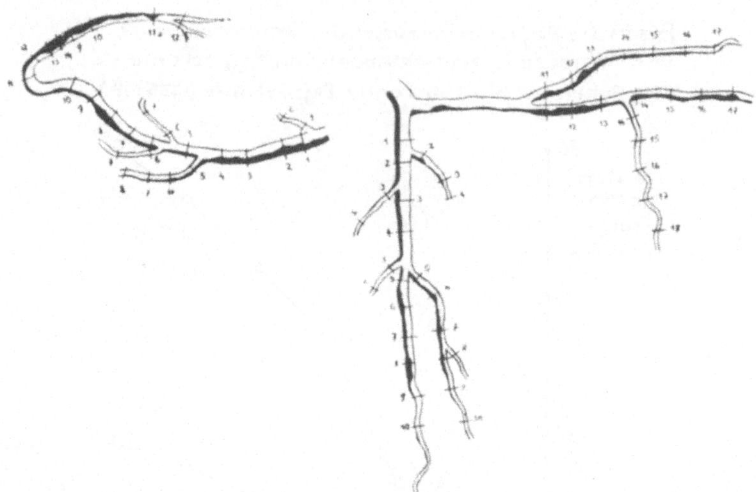

Abb. 4. Skizze der Koronararterien mit Eintragung der arteriosklerotischen Stenosen (schwarz) bei Hypertonie nach Stufenuntersuchungen des Koronarsystems. Arteriosklerotische Herde und Stenosen bis weit in die Peripherie des Koronarsystems (nach *Bäurle* 1950).

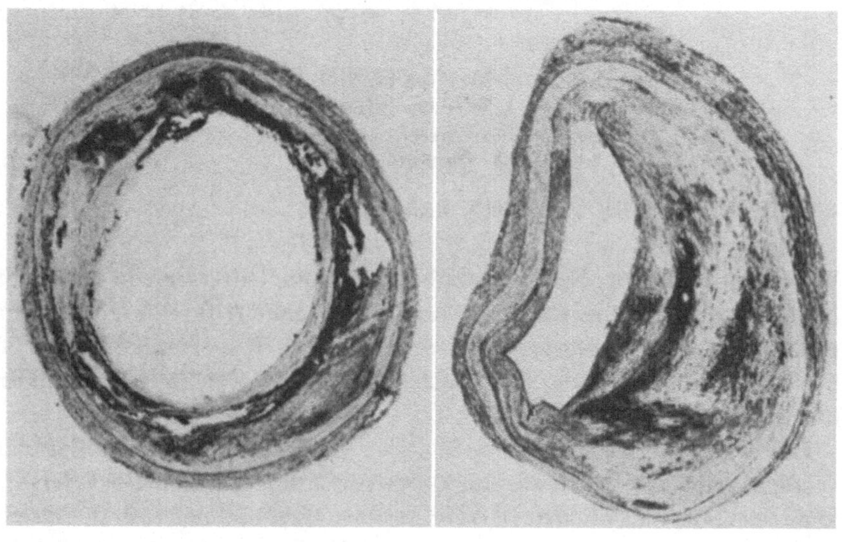

a   b

Abb. 5. Auf die gleiche Größe gebrachte proximale (a) und distale (b) Koronararterie mit mäßiger (a) und starker (b) arteriosklerotischer Stenose bei Hypertonie (nach *Bäurle* 1950).

So müssen wir nach allen heute vorliegenden Untersuchungen im Sinne *Huecks* für die verschiedenen Formen der chronischen Hypertonie des großen Kreislaufes in der chronischen Blutdruckerhöhung eine wesentliche Ursache der fortschreitenden und bis in die Peripherie des arteriellen Systems sich ausbreitenden Arteriosklerose sehen. Diese Auffassung wird noch entscheidend gestützt durch die in den Arbeiten von *Thorhorst* (1904), *Ljungdahl* (1928), *Brenner* (1935), *Staemmler* (1938), *Bredt* (1941), *Wg. Rotter* (1944/1949) und *Könn* (1956) herausgearbeiteten Beobachtungen über die Häufigkeit der Arteriosklerose der Pulmonalarterien bei pulmonaler Hypertonie. In den Untersuchungen von *Rau* (1955) konnten wir dieses Bild unter 505 Fällen mit pulmonaler Hypertonie 333mal (= 66%) beobachten, unter 427 Fällen ohne Hypertonie im kleinen Kreislauf nur 27mal (= 6,3%). Daß pulmonale Hypertonien jeglicher Ätiologie häufig zu diesem Bilde führen, haben vor allem wiederum die Untersuchungen von *Könn* ergeben. Er sah dieses Bild nicht nur nach rheumatischbedingter Mitralstenose, sondern ebenso bei pulmonalen Hypertonien, bei denen eine Entzündung keine Bedeutung hatte, z. B. nach Herzinfarkt nach chronischer Insuffizienz des linken Ventrikels (Abb. 6), nach Myxom des linken Vorhofs mit partieller Verlegung der Mitralklappe und bei multiplen Narbenstenosen an den kleinen

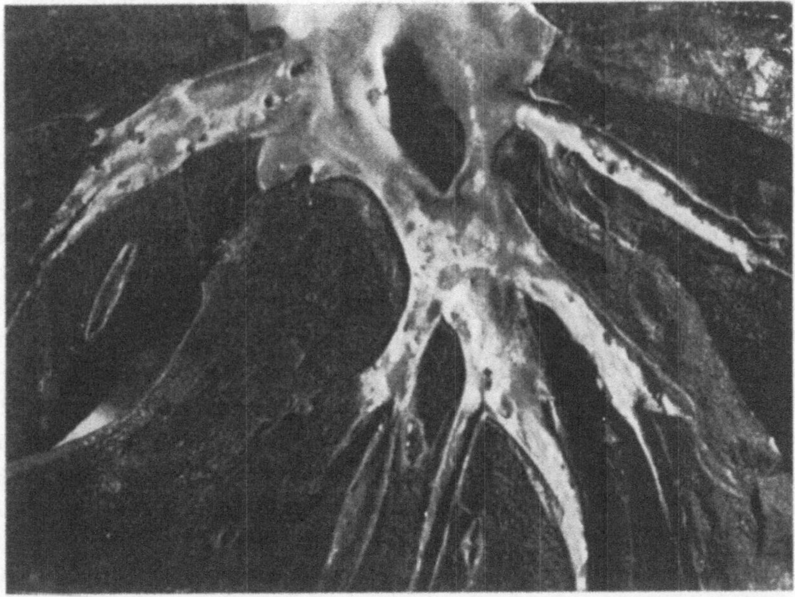

Abb. 6. Starke arteriosklerotische Lipoidose und Hyalinose bei pulmonaler Hypertonie infolge chronischer Insuffizienz des linken Ventrikels durch Herzinfarktnarbe (nach *Könn* 1956).

Pulmonalarterien infolge von Mikroembolien. Bei dem letztern Bilde fand er die arteriosklerotischen Herdbildungen genau bis zur Stenose, also im drucküberlasteten, stark hyperplasierten Abschnitt, nicht dagegen distal der Stenose im Bereich normaler Wanddicke und normalen Druckes.

Ob bei den Arteriosklerosen infolge Hypertonie im großen oder im kleinen Kreislauf neben den kreislaufdynamischen Faktoren noch eine Hypercholesterinaemie pathogenetisch mit ins Spiel tritt, können wir auf Grund unserer Untersuchungen nicht entscheiden. Nachdem wir aber durch *Pincus* und Mitarb. (1951) wissen, daß das Cholesterin die Muttersubstanz der Nebennierenrindenhormone ist, und nachdem uns durch die Untersuchungen von *Landau* (1915) und *Liebegott* (1944, 1952) am Menschen, durch *Rather* (1951) im Experiment gezeigt wurde, daß die Nebennierenrinde bei chronischer Hypertonie des großen wie des kleinen Kreislaufs gesetzmäßig hyperplasiert, besteht durchaus die Möglichkeit, daß jede chronische Hypertonie infolge dieser Hyperplasie der Nebennierenrinde eine Hypercholesterinaemie auslöst, die zumindesten die Qualität der arteriosklerotischen Herdbildungen bei den hypertonischen Arteriosklerosen mitbestimmen würde. Wie weit beim Normotoniker dieser Faktor oder andere Störungen im Lipoidstoffwechsel für die Arterioskleroseentstehung von Bedeutung sind, und wie weit Auflockerungen der Arterienwandstrukturen durch im Blute kreisende Erreger-Hyaluronidase die Bildung arteriosklerotischer Herde fördern, etwa im Sinne der Experimente von *Cali* (1955), konnten wir entsprechend unserer Fragestellung in unserem Referat nicht berücksichtigen.

Zusammenfassung

Die Linzbachschen Untersuchungen haben auf die Bedeutung der Grenzschichtdicke für eine normale Durchblutung und Energetik der kapillarenfreien Aortenwand und der Arterien aufmerksam gemacht. Die Bedeutung dieses Faktors geht auch aus eigenen Experimenten hervor (*Lopes de Faria*, 1955). Wurden Kaninchen ein- oder zweimal einem orthostatischen Kollaps und dadurch einer schweren Oligämie ausgesetzt, so konnte die normal dicke Aorten- und Arterienwand nicht mehr genügend durchflutet werden, und es entwickelten sich ausgedehnte Nekrosen der glatten Muskulatur der Media in der Aorta und den großen Arterien. Das gleiche Bild konnten wir am Menschen nach akutem Kollaps nachweisen (*Thies*, 1956). Als Folge schwerer Hypoxämie wurde es bei hämolytischer Anämie des Neugeborenen beobachtet, zum Teil mit nachfolgender Verkalkung der Aortenmedia (*Girgensohn*, 1956). Dieses Bild erinnert hier an die verkalkende Arteriosklerose in der Media der Arteria femoralis als einer Standortvariante der Arteriosklerose.

Bei Hypertonie wird die Grenzschichtdicke der Aorta, der Arterien und der Arteriolen infolge Hyperplasie ihrer Wandstrukturen erheblich überschritten. Zusätzlich wird die Durchflutung der Wandstrukturen durch die Druckerhöhung erschwert. Diese Faktoren sind von großer Bedeutung für das Verständnis der Häufigkeit und Schwere sowie des frühen Auftretens der Arteriosklerose bei der Hypertonie des großen Kreislaufs. Wir konnten ihre Häufigkeit in systematischen Untersuchungen nachweisen (*W. Rotter*, 1944/1949; *Rau*, 1955; *Volkstädt*, 1956). Dabei fanden wir mit auffallender Regelmäßigkeit die hypertonische Coronarsklerose bis in die feinsten präparierbaren Verzweigungen des Coronarsystems ausgebreitet (*Bäuerle*, 1951; *Rau*, 1955). Auch die Arteriolen des Myokards sind von dieser hypertonischen Coronarsklerose befallen (*Kathke*, 1955). Schon beim frühkindlichen Phäochromocytom führt die Hypertonie zur Arterio- und Arteriolosklerose des großen Kreislaufes (vgl. *Heimbucher*, 1950).

Chronische Hypertonie im Lungenkreislauf jeder Ätiologie, z. B. infolge Mitralstenose, Myxom des linken Vorhofs, chronischer Insuffizienz des linken Ventrikels nach Herzinfarkt, führt zuerst zur Anpassungshyperplasie der Wandstrukturen der gesamten arteriellen Strecke des Pulmonalkreislaufes, dann zur schweren Arteriosklerose, zum Teil auch zur Arteriolosklerose des Pulmonalsystems, wie wir in jüngsten systematischen Untersuchungen bestätigen konnten (*Könn*, 1955/56). Dabei konnten wir bei multiplen Narbenstenosen der kleinen Pulmonalarterien nach Mikroembolie im drucküberlasteten Abschnitt vor den Stenosen eine schwere Hyperplasie und Arteriosklerose, distal der Stenosen, bei normaler Wanddicke, keine Arteriosklerose nachweisen (*Könn*, 1955/56).

Wie weit neben den genannten Faktoren Änderungen im Lipoidstoffwechsel als Folge oder als Begleitphänomen der Hypertonie zusätzlich eine Rolle spielen, bedarf der weiteren Untersuchung. Hyperplasien der Nebennierenrinden bis zur Adenombildung bei Hypertonie (*Landau*, 1915; *Liebegott*, 1944, 1952/53) deuten auf zusätzliche Steigerungen im Cholesterinesterstoffwechsel bei jeder Form der chronischen Hypertonie.

Résumé

Les examens de Linzbach ont souligné l'importance de l'épaisseur de la couche marginale dans l'irrigation normale et l'énergétique de la paroi aortique et des artères privées de capillaires. La propre expérience de l'auteur montre aussi l'importance de ce facteur (*Lopes de Faria*, 1955). Si l'on provoque une ou deux fois un collapsus orthostatique et, de cette manière, une oligémie grave chez un lapin, l'irrigation de l'aorte et des parois artérielles ne s'effectue plus de façon normale et une nécrose étendue de la musculature lisse de la média se développe alors. Nous avons pu démontrer ce même phénomène chez l'être humain, après un collapsus aigu (*Thies*, 1956). Les mêmes altérations peuvent être observées comme suite d'hypoxémie grave dans l'anémie hémolytique du nouveau-né, altérations qui peuvent conduire ultérieurement dans certains cas à une calcification de la média aortique (*Girgensohn*, 1956). Ce phénomène rappelle ici l'artériosclérose calcifiante de la média de l'artère fémorale, comme variante de localisation de l'artériosclérose.

Dans l'hypertonie, l'épaisseur de la paroi de l'aorte, des artères et des artérioles augmente notoirement à la suite d'hyperplasie de la structure pariétale. En outre, l'augmentation de la pression rend l'irrigation de la paroi plus difficile. Ces facteurs sont importants pour comprendre la fréquence, la gravité ainsi que l'apparition précoce de l'artériosclérose en cas d'hypertonie de la grande circulation. Nous avons pu prouver sa fréquence dans des examens systématiques (*W. Rotter*, 1944/1949; *Rau*, 1955). Nous avons trouvé, avec une constance frappante, la sclérose des coronaires hypertoniques s'étendant jusque dans les ramifications les plus fines du système coronaire, c'est-à-dire, jusqu'à celles que l'on peut encore disséquer (*Bäurle*, 1951; *Rau*, 1955).

Les artérioles du myocarde, elles aussi, sont atteintes de cette artériosclérose hypertonique des coronaires (*Kathke*, 1955). Dans les cas de phéochromocytome du petit enfant déjà, l'hypertonie provoque la sclérose des artères et des artérioles de la grande circulation.

Une hypertonie chronique dans la circulation pulmonaire, quelle que soit son étiologie, qu'il s'agisse d'une sténose mitrale, d'un myxome de l'oreillette gauche ou d'une insuffisance chronique du ventricule gauche à la suite d'un infarctus du myocarde, conduit tout d'abord à une hyperplasie d'adaptation de la structure pariétale de tout le système artériel de la circulation pulmonaire; elle mène ensuite à une artériosclérose grave, en partie même à une artériolosclérose du système pulmonaire. Nous avons pu confirmer ces résultats par des études récentes (*Könn*, 1955/56). C'est ainsi que, dans des cas de sténoses cicatricielles multiples des petites artères pulmonaires survenues à la suite de microembolies, nous avons pu démontrer dans la partie soumise à l'hypertension, en amont de la sténose, une hyperplasie importante et une artériosclérose; dans la partie en aval de la sténose, avec une épaisseur normale de la paroi, l'absence d'artériosclérose (*Könn*, 1955/56).

A côté des facteurs déjà cités, le rôle joué par une modification dans le métabolisme des lipoides, soit comme conséquence, soit comme facteur d'accompagnement de l'hypertonie, demande des contrôles ultérieurs. L'hyperplasie des corticosurrénales, qui peut aller jusqu'à la formation

d'adénomes dans l'hypertonie, est caractéristique d'un accroissement
du métabolisme des esters du cholestérol dans chaque forme d'hypertonie chronique (*Landau*, 1915; *Liebegott*, 1944, 1952/53).

Summary

The Linzbach experiments have emphasised the importance of the
thickness of the limiting layer for normal circulation and energy conditions in the capillary-free aorta wall and in the arteries. The significance
of this factor is shown by the results of the author's own experiments
(*Lopes de Faria*, 1955). If rabbits are subjected to one or two orthostatic
collapses with resulting severe oligaemia, the normal thick aorta and
artery walls are no longer adequately flooded with blood and an ex-
tensive necrosis of the smooth muscle of the media in the aorta and in
the larger arteries develops. The same picture can be shown in man after
acute collapse (*Thies*, 1956). As the result of severe hypoxaemia, it is also
seen in haemolytic anaemia of the newborn infant, sometimes with
resulting calcification of the aortic media (*Girgensohn*, 1956). The picture
here reminds one of the calcifying arteriosclerosis in the media of the
femoral artery as a variant of the site of arteriosclerosis.

In hypertony the thickness of the limiting layer of the aorta, the
arteries and the arterioles is markedly exaggerated as a result of hyperplasia of the wall structures. In addition, the blood flow through the wall
structures is obstructed by the rise in pressure. These factors are of great
importance for understanding the frequency and severity, and also the
early occurrence of arteriosclerosis in hypertony of the large circulation.
We were able to prove its frequency by systematic investigations
(*W. Rotter*, 1944/1949; *Rau*, 1955). We found thereby, with marked
regularity, hypertonic coronarsclerosis extending into the finest
branches of the coronary system which could be prepared (*Bäurle*, 1951;
Rau, 1955). The arterioles of the myocardium are also attacked by this
coronary sclerosis (*Kathke*, 1955). Even in infantile pheochromocytoma,
the hypertony leads to arterio- and arteriolo-sclerosis of the large circulation.

Chronic hypertony in the pulmonary circulation of whatever etiology,
for instance as a result of mitral stenosis, myxoma of the left auricle,
chronic insufficiency of the left ventricle after cardiac infarct, leads firstly
to adaptive hyperplasia of the wall structures of the whole arterial
stretch of the pulmonary circulation, then to severe arteriosclerosis,
partly also to arteriolosclerosis, of the pulmonary system, as we were able
to confirm in our latest investigations (*Könn*, 1955/56). By multiple scar
stenosis of the small pulmonary arteries after micro-emboly in the pres-

sure-strained portion before the stenosis of a severe hyperplasia and arteriosclerosis, we could not show any arteriosclerosis distal to the stenosis with normal wall thickness (*Könn*, 1955/56).

How far changes in the lipoid metabolism, beside the other factors mentioned, whether as result or as simultaneous symptom of the hypertony, plays an additional role can only be decided by further experiments. Hyperplasia of the adrenal cortical glands up to the formation of adenoma in hypertony (*Landau*, 1915; *Liebegott*, 1944, 1952/53) indicates an additional increase in cholesterol ester metabolism in every form of chronic hypertony.

Adami, I. G., und *Aschoff, L.:* Proc. roy. Soc. Edinb. B **28** (1906). – *Aschoff, L.:* Med. Klin. **1908**, Beih. 1; **1914**, Beih. 1; **1930**, Beih. 1; Verh. dtsch. Ges. inn. Med. **1939**, 28. – *Bäurle, W.:* Beitr. path. Anat. **111**, 108 (1950). – *Bredt, H.:* Virch. Arch. **308**, 60 (1941). – *Brenner, O.:* Arch intern. Med. **56**, 457, 724, 976, 1189, 1249 (1935). – *Büchner, F.:* Allgemeine Pathologie. 1. Aufl. 1950, 2. Aufl. 1956; Spezielle Pathologie. 1. Aufl. 1955, 2. Aufl. 1956. – *Cali, A.:* Basi teoreiche e sperimentali per una patogenesi enzimatica dell'arteriosclerosi. Quad. Biol. Sperm. **1955**, 17. – *Girgensohn, H.:* Verh. dtsch. path. Ges. 1956. – *Hueck, W.:* Münch. med. Wschr. **1920**, 535, 573, 606. – *Jores, L.:* Beitr. path. Anat. **24**, 458 (1898); Wesen und Entwicklung der Arteriosklerose. Wiesbaden 1903; Hdb. Spez. Path. **2**, 608 (1924). – *Könn, G.:* Beitr. path. Anat. **116**, 273 (1956). – *Landau, M.:* Die Nebennierenrinde. Jena 1915. – *Liebegott, G.:* Beitr. path. Anat. **109**, 93 (1944); Verh. dtsch. path. Ges. **1952**, 21 (1953). – *Linzbach, A. J.:* Virch. Arch. **311**, 432 (1944). – *Ljungdahl, M.:* Dtsch. Arch. klin. Med. **160**, 1 (1928). – *Lopes de Faria, J.:* Beitr. path. Anat. **115**, 373 (1955). – *Pincus, G.*, und Mitarb.: Recent Progr. Hormone Res. **6**, 215 (1951). – *Rather, L. J.:* J. exp. Med. **93**, 573 (1951). – *Rau, H.:* Klin. Wschr. **1956**, 167. – *Rotter, Wg.:* Beitr. path. Anat. **110**, 46 (1949), (Habil.-Schrift 1944). – *Schönheimer, R.:* Chemische und experimentelle Untersuchungen über die Atherosklerose. Freiburg 1928. – *Staemmler, M.:* Arch. Kreisl.-Forsch. **3**, 125 (1938). – *Thies, W.:* Beitr. path. Anat. **116**, 461 (1956). – *Thoma, R.:* Virch. Arch. **106**, 421 (1886); Untersuchungen über die Histogenese und Histomechanik des Gefäßsystems. Stuttgart 1893; Virch. Arch. **230**, 1 (1921). – *Torhorst, H.:* Beitr. path. Anat. **36**, 210 (1904). – *Warburg, O.:* Über den Stoffwechsel der Tumoren. Berlin 1926. – *Windaus, A.:* Z. physiol. Chem. **67**, H. 2 (1910).

Die koronarstenotisch verursachte akute Koronarinsuffizienz

Wenn auch alsbald nach der ersten Beschreibung des Angina-pectoris-Anfalls durch HEBERDEN 1772 schon PARY 1799 die Bedeutung der stenosierenden Koronarsklerose als häufige Ursache der Angina pectoris betont hat, so wurde die moderne Deutung des Angina-pectoris-Anfalls bei Koronarstenosen doch erst durch einen Analogieschluß und einen Modellversuch vorbereitet. Eine Reihe von Klinikern hat nämlich die Verwandtschaft dieses Anfalls mit dem Anfall erkannt, der als intermittierendes Hinken infolge stenosierender Arteriosklerose der Beinarterien bei Bewegung der Beine, nicht in Ruhe, auftritt (z. B. POTAIN 1880; A. FRAENKEL 1891; KREHL 1901; J. MACKENZIE 1923; DANIÉLOPOLU 1927; HERRICK 1931 u. a.). Diese Deutung konnte im Modellversuch am Menschen gestützt werden: Wurde die arterielle Blutzufuhr durch Drosselung am Arm eingeschränkt, so trat bei Bewegung des Armes nach einiger Zeit ein heftiger, schließlich unerträglicher Schmerz auf, und zwar nicht an der Stelle der Kompression der Arterie, sondern im arbeitenden Muskel (WILLIAM u. WEBSTER 1923; LEWIS, PICKERING u. ROTHSCHILD 1931). Als dann die ersten Mitteilungen über die Veränderungen des Elektrokardiogramms im Anfall von Angina pectoris bei Koronarstenose erschienen (FEIL u. SIEGEL 1928), entwarfen KEEFER und RESNIK 1928, der weiteren Diskussion weit vorgreifend, die Hypothese, daß der Angina-pectoris-Anfall bei stenosierender Koronarsklerose durch eine akute Atmungsstörung im Herzmuskel, also durch akute Hypoxie, zustande komme.
1. Exakteres wurde aber erst durch die Experimente der Physiologen angebahnt. Diese ergaben, daß sich die Durchblutung der Koronararterien exakt mit der aktuellen Herzleistung ändert und immer dann ansteigt, wenn unter dem Einfluß körperlicher Belastungen der Stoffwechsel und der Blutbedarf des Herzmuskels zunimmt, während sie beim Übergang aus der Arbeit in die Ruhe sofort wieder auf ihr Ruhemaß sinkt (REIN 1931; HOCHREIN u. KELLER 1931; GREGG 1950).
Von den Klinikern wurde außer der körperlichen Arbeit die psychische Erregung seit je als möglicher Auslöser des Anfalls von Angina pectoris hervorgehoben. Hier konnte HENSEL 1962 an der Katze ein eindrucksvolles Experiment vorlegen: Durch Einnähen von Thermosonden in den Herzmuskel der Katze konnte er die Erwärmung beim Durchstrom des Blutes durch den Herzmuskel als Maß seiner Durchblutung registrieren. In einem Film wurden das

Verhalten der Katze und die Änderungen der Durchblutung des Herzmuskels miteinander synchronisiert. Heftige Erregung der Katze durch eine ihr vorgehaltene lebende Maus löste sofort eine starke Mehrdurchblutung des Herzmuskels aus; hatte die Katze die Maus verschlungen, so kehrte die Durchblutung wieder auf ihren Ruhewert zurück.

Als steuernder Faktor für die Koronardurchblutung wurde in einer Serie von Experimenten an erster Stelle die Sauerstoffspannung des Koronarblutes erkannt: Jede Senkung der Sauerstoffspannung führt über eine Dilatation der Koronararterien zu einer sofortigen Mehrdurchblutung, jede Hebung der Sauerstoffspannung bewirkt eine Wiedereinschränkung der Koronardurchblutung (ECKENHOFF u. Mitarb. 1947; GREGG 1950; REIN 1951; ALELLA 1954, 1955; BRETSCHNEIDER 1958, 1961). Auch dieses Phänomen wurde in dem Film von HENSEL 1962 an der Katze exakt dokumentiert. Auf der anderen Seite konnten verschiedene Untersucher zeigen, daß auch der mittlere Aortendruck für die Durchblutung des Koronarsystems von Bedeutung ist: Der Anstieg des Aortendrucks fördert die Koronardurchblutung, seine Senkung mindert sie (GOLLWITZER-MEIER u. KRÖTZ 1940; GREGG 1950; HEIDENREICH u. SCHMIDT 1956). Das hat in Japan besonders KIMURA 1957 gezeigt.

2. Als Hermann REIN 1931 die Abhängigkeit der Koronardurchblutung von der Arbeit oder Ruhe der Skeletmuskulatur entdeckt hatte, prägte er den Begriff „Koronarinsuffizienz" als „Insuffizienz der Koronarregulation", ohne ihn zu bestimmten Krankheitsbildern in Beziehung zu setzen. Zur gleichen Zeit habe ich mich mit dem Krankheitsbild der Angina pectoris durch Koronarstenosen beschäftigt. In systematischen Stufenuntersuchungen des Herzmuskels bei Fällen, in denen dem Tode Anfälle von Angina pectoris vorausgegangen waren, konnte ich nachweisen, daß je nach dem Zurückliegen schwererer Anfälle vor dem Tode elektive Parenchymnekrosen, junge Mesenchymzellenwucherungen oder faserreiche, zellarme kleine Bindegewebsnarben in der Muskulatur des linken Ventrikels nachweisbar waren, bevorzugt in seinen Papillarmuskeln, Trabekeln und in anderen Teilen seiner Innenschicht. Diesen Befunden habe ich 1932 die folgende Deutung gegeben: „Ist das Gefäß erstarrt und seine Lichtung anatomisch stark eingeengt, so ist die schnelle Anpassung der Koronardurchblutung bei plötzlichem Mehrbedarf unmöglich. Die häufigsten Grundkrankheiten der Angina pectoris (Koronarsklerose und Syphilis der Aorta) verhindern die schnelle Anpassung der Kranzgefäße an ihre Mehrbelastung bei plötzlicher Mehrarbeit des Herzens. Jede plötzliche Mehrbeanspruchung des Koronarsystems führt daher in solchen Fällen auch ohne Spasmen die Gefahr der *Koronarinsuffizienz* herbei" (BÜCHNER 1932). Nach experimenteller Reproduktion der histologischen und histotopographischen Befunde habe ich die akute Koronarinsuffizienz noch präziser als ein „Mißverhältnis zwischen Blutbedarf des Herzmuskels und Blutangebot" defi-

niert, also als ein pathologisch-physiologisches Phänomen am ganzen Koronarsystem, nicht als eine Krankheitseinheit (1933 a). An klinische Beobachtungen
von DIETRICH und SCHWIEGK (1933) erinnernd, habe ich für die nach dem
Anfall auftretenden Parenchymnekrosen die Vermutung ausgesprochen, „daß
dem Sauerstoffmangel zum mindesten eine wesentliche Rolle beim Zustande-
kommen der Veränderungen zugeschrieben werden muß" (BÜCHNER 1933 b).
Die von uns gemachten Feststellungen am Herzmuskel nach Anfällen akuter
Koronarinsuffizienz bei stenosierender Koronarsklerose wurden von vielen
Beobachtern bestätigt, vor allem durch FRIEDBERG u. HORN 1939, MASTER,
GUBNER, DACK u. JAFFÉ 1941, HORN, FIELD, DACK u. MASTER 1950. So darf
ich darauf verzichten, im einzelnen darauf einzugehen. Einige wichtige neuere
Befunde sind aber noch nicht Allgemeingut der klinischen und theoretischen
Kardiologie. Von ihnen soll im folgenden die Rede sein.
3. Schon den alten Klinikern war bekannt, daß die Angina pectoris nicht nur
bei stenosierender Koronarsklerose des Normotonikers auftreten kann, sondern mit besonderer Vorliebe auch beim Hypertoniker. Für die Hypertonie
hatten schon einzelne frühere Untersucher darauf hingewiesen, daß sie nicht
selten zu einer bis in die peripheren Verzweigungen ausgedehnten Koronarsklerose führt (HUECK 1920; Wg. ROTTER 1949). Systematisch konnte dieser
Befund durch histologische Stufenuntersuchungen des uneröffnet herauspräpa-
rierten Koronarsystems bestätigt und präzisiert werden: Die Stenosen waren
vielfach gerade an den periphersten noch präparierbaren Anteilen des Koronarsystems besonders hochgradig, während im gleichen Fall an den proximalen
Abschnitten der Koronararterien die arteriosklerotischen Herde vielfach erst
mäßige oder geringere Stenosen gesetzt hatten. Sie fanden sich nicht selten
vor den Abgängen kleinerer Arterien und betrafen das gesamte Koronarsystem, also die Verzweigungen der linken und der rechten Koronararterie
bis in die Peripherie hinein (BÄURLE 1950; KATHKE 1955; SCHIMKAT u.
KATHKE 1959). Auch konnte in einer größeren Statistik die besondere Häufigkeit dieser bis in die Peripherie ausgedehnten stenosierenden Koronarsklerose
beim Hypertoniker exakt nachgewiesen werden (RAU 1956). Schließlich
konnte gezeigt werden, daß innerhalb des Herzmuskels bei der Hypertonie
häufig eine stenosierende Arteriolosklerose beobachtet wird, die beim Normotoniker nicht nachweisbar ist (KATHKE 1955).
Alle diese Befunde machen es verständlich, daß bei Hypertonie besonders
häufig kleine Narbenherde nach ischämischen Parenchymnekrosen in der
Innenschicht des hypertrophierten linken Ventrikels gefunden werden. Nach
diesen Untersuchungen ist es abwegig, für das Auftreten von Angina-pectoris-
Anfällen beim Hypertoniker hypothetische Spasmen des Koronarsystems
verantwortlich zu machen, wie überhaupt durch die heute vorliegenden Befunde die Vorstellungen spastisch verursachter Durchblutungsstörungen bei

der Hypertonie jeder Ursache als pathogenetischer Faktor nur mit großer Zurückhaltung angewandt werden sollten. Das gilt z. B. auch für die beim Hypertoniker auftretenden apoplektischen Insulte. Nach den heute vorliegenden Befunden sind auch sie Ausdruck von Anfällen akuter relativer Ischämie, die durch arteriosklerotische Stenosen an den kleineren Hirnarterien zustande kommen, besonders an denen des Striatum, des Thalamus opticus, der Brücke und der Kleinhirnkerne (ANDERS u. EICKE 1939, 1940; SCHOLZ u. NIETO 1938; SCHIMKAT u. KATHKE 1959). Ebenso sind die früher spastisch gedeuteten Veränderungen am Augenhintergrund des Hypertonikers in erster Linie auf Arteriosklerosen und Arteriolosklerosen der Retina-Arterien beim Hypertoniker zurückzuführen (DE LA FONTAINE-VERVEY 1927; ASCHOFF 1934; LIEBEGOTT 1957; MARQUARDT 1957, 1958). Auch an den peripheren Verzweigungen der Beinarterien finden sich entsprechende Herde (LIEBEGOTT 1962).

4. Eine besondere Bedeutung für die Entstehung von Anfällen akuter Koronarinsuffizienz mit Angina pectoris oder des akuten Koronartodes im Anfall von akuter Koronarinsuffizienz kommt den akuten Veränderungen der arteriosklerotischen Herde in den Koronararterien zu. Diese Befunde konnten wir vor allem im Zweiten Weltkrieg durch die systematische Untersuchung von Herzen junger Soldaten zwischen 18 und 39 bzw. 45 Jahren beobachten, bei denen der Tod plötzlich meist ohne Vorboten eingetreten war (BÜCHNER 1941; E. MÜLLER 1941, 1944, 1949; MEESSEN 1944). In den über 600 Fällen von Koronartod, die wir auf diese Weise systematisch durcharbeiten konnten, wurde in etwa der Hälfte der Fälle eine akute Koronarthrombose auf dem Boden einer Arteriosklerose als Ursache des plötzlichen Todes nachgewiesen. Die andere Hälfte zeigte keinen thrombotischen Verschluß des Koronarsystems. Dagegen fand sich in ihnen bei mäßiger Arteriosklerose an den Prädilektionsstellen der Koronarsklerose meist an dem einen oder anderen Herd ein hochgradiges akutes Ödem (vgl. LEARY 1934). Durch dieses Ödem war der arteriosklerotische Herd stark aufgetrieben, so daß die Lichtung akut stark eingeengt war. Kurzfristig war also hier durch diese Ödembildungen die Stenosewirkung des Herdes stark gesteigert. Da in den meisten dieser Fälle eine akute Anstrengung oder eine akute Belastung, z. B. durch die Witterung, zum Koronartod geführt hatte, ist es verständlich, daß infolge der Mehrbelastung des Herzens eine besonders starke tödliche Koronarinsuffizienz eintreten konnte. Die Befunde wurden mit den gleichen Ergebnissen in der Wehrmacht der Vereinigten Staaten an einem noch größeren Beobachtungsgut erhoben (YATER u. Mitarb. 1947).

5. Noch auf eine weitere Komplikation der Koronarsklerose als Ursache von Anfällen der Koronarinsuffizienz müssen wir eingehen. Da der Herzinfarkt in den meisten Fällen dadurch zustande kommt, daß sich bei bestehender Koronarsklerose auf einem der Herde akut ein Thrombus entwickelt, können

dem Herzinfarkt infolge vorher schon bestehender Koronarstenosen Anfälle
von akuter Koronarinsuffizienz und Angina pectoris vorausgehen. Nicht selten treten aber erst nach Ablauf des Infarktes Anfälle von Angina pectoris
auf. Diese postthrombotische Neigung der Infarktkranken zu Anfällen akuter
Koronarinsuffizienz findet ihre Erklärung darin, daß nach dem Infarkt der
ursächliche Koronarthrombus zwar durch Mesenchymzellwucherungen organisiert und die Gefäßlichtung partiell wieder hergestellt wird. Diese wiederher-
gestellte Lichtung ist aber in jedem Fall wesentlich enger als vor dem Infarkt.
So ist es auch verständlich, daß Infarktkranke nach überstandenem Infarkt
noch nach Jahr und Tag ohne neuen Infarkt schlagartig im akuten Koronartod
sterben können.
Erfolgt eine Koronarthrombose in Schüben, so kann durch rechtzeitige Ausweitung von Kollateralen die Infarktbildung ausbleiben. Durch die Organi-
sationsvorgänge entstehen aber ganz entsprechende hochgradige Stenosen wie
nach Thrombose mit Infarkt. Wenn in solchen Fällen auch die Kollateralen
nach Verschluß des Ramus interventricularis anterior besonders über das
Ventrikelseptum relativ gut ausgebaut werden (MÜLLER-MOHNSSEN 1957), so
besteht doch eine ausgesprochene Ncigung zu schwereren Anfällen von Angina
pectoris, wie vor allem BLUMGART und seine Mitarbeiter seit 1940 nachgewiesen haben.
6. Wenden wir uns nunmehr den Auswirkungen der akuten Koronarinsuffizienz bei Koronarstenosen am Herzmuskel zu, so können wir auch hier darauf
verzichten, noch einmal das allgemein Anerkannte zu erörtern. Um so wichtiger ist es, auf einige Befunde genauer einzugehen. Wie wir schon betont
haben, entwickeln sich nach dem Anfall von akuter Koronarinsuffizienz bei
Koronarstenosen elektive Parenchymnekrosen der Herzmuskelzellen in feiner
Verteilung ganz bevorzugt in den inneren Schichten der Muskulatur des linken
Ventrikels, während die Außenschichten der linken Kammerwand und der
rechte Ventrikel in der Regel völlig frei bleiben. Für die Bevorzugung des
linken Ventrikels ist dann die Schwere der arteriosklerotischen Veränderungen als Ursache mit wirksam, wenn Stenosen ausschließlich am Ramus interventricularis anterior bestehen, die anderen Hauptarterien des Herzens aber
nicht stenosiert sind. Wir finden aber auch die gleiche Prädilektionsregel, wenn
die rechte Kranzarterie stark mitbefallen und stenosiert ist. Für diese Fälle
ist ausschließlich die Tatsache entscheidend, daß der linke Ventrikel beim
Normotoniker eine fünfmal höhere Druckleistung zu bewältigen hat als der
rechte und daß er beim Hypertoniker ausschließlich die mehr oder weniger
starke krankhafte Druckerhöhung im großen arteriellen System aufbringen
muß. Druckerhöhungen verursachen aber im Herzmuskel eine besonders starke
Erhöhung seines Sauerstoff- und Blutbedarfs (GREMELS 1933; GOLLWITZER-
MEIER u. KRÜGER 1937; Rühl 1938 u. a.). Außerdem ist zum mindesten beim

Hypertoniker die Tatsache von großer Bedeutung, daß der hohe systolische
Druck im linken Ventrikel während der Systole die Durchblutung der Ver-
zweigungen der linken Koronararterie mechanisch beeinträchtigt, so daß seine
Durchblutung erschwert ist, nicht dagegen die des rechten Ventrikels (vgl.
GREGG 1950).
Für die subendokardiale Lage der Herzmuskelzellstörungen ist die Tatsache
ausschlaggebend, daß sich die Koronararterien vom Epikard aus in das
Myokard einsenken und innerhalb des Myokards ihre Verzweigungen bis in
die endokardnahen Schichten abgeben. Die endokardnahen Schichten der
Muskulatur des linken Ventrikels sind also am weitesten von den größeren
Arterien und damit vom Zustrom des Koronarblutes entfernt. Tritt bei
Koronarstenosen während einer akuten Belastung des Herzmuskels eine akute
Koronarinsuffizienz ein, so erhalten zwar die epikardnahen Anteile der Mus-
kulatur des linken Ventrikels noch genügend Blut, die endokardnahen Anteile
kommen dagegen zwangsläufig in den Zustand der relativen Ischämie (vgl.
BÜCHNER 1932, 1939, 1961).
Dieses Verteilungsmuster der Parenchymnekrosen des Herzmuskels infolge
akuter Koronarinsuffizienz ist aber wiederum von großer Bedeutung für das
Verständnis des Elektrokardiogramms im Anfall von akuter Koronarinsuffizienz bei stenosierender Koronarsklerose, wie es bei spontanen Anfällen
oder auch bei Anfällen beobachtet werden kann, die durch Belastung am
Spiroergometer oder durch Sauerstoffmangel provoziert werden. Auf diese
Befunde wollen wir aber erst am Ende unseres Vortrages näher eingehen.
7. Bei der lichtmikroskopischen Untersuchung des Herzmuskels nach koronar-
stenotisch bedingten schweren Anfällen akuter Koronarinsuffizienz beobachten wir in der Regel, auf den einzelnen Anfall berechnet, nur kleine Gruppen
nekrotischer Herzmuskelzellen. Es ist aber zu erwarten, daß im Anfall die
zwischen diesen Gruppen liegenden Bezirke der Innenschicht des linken
Ventrikels ebenfalls eine wenn auch reversible Störung des Stoffwechsels
durchlaufen, die wir lichtmikroskopisch höchstens z. T. als akutes Ödem der
Herzmuskelzellen erfassen können. Was sich hier in der Feinstruktur der
Herzmuskelzelle abspielt, können wir heute aus den Befunden erschließen,
die bei akuter Atmungsstörung des Herzmuskels im elektronenmikroskopischen Bild der Herzmuskelzellen der Innenschicht nachweisbar sind. Hier
konnte festgestellt werden, daß eine akute Unterdruck-Hypoxie schon unmittelbar nach Wiederbeatmung mit Normalluft eine deutliche Veränderung
an den Herzmuskelzellen erkennen läßt: Während die Mitochondrien der
normalen Herzmuskelzelle dicht von Cristae mitochondriales besetzt sind und
in Gruppen oder einzeln an das Filament der Herzmuskelzelle angrenzen
(KISCH 1951, 1957; LINDNER 1957; POCHE 1958; MOORE, RUSKA u. COPEN-
HAVER 1957), sind die Cristae mitochondriales nach akuter Hypoxie z. T.

fragmentiert, z. T. aufgelöst (MÖLBERT 1957, 1958). Sie sind außerdem durch ein starkes Ödem, das in den Spalten des endoplasmatischen Retikulum besteht, sowie durch eine freie Ödemzone von dem Filament der Elementarfibrillen abgetrennt. Stunden nach der Hypoxie sind die Veränderungen an den Mitochondrien noch ausgeprägter, während sich das Ödem schon zurückbildet. An dem kontraktilen Filament findet sich schließlich in dieser Phase z. T. eine akute Auflösung der I-Filamente beiderseits des Z-Bandes (MÖLBERT 1958). Die gleichen Veränderungen lassen sich auch durch toxische Atmungsstörungen des Herzmuskels im akuten Versuch hervorrufen, z. B. durch Phosphor (POCHE 1958), durch Blausäure (KCN) oder durch Natrium-Malonat (BÜCHNER, MÖLBERT u. THALE 1959; BÜCHNER 1959). Diese feinmikroskopischen Veränderungen müssen wir heute also mit in Rechnung setzen, wenn wir die Ausdehnung der Veränderungen des Herzmuskels bei akuter Koronarinsuffizienz und der ihr zugeordneten Atmungsinsuffizienz des Herzmuskels abschätzen wollen.

8. Die dargestellten elektronenmikroskopischen Befunde bedeuten zugleich eine wichtige Grundlage für das Verständnis des Elektrokardiogramms, wie wir es im Anfall von akuter Koronarinsuffizienz registrieren können (BÜCHNER 1959, 1960). Es ist heute Allgemeingut der Kardiologie, daß bei Koronarstenosen im spontanen Anfall von Angina pectoris nicht selten ein negatives ST-Segment, meist mit negativer T-Zacke, in der Extremitäten-Ableitung I und II des Elektrokardiogramms registriert werden kann, nicht dagegen in III (vgl. BÜCHNER 1939). Nach dem Anfall bilden sich diese Veränderungen wieder zurück. Für die Theorie der Angina pectoris war es entscheidend, daß SCHERF 1932 und MASTER 1935 ff. den Arbeitsversuch einführten und auf diese Weise an Kranken mit vermuteter Koronarstenose die Bereitschaft zu Angina-pectoris-Anfällen im Elektrokardiogramm erfassen konnten, und zwar durch deen Nachweis der reversiblen eben dargestellten Veränderungen. Im Anschluß an Untersuchungen von ROTHSCHILD und KISSIN 1932 sowie von DIETRICH und SCHWIEGK 1933 haben LARSEN 1938 sowie LEVY u. Mitarb. 1941–1942 den Sauerstoffmangelversuch eingeführt. In diesem Versuch kann nur bei normalem stenosefreiem Koronarsystem die Durchblutung des Herzmuskels so gesteigert werden, daß keine hypoxische Schädigung des Herzmuskelstoffwechsels eintritt. Bei Stenosen im Koronarsystem ist der Herzmuskel aber dazu nicht imstande. Infolgedessen kommt es bei Sauerstoffmangelatmung zu provozierten leichten Anfällen von Angina pectoris und zu den Zeichen der akuten Koronarinsuffizienz im Elektrokardiogramm. Heute wird der Arbeitsversuch, wie Ihnen bekannt ist, unter Anwendung des Spiroergometers mit exakter Dosierung durchgeführt, so daß er häufiger positiv befunden wird als früher.

1932 haben wir selbst mit der experimentellen Reproduktion der akuten Koronarinsuffizienz durch verschiedene Versuchsanordnungen begonnen. Zunächst konnten wir zeigen, daß die Kombination eines Aderlasses mit nachfolgender körperlicher Belastung beim Kaninchen eine akute Koronarinsuffizienz auszulösen vermag: Im Herzmuskel fanden sich ischämisch verursachte elektive Parenchymnekrosen ebenfalls mit ausgesprochener Bevorzugung der Innenschicht des linken Ventrikels. Bei den Tieren waren im Elektrokardiogramm reversible Senkungen des ST-Stückes in Ableitung I und II zu registrieren (BÜCHNER 1932; BÜCHNER und VON LUCADOU 1933, 1934). In den weiteren Experimenten konnten wir immer eindeutiger herausarbeiten, daß das Entscheidende für das Eintreten der morphologischen und elektrokardiographischen Veränderungen ein Zustand der akuten Hypoxie des Herzmuskels ist. Das zeigten Experimente mit akuter Kohlenoxydvergiftung (BÜCHNER 1933; CHRIST 1934), ebenso aber vor allem Untersuchungen während und nach akuter Unterdruckhypoxämie, in denen die elektiven Parenchymnekrosen bei Kaninchen, Meerschweinchen und Katzen mit der typischen Lokalisation reproduziert werden konnten (LUFT 1937; SCHIRRMEISTER 1939; TANNENBERG 1939; DEARING, BARNES u. ESSEX 1944; GRUNDMANN 1950), außerdem aber die zugeordneten elektrokardiographischen Veränderungen am Kaninchen (SCHIRRMEISTER 1939). Andererseits konnte MEESSEN 1937, 1939 in seinen Untersuchungen über die Wirkung verschiedener Arten des Kollaps, besonders auch des orthostatischen Kollaps, beim Kaninchen die gleichen morphologischen und elektrokardiographischen Befunde durch eine schwere Oligämie des Herzmuskels hervorrufen und miteinander in Vergleich setzen. Diese allgemeine Oligämie bewirkt aber ihrerseits am Herzmuskel eine schwere akute Hypoxie.

Sehr aufschlußreich für die Deutung des Elektrokardiogramms bei der akuten Koronarinsuffizienz sind auch die Experimente, die KIMURA und seine Mitarbeiter 1957 in Japan über das Auftreten der ST-Senkung des Elektrokardiogramms bei akuter Koronarinsuffizienz am Hund durchgeführt haben. Sie fanden die elektrokardiographischen Veränderungen dann, wenn die Blutzufuhr zur linken Kranzader mechanisch oder nach Injektion Blutdruck senkender Stoffe auf ein Drittel der Norm herabgesetzt war. Die Untersuchungen geben uns einen exakten Hinweis auf das Maß der Durchblutungsinsuffizienz des Herzmuskels, das bei akuter Koronarinsuffizienz notwendig ist, um die charakteristischen ST-Senkungen auftreten zu lassen. Dabei muß freilich berücksichtigt werden, daß nur die linke Kranzarterie stenosiert war, also die Gesamtdurchblutung des Koronarsystems in diesen Experimenten nicht auf $^1/_3$ gesenkt wurde. Außerdem ist zu bedenken, daß nach Blutdruck senkenden Stoffen der Herzmuskel entlastet wird, sein Blutbedarf also gegenüber der Norm herabgesetzt wird.

Jede schwere Stenose-Erkrankung der Koronararterien ist von der Gefahr des

akuten Koronartodes überschattet. Wie schnell dabei die Störung der Herzenergetik durch akute Koronarinsuffizienz in das Versagen der Herzdynamik,
also in die akute Herzinsuffizienz übergehen kann, haben Experimente von
IIJIMA 1958 bewiesen. Mit diesem Problem der Herzinsuffizienz bei Atmungs-
und Durchblutungsstörungen des Herzmuskels beschäftigen wir uns in einem
besonderen Vortrag.

Vorlesung vor der Medizinischen Fakultät der Jikei-Universität in Tokyo am 22. Mai
1963. Dem Andenken an Hermann Rein gewidmet.

Schrifttum

ALELLA, A.: Pflügers Arch. ges. Physiol. 259 (1954), 422, 436; 261 (1955), 373. –
ANDERS, H., EICKE, W. J.: Z. ges. Neurol. Psychiat. 167 (1939), 562; Arch. Psychiat.
Nervenkr. 112 (1940), 1. – ASCHOFF, L.: Verh. dtsch. Ges. Kreisl.-Forsch. 7 (1934),
11; Augenärztl. Tagesfragen, Freiburg/Br. 7 (1934), 113. – BÄURLE, W.: Beitr. path.
Anat. 111 (1950), 108. – BLUMGART, H. L., SCHLESINGER, M. J., DAVIS, D.: Amer.
Heart J. 19 (1940), 1. – BRETSCHNEIDER, H. J.: Bad Oeynhausener Gespräche II
(1958), 44; Verh. dtsch. Ges. Kreisl.-Forsch. 27 (1961), 32. – BÜCHNER, F.: Beitr.
path. Anat. 89 (1932), 644; Ber. d. Med. Ges. Freibg. v. 16. 2. 1932; Klin. Wschr.
(1932), 1404 u. 1737; Beitr. path. Anat. 92 (1933 a), 311; Oeynhausener Vorträge 2
(1933 b), 5; Dtsch. Mil.arzt (1941), 570; Ärztl. Forsch. 13 (1959), 307; Die allgemeine
Pathologie des Blutkreislaufs. Hdb. Allg. Path. Bd. V/1 (1961), 791–954. – BÜCHNER,
F., VON LUCADOU, W.: Klin. Wschr. (1933), 473; Beitr. path. Anat. 93 (1934), 169. –
BÜCHNER, F., MÖLBERT, E., THALE, L.: Beitr. path. Anat. 121 (1959), 145. – CHRIST,
C.: Beitr. path. Anat. 94 (1934), 111. – DANIÉLOPOLU, D.: L'angine de poitrine. Paris
1927. – DEARING, W. H., BARNES, A. R., ESSEX, H. E.: Amer. Heart J. 27 (1944),
108. – DIETRICH, S., SCHWIEGK, H.: Z. klin. Med. 125 (1933), 195; Klin. Wschr.
(1933), 135. – ECKENHOFF, J. E., HAFKENSCHIEL, J. H.: J. Pharmacol. exp. Ther. 91
(1947), 362. – ECKENHOFF, J. E., HAFKENSCHIEL, J. H., LANDMESSER, C. M., HARMEL,
M.: Amer. J. Physiol. 148 (1947), 582; 149 (1947), 634. – FEIL, H., SIEGEL, R.: Amer.
J. med. Sci. 175 (1928), 255. – DE LA FONTAINE-VERVEY, B. C.: Klin. Mbl. Augen-
heilk. 79 (1927), 148. – FRAENKEL, A.: Verh. Kongr. inn. Med. (1891), 228. – FRIED-
BERG, C. K., HORN, H.: J. Amer. med. Ass. 112 (1939), 1675. – GOLLWITZER-MEIER,
K., KRÖTZ, C.: Klin. Wschr. (1940), 580, 616. – GOLLWITZER-MEIER, K., KRÜGER, E.:
Pflügers Arch. ges. Physiol. 238 (1937), 269. – GREGG, D. E.: Coronary circulation.
Philadelphia 1950. – GREMELS, H.: Naunyn-Schmiedeberg's Arch. exp. Path. Phar-
mak. 169 (1933), 689. – GRUNDMANN, E.: Beitr. path. Anat. 111 (1950), 36. –
HEBERDEN, W.: Med. Trans. (Lond.) 2 (1772). – HEIDENREICH, O., SCHMIDT, L.: Pflü-
gers Arch. ges. Physiol. 263 (1956), 315. – HENSEL, H.: 1962 (nach Demonstration
auf Symposion). – HERRICK, J. B.: Harvey Lect. Ser. (Baltimore) 26 (1931), 29. –
HOCHREIN, M., KELLER, J.: Naunyn-Schmiedeberg's Arch. exp. Path. Pharmak. 159
(1931), 300, 312. – HORN, H., FIELD, L. E., DACK, S., MASTER, A. M.: Amer. Heart
J. 40 (1950), 63. – HUECK, W.: Münch. med. Wschr. (1920), 535, 573, 606. – IIJIMA,
S.: unveröffentlicht, s. bei Büchner, F., Die allgemeine Pathologie des Blutkreislaufs,
Hdb. Allg. Path. Bd. V/1 (1961), 791–954. – KATHKE, N.: Beitr. path. Anat. 115
(1955), 405. – KEEFER, C. S., RESNIK, W. H.: Arch. intern. Med. 44 (1928), 769. –

KIMURA, E., KANAZAWA, T., SUZUKI, N., ITO, Y., HARIGAI, N., YAMAMOTO, F.: Tohoku J. exp. Med. 66 (1957), 33. – KIMURA, E., SUZUKI, N., KANAZAWA, T., ITO, Y., HARIGAI, N., YAMAMOTO, F., KUMAGAI, S., SUZUKI, Y., OBARA, F.: Tohoku J. exp. Med. 66 (1957), 25. – KISCH, B.: Brooklyn Med. press New York 1951; Verh. dtsch. Ges. Kreisl.-Forsch. 18 (1952), 1; Exp. Med. Surg. 10 (1952), 208; Z. wiss. Mikr. 62 (1956), 510; Dtsch. med. Wschr. (1957), 605. – KREHL, L.: Die Erkrankungen des Herzmuskels und die nervösen Herzkrankheiten. In Nothnagels Hdb. 15 (1901), 1. – LARSEN, H. K.: Acta med. scand. Suppl. 78 (1938). – LEARY, T.: Arch. Path. 17 (1934), 453. – LEVY, R. L., BRUENN, H. G., RUSSELL JR., N. G.: Amer. J. med. Sci. 197 (1939), 241. – LEVY, R. L., MOORE, R. L.: J. Amer. med. Ass. 116 (1941), 2563. – LEVY, R. L., PATTERSON, J. E., CLARK, T. W., BRUENN, H. G.: J. Amer. med. Ass. 117 (1941), 2113. – LEVY, R. L., WILLIAMS, N. E., BRUENN, H. G., CARR, H. A.: Amer. Heart J. 21 (1941), 634; 24 (1942), 772. – LEWIS, T., PICKERING, G. W., ROTHSCHILD, P.: Heart 4 (1931), 359. – LIEBEGOTT, G.: Ber. 61. Zus.kunft dtsch. Ophthalm. Ges. (1957), 197; 1962 (noch unveröffentlicht). – LINDNER, E.: Zellforsch. 45 (1957), 702. – LUFT, U.: Beitr. path. Anat. 98 (1937), 323; 99 (1937), 351. – MACKENZIE, J.: Angina pectoris. London 1923. – MARQUART, R.: Beitr. path. Anat. 118 (1957), 101; Verh. dtsch. Ges. Path. 41 (1958), 123. – MASTER, A. M.: Amer. Heart J. 10 (1935), 495. – Ann. intern. Med. 32 (1950), 842. – MASTER, A. M., GUBNER, R., DACK, S., JAFFÉ, H. L.: Arch. intern. Med. 67 (1941), 647. – MEESSEN, H.: Beitr. path. Anat. 99 (1937), 329; Verh. dtsch. Ges. Kreisl.-Forsch. (1937), 198; Beitr. path. Anat. 102 (1939), 191; Z. Kreisl.-Forsch. 36 (1944), 185. – MÖLBERT, E.: Oeynhausener Gespr. 2 (1957), 197; Beitr. path. Anat. 118 (1958), 421. – MOORE, D. H., RUSKA, H., COPENHAVER, W.: J. biophys. biochem. Cytol. 3 (1957), 261. – MÜLLER, E.: Klin. Wschr. 20 (1941), 725; Verh. dtsch. path. Ges. 1944 (1949), 256; Beitr. path. Anat. 110 (1949), 103. – MÜLLER-MOHNSSEN, H.: Beitr. path. Anat. 118 (1957), 121. – PARY, C. H.: An inquiry into the symptomes and causes of syncope anginosa commonly called angina pectoris. London 1799. – POCHE, R.: Virchows Arch. 331 (1958), 165. – POTAIN: Gaz.-Hôp. (Paris) (1880), 96. – RAU, H.: Klin. Wschr. (1956), 167. – REIN, H.: Verh. dtsch. Ges. inn. Med. (1931), 247; Z. Biol. 92 (1931), 101, 115; Pflügers Arch. ges. Physiol. 253 (1951), 205. – ROTHSCHILD, M. A., KISSIN, M.: Proc. Soc. exp. Biol. (N. Y.) 29 (1932), 577. – ROTTER, Wg.: Beitr. path. Anat. 110 (1949), 46. – RÜHL, A.: Zbl. inn. Med. (1938), 242. – SCHERF, D.: Z. klin. Med. 120, 715 (1932). – SCHIMKAT, E., KATHKE, N.: Beitr. path. Anat. 120 (1959), 26. – SCHIRRMEISTER, S.: Arch. Kreisl.-Forsch. 5 (1939), 264. – SCHOLZ, W., NIETO, D.: Z. ges. Neurol. Psychiatr. 162 (1938), 675. – TANNENBERG, J.: Proc. Soc. exp. Biol. (N. Y.) 40 (1939), 94; Amer. J. Path. 15 (1939), 25. – WILLIAM, J. A., WEBSTER, W. J.: Brit. med. J. (1923), 51. – YATER, W. M., TRAUM, A. H., BROWN, W. G., FITZGERALD, R. P., GEISLER, M. A., WILCOX, B. B.: Amer. Heart J. 36 (1947), 334.

ÜBER DIE URSACHEN DES VERSAGENS DES HYPERTROPHIERTEN HERZMUSKELS (*)

VON

Franz BÜCHNER, Freiburg i. Br.

(Eingegangen am 16-10-1948).

In unseren gemeinsamen Gesprächen waren wir uns in der Auffassung einig, dass die moderne Pathologie zwar unermüdlich morphologische Pathologie bleiben müsste, dass es aber heute ganz besonders ihre Aufgabe sei, den morphologischen Befund jeweils auf seine funktionelle Wertigkeit zu untersuchen und zu versuchen, ihn zu einer Aussage über die energetischen Vorgänge zu bringen, welche letzten Endes hinter den Strukturveränderungen verborgen sind und deren Ausdruck die Veränderung der Struktur ist. Dabei kommt dem morphologischen Befund häufig nicht so sehr die Bedeutung der ursächlichen Veränderung zu, als die des Dokumentes, des Symptoms, des Testes für funktionelle oder energetische Veränderungen. So möge dem verehrten Jubilar die folgende Abhandlung ein Beitrag zu einer funktionell und energetisch deutenden morphologischen Pathologie sein. Dass ich dabei die Ursachen des Versagens des hypertrophierten Herzmuskels zum Gegenstand meiner Erörterungen machte, ist mir durch die wissenschaftlichen Arbeiten des Jubilars besonders nahe gelegt.

Die Tatsache, von der wir auszugehen haben, ist die : die alltägliche Erfahrung lehrt uns, dass der Herzmuskel in weiten Grenzen einer Zunahme seiner Muskelmasse fähig ist, wenn von ihm über längere Zeit eine gesteigerte Leistung gefordert wird. Da sich in der Regel die Ursachen einer solchen Leistungssteigerung, sowohl bei den Klappenfehlern des Herzens, wie bei der genuinen und renalen Hypertonie, wie bei den Erkrankungen mit Widerstandserhöhung im kleinen Kreislauf, allmählich entwickeln und steigern, tritt auch die Hypertrophie

---

(*) Herrn Prof. E. Rothlin zu seinem 60. Geburtstag gewidmet.

allmählich und häufig dem Kranken und dem Arzte völlig unbewusst
ein. Störungen des Kreislaufs im Sinne eines Herzversagens werden
zunächst jahrelang, oft sogar jahrzehntelang, nicht beobachtet. Eines
Tages aber oder auch allmählich in einer bestimmten Frist versagt
das hypertrophierte Herz. Wie kommt es zu diesem Herzversagen?

Diese Frage ist seit Jahrzehnten nicht zur Ruhe gekommen. Es
ist nun sehr interessant, dass es gerade zwei führende Kliniker waren,
nämlich KREHL und ROMBERG, die zu Beginn unseres Jahrhunderts
die Meinung aussprachen, die Insuffizienz des hypertrophierten Herzmuskels trete in erster Linie dadurch ein, dass sich in der hypertrophierten Muskulatur bei dem Klappenfehler-Herzen eine chronische
Myocarditis entwickle. Dadurch werde die hypertrophierte Muskulatur zum Teil geschädigt, zum Teil zerstört. Im Mittelpunkt der
Herzschwäche des hypertrophierten Herzmuskels stehe also in der Regel
eine anatomische, histologisch nachweisbare Ursache. Daneben spiele
freilich auch die zunehmende Steigerung der Herzarbeit bei immer
stärker werdender Schrumpfung der entzündlich verdickten Klappen,
also bei Zunahme der Klappeninsuffizienz oder der Klappenstenose,
oder die Steigerung der Hypertonie durch progrediente Verödung des
Nierengewebes eine gewisse Rolle als Ursache des Herzversagens.

Um die gleiche Zeit hat ASCHOFF zusammen mit TAWARA (1906)
zu dem Problem Stellung genommen. Man geht wohl in der Vermutung nicht fehl, dass er im Anschluss an die Arbeiten über das
Reizleitungssystem mit der Erwartung seine Untersuchungen aufnahm,
es könne sich in Veränderungen des Reizleitungssystems die morphologische Ursache der Herzschwäche fassen lassen. Nach mühsamen
Untersuchungen kam er aber zu der Feststellung, „dass in Bestätigung
von KREHLS und ROMBERGS Angaben bei Herzklappenfehlern frische
entzündliche Veränderungen vorkommen, dass sie aber nach Zahl und
Umfang meist zu gering sind, um die jetzt vorherrschende Meinung
zu stützen, dass die anatomischen Veränderungen eine wesentliche Rolle
bei der sog. Dekompensation des Herzmuskels spielen". Insbesondere
betont er auch, dass Veränderungen des Reizleitungssystems am hypertrophierten Herzmuskel als Ursache der Herzschwäche nicht in Frage
kommen. Es ergibt sich also die historisch interessante Situation, dass
der Kliniker in der damaligen Zeit bereit war, eine morphologische
Ursache für das Versagen des hypertrophierten Herzmuskels anzuerkennen, der Morphologe sie dagegen ablehnen musste.

Geraume Zeit später (1924) hat RICKER als Pathologe erneut zu dem
Problem Stellung genommen. In seiner Relationspathologie macht er
darauf aufmerksam, dass nach den länger zurückliegenden Unter-

suchungen seines Mitarbeiters R. Schlüter im hypertrophierten Herzmuskel zwei Befunde, nämlich Sehnenflecke und streifige Verfettungen, auf nervös-bedingte Kreislaufstörungen zurückgingen. Die endgültige, schliesslich zum Tode führende Herzschwäche des hypertrophierten Herzmuskels sei „in einer letzten, nicht mehr mit Strukturveränderungen einhergehenden Steigerung und Verallgemeinerung jener Funktionsstörungen des Nervensystems begründet", die vor allem zu einer Parese oder Paralyse der Muskelfasern des Herzens führe.

Erst Eppinger (1931) hat der ganzen Frage eine neue Wendung gegeben. Er betont, dass nach vielen Beobachtungen die Hypertrophie des Herzmuskels in der Hauptsache durch Verdickung, nicht durch Vermehrung der Herzmuskelfasern zustande kommt. Indem er Gedankengänge von Krogh heranzieht, sieht er in der Verdickung der Herzmuskelfasern dadurch eine Gefährdung des Herzens, dass der einzelnen Kapillare innerhalb des Herzmuskels ein grösserer Versorgungsradius zufalle. Auf diese Weise würde der Zutritt des Sauerstoffs an die hypertrophierte Muskelfaser erschwert. Ausserdem würde die zureichende Versorgung der hypertrophierten Herzmuskelfasern noch von Zeit zu Zeit dadurch gefährdet, dass vor allem bei Infektionskrankheiten durch Histaminwirkung eine Quellung der Kapillarmembranen innerhalb des Herzens und damit eine Erschwerung der Diffusion eintrete. So erkläre sich die statistisch von ihm festgestellte Häufigkeit des Versagens des hypertrophierten Herzmuskels im Anschluss an eine Infektionskrankheit.

Wenn wir von den später zu besprechenden interessanten Untersuchungen von Harrison absehen, so stellen wir also zunächst eine gewisse Ratlosigkeit gegenüber dem Problem des Versagens des hypertrophierten Herzmuskels fest. Diese kommt auch in einer nochmaligen Stellungnahme Aschoffs 1934 in folgenden Worten zum Ausdruck: „Jedenfalls ist das Problem der Herzschwäche bei Klappenfehlern im wesentlichen ein Erschöpfungsproblem, d.h., ein physiologisches. Der pathologische Anatom muss sich versagen, dazu Stellung zu nehmen".

Heute können wir im *Rückblick auf die damalige* Forschungsepoche feststellen, dass eine solche Ratlosigkeit gegenüber dem Problem nicht verwunderlich ist. Die Physiologen kannten zwar das Grundgesetz der Dynamik des Herzmuskels und die von Frank und H. Straub herausgearbeitete Tatsache, dass die systolische Leistung des Herzens von dem Masse der diastolischen Faserspannung und damit von der diastolischen Füllung der Herzhöhlen abhängig ist. Aber erst 1927 haben Starling und Visscher die Feststellung gemacht, dass der Energieverbrauch, gemessen an dem Sauerstoffverbrauch in proportionaler

Abhängigkeit vom jeweiligen Herzvolumen steht. Diese, Tatsache wurde später von GREMELS (1933) bestätigt und dahin erweitert, dass der Herzmuskel bei steigender Arbeitsleistung durch Zunahme des Volumens die oxydativ freiwerdende Energie zunehmend besser ausnützt, dass also der Wirkungsgrad der durch die erhöhte Volumenarbeit sich steigernden Oxydationen ansteigt. Dagegen fand er bei der Vermehrung der Arbeitsleistung des Herzens durch Steigerung des Aortendruckes den Wirkungsgrad unverändert. REIN und KRAYER (1935), GOLLWITZER-MEIER und Mitarbeiter (1936), KIESE und GARAN (1937) und RÜHL (1938) haben das Gleiche festgestellt. Damit war gesagt, dass das Sauerstoffbedürfnis des Herzens mit seiner Arbeit ansteigt und zwar in besonderem Masse bei erhöhter Widerstandsarbeit. Seit der Entwicklung des Grundgesetzes der Energetik des Herzmuskels durch STARLING und VISSCHER lag die Entdeckung der Ursachen des Versagens des hypertrophierten Herzmuskels in der Luft.

In vergleichenden elektrocardiographischen und morphologischen Untersuchungen konnten A. WEBER, B. HAAGER und ich 1935 daraufhinweisen, dass bestimmte Veränderungen des Elektrocardiogramms, insbesondere ein mehr oder weniger negatives ST-Stück, z.T. mit negativer T-Zacke in I und II, bei Hypertonien als Ausdruck einer chronischen Koronarinsuffizienz aufzufassen seien, d.h. einer chronischen Mangeldurchblutung des Herzmuskels infolge eines Missverhältnisses zwischen dem grossen Blutbedarf des hypertrophierten Herzmuskels und der möglichen Blutzufuhr durch die Kranzgefässe. Als Auswirkung akuterer Schübe einer solchen Koronarinsuffizienz konnten wir kleine Nekroseherde und kleine Schwielenherde, als deren Narbenzustände, in der Muskulatur des linken Ventrikels nachweisen. Wir knüpften daran die Bemerkung : „Möglicherweise ist es überhaupt die dauernde Unterernährung des Herzmuskels durch die chronische Koronarinsuffizienz, die schliesslich zur muskulären Insuffizienz führt und damit zur beginnenden Dekompensation der Hypertonie". Mit aller Eindeutigkeit habe ich diese These in meiner Monographie über die Koronarinsuffizienz 1939 ausgesprochen, auf alle Formen der Herzhypertrophie ausgedehnt und die chronische Koronarinsuffizienz als den Angelpunkt der Herzinsuffizienz des hypertrophierten Herzmuskels bezeichnet. Im einzelnen habe ich auf folgende Momente aufmerksam gemacht : „1.) Das hypertrophierte Herz schluckt einen ungewöhnlich hohen Anteil des Schlagvolumens ab. Wird an anderer Stelle akut ein starker Zustrom des Blutes erforderlich, so kommt das Herz in Gefahr, zu kurz zu kommen. 2.) Die Sauerstoffversorgung der hypertrophierten Herzmuskelfaser ist dadurch erschwert, dass die atmende

Oberfläche relativ kleiner ist als die der normalen Faser. 3.) Der Versorgungsradius der einzelnen Kapillare ist grösser als normal (EPPINGER). 4.) Je mehr die Belastung der hypertrophierten Fasern gesteigert ist, um so mehr wächst ihr Sauerstoffbedürfnis. Das chronisch überlastete Herz wird früher oder später insuffizient, weil seine Koronardurchblutung zuvor insuffizient wird, weil es sich in einen Zustand des chronischen Sauerstoffmangels hineinsteigert".

Diese unsere Auffassung hat vielfach Zustimmung, z.T. aber auch Widerspruch erfahren, z.B. durch EDENS (1939) und KORTH (1947).

Inzwischen hat sich einiges Beobachtungsgut angesammelt, anhand dessen die von uns aufgestellte These erneut zu prüfen ist.

Um genaueren Einblick zu gewinnen, unter welchen Bedingungen das hypertrophierte Herz zu arbeiten hat, insbesondere welche Gewichtswerte von ihm im Durchschnitt erreicht werden und wie diese sich auf die beiden Ventrikel verteilen, hat Frl. DÜLL (1941) nach dem Vorgehen von W. MÜLLER an 14 normalen und 30 pathologischen Herzen exakte Wägungen der reinen vom Epicard und den Klappen sorgfältig befreiten Muskelmasse beider Herzkammern vorgenommen. Wenn man nur die Ergebnisse der Wägungen bei Männern auswertet, so ergibt sich, dass bei chronischer Linksüberbelastung des Herzens infolge von genuiner Hypertonie das Gesamtgewicht beider Kammern auf über das Doppelte der Norm angestiegen war, und fast auschliesslich der linke Ventrikel diese Gewichtszunahme ausmachte. Das normale Gewichtsverhältnis zwischen der Wand der linken und der der rechten Kammer (etwa 2:1) war durchschnittlich auf 4:1 verschoben. Bei chronischer Rechtsüberbelastung erreichte die Muskelmasse beider Kammern etwa das Doppelte der Norm, fast ganz zugunsten des re.Ventrikels; das Gewichtsverhältnis links zu rechts lag bei 1:1 bis 1:1,5. Ähnliche Wägungsergebnisse wurden etwas später von MERKEL (1941) mitgeteilt. Bei Hypertonien fand er z.T. noch beträchtlich höhere Gewichtswerte als Frl. DÜLL. Es ergibt sich aus diesen Untersuchungen, dass hypertrophierte Herzen eine reine Massenzunahme ihrer Muskulatur auf das 2-4-fache aufweisen können und dass, wie schon lange bekannt, diese Hypertrophie sich in der Regel ganz bevorzugt auf einen der beiden Ventrikel konzentriert. Diese grosse Muskelmasse bedarf aber einer entsprechend grösseren Blutmenge. Es ist nun in der Tat zu erwarten, dass die Herzdurchblutung besonders dann am hypertrophierten Herzen gefährdet ist, wenn der Kranke sich eine zusätzliche starke Kreislaufarbeit zumuten muss oder zumutet. Das wird z.B. der Fall sein, wenn er eine stärkere Muskelarbeit zu verrichten hat, ebenso aber auch bei akut erhöhtem Blutbedarf der

Baucheingeweide während des Verdauungsaktes. In jedem dieser Fälle steigt gleichzeitig mit dem verstärkten Blutbedarf der arbeitenden Peripherie nach den Arbeiten von REIN über die Physiologie der Koronardurchblutung zwangsläufig der Blutbedarf des Herzens. Da aber schon der Ruheblutbedarf des hypertrophierten Herzens wesentlich gesteigert ist, tritt eine gefährliche Konkurrenz zwischen dem peripher erhöhten Blutbedarf und dem gleichzeitigen Mehrbedarf des Herzens ein, bei der das Herz zugunsten der Peripherie benachteiligt werden kann.

Ob das Koronarsystem in seiner maximalen Füllungsfähigkeit mit der Hypertrophie Schritt hält oder hinter dieser zurückbleibt, war durch frühere Untersuchungen nicht geklärt. Die Frage ist aber neuerdings eindeutig durch DOCK (1941) beantwortet. Er hat das Koronarsystem der nach der Totenstarre erschlafften Herzen durchströmt und den Ausfluss aus dem System exakt gemessen. Dabei konnte er feststellen, dass die maximale Durchströmungsfähigkeit des Koronarsystems pro Gewichtseinheit des Herzmuskels mit zunehmender Herzhypertrophie immer mehr abnimmt. Damit ist aber eindeutig gezeigt, dass im Laufe der Hypertrophie des Herzmuskels kein adaequater Ausbau des Kronarsystems erfolgt.

In dem gleichen Sinne sprechen auch die neueren Untersuchungen von LINZBACH am Rössleschen Institut (1947). In seinen Untersuchungen, hat er den normalen und den hypertrophierten Herzmuskel an zahlreichen Stellen im histologischen Querschnitt in konstanten Messquadraten ausgemessen und die Zahl und Dicke der Muskelfasern im Vergleich zur Zahl der Kapillaren und Bindegewebszellen gesetzt. Seine ausführlichen Messungen haben ergeben, dass bei zunehmender Hypertrophie der Muskelfasern die zwischen den Fasern liegenden Kapillaren und Bindegewebszellen in den Messquadraten immer mehr abnahmen. Damit ist aber wiederum das Gleiche ausgesagt, wie durch die Untersuchungen von DOCK : pro Gewichtseinheit stehen dem hypertrophierten Herzmuskel nicht so viele Kapillaren für die Durchblutung zur Verfügung wie dem normalen Herzen, d.h. mit zunehmender Hypertrophie nimmt die relative Blutversorgung des hypertrophierten Herzens immer mehr ab.

Besonders wichtig ist die erneute exakte Feststellung von LINZBACH und damit die Bestätigung älterer Beobachtungen, dass im hypertrophierten Herzmuskel, von sehr seltenen Ausnahmen abgesehen, die Hypertrophie dadurch zustande kommt, dass sich die einzelnen Muskelfasern verdicken. (In wenigen Fällen tritt die Hypertrophie z.T. durch echte Hyperplasie ein, d.h. durch eine Neubildung normal dicker

Muskelfasern). Die Messungen LINZBACHS ergaben eindeutig, dass mit zunehmender Hypertrophie des Herzmuskels die Anzahl der Muskelfasern in den ausgezählten Messquadraten immer geringer wird. Durch diese Art der Hypertrophie, d.h. durch die Volumenzunahme der einzelnen Faser, verschlechtert sich aber die Möglichkeit ihrer Ernährung, insbesondere auch ihrer Sauerstoffversorgung, und zwar infolge der Vergrösserung des Versorgungsradius (EPPINGER), wie auch infolge des Missverhältnisses zwischen Oberfläche und Volumen. Die zunehmende Verkleinerung des Quotienten Oberfläche : Volumen wurde von LINZBACH exakt rechnerisch erfasst.

Von gleichen Gedankengängen ausgehend hat allerdings HARRISON schon 1931 sehr bemerkenswerte Untersuchungen über die Gefährdung des Herzstoffwechsels durch die Dickenzunahme der einzelnen Herzmuskelfaser bei der Hypertrophie mitgeteilt, welche in Europa leider zu wenig bekannt wurden. Von der Uberzeugung durchdrungen, dass für die dickere Herzmuskelfaser der Stoffwechsel erschwert sei, hat HARRISON vergleichende Messungen der Faserdicke bei den verschiedenen Tierarten gemacht, und die Faserdicke mit der Refraktärperiode des Herzmuskels verglichen. Das Ergebnis war, dass erwartungsgemäss die Refraktärperiode um so grösser ist, je dicker im Durchschnitt bei der einzelnen Tierart die Herzmuskelfasern sind, dass also die Herzfrequenz reziprok zur Zunahme der Faserdicke abnimmt. So konnte HARRISON bei der Ratte eine Faserdicke von nur 11,2 μ und eine Herzfrequenz von 340 pro Minute feststellen, beim Schaf eine solche von 14,8 μ bei einer Frequenz von 105, beim Rind eine solche von 17,6 μ bei einer Herzfrequenz von 60. Die Werte beim herzgesunden Menschen ordnen sich mit 16,2 μ und 73 Herzschlägen pro Minute gut hier ein. Während nun von Tierart zu Tierart der Herzmuskel die Erschwerung seines Stoffwechsels bei zunehmender Faserdicke durch die Verlangsamung des Herzschlages kompensieren kann, ist dies dem menschlichen Herzen bei zunehmender Hypertrophie nicht möglich, weil es mit einem zu langsamen Rhythmus die geforderte Kreislaufarbeit garnicht leisten könnte.

Nun hat schon HARRISON darauf aufmerksam gemacht, dass nach den Berechungen von KROGH erst von einer bestimmten Faserdicke an die Sauerstoffversorgung der Herzmuskelfaser in Gefahr gerät. Eine Faserverdickung von 16 μ auf 25 μ erfordere beim Menschen noch keine höhere Sauerstoffspannung, dagegen eine weitere Hypertrophie, wie sie beim Herzkranken häufig vorkomme. Damit ist schon angedeutet, dass bei der Hypertrophie des Herzens eine Phase der noch ungefährlichen Hypertrophie von einer solchen der gefährlichen Hypertrophie zu unterscheiden ist. Zu dieser Unterscheidung kommt auch LINZBACH in seinen Untersuchungen. Er stellt fest, dass bei 500 g Bruttogewicht des Herzens das kritische Hypertrophiegewicht liegt. Unterhalb dieses Wertes ist nach seinen Messungen und Untersuchungen die Herzhypertrophie noch ungefährlich und das Herz noch kompensiert, oberhalb dieses Wertes dagegen liegen die Hypertrophien, welche in der Regel über kurz oder lang zum Versagen des Herzmuskels führen. Dementsprechend unterscheidet LINZBACH eine Phase der physiologischen Hypertrophie von einer solchen der pathologischen Hypertrophie. In seiner letzten Arbeit (1948) zeigt er eindrucksvoll, wie von der einen zur anderen Phase die durchschnittlichen Faserquerschnitte des Herzmuskels weiter zunehmen. Die Ursache der Insuffizienz des hypertrophierten Herzens sieht LINZBACH entsprechend unserer eigenen Auffassung in einer mehr und mehr sich einstellenden chronischen Koronarinsuffizienz, die nach unserer gemeinsamen Auffassung eine Stoffwechselinsuffizienz, insbesondere eine Sauerstoffinsuffizienz des Herzmuskels bedeutet.

Als Beweis für die Entwicklung einer solchen chronischen Koronarinsuffizienz hatten wir seinerzeit (1935) durch mikroskopische Stufenuntersuchungen von hypertonischen Herzen nachweisen können, dass sich in diesen Herzen von Zeit zu Zeit in der Muskulatur des linken Ventrikels kleine Fasernekrosen und an diese anschliessend kleine Bindegewebsnarben entwickeln als Folgen akuter Steigerungen der chronischen Koronarinsuffizienz. Für die Herzhypertrophie jenseits des kritischen Herzgewichtes von 500 g hat LINZBACH (1947) diese unsere Beobachtung vollauf bestätigt. Er deutet sie ganz in unserem Sinne. Ebenso haben unsere Beobachtungen eine Bestätigung durch DE BRUX (1947) erfahren. Auch er kommt zu einem Vergleich mit unseren Befunden und Deutungen und sieht die Hauptursache dieser Veränderungen und des Versagens des hypertrophierten Herzmuskels im Sauerstoffmangel.

Dass ein allgemeiner Sauerstoffmangel solche Veränderungen im Herzmuskel verursachen kann, ist durch eine Reihe von Untersuchungen einwandfrei gezeigt. Als erster hat LUFT (1937) nachgewiesen, dass beim Meerschweinchen in dessen Herzmuskel ausgesprochene Fasernekrosen nach tagelanger Einwirkung verdünnter Luft in der Unterdruckkammer auftreten. SCHIRRMEISTER (1939) hat seine Befunde in systematischen Untersuchungen am Kaninchen und weniger ausgesprochen am Meerschweinchen bestätigt. Dabei ergab sich, dass die Veränderungen beim Kaninchen schon nach einem kurzfristigen kritischen Höhenaufstieg erzeugt werden konnten und zwar wesentlich ausgedehnter als beim Meerschweinchen. Auch TANNENBERG (1939) hat beim Kaninchen nach Sauerstoffmangel-Atmung in der Unterdruckkammer unabhängig von SCHIRRMEISTER solche Nekrosen gefunden ([1]).

Am Katzenherzen, welches nach allen Erfahrungen besonders zäh ist, konnte ALTMANN (1944) infolge Sauerstoffmangel im Unterdruck eindeutige Nekrosen oder an deren Stelle reparative Bindegewebswucherungen nachweisen. Auch DEARING, BARNES und ESSEX (1944) haben den Schirrmeisterschen Befund inzwischen an der Katze bei Sauerstoffmangelatmung bestätigt, und zwar bei einem Gemisch von Sauerstoff : Stickstoff mit einem durchschnittlichen Sauerstoffgehalt von 4,4 bis 5,3 %. In Übereinstimmung mit den Feststellungen von SCHIRRMEISTER und ALTMANN fanden sich auch hier die Nekrosen, vor allem in der Muskulatur des linken Ventrikels, wesentlich weniger in der des rechten.

Wie wir schon oben betont haben, haben wir zusammen mit WEBER und HAAGER nachweisen können, dass die Herzhypertrophie, besonders die des linken Ventrikels bei der Hypertonie, aber auch bei Klappenfehlern, mit der Zeit zu jenen Veränderungen des Elektrocardiogrammes führt, welche generell bei der Koronarinsuffizienz beobachtet werden. Wir haben daraus geschlossen, dass auch beim hypertrophierten Herzen diese Veränderung Zeichen einer relativen chronischen Durchblutungsnot des Herzmuskels, also einer chronischen Koronarinsuffizienz ist. Dieser These ist eine Reihe von Autoren beigetreten, auf deren Zitierung im einzelnen ich hier verzichten darf. Dagegen hat vor allem KORTH (1941) geglaubt nachweisen zu können, dass diese Veränderung z.T. lediglich Ausdruck der Hypertrophie des Herzmuskels ist und über eine Störung des Stoffwechsel des Herzmuskels im Sinne der chronischen Koronarinsuffizienz nichts aussagt. Bei der Wichtigkeit dieser Frage für die Theorie der Insuffizienz des hypertrophierten Herzmuskels, wie für die Beurteilung der Herzkranken mit Hypertrophie ist es verständlich, dass hier lebhafte weitere Untersuchungen einsetzten. So haben PAPAGEORGIOU und A. WEBER (1941) ausführliche Mitteilungen

---

([1]) In neueren Arbeiten haben A. NEGRI (1942) und E. REGAMEY (1943) den Einwand gemacht, beim Kaninchen würden solche Nekrosen auch bei den Kontrolltieren beobachtet. Es fällt mir nun auf, dass in der Arbeit von E. REGAMEY die gleichen Abbildungen als Nekrosen bei einem Kontrolltier angegeben werden, die in der Arbeit von NEGRI (Abbildung 2-4) von einem Tier abgebildet werden, das zweimal je eine Stunde auf dem Kaninchenbrett aufgespannt war. Dass unter diesen Bedingungen Nekrosen im Herzmuskel auftreten, infolge der stundenlangen abnormen Kreislaufverhältnisse, hatte, wie NEGRI selbst betont, schon VEITH (1940) nachgewiesen. In zahlreichen Kontrollen haben wir beim Kaninchen nie frische Nekrosen beobachtet.

zu dieser Frage gemacht. Bei 25 Kranken mit Hypertonie fanden sie
17 mal die Zeichen der Linksverspätung im EKG, 8 mal aber nicht.
Bei 70 Patienten mit Aorteninsuffizienz und röntgenologisch nachge-
wiesener Verbreiterung des Herzens nach links wurde keine Linksverspätung der Erregung festgestellt. Bei 30 von 374 Hypertonikern,
bei denen die meisten einen über 200 fixierten Blutdruck hatten und
verschiedene schwere Nierenschädigungen und Veränderungen am
Augenhintergrund, war das EKG indifferent. Sie ziehen daraus den
Schluss, dass Herzhypertrophie und Mehrleistung eines Ventrikels
jahrelang bestehen können, ohne dass es zu wesentlichen Veränderungen
im EKG zu kommen braucht. Andererseits stellen sie fest und bestätigen frühere Beobachtungen von A. WEBER, dass mit dem Auftreten
der charakteristischen EKG-Veränderungen über längere Zeit sich das
Schicksal des Kranken zum Schlechteren wendet und häufig unauf-
haltsam in die schwere Herzinsuffizienz hineinführt. Die bogenförmig
konvexe Senkung von ST, auf die KORTH so besonderen Wert als
Zeichen der reinen Hypertrophie legt, ist nach ihren Untersuchungen
einem Spätstadium der Stoffwechselstörung des Herzens zugeordnet.

In einer ausführlichen Studie haben REINDELL und BAYER (1943)
zu der gleichen Frage Stellung genommen. Auch sie kommen eindeutig
durch die Analyse einschlägiger Fälle zu der Feststellung, dass die
von KORTH als Hypertrophiekurve bezeichneten Veränderungen Ausdruck einer Schädigung des Herzens und nicht der Massenzunahme
des Herzmuskels ist. Auch KIENLE (1943, 1946) kommt zu der gleichen
Feststellung auf Grund einschlägiger Beobachtungen. Die gleiche
These wird von LEPESCHKIN (1947) in seinem Handbuch der Elektro-
cardiographie vertreten.

Bei der nochmaligen Überprüfung dieser Frage hat nun neuerdings
auch KORTH (MOLL und KORTH, 1948) seine frühere Auffassung revi-
diert. Er schreibt: „Auf Grund eigener und fremder Untersuchungs-
ergebnisse sind wir zu der Erkenntnis gelangt, dass das Hypertrophie-
EKG nicht auf eine Linkshypertrophie an sich zu beziehen ist. Das
Hypertrophie-EKG muss als Ausdruck eines hypertrophierten *und*
geschädigten linken Ventrikel aufgefasst werden".

Die letzte Bestätigung hat unsere 1935 gegebene Deutung durch
angelsächsische Untersuchungen erfahren, in denen über das Elektrocardiogramm nach Splanchnicektomie wegen Hypertonie berichtet
wurde. In diesen Untersuchungen werden vereinzelt Elektrocardio-
gramme wiedergegeben, bei denen vor der Operation bei noch hohem
Blutdruck in der Ableitung I und in einer Brustwandableitung ein
negatives T bestand und 8 bzw. 12 Tage nach der Operation bei

normalem Blutdruck das Elektrocardiogramm in Ableitung I und in
der entsprechenden Brustwandableitung eine positive T-Zacke zeigte
(BRIDGES, JOHNSON, SMITHWICK, WHITE 1946, SMITHWICK 1948). In
diesen Fällen hat die Hypertrophie natürlich 8 bzw. 12 Tage nach
der Operation noch bestanden. Dagegen war durch die Operation die
krankhafte Belastung des Herzmuskels beseitigt und damit dem Herzen
die Möglichkeit gegeben, zu einem entsprechend der Leistung normalen
Stoffwechsel zu gelangen.

Für die Herzhypertrophie bei der Hypertonie müssen wir am Schluss
noch auf eine besondere Gefährdung hinweisen, welche nicht unmittelbar in der Massenzunahme der Herzmuskulatur und der Eigenart der
Faserhypertrophie gegeben ist. Die Hypertonie führt nämlich durch
die starke Erhöhung des Blutdruckes zwangsläufig zu einer beträchtlichen Arteriosklerose der Kranzarterien, wie sie überhaupt eine schwere
Arteriosklerose begünstigt. Diese hypertonische Koronarsklerose beschränkt sich nicht, wie die gewöhnliche Koronarsklerose, auf die
Anfangsteile der grossen Koronararterien. Ja, hier können sogar die
Herde fehlen oder zum mindesten sehr gering sein. In systematischen
Untersuchungen hat BÄUERLE (1948) jüngst an unserem Institut das
Koronarsystem bei 12 Hypertonikern untersucht und zwar so, dass
das uneröffnete Koronarsystem bis in seine feinsten Verzweigungen
in dicht hintereinander liegenden Stufenschnitten histologisch in Querschnitten zu Gesicht kam. In 9 dieser wahllos zusammengestellten
Fälle bestand gerade in den kleineren peripheren Verzweigungen eine
durchwegs beträchtliche, in einzelnen Fällen hochgradige Stenosierung
des Koronarsystems. Es liegt auf der Hand, dass diese stenosierende
hypertonische Koronarsklerose der feineren Verzweigungen den Herzmuskel besonders in seiner Ernährung beeinträchtigt und ihrerseits die
durch die Hypertrophie gegebene Gefährdung des Herzenmuskels noch
steigert.

Zum Schluss können wir betonen, dass wir durchaus mit WILLIUS
(1942) übereinstimmen, der in einem Aufsatz über die hypertonische
Erkrankung des Herzens die folgenden Sätze schreibt : „The primary
requisite of a normally functioning heart is the maintenance of adequate
respiration of the cardiac muscles. The ability of the heart to meet
increased demands in terms of work depends pre-eminently on the
ability of the coronary circulation to supply blood and, thereby, oxygen
to its musculature... When the heart hypertrophies, its weight may
attain a figure three or more times its normal. This tremendous
increase in muscular mass is served by essentially the same coronary
circulation that was designed fundamentally to nourish the normal

organ. Likewise, the frequent coexistence of coronary atherosclerosis...
further militates against adequate and readily available blood for the
impaired myocardium".

Wenn wir uns bei der These von der Einleitung der chronischen
Herzinsuffizienz des hypertrophierten Herzmuskels durch eine chro-
nische Koronarinsuffizienz der Tatsache bewusst sind, dass mit der
Koronarinsuffizienz zugleich ausgesagt ist, dass es sich um eine energetische Insuffizienz handelt, so würden wir also mit GREMELS 2 Phasen
der Herzinsuffizienz des hypertrophierten Herzmuskels, die energetische
Insuffizienz und die dynamische Insuffizienz voneinander unterscheiden.
GREMELS kam zu dieser Unterscheidung durch seine Studien am Herz-
Lungen-Praeparat, durch seine Messungen der Oxydation bei verschiedener Volumen- und Widerstandsarbeit des Herzens und durch
die Untersuchungen des Kohlehydratstoffwechsels bei diesen verschiedenen Zuständen. Dabei konnte er eine Ökonomisierung der Herzarbeit dadurch erzielen, dass er die Überträgerstoffe des Vagus und
des Sympathicus, das Acetylcholin und das Adrenalin, in einem
bestimmten Mischungsverhältnis dem durchströmenden Blut zusetzte.
Er kam zu der Auffassung, dass der Vaguseinfluss (Acetylcholin) die
Assimilation, insbesondere die Glykogenspeicherung im Herzmuskel
befördert und die Oxydationen einschränkt, und dass der Sympathicus
(Adrenalin) das Glykogen mobilisiert und die Oxydationen anregt.
Am Herz-Lungen-Praeparat tritt nach seiner Auffassung die Spontan-
insuffizienz des Herzens dadurch ein, dass die Vagusinnervation in
zunehmenden Masse ausfällt, der Sympaticuseinfluss überwiegt und die
Brennstoffvorräte bald bei gesteigerter Oxydation erschöpft sind.
GREMELS(1940) stellt selbst die Frage, ob diese Art der Herzinsuffizienz
mit der in der menschlichen Pathologie beobachteten vergleichbar ist.
Er antwortet darauf, dass bei der spontanen Herzinsuffizienz des
Menschen zwar die zentrale Vagusversorgung nicht aufhört und keine
Insuffizienz des Überträgerstoffes (Azetylcholin) besteht. Dagegen
würde durch die hier primär bestehende Schädigung der Herzmuskelzelle die Wirkung des Azetylcholins herabgesetzt. Durch die Schädigung der Herzzellen wäre die Zellgrenzflächendurchlässigkeit erhöht,
dadurch aber würde die Wirkungsintensität der in normaler Menge
gebildeten Azetylcholinmengen verringert.

Unsere Beobachtungen erlauben uns nicht zu der Auffassung von
GREMELS Stellung zu nehmen. Sie leiten uns aber über zu der grundsätzlich wichtigen Frage, wieweit bei der Insuffizienz des hypertrophierten Herzmuskels noch hormonale Fehlleistungen mit ins Spiel
treten. LIEBEGOTT (1944) hat versucht zu zeigen, dass Störungen der

Funktion der Nebennierenrinde, die er histologisch und chemisch
wahrscheinlich machen konnte, bei der Dekompensation des hypertrophierten Herzmuskels eine wesentliche Rolle spielen. Es bleibt aber
weiteren Untersuchungen vorbehalten, diese Frage endgültig zu klären.

Von grosser Bedeutung wird auch für die weitere Erforschung der
Insuffizienz des hypertrophierten Herzmuskels eine Untersuchung des
Glykogengehaltes des Herzmuskels in der Hypertrophie und in der
secundären Insuffizienz im Tierexperiment sein. Für solche Untersuchungen hat soeben H. J. STAUDINGER jr. (1948) die Voraussetzungen
geschaffen, indem er erstmals das Moleculargewicht des Herzglykogens
bei der Katze und dem Meerschweinchen bestimmte. Im Gegensatz
zu den starken Schwankungen des Leberglykogens mit Molecular-
gewichten beim Meerschweinchen zwischen 370.000 und 23.600.000
fand er die Herzglykogenwerte relativ konstant und wesentlich niedriger
(1,8 bis 3,3 Mill. beim Meerschweinchen). Es wird subtiler Zusammenarbeit zwischen dem experimentellen Pathologen und dem Biochemiker
bedürfen, um hier weiter vorzudringen.

LITERATURVERZEICHNIS

ALTMANN, H. W., zit. bei BÜCHNER, F. Die pathogenetische Bedeutung
    des allgemeinen Sauerstoffmangels. Referat auf der Deutschen
    Pathologen-Tagung, 1944. Als Manuskript vervielfältigt.
ASCHOFF, L. u. TAWARA, S. Die heutige Lehre von den pathologisch-
    anatomischen Grundlagen der Herzschwäche. Jena, 1906.
ASCHOFF, L. Über die nicht gefässbedingten Schädigungen des Herz-
    muskels. 10. Fortbildungs-Lehrgang, Nauheim, 1934; Dresden
    u. Leipzig, 1934.
BÄUERLE, noch unveröffentl.
BRIDGES, W. C., JOHNSON, A. L., SMITHWICK, R. H. u. WHITE, P. D.
    Journ. of the Amer. med. Assoc., 1946, *131*, 1476.
BRUX, DE, J. *Ann. Anat. path.*, 1947, *17*, 270.
BÜCHNER, F. Die Koronarinsuffizienz. Dresden und Leipzig, 1939.
BÜCHNER, F., WEBER, A. u. HAAGER, B. Koronarinfarkt und Koronar-
    insuffizienz. Leipzig, 1935.
DEARING, W. H., BARNES, A. R. u. ESSEX, H. E. *Coll. Papers of the
    Mayo Clinic*, 1944, *35*, 328.
DOCK, W. *Journ. of exp. Med.*, 1941, *74*, 177.
DÜLL, M. *Beitr. pathol. Anat.*, 1941, *105*, 337.
EDENS, E. *Klin. Wschr.*, 1939, 1381.

EPPINGER, H. Zur Pathologie der Kreislaufcorrelationen. *Hdb. norm. u. path. Physiol.*, 1931, XVI, 2, 1289.

GOLLWITZER-MEIER, KL., KRAMER, D. u. KRÜGER, E. *Pflüg. Arch.*, 1936, *237*, 68.

GREMELS, H. *Arch. exp. Path.*, 1933, *169*, 689; *ebda* 1936, *182*, 1; *ebda* 1940, *194*, 629.

HARRISON, F. R. Failure of the circulation. Baltimore, 1935.

HARRISON, ASHMAN u. LARSEN. *Arch. int. med.*, 1931, *49*, 151.

KIENLE, F. Praktische Elektrokardiographie. Leipzig, 1943.

KIENLE, F. Das Belastungselektrokardiogramm und das Steh-EKG. Leipzig, 1946.

KIESE, M. u. GARAN, R. S. *Arch. exp. Path.*, 1938, *188*, 226.

KORTH, C. Klinische Elektrokardiographie. Berlin u. Wien, 1941.

KREHL, L. Pathologische Physiologie. 4. Aufl., Leipzig, 1906.

LEPESCHKIN, E. Das Elektrokardiogramm. 2. Aufl. Dresden u. Leipzig, 1947.

LIEBEGOTT, G. *Beitr. pathol. Anat.*, 1944, *109*, 93.

LINZBACH, A. J. *Virch. Arch.*, 1947, *314*, 534.

LINZBACH, A. J. *Klin. Wschr.*, 1948, 459.

LUFT, U. C. *Beitr. pathol. Anat.*, 1937, *98*, 323.

MERKEL, H. *Arch. f. Kreislauff.*, 1941, 9, 283.

MOLL, A. u. KORTH, C. *Zschr. Kreislauff.*, 1948, *37*, 125.

NEGRI, A. *Zschr. f. d. ges. exp. Med.*, 1942, *III*, 69.

PAPAGEORGIOU, P. D. u. WEBER, A. *Zschr. klin. Med.*, 1941, *139*, 259.

REGAMEY, E. *Cardiologia*, 1943, 7, 57.

REIN, H. u. KRAYER, O. *Zbl. inn. Med.*, *1935*, 707.

REINDELL, H. u. BAYER, O. *Arch. Kreislauff*, 1943, *II*, 207.

RICKER, G. Pathologie als Naturwissenschaft. Relationspathologie. Berlin, 1924.

ROMBERG, E. Krankheiten des Herzens und der Blutgefässe. Stuttgart, 1906.

RÜHL, A. *Zbl. inn. Med.*, *1938*, 242.

SCHIRRMEISTER, S. *Arch. Kreislauff*, 1939, 5, 263.

SMITHWICK, R. H. *Brit. med. Journ.*, *1948*, 237.

STARLING, E. K. u. VISSCHER, M. B. *Journ. Physiol. (Brit.)*, 1927, *62*, 243.

STAUDINGER, HJ. *Makromol. Chem.*, 1948, 2, 88.

TANNENBERG, J. *Proc. Soc. exp. Biol. a. Med.*, 1939, *49*, 94.

VEITH, G. *Arch. Kreislauff*, 1940, 6, 335.

WEBER, A. *Zschr. f. Kreislauff.*, 1943, 35, 342.

WILLIUS, F. A. *Coll. Papers of the Mayo Clin.*, 1943, *34*, 494.

Pathologische Anatomie der Herzinsuffizienz

Von

FR. BÜCHNER-Freiburg i. Br.

Mit 9 Abbildungen

Aus dem Pathologischen Institut der Universität Freiburg i. Br.

In meinem Referat über die Pathologische Anatomie der Herzinsuffizienz werde ich mich fast ausschließlich mit der Frage nach den Ursachen und dem Wesen der Herzinsuffizienz auseinandersetzen. Diese Frage ist der Angelpunkt der Lehre von der Herzschwäche. Haben wir sie beantwortet, so wird uns die Lösung anderer Probleme leichter, die mit dem Phänomen Herzinsuffizienz zusammenhängen.

Dabei werde ich mich bemühen, von der Analyse des Bauplanes des insuffizienten Herzens her einiges zu den Störungen seiner Funktion und seiner Energetik zu entwickeln. Im übrigen werde ich mich streng an die morphologischen Tatbestände halten und z. B. Fragen der Elektrokardiographie des insuffizienten Herzmuskels, mit denen ich mich in der Zusammenarbeit mit ARTHUR WEBER auseinandergesetzt habe, nicht erörtern. Zunächst aber ist es notwendig, daß ich eine kurze Darstellung der normalen Struktur des Herzmuskels vorausschicke.

I.

Das funktionstragende Element des Herzmuskels ist die Herzmuskelfaser. Sie ist in ihrem Protoplasma von feinen parallel verlaufenden längs-
geordneten Faserstrukturen durchzogen, den Fibrillen. Diese Fibrillen,
die schon bei gewöhnlichen Kernplasmafärbungen sichtbar sind, können
wir durch bestimmte Färbemethoden spezifisch darstellen. WOLPERS konnte
sie an der Faser des Skelettmuskels, die in ihrer fibrillären Struktur mit
der des Herzmuskels identisch ist, durch hochfrequenten Schall isolieren
und elektronenoptisch untersuchen. Dabei ergab sich u. a., daß jede lichtmikroskopisch sichtbare Fibrille ihrerseits aus vielen Elementarfibrillen
aufgebaut ist.

Wollen wir zu einem tieferen Verständnis der Funktion der Herzmuskelfaser kommen, so müssen wir aus dem mikroskopischen in den submikroskopischen Bereich vordringen. Hier haben die Arbeiten von HÜRTHLE
(1931) und FREY-WYSSLING (1938) die Vorstellung begründet, daß sich die
funktionstragende Struktur der Herzmuskelfaser, die Elementarfibrille,
aus Makromolekülen zusammensetzt, die langgestreckt sind, also Linear-
proteine oder Faserproteine darstellen. Sie gehören also zu der Gruppe
der hochmolekularen Eiweißkörper, deren Struktur und stoffliche Besonder-
heit vor allem von H. STAUDINGER herausgearbeitet wurde. Während nieder-
molekulare Proteine wie die Albumine und Globuline des Blutplasmas kugel-
förmige Moleküle darstellen, sind in diesen hochmolekularen Eiweißkörpern
die Polypeptide zu langgestreckten Ketten angeordnet. In den Elementarfibrillen der Skelettmuskeln und des Herzmuskels sind diese Ketten zu
Mizellen gebündelt. Sie haben zahlreiche Nebenvalenzen, so daß die in der
Mizelle vereinigten Polypeptidketten in einem relativ festen Gefüge zu-
sammengehalten werden.

Das Linearprotein der Elementarfibrille des Skelett- und des Herzmuskels ist das Myosin (H. H. WEBER). WEBER konnte Myosinfäden isolieren und an ihnen zeigen, daß sie mit der Fibrille die Eigendoppelbrechung
und das Röntgendiagramm gemeinsam haben (BOEHM und WEBER 1932).
In der Folge hat dann STRAUB 1942 aus der Schule SZENT-GYÖRGYIS als
zweites für die Kontraktion und Streckung der Fibrille wichtiges Eiweiß
das Actin nachgewiesen. Schließlich hat SZENT-GYÖRGYI (1942—1949)
festgestellt, daß durch die Vereinigung von Myosin und Actin die Substanz
entsteht, in der sich die Kontraktion und Streckung der Muskelfaser rhythmisch vollzieht, das Actomyosin. Die Kontraktion der Elementarfibrillen
und ihre nachfolgende Streckung kommt nach diesen Untersuchungen dadurch zustande, daß die gestreckten Faserproteine sich vorübergehend falten
und bündeln und daß anschließend die vorübergehenden Bindungen an den
Falten wieder gelöst werden.

Hier greifen nun wichtige energetische Vorgänge des Muskelstoffwech-
sels ein. Dabei kommt der Adenosintriphosphorsäure eine zentrale Bedeutung zu. Sie bewirkt einerseits spezifisch die Kontraktion des Actomyosins,
wird aber andererseits bei der Kontraktion in Adenylsäure und 2 Moleküle
Phosphorsäure gespalten, nach SZENT-GYÖRGYI (1946) durch Actomyosin
selbst, nach O. MEYERHOF (1946) durch eine Adenosintriphosphatase, die

von Myosin leicht absorbiert wird. Die bei der Spaltung von Adenosintriphosphorsäure freiwerdende Energie ermöglicht nach SZENT-GYÖRGYI (1946—1948) die Streckung und Spannung der kontrahierten Faser. Alle anderen energetischen Prozesse dienen nach dieser Auffassung der Resynthese der Adenosintriphosphorsäure und ihrer energetischen Aufladung. Damit wird die Bedeutung der intensiven oxydativen Prozesse und anaeroben Spaltungen (MEYERHOF, K. LOHMANN 1936, D. K. HILL jun. 1940) wie sie die klassische Biochemie des Muskels herausgearbeitet hat, zwar in einer Hilfsfunktion gesehen, aber in keiner Weise gemindert.

Zwischen den Fibrillen der Herzmuskelfaser liegt das mikroskopisch amorphe Sarkoplasma. Bei dem starken Bedarf an Sauerstoff ist es verständlich, daß in den roten Muskeln der Skelettmuskulatur und des Herzmuskels in dem Sarkoplasma reichlich Myoglobin eingelagert ist, das wie das Hämoglobin die Fähigkeit hat, Sauerstoff dissoziabel zu speichern und je nach dem Bedarf der Umgebung unmittelbar wieder abzugeben. Nach den Untersuchungen von MILLIKAN (1934) erfolgt diese Abgabe während der Kontraktion der Fasern, während die Experimente von HILL jun. (1940) für eine intensive Oxydation nach der Kontraktion der Fasern sprechen.

Außerdem sind im Sarkoplasma noch senkrecht zum Verlauf der Fibrillen feinste parallel angeordnete Membranen eingebaut, durch welche die Fibrillen hindurchziehen (KÖRNER 1937). Sie garantieren, auch bei der Kontraktion der Herzmuskelfaser, die parallele Lage der Fibrillen und bedingen lichtmikroskopisch die Querstreifung, die an der Skelettmuskelfaser von WOLPERS (1944) sowie von HALL, JAKUS und SCHMITT (1946) auch elektronenoptisch dargestellt wurde.

Für die Funktion der Herzmuskelfaser ist es schließlich entscheidend, daß der Kern in der Mitte der Faser liegt, also an dem Punkt, an dem der Gradient für die Diffusion des Sauerstoffs, der Nährstoffe und der Wirkstoffe aus der Kapillare in die Faser ihren tiefsten Punkt erreicht. Da wir heute nach den Untersuchungen von CASPERSSON (1936ff.) wissen, daß der Kern das Stoffwechselzentrum der Zelle ist, und insbesondere für den Aufbau ihrer Eiweißkörper und Nukleotide von größter Bedeutung ist, dürfen wir annehmen, daß die zentrale Lage des Kerns in der Herzmuskelfaser ein besonders empfindliches Reagieren auf Stoffschwankungen im Milieu der Faser, insbesondere im benachbarten Blut, ermöglicht. (Die Skelettmuskelfaser hat ihre Kerne am Rande der kontraktilen Substanz. Sie kann aber auch viel eher eine Stoffwechselschuld eingehen als die Herzmuskelfaser, weil nach der Arbeitsphase des Skelettmuskels lange Ruhepausen folgen, welche die allmähliche Abtragung der eingetretenen Schuld ermöglichen. Das unermüdlich schlagende Herz ist dazu nicht in der Lage).

Verbesserungen in den energetischen Möglichkeiten, insbesondere Steigerungen des Stoffwechsels, sind der Skelettmuskelfaser vor allem dadurch möglich, daß sie gedehnt wird, daß also die Diffusionsstrecke zwischen den benachbarten Kapillaren durch Verdünnung der Faser verkürzt und die für den Stoffaustausch entscheidende Oberfläche vergrößert wird. Auch der Herzmuskel kann seinen Stoffwechsel vor allem dadurch steigern, daß er seine Fasern stärker dehnt, d. h. aber, daß diastolisch die Kammern des Herzens stärker gefüllt werden. Daraus erklärt sich das Grundgesetz der Energetik des Herzmuskels (STARLING 1927) wie das Grundgesetz der Dynamik des Herzmuskels (O. FRANK 1901 und H. STRAUB 1914).

Über das gewebliche Gefüge des Herzmuskels ist nur noch kurz zu sagen, daß die einzelnen Fasern durch Schrägfasern zu einem Netz vereinigt und daß in

dem spärlichen zwischen den Fasern gelegenen Mesenchym die Kapillaren dicht den
Muskelfasern angelagert sind, so daß der Stoffaustausch unmittelbar aus der Kapillare
in die Faser und aus der Faser in die Kapillare erfolgen kann.

II.

Indem wir uns nun der Morphologie der Herzinsuffizienz zuwenden, stellen wir die Insuffizienz des hypertrophierten Herzmuskels ganz in den Mittelpunkt unserer Erörterungen. Tagtäglich erleben wir
als Ärzte, daß ein Herz, das jahrzehntelang bei bestehender Hypertrophie
eine normale Kreislaufarbeit geleistet hat, schließlich versagt. Dabei ist es
gleichgültig, ob etwa die Hypertrophie des linken Ventrikels durch Aortenstenose, Aorteninsuffizienz oder durch Hypertonie eingetreten ist, oder ob
die Hypertrophie des rechten Ventrikels sich als Folge einer Mitralstenose,
einer Silikose mit Drosselung der kleinen Pulmonalarterien oder eines
Lungenemphysems entwickelt hat.

Dieses aufregende und den Arzt immer wieder beängstigende Ereignis
der Insuffizienz des hypertrophierten Herzmuskels hat in den bisherigen
Jahrzehnten unseres Jahrhunderts verschiedene Deutungen erfahren. Dabei
will ich nicht auf alle diese Hypothesen eingehen und nur die medizin-
geschichtlich interessante Tatsache hervorheben, daß zu Beginn unseres
Jahrhunderts die Internisten, vor allem KREHL und ROMBERG, die Ursache
der Insuffizienz des hypertrophierten Herzmuskels in einer hinzutretenden
Entzündung des Myokards suchten, daß dagegen der Morphologe, nämlich
ASCHOFF in seinen Untersuchungen mit TAWARA (1906) zeigte, daß im allgemeinen entzündliche Veränderungen des hypertrophierten Herzmuskels,
selbst wenn sie in einer Minderzahl der Fälle in geringem Maße vorkommen,
funktionell irrelevant sind, also als Erklärung für die Insuffizienz des hypertrophierten Herzmuskels in der Regel nicht in Frage kommen. Spätere
Untersuchungen von CHRISTIAN (1927) und von KUTSCHERA-AICHBERGEN
(1929) haben diese Feststellungen von ASCHOFF noch einmal bekräftigt.

So müssen wir nach anderen Faktoren suchen, welche die Insuffizienz
des hypertrophierten Herzmuskels verständlich machen. Unter diesen
Faktoren nenne ich zuerst das Ausmaß der Hypertrophie. Während
das normale Herz des Erwachsenen im Durchschnitt 300 g wiegt, mit
Schwankungen der Werte je nach dem Geschlecht und dem Alter (RÖSSLE
und ROULET 1932), beobachten wir nicht selten an hypertrophierten Herzen
Gewichtswerte von 900 g, ja gelegentlich von 1200 g und darüber. Bei einer
solchen Massenzunahme der Herzmuskulatur auf das Zwei- bis Vierfache der
Norm haben wir nach den neueren Arbeiten der Physiologen über die Blutverteilung und ihre Regulierung, vor allem von REIN und seiner Schule,
bei besonderen Belastungen der Körperperipherie kritische Gefährdungen
der Herzdurchblutung zu erwarten. Etwa bei einer intensiven peripheren
Muskelarbeit, aber auch in einem besonders anstrengenden Verdauungsakt,
erfordert die arbeitende Muskelgruppe oder der Verdauungstraktus reichlich Blut. Der Blutbedarf des hypertrophierten Herzens ist aber seinerseits
erhöht, da eine weit größere Muskelmasse zu ernähren ist. Er wird dazu
noch akut gesteigert, da nach den experimentellen Untersuchungen von
REIN (1931) über die Koronardurchblutung bei der Steigerung des

peripheren Blutbedarfes die Herzarbeit akut erhöht wird. So droht bei der
Konkurrenz zwischen erhöhtem Blutbedarf der arbeitenden Peripherie und
dem erhöhten Blutbedarf des Herzens ein Zustand, bei dem die Peripherie
das notwendige Blut auf Kosten des Herzmuskels erhält. In einer solchen
Phase kann, wie uns die Erfahrung lehrt, akut eine Durchblutungsinsuffizienz im hypertrophierten Herzmuskel ausgelöst werden.

Hinzu kommt die ungünstige Auswirkung der Tatsache daß in den
seltensten Fällen die Herzhypertrophie eine harmonische ist, daß vielmehr
die Einseitigkeit der Hypertrophie des Herzmuskels die Regel ist:
in den meisten Fällen haben wir primär und auf lange Zeit entweder eine
reine Hypertrophie des linken Ventrikels oder eine solche des rechten. Das
bedeutet aber, daß auch schon bei einem absoluten Herzgewicht mittleren

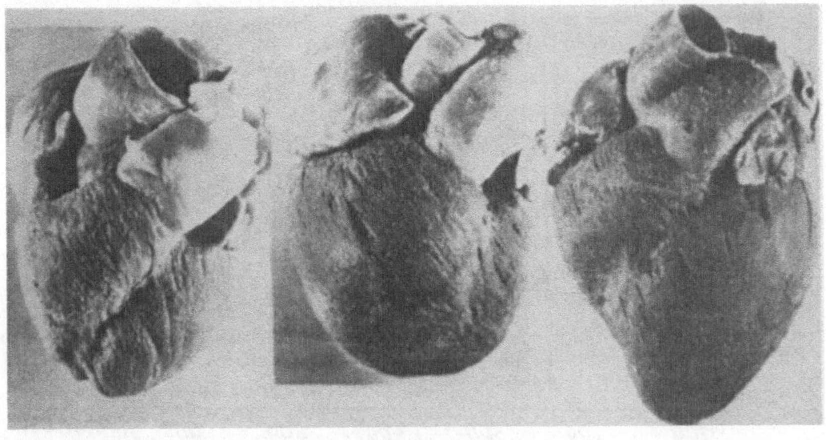

a   b   c

Abb.. 1. a) Normales Herz. b) Einseitige Hypertrophie des rechten Ventrikels bei Mitralstenose. c) Einseitige Hypertrophie des linken Ventrikels bei genuiner Hypertonie (Epikard entfernt, Oberflächenrelief
des Herzmuskels freigelegt)

Grades, also etwa bei einer Verdoppelung des Herzgewichtes, die Hypertrophie in dem überbelasteten Herzabschnitt, also die Hypertrophie der
linken oder der rechten Kammer, eine sehr beträchtliche ist. Während
normalerweise das Gewichtsverhältnis des rechten zum linken Ventrikel 1:2
beträgt, verschiebt sich die Korrelation bei reiner Linkshypertrophie auf
1 : 4 bis 1 : 5, und umgekehrt bei Rechtshypertrophie auf 1 : 1 bis 2 : 1. Also
kann z. B. bei Rechtshypertrophie, bei der das absolute Gewicht des Herzens
längst nicht die Werte zu erreichen pflegt wie bei reiner Linkshypertrophie,
eine Verdreifachung und Vervierfachung der Muskelmasse des hypertrophierten Anteils vorliegen. In diesem Herzabschnitt steigt also der Blutbedarf sehr stark an, so daß er bei der erörterten Konkurrenz zwischen erhöhtem, peripherem Blutbedarf und erhöhtem Blutbedarf des Herzmuskels
akut zu kurz kommen kann. Hinzu kommt noch, daß bei einsetzender Herzinsuffizienz der einseitig hypertrophierte Herzmuskel plötzlich die Last auf
den nichthypertrophierten Herzmuskel verlagert, der auf die Mehrbelastung
gar nicht vorbereitet ist.

Wir stellen nun freilich fest, daß das plötzliche Versagen eines hypertrophierten Herzmuskelabschnittes nicht die Regel, sondern die Ausnahme ist. Mit den bisher angeführten Faktoren können wir also nicht ohne weiteres das Phänomen der langsam einsetzenden chronischen auch in der Ruhe fortbestehenden Herzinsuffizienz des hypertrophierten Herzmuskels erklären. Würde synchron mit der allmählich sich entwickelnden Herzhypertrophie das Gefäßsystem des Herzens ausgebaut, würden die Kranzarterien und die abführenden Venen zunehmend erweitert und insbesondere um die Herzmuskelfasern neue Kapillaren entwickelt, so könnte zum mindesten in der Ruhe und bei mittlerer Arbeit die Durch-

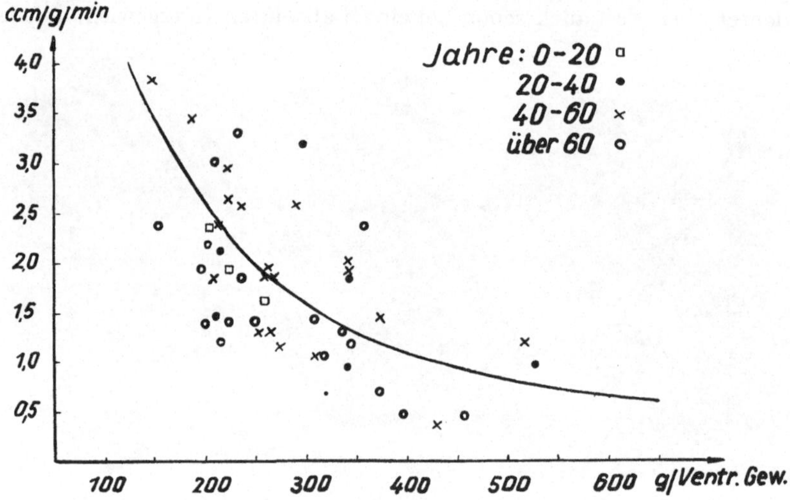

Abb. 2. Die Abnahme der Durchströmungsfähigkeit des Herzmuskels pro g/min.
bei zunehmender Herzhypertrophie (nach VIVELL)

blutung des Herzens durchaus mit der Hypertrophie Schritt halten. Das geschieht aber nicht. Vielmehr ist für das hypertrophierte Herz der ungenügende kompensatorische Ausbau des Gefäßsystems kennzeichnend. Das zeigen uns einerseits die Durchströmungsversuche am Leichenherzen, wie sie von DOCK (1941) und an unserem Institut von VIVELL (1949) angestellt wurden. Übereinstimmend haben beide Untersucher festgestellt, daß bei zunehmender Hypertrophie pro Gramm Herzmuskel die Durchströmungsfähigkeit des Herzens mehr und mehr abnimmt, wenn auch die absolute Durchströmungsgröße sich steigert. Damit ist aber gesagt, daß bei dem hypertrophierten Herzen in der Zeiteinheit der Muskulatur des Herzens nicht die Blutmenge zur Verfügung steht wie dem nichthypertrophierten Herzen, daß also der Antransport von Sauerstoff, von Nährstoff und Wirkstoff und der Abtransport der Schlacken in dem hypertrophierten Herzmuskel erschwert ist. Das gleiche ergibt sich aus den genauen Berechnungen des Verhältnisses von Kapillarsystem des Herzmuskels zur kontraktilen Masse, wie sie von LINZBACH (1947) durchgeführt wurden.

Herr LINZBACH wird selbst in seinem anschließenden Vortrag über seine
Ergebnisse berichten, so daß ich sie hier übergehen kann.

Noch entscheidender für das Versagen des hypertrophierten Herzmuskels
ist aber die Eigenart der Massenzunahme des Herzmuskels. Das
Ideal der Herzhypertrophie wäre die Hyperplasie von Herzmuskelfasern,
also die Neubildung normal langer und dicker Fasern bei gleichzeitigem
Ausbau des Kapillarsystems des Herzens. Diese Hyperplasie, d. h. die echte
Vermehrung der Herzmuskelfasern, ist aber wie alle Untersucher feststellen
konnten, nicht die Regel. Wie weit sie bei der Hypertrophie vorkommt, wird
ebenfalls Herr LINZBACH erörtern. Für die allergrößte Zahl der Herzhypertrophien gilt dagegen, daß die Massenzunahme des Herzmuskels
durch Faserhypertrophie erfolgt: d. h. im hypertrophierten Herzen

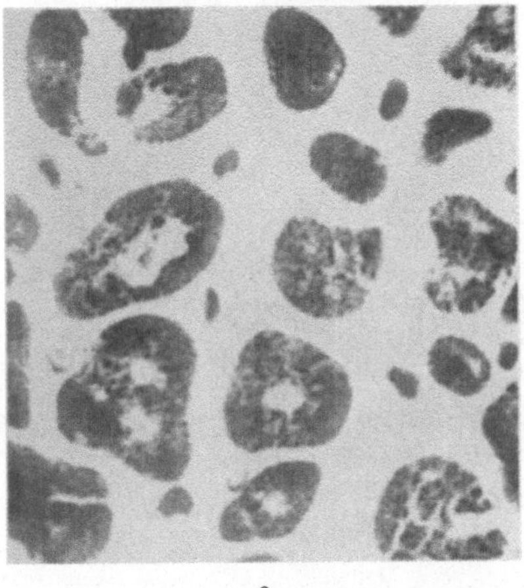
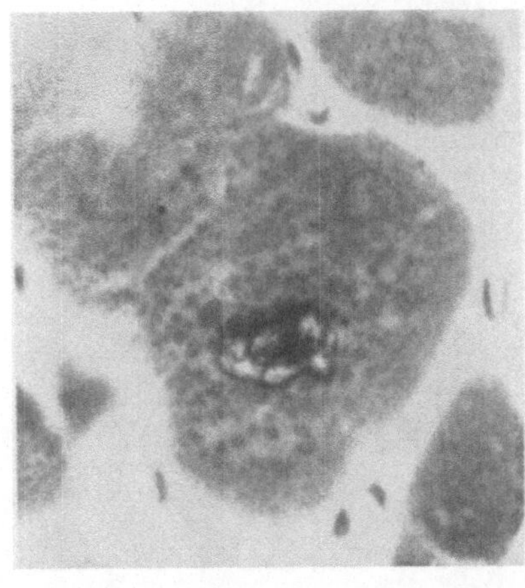

a   b

Abb. 3. Querschnitte durch den linken vorderen Papillarmuskel bei gleicher Vergrößerung: a) bei normalem Herzen, b) bei Linkshypertrophie infolge genuiner Hypertonie (Herzgewicht 610 g). Starke
Faserverdickung. Keine Zunahme der Kapillarquerschnitte (nach NIETH).

werden die ursprünglich vorhandenen Fasern länger und dicker. Auf diese
Weise erreicht nach den Messungen von HARRISON (1931), auf die wir noch
näher eingehen, die Herzmuskelfaser des menschlichen Herzens in dem überbelasteten Abschnitt gegenüber einem normalen Durchmesser von $16,2\,\mu$
bei den nichtinsuffizienten Herzen Durchmesserwerte von $24,5\,\mu$ und solche
von $31,8\,\mu$ bei den insuffizienten Herzen. Das heißt aber, die Diffusionsstrecke
nimmt mehr und mehr zu und die Oberfläche als Austauschfläche wird
relativ zu klein.

Man hat nun zunächst die Ursache der Insuffizienz des hypertrophierten
Herzens in Besonderheiten des Feinbaus der hypertrophierten Herzmuskelfaser gesucht. Insbesondere hat ALBRECHT 1903 die These entwickelt, daß eine Verschiebung der normalen Korrelation zwischen den
kontraktilen Fibrillen und dem Sarkoplasma zugunsten des Sarkoplasmas
eine Eigentümlichkeit der hypertrophierten Herzmuskelfaser wäre, und daß
sich hieraus das Versagen des Herzens nach Herzhypertrophie erkläre. Diese

Theorie von ALBRECHT beansprucht heute unsere ganz besondere Aufmerksamkeit, nachdem wir wissen, daß tatsächlich die Fibrillen die für die Herzarbeit entscheidende Struktur darstellen, daß in ihnen die Myosinmizellen Elementarfibrillen bilden und daß sich an ihnen die Kontraktion und Streckung der rhythmisch sich bewegenden Herzmuskelfaser vollzieht. Wäre tatsächlich einseitig das Sarkoplasma in der hypertrophierten Herzmuskelfaser vermehrt, so würde es sich im strengen Sinne um eine Pseudo-Hypertrophie handeln, es sei denn, man wollte annehmen, daß auch dem Sarkoplasma eine gewisse Fähigkeit zur Kontraktion zukäme. (REMYI und HOGUE [1938] haben an Herzmuskelfasern in der Gewebekultur schon vor der Ausdifferenzierung der Fibrillen rhythmische Kontraktionen

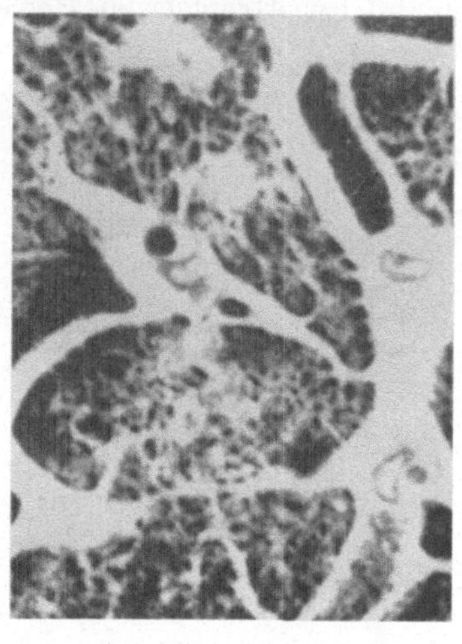
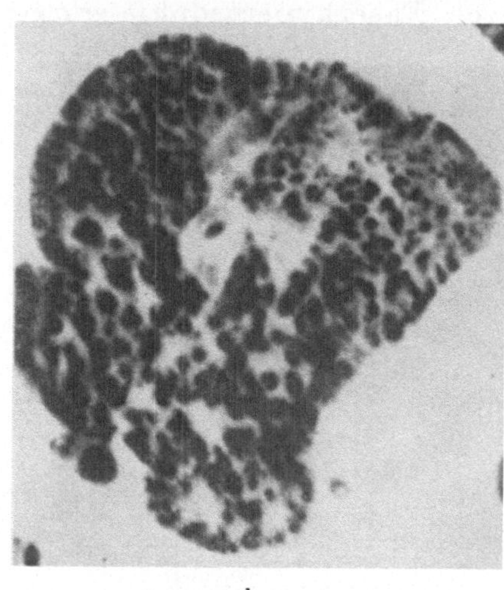

a   b

Abb. 4. Querschnitte durch Muskelfasern des linken vorderen Papillarmuskels bei gleicher Vergrößerung. Schwärzung der Fibrillenquerschnitte: a) bei normalem Herzen. b) bei Linkshypertrophie infolge Hypertonie. Starke Faser- und Fibrillenverdickung, keine relative Vermehrung des Sarkoplasmas

beobachtet. Das beweist aber nur, daß in der Entwicklung des Herzens eine Phase durchlaufen wird, in der das Myosin noch nicht zu Fibrillen angeordnet ist.)

Wir haben den Zustand der Fibrillen in der hypertrophierten Faser systematisch untersucht und kommen in Bestätigung der Feststellungen von ASCHOFF (1906) zu dem Ergebnis, daß die These von ALBRECHT, zu der auch LINZBACH (1947) neigt, nicht zu Recht besteht. Vielmehr ist die Hypertrophie der Herzmuskelfaser gerade dadurch gekennzeichnet, daß das System der parallel gerichteten Fibrillen stark ausgebaut wird. Dabei sind zwei Arten des Ausbaues der Fibrillen zu beobachten. In der Regel werden in der hypertrophierten Herzmuskelfaser die ursprünglich vorhandenen Fibrillen immer dicker, so daß man auf Faserquerschnitten unter dem Mikroskop prachtvoll diese Verdickung feststellen kann (NIETH 1949). In einer Minderzahl der Fälle kommt es dagegen zu einer beträchtlichen Vermehrung der Fibrillen ohne wesentliche Verdickung. Es liegt auf der Hand, daß für den Stoffaustausch in der hypertrophierten Faser der letztere Modus der idealere ist. Große Oberflächen von Fibrillen kommen auf diese Weise mit den einströmenden Stoffen in Kontakt und können sich leichter ihrer Schlacken entledigen. Die Fibrillenhypertrophie dagegen ist für den Stoffaustausch weniger günstig. Wir können in dieser Eigentümlichkeit der hypertrophierten Faser also in verkleinerten Maßstäben etwas Ähnliches feststellen wie bei der Faserhypertrophie: auch bei der Fibrillenhypertrophie wird der Diffusionsweg größer und die Austauschfläche kleiner. Dabei ist noch mit der Möglichkeit zu rechnen, daß die Verdickung der Fibrillen teilweise Ausdruck einer Quellung der Elementarfibrillen durch vermehrte Hydratation ist.

Ein besonderes Kennzeichen der hypertrophierten Faser ist die Vergrößerung ihres Kernes. Die größere Faser erfordert ein größeres Stoffwechselzentrum. Nicht selten kommt es auf diese Weise zur Entwicklung von Riesenkernen, die gelegentlich das 20fache der ursprünglichen Größe eines Herzmuskelkernes erreichen können (NIETH 1949). Daß diese Kernriesen Mühe haben müssen, den Stoffwechsel in der zugeordneten Faser in Ordnung zu halten, liegt auf der Hand. Je mehr er an Masse zunimmt, um so kleiner wird relativ zur Masse die Austauschfläche zwischen ihm und dem Protoplasma. Der Kern hilft sich dabei im hypertrophierten Herzen nicht selten mit einem sehr einfachen aber wirkungsvollen Verfahren: er löst sich amitotisch in Kernreihen auf und verteilt sich in solchen Reihen auf die Faser. Diese Tendenz zur Mehrkernigkeit, die am normalen Herzmuskel in dem Vorkommen von zweikernigen Fasern schon angedeutet ist, ist am hypertrophierten Herzmuskel nach den Untersuchungen von LINZBACH (1947) sowie von NIETH (1949) ausgesprochen zu beobachten.

Nach allen diesen Beobachtungen über die Eigenart der Massenzunahme des Herzmuskels mit der Faserhypertrophie als Regelfall und über den Feinbau der hypertrophierten Herzmuskelfaser dürfen wir für das Insuffizientwerden des hypertrophierten Herzmuskels die energetischen und funktionellen Folgen der Faserhypertrophie und des ungenügenden Ausbaues des Kapillarsystems, d. h. die Erschwerung der Sauerstoff-, Nährstoff- und Wirkstoffdiffusion und der Schlackenbeseitigung als die entscheidende Ursache der Insuffizienz des hypertrophierten Herzmuskels ansehen. Diese Auffassung wurde 1931 von EPPINGER in seiner Darstellung des Problems der Herzinsuffizienz schon angedeutet und im gleichen Jahre von HARRISON entwickelt. HARRISON hat sie dann ausführlich in seinem Buche „The failure of circulation" 1935 begründet. Ohne seine Untersuchungen zu kennen, haben WEBER, HAAGER und ich 1935 auf Grund unserer vergleichenden elektrokardiographischen und histologischen Untersuchungen am hypertrophierten Herzen die gleiche Auffassung vertreten. In meiner Monographie über die Koronarinsuffizienz 1939 habe ich sie dann ausführlicher zu begründen versucht. Inzwischen haben DE BRUX (1947) und LINZBACH (1947) unter Bestätigung unserer histologischen Befunde ebenfalls diese Meinung vertreten.

HARRISON legt ein besonderes Gewicht auf die Erschwerung der Sauerstoffdiffusion in der hypertrophierten Herzmuskelfaser. Er betont, daß nach den Untersuchungen von HILL (1929) der Sauerstoffgradient von der Kapillare bis zur Mitte der hypertrophierten Herzmuskelfaser wesentlich steiler abfallen muß als bis zur Mitte der normalen Faser.

Besonders bemerkenswert sind die vergleichend histologischen Untersuchungen, welche HARRISON in diesem Zusammenhang am Säuger- und Menschenherzen durchgeführt hat. Er stellt fest, daß die Schlagfrequenz des Herzens bei den verschiedenen Säugern mit zunehmender Faserdicke immer mehr abnimmt. (Bei der Ratte entspricht einer Faserdicke von 11,2 μ eine Herzfrequenz von 340 pro Minute, beim Meerschweinchen 12,5 μ Faserdicke einer Herzfrequenz von 264, beim Schaf 14,8 μ einer Frequenz von 105, beim Rind 17,6 μ einer Herzfrequenz von 60. Beim normalen Menschen ist die Faser im Durchschnitt 16,2 μ dick, die Frequenz beträgt 73.) HARRISON folgert daraus, daß mit zunehmender Dicke der Herzmuskelfaser eine zunehmend längere diastolische Erholungsphase nötig ist. Dabei spielt außer dem Diffusionsweg die Austauschfläche zwischen Blut und Herzmuskelfaser eine wichtige Rolle: sie wird mit zunehmender Verdickung relativ immer kleiner.

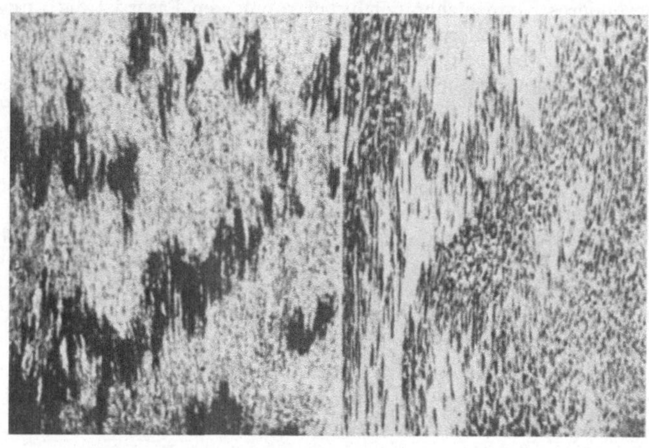

Abb. 5. a) Fleckförmige Verfettung, b) fleckförmige Narbenherdchen nach Faseruntergang
bei Herzhypertrophie

Für den hypertrophierten Herzmuskel des Menschen errechnet HARRISON unter Ansatz der Untersuchungen von HILL über den Sauerstoffgradienten im Gewebe, daß bei einer Faserdicke von 24,5 μ die Hypertrophie noch zu keiner Sauerstoffinsuffizienz führt, daß dagegen bei höheren Werten die Sauerstoffinsuffizienz der hypertrophierten Faser unausbleiblich ist. Das stimmt gut überein mit den Feststellungen von LINZBACH (1947), die wir nachträglich an unserem eigenen Beobachtungsgut von 1935 durch NIETH (1949) für das linkshypertrophierte Herz bestätigen konnten, daß das kritische Herzgewicht bei 500 g liegt und in der Regel erst jenseits dieses Wertes eine Insuffizienz des hypertrophierten Herzmuskels eintritt. Bei Rechtshypertrophie tritt allerdings nach unseren Erfahrungen schon unterhalb dieses Grenzwertes die Insuffizienz ein, und zwar aus den oben dargelegten Gründen.

Die einzige Möglichkeit, die dem hypertrophierten Herzen bei dieser Situation als Korrektur einer energetischen Störung durch die Eigenart der Hypertrophie bleibt, ist seine Dilatation. Diese tritt ja auch tatsächlich bei der Insuffizienz ein. Energetisch gesehen bedeutet also die Insuffizienz-dilatation durch stärkere Dehnung der Fasern des hyper-

trophierten Herzabschnittes eine Verkürzung des Durchmessers und eine Vergrößerung der Oberfläche, damit aber
eine wesentliche Verbesserung des Stoffaustausches zwischen
Kapillare und Faser und umgekehrt. Darauf hat HARRISON mit
allem Nachdruck aufmerksam gemacht. Das bedeutet aber, daß das in-
suffiziente hypertrophierte Herz
zur Aufrechterhaltung eines normalen Minutenvolumens in der
Kreislaufarbeit einen wesentlich
intensiveren Stoffwechsel im Herzmuskel unterhalten muß als das
normale Herz. Es arbeitet also mit
geringerem Nutzeffekt.

Daß in der Tat der Stoffwechsel
des hypertrophierten Herzmuskels
besonders bedroht ist, konnten wir
in unseren Untersuchungen mit
WEBER und HAAGER (1935), in
nachfolgenden Untersuchungen
von WEINSCHENK (1939) und EP-
PING (1941) und seither laufend
eindeutig nachweisen, zuletzt noch
einmal durch NIETH (1949). In
hypertrophierten Herzen finden
sich nämlich bei systematischer
Untersuchung des Herzmuskels
auch bei völlig normalem nicht
stenosiertem Koronarsystem histologisch nicht selten disseminiert
kleine Fasernekrosen in dem hypertrophierten Herzmuskelabschnitt,
häufig in leukozytärem Abbau
oder ersetzt durch jüngere und
ältere Narbenherde. Dabei sind die
Narben häufig älter als die Herz-

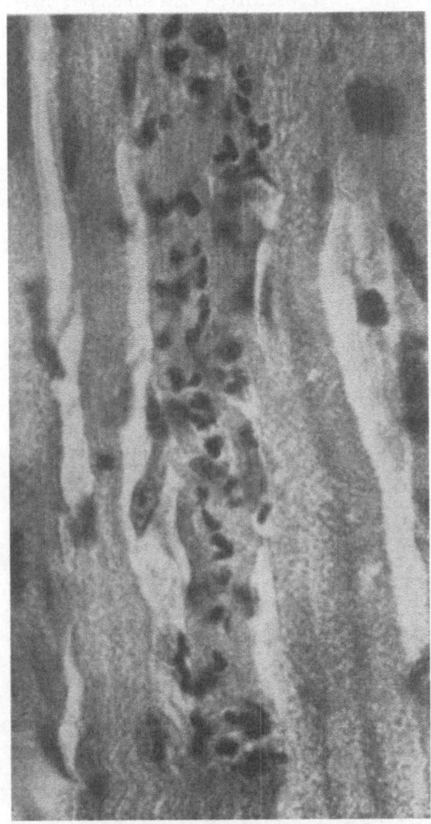

Abb. 6. Nekrotische Herzmuskelfaser (Mitte) mit sekundärer Leukozyteninfiltration beim Kaninchen nach
akutem O_2-Mangel im Unterdruck
(nach SCHIRRMEISTER)

schwäche. Diese Befunde sind inzwischen von DE BRUX (1947) und
von LINZBACH (1947) bestätigt. Sie
sind nur so zu verstehen, daß
schubweise die Stoffwechselerschwerung im hypertrophierten Herzmuskel
sich in einzelnen Herzmuskelfasern bis zu irreversiblen Störungen und
damit bis zur Nekrose der Fasern steigert (Vergl. Abb. 5 und 8).

Dabei kommt dem Sauerstoffmangel für die Entstehung dieser Veränderungen eine besondere Bedeutung zu und zwar aus zwei Gründen: einmal konnten wir in ausführlichen Experimenten zeigen, daß nach akutem
Sauerstoffmangel im Unterdruck sich in der Muskulatur des linken Ventrikels beim Tier zahlreiche kleinere Nekroseherde entwickeln können, die
nach leukozytärer Auflösung in Narbenherde übergehen. Das wurde zu-

nächst von SCHIRRMEISTER (1939) am Kaninchen und später von ALTMANN
(1944) an der Katze eindeutig gezeigt. Auch sind sie von TANNENBERG (1939)
am Kaninchen und von DEARING, BARNES und ESSEX (1944) in Amerika
an der Katze nachgewiesen. Die ALTMANNschen Untersuchungen hat inzwischen GRUNDMANN (1950) ausführlich ausgewertet (Vergl. Abb. 6 und 7).

Wir kennen aber außerdem ein sehr interessantes Naturexperiment,
welches uns die entscheidende Bedeutung des Sauerstoffmangels für die Entwicklung solcher Nekrosen im Herzmuskel veranschaulicht. Durch angeborene Fehlentwicklung kann die linke Kranzarterie in seltenen Fällen statt
aus der Aorta aus der Arteria pulmonalis abgehen. Der Sauerstoffdruck in
den Kapillaren des Versorgungs-
gebietes der linken Kranzarterie
beträgt also dann nur etwa 35
bis 40 mm Hg (gegenüber 75 bis
95 mm Hg normal). Der linke Ventrikel lebt also unter einer Sauerstoffspannung entsprechend etwa
7000 m Höhe. Von einer ganzen
Reihe von Autoren wurde übereinstimmend festgestellt, daß in
solchen Fällen in der Regel in
den ersten Monaten nach der
Geburt der Tod eintritt. In der
Muskulatur des linken Ventrikels finden sich dann regelmäßig
spitzennah an der Vorderwand,
im spitzennahen Septum und im
vorderen Papillarmuskel Nekrosen und ausgedehnte jüngere und
ältere Narben, zum Teil mit Verkalkung. Das Bild kann nur als
Folge des erniedrigten Sauerstoff-
druckes und des niedrigen Blutdruckes in der Arteria pulmonalis
verstanden werden und wurde
seit ABRIKOSSOFF (1911) auch in
diesem Sinne gedeutet. (ABRIKO-

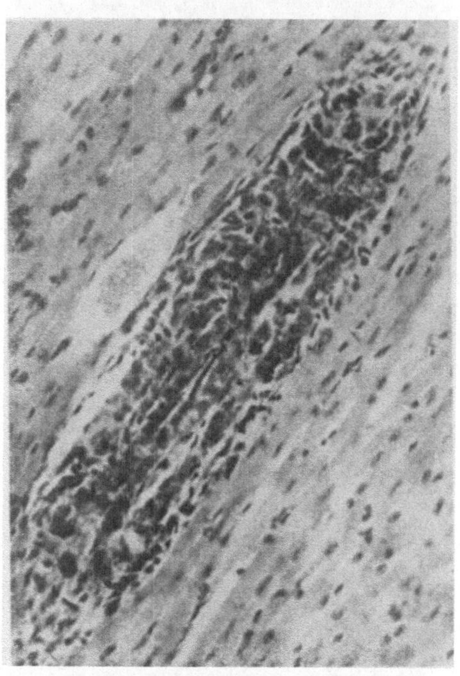

Abb. 7. Gruppe nekrotischer Herzmuskelfasern mit leukozytärer Infiltration bei der Katze nach akutem O$_2$-
Mangel im Unterdruck (nach GRUNDMANN)

SSOFF 1911, HEITZMANN 1917, KIYOKAWA 1923, KRUMBHAAR 1924, SCHOLTE
1931, SANES und KENNY 1933, BARTSCH und SMEKAL 1935, KAUNITZ 1947.)

Vergleichen wir nun unsere Erfahrungen über die Wirkung des allge-
meinen Sauerstoffmangels mit unseren Beobachtungen am hypertrophierten
Herzmuskel, so fällt uns ein Unterschied sehr in die Augen. Bei allgemeinem
Sauerstoffmangel kommt es nach den neuesten Beobachtungen von HUER-
KAMP und OPITZ (1950) z. B. in der Retina, zu einer starken Neubildung von
Kapillaren. Das Gefäßsystem, insbesondere sein für den Gasaustausch ent-
scheidender Anteil, die Kapillaren, werden also in Anpassung an den Sauer-
stoffmangel ausgebaut. Das gleiche konnte RÜBSAAMEN (1950) an unserem
Institut am Molchskeim feststellen. Werden Molchkeime in Sauerstoff-

mangel aufgezogen, so zeigen sie neben sehr interessanten Mißbildungen, vor allem am Gehirn und an den Augen, die uns in diesem Zusammenhang nicht interessieren, deutliche Vergrößerungen der Kiemen und die Entwicklung eines überzähligen Kiemenpaares, also eine starke Entfaltung des für die Respiration wichtigen Kiemengefäßapparates. Die Tatsache, daß bei der Herzhypertrophie kein solcher kompensatorischer Ausbau des Gefäßsystems eintritt, dürfen wir wohl so deuten, daß hier kein Sauerstoffmangel im strömenden Blut besteht, sondern nur in dem spezifischen Element des Herzmuskels, der Herzmuskelfaser. Damit fehlt aber dem Gefäßsystem des Herzmuskels der notwendige Anreiz für seinen Ausbau, wie er im Experiment bei allgemeinem Sauerstoffmangel durch die Hypoxämie gegeben ist.

Ziehen wir die Folgerungen aus unseren Erörterungen, so können wir feststellen, daß durch die starke Entfaltung der Muskelmasse, durch die Einseitigkeit der Hypertrophie des Herzmuskels als Regelfall, durch den ungenügenden Ausbau des Gefäßsystems im hypertrophierten Herzen und durch die Eigenart der Herzhypertrophie als Faserhypertrophie alle Voraussetzungen für Zustände einer relativen Durchblutungs- und Stoffwechselinsuffizienz im hypertrophierten Herzabschnitt gegeben sind. Der Bauplan des hypertrophierten Herzens ist also so geartet, daß aus ihm die Möglichkeit zur Insuffizienz seines Stoffwechsels und damit zugleich zur Insuffizienz seiner Dynamik abgelesen werden kann. Der Strukturanalyse des hypertrophierten Herzmuskels kommt also für das Verständnis der Insuffizienz des hypertrophierten Herzens eine entscheidende Bedeutung zu.

Selbstverständlich sind diese Aussagen der morphologischen Pathologie nur vorläufige und hinweisende. Sie fordern noch Ergänzung durch systematische Untersuchungen der Biochemie des hypertrophierten Herzmuskels. Hier ist noch viele Arbeit zu tun. Immerhin sind wir durch die systematischen Untersuchungen von H. Schumann (1942) über die Wirkung

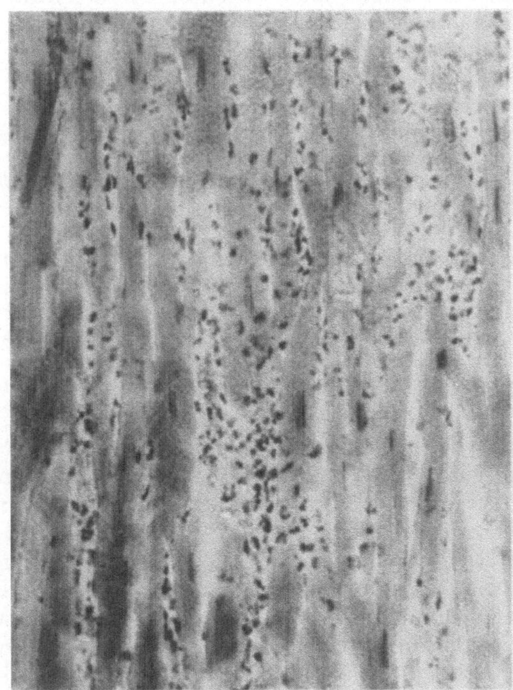

Abb. 8. Fleckförmige Herzmuskelfasernekrosen mit Leukozyteninfiltration bei Lungenemphysem mit starker Hypertrophie des rechten Ventrikels

des Sauerstoffmangels auf die Energievorräte des normalen Herzmuskels unterrichtet. Wenn uns nun OPITZ und THORN in jüngsten, noch nicht veröffentlichten Untersuchungen zeigen konnten, daß sich im Gehirn unter radikalem Sauerstoffmangel die Spaltung von Glukose zu Milchsäure rapid auf das 10fache der Norm steigert, das Gehirngewebe also zur Freisetzung der notwendigen Energien 10mal so viel Glukose vergärt wie es unter Gegenwart von Sauerstoff veratmet, so dürfen wir annehmen, daß im Herzmuskel ein relativer Sauerstoffmangel einen erhöhten Kohlehydratbedarf und die Gefahr der Erschöpfung der Kohlehydratvorräte bedeutet.

Bei bestimmten Formen der Herzhypertrophie kommen noch besondere Faktoren hinzu, welche das Eintreten einer Durchblutungsnot des hypertrophierten Herzmuskels erleichtern. Hier ist zunächst die hypertonische Hypertrophie des Herzmuskels zu nennen. Da die Hypertonie mit zunehmender Dauer in der Regel mehr und mehr zu einer schweren, in ihrer Ausdehnung für die Hypertonie charakteristischen stark stenosierenden Koronarsklerose führt, tritt bei ihr zusätzlich noch die stenosierende Wirkung dieser hypertonischen Koronarsklerose mit ins Spiel. Das konnten wir durch die Untersuchung von BÄURLE (1949) sehr wahrscheinlich machen und durch die Durchströmungsexperimente von VIVELL (1949) exakt beweisen: die maximale Durchströmungsfähigkeit des Leichenherzens ist bei der Hypertonie besonders stark eingeschränkt. In einem ähnlichen Sinne verschlechtert die Aorteninsuffizienz die Durchblutung des hypertrophierten Herzens, und zwar durch den starken diastolischen Druckabfall und den diastolischen Rückstrom (SMITH, MILLER und GRABER 1926).

Zu den kardialen Faktoren kommen aber noch extrakardiale Faktoren hinzu, welche die Situation des hypertrophierten Herzens verschlechtern und die eingetretene Insuffizienz ungünstig beeinflussen. Unter ihnen ist an erster Stelle das Verhalten der Nebennierenrinde bei der Herzhypertrophie zu berücksichtigen. Schon LANDAU hatte 1915 gezeigt, daß bei genuiner und renaler Hypertonie und bei nicht-hypertonischen Herzfehlern eine Hyperplasie und Lipoidvermehrung in der Nebenniere zustande kommt. In Auseinandersetzung mit den neueren Vorstellungen über die Funktion der Corticosterongruppe der Nebennierenrinde hat dann LIEBEGOTT 1944 an unserm Institut diesen Befund für das hypertonische Herz noch einmal voll bestätigt. Während aber LANDAU in der Rindenhyperplasie bei der Herzhypertrophie lediglich ein Dokument der Cholesterinesterspeicherung sah, hat LIEBEGOTT dieses Phänomen als eine Anpassung der Nebennierenrinde an die erhöhte Herzbelastung infolge erhöhten Hormonbedarfs gedeutet. SELYE (1946—1949) ist zu der gleichen Deutung gekommen und sieht in dieser Veränderung ein wichtiges Zeichen des von ihm herausgearbeiteten „Adaption-Syndrom". Auch von FISHER und HEWER (1947) in England wurden die Befunde von LIEBEGOTT bestätigt. Seine Untersuchungen haben aber nun ferner ergeben, daß bei Herzhypertrophie im Stadium der Herzinsuffizienz die Nebennierenrinde des Hypertonikers wie die des Nicht-Hypertonikers in der Regel wieder auf die Norm oder unter die Norm reduziert ist und vor allem, daß polarisationsoptisch und chemisch eine deutliche Abnahme der Cholesterinester und des freien Cholesterins zu beobachten ist. Das gleiche stellte SELYE für das Erschöpfungsstadium seines Syndroms fest. Wenn dem so ist, so ist aber zu erwarten, daß der sekundären Rückbildung der Nebennierenrinde und ihrer Lipoidentspeiche-

rung nach vorausgegangener Hyperplasie eine entscheidende Bedeutung für
die Insuffizienz des Herzmuskels zukommt und zwar in dem Sinne, daß dem
Herzmuskel nicht mehr die nötige Menge Wirkstoff der Nebennierenrinde
zuströmt, deren er bei seiner Hypertrophie und seinem gesteigerten Kohle-
hydratumsatz bedarf.

Bei Insuffizienz des rechten Ventrikels tritt die Entwicklung der Stauungsleber entscheidend mit ins Spiel. Sie ist durch die Vernichtung großer
Teile des Leberparenchyms gekennzeichnet. Das bedeutet aber eine beträchtliche Einschränkung des Glykogendepots der Leber, auf das der
hypertrophierte Herzmuskel ganz besonders angewiesen ist.

Im weiteren Verlauf der Rechtsinsuffizienz kommt es zur Sklerose
der Milz. Nach den neueren Experimenten von REIN (1949) würde das

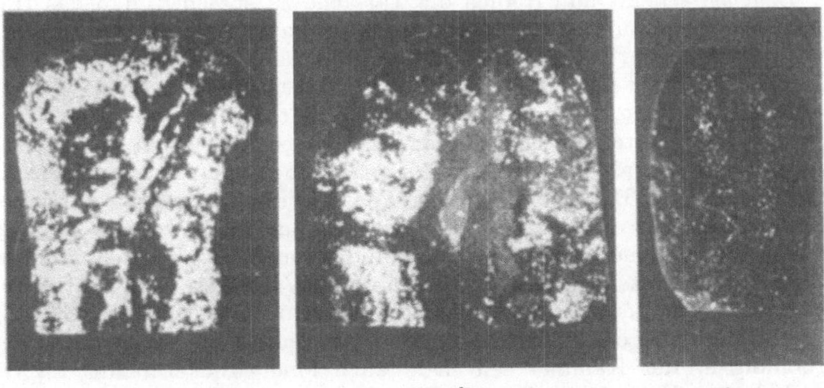

a   b   c

Abb. 9. a) Deutliche Speicherung doppelbrechender Lipoide in der normalen Nebennierenrinde.
b) Mäßiger Schwund der Nebennierenrindenlipoide bei dekompensierter Hypertonie. c) Hochgradiger
Schwund der Nebennierenrindenlipoide bei dekompensierter Aorteninsuffizienz

bedeuten, daß unter dem Einfluß dieser Milzsklerose mit einer Einschränkung der Lieninbildung zu rechnen ist. Da diese Substanz in der Leber zu
einem für den oxydativen Stoffwechsel, insbesondere den Stoffwechsel
des Herzmuskels wichtigen Wirkstoff umgebaut wird, ist erst recht bei
gleichzeitiger Stauungsleber infolge ausgedehnter Vernichtung des Leberparenchyms mit einer Insuffizienz dieses Faktors zu rechnen.

III.

Ich muß es mir versagen, auf die Insuffizienz des nicht-hypertro-
phierten Herzmuskels noch ausführlich einzugehen. Sie kann durch
ganz verschiedene Ursachen ausgelöst werden. Dabei addieren sich häufig
zwei Mechanismen. Einmal wird ein mehr oder minder großer Anteil der
Herzmuskelfasern infolge akuter Durchblutungsstörung oder toxisch oder
durch einen Mangelzustand reversibel oder irreversibel geschädigt. Andererseits wird der noch verbleibende normale Rest des Herzmuskels akut über-
lastet, indem er mit wesentlich reduziertem Bestand an kontraktiler Substanz eine normale Kreislaufarbeit leisten soll. Durch primär qualitative
Störung und quantitative Überbelastung des Stoffwechsels des Herzmuskels

kommt es hier zur Herzinsuffizienz. Dabei gibt es zweifellos eine Gruppe von
Herzinsuffizienzen, bei denen durch Giftwirkung, durch Nährstoff- oder
Wirkstoffmangel die primär qualitative Störung des Herzmuskelstoffwechsels ganz im Vordergrund steht. Das gilt sowohl von der Toxinwirkung bei
Diphtherie wie vom Glukosemangel bei Hypoglykämie wie von dem Aneu-
rinmangel bei Beri-Beri. Es ist das Verdienst von HEGGLIN (1946—1949),
auf diese Gruppe besonders aufmerksam gemacht zu haben.

Aber gerade im Hinblick auf die Gedankengänge HEGGLINs darf ich
betonen, daß jede dynamische Herzinsuffizienz durch ein Versagen der Energetik des Herzmuskels ausgelöst wird. Das hoffe
ich für die Insuffizienz des hypertrophierten Herzmuskels in meinem Referat herausgearbeitet zu haben.

Dagegen scheint nun freilich die Tatsache zu sprechen, daß das Herz
nach allen neueren Feststellungen bei der Insuffizienz des hypertrophierten Herzmuskels in den meisten Fällen zunächst noch ein
normales Minutenvolumen aufbringt. Dabei müssen wir uns aber bewußt sein, daß wir in den seltensten Fällen die chronische Herzinsuffizienz
des hypertrophierten Herzmuskels in statu nascendi erfassen. Würden wir
das, so würden wir wahrscheinlich feststellen, daß auch die Insuffizienz des
hypertrophierten Herzmuskels in der Phase ihrer Entwicklung durch eine
Minderarbeit des überlasteten Herzmuskels, d. h. durch eine flüchtige
Herabsetzung seines Schlagvolumens und damit des gesamten Minutenvolumens gekennzeichnet ist. Die Folge ist die Verhaltung von Blut in dem
überbelasteten Herzabschnitt und seine zunehmende Dilatation. Erfolgt
diese an der einen der beiden Kammern, so bedeutet dies infolge der Druckerhöhung in der Kammer sehr bald auch eine Druckerhöhung im vorgeschalteten Vorhof, und nach Druckausgleich die Behinderung des
Einstroms aus dem Vorhof in die Kammer. Die Folge ist dann ein
Aufstau des Blutes in die vorgeschalteten Organgebiete, schon längst vor
einer relativen Insuffizienz an der Mitral- oder Trikuspidalklappe. So
kommt es bei der akuten Linksinsuffizienz zu einem Aufstau von Blut im
kleinen Kreislauf, bei einem akuten Versagen des rechten Ventrikels zu
einem Aufstau von Blut zunächst in der Leber, später in den unteren Extremitäten, in der Niere, im Pfortadersystem usw. Anders kann der Pathologe
die schweren Organveränderungen, die wir täglich bei chronischer Insuffizienz des linken oder rechten Ventrikels beobachten, und das Phänomen der
zunehmenden Plethora (ASCHOFF 1930) nicht verstehen. Ist dieser Aufstau
einmal eingetreten, so kann trotz fortbestehender Dilatation und fortbeste-
hendem Aufstau das Minutenvolumen wieder normalisiert werden. Das auf-
gestaute Blut fließt dann nicht in dem Hauptstrom, sondern stark verlangsamt in der Nebenschaltung. Die chronische Herzinsuffizienz steigert sich
also nicht kontinuierlich, sondern in Schüben, bei jedem Schub erfolgen Auf-
stauungen, zwischen den Schüben aber bleibt das Minutenvolumen normal.

Dagegen ist die akute in flagranti vom Arzt angetroffene Insuffizienz eines Herzabschnittes immer mit einer Herabsetzung seines
Schlagvolumens und damit auch mit einer wesentlichen Herabsetzung des
Minutenvolumens verbunden. Auf diese Weise entwickelt sich bei der
akuten Linksinsuffizienz ein Kollapssyndrom als Folge der Oligämie des

großen Kreislaufs. Diese Oligämie bedeutet eine Minderdurchblutung des
Gehirns und damit die Neigung zur Ohnmacht, eine Neigung zur Senkung
der Körpertemperatur und eine Senkung des Blutdrucks. Selbstverständlich sind dies alles Symptome, die wir auch beim klassischen Kollaps beobachten. Es wäre aber meines Erachtens falsch, dieses Syndrom bei dem von
einer akuten Linksinsuffizienz betroffenen Herzen in erster Linie als ein
regulatives Phänomen anzusehen und zwar als einen BEZOLD-Effekt zur
Entlastung des Kreislaufs.

Auf die Mitwirkung nervöser Faktoren und der Beeinflussung des
Herzmuskelstoffwechsels vom Nervensystem her bei der Herzschwäche
konnte ich nicht eingehen. Daß sie wirksam werden können, ist nach unsern
Kenntnissen über die Beeinflussung des Herzmuskelstoffwechsels durch die
Wirkstoffe des Vagus und des Sympathicus insbesondere nach den Arbeiten
von GREMELS nicht zu bezweifeln. Der Pathologe hat aber vorerst keine
Beobachtungen in der Hand, die es ihm ermöglichen, abzuschätzen, wie
groß der Anteil dieser Faktoren an der Herzinsuffizienz ist.

Literatur

1. ABRIKOSSOFF A., Virch. Arch. **203**, 413 (1911). — 2. ALBRECHT, E., Der Herzmuskel (Berlin 1903). — 3. ASCHOFF, L., u. S. TAWARA, Die heutige Lehre von den patholog. anatomischen Grundlagen der Herzschwäche (Jena 1906). — 4. ASCHOFF, L., Verh. dtsch. path. Ges. **1930**, 106. — 4a. BÄURLE, Beitr. pathol. Anat. **111**, 108 (1950). — 5. BARTSCH, G. H., u. TH. SMEKAL, Frankf. Z. Path. **47**, 256 (1935). — 6. BOEHM, G., u. H. H. WEBER, Kolloid-Z. **61**, 269 (1932). — 7. DE BRUX, J., Ann. d'anat. path. **17**, 270 (1947). — 8. BÜCHNER, F., Die Koronarinsuffizienz (Dresden u. Leipzig 1939). — 9. BÜCHNER, F., Arch. int. Pharmacodyn. **78**, 115 (1949). — 10. BÜCHNER, F., A. WEBER, u. B. HAAGER, Koronarinfarkt und Koronarinsuffizienz (Leipzig 1935). — 11. CASPERSSON, T., Skand. Arch. Physiol. Suppl. **73** (1936). — 12. CHRISTIAN, H. A., Soc. Med. J. **20**, 28 (1927). — 13. DEARING, W. H., A. R. BARNES, u. H. E. ESSEX, Coll. Papers of the Mayo Clinic **35**, 328 (1944). — 14. DOCK, W., J. exp. Med. **74**, 177 (1941). — 15. EPPING, H., Arch. Kreislaufforschg. **6**, 109 (1940). — 16. EPPINGER, H., Hdb. norm. u. patholog. Physiol. **16**, 2. 1289 (Berlin 1931). — 17. FISHER, J. A., u. T. F. HEWER, J. Pathol. **59**, 605 (1947). — 18. FRANK, O., Z. Biol. **41**, 1 (1901). — 18a. FREY-WYSSLING, A., Submikroskop. Morphologie des Protoplasmas (Berlin 1938). — 19. GREMELS, H., Arch. exp. Path. **169**, 689 (1933); **182**, 1 (1936); **194**, 629 (1940). — 20. GRUNDMANN, E., Beitr. pathol. Anat. **111**, 36 (1950). — 21. HALL, C. E., M. A. JAKUS, u. F. C. SCHMITT, Biol. Bulletin **90**, 32 (1946). — 22. HARRISON, F. R., Failure of the circulation (Baltimore 1935). — 23. HARRISON, F. R., R. ASHMAN, u. R. M. LARSEN, Arch. int. med. **49**, 151 (1931). — 24. HEGGLIN, R., Schw. med. Wschr. **1947**, 674; Klin Wschr. **1949**, 330. — 24a. HEGGLIN, R., u. H. GRAUER, Cardiol. **11**, 1 (1946). — 25. HEITZMANN, O., Virch. Arch. **223**, 57 (1917). — 26. HILL, F. R. S., Proc. roy. Soc. London B **104**, 39 (1929). — 27. HILL, D. K., J. Physiol. **98**, 207 (1940). — 28. HUERKAMP, B., u. E. OPITZ, Pflüg. Arch. **252**, 129 (1950). — 29. HÜRTHLE, K., Pflüg. Arch. **227**, 610 (1931). — 30. KAUNITZ, P. E., Amer. Heart J. **33**, 182 (1947). — 31. KIYOKAWA, W., Virch. Arch. **242**, 14 (1923). — 32. KÖRNER, F., Arch. Kreislaufforschg. **1**, 358 (1937). — 33. KRUMBHAAR, E. B., Philadelph. G. H. II **1924**. — 34. KUTSCHERA-AICHBERGEN, H., Wien. Arch. inn. Med. **18**, 209 (1929). — 35. LANDAU, M., Die Nebennierenrinde (Jena 1915). — 36. LIEBEGOTT, G., Beitr. pathol. Anat. **109**, 93 (1944). — 37. LINZBACH, A. J., Virch. Arch. **314**, 534 (1947); Klin. Wschr. **1948**, 459. — 38. LOHMANN, K., Der Stoffwechsel des Muskels. Hdb. Biochem. Erg.-Werk **3**, 351 (Berlin 1936). — 39. LOHMANN, K., u. B. WEICKER,

Stoffwechsel d. Herzens ebda. 414. — 40. MILLIKAN, G. A., Proc. royal. soc. London B. 123, 218 (1937). — 41. NIETH, H., Beitr. pathol. Anat. 110, 618 (1949). — 42. OPITZ, E., u. THORN, Pflügers Arch. 1950. — 43. REIN, H., Z. Biol. 92, 101 u. 115 (1931). — 44. REIN, H., Naturwiss. 1949, 233 u. 260. — 44a. RÖSSLE, R., u. F. ROULET, Maß u. Zahl i. d. Pathologie (Berlin u. Wien 1932). — 44b. RÜBSAMEN, H., Beitr. pathol. Anat. 111 (1950). — 45. SANES, S., u. KENNY, F. E., Arch. Path. 16, 154 (1933). — 46. SCHIRRMEISTER, S., Arch. Kreislaufforschg. 5, 263 (1939). — 47. SCHOLTE, A. J., Zbl. Pathol. 50, 83 (1931). — 48. SCHUMANN, H., Erg. inn. Med. u. Khk. 62, 869 (1942). — 49. SELYE, H., J. clin. Endocrin. 6, 117 (1946). — 50. SELYE, H., Textbook of Endocrinology 2. Aufl. (... 1949) 837. — 51. SMITH, MILLER u. GRABER, Arch. int. med. 38, 109 (1926). — 52. STARLING u. VISSCHER, J. Physiol. 62, 243 (1927). — 53. STRAUB, H. D., Arch. klin. Med. 115, 531 (1914). — 54. STRAUB, F. B., Stud. from Inst. Med. Chimistry Univ. Szeged 2, 3 (1942). — 55. SZENT-GYÖRGY, A., J. coll. Sc. (am.) 1, 1 (1946); Muscular contraction (New York 1947); Nature of life (New York 1948). — 56. TANNENBERG, J., Proc. Soc. exp. Biol. a. Med. 49, 94 (1939). — 57. VIVELL, O., Verh. dtsch. Ges. Kreislaufforschg. 15, 130 (Frankfurt 1949); Beitr. pathol. Anat. 111, 125 (1950). — 58. WEBER, H. H., Naturwiss. 1939, 33; Naturf. u. Med. in Deutschland, Physiologie III, 1 (1948). — WEBER, H. H., H. PARTZEHL, u. G. SCHRAMM, Z. Naturforschg. 5b, 61 (1950). — 59. WEINSCHENK, K., Beitr. pathol. Anat. 102, 477 (1939). — 60. WOLPERS, C., nach persönl. Mitteilung und Demonstration: Virch. Arch. 312, 292 (1944).

Die Herzinsuffizienz bei Durchblutungs- und Atmungsstörungen des Herzmuskels

Nachdem Tawara seine klassische Monographie über das Reizleitungssystem des Säugetierherzens in Marburg unter Ludwig Aschoff verfaßt hatte, hat er sich zusammen mit Aschoff noch einem anderen grundlegenden Problem der Pathologie des menschlichen Herzens zugewandt, der Frage nach den Ursachen der chronischen Herzinsuffizienz. Beide haben die Ergebnisse in der Monographie von Aschoff und Tawara 1906 „Die heutige Lehre von den patholgisch-anatomischen Grundlagen der Herzschwäche" niedergelegt.
In dieser Monographie gingen Aschoff und Tawara davon aus, daß die Kliniker der damaligen Zeit, vor allem Krehl (1906) und Romberg (1906) die Hauptursache für das Eintreten der Herzinsuffizienz in entzündlichen Veränderungen des Herzmuskels gesehen haben. Sie schreiben: „Vor allem wurden sie zur Erklärung jener anscheinend unbegreiflichen Tatsache herangezogen, daß der hypertrophierende Herzmuskel, besonders bei Herzklappenfehlern, aber auch bei Nephritikern etc. trotz seiner Zunahme an muskulöser Substanz bei der geringsten Erhöhung der Ansprüche so leicht versagt, ja daß er auch ohne solche besonderen Ursachen der allmählichen Erlahmung anheimfällt." Diesen Satz wollen wir in unserem Vortrag besonders in Erinnerung behalten und damit die Tatsache, daß gerade der hypertrophierte Herzmuskel trotz seiner Massenzunahme so anfällig ist und daß ihn die Erhöhung seiner Belastung besonders leicht in die Insuffizienz hinübergleiten läßt, wenn er auch ohne solche besonderen Belastungen bevorzugt zur allmählichen Insuffizienz disponiert ist.
Krehl und Romberg haben eine progrediente chronische Myokarditis als Ursache des akuten Versagens oder des allmählichen Erlahmens des Herzmuskels nach vorausgegangener Hypertrophie bei Herzklappenfehlern und bei Nierenerkrankungen mit Herzhypertrophie ganz in den Vordergrund gestellt. Bei der systematischen Untersuchung solcher Herzen konnten Aschoff und Tawara zwar in vereinzelten Fällen von Klappenfehlern ein akutes Rezidiv einer rheumatischen Myokarditis nachweisen. Daneben fanden sie Narbenherde. Im ganzen aber betonen sie: „Da ergibt nun unser Material im Gegensatz zu Krehl und Romberg auffallend geringfügige Veränderungen, die unseres Dafürhaltens nicht genügend sind, um die Herzschwäche zu erklären. So ansprechend der Gedanke ist, daß eine progrediente Myokarditis den Herz-

muskel lahmlegt, so wenig vermögen unsere Fälle diese Ansicht zu stützen.
Ohne Zweifel trifft die Anschauung für einen Teil der Fälle zu. Während
aber die genannten Autoren den Prozentsatz ziemlich hoch ansetzen, müssen
wir ihn sehr niedrig einstellen." Und sie schließen ihre Abhandlung mit den
Worten: „Nachdem wir im ersten Teil gezeigt, daß die eigenartige Schwäche
des hypertrophischen Herzmuskels nicht durch den Sitz der Entzündung, etwa
durch Zerstörung bestimmter Zweige des Reizleitungssystems, erklärt werden
kann, müssen wir nach den im zweiten Teil niedergelegten Untersuchungen
erkennen, daß von der Diphterie abgesehen für die überwiegende Zahl aller
Herzklappenfehler, Nephritiker-Herzen usf. die Herzschwäche auch nicht
durch den Umfang der anatomischen Läsionen in irgendeinem beachtenswer-
ten Umfang erklärt werden kann."
Spätere Untersucher haben diese Befunde und Deutungen von Aschoff und
Tawara bis in die jüngste Zeit voll bestätigt (Christian 1927; Kutschera-
Aichbergen 1929; Büchner, Weyland u. Mitarb. 1952; Stötzer 1963).
In jüngster Zeit wurde das Problem aber wieder erneut zur Diskussion gestellt,
und zwar im Anschluß an Biopsien des linken Vorhofohres, die gelegentlich
von Herzoperationen mit Sprengung der Mitralklappen bei Mitralstenose
gewonnen worden waren. Mesenchymzellenwucherungen, die an diesen Herzohren nachgewiesen werden konnten, wurden zum Teil mit Recht, zum Teil
aber irrtümlich als Aschoffsche Knötchen, und damit als Zeichen einer flori-
den Myocarditis rheumatica angesehen. Aus diesen Befunden hat man geschlossen, daß in solchen Fällen auch in den übrigen Herzabschnitten außerhalb der Herzohren ausgedehnte rheumatische Veränderungen bestehen müßten (z. B. Decker, van Hawn u. Robbins 1953; Leschke 1956; Kochsiek
1957). Bei einem Überblick über die Arbeiten zu diesem Thema fallen jedoch
die starken Schwankungen in den Angaben über die Häufigkeit rheumatischer
Veränderungen auf. Die Zahlen bewegen sich zwischen 14 und 74 %. Das hat
dazu geführt, daß sich verschiedene Untersucher sehr kritisch äußern, z. B.
Hartveit und Waaler 1961. Andererseits hat noch 1960 ein so erfahrener
Kenner der Herzhypertrophie wie Linzbach in seiner Monographie über die
pathologische Anatomie der Herzinsuffizienz die Meinung vertreten, daß
hypertrophierte Herzen nach Gelenkrheumatismus in vielen Fällen eine
rheumatische Myokarditis allerdings verschiedener Schweregrade erkennen
lassen. In eigenen systematischen Stufenuntersuchungen des hypertrophierten
Herzmuskels bei rheumatischen Klappenfehlern, Hypertonie verschiedener
Ätiologie und chronischem Cor pulmonale konnten wir kaum jemals akute
rheumatische Veränderungen beobachten. Bei den Klappenfehlern waren hier
und da kleine perivaskuläre spindelförmige Narben nachweisbar, wie sie nach
Myocarditis rheumatica beobachtet werden können. Sie waren aber für die
Herzfunktion belanglos (Stötzer 1963; Büchner 1961). Wir können also

nach diesen Befunden die alten Feststellungen von Aschoff und Tawara nur erneut bestätigen.

Um so notwendiger ist es, die Frage nach den Ursachen für das Insuffizientwerden des hypertrophierten Herzens unter den Gesichtspunkten der morphologischen Pathologie und der pathologischen Physiologie von heute erneut zu prüfen und in die Erörterungen auch andere Zustände der Herzinsuffizienz einzubeziehen. So möchte ich in meiner Vorlesung die Bedeutung von Durchblutungs- und Atmungsstörungen des Herzens als Ursache der Herzinsuffizienz am nichthypertrophierten und am hyertrophierten Herzmuskel erörtern. Daß ich diesen Vortrag an der Kiushu-Universität in Fukuoka halten darf, an der einst Tawara seinen Lehrstuhl hatte, ist eine große Ehre für mich. Ich erlaube mir, diese Vorlesung dem Andenken an Suono Tawara zu widmen.

1. Alle neueren Untersuchungen der Physiologen haben die Tatsache herausgearbeitet, daß der Herzmuskel sehr empfindlich auf Änderungen seiner Sauerstoffversorgung reagiert und daß er Zustände von akuter Hypoxie prompt mit einer adäquaten Steigerung seiner Koronardurchblutung beantwortet (Eckenhoff 1948; Rein 1951; Alella 1954, 1955; Bretschneider 1958 bis 1961; Hensel 1962). Besonders eindrucksvoll ist diese Tatsache von Hensel 1962 in einem Film an der Katze festgehalten.

Wird ein bestimmtes Maß des Sauerstoffmangels in solchen Versuchen überschritten, so reicht die maximal gesteigerte Durchblutung auch im normalen stenosefreien Koronarsystem nicht mehr aus. Die Folgen konnte Iijima 1958 in Experimenten am Freiburger Institut nachweisen: Wurde durch reine Stickstoffatmung eine hochgradige Hypoxie des Herzmuskels nur wenige Sekunden herbeigeführt, so zeigte das intravitale Photogramm des freigelegten Kaninchenherzens sofort eine starke akute Dilatation des linken Vorhofs. Nach Wiederbeatmung mit Sauerstoff bildete sich diese Dilatation in kurzer Zeit wieder zurück, sie trat aber sogleich wieder ein, wenn erneut nur wenige Sekunden reiner Stickstoff geatmet wurde. Dabei waren in diesen kurzfristigen Versuchen die Herzventrikel noch nicht dilatiert. Wurde aber die Stickstoffatmung wenige Zeit, bis etwa auf eine Minute, verlängert, so trat eine hochgradige Dilatation beider Ventrikel ein. Diese ging in eine tödliche Herzinsuffizienz über, wenn sie nicht sofort durch Sauerstoffbeatmung korrigiert wurde (vgl. Büchner 1961, 1962). Grundsätzlich stimmen mit diesen Beobachtungen intravitale kurvenmäßige Registrierungen der Ventrikelweite unter akuter Stickstoffatmung überein (Döring u. Kammermeyer 1961; Fleckenstein 1963).

Diese Beobachtungen beweisen, daß eine akute Insuffizienz der Sauerstoffversorgung des Herzmuskels eine solche Störung des Herzmuskelstoffwechsels herbeiführen kann, daß nicht nur eine akute Störung der Energetik des Herzmuskels eintritt, sondern daß diese unmittelbar in eine dynamische Insuffizienz des Herzmuskels übergeht. Dabei ist zu betonen, daß ältere und neuere Untersuchungen bei hochgradiger Hypoxie des Herzmuskels schlagartig einen steilen Abfall des Kreatinphosphat, etwas weniger steil des ATP und des Glykogen ergeben haben und spiegelbildlich dazu einen starken Anstieg der Milchsäure im Herzmuskel (CHANG 1937, 1938; SCHUMANN 1942, 1950; BING 1951 bis 1961; BRETSCHNEIDER 1961; FLECKENSTEIN 1963 u. a.). Der Schwund des Glykogens konnte auch elektronenmikroskopisch unter akuter Hypoxie in der Herzmuskelzelle nachgewiesen werden (THEMANN 1963). Übertragen wir diese Beobachtungen auf die spontane Pathologie des Menschen, so machen sie uns verständlich, warum bei akuter Anämie durch Blutverlust oder Hämolyse oder bei akuter Kohelnoxydvergiftung oder bei anderen Zuständen akuter Hypoxämie und Hypoxie des Herzmuskels so häufig eine akute Herzinsuffizienz das Schicksal entscheidet und warum wir in solchen Fällen fast in der Regel den Tod in einem akuten kardialen Lungenödem auftreten sehen. Wir verstehen aber auch, daß bei stenosierenden Erkrankungen der Koronararterien der Herzmuskel durch eine akute Hypoxie tödlich versagen kann, wenn sich der Kranke einer besonders starken akuten Belastung seines Herzmuskels durch körperliche Arbeit oder durch seelische Erregung aussetzt. In beiden Fällen tritt der Tod als akuter Koronartod ein.

2. Während bei den angeführten Erkrankungen die Atmung der Herzmuskelzellen vor allem im Bereich des linken Ventrikels gestört ist und der linke Ventrikel in solchen Fällen akut versagen kann, kennen wir einen Zustand in der menschlichen Pathologie, bei dem sich die Atmungsstörung der Herzmuskelzellen und die anschließende Herzinsuffizienz vor allem am rechten Ventrikel auswirken. Dieser Zustand kann z. B. dadurch eintreten, daß ein größerer Thrombus aus einer Schenkelvene über das rechte Herz als Embolus in den Stamm und die beiden Hauptäste der Arteria pulmonalis verschleppt wird und die Lungenschlagadern verlegt. Kommt es dabei zu einem totalen anatomischen Verschluß, zu dem sich noch eine akute spastische Stenose der peripheren Verzweigungen der Arteria pulmonalis hinzugesellt, so tritt der sofortige Tod ein. Bleibt dagegen eine ausreichende Restdurchblutung der Lungen erhalten, so kann das tödliche Ende vermieden werden oder sich hinauszögern. In solchen Fällen paßt sich der rechte Ventrikel in kurzer Zeit an das akut in der Lungenstrombahn aufgetretene Hindernis durch eine starke Erhöhung seiner Druckarbeit an. Alle Zustände der Druckerhöhung in der Arbeit des Herzmuskels lösen aber einen besonders steilen Anstieg des Atmungsstoffwechsels im drucküberlasteten Herzmuskel aus (GREMELS 1933; GOLLWITZER-MEIER u. Mitarb. 1936, 1937 u. a.). Diese Erhöhung des Atmungsstoffwechsels bei nichttödlicher akuter Lungenembolie steigert aber ihrerseits in der Muskulatur des rechten Ventrikels akut den Blutbedarf in besonderem Maße. Das führt in der Regel dazu, daß zwar die Durchblutung

der rechten Koronararterie und ihrer Verzweigungen bei normal durchgängigem Koronarsystem durch dessen maximale Erweiterung stark erhöht wird. In den meisten Fällen übersteigt aber der Blutbedarf der Muskulatur des rechten Ventrikels das maximal-mögliche Blutangebot. Es entwickelt sich also eine akute rechtsbetonte Koronarinsuffizienz (BÜCHNER 1938, 1939). Diese kann um so leichter eintreten, als infolge der partiellen Verlegung der Lungenschlagadern der Abstrom des Blutes aus der Lunge in das linke Herz eingeschränkt wird, dadurch aber auch der Zustrom von Blut über die Koronararterien zum Herzmuskel.

Daß es in solchen Fällen häufig zu einer starken Durchblutungsstörung im Herzmuskel kommt, beweist das Elektrokardiogramm. Es kann ähnlich wie bei einem Hinterwandinfarkt verändert sein und in der Extremitätenableitung III ein tiefes Q und ein hohes bogenförmiges RT-Stück zeigen (SCHERF u. SCHÖNBRUNNER 1935; MASTER u. Mitarb. 1947; DACK u. Mitarb. 1949), bei weniger intensiver Druckbelastung des rechten Ventrikels eine akute Senkung des ST-Stückes in der Ableitung III (MASTER u. Mitarb. 1947 u. a.).

In einem eigenen Obduktionsfall, bei dem der Kliniker am Todestag die schweren Veränderungen des EKG in Ableitung III registriert hatte (KIENLE 1938), stellte ich nach dem Tod 16 Stunden nach Beginn der Emboliesymptome fest, daß bei der histologischen Stufenuntersuchung des Herzens in der Muskulatur des rechten Ventrikels, vor allem in ihren inneren Schichten, kleine Herzmuskelparenchymnekrosen in beginnender leukozytärer Auflösung nachweisbar waren. Später fanden wir diesen Befund in einer Serie ähnlicher Fälle bestätigt (BÜCHNER 1938, 1939; WEINSCHENK 1939; EPPING 1940; BÜCHNER u. WEYLAND 1952; BÜCHNER 1961, 1962). Bei einem Teil der Fälle zeigten allerdings auch innere Schichten der Muskulatur des linken Ventrikels ähnliche Parenchymnekrosen bei subakut tödlicher Lungenembolie, worauf vor allem DACK, MASTER und ihre Mitarbeiter 1949 aufmerksam gemacht haben. Insgesamt ist aber aus den vorliegenden elektrokardiographischen und vor allem histotopographischen Befunden am Herzmuskel zu schließen, daß hier eine rechtsbetonte Koronarinsuffizienz im Herzmuskel zustande kommt. Der Tod kommt in diesen Fällen durch den Übergang der energetischen Schädigung vor allem des rechten Ventrikels in das dynamische Versagen der Muskulatur des rechten Ventrikels zustande. Die akute Hypoxie des Herzmuskels ist also auch hier die Ursache der akuten Herzinsuffizienz.

Im Experiment konnten ganz entsprechende Parenchymnekrosen in der Muskulatur des rechten Ventrikels oder deren Narben nach experimenteller Luft-, Fett- oder Stärkeembolie der Lunge beobachtet werden (WALDER 1938, 1939 unter MEESSEN; BALOGH 1938). Das gleiche war nach experimenteller Embolie kleinster Glasperlen, von Lycopodium, von Fibrinpfröpfchen und schließlich von Polyvinylchlorid nachweisbar, und zwar beim Kaninchen und teilweise

an der Katze (MEESSEN 1940; HERBERTSON 1953; Christoph BÜCHNER u. KÖNN 1959; KÖNN u. BERG 1961).
Der gleiche pathologisch-physiologische Mechanismus ist experimentell aber auch dann gegeben, wenn wir beim Kaninchen intravenös Histamin in genügender Dosis injizieren. Dadurch kommt es bei dieser Tierart zur akuten spastischen Kontraktion der Pulmonalarterien und der Bronchien (GADDUM u. DALE 1936), wie dies auch aus intravitalen Serienphotogrammen der Arterien des Kaninchenohres nach intravenöser Histamininjektion gefolgert werden kann: Während der Histaminwirkung entleeren sich die Arterien und sekundär die Venen vollständig (NIKULIN 1959). Daß in solchen Fällen infolge der starken Erhöhung der Druckarbeit des rechten Ventrikels eine rechtsbetonte Koronarinsuffizienz eintritt und sich bevorzugt in der Muskulatur des rechten Ventrikels Parenchymnekrosen entwickeln, hat TATERKA schon 1939 gezeigt. Dabei kann auch hier der akut überlastete rechte Ventrikel infolge akuter Hypoxie versagen. So ist der Tod nach intravenöser Injektion von Histamin beim Kaninchen nicht, wie oft fälschlich angenommen wird, ein primärer Kollaps-Tod, sondern ein Tod durch akute Insuffizienz der Muskulatur des rechten Ventrikels, die sich allerdings pathologisch-physiologisch in einem kollapsartigen Bild manifestiert.
In all diesen Fällen der menschlichen Pathologie und des Experiments mit akuter Drucküberlastung des rechten Ventrikels entwickelt sich also die dynamische Insuffizienz dieses Herzteiles nicht selten unmittelbar aus der energetischen hypoxisch bedingten schweren Schädigung der Muskulatur des rechten Ventrikels, und ebenso die des rechten Vorhofs, der seinerseits in die Überlastung mit einbezogen wird. Beide Herzteile finden wir in solchen Fällen hochgradig dilatiert.
4. Wenn wir uns von diesen bisher erörterten Beispielen akuter dynamischer Insuffizienz des linken oder des rechten Ventrikels infolge akuter Durchblutungs- und Atmungsstörungen des Herzmuskels dem Problem des Insuffizientwerdens des hypertrophierten Herzmuskels zuwenden, so wollen wir uns auf die Frage konzentrieren: Spielen beim Versagen des hypertrophierten linken oder rechten Ventrikels ebenfalls Durchblutungsstörungen und Atmungsstörungen im Herzmuskel eine entscheidende Rolle? Auf diese Frage hat schon EPPINGER 1931 mit der Hypoxie-Hypothese der Insuffizienz des hypertrophierten Herzmuskels geantwortet. Ebenso haben HARRISON und seine Mitarbeiter 1932, 1935, wir selbst seit 1933, LINZBACH seit 1947, SCHÖNMACKERS 1949, FRIEDBERG 1956 diese Hypothese vertreten. Was kann die morphologische Pathologie Beweisendes für diese Hypothese beibringen?
Am besten knüpfen wir hier an die Erörterungen über die Veränderungen der Muskulatur des rechten Ventrikels und dessen Insuffizienz bei der akuten thrombotischen Embolie des Menschen und im Tierexperiment an. In diesen

Fällen liegt, wie wir mehrfach betont haben, eine akute pulmonale Hypertonie und eine akute Steigerung der Druckleistung des rechten Ventrikels vor. Viel häufiger begegnen uns aber in der menschlichen Pathologie Zustände chronischer pulmonaler Hypertonie verschiedener Ursache und nachfolgender Hypertrophie der Muskulatur des rechten Ventrikels, auf deren vielfältige Pathogenese wir hier im einzelnen nicht eingehen können (vgl. KÖNN 1956, 1958, 1960) (vgl. Vortrag Seite 36 ff.).

Gemeinsam ist allen diesen Krankheiten, daß sich bei ihnen in Anpassung an die erhöhte Druckarbeit, die vom rechten Ventrikel gefordert wird, eine mehr oder weniger ausgeprägte Hypertrophie der Muskulatur der rechten Kammer entwickelt. Dementsprechend ist in solchen Fällen der Blutbedarf der rechten Kammer schon in der Ruhe und erst recht bei besonderen Belastungen chronisch erhöht. Lange Zeit ist der rechte Ventrikel imstande, durch Dilatation nichtstenosierter Koronararterien die adäquate Blutmenge zuzuführen. Der hypertrophierte Herzmuskel kommt aber dann in der Regel bei entsprechend langer Lebenszeit des Kranken in ein Stadium, in dem bei zusätzlichen, stoßweise erfolgenden Mehrbelastungen seiner Muskulatur, vor allem bei akuten Steigerungen seines Blutbedarfes infolge körperlicher Belastungen, Durchblutungsinsuffizienzen und Hypoxien in der Muskulatur vor allem des rechten Ventrikels unvermeidbar werden. Infolgedessen entwickeln sich Anfälle akuter rechtsbetonter Koronarinsuffizienz und ein Zustand latenter chronischer rechtsbetonter Koronarinsuffizienz.

Dementsprechend war zu erwarten, daß in solchen Fällen in der Wand der rechten Herzkammer in Schüben Herzmuskelzellen in kleinen Herdgruppen elektiv nekrotisch werden, vor allem in den inneren Schichten der Muskulatur des rechten Ventrikels, und daß diese Nekrosen später durch bindegewebige Narben ersetzt werden. Das konnten wir in systematischen Untersuchungen schon 1935 und später feststellen und vielfach bestätigen (BÜCHNER, WEBER u. HAAGER 1934, 1935; WEINSCHENK 1939, 1940; BÜCHNER, REINDELL, KLEPZIG u. WEYLAND 1952). Durch diese Befunde hatte die Hypoxie-Hypothese der Herzinsuffizienz für den chronisch-hypertrophierten Herzmuskel ein gewichtiges morphologisches Kriterium gewonnen. Da Gegenargumente ins Feld geführt worden waren, auf die wir alsbald zu sprechen kommen werden, haben wir in jüngster Zeit das Problem der rechtsbetonten Koronarinsuffizienz und ihre Folgen bei rechtshypertrophierten Herzen noch einmal systematisch an 36 Fällen durchgearbeitet (STÖTZER 1963): 9 Fälle von Mitralstenose untersuchten wir als Repräsentanten rheumatischer Klappenfehler mit pulmonaler Hypertonie, die übrigen betrafen chronische pulmonale Hypertonien, bei denen entzündliche Herz- oder Lungenkrankheiten oder eine Silikose die Ursache waren, und eine größere Gruppe betraf angeborene Herzfehler mit Hypertrophie des rechten Ventrikels bei Kindern von wenigen Monaten bis zu 11 Jahren, vor allem Fälle von angeborener Pulmonalstenose, von FALLOT-scher Tetralogie, von Septumdefekten des Herzens. Bei den meisten dieser Fälle war nach dem Ergebnis der Herzkatheterung der Druck im rechten Ventrikel und in der Arteria pulmonalis gegenüber der Norm deutlich erhöht. In 32 der 36 untersuchten Fälle, vor allem auch bei den Kindern, hatte die chronische Erhöhung der Druckarbeit des rechten Ventrikels zu multiplen hypoxischen Narben und Nekrosen in der Innenschicht der Muskulatur des rechten Ventrikels geführt, vor allem auch in dessen Papillarmuskeln und Trabekeln, also in den Endverzweigungen der Koronararterien des rechten Ventrikels, die am meisten in der Blutversorgung bedroht sind. Wenn in solchen Fällen, aber weniger reichlich, auch Narben in der Muskulatur des linken Ventrikels gefunden werden, so gelten hierfür zum Teil die gleichen pathologisch-physiologischen Überlegungen, wie wir sie bei der akuten embolisch bedingten Druckerhöhung im rechten Ventrikel kennengelernt haben. Darüber hinaus ist aber zu bedenken, daß die hypertrophierte Muskelmasse des rechten Ventrikels in ihrem erhöhten Blutbedarf viel stärker zu den übrigen Herzabschnitten, vor allem bei akuten zusätzlichen Mehrbelastungen, in Konkurrenz tritt als der rechte Ventrikel mit normaler Wandstärke bei akuter Erhöhung seiner Druckarbeit.

5. Die Veränderungen in der hypertrophierten Muskulatur des linken Ventrikels sind in der Reihe der Herzklappenfehler besonders gut für die Aortenstenose untersucht (FRIEDBERG u. SOHVAL 1939; FRIEDBERG u. HORN 1939; FRIEDBERG 1956; BÜCHNER u. WEYLAND 1959). Bei diesem Herzklappenfehler hat der linke Ventrikel eine ungewöhnlich hohe Druckarbeit zu leisten, da er bei mäßiger Aortenstenose den physiologischen Druck des linken Ventrikels um 20–50 mm Hg, bei schwerer um 50–100 mm Hg steigern muß (GOLDBERG u. Mitarb. 1956; NOVAK u. Mitarb. 1956). Wir wissen aber schon aus unseren Erörterungen über die Erhöhung der Druckarbeit des rechten Ventrikels, daß diese erhöhte systolische Druckarbeit – hier des linken Ventrikels – den Atmungsstoffwechsel stark intensiviert, dadurch aber auch den Blutbedarf der Muskulatur des linken Ventrikels. Bei der Aortenstenose kann aber dadurch ganz besonders ein Mißverhältnis zwischen dem erhöhten Blutbedarf und dem Blutangebot durch das Koronarsystem eintreten, daß schon in der Norm die Drucksteigerung im linken Ventrikel während der Systole durch Kompression der Koronararterien eine Beeinträchtigung der Koronardurchblutung seiner Muskulatur herbeiführt (GREEN 1936; GREEN u. GREGG 1940). Bei krankhafter Steigerung des Ventrikelinnendruckes infolge Aortenstenose werden die Koronararterien in der Wand des linken Ventrikels während der Systole besonders stark komprimiert (FRIEDBERG u. HORN 1939; FRIEDBERG 1959). So ist es verständlich, daß in der Innenschicht der Muskulatur des linken Ventrikels bei Aortenstenosen nicht selten besonders ausgedehnte hypoxische Narben

nach herdförmigen Herzmuskelzellnekrosen oder auch akute Parenchymnekrosen des Herzmuskels nachweisbar sind (FRIEDBERG u. SOHVAL 1939; FRIEDBERG u. HORN 1939; BÜCHNER u. WEYLAND 1959). Auch verstehen wir, daß Belastungsstöße der Muskulatur des linken Ventrikels bei der Aortenstenose infolge eintretender akuter Koronarinsuffizienz klinisch nicht selten Angina-pectoris-Anfälle auslösen und daß es gerade bei diesem Herzklappenfehler immer wieder einmal zum akuten Koronartod kommt (MARGOLIES u. Mitarb. 1931; McGIN u. WRIGHT 1934; FRIEDBERG 1959 u. a.).
Auch für alle anderen Fälle von Hypertrophie des linken Ventrikels infolge chronisch erhöhter Druckarbeit oder Volumenarbeit lassen sich rezidivierende akute linksbetonte Koronarinsuffizienzen wahrscheinlich machen. Sie alle zeigen die schon bei der Aortenstenose betonte Neigung zur Entwicklung disseminierter Parenchymnekrosen in der Muskulatur des linken Ventrikels, vor allem in seiner Innenschicht. Da es uns hier um die Herausarbeitung des Grundsätzlichen geht, können wir auf die pathologisch-physiologische Analyse im einzelnen verzichten (vgl. BÜCHNER 1961).
6. Gegen die Vorstellung, daß beim hypertrophierten Herzmuskel die Durchblutung insuffizient wird, hat BING in einer Gruppe von Arbeiten (1951 bis 1961) geltend gemacht, daß er bei Kranken mit kompensierter oder dekompensierter Herzhypertrophie bei völliger Ruhigstellung des Patienten keine Änderung der Metabolitendifferenz zwischen arteriellem und Koronarsinusblut gegenüber der Norm nachweisen konnte. Dabei wurde vor allem die arterio-venöse Differenz in der Konzentration von Sauerstoff, Glukose, Fettsäuren, Pyruvat, Laktat, Aminosäuren, Ketonen und ATP festgestellt. Gegenüber diesen Untersuchungen hat schon BERNSMEIER (1961) zu bedenken gegeben, daß durch den Koronarsinus nur Blut des linken Ventrikels abströmt, während sich der rechte Ventrikel durch die Venae thebesii unmittelbar in den rechten Ventrikel entleert. Bei Herzen mit Rechtshypertrophie entzieht sich also der Stoffwechsel im hypertrophierten Herzanteil bei der Methode von BING der Untersuchung. Dagegen ist die Methode für alle linkshypertrophierten Herzen brauchbar. Hier ist aber nun einzuwenden, daß in den Untersuchungen von BING nur die Stoffkonzentrationen bei extremer Ruhe erfaßt wurden, nicht bei der Arbeit. Es bleibt also ungeklärt, ob bei hypertrophierten Herzen eine durchschnittliche Tagesbelastung des Herzmuskels im Vergleich mit dem gesunden Herzmuskel einen normalen Stoffwechselwert ermöglicht und von welcher Phase der Herzhypertrophie an dies nicht mehr möglich ist (siehe Nachtrag).
7. Kehren wir am Schluß noch einmal zu dem Befund zurück, den das dargestellte Experiment von IIJIMA veranschaulicht hat. Wir haben gesehen, daß unter der Wirkung einer akuten Anoxie in wenigen Sekunden eine starke Dilatation des linken Vorhofs reversibel eintritt und daß eine etwas länger

dauernde Anoxie zur akuten lebensbedrohlichen Dilatation der Herzventrikel führt. Für solche Fälle können wir nicht die Zerstörung des lichtmikroskopisch faßbaren Herzmuskelgefüges durch Herzmuskelnekrosen und deren narbigen Ersatz als Mitursache heranziehen, wie dies LINZBACH und LINZBACH 1951 sowie LINZBACH 1958 und 1960 für die Dilatation des hypertrophierten Herzens bei chronischer Herzinsuffizienz unter dem Begriff der Gefügedilatation getan haben. Dagegen bahnt sich durch die jüngsten elektronenmikroskopischen Untersuchungen von HUXLEY 1959/1960 am Skelettmuskel und von STENGER und SPIRO 1961 sowie von SPIRO 1962 vielleicht ein anderer Weg eines vertiefteren Verständnisses der Herzinsuffizienz-Dilatation an: Am Filament der Herzmuskelzelle können wir von Z-Streifen zu Z-Streifen zwei Arten von Protofibrillen unterscheiden, dünne I-Fibrillen, die am Z-Streifen inserieren, aber in der Diastole nicht von dem einen zum anderen Z-Streifen durchlaufen und dicke A-Fibrillen, die nicht an den Z-Streifen inserieren und in deren Mitte das M-Band liegt. Die I-Fibrillen entsprechen wahrscheinlich dem Aktin, die A-Fibrillen dem Myosin. Beide Fibrillenarten sind untereinander durch feinste Quer- und Schrägfasern verbunden. Bei der Kontraktion der Herzmuskelzelle wird das System der I-Fibrillen in die Lücken der A-Fibrillen so verschoben, daß sich die I-Fibrillen vorübergehend in der Linie des M-Bandes vereinigen und daß die A-Fibrillen zur gleichen Zeit die Z-Streifen erreichen. In der Diastole rücken die beiden Fibrillensysteme wieder auseinander. Wäre der Grad des Auseinanderrückens der beiden Fibrillensysteme stoffwechselabhängig, so könnte eine akute Hypoxämie zu einem besonders starken Auseinanderrücken der beiden Systeme führen und dadurch eine akute krankhafte Dilatation bewirken. Bei rechtzeitiger Erholung des Stoffwechsels und dem Erhaltenbleiben der Quer- und Schrägverbindungen zwischen den I- und A-Filamenten wäre dieser Zustand noch rückbildungsfähig. Würden dagegen beim chronisch überlasteten Herzen an den chronisch dilatierten Herzmuskelzellen die Quer- und Schrägverstrebungen zwischen den I- und A-Fibrillen zum Teil zur Auflösung gebracht, so wäre die Dilatation irreversibel. Es wäre lohnend, diese Hypothese experimentell zu prüfen.

Nachtrag Mai 1964: In jüngsten Untersuchungen haben KEUL, DOLL und Mitarbeiter folgendes festgestellt: Bei akuter Arbeit am Spiroergometer zeigen Herzgesunde und Herzkranke mit kompensierter Herzhypertrophie eine Steigerung der Milchsäure-Verbrennung auf $^2/_3$ des gesamten Atmungsstoffwechsels des Herzens. Hypertrophie-Kranke mit beginnender Herzinsuffizienz sind dagegen bei Arbeitsbelastung nicht mehr imstande, Milchsäure adäquat zu veratmen, weil bei ihnen ein Mangel an Pyruvatoxydase besteht. Auch existieren Anhaltspunkte für eine Insuffizienz der Atmungskette. Nach diesen Ergebnissen nähern sich die Befunde der Biochemiker denen der Mor-

phologen im Sinne der Hypoxie-Hypothese der Insuffizienz des Herzmuskels
bei Herzhypertrophie.

Vorlesung vor der Medizinischen Fakultät der Kiushu-Universität in Fukuoka am
20. April 1963. Dem Andenken an Suano Tawara gewidmet.

Schrifttum

ALELLA, A.: Pflügers Arch. ges. Physiol. 259 (1954), 422, 436; 261 (1955), 373. –
ASCHOFF, L., TAWARA, S.: Die heutige Lehre von den pathologisch-anatomischen
Grundlagen der Herzschwäche. Monographie. Jena 1906. – VON BALOGH, E.: Verh.
dtsch. Ges. Path. 1938 (1939), 371. – BERNSMEIER, A., RUDOLPH, W.: Dtsch. Ges.
Kreisl.-Forsch. 59 (1961). – BING, R. J.: Bull. N. Y. Acad. Med. 27 (1951), 407; Ann.
N. Y. Acad. Sci. 55 (1952), 367; Circulation 12 (1955), 635; Klin. Wschr. (1956), 1;
Fortschr. Kardiol. 1 (1956), 52; 2 (1959), 148; Verh. dtsch. Ges. Kreisl.-Forsch. 27
(1961), 145. – BRETSCHNEIDER, H. J.: Bad Oeynhausener Gespräche II (1958), 44;
Verh. dtsch. Ges. Kreisl.-Forsch. 27 (1961), 32. – BÜCHNER, CHR., KÖNN, G.: Beitr.
path. Anat. 121 (1959), 170. – BÜCHNER, F.: Verh. dtsch. Ges. inn. Med. 50 (1938),
731; Klin. Wschr. (1938), 1713, 1745; Die Koronarinsuffizienz. Dresden u. Leipzig
1939, Kreisl.-Bücherei 3; Verh. dtsch. Ges. Kreisl.-Forsch. 16 (1950), 26; Die Patho-
logie der zellulären und geweblichen Oxydationen. Die Hypoxydosen. In Hdb. Allg.
Path. Bd. IV/2 (1957), 569–669; Die allgemeine Pathologie des Blutkreislaufs. Hdb.
Allg. Path. Bd. V/1 (1961), 791–954; Allgemeine Pathologie, 4. Aufl. Urban &
Schwarzenberg, München–Berlin 1962. – BÜCHNER, F., REINDELL, H., KLEPZIG, H.,
WEYLAND, R.: Verh. dtsch. Ges. Kreisl.-Forsch. 18 (1952), 141. – BÜCHNER, F.,
WEBER, A., HAAGER, B.: Koronarinfarkt und Koronarinsuffizienz. Leipzig 1935. –
BÜCHNER, F., WEYLAND, R.: 1959, noch unveröffentlicht. – CHANG, J.: Quart. exp.
Physiol. 27 (1937), 113; 28 (1938), 3. – CHRISTIAN, H. A.: Soc. Med. J. 20 (1927),
28. – DACK, S., MASTER, A. M., HORN, H., GRISHMAN, A., FIELD, L. E.: Amer. J.
Med. 7 (1949), 464. – DECKER, J. P., VAN HAWN, C., ROBBINS, S. L.: Circulation 8
(1953), 161. – DÖRING, H. J., KAMMERMEIER, H.: Verh. dtsch. Ges. Kreisl. Forsch. 27
(1961), 22. – ECKENHOFF, I. E.: Amer. J. Physiol. 152 (1948), 545. – EPPING, H.: Arch.
Kreisl.-Forsch. 6 (1940), 109. – FLECKENSTEIN, A.: Physiologie und Pathophysiologie
des Myokard-Stoffwechsels. In: Das Herz des Menschen I. Stuttgart 1963. –
FLECKENSTEIN, A., JANKE, J., GERLACH, E.: Klin. Wschr. (1959), 451. – FRIEDBERG, C.
K.: Erkrankungen des Herzens. Stuttgart 1959. – FRIEDBERG, C.K., HORN, H.: J. Amer.
Ass. 112 (1939), 1675. – FRIEDBERG, C. K., SOHVAL, A. R.: Amer. Heart. J. 17 (1939),
452. – GADDUM, J. H.: Gefäßerweiternde Stoffe der Gewebe, eingeleitet von H. H.
DALE, Leipzig 1936. – GOLDBERG, H., SMITH, R., DICKENS, J., RABER, G., WALDOW, A.:
J. clin. Invest. 35 (1956), 706. – GOLLWITZER-MEIER, K., KRAMER, D., KRÜGER, E.:
Pflügers Arch. ges. Physiol. 237 (1936), 68. – GOLLWITZER-MEIER, K., KRÜGER, E.:
Pflügers Arch. ges. Physiol. 238 (1937), 269. – GREEN, H. D.: Amer. J. Physiol. 115
(1936), 94. – GREEN, H. D., GREGG, D. E.: Amer. J. Physiol. 130 (1940), 126. – GRE-
MELS, H.: Naunyn-Schmiedebergs Arch. exp. Path. Pharmak. 169 (1933), 689. – HART-
VEIT, F. M., WAALER, E.: Acta path. microbiol. scand., Suppl. 148 (1961), 59. – HEN-
SEL, H.: 1962 (Demonstration auf Symposion). – HERBERTSON, B. M.: J. Path. Bact.
66 (1953), 211. – HUXLEY, H. E.: Muscle Cells. In: The Cell. Brachet, J. & A. E. Mir-
sky, Eds. Academic Press. New York. N. Y. Vol. 4, part 1, p. 365 (1960). – HUXLEY,

H. E., HANSON, J.: Ann. N. Y. Acad. Sci. 81 (1959), 403. – IIJIMA, S.: 1958, s. bei Büchner, F.: Die allgemeine Pathologie des Blutkreislaufs, Hdb. Allg. Path. Bd. V/1 (1961), 791–954. – KIENLE, F.: Verh. dtsch. Ges. inn. Med. (1938), 145. – KOCHSIEK, K.: Frankfurt. Z. Path. 68 (1957), 287. – KÖNN, G.: Beitr. path. Anat. 116 (1956), 273; Verh. dtsch. Ges. Path. (1957), 77; Ergebn. ges. Tuberk. u. Lung.-Forsch. 14 (1958), 100; Ber. Med. Ges. Freibg. Med. Klin. 1958; Dtsch. med. Wschr. (1960), 1488, 1495. – KÖNN, G., BERG, P.: Verh. dtsch. Ges. Path. (1962), 268. – KÖNN, G. BÜCHNER, CH.: Verh. dtsch. Ges. Path. (1959), 300. – KREHL, L.: Pathologische Physiologie. 4. Aufl. 1906. – KUTSCHERA-AICHBERGEN, H.: Wien. Arch. inn. Med. 18 (1929), 209. – LESCHKE, W.: Verh. dtsch. Ges. Path. 282 (1956). – LINZBACH, A. J.: Verh. dtsch. Ges. Path. 41 (1958), 24; Struktur und Funktion des gesunden und kranken Herzens. In: Die Funktionsdiagnostik des Herzens, S. 94. Springer, Berlin–Göttingen–Heidelberg, 1958; Verh. dtsch. Ges. Kreisl.-Forsch. 24 (1958), 3. – LINZBACH, A. J., LINZBACH, M.: Klin. Wschr. (1951), 621. – LINZBACH, J.: Die morphologischen Veränderungen am insuffizienten Herzen und ihre funktionelle Bedeutung. Hdb. Inn. Med. Bd. IX/1 (1960), 706–800. – MARGOLIES, H. M., ZIELLESSEN, F. O., BARNES, A. R.: Amer. Heart J. 6 (1931), 349. – McGIN, S., WRIGHT, P. D.: Amer. J. med. Sci. 188 (1934), 1. – MEESSEN, H.: Arch. Kreisl.-Forsch. 6 (1940), 117. – NIKULIN, A.: Beitr. path. Anat. 120 (1959), 213. – NOVACK, P., GOLUBOFF, B., BORTIN, L., SOFFE, A., SHENKIN, H. A.: Circulation 7 (1953), 724. – REIN, H.: Pflügers Arch. Ges. Physiol. 253 (1951), 205. – ROMBERG, E.: Lehrbuch der Krankheiten des Herzens und der Blutgefäße. Stuttgart 1906. – SCHERF, D., SCHÖNBRUNNER, E.: Z. klin. Med. 128 (1935), 455. – SCHÖNMACKERS, J.: Z. Kreisl.-Forsch. 38 (1949), 321. – SCHUMANN, H.: Ergebn. inn. Med. 62 (1942), 869; Verh. dtsch. Ges. Kreisl.-Forsch. (1950), 23; Der Muskelstoffwechsel des Herzens. Kreisl.-Bücherei 10. Darmstadt 1950. Ärztl. Forsch. 5 (1951), 501. – SPIRO, D.: Trans. N. Y. Acad. Sci. Ser. II, Vol. 24 (1962), 879. – STENGER, R. J., SPIRO, D.: Amer. J. Med. 30 (1961), 653; J. biophys. biochem. Cytol. 9 (1961), 325. – STÖTZER, H.: Beitr. path. Anat. 128 (1963), 157. – TATERKA, W.: Beitr. path. Anat. 102 (1939), 287. – TAWARA, S.: Das Reizleitungssystem des Säugetierherzens. Jena 1906. – THEMANN, H.: Elektronenoptische Untersuchungen über das Glykogen im Zellstoffwechsel. Veröffentl. zur Pathol. Heft 66 (1963). – VIVELL, O.: Beitr. path. Anat. 111 (1950), 125. – VOGELBERG, K.: Z. Kreisl.-Forsch. 46 (1957), 101. – WALDER, R.: Beitr. path. Anat. 102 (1939), 485. – WEINSCHENK, K.: Beitr. path. Anat. 102 (1939), 477.

Ursachen und Folgen der chronischen pulmonalen Hypertonie

Seit einem Jahrhundert, vor allem seit der Jahrhundertwende, ist die Diskussion in der Medizin unter anderem entscheidend von der Spannung zwischen den morphologischen und den mit physikalischen und chemischen Methoden arbeitenden Wissenschaften der Biologie bestimmt. Daß in der Wirklichkeit des normalen und des krankhaften Lebens beide Betrachtungsweisen, die strukturanalytische und die auf die Funktionen und den Stoffwechsel gerichtete, eine Einheit bilden sollten, war schon Rudolf VIRCHOW bekannt und sein großes Anliegen. So ging es ihm schon in den frühesten Entwicklungsstadien seiner Zellularpathologie und seines allgemeinpathologischen Denkens nicht in erster Linie um eine vorwiegend deskriptive Morphologie, so sehr er auch in seinen wissenschaftlichen Forschungen die exakte Beschreibung seiner Untersuchungsobjekte an den Anfang stellte, also die genaue Erhebung des makroskopischen und des mikroskopischen Befundes. Das Ziel seiner wissenschaftlichen Bemühungen aber war ein anderes. Er hat es selbst 1855 mit dem Satz ausgesprochen: „Unser Ziel ist die Begründung einer pathologischen Physiologie."

Ganz in Übereinstimmung mit VIRCHOW hat Ludwig ASCHOFF 1914 als Vorsitzender der Deutschen Pathologischen Gesellschaft in München in seiner Eröffnungsansprache das Folgende gesagt: „Diesen strukturellen Änderungen unter dem Einfluß pathologischer Bedingungen bis in das Kleinste liebevoll nachzugehen und aus ihnen die Gesetze des Lebens zu formulieren, ist die schöne Aufgabe unserer Wissenschaft. Auch uns ist die Struktur nichts Totes, sondern ein biologisches System, dessen Änderung in Beziehung zur geänderten Funktion bis an die Grenzen der Anpassungsfähigkeit und darüber hinaus zu studieren Gegenstand unserer Arbeit ist. So schaffen wir neue Grundlagen zur pathologisch-physiologischen Forschung und entnehmen der letzteren neue Anregungen für das Studium der Morphologie."

In den Bemühungen, die Pathogenese bestimmter krankhafter Erscheinungen zu klären, haben sich allerdings nicht selten die Zeiten überwiegend funktioneller Deutung krankhafter Symptome und solche der besonderen Betonung ihrer strukturellen Ursachen einander abgelöst. Einen solchen Wechsel der Akzente haben wir in den letzten 20 Jahren auch mehr und mehr bei der Auseinandersetzung mit den Ursachen und den Folgen der chronischen pulmonalen Hypertonie erlebt. So bitte ich Sie, diesen Vortrag als ein Beispiel einer morphologisch begründeten pathologischen Physiologie und einer funktionsbezogenen Morphologie entgegenzunehmen. Ich glaube, damit auch am besten der Tradition meines Faches im Sinne von VIRCHOW und ASCHOFF gerecht zu werden, wie sie heute durch meine verehrten, Freiburg besonders verbundenen Kollegen AKAZAKI und SUWA an der Tohoku-Universität gepflegt wird.

1. Daß ich Ihnen einiges Neue zu diesem Thema aus eigener Anschauung vortragen kann, verdanke ich vor allem der Auseinandersetzung mit den Arbeiten von Professor Günther KÖNN am Freiburger Pathologischen Institut. Vor etwa 10 Jahren hat uns gemeinsam immer wieder die Tatsache erregt, daß der Kliniker in diesem und jenem Fall nicht selten eine chronische pulmonale Hypertonie diagnostiziert hatte, bei der die makroskopische Untersuchung zwar eine ausgesprochene Hypertrophie des rechten Ventrikels als Folge einer solchen chronischen Blutdruckerhöhung im Pulmonalkreislauf erkennen ließ, daß aber makroskopisch eine morphologisch faßbare Ursache für die pulmonale Hypertonie nicht festgestellt werden konnte. Die Spannung zwischen den klinisch beobachteten funktionellen Störungen und der Dürftigkeit des makroskopischen Befundes wurde für uns noch größer, als uns mehr und mehr in solchen Fällen nach Herzsondierung die stark erhöhten Druckwerte im rechten Ventrikel und in der Arteria pulmonalis von unseren Kardiologen, vor allem den Herren REINDELL, KLEPZIG und STEIM, vorgelegt wurden. Nun haben sich viele morphologische Pathologen schon früher mit einzelnen Krankheitsbildern auseinandergesetzt, bei denen die Ursache einer intra vitam bestehenden chronischen pulmonalen Hypertonie in pathologisch-histologischen Veränderungen aufgedeckt werden konnte (POSSELT 1909; LJUNGDAHL 1915; CEELEN 1931; BRENNER 1935; STAEMMLER 1937, 1954; BREDT 1941; Wg. ROTTER 1949 u. a.). Eine Systematisierung des ganzen Problembereiches wurde aber erst im letzten Jahrzehnt in Angriff genommen (vor allem durch SCHMIDT 1953; HEATH u. EDWARDS 1958; ADAMS u. VEITH 1959; GIESE 1961). Unter diesen systematisch durchgeführten Untersuchungen nehmen die von KÖNN 1956–1963 heute einen hervorragenden Platz ein.

Nach diesen Untersuchungen der letztgenannten Autoren können wir die folgenden Ursachen einer chronischen pulmonalen Hypertonie unterscheiden: 1. die Kompressionen und Stenosierungen der Lungenarterien und Lungenvenen durch chronische Indurationen des Lungengewebes nach primären Erkrankungen des Lungenparenchyms, 2. die stenosierenden Erkrankungen der Pulmonalarterien in ihren makroskopisch präparierbaren Anteilen oder in ihren nur mikroskopisch erfaßbaren Abschnitten, 3. die primären Stenosierungen der Lungenvenen in ihrer mikroskopisch faßbaren Strecke, 4. die Behinderung des Abstroms des Blutes aus dem Pulmonalsystem infolge von Erkrankungen des linken Herzens.

Unter den indurierenden Lungenerkrankungen, bei denen die kleineren Verzweigungen der Pulmonalarterien durch Narbenprozesse, seltener auch durch einen Lymphgefäßkrebs, eingeengt werden, ist seit langem die Quarzstaublunge, also die Silikose, bekannt. Eingeatmete Quarzstaubkristalle werden dabei in die Umgebung kleiner Arterien oder Arteriolen durch den Lymphstrom befördert, und sie verursachen in dem periarteriellen Mesenchym knötchenartige Wucherungen der Mesenchymzellen. Diese silikotischen Knötchen sind in ihrem Blütestadium zellreich, locker gebaut und nachgiebig. Sekundär aber werden sie hyalinisiert und sklerosiert und mit zunehmender Sklerose und Eintrocknung der hyalinen Ablagerungen drosseln sie dann von außen die kleinen Arterien, so daß an diesen Stellen der Durchstrom des Blutes durch die Lunge behindert wird. Je weiter die Silikose bei immer erneuter Einatmung von Quarz fortschreitet, um so zahlreicher werden diese Drosselungsherde. Das Ergebnis ist dann mehr und mehr eine Druckerhöhung in den Pulmonalarterien bis zu den Hindernissen in diesen kleinen Arterien. Dadurch führt die Silikose in vielen Fällen zwangsläufig zu einer pulmonalen Hypertonie.

Dieses Beispiel mag für eine Reihe von anderen chronischen Lungenerkrankungen repräsentativ sein, bei denen die Lungengefäße von außen eingeengt werden.

2. Bei der 2. Gruppe der pulmonalen Hypertonie wird die Behinderung der Lungendurchblutung durch stenosierende Prozesse in den Lungenarterien selbst herbeigeführt. Hier ist vor allem die Panarteriitis nodosa zu nennen, die 1866 am Freiburger pathologischen Institut von dem ersten Inhaber meines Lehrstuhles, Rudolf MEYER, und seinem internistischen Partner, Adolf KUSSMAUL, entdeckt und beschrieben wurde. Bei dieser sind alle drei Schichten der Wand der kleineren Lungenarterien im akuteren Stadium von entzündlichen Infiltraten durchsetzt, besonders von Leukozyten, Lymphozyten und Plasmazellen, und in der Regel zeigen sie, vor allem in der Media, zusätzlich sektorenförmig oder zirkulär Nekrosen in der Arterienwand. In den subakuten Stadien kommen Mesenchymzellenwucherungen hinzu, die mit der Zeit, z. T. nach partieller Zerstörung der Media, sklerotische Narben nach sich ziehen. Für unsere Überlegungen sind die Veränderungen der Intima besonders wichtig. Wird die Intima schon durch die Rundzelleninfiltrate nach innen aufgetrieben, so kommt es erst recht im Stadium der Mesenchymzellenwucherung und noch mehr in dem der Narbenbildung zu einer zunehmenden konzentrischen Einengung der Lichtung, die im Stadium der Sklerosierung hohe Grade erreichen kann. So werden mit der Zeit an vielen Stellen des pulmonalen Arteriensystems die kleineren Arterien hochgradig stenosiert und immer mehr wird der Gesamtquerschnitt des Pulmonalkreislaufs eingeengt. Wiederum haben wir also hier eine pathologisch-histologisch faßbare Ursache

einer bei makroskopischer Untersuchung der Lungen zunächst unklaren chronischen Hypertonie vor uns.

Dabei kann die pulmonale Hypertonie Teilerscheinung einer allgemeinen Panarteriitis nodosa sein, bei der auch andere Organarterien gleichartig befallen und stenosiert sind, vor allem die des Herzens, der Nieren, z. T. auch des Hirns, des Rückenmarks und der peripheren Nerven. In solchen Fällen besteht in der Regel infolge der Nierenbeteiligung im großen Kreislauf eine renal bedingte Hypertonie und, infolge der Miterkrankung der Lungenarterien, im kleinen Kreislauf eine pulmonale Hypertonie. Solche Fälle sind häufiger (KÖNN 1956, 1958) als man sie früher (GRUBER 1926) angenommen hatte. Daneben ließ sich aber mehr und mehr eine Gruppe herausarbeiten, bei der die Panarteriitis nodosa auf die Lungen beschränkt war und lediglich eine ungeklärte pulmonale Hypertonie als chronische Krankheit bestanden hatte (BRAUNSTEIN 1955; KÖNN 1956, 1958, 1960; DOWNING u. WELLER 1956; KUIDA u. Mitarb. 1957).

Ähnlich lokalisiert wie bei der Panarteriitis nodosa sind die Veränderungen der kleineren Lungenarterien bei der Endarteriitis obliterans, bei der an den kleinen, nur mikroskopisch faßbaren Lungenarterien ausschließlich eine Mesenchymzellenproliferation der Intima besteht, die mit der Zeit hochgradige Stenosen und dadurch eine progrediente chronische pulmonale Hypertonie verursacht. Zu den heute bei uns selten gewordenen arteriellen Ursachen der chronischen Blutdrucksteigerung im kleinen Kreislauf ist die syphilitische Arteriitis und Arteriolitis der kleinen Lungenarterien zu rechnen. Diese Ursache stand eine Zeitlang im Vordergrund der Beobachtung, nachdem AYERZA 1901 zum ersten Male die nach ihm benannte Ayerzasche Krankheit als anscheinend genuine pulmonale Hypertonie beschrieben hatte (ARRILLAGA 1924; BARLARO 1917; WARTHIN 1919; ESCUDERO 1926). Interessant ist auch die Tatsache, daß Stenosen an den kleinen Lungenarterien dadurch ausgelöst werden können, daß bei einer Infektion mit dem Schistosomum Bilharzia die Eier in die kleinen Pulmonalarterien verschleppt werden und nach Organisation zu multiplen Stenosen im pulmonalen Arteriensystem führen können (SHAW u. GHAREEB 1939).

3. Damit haben wir uns das Stichwort für die Erörterung einer besonders wichtigen Ursache der chronischen pulmonalen Hypertonie gegeben, nämlich der Stenosierung des Pulmonalarteriensystems nach multiplen thrombotischen Mikroembolien in kleinen, nur histologisch präparierbaren Lungenarterien oder nach multiplen Embolien in mittleren, makroskopisch noch präparierbaren Pulmonalarterienästen. Diese Folgen von multiplen Embolien in den kleinen oder mittleren Pulmonalarterien treten in erster Linie dann auf, wenn eine Quellthrombose sich in viele Thrombusfragmente auflöst, z. B. bei Schenkelvenenthrombosen oder auch bei Thrombosen im Ohr des rechten Vorhofs.

Sie können sich aber auch als multiple Embolien primär kleinerer Thromben einstellen, z. B. bei Thrombose im Plexus prostaticus. Dabei sind die Quellthrombosen klinisch nicht selten stumm. Auch die multiplen Embolien können uncharakteristisch verlaufen und sich hinter dem Bild vorübergehender Dyspnoe oder kurzer Kollapszustände verbergen. Die nachfolgende Hypertonie des kleinen Kreislaufs kann sich dann als kryptogene Erkrankung entwickeln (Lenègre u. Mitarb. 1952, 1955; Könn 1956, 1958). Solche Embolien können sich mehrfach wiederholen, so daß die pulmonale Hypertonie in Schüben gesteigert wird oder in seltenen Fällen rezidivierend kommt und geht.

Die Ursachen der pulmonalen Hypertonie sind in diesen Fällen die nur unvollkommen rekanalisierten stenosierenden Mesenchymzellenwucherungen, die an den Stellen eintreten, an denen die Emboli in den Arterien haften (Ljungdahl 1928; Castleman u. Bland 1946; Owen u. Mitarb. 1953; Hiltbolt 1954; Könn 1956, 1958; Zimmerman 1957). Werden die partiell wiederhergestellten Lichtungen der kleinen Lungenarterien mit der Zeit ausgeweitet, so kann die pulmonale Hypertonie allmählich wieder verschwinden (Christoph Büchner u. Könn 1959).

Könn und Christoph Büchner haben 1959 über Experimente mit wiederholten Fibrinembolien an Kaninchen berichtet. In diesen Fällen konnten sie alle Stadien der frischen Mesenchymzellendurchwucherung der Emboli, der nachfolgenden Rekanalisation und der schließlichen Ausweitung der neugebildeten Gefäßspalten nachweisen. Die Embolien wurden hier häufiger wiederholt. Wurden die Tiere alsbald nach der letzten Embolie getötet, so zeigten sie als Folge der pulmonalen Hypertonie in der Regel eine ausgesprochene Hypertrophie des rechten Ventrikels. Wurden sie dagegen erst etwa 140 Tage und später nach der letzten Embolie untersucht, so war histologisch die Ausweitung der Lungenarterien schon so weit fortgeschritten, daß die Hypertrophie des rechten Ventrikels schon wieder zurückgebildet, offenbar also die pulmonale Hypertonie schon wieder überwunden war (Könn u. Chr. Büchner 1959; Chr. Büchner u. Könn 1939).

Dagegen gelang es Könn und Berg (1962, 1963), durch die Embolie eines nicht resorbierbaren Materials, durch die Injektion von Polyvinylchlorid, eine nicht reversible chronische pulmonale Hypertonie mit starker konstanter Hypertrophie der Muskulatur des rechten Ventrikels herbeizuführen.

4. Auch auf der venösen Seite kann durch Entzündung der kleinen Venen eine starke Stenosierung entstehen, nämlich bei dem Krankheitsbild der Endophlebitis obliterans (Ceelen 1931; Könn 1956, 1958).

Der Unterschied zwischen den Erkrankungen mit arteriellen und denen mit venösen Stenosen besteht vor allem darin, daß bei der letzteren Gruppe auch die Lungenkapillaren noch unter erhöhtem Druck stehen. Diese Druckerhöhung in den Kapillaren ist aber auch für alle die Zustände charakteristisch, bei denen die Entleerung des linken Vorhofs oder des linken Ventrikels behindert ist, so daß es zum Aufstau des Blutes in den Lungenvenen kommt. Dieser Aufstau wirkt sich ebenso aus wie anatomische Stenosen in den Venen. Er bewirkt wiederum eine chronische pulmonale Hypertonie. Dabei reicht hier die Druckerhöhung vom Stamm der Pulmonalarterie bis in den linken Vorhof. Das klassische Beispiel dafür ist die Mitralstenose. Klinisch kann das Bild einer Mitralstenose durch ein Myxom des Vorhofseptums im linken Vorhof dann nachgeahmt werden, wenn sich dieses bei zunehmender Vergrößerung auf die Mitralklappe lagert und diese stenosiert (MAHAIM 1945; SCHRÖDTER 1952). Nach Herzinfarkt kann im linken Ventrikel eine so große Narbe zurückbleiben, daß dieser dauernd insuffizient ist. Auch hier bestehen venöser Aufstau im Pulmonalsystem und eine chronische pulmonale Hypertonie. Andere kardial verursachte pulmonale Hypertonien lassen sich nach dem gleichen Prinzip deuten. Auf die Erörterung der pulmonalen Hypertonie bei angeborenen Herzfehlern wollen wir hier verzichten.

5. Wenn wir uns nunmehr den Folgen der chronischen pulmonalen Hypertonie zuwenden, so sehen wir davon ab, das chronische Cor pulmonale, also die Hypertrophie des rechten Ventrikels bei pulmonaler Hypertonie, darzustellen. Sie wird bei jeder der beschriebenen Ursachen der chronischen pulmonalen Hypertonie beobachtet, bei der Obduktion in der Regel mit den Zeichen der sekundären Insuffizienz des hypertrophierten rechten Ventrikels. Im übrigen werden wir uns mit den Veränderungen im hypertrophierten rechten Ventrikel bei chronischem Cor pulmonale in einer anderen Vorlesung ausführlich auseinandersetzen. Dagegen interessiert uns hier die Frage, welche Folgen der chronischen Hypertonie an den Lungenarterien beobachtet werden können. Hier stellen wir fest, daß im Stamm, in den Aufzweigungen und in den nur histologisch faßbaren Pulmonalarterien bis zu dem stenosierenden Hindernis hin die glatte Muskulatur der Arterienwand hypertrophiert und die elastischen Systeme hyperplastisch werden. Mit der Zeit aber geht die chronisch überlastete glatte Muskulatur der Media zugrunde, dadurch entwickeln sich multiple sklerotische Medianarben (W. MEYER 1956, 1957). Schließlich kommt es zu mehr oder weniger ausgedehnten arteriosklerotischen Beetbildungen in der sich zusätzlich verdickenden Intima dieser Arterien mit dem Bild der Hyalinose und Lipoidose. Sie sind seit TORHORST 1904 bekannt und immer wieder beschrieben. Sie zeigen das Bild klassischer arteriosklerotischer Herde, und sie beweisen, daß der chronischen Blutdruckerhöhung bei ihrer Entstehung eine wichtige Rolle zukommt. (KÖNN 1956, 1957, 1958; RAU 1956; VON ALBERTINI 1957; BÜCHNER 1957).
Während die Veränderungen an den makroskopisch erfaßbaren Anteilen des pulmonalen arteriellen Systems in der Regel nur die Bedeutung interessanter

Dokumente der chronischen pulmonalen Hypertonie haben, begegnen wir an den kleineren Arterien als Folgen chronischer pulmonaler Hypertonie Veränderungen, die für den weiteren Verlauf der pulmonalen Hypertonie und ihrer Grundkrankheit von großer Wichtigkeit sein können. Wir sehen nämlich Mesenchymzellproliferationen an der Intima der kleinen Lungenarterien, die bei zunehmender Vernarbung mehr und mehr stenosierend wirken (STAEMMLER 1937, 1954; Wg. ROTTER 1944/1949; HENRY 1952; MEESSEN 1954; SMITH u. Mitarb. 1954; KÖNN 1956, 1958; KNORRE 1957). Selbstverständlich steigern die dadurch hervorgerufenen Stenosen die Erschwerung des Pulmonalkreislaufs. Infolgedessen können sie z. B. die pulmonale Hypertonie auch dann weiter unterhalten, wenn es gelingt, durch Operation einer Mitralstenose deren Ursachen zu beseitigen oder einzuschränken. Daß es sich hier um posthypertonische Veränderungen handelt, wird noch eindeutiger in den Fällen von Myxom des linken Vorhofs bewiesen. Hier besteht infolge des Tumors ausschließlich eine mechanische Abstrombehinderung für den Lungenkreislauf. Die pulmonale Hypertonie führt aber hier zu den gleichen Veränderungen an den präparierbaren Arterien und an den kleinen nur mikroskopisch darstellbaren Arterien wie z. B. bei Mitralstenose.
6. So sehr es nach diesen Befunden den Anschein hat, als würden bei allen Formen chronischer pulmonaler Hypertonie die gleichen sekundären Veränderungen in der Lungenstrombahn hervorgerufen, so sehr müssen wir bedenken, daß ein grundsätzlicher Unterschied zwischen den Erkrankungen besteht, bei denen der Lungenkreislauf nur bis in die kleineren Arterien behindert ist, und denen, bei welchen die Behinderung erst in den kleinen Lungenvenen aufhört oder bis in das linke Herz reicht. In der zweiten ätiologischen Gruppe der pulmonalen Hypertonie wird nämlich auch das System der Lungenkapillaren unter erhöhten Druck versetzt. Infolgedessen kommt es bei diesen Erkrankungen zu einer zunehmenden Verdickung der Kapillarmembranen der Lunge, wie sie lichtmikroskopisch (ZUJEDDELOH 1931; PARKER u. WEISS 1936; MÖLL 1941) und vor allem auch elektronenmikroskopisch – bis auf das 6–10fache – nachgewiesen werden konnte. (SCHULZ 1959; GIESEKING 1960; MEESSEN 1960). Diese Verdickung der Kapillarmembran hat in schwereren Fällen eine Behinderung der Sauerstoffdiffusion aus der Lungenalveole in das Kapillarblut zur Folge, also eine sog. Pneumonose. So können in diesen Fällen Untersättigungen des Sauerstoffgehaltes im Lungenvenenblut und im großen arteriellen System zustande kommen, also Zustände der Hypoxämie, die sich heute ja exakt messen lassen.
Aber noch eine andere Komplikation resultiert bei der zweiten ätiologischen Gruppe der pulmonalen Hypertonie. Die unter hohem Druck stehenden Lungenkapillaren können an vielen Stellen in feinster Form einreißen. Infolgedessen kann es zu Blutergießungen in die Alveolen und anschließend zur Ent-

stehung von Herzfehlerzellen und zu deren Entleerung im Sputum kommen, wie sie längst für die chronische kardiale pulmonale Hypertonie als klassischer Befund bekannt sind. In besonders schwerer Form treten solche Blutungen aus der Lunge und Ansammlungen von Herzfehlerzellen in der Lunge bei der obliterierenden Endophlebitis der kleineren Lungenvenen auf. Offenbar ist hier eine ausgleichende Druckverteilung infolge der Hindernisse dicht hinter den Kapillaren besonders erschwert. In Verkennung der Ursachen dieser Blutungen und Eisenspeicherungen hat man in solchen Fällen von essentiellen Lungenhämosiderosen gesprochen. In Wirklichkeit handelt es sich aber nicht um primäre Störungen des Eisenstoffwechsels, sondern um den dargestellten pathogenetischen Mechanismus.

Damit haben wir eine, wie ich annehme, klare Aufgliederung der Ursachen der chronischen pulmonalen Hypertonie und ihrer Folgen erzielt. Die pathologische Morphologie konnte also in dieser Krankheitsgruppe einen wesentlichen Beitrag zur pathologischen Physiologie des Lungenkreislaufs entwickeln. Ob außer diesen in Strukturveränderungen fundierten Zuständen chronischer pulmonaler Hypertonie auch noch durch primäre funktionelle Engerstellungen der Pulmonalarterien eine primär funktionelle pulmonale Hypertonie vorkommt, wie sie bei der Hypertonie des großen arteriellen Kreislaufs die Regel ist, bedarf weiterer Untersuchungen.

Vorlesung vor der Medizinischen Fakultät der Tohoku-Universität in Sendai am 17. Mai 1963.

Schrifttum

Adams, W., Veith, J.: Pulmonary Circulation. An International Symposium, 1958. Sponsored by the Chicago Heart Association. Grune & Stratton, New York–London 1959. – von Albertini, A.: Bull. schweiz. Akad. med. Wiss. 17 (1957). – Arrillaga, F. C.: Bull. Soc. méd. Hôp. (Paris) 48 (1924), 292. – Barlaro, D.: Rev. Asoc. méd. argent. 26 (1917), 121. – Braunstein, H.: Amer. J. Path. 31 (1955), 837. – Bredt, H.: Entzündungen und Sklerose der Lungenschlagader. Virchows Arch. path. Anat. 308 (1941), 60. – Brenner, O.: Pathology of the vessels of the pulmonary circulation. Arch. intern. Med. 56 (1935), 457, 724, 976, 1189, 1241. – Büchner, F.: Bull. schweiz. Akad. med. Wiss. Vol. 13 (1957), 127. – Büchner, Ch., Könn, G.: Beitr. path. Anat. 121 (1960), 170. – Castleman, B., Bland, E. F.: Arch. Path. 42 (1946), 581. – Ceelen, W.: Die Kreislaufstörungen der Lunge. Hdb. Spez. path. Anat. u. Histol. Bd. III/3 (1931), 20. – Dexter: Amer. J. Med. 23 (1957), 166. – Doering, P.: Die idiopathische Lungenhämosiderose. Ergebn. inn. Med. Kinderheilk. N. F. 14 (1960), 482. – Downing, D. F., Weller, R. W.: J. Dis. Child. 91 (1956), 45. – Escudero, P.: Arch. Mal. Coeur 19 (1926), 439. – Giese, W.: Die allgemeine Pathologie der äußeren Atmung. Hdb. Allg. Path. Bd. V/1 (1961), 402. – Gieseking, R.: Beitr. path. Anat. 123 (1960), 333. – Glanzmann, E., Walthard, B.: Wschr. Kinderheilk. 88 (1941), 1. – Gruber, G. B.: Kasuistik und Kritik der Periarteriitis nodosa.

Zbl. Herz- und Gefäßkr. 18 (1926), 145, 165, 185, 205, 226, 245, 269. – HEATH, D.,
EDWARDS, J. R.: Circulation 18 (1958), 533. – HENRY, E. W.: Brit. Heart J. 14 (1952),
406. – HILTBOLT, P.: Schweiz. med. Wschr. (1954), 161. – KNORRE, D.: Verh. dtsch.
Ges. Path. (1957), 126. – KÖNN, G.: Beitr. path. Anat. 116 (1956), 273; Verh. dtsch.
Ges. Path. (1957), 77; Die pathologische Morphologie der Lungengefäßerkrankun-
gen und ihre Beziehungen zur chronischen pulmonalen Hypertonie. Erg. ges. Tuberk.-
u. Lungenforsch. Bd. XIV (1958), 103; Dtsch. med. Wschr. (1960), 1488, 1495; Medi-
zinische (1960), 23; Verh. dtsch. Röntg. Ges. 1962 (im Druck). – KÖNN, G., BERG, P.:
Verh. dtsch. Ges. Path. (1962), 268. – KÖNN, G., BÜCHNER, Ch.: Verh. dtsch. Ges.
Path. (1959), 300. – KÖNN, G., VON WUSSOW, A.: Frankfurt. Z. Path. 72 (1963), 473.
– KUIDA, H., DAMMIN, G. J., HAYNES, F. W., RAPAPORT, E. u. L.: Amer. J. Med. 23
(1957), 166. – KUSSMAUL, H., MEIER, R.: Dtsch. Arch. klin. Med. 1 (1865/66), 484. –
LENÈGRE, J., GERBAUX, A.: Arch. Mal Coeur 45 (1952), 289. – LENÈGRE, J., SCEBAT,
L. u. R., LECONTE DES FLORIS: Arch. Mal Coeur 48 (1955), 1132. – LJUNGDAHL, M.:
Untersuchungen über die Arteriosklerose des kleinen Kreislaufes. Wiesbaden 1915. –
LJUNGDAHL, M.: Dtsch. Arch. klin. Med. 160 (1928), 1. – MEESSEN, H.: Langenbecks
Arch. klin. Chir. 279 (1954), 474. – MEESSEN, H.: Die Pathomorphologie der Diffu-
sion und Perfusion. Verh. dtsch. Ges. Path. (1960), 98. – MEYER, W. W.: Bull.
Schweiz. Akad. med. Wiss. 13 (1957), 115. – MEYER, W. W., RICHTER, H.: Virchows
Arch. path. Anat. 328 (1956), 121; Klin. Wschr. (1956), 787. – MOELL, O. H.: Beitr.
path. Anat. 105 (1941), 366. – OWEN, W. R., THOMAS, W. A., CASTLEMAN, B., BLAND,
E.: New Engl. J. Med. 249 (1953), 919. – PARKER, F., WEISS, S.: Amer. J. Path. 12
(1936), 573. – POSSELT, A.: Die Erkrankungen der Lungenschlagadern. Ergebn. allg.
Path. path. Anat. 13 (1909), 298. – RAU, H.: Klin. Wschr. (1956), 167. – ROTTER,
Wg.: Über die Bedeutung der Ernährungsstörungen, insbesondere des Sauerstoff-
mangels für die Pathogenese der Gefäßwandveränderungen, unter besonderer Be-
rücksichtigung der „Endarteriitis obliterans" und der „Arteriosklerose". Beitr. path.
Anat. 110 (1949), 46. – SCHMIDT, H.: Dtsch. Arch. klin. Med. 200 (1953), 837; Arch.
Kreisl.-Forsch. 19 (1953), 91. – SCHULZ, H.: Die submikroskopische Anatomie und
Pathologie der Lunge. Springer, Berlin–Göttingen–Heidelberg 1959. – SHAW, A. F. B.,
GHAREEB, A. A.: J. Path. Bact. 46 (1939), 390. – SMITH, R. S., BURCHELL, A. B.,
EDWARDS, J. E.: Circulation 10 (1954), 801. – STAEMMLER, M.: Klin. Wschr. (1937),
1969; in KAUFMANN, E.: Lehrbuch spez. Pathologie, Bd. I/1 (1954), 254. – WARTHIN,
A. S.: Amer. J. Syph. 1 (1919), 693. – WYLLIE, W., SHELDON, W., BODIAN, M., BAR-
LOW, A.: J. Med. 17 (1948), 25. – ZIMMERMAN, H.: Amer. J. Med. 23 (1957), 665. –
ZU JEDDELOH, B.: Beitr. path. Anat. 86 (1931), 387.

Herzhypertrophie und Herzinsuffizienz in der Sicht der modernen Pathologie*

F. Büchner

Forschungsstelle für Pathologie der Zellatmung, Freiburg i. Br.

Akute Hypoxie des nichthypertrophierten Herzmuskels bewirkt nach akuter Sauerstoffmangelatmung verschiedener Dauer und Intensität sowie nach Aderlaß schwere elektronenmikroskopische Veränderungen der Mitochondrien, besonders das Bild der Cristolyse, sowie Partialnekrosen und Myolysen an Elementarfibrillen der Herzmuskelzellen. Bei Hypertrophie des Herzmuskels durch chronische Steigerung der Volumenarbeit kommt es zur Hypertrophie der Herzmuskelzellen, bei chronischer Steigerung der Druckarbeit zusätzlich zu deren Hyperplasie. Schon an Ratten führte chronische Steigerung der Druckarbeit des linken Ventrikels zu charakteristischen elektronenmikroskopischen Veränderungen der Herzmuskelzellen. In eigenen Experimenten mit Stenosierung der A. ascendens beim Hund konnten diese Veränderungen bestätigt, erweitert und ihre Deutung vertieft werden: Schon in der ersten Stunde nach Stenosierung der A. ascendens zeigten sich Kernaufbrüche sowie Ribosomen- und Polysomenansammlungen im kernnahen Feld der Herzmuskelzellen, darüber hinaus im gesamten Ablauf der Hyertrophie Ansammlungen von Ergastoplasma und hyperplastischen Golgi-Systemen und als deren Produkte Filamentknäuel im kernnahen Feld der Herzmuskelzellen, die unter der Primer-Wirkung des Sarkolemms zu geordnetem Filament ausreifen und zur Vermehrung der Elementarfibrillen führen. Zur Insuffizienz des hypertrophierten Herzmuskels konnte aus lichtmikroskopischen Beobachtungen geschlossen werden, daß mit zunehmender Hypertrophie der Herzmuskelzellen die Vergrößerung ihres Versorgungsradius eine Neigung zur Hypoxie des Herzmuskels bewirkt. Die Hypoxie wird noch besonders dadurch begünstigt, daß von einem bestimmten Herzgewicht an die notwendige Erweiterung des Koronarsystems nicht mehr adäquat zur progressiven Herzmuskelhypertrophie zunimmt. Relativ zur Gewichtseinheit des Herzmuskels sinkt dadurch mehr und mehr die Perfusion des Koronarsystems mit zunehmender Hypertrophie. Als Folgen dadurch bewirkter Koronarinsuffizienzen entstehen im hypertrophierten Herzmuskel hypoxische Nekrosen und Narbenfelderungen. Elektronenmikroskopisch zeigen die Herzmuskelzellen im Spätstadium der Hypertrophie die gleichen Veränderungen wie bei akuter Hypoxie des nichthypertrophierten Herzmuskels. Zusätzlich verschiebt sich die Relation Mitochondrien : Myofibrillen immer mehr zuungunsten der Mitochondrien. Durch die qualitativen und quantitativen Änderungen des Mitochondriensystems verschlechtert sich die aerobe Energetik des Herzmuskels und seine Kontraktilität. Pathochemisch manifestiert sich die Störung der Energetik im Spätstadium der Hypertrophie vor allem in der Senkung von Kreatinphosphat und als deren Folge in einer Hemmung der Proteinsynthese des Herzmuskels. Bei erbbedingter postnataler Herzmuskel-Hypertrophie und -Insuffizienz des syrischen Hamsters werden elektronenmikroskopisch die gleichen progressiven und regressiven Veränderungen der Herzmuskelzellen beobachtet wie nach chronischer experimenteller Druckhypertrophie.

---

* Ludwig-Aschoff-Vorlesung der Freiburger Medizinischen Fakultät und der Freiburger Medizinischen Gesellschaft, gehalten am 30. Juni 1970.

Aschoff und Tawara hatten ihrer Monographie über das
Reizleitungssystem des Herzens, die im Jahre 1906 erschienen war, noch eine zweite Monographie folgen lassen mit dem Titel »Die heutige Lehre von den pathologisch-anatomischen Grundlagen der Herzschwäche«. Darin setzten sie sich einleitend mit der Auffassung führender
Kliniker zu Beginn dieses Jahrhunderts auseinander, die
in morphologisch nachweisbaren entzündlichen Zerstörungen des Herzmuskels die Ursache der Insuffizienz des hypertrophierten Herzens gesehen hatten. Demgegenüber
kamen Aschoff und Tawara aufgrund ausführlicher histologischer Untersuchungen hypertrophierter Herzen zu dem
Ergebnis, »daß bei Herzhypertrophien frische entzündliche Veränderungen zwar vorkommen, daß sie aber nach
Zahl und Umfang meist zu gering sind, um die Meinung
zu stützen, daß die anatomischen Veränderungen eine
wesentliche Rolle bei der Dekompensation des Herzmuskels spielen«. Spätere Untersucher konnten diese Auffassung nur bestätigen. So verstehen wir, daß Aschoff 1934
abschließend feststellt: »Das Problem der Herzschwäche
bei Hypertrophien ist im wesentlichen ein Erschöpfungsproblem, d. h. ein physiologisches. Der pathologische
Anatom muß sich versagen, dazu Stellung zu nehmen.«

Inzwischen war aber unter Berufung auf morphologische Befunde am hypertrophierten Herzmuskel ein wichtiger neuer Schritt in der Deutung der Insuffizienz des
hypertrophierten Herzmuskels 1931 getan, indem Eppinger und unabhängig von ihm Harrison und seine Mitarbeiter in den Jahren 1931 und 1935 die Hypoxie-Hypothese der Insuffizienz des hypertrophierten Herzmuskels
entwickelten, eine Hypothese, die bis in die jüngste Zeit
lebhaft diskutiert wird.

Akute Hypoxie am nicht hypertrophierten
Herzen

Damit stehe ich vor der Aufgabe, einleitend die Veränderungen kurz in Erinnerung zu bringen, die seit 1957 in
der elektronenmikroskopischen Erforschung des Herzmuskels bei akuter Hypoxie am nicht hypertrophierten Herzen herausgearbeitet wurden (26). Hier zeigten die Herzmuskelzellen, unter anderem von Ratten, die bei sauerstoffarmer Gemischatmung 5–30 Minuten lang einem
akuten Sauerstoffmangel zwischen 9 und 3% ausgesetzt
und danach sofort getötet worden waren (4), schwere Veränderungen der Mitochondrien, vor allem eine auffallende

Aufhellung ihrer Matrix und mehr oder minder starke Auflösungen ihrer inneren Membranen, der Cristae mitochondriales, also das Bild der Cristolyse. Die Zahl der befallenen Mitochondrien und die Schwere der Veränderungen gehen dabei der Dauer und Intensität des akuten Sauerstoffmangels parallel. Bei intensiverem Sauerstoffmangel kommt es außerdem zu Partialnekrosen an Elementarfibrillen der Herzmuskelzellen mit Homogenisierung und Auflösung von Sarkomeren. Schließlich tritt bei schwerer Hypoxie eine starke Dehiszenz der Glanzstreifen ein, also der Membranen, durch die die Herzmuskelzellen in der Längsrichtung gegeneinander abgegrenzt und zugleich miteinander verfugt sind.

Wir haben noch an einem anderen experimentellen Beispiel die Wirkung der akuten Hypoxie auf das elektronenmikroskopische Bild des Herzmuskels der Ratte untersucht, nämlich bei allgemeiner Hypoxämie durch Aderlaß mit durchschnittlicher Senkung der Erythrozytenzahl von 7,5 auf 4,5 Mill./mm^3 und des Hämoglobingehaltes von 92 auf 55% (28). Auch hier waren die klassischen elektronenmikroskopischen Veränderungen des Herzmuskels infolge akuter Hypoxie zu beobachten: schon 10 Minuten nach dem Aderlaß an den meisten Mitochondrien der Herzmuskelzellen eine schwerste hypoxische Cristolyse (Abbildung 1*), im Myofilament Partialnekrosen (Abbildung 2) und Myolysen und an den Glanzstreifen starke akute Dehiszenzen (Abbildung 3).

Gleichsinnige Veränderungen, also die Cristolyse der Mitochondrien sowie die akute Partialnekrose des Myofilamentes, wurden elektronenmikroskopisch auch nach Hypoxie des Herzmuskels durch Überdosierung von Katecholaminen nachgewiesen (32).

Chronische Hypertrophie des Herzmuskels

Bei der Hypertrophie des Herzmuskels haben wir uns zunächst mit der Morphologie der Anpassung des Herzmuskels bei chronisch erhöhter Belastung der Herzmuskelzellen auseinanderzusetzen. Alle lichtmikroskopischen systematischen Untersuchungen haben zu dem Ergebnis geführt, daß bei krankhaften Steigerungen der Volumenarbeit des Herzmuskels dessen Hypertrophie durch Hypertrophie der einzelnen Herzmuskelzellen im überlasteten Ventrikel zustande kommt, bei krankhafter Steigerung der Druckarbeit zusätzlich noch durch Vermehrung der Herz-

---

* Abbildungen 1–6 siehe letzte Seite.

muskelzellen im überlasteten Ventrikel, also durch Hyperplasie (22).

Die Frage, wie aus einer normalen Herzmuskelzelle eine hypertrophierte Herzmuskelzelle entsteht, konnte erst durch jüngste elektronenmikroskopische Untersuchungen geklärt werden (5, 6). Besonders Experimente mit chronisch erhöhter Druckarbeit des linken Ventrikels führten hier zu eindeutigen Ergebnissen (15, 27, 29, 30).

Nach den Untersuchungen der Physiologen bewirkt erhöhte Druckarbeit des linken Ventrikels in diesem Herzteil eine besonders starke Atmungssteigerung. Auch wird der Umsatz der energiereichen Phosphate im überlasteten Ventrikel wesentlich schneller und intensiver gesteigert als bei erhöhter Volumenarbeit (9). So war es sehr sinnvoll, daß den elektronenmikroskopischen Untersuchungen über die Anpassungsveränderungen des Herzmuskels bei chronischer Hypertrophie vor allem Herzhypertrophien durch chronische Steigerung der Druckarbeit des Herzens zugrunde gelegt wurden, und zwar entweder durch Stenosierung der Aorta ascendens, meist dicht über den Kranzaderabgängen (39, 40), durch Stenosierung der Bauchaorta dicht unter dem Zwerchfell (15, 27) oder durch chronische renale Hypertonie (33).

In unseren eigenen Experimenten (6, 29, 30) haben wir an Hunden die Aorta ascendens dicht oberhalb der Kranzaderabgänge meist um 30–40% der ursprünglichen Lichtung eingeengt. Vom Herzmuskel dieser Tiere untersuchten wir jeweils bioptisch gewonnenes Material des linken Ventrikels, zum Teil auch des rechten, und zwar vor und in verschiedenen Zeitabständen nach der Stenosierung, dabei meist mehrmals beim gleichen Tier. Schon 10 Minuten nach Stenosierung der Aorta ascendens waren an den Kernen der Herzmuskelzellen Unterbrechungen der äußeren und inneren Kernmembran zu beobachten, also Veränderungen, wie sie generell an den verschiedensten Zellkernen bei akuter Aktivitätssteigerung der Kerne nachgewiesen werden konnten. Aus dieser Lücke der Kernmembran traten zahlreiche Granula aus, und in ihrer Umgebung sammelten sich viele Ribosomen, vor allem als Polysomen, im kernnahen Feld an. Dieser Vorgang nahm in der ersten Stunde nach Stenosierung der Aorta ascendens noch zu und war auch noch nach drei und sechs Tagen lebhaft zu beobachten. Außerdem kam es im kernnahen Feld schon nach 10–60 Minuten und zunehmend nach 3, 6, 14 und 21 Tagen zur Bildung von Ergastoplasma mit ribosomenbesetzten Membranen (29; vgl. auch 15, 27). Diese Ergastoplasmabildung steigerte sich wei-

ter nach 99, 173, 180, 237 und 246 Tagen (30). Vom 180.
Tag an führten dann offenbar klinisch latente Insuffizienzen des linken Ventrikels infolge sekundärer Mehrbelastung
des rechten Ventrikels zu gleichsinnigen Ergastoplasmabil-
dungen auch in dessen Herzmuskelzellen (Abbildung 4). Ergastoplasma mit ribosomenbesetzten Membranen wird in
allen Zellen gebildet, in denen spezifische Eiweißkörper
entstehen, so in den Drüsenzellen des Pankreas, den Leberparenchymzellen, den Ganglienzellen des Nervensystems, den Plasmazellen. Schon danach können wir vermuten, daß in den Herzmuskelzellen infolge erhöhter
Druckarbeit alsbald eine spezifische Eiweißneubildung einsetzt und im Verlauf des Hypertrophieprozesses weiter anhält, am nächstliegenden die Bildung von Actomyosin. In
allen Zellen, in denen Ergastoplasma gebildet wird, finden
sich aber auch in dessen Nähe aus Membranen aufgebaute
Golgi-Systeme, in deren Lakunen das Eiweiß ausreift und
schließlich ausgeschieden wird. Solche Golgi-Strukturen
konnten wir als hyperplastische Gebilde regelmäßig in
den hypertrophierenden und hypertrophierten Herzmuskelzellen nahe den Ergastoplasmastrukturen im kernnahen
Feld beobachten, und zwar schon 10 Minuten nach Stenosierung der Aorta ascendens beginnend und im weiteren
Verlauf anhaltend (Abbildung 5). Zur gleichen Zeit setzt
ein weiterer Vorgang ein, der in der ersten Stunde nach
Stenosierung beginnt, mehr und mehr zunimmt und während des gesamten Hypertrophieprozesses andauert: Im
kernnahen Feld treten helle, nicht membranbegrenzte
Knäuel durcheinandergeflochtener feiner Filamentfäden auf
(29; vgl. auch 15, 27) (Abbildung 5). Diese zunächst kugeli-
gen Knäuel strecken sich später zu ovalären Gebilden, in
deren Mitte nicht selten noch Teile des Golgi-Systems nachweisbar sind, aus dem sie hervorgegangen sind. Wo dieses
Filament das Sarkolemm, also die Oberflächenmembran
der Herzmuskelzellen, erreicht, kommt es an der Kontaktstelle mit dem Sarkolemm zur Bildung von geordnetem
Herzmuskelfilament, dessen Querschnitt, wie bei der aus-
gereiften Herzmuskelzelle, den Querschnitt eines dicken A-
Filamentes hexagonal von Querschnitten dünner I-Filamente umgeben zeigt (29; vgl. auch 27) (Abbildung 6). In der
gleichen Weise vollzieht sich während der Embryonalentwicklung der Skelet- und Herzmuskelzellen an den Myo-
blasten die Bildung des geordneten Filamentes an den
Kontaktstellen mit dem Sarkolemm (16). Das Sarkolemm
wirkt also als »Primer« für die Ordnung des Skelet- und
Herzmuskelfilamentes. Schließlich konnten wir in Serienschnitten die Vereinigung von neugebildetem, noch unge-

ordnetem Filament mit Elementarfibrillen des alten Filamentes durch Verklebung nachweisen. Das Ergebnis des gesamten Neubildungsprozesses am Myofilament ist die elektronenmikroskopisch nachweisbare zahlenmäßige Vermehrung der Elementarfibrillen ohne Verdickung der Einzelfibrille an den hypertrophierenden Herzmuskelzellen. Die parallel nebeneinander gelagerten Elementarfibrillen nehmen dabei auf das Zwei- bis Dreifache der Norm an Zahl zu.

Insuffizienz des hypertrophierten Herzmuskels

Diese elektronenmikroskopischen Befunde und die seit längerem bekannten lichtmikroskopischen Beobachtungen bei Herzhypertrophie könnten die Vermutung nahelegen, daß die Hypertrophie des Herzmuskels durch Hypertrophie der Herzmuskelzellen unter Vermehrung ihrer Elementarfibrillen eine optimale Methode darstellt, um chronische krankhafte Mehrbelastungen des Herzmuskels zu kompensieren. Jedem Arzt ist aber die Tatsache geläufig, daß bei fortgeschrittener Herzhypertrophie früher oder später der hypertrophierte Herzanteil insuffizient wird. Eppinger sowie Harrison und seine Mitarbeiter haben in den Jahren 1931 und 1935 die Ursache dieser Insuffizienz in der zunehmenden Vergrößerung des Versorgungsradius der Herzmuskelkapillaren durch die Hypertrophie der ihnen zugeordneten Herzmuskelzellen und in einer dadurch bedingten zunehmenden Insuffizienz der Sauerstoffversorgung, also in einer Hypoxie, des hypertrophierten Herzmuskels gesehen. Mehr noch spricht aber für diese Hypoxie-Hypothese die Tatsache, daß die maximale postmortale Perfusion des Koronarsystems hypertrophierter menschlicher Herzen in Relation zur Gewichtseinheit pro Gramm Herzgewicht immer mehr abnimmt (37). Das konnte vor allem damit erklärt werden, daß die Koronararterienabgänge und die Lichtungen der Koronararterien in den verschiedenen Abschnitten des Koronarsystems sich zwar in den früheren Stadien der Herzhypertrophie parallel zur Gewichtszunahme des Herzmuskels mehr und mehr erweitern, jenseits eines kritischen Herzgewichtes von 500 g aber trotz progressiver Massenzunahme des Herzmuskels nicht mehr weiter dilatiert werden (36, 38).

Als Beweis dafür, daß tatsächlich stark hypertrophierte Herzen zu Koronarinsuffizienzen und rezidivierenden Hypoxien des Herzmuskels neigen, konnten wir 1935 durch histologische Stufenuntersuchungen hypertrophierter menschlicher Herzen, besonders in den inneren Schichten des hypertrophierten Ventrikels, die gleichen feinherdigen Narbenfelderungen beobachten, wie sie als Restzustände schwerer akuter Hypoxien des Herzmuskels am nicht hypertrophierten Herzen festzustellen sind (7). Diese Befunde wurden, vor allem seit 1947 durch Linzbach (22 bis 24) und eine ganze Reihe nachfolgender Untersuchungen, mehr und mehr Allgemeingut der morphologischen Pathologie, damit aber auch die Hypoxie-Hypothese der Insuffizienz des hypertrophierten Herzmuskels. In einer jüngst veröffentlichten Monographie konnten wir nach systematischer Stufenuntersuchung von 150 hypertrophierten Herzen diese Befunde erneut erhärten und differenzieren (8). Dabei ergab sich, daß von den hypoxischen Narben vor allem auch die Hypertrophien des linken Ventrikels betroffen werden, die klinisch besonders zu Anfällen von Angina pectoris neigen, also die Hypertrophien des linken Ventrikels infolge chronischer Hypertonie mit stenosierender hypertonischer Koronarsklerose, der häufigsten Ursache der Angina pectoris (20, 21), die Linkshypertrophien bei schwerer Aortenstenose, bei denen infolge der hochgradigen systolischen Drucksteigerung im linken Ventrikel während der Systole eine starke Kompression der Koronararterien und dadurch eine Neigung zur Koronarinsuffizienz eintritt, und schließlich die Linkshypertrophien bei schwerer Aortenklappeninsuffizienz, bei denen diastolische Regurgitationen des Blutes aus der Aorta und dem Koronarsystem zu Koronarinsuffizienzen führen. Die Neigung dieser Krankheitsbilder zu Angina-pectoris-Anfällen wurde für die schweren Aortenstenosen (Literatur: 5) und die schweren Aorteninsuffizienzen (2) in großen neueren Statistiken eindeutig bewiesen.

Elektronenmikroskopische Befunde

Besonders wichtig für das Verständnis der Insuffizienz des hypertrophierten Herzmuskels wurden im letzten Jahrzehnt elektronenmikroskopische Untersuchungen des Herzmuskels bei experimenteller Steigerung der Druckarbeit des linken Ventrikels durch die schon angegebenen Methoden. Nach diesen Experimenten sind drei Stadien der Herzhypertrophie zu unterscheiden: als erstes Stadium die Anpassung des linken Ventrikels an die plötzlich gesteigerte Druckarbeit, als zweites Stadium die stabilisierte Hypertrophie ohne Insuffizienz des Herzmuskels und als drittes Stadium die allmähliche, zunächst klinisch noch latente, später manifeste Insuffizienz des hypertrophierten Herzmuskels. Während im zweiten Stadium bei

stabilisierter Herzhypertrophie qualitative Veränderungen
der Mitochondrien nicht nachzuweisen sind, zeigt ein großer Teil der Mitochondrien im ersten Stadium nach der
plötzlich einsetzenden Mehrbelastung des Herzmuskels
durch erhöhte Druckarbeit das Bild der Cristolyse und
daneben homogenisierende und myolytische Partialnekrosen von Elementarfibrillen. Die gleichen Veränderungen
treten dann wieder im dritten Stadium auf, also frühestens
während der latenten Herzinsuffizienz, in unseren Experimenten vom 180. Tag ab. Diese Befunde berechtigen
uns, in den Stadien 1 und 3 der experimentellen Herzhypertrophie bei gesteigerter Druckarbeit des linken Ventrikels eine Neigung zur Hypoxie des Herzmuskels anzunehmen (6).

Außerdem wurden bei den experimentellen Herzhypertrophien bemerkenswerte quantitative Verschiebungen in
der Relation Mitochondrien : Myofilament durch plani-
metrische Messungen der beiden Anteile der Herzmuskelzellen festgestellt. Als erste haben Wollenberger und
Schulze (39, 40) Relationsverschiebungen zuungunsten des
Mitochondrienanteils nachgewiesen. In ihren Experimenten an Hunden mit Stenosierung der Aorta ascendens fanden sie im Stadium 1 einen normalen Relationswert von
0,5, im Stadium 2 eine mäßige Senkung dieser Wertes auf
0,4, im Stadium 3 dagegen, nach 11–29 Monaten, ein Absinken des Wertes unter 0,3. Ähnlich waren die Relationsverschiebungen in anderen Experimenten, auch in unseren
eigenen an Hunden.

Biochemische Befunde

Diese elektronenmikroskopischen Befunde im Sinne einer
Schädigung der Mitochondrien und der Senkung des Anteils der Mitochondrien in Relation zum Myofilament
können in gute Übereinstimmung mit den neueren biochemischen Befunden bei Herzhypertrophie gebracht werden.
So fanden sich in den Experimenten von Meerson (25)
nach Stenosierung der Aorta ascendens des Kaninchens im
Stadium 1 ein Absturz der Kreatinphosphat-Werte auf
16% der Norm, erst innerhalb von zwei Monaten eine
Rückkehr zu den Normwerten, die während des gesamten
Stadiums 2 anhielten, im Stadium 3 dagegen nach andert-
halb Jahren Kreatinphosphat-Werte von 72% und Adeno-
sintriphosphat-Werte von 88% der Norm. Diese Befunde
wurden von verschiedenen amerikanischen Arbeitsgruppen voll bestätigt, auch an der Muskulatur des rechten
Ventrikels nach Stenosierung der Arteria pulmonalis. Da-

bei war nach experimenteller Pulmonalstenose in vivo
eine starke Senkung von Kreatinphosphat in der Muskulatur des rechten Ventrikels zu beobachten, während die
Kreatinphosphat-Werte hypertrophierter rechter Ventrikel bei In-vitro-Untersuchung der Papillarmuskeln normal waren (34). Dieser letztere Befund weist darauf hin,
daß nicht in jedem Fall die In-vitro-Befunde mit den In-vivo-Werten vergleichbar sind.

Während also die elektronenmikroskopischen Untersuchungen bei erhöhter Druckarbeit ausgesprochene Schädigungen der Feinstruktur der Herzmuskelzelle in bestimmten Phasen des Hypertrophieprozesses erkennen ließen,
zeigten Untersuchungen über rezidivierende Mehrbelastung des Herzmuskels durch Volumenarbeit keine entsprechenden Veränderungen. Am Menschen ist seit den
Untersuchungen von Kirch die Hypertrophie des Herzmuskels durch sportliches Training bekannt. In den letzten Jahren wurden solche Volumenhypertrophien des tierischen Herzmuskels durch täglich wiederholtes, allmählich sich steigerndes mehrstündiges Schwimmtraining nachgeahmt (3). Die elektronenmikroskopischen Untersuchungen dieser Trainingstiere ergaben bei planimetrischer Messung der Relation Mitochondrien : Myofilament in den
Herzmuskelzellen nach einer besonders sorgfältigen experimentellen Studie in den ersten Tagen eine schnelle Zunahme des Mitochondrienanteils von einem Relationswert von 0,59 auf 1,6, später ein Einpendeln des Relationswertes auf eine kontinuierliche Höhe von 1,0 (3).
Senkungen der Relationswerte unter die Norm zuungunsten der Mitochondrien waren dabei nicht zu beobachten.
Man darf wohl vermuten, daß sich dies mit der Tatsache
erklärt, daß der Herzmuskel außerhalb der Trainingsstunden über beträchtliche Zeitspannen innerhalb des Tages
normal belastet ist und genügend Zeit zur Erholung und
Regeneration seines Mitochondriensystems hat. Diese Feststellung dürfte auch für die Beurteilung der Trainingshypertrophie des menschlichen Herzens von Bedeutung sein.
Sportlich hypertrophierte Herzen sind danach offenbar
Herzen mit verbesserter und gesteigerter Leistungskraft
und Erholungsfähigkeit und nicht zur Insuffizienz disponierte Herzen.

Meerson und seine Mitarbeiter haben 1959–1969 auch
zum ersten Mal auf die große Bedeutung des Protein- und
Nucleinsäurestoffwechsels im hypertrophierten Herzmuskel aufmerksam gemacht (25). Nach ihren Untersuchungen wurde an Kaninchen und Hunden nach Stenosierung
der Aórta ascendens im Stadium 1 die Proteinsynthese,

gemessen an der Inkorporation von ³⁵S-Methionin, schnell
und stark gesteigert. Im Stadium 2 erfolgte eine Anpassung der Proteinsynthese an das Maß der Herzhypertrophie und im Stadium 3 eine Senkung der Proteinsynthese.
Diese Befunde wurden 1964, gemessen am Einbau von
¹⁴C-Glycin, in den USA in Experimenten an Kaninchen
voll bestätigt (12, 13). Auch ergaben alle bisher durchgeführten Untersuchungen über die Ribonucleinsäure-
(RNS-)Synthese im hypertrophierenden Herzmuskel nach
Stenosierung der Aorta im Stadium 1 starke Steigerungen
für alle Sedimentierungsstufen der RNS und im Stadium 2
ein Parallelgehen der RNS-Synthese mit der Herzhypertrophie (10, 18). Das Stadium 3 ist für die RNS noch nicht
genügend untersucht. Dagegen konnten an menschlichen
Herzen mit verschiedenen Graden der Hypertrophie Sandritter und seine Mitarbeiter (19, 35) durch spektrophoto-
metrische Desoxyribonucleinsäure-(DNS-)Messungen mit
zunehmender Herzhypertrophie mehr und mehr höher-
ploide Kernstufen in den Herzmuskelzellen feststellen.

In seiner 1969 durch die American Heart Association
mit einem Vorwort von Braunwald veröffentlichten Monographie hat Meerson aus den verschiedenen biochemischen Untersuchungen am hypertrophierten Herzmuskel
gefolgert, daß im Stadium 3 am hypertrophierten Herzmuskel eine Neigung zur Hypoxie eintritt und dadurch
die Proteinsynthese im hypertrophierten Herzmuskel insuffizient wird, wobei besonders die Regeneration der
Mitochondrien notleidet (25). Experimentell konnte er
eine schnell fortschreitende, häufig tödliche Insuffizienz
hypertrophierter Herzen durch Hemmung der Proteinsynthese mit Actinomycin D herbeiführen. Auch diese Befunde wurden in den USA voll bestätigt (10, 41), außerdem durch eiweißarme Ernährung bei experimenteller
Herzhypertrophie.

Die Konvergenz der elektronenmikroskopischen und
biochemischen Befunde spricht dafür, daß Insuffizienzen
der Proteinsynthese als Ursache der Insuffizienz hypertrophierter Herzen eine große Bedeutung zukommt und daß
Koronarinsuffizienzen im hypertrophierten Herzmuskel
Schrittmacher dieser Insuffizienz der Proteinsynthese sind.

Erbbedingte Hypertrophie und Insuffizienz des Herzens

Die Bedeutung von Störungen des Proteinstoffwechsels als
Ursache der Herzinsuffizienz wird durch ein letztes von
uns untersuchtes Beispiel wahrscheinlich gemacht, nämlich
durch die Beobachtungen bei Herzhypertrophie an syri-

schen Hamstern des Stammes Bio 14,6 bald nach der Geburt. An diesem Stamm konnten Bajusz und seine Mitarbeiter (1) in Boston einige Wochen nach der Geburt erbbedingt eine progressive Herzhypertrophie und anschließend eine klassische chronische Herzinsuffizienz des linken und rechten Ventrikels mit den bekannten klinischen und mikroskopischen Befunden nachweisen. Gemeinsam mit Bajusz und seinem Bostoner Institut haben wir im letzten Jahr elektronenmikroskopisch die Herzen von Hamstern des Stammes Bio 14,6 und von normalen Hamstern vom 1. bis 280. Tag nach der Geburt vergleichend untersucht (31). Dabei ergaben sich folgende wichtige Befunde: Obwohl die Tiere des Stammes Bio 14,6 zur normalen Zeit geboren werden, ist ihr Herzmuskel bis zum zehnten Tag nach der Geburt gegenüber den Kontrollen noch unreif. Statt voll ausgereifter Herzmuskelzellen findet sich ein beträchtlicher Teil unreifer Kardiomyoblasten mit transparentem Zytoplasma, nur angedeutetem fädigem Myofilament, aber sehr reichlichen Ribosomen und Polysomen. Infolge der starken nachgeburtlichen Belastung des Herzmuskels und der Unreife der vorhandenen Herzmuskelzellen kommt es dann zu starker Aktivierung der Herzmuskelzellkerne. Es finden sich ungewöhnlich starke Kernaufbrüche mit Ausstrom reichlicher Granula in das kernnahe Feld und dichte Ansammlungen von Polysomen in der näheren und weiteren Umgebung des Kernes. Außerdem kommt es zu hochgradiger Entwicklung von Ergastoplasma mit ribosomenbesetzten Membranen und von hyperplastischen Golgi-Systemen im kernnahen Feld und unter deren Wirkung zu starker Hypertrophie der Herzmuskelzellen durch Neubildung von Elementarfibrillen, also nach vorübergehender Insuffizienz der Actomyosinbildung zu deren abnormer Induktion. Schließlich treten an den hypertrophierten Herzmuskelzellen die typischen Zeichen der hypoxischen Schädigung der Mitochondrien und des Myofilamentes sowie der starken Dehiszenz von Glanzstreifen auf.

Leider haben uns unsere experimentellen Untersuchungen und die Untersuchungen am Stamm Bio 14,6 des syrischen Hamsters keine Befunde in die Hand gegeben, die es uns ermöglichen, zur Bedeutung des Calciums und der Insuffizienz seiner Wirkung bei der elektromechanischen Koppelung Stellung zu nehmen. An der Bedeutung dieses Faktors besteht aber auch für uns kein Zweifel (17).

Literatur

(1) Bajusz, E., K. Lossnitzer: Ein neues Krankheitsmodell: Erbliche, nicht-vaskuläre Myokarddegeneration mit Herzinsuffizienz. Münch. med. Wschr. 110 (1968), 1756.

(2) Bernsmeier, A.: Die koronare Blutversorgung bei den Klappeninsuffizienzen des linken Herzens. Verh. dtsch. Ges. Kreisl.-Forsch. 31 (1965), 51.

(3) Bozner, A., H. Meessen: Die Feinstruktur des Herzmuskels der Ratte nach einmaligem und nach wiederholtem Schwimmtraining. Virchows Arch. Abt. B 3 (1969), 248.

(4) Büchner, F., S. Onishi: Der Herzmuskel bei akuter Koronarinsuffizienz im elektronenmikroskopischen Bild (München–Berlin–Wien 1968).

(5) Büchner, F.: Die Koronarinsuffizienz. Kreislaufbücherei 3 (Dresden–Leipzig 1939); Die Koronarinsuffizienz in alter und neuer Sicht (Mannheim 1970).

(6) Büchner, F., S. Onishi: Herzhypertrophie und Herzinsuffizienz in der Sicht der Elektronenmikroskopie (München–Berlin–Wien 1970), im Druck.

(7) Büchner, F., A. Weber, B. Haager: Koronarinfarkt und Koronarinsuffizienz (Leipzig 1935).

(8) Büchner, F., R. Weyland: Die Insuffizienz des hypertrophierten Herzmuskels im Lichte seiner Narbenbilder (München–Berlin–Wien 1968).

(9) Döring, H. J., H. Kammermeier: Das Verhalten der energiereichen Phosphor-Verbindungen des Myokards bei unterschiedlichen Belastungsformen sowie bei verschiedenen Arten experimenteller Insuffizienz am Herz-Lungen-Präparat. Verh. dtsch. Ges. Kreisl.-Forsch. 27 (1961), 227.

(10) Fanburg, B. L., B. I. Posner: Ribonucleic acid synthesis in experimental cardiac hypertrophy in rats. Circulat. Res. 23 (1968), 123.

(11) Friedberg, C. K.: Diseases of the Heart. 3. Aufl. (Philadelphia–London 1966).

(12) Gudbjarnason, S., M. Telerman, R. J. Bing: Protein metabolism in cardiac hypertrophy and heart failure. Amer. J. Physiol. 206 (1964), 294.

(13) Gudbjarnason, S., M. Telerman, C. Chiba, P. L. Wolf, R. J. Bing: Myocardial protein synthesis in cardiac hypertrophy. J. Lab. clin. Med. 63 (1964), 245.

(14) Gudbjarnason, S., W. Braasch, R. J. Bing: Protein synthesis in cardiac hypertrophy and heart failure. In: Reindell, R. (Hrsg.): Herzinsuffizienz. Pathophysiologie und Klinik (Stuttgart 1968), S. 184.

(15) Hatt, P. Y., B. Swynghedauw: Electron microscopic study of myocardium in experimental heart insufficiency. In: Reindell, R. (Hrsg.): Herzinsuffizienz. Pathophysiologie und Klinik (Stuttgart 1968).

(16) Heuson-Stiennon, J. A.: Morphogénèse de la cellule musculaire striée, étudiée au microscope électronique. I. Formation des structures fibrillaires. J. Microscopie 4 (1965), 657.

(17) Kaufmann, R. L., H. Homburger, H. Wirth: Disorder in excitation contraction coupling of cardiac muscle from cats with experimentally produced right ventricular hypertrophy. Circulat. Res., im Druck.

(18) Kölbel, F., W. F. H. N. Mommaerts: Ribosomen des hypertrophierten Herzmuskels: ^{14}C-Phenylalanin-Einbau in vitro. In: Reindell, R. (Hrsg.): Herzinsuffizienz. Pathophysiologie und Klinik (Stuttgart 1968), S. 189.

(19) Kompmann, M., I. Paddas, W. Sandritter: Feulgen cytophotometric DNA determinations on human hearts. Arch. Path. 82 (1966), 303.

(20) Liebegott, G.: Hochdruck und periphere Arteriosklerose. Dtsch. med. Wschr. 84 (1959), 1697.

(21) Liebegott, G.: Die Morphologie der Koronarinsuffizienz. Münch. med. Wschr. 106 (1964), 1063.

(22) Linzbach, A. J.: Die pathologische Anatomie der Herzinsuffizienz. In: Schwiegk, H. (Hrsg.): Handbuch der inneren Medizin, Bd. IX/1 (Berlin–Göttingen–Heidelberg 1960), S. 706.

(23) Linzbach, A.: Mikrometrische und histologische Analyse hypertropher menschlicher Herzen. Virchows Arch. path. Anat. 314 (1947), 534.

(24) Linzbach, A.: Funktionelle Morphologie der chronischen Herzinsuffizienz. Verh. dtsch. Ges. Path. 51 (1967), 124.

(25) Meerson, F. Z.: The myocardium in hyperfunction, hypertrophy and heart failure. Circulat. Res. Suppl. 2, 25 (1969).

(26) Mölbert, E.: Die Herzmuskelzelle nach akuter Oxydationshemmung im elektronenmikroskopischen Bild. Beitr. path. Anat. 118 (1958), 421.

(27) Novi, A. M.: Beitrag zur Feinstruktur des Herzmuskels bei experimenteller Herzhypertrophie. Beitr. path. Anat. 137 (1968), 19.

(28) Onishi, S.: Die Feinstruktur des Herzmuskels nach Aderlaß bei der Ratte. Beitr. path. Anat. 136 (1967), 96.

(29) Onishi, S., F. Büchner, R. Zittel, M. Thermann: Das elektronenmikroskopische Bild der Herzmuskelzelle des Hundes bei experimenteller Herzhypertrophie in der Anpassungsphase. Beitr. path. Anat. 139 (1969), 94.

(30) Onishi, S., F. Büchner, M. Thermann, R. Zittel: Das elektronenmikroskopische Bild des Herzmuskels bei experimenteller Hypertrophie in der Phase der Kompensation. Beitr. path. Anat. 140 (1969), 38.

(31) Onishi, S., E. Bajusz, F. Büchner, K. Rickers: Herzmuskelhypertrophie bei erbbedingter Myopathie des syrischen

Hamsters nach elektronenmikroskopischen Untersuchungen. Beitr. path. Anat. 140 (1970), 119.

(32) Poche, R.: Die kleinherdige hypoxidotische Herzmuskelnekrose. Dtsch. med. Wschr. 94 (1969), 1851.

(33) Poche, R., C. M. de Mello-Mattos, H. W. Rembarz, K. Stoepel: Über das Verhältnis Mitochondrien : Myofibrillen in den Herzmuskelzellen der Ratte bei Druckhypertrophie des Herzens. Virchows Arch. Abt. A 344 (1968), 100.

(34) Pool, P. E., J. F. Spann jr., R. A. Buccino, E. H. Sonnenblick, E. Braunwald: Myocardial high energy phosphate stores in cardiac hypertrophy and cardiac failure. Circulat. Res. 21 (1967), 365.

(35) Sandritter, W., G. Scomazzoni: Deoxyribonucleic acid content (Feulgen photometry) and dry weight (interference microscopy) of normal and hypertrophic heart muscle fibres. Nature (Lond.) 202 (1964), 100.

(36) Schoenmackers, J.: Die Herzkranzschlagadern bei der arteriokardialen Hypertrophie. Z. Kreisl.-Forsch. 38 (1949), 321.

(37) Vivell, O.: Durchströmungsversuche am Koronarsystem bei normalem, hypertrophischem und atrophischem Herzmuskel. Beitr. path. Anat. 111 (1950), 125.

(38) Vogelberg, K.: Die Lichtungsweite der Koronarostien an normalen und hypertrophen Herzen. Z. Kreisl.-Forsch. 46 (1957), 101.

(39) Wollenberger, A., W. J. Schulze: Mitochondrial alterations in the myocardium of dogs with aortic stenosis. J. biophys. biochem. Cytol. 10 (1961), 285.

(40) Wollenberger, A., W. J. Schulze: Über das Volumenverhältnis von Mitochondrien zu Myofibrillen im chronisch überlasteten hypertrophierten Herzen. Naturwissenschaften 49 (1962), 161.

(41) Zühlke, V., W. Dumesnil de Rochemont, S. Gudbjarnason, R. J. Bing: Inhibition of protein synthesis in cardiac hypertrophy and its relation to myocardial failure. Circulat. Res. 18 (1966), 558.

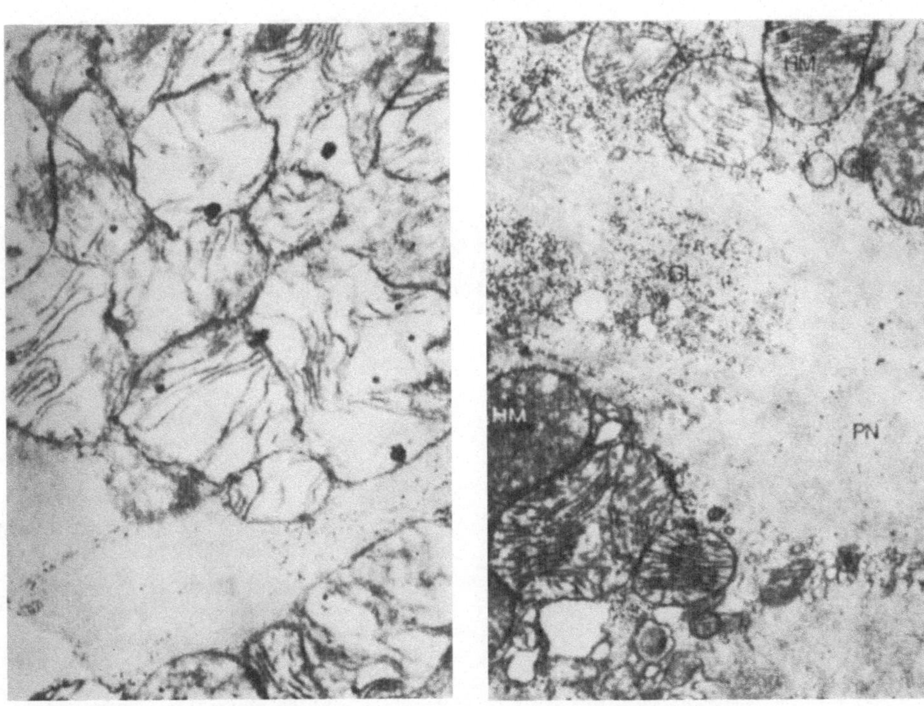

Abb. 1   Abb. 2

Abb. 1. Ausschnitt aus der Herzmuskelzelle einer weißen Ratte 10 Minuten nach Aderlaß. Starke Schwellung, intensive Cristolyse und auffallende Matrixaufhellung an den Mitochondrien. Auffallende Vermehrung und zum Teil Vergrößerung der Mitochondriengranula (schwarz). Vergrößerung 45 000 : 1 (nach Onishi [28]).
Abb. 2. Ausschnitt aus der Herzmuskelzelle einer weißen Ratte 20 Minuten nach Aderlaß. Rechts Partialnekrose von Elementarfibrillen (PN), links von der Mitte erhaltenes Filament mit reichlich β-Glykogengranula (Gl). HM = homogenisierte Mitochondrien. Vergrößerung 30 000 : 1 (nach Büchner und Onishi [4]).

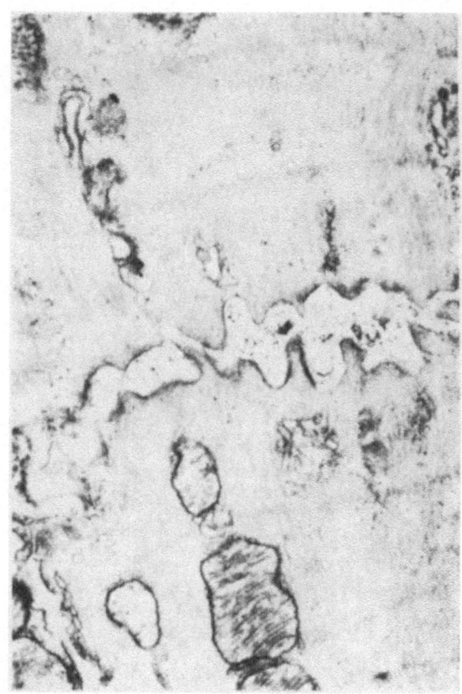 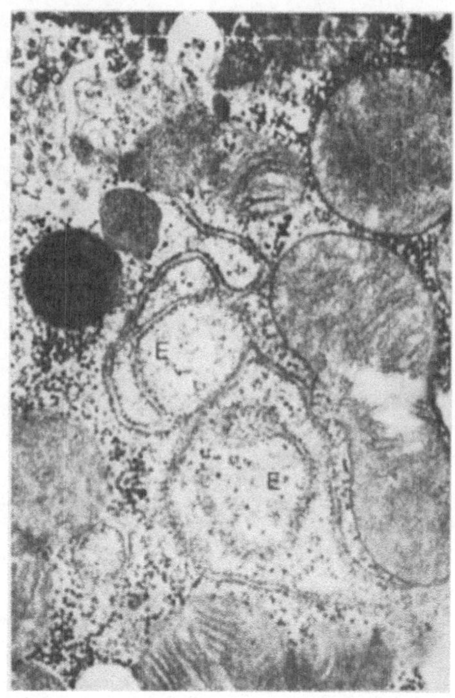

Abb. 3   **Abb. 4**

Abb. 3. Ausschnitt aus der Herzmuskelzelle einer weißen Ratte 3 Tage nach Aderlaß. In der Mitte, quer durch das Bild verlaufend, starke Dehiszenz eines Glanzstreifens mit feinkörnigem Material gefüllt. In der oberen Hälfte Auffaserung der Sarkomeren innerhalb der Elementarfibrillen. Vergrößerung 37 500 : 1 (nach Onishi [28]).

Abb. 4. Girlandenförmig gewundenes Ergastoplasma (E) mit ribosomenbesetzten Membranen im kernnahen Feld einer Herzmuskelzelle des rechten Ventrikels beim Hund, 180 Tage nach Stenosierung der proximalen Aorta ascendens. Go = benachbartes hyperplastisches Golgi-System. Vergrößerung 50 000 : 1 (nach Onishi, Büchner, Thermann und Zittel [30]).

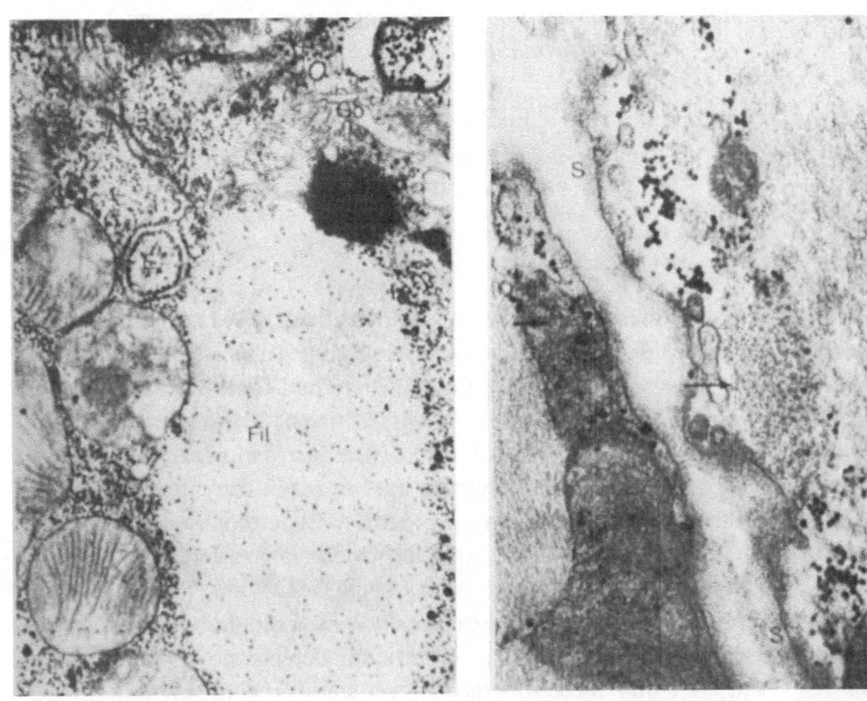

Abb. 5   Abb. 6

Abb. 5. Ausschnitt aus der Herzmuskelzelle eines Hundes 14 Tage nach Stenosierung der proximalen Aorta ascendens aus einer Schnittserie. E = Ergastoplasma mit ribosomenbesetzten Membranen, dazwischen freie Ribosomen. Go = benachbartes hyperplasiertes Golgi-System mit erweiterten leeren Golgi-Lakunen. Fil = größerer Streifen neugebildeten, noch ungeordneten Filamentes ohne Abgrenzung durch Membran, in Zusammenhang mit dem Ergastoplasma (E) und dem Golgi-System (Go) stehend. Vergrößerung 50 000 : 1 (nach Onishi, Büchner, Zittel und Thermann [30]).

Abb. 6. Ausschnitt aus der Herzmuskelzelle eines Hundes 20 Minuten nach Stenosierung der proximalen Aorta ascendens. In der rechten Bildhälfte ungeordnetes neugebildetes Filament einer Herzmuskelzelle. An der Kontaktstelle dieses Filamentes mit dem Sarkolemm (S) Querschnitt von geordnetem Filament mit dicken Myosin-Molekülen und darum herum hexagonal angeordneten dünnen Actin-Molekülen (Pfeil). Vergrößerung 75 000 : 1 (nach Onishi, Büchner, Zittel und Thermann [30]).

Qualitative Morphology of Heart Failure
Light and Electron Microscopic Characteristics of Acute and Chronic Heart Failure

F. BÜCHNER

Forschungsstelle für Pathologie der Zellatmung, Medical Faculty, University of Freiburg, Freiburg i. Br., West Germany

For nearly a hundred years, clinicians and theorists have searched intensively for the causes of failure of the hypertrophic heart muscle. At the turn of the century, clinical cardiologists thought they had found the solution to this problem by adopting the idea that a recurrent chronic myocarditis develops in the hypertrophic musculature of the heart in cardiac hypertrophies, especially where valvular defects are present. They therefore formulated the thesis that cardiac failure in cardiac hypertrophy comes about because of the destruction of heart muscle, which can be detected on morphologic examination. In contrast, ASCHOFF and TAWARA [3] showed in their monograph 'Die heutige Lehre von den pathologisch-anatomischen Grundlagen der Herzschwäche' that, in valvular defects, new inflammatory changes occur, but that these are mostly too small in number and spread to support the belief prevailing at the time that the anatomic alterations play an important role in cardiac decompensation. Subsequent research by others only served to confirm the findings of ASCHOFF and TAWARA [44, 111, 175]. In 1934, ASCHOFF [2] again stated: 'The problem of cardiac insufficiency in valvular defects is mainly a problem of exhaustion, that is, a physiological problem. Regarding this, the pathological anatomist has to refuse to define his position.'

In their morphologic investigations of the peculiarity of cardiac hypertrophy, HARRISON and his team [87, 88] as well as EPPINGER [58] then formulated the hypoxia-thesis of insufficiency of hypertrophic heart muscle. They proposed that, with progressing hypertrophy, the diffusion area for the enlarged cells of heart muscle extends further and further and that, in the course of time, they fail in their function because of hypoxia. This concept is still discussed today. Therefore, the morphologic pathologist will have to deal with two questions when considering the topic: 'Qualitative

Morphology of Heart Failure'. In the first part of this paper, I shall investigate which morphologic changes come about in acute hypoxia of normal heart muscle. In the second part, the question will be, which morphologic changes may be observed in cardiac hypertrophy of man and experimental animals, and how far may these alterations be connnected with acute and chronic hypoxia of the myocardium. We will rely primarily on light microscopic and electron microscopic data, but here and there macroscopic findings will also be considered. Since hypoxia causes fundamental changes of metabolism of the myocardium, it is also necessary to compare the morphologic findings in hypoxia of normal and enlarged heart muscle with the findings obtained by biochemists.

I. Acute Cardiac Failure due to Hypoxia of the Myocardium

A. Light Microscopic Changes in Hypoxia of the Myocardium

It has been known for some time from experiments conducted by physiologists, that acute asphyxia following clamping of the trachea very soon leads to cardiac dilatation, immediately after which the heart stops and, if oxygenation is restored too late or not at all, death ensues [78, 102, 124]. This acute dilatation of heart muscle due to insufficiency has been measured exactly in recent experiments. When the heart diameter of guinea-pigs in acute asphyxia and following re-oxygenation was registered in the wave-patterns of the mechanogram, the transverse diameter was enlarged during the acute anoxia, but the cardiac dilatation was reduced to normal cardiac size whenever aerobic re-oxygenation of the myocardium was applied in due time [55, 63–65, 103]. Of special interest for the morphologists were those experiments in which the acute hypoxic cardiac dilatation and its regression became detectable in movies of the living heart [176, 179]. Especially instructive were those investigations in which the heart in open-chest rabbits was filmed while under nitrogen respiration or (respectively) oxygen re-supply [98]. It was seen that, during nitrogen respiration, the atria were enlarged within a few seconds. Under aerobic respiration, the vestibule dilatation quickly receded (fig. 1). If on the other hand the nitrogen respiration was prolonged beyond the first seconds, a severe and finally a maximum dilatation of the ventricles ensued (fig. 2). If aerobic respiration was not restored immediately, the heart was arrested, either reversibly or irreversibly.

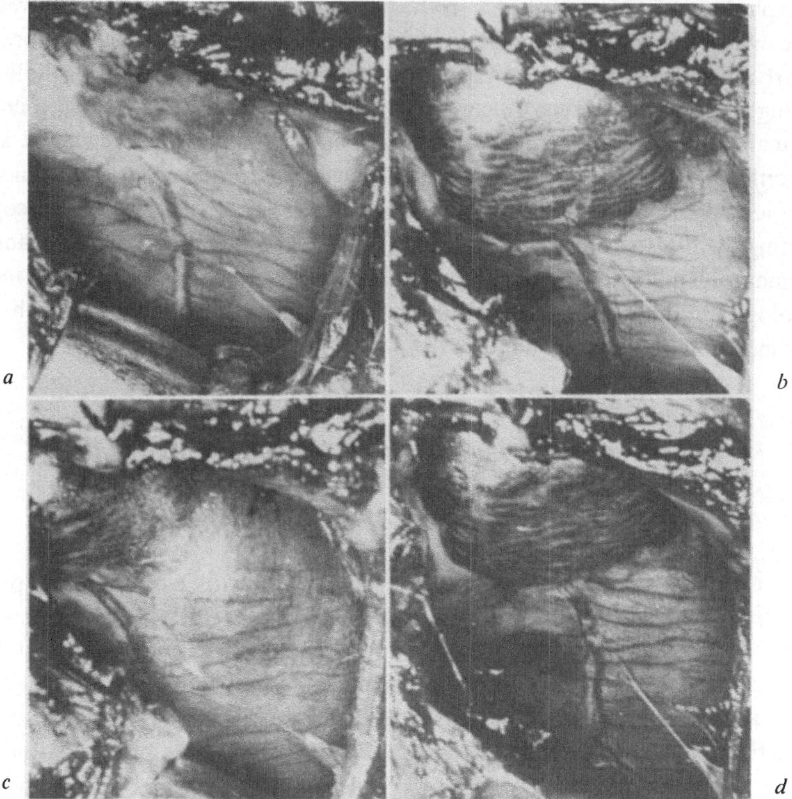

Fig. 1. Heart of open-chest rabbit. *a* in normal respiration; *b* a few seconds later, following nitrogen-respiration: severe dilatation of left atrium; *c* 1 min later, normal left atrium following oxygen respiration; *d* a few seconds later, following nitrogen: severe dilatation of left atrium. (From S. IIJIMA, unpublished 1958; in BÜCHNER [26], fig. 16.)

In several experiments conducted by physiologists in parallel with biochemical research, under conditions leading to acute cardiac dilatation, the values of high-energy phosphates were determined. It became evident that the acute hypoxic cardiac dilatation could be correlated with the temporary rapid fall of phosphocreatine synthesis and the decrease of the adenosine triphosphate concentration and that, in regression of the hypoxic cardiac dilatation while under aerobic respiration, the high-energy phosphates rapidly rose again to the norm [55, 103]. Many other experimental investigations led to the finding that, in hypoxia, the concentration of glycogen,

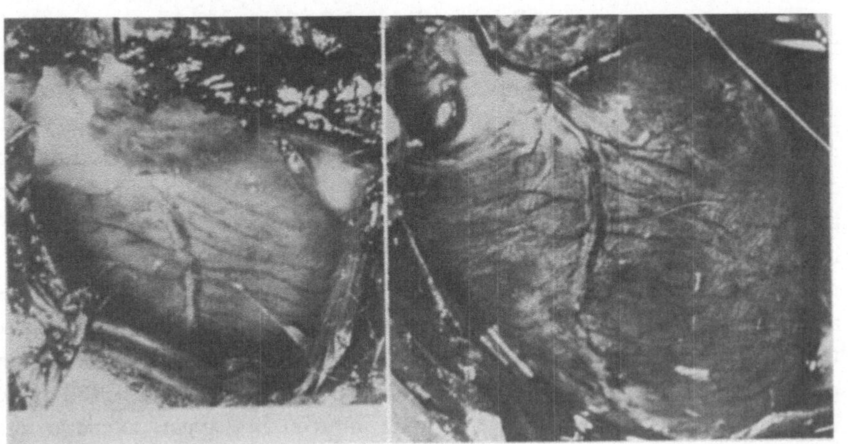

Fig. 2. Heart of open-chest rabbit. *a* in normal respiration; *b* 1 min later, following nitrogen respiration: severe dilatation of both ventricles. (From S. IIJIMA, unpublished 1958; in BÜCHNER [26], fig. 17.)

phosphocreatine (CP), and adenosine triphosphate (ATP) in the myocardium decreases, while the defluxion of lactate from heart muscle in the blood of the coronary veins increases reciprocally [15, 41, 42, 46, 47, 63–65, 76, 99, 163, 171, 172, 183, 184].

In acute myocardial hypoxia due to acute coronary insufficiency with angina pectoris caused by coronary atherosclerosis, it has been ascertained in man that, owing to the disturbance of the continued aerobic transformation of pyruvate and the reduction of pyruvate to lactate, the lactate rises in the blood of the coronary veins [45, 75, 95]. If in such patients an acute attack of angina pectoris is provoked by exertion, there is also a lactate overplus to be seen in the blood of the coronary sinus [139].

Long before such biochemical data pertaining to heart muscle in acute hypoxia became known, morphologic investigations had already drawn attention to the fact that acute hypoxia endangered the heart muscle. If we leave out of consideration the experiments on striated fatty degeneration of the heart in subacute hypoxia resulting from acute hypoxemia in hypotension experiments [30, 40, 125, 126, 157, 170, 185], systematic light microscopic investigation of heart muscle in patients prone to angina pectoris from organic causes became an important starting point for investigating the effect of acute hypoxia [18]. After a serious attack of angina pectoris some hours before death, systematic investigation of heart muscle revealed more or less numerous small foci, relicts of the last angina pectoris attack. In the inner layer of the musculature of the left ventricle, and especially in its trabecula and papillary muscles, the foci showed groups of heart muscle parenchyma cells in acute coagulation necrosis, usually with secondary concentration of leukocytes and beginning proliferation of the activated mesenchymal cells [18]. In animal experiments, the conception could be confirmed that after angina pectoris attacks of organic cause, such disseminated heart muscle parenchyma necroses develop in acute hypoxia of the heart muscle. Homogeneous necroses of the same location were observed after acute hypoxia of heart muscle due to venesection and following exercise, that is, after anemic hypoxia [19, 20, 32], after experimental carbon monoxide poisoning, that is repression of the oxyhemoglobin by CO-Hb [43, 56, 72, 192], and especially in acute hypoxia induced by oxygen deficiency respiration (fig. 3 and 4) [52, 84, 125, 126, 165, 180].

The alterations of the parenchyma cells of heart muscle following a serious acute attack of angina pectoris or in acute-hypoxia experiments are, of course, not the causes of the acute heart failure appearing in such cases, which is due to acute hypoxia, and often leads to death. These alterations point vigorously to the hypoxic lesions of the entire heart muscle, which are

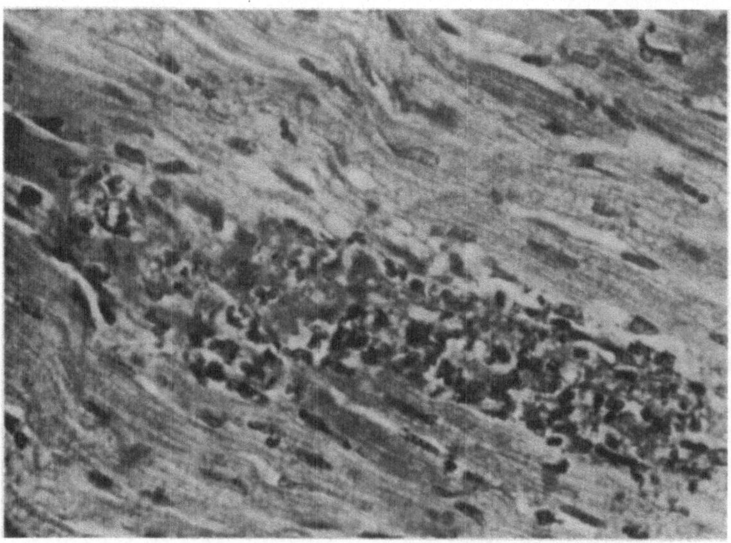

Fig. 3. Coagulation necrosis of a group of heart muscle cells with leukocytes in papillary muscle of left ventricle, following oxygen deficiency respiration in guinea-pig. (From LUFT [125].)

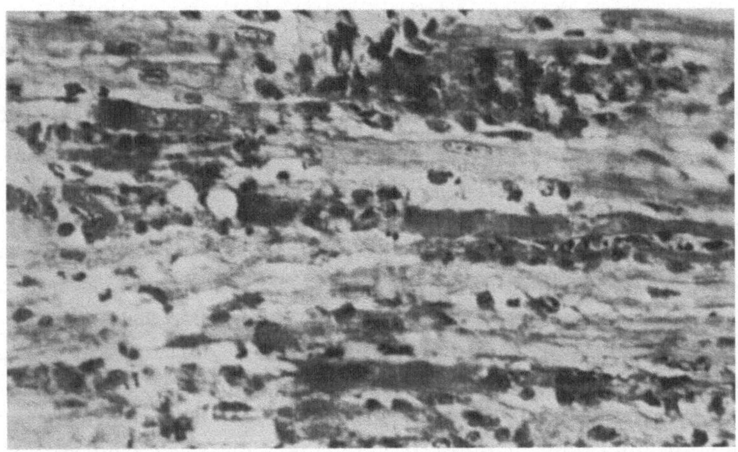

Fig. 4. Coagulation necrosis of heart muscle cells with leukocytes and activated mesenchymal cells in papillary muscle of left ventricle, following oxygen deficiency respiration in rabbit. (From SCHIRRMEISTER [165].)

not detectable under light microscopy, and especially to the disturbance of the metabolism of the myocardium in acute hypoxia. Also, despite their small individual focus, these detectable morphologic alterations serve to explain why a so severely injured heart may fail fatally while in acute hypoxic cardiac dilatation and, often, in acute cardiac pulmonary edema [see 24, 26–28].

The observations on the heart muscle after non-acute, fatal pulmonary embolism can be understood on the basis of the above-mentioned data and reflections. They confirm the pathogenetic principle of acute hypoxic heart failure. Because of each acute large thrombotic pulmonary embolism, if it is survived, a sudden rise of output by the right ventricle has to be made against an intense resistance, as a consequence of the obturation of the larger pulmonary arteries with thrombi and extra spasms in the peripheral pulmonary arteries. This causes an increase of its pressure work, which needs a high increase of oxygen and high-energy phosphate turnover [54, 63–65, 73, 74, 78, 105, 160]. Simultaneously, the right ventricle, which is also performing increased pressure work, needs more blood. As, in addition, the pulmonary blood circulation is restricted and the blood influx in the left ventricle is reduced, an acute coronary insufficiency develops with an accentuation in the myocardium of the right ventricle and, above all therefore, an acute hypoxia of the heart muscle. This preferably leads to heart muscle parenchyma necroses in the right ventricle, especially in its trabeculae and the papillary muscles (fig. 5) [21, 38, 57, 194]. In such cases, heart muscle cell necroses are also detectable in small numbers in the musculature of the left ventricle, because, owing to a large demand for blood, this ventricle is additionally prejudiced in its blood supply [38, 48, 49, 69, 97, 127]. The predilection for heart muscle cell necroses seen in the musculature of the right ventricle was also detectable under different experimental conditions in pulmonary embolism (fig. 6) or in spasms of pulmonary arteries subsequent to intravenous histamine injection [17, 93, 94, 108, 133, 181]. Caused by the acute intensification of pressure work and oxygen demand, the severe stress of the right ventricle serves to explain why, in such cases, there is frequently an acute insufficiency of the right ventricle due to hypoxia. Here also, the heart muscle necroses are not the causes of acute heart failure, but they are important manifestations of the acute respiratory disturbance and the respiration linked phosphorylation occurring in the heart muscle, especially in the right ventricle, so that we understand its acute insufficiency and insufficiency-dilatation [see 22, 26–28, 31].

In those cases in which hypoxic heart muscle parenchyma cell necroses developed, the single foci of necrotic heart muscle cells were broken down, in one day, by leukocytes and activated mesenchymal cells; in a few days,

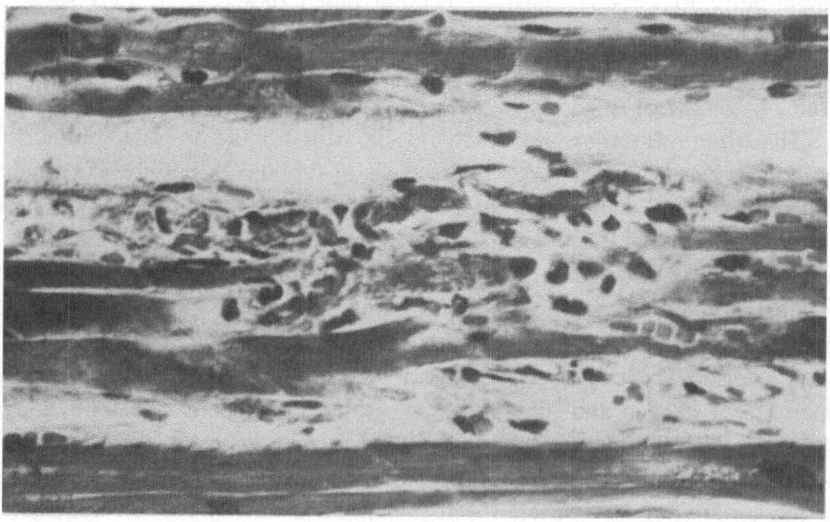

Fig. 5. Group of necrotic heart muscle cells with leukocytes and activated mesenchymal cells in subendothelial part of right ventricle, 20 h after thrombotic pulmonary embolism in man. (From BÜCHNER and WEYLAND [38], fig. 11.)

they were replaced by proliferated mesenchymal cells and, in 1–2 weeks, by a small collagen scar. Such scar-patterns in the heart muscle after acute hypoxia are characterized by fine-spotted foci of heart muscle parenchyma and small collagen scars, so that the as yet undestructed heart muscle parenchyma cells are sheathed by fine striped collagen fibers. Thus, we observe 'feinherdige Narbenfelderung'. This is seen after an acute, left-accented hypoxia of heart muscle predominantly in the inner layer of the musculature of the left ventricle, particularly in its trabeculae and papillary muscles, and following a right-accented acute hypoxia of heart muscle, particularly in the inner layer of musculature of the right ventricle. The fine-spotted scar pattern is an important test for the states of acute hypoxia experienced by the heart muscle and enables the morphologic pathologist to reconstruct former attacks of acute hypoxia of heart muscle when given a detailed case history with precise subjective and objective data. The scars are rarely so widespread that they will lead to cardiac failure, only because of the spreading of the collagen embracement of the heart muscle cells.

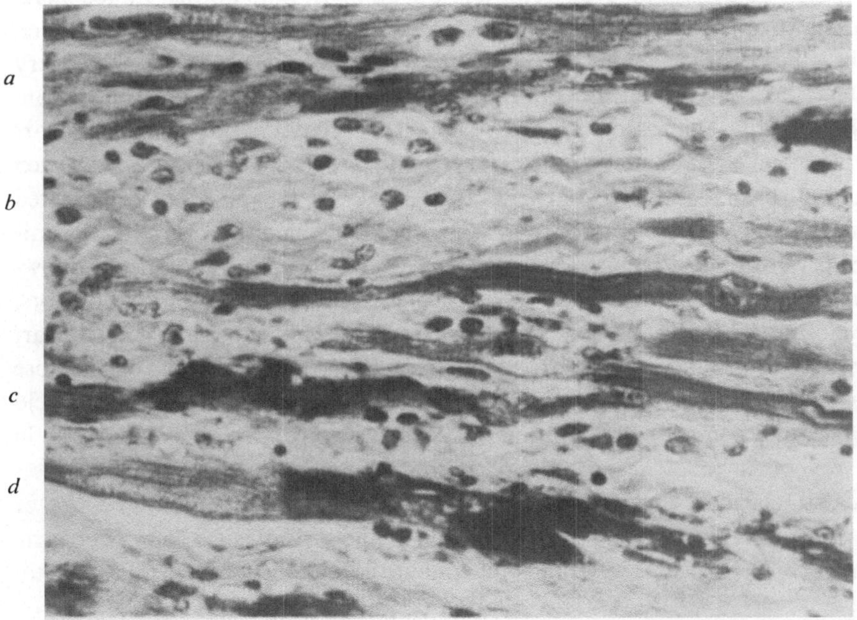

Fig. 6. Portion of right ventricular heart muscle, following repeated experimental pulmonary embolism by fibrin in rabbit. *a* normal heart muscle cells; *b* collagenous scars following heart muscle necroses; *c* and *d* acute necroses of heart muscle cells (dark). (From BÜCHNER and KÖNN [17], fig. 15.)

B. Electron Microscopic Alterations of the Myocardium in Acute Hypoxia

Detection by light microscopy of disseminated heart muscle parenchyma
necroses has been fundamental for human and experimental pathology, in
that attention has thus been drawn to the great pathogenic significance of
acute hypoxia for the understanding of severe and often fatal acute heart
failure. Nevertheless, a deeper understanding of the acute hypoxic lesion of
heart muscle and the resulting acute heart failure only became possible by
means of electron microscopic studies. In this connection, MÖLBERT [135,
136] was the first to describe typical changes in the organelles of heart
muscle cells subsequent to *hypotensional hypoxia* in rabbit heart muscle,
findings that were confirmed in further studies [hypoxemia due to hypoxic
respiration, see: 34, 35, 39, 51, 90, 92, 123, 150, 177, 182, 188; general
hypoxidosis due to prussic acid or malonic sodium, see: 25, 33]. In these
experiments, nearly all the investigators killed the animals, not immediately
after hypoxia, but during the state of recovery; in some instances, after
repeated hypoxia and after returning the animal to the normal atmosphere.
Therefore, it was impossible to differentiate sufficiently precisely between
the alterations occurring during acute hypoxia and those in the recovery
stage. We rely, rather, on rat experiments that were designed to elaborate
the electron microscopic primary effect of acute hypoxia of the heart
muscle. In these experiments, rats were supplied with a mixture of oxygen
and nitrogen, 9, 7, 5 or 3% O_2, for 5, 10, 20 or 30 min and then decapitated
immediately [34, 35]. For purposes of comparison, in one group only, the animals were killed 20 min after their return to the normal environment, following a 30 min respiration of 5% O_2. In accordance with the other investigators,
we observed that the severest and acutest changes in acute hypoxia of heart
muscle are found in the mitochondria of heart muscle cells, i.e., in those
organelles in which respiration, aerobic phosphate synthesis, the citric acid
cycle, and control of respiration in heart muscle cell are located, just as in
every other cell. In acute hypoxia, the mitochondria were swollen, their
matrix clarified, and the cristae mitochondriales fragmented and more or
less broken down. The result was an acute cristolysis of mitochondria
(fig. 7). In addition, we found mitochondria with broadened cristae mito-

Fig. 7. Portion of heart muscle cell of rat after 30 min respiration of 5% O_2.
To the left, nucleus (N) with chromosomes (Chr); to the right, 5 mitochondria (Mi)
with severe cristolysis. Arrows: Sarcomeres of heart muscle fibrils with dissolution
of filament. × 37,500. (From BÜCHNER and ONISHI [35], fig. 21.)

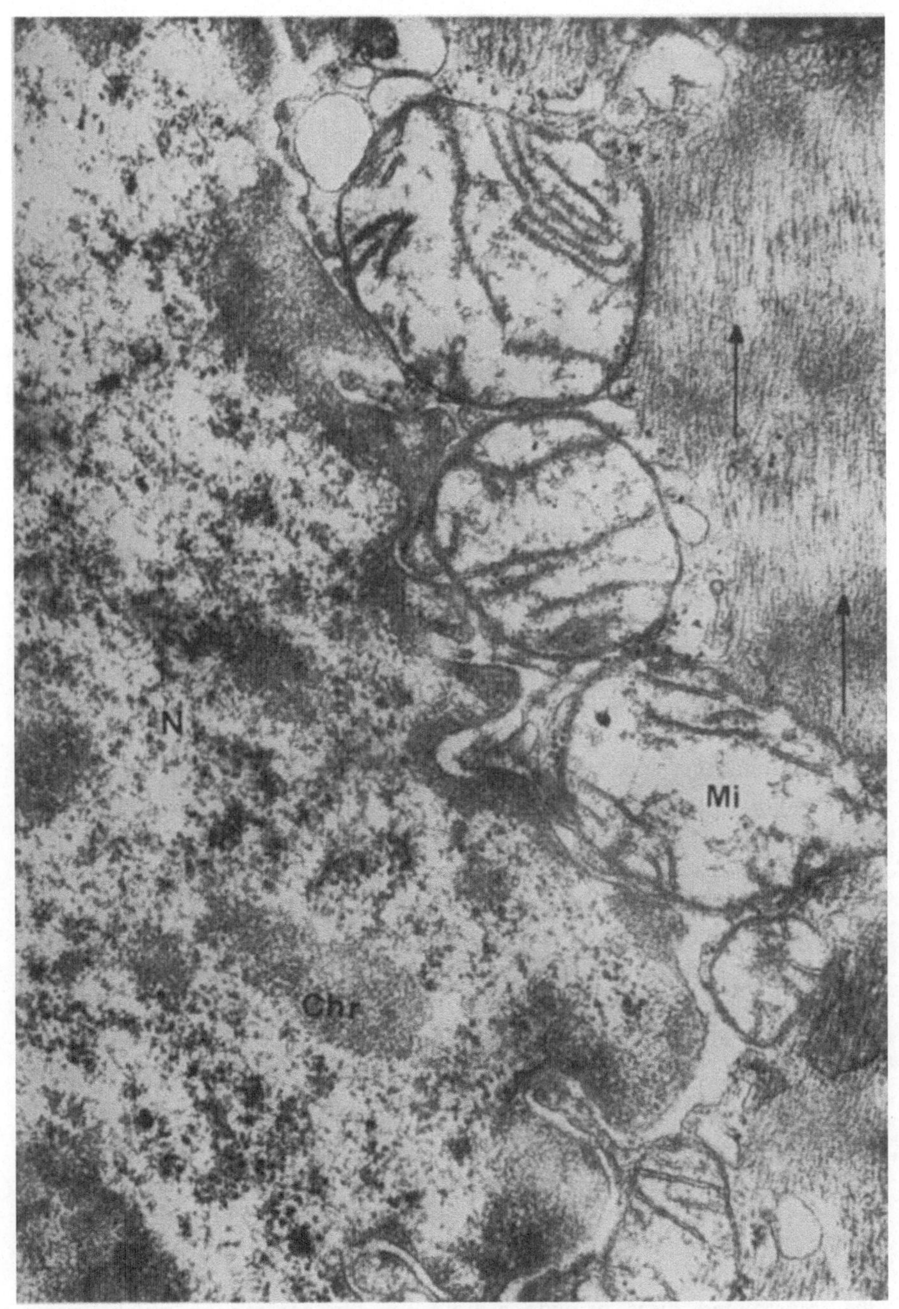

N
Chr
Mi

chondriales, to homogeneous bands, and all stages of transition to total homogenisation of mitochondria. In a great many mitochondria, these changes were detectable in acute hypoxic respiration with 5 or 3%, already after 10 min with 3%. If supplied with 7% O_2, and even more so with 9%, a considerable part of the mitochondria was still normal. But if supplied with 9% O_2, some mitochondria showed the typical pattern of mitochondrial changes. Moreover, the heart muscle cells of rats during the primary hypoxic effect frequently showed a homogenisation of several adjoining elementary fibrillae at the circumscribed locus or a dissolution of sarcomeres and their longitudinal A- and I-filaments (fig. 8). Such groups showed, in parts, shadowy, broadened and hazily delimited Z-bands that were closely compressed. These portions, distinguished by glycogen-loss from neighboring cell areas that still contained glycogen although in reduced amounts, are to be interpreted as partial necroses or partial disintegration of heart muscle cells. Other heart muscle cells showed dissoluted A- and I-filaments in the sarcomeres (fig. 7), probably marking the beginning of disintegration. Furthermore, the heart muscle cells during the primary hypoxic effect were marked by a distinct dilatation of their longitudinal and transversal tubuli as well as by a decrease of β-glycogen-granula within the muscle cells, which are generally particularly well demonstrated when the slides are contrasted by uranyl acetate and lead citrate or lead hydroxide [see especially: 182].

The alterations seen in the primary hypoxic effect at the intercalated discs require our particular attention. These structures are parts of superficial membranes of heart muscle cells on their vertical contact with the surface. The fascia adhaerens is connected with a narrow zone of fibrillary cytoplasm [61]. Between the fasciae adhaerentes of both heart muscle cells, electron microscopy usually reveals nothing but a fine, empty fissure. During the primary hypoxic effect, these intercalated discs frequently show an extreme dehiscence, with a widening of their transverse fissure from 0.06 to 2 μm and more (fig. 9a and b), in 20–30 min after 5 or 7% O_2, and already in 10 min after 3% O_2 [29, 34, 35]. As has already been pointed out, such dehiscences of intercalated discs can be observed in electron microscopic investigations of the auricles of the left atrium of patients who have undergone surgery for atrial septum defect or in acute cardioplegia experimentally induced in animals by intravenous injection of potassium citrate [134]. The experimental observations of the elelctron microscopic primary effect in acute hypoxia were analysed systematically [34, 35]. While as a rule the intercalated discs provide a hold for the contracting myofilament,

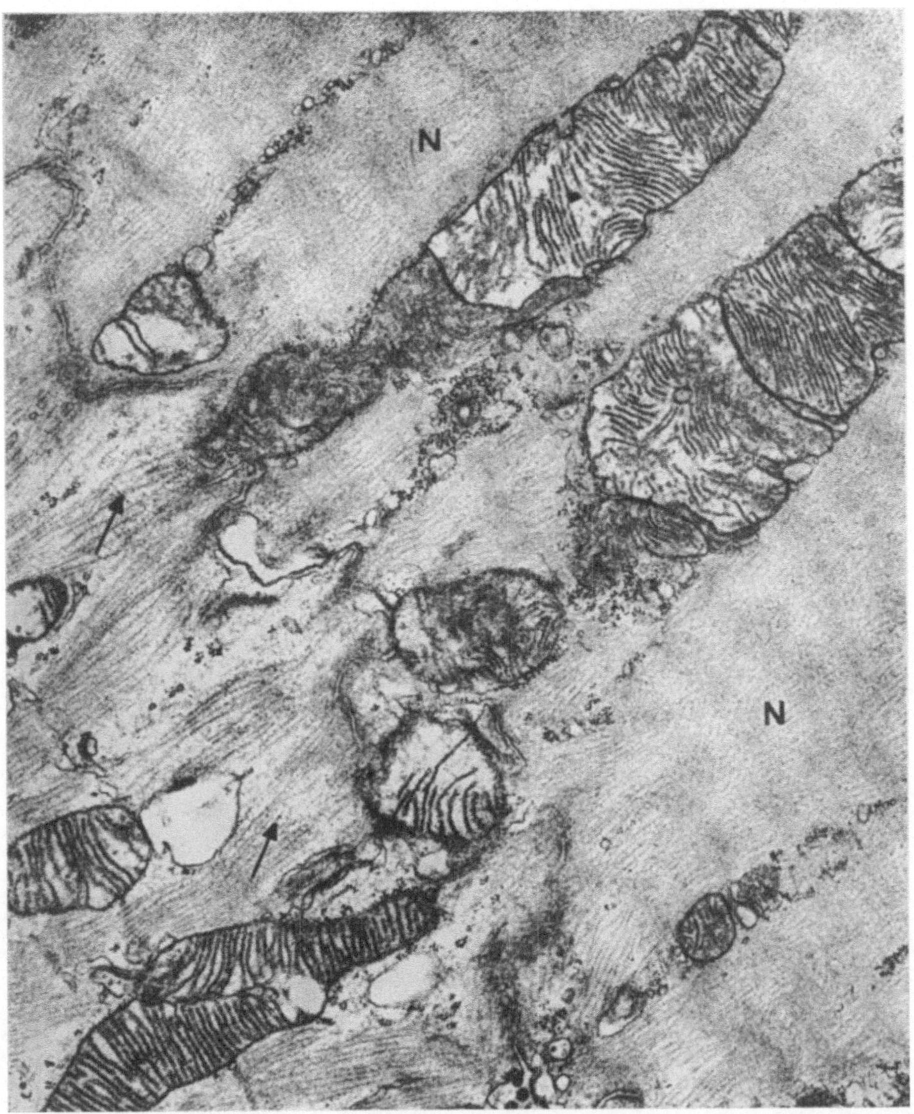

Fig. 8. Portion of heart muscle cell of rat after 30 min respiration of 3% O_2. To the right, partial necrosis of heart muscle fibrils (N) with loss of sarcomere structures and homogenisation. To the left, arrows: Dissolution of A- and I-filaments in sarcomeres neighboring an intercalated disc. $\times$ 20,000. (From ONISHI 1967, unpublished.)

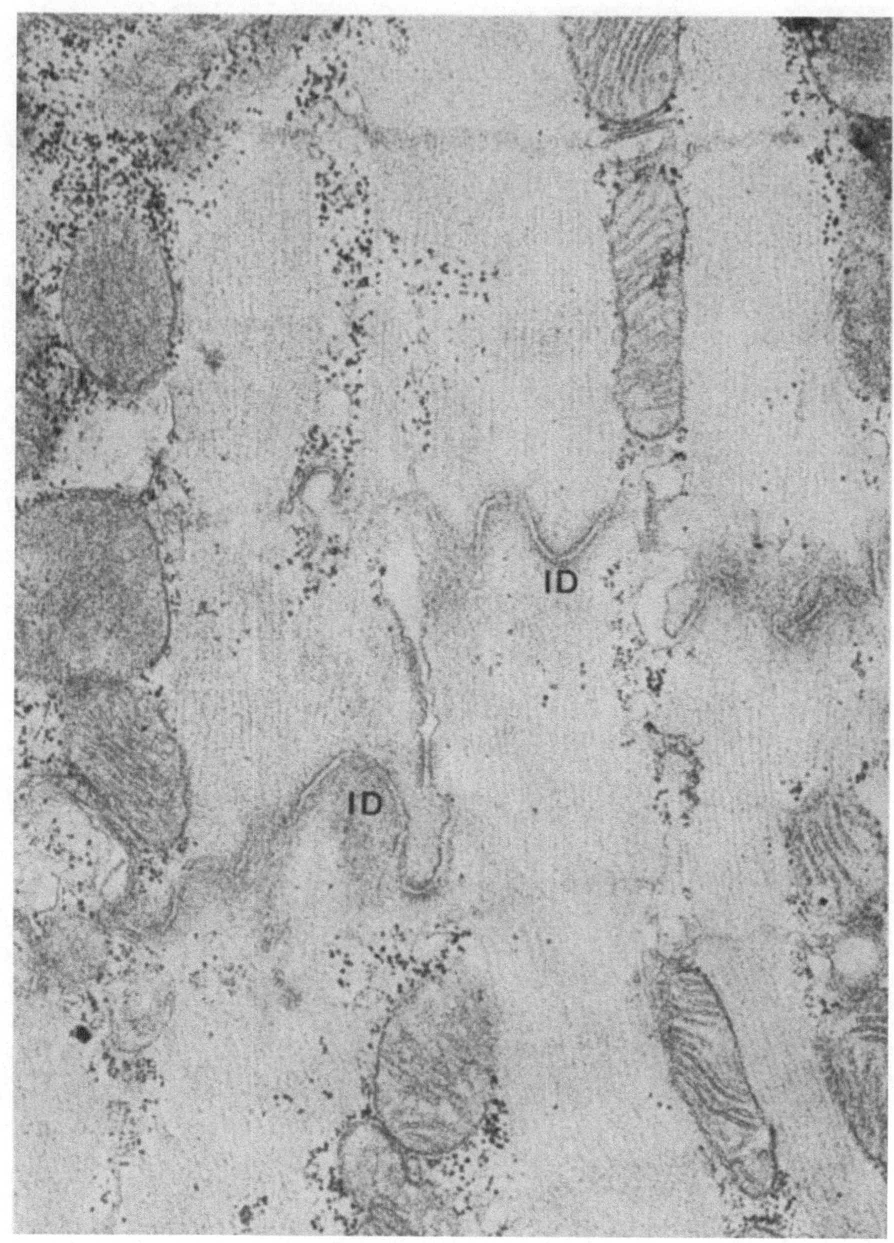

Fig. 9a. Portion of two normal heart muscle cells of rat with normal intercalated disc (ID) with a fine empty fissure. × 30,000. (From BÜCHNER [29], fig. 1a.)

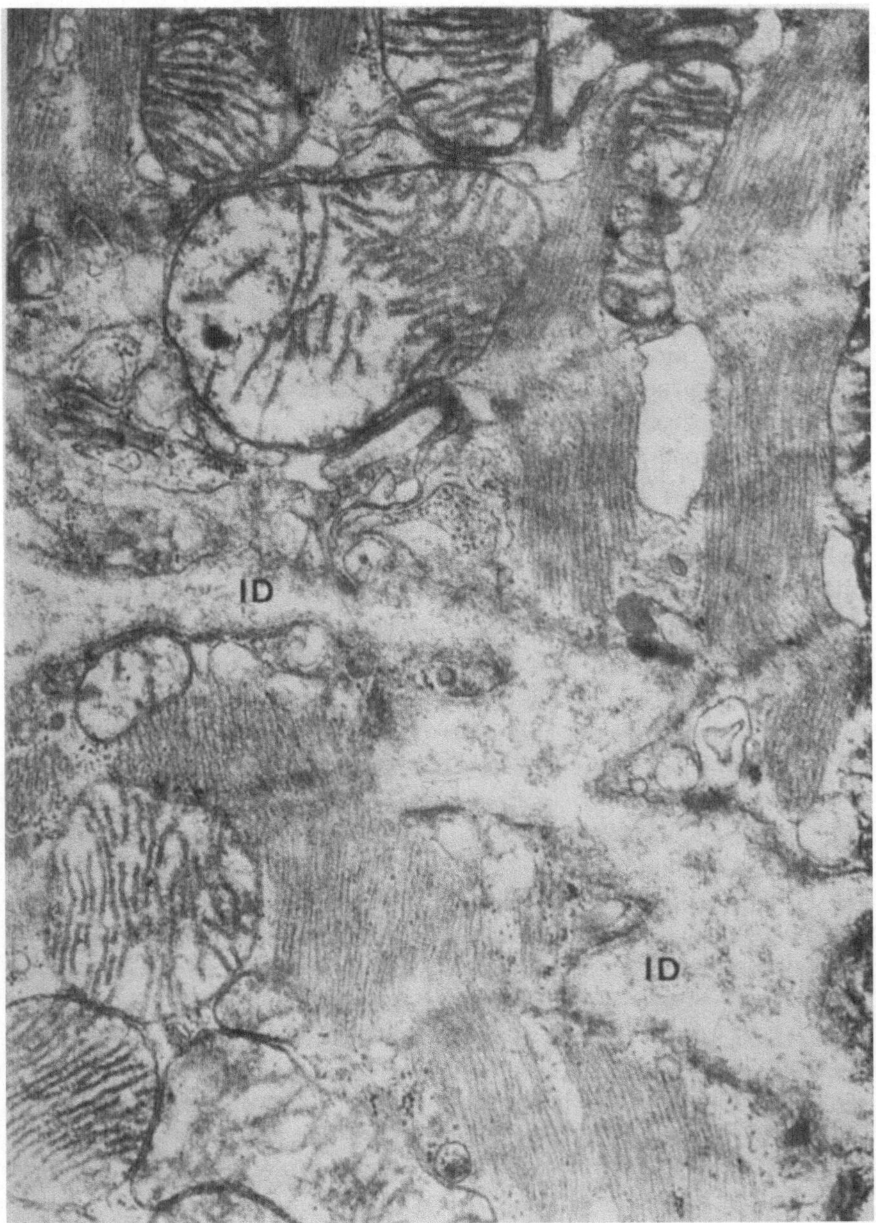

Fig. 9b. Portion of two normal heart muscle cells of rat after 30 min respiration of 5% O_2. Severe dehiscence of fissure of intercalated disc (ID). Cristolysis in mitochondria. $\times$ 30,000. (From BÜCHNER [29], fig. 1b.)

enabling it to contract effectively, with dehiscence of the intercalated discs the filaments lose this hold, more or less, so that the contractions become ineffective [134]. The dehiscences of the intercalated discs in cardiac insufficiency through hypoxia are, thus, a fundamental factor for the understanding of acute cardiac dilatation in hypoxia [29, 34,35].

In rat experiments, several investigators have observed stenosing edemas of the endothelial cells in heart muscle capillaries during the recovery period, after single or repeated oxygen deficiency respiration. They concluded that, in acute hypoxic respiration, such endothelial cell edemas cause spotted ischemia in the terminal cardiac vascular system because of stenosis and capillary obturation. They interpreted the described mitochondria changes and partial necroses of the myofilament as being caused by such capillary ischemia and not as a direct influence of the acute hypoxemia on the mitochondria and on the myofilament. In contrast to this, electron microscopic serial slides of capillaries in the primary hypoxic effect showed, above all, that the capillaries with completely unchanged endothelial cells are usually associated with cristolytic or homogenising changes of mitochondria [34, 35]. In our experiments, we found flatter, sporadic, more bulging edematous endothelial cells of capillaries, but these bore no regular relation to the mitochondria and filament changes. During the recovery state after acute hypoxia, the endothelial cell enema is likely to increase. Thus, it is understandable that such changes emerged considerably more markedly in experimental animals killed after 1 or 24 h of recovery following the last acute anoxic hypoxia [92, 150]. In reports on subsequent experiments, in arrested or empty beating isolated rat hearts ('Langendorff-hearts'), the authors again expressed their opinion on this problem [151, 152]. They perfused the coronary system of rats with Krebs-Henseleit solution and glucose gassed with either no O_2 or 95% O_2 or, in other groups, with 20% or 100% carbon dioxide. Irrespective of the O_2 content of the solution, they observed irregular endothelial cell edema and altered mitochondria [151, 152]. As regards these experiments, the objection must be made that the arrested heart needs only about 20% of the O_2 quantity of the resting heart *in situ* [77, 101], and that oxygen consumption of the empty beating isolated heart is also very low [96]. These test results cannot be associated significantly with the pathologic physiology and the fine-microscopic pathology of heart muscle working *in situ*, especially not in comparison with hypoxic heart muscle *in situ* [35].

In support of the above-mentioned interpretation of changes of mitochondria in cardiac hypoxia consequent to acute hypoxia or toxic hypoxidosis, are the biochemical data presented at the beginning of this chapter, especially the severe disturbances of the metabolism of high-energy phosphates. Particularly the abrupt drop of CP and the less abrupt fall of ATP, as well as the reciprocal rise of lactate in the blood of the cardiac sinus coronarius, point emphatically to the mitochondria as the particularly severely disturbed organelles of heart muscle cells in acute hypoxia.

In a second serial test in rats, the subject of the electron-microscopic picture of heart muscle under the effect of myocardial hypoxia was again investigated, but with the difference that the general hypoxemia had been caused by *venesection* [35, 144]. An acute decrease of erythrocytes from 7.5 to about 4.5 millions/mm³ and of Hb value from 92 to about 55% ensued. In these experiments, the severe hypoxia of heart muscle was not so transient as in acute hypoxic respiration. It was, therefore, a question of an acute commencement, but, in 10–15 days, only a gradually receding, protracted hypoxia of the heart muscle. The animals were killed at different time intervals after venesection (10–30 min, 1–4 h, or 1–15 days). Hence, it was possible to compare the acute lesions of the myocardium in acute hypoxia with the phenomena observed in receding though still existing hypoxia. The acute changes were in accordance with those observed in acute exogenic hypoxia: after 10 min, the mitochondria already showed, in large numbers, a severe acute cristolysis (fig. 10) or complete homogenisation. Here also, circumscribed homogenisations of several neighboring elementary fibrillae with cancelled sarcomere structure and transformation into homogeneous bands were seen frequently (fig. 11). In the subacute stage of the experiment, we observed globular rounded homogenised mitochondria in different stages of restitution of the cristae mitochondriales with a concentric layer of the cristae. Close by such mitochondria, we found ample ribosomes as polysomes. We interpreted these findings as a sign that, for the restitution of the cristae mitochondriales, genetic information from the nucleus was needed and ribosomal RNA must become effective as polysomes. In the course of restitution, transverse divisions of mitochondria are formed by a simple double membrane. This condition already showed that, in acute hypoxia, a part of the mitochondria rapidly breaks down, but is subsequently restituted by mitochondrial fissures. Supporting this is the fact that the number of mitochondria 20 min after venesection decreased by 17%, but was again normal by the third day. The partial necroses of the myofilaments were dissolved in diminishing hypoxia of heart muscle, particularly by histiocytes, so that longitudinal and transverse tubuli replaced them as glomus-like formations (fig. 12).

The regeneration of membranes of the sarcoplasmic reticulum warrants further discussion, as these foci were heavily surrounded by polysomes.

Finally, in the acute states following venesection, there was often a considerable dehiscence of the fine fissure of the intercalated discs, so that these gaped widely (fig. 13). Therefore, in parts, acute hypoxia following venesection caused an acute dilatation of the heart muscle, favored by dehiscence of the intercalated discs, as explained above.

After venesection, the edema of the endothelial cells of heart muscle capillaries was even less frequently severe than after exogenic hypoxia. Flatter endothelial cell edema, however, was clearly detectable. Here also, no indication could be found that the severe changes of mitochondria and of filaments originate in capillary stenosis by endothelial cell edema, and thus capillary ischemia. Hence, the direct effects of hypoxia on mitochondria and on myofilament appeared very probable as the causes of the electron microscopic alterations of these organelles.

There was a very marked activation of mesenchymal cells immediately following acute hypoxia. They were often located between the capillaries and the heart muscle cells, being considerably enlarged and enriched with multiple polysomes or ergastoplasm profiles (fig. 14). Very probably, these mesenchymal cells become concurrents in the metabolism of the neighboring heart muscle cells and their hypoxic lesion may, in addition, increase by this mesenchymal factor. The activated mesenchymal cells are electron microscopically apparently marked by an acute, severe increase of metabolism. It is very improbable that the dilatations of the pericapillary fissures otherwise seen are of special pathogenetic significance, insofar as these fissures are filled with transudate from blood serum of the associated capillaries. Particularly as regards vesicular breathing, this factor probably does not play the part occasionally attributed to it.

Fig. 10. Portion of heart muscle cell (photomontage) of rat, 10 min after venesection. Severe cristolysis of most mitochondria. In the right upper corner, capillary with normal, not swollen endothelial cells. $\times$ 10,000. (From BÜCHNER and ONISHI 1967, unpublished.)

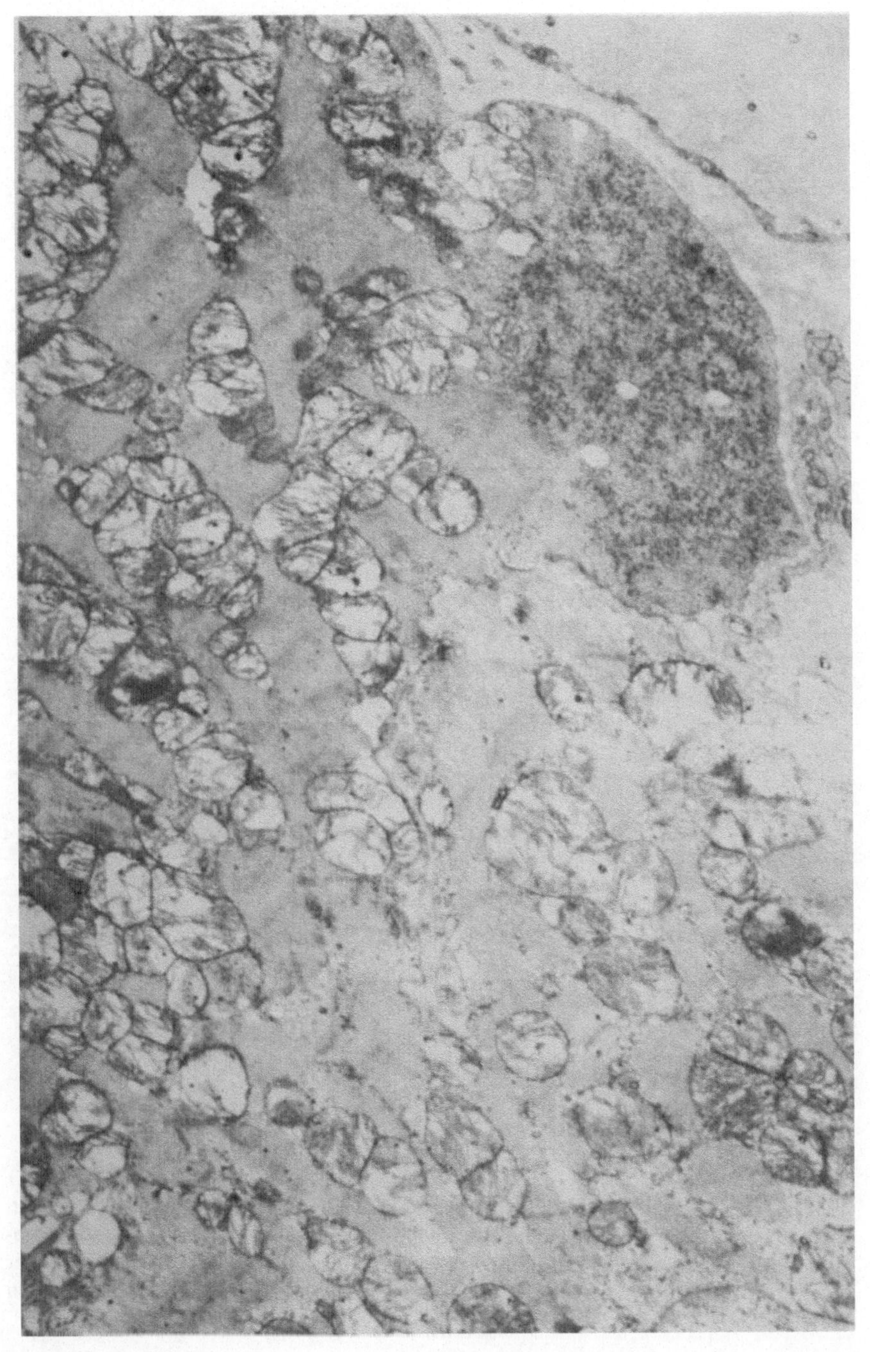

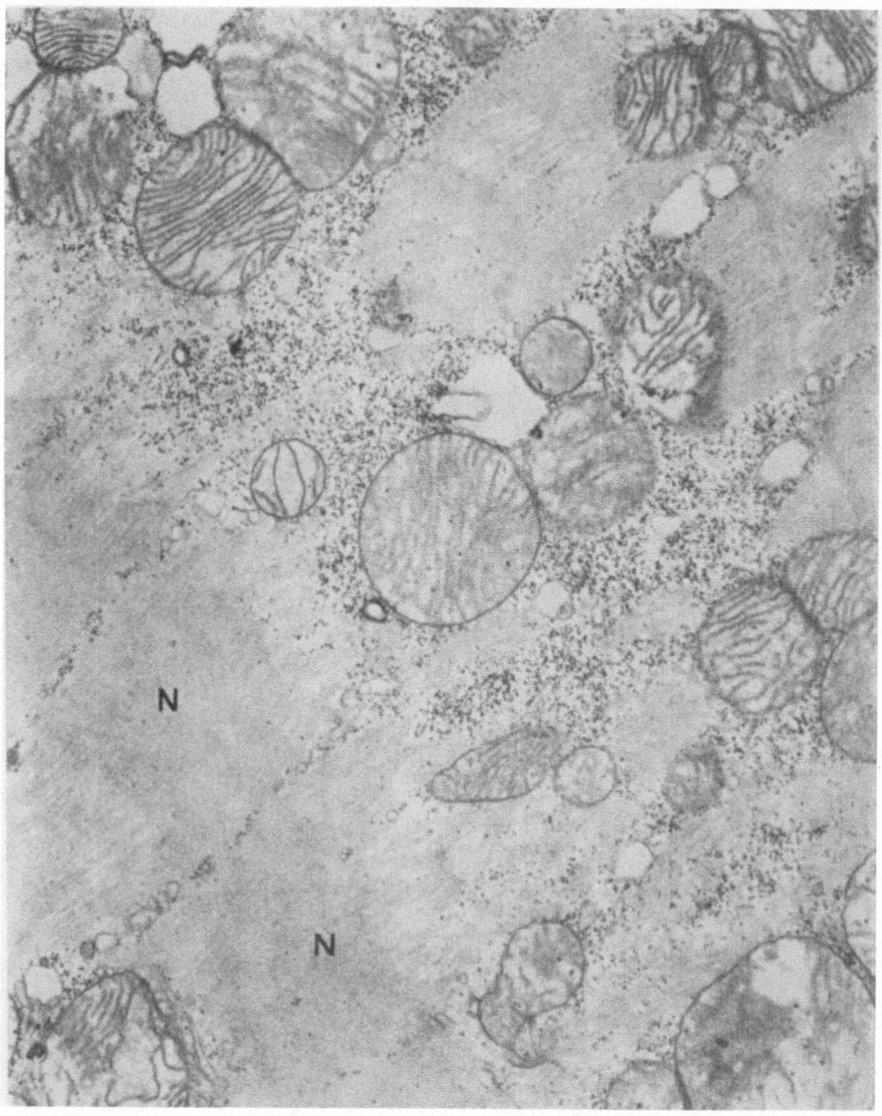

Fig. 11. Portion of heart muscle cell of rat, 15 days after venesection. To the left, partial necrosis of 3 elementary fibrils with loss of sarcomere structures and homogenisation; in the middle, dissolution of heart muscle fibrils; in the right upper corner, nearly normal elementary fibrils. × 20,000. (From BÜCHNER and ONISHI [35], fig. 68.)

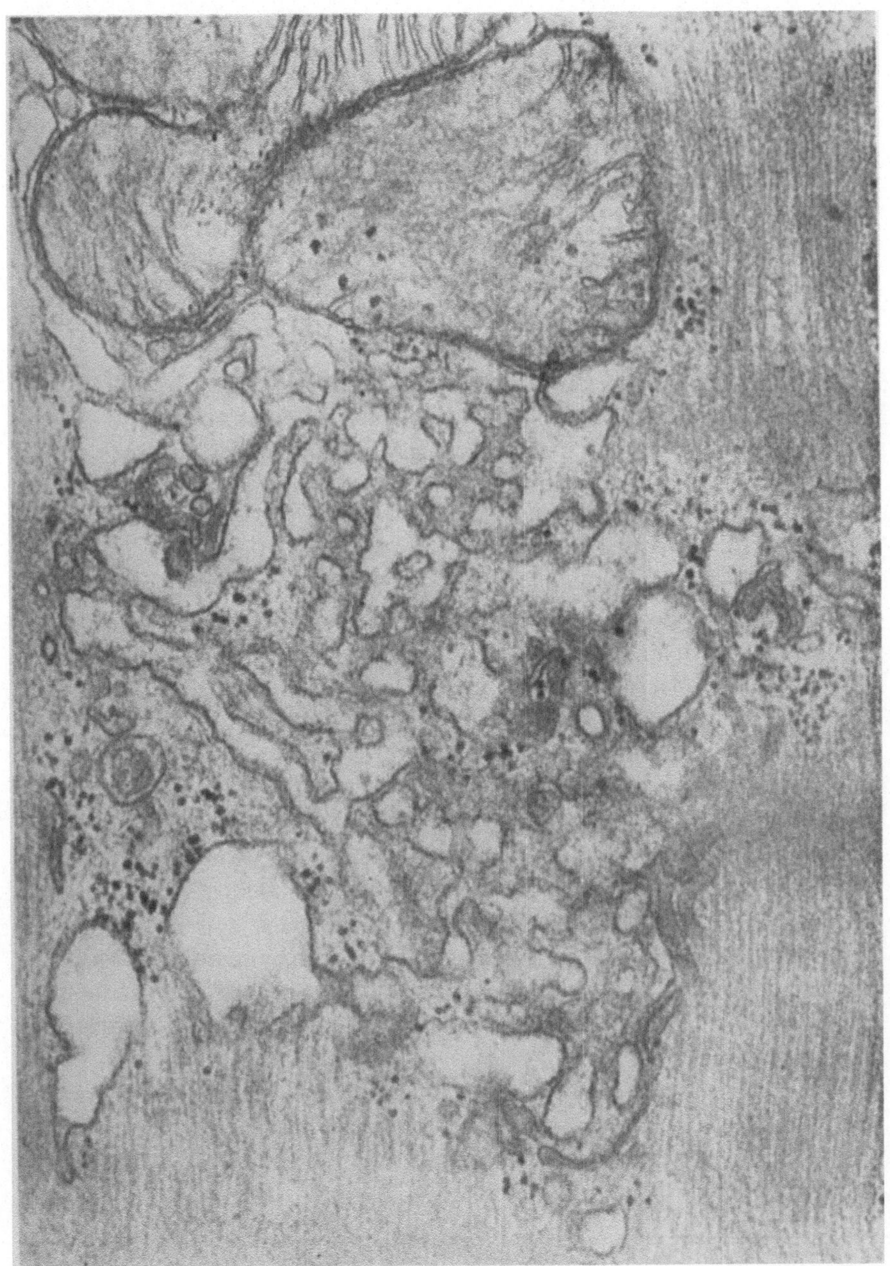

Fig. 12. Portion of heart muscle cell of rat, 1 day after venesection. Replacement of a partial necrosis of muscle fibril by empty, partially dilated longitudinal and transverse tubuli. × 60,000. (From ONISHI [144], fig. 12.)

II. Light and Electron Microscopic Changes of Heart Muscle in Cardiac Hypertrophy of Man and Experimental Animals

A. Light Microscopic Changes of Heart Muscle in Cardiac Hypertrophy of Man

For a long time, human pathology has elaborated macroscopic changes that are commonly found in different hypertrophic heart muscle diseases of man: left ventricular hypertrophy caused by chronically increased pressure work of the left ventricle, following chronic hypertension or due to aortic valve stenosis; left ventricular hypertrophy caused by chronically increased volume, following aortic regurgitation or arteriovenous shunt; right ventricular hypertrophy in chronically increased pressure work of the right ventricle, following mitral stenosis or myxoma of the left atrium or following widespread stenoses of different origin in the pulmonary vascular system, which are only detectable microscopically or, finally, due to pulmonary stenosis. For a long while it has been clear that, in these hypertrophies, the heart muscle does not initially cause the growth of myocardium in the chronically overloaded ventricle by multiplication of heart muscle cells, that is by hyperplasia, but by an increasing hypertrophy of the individual heart muscle cells [23, 58, 87, 88, 119–123, 142, 174, 192]. From these findings, it was concluded that the origin of cardiac insufficiency lies in this peculiarity of mass growth of heart muscle, i.e., by hypertrophy of the individual heart muscle cells in the chronically overloaded heart and, therefore, that diffusion of oxygen and metabolites from the capillaries throughout the heart muscle cell extends further and further. Thus, from a certain state of hypertrophy of heart muscle cells, it is essentially the respiration processes in heart muscle that become involved. From this consideration, both EPPINGER [58] and HARRISON [87, 88] almost simultaneously formulated the hypoxia-thesis of insufficiency of the hypertrophied heart muscle.

Others soon followed along the same lines, when they found characteristic pathologic-histologic changes in hypertrophic hearts as proof of

Fig. 13. Portion of 2 heart muscle cells of rat, separated by the intercalated disc (ID), 3 days after venesection. Severe dehiscence of fissure of intercalated disc. × 37,500. (From BÜCHNER and ONISHI [35], fig. 68b.)

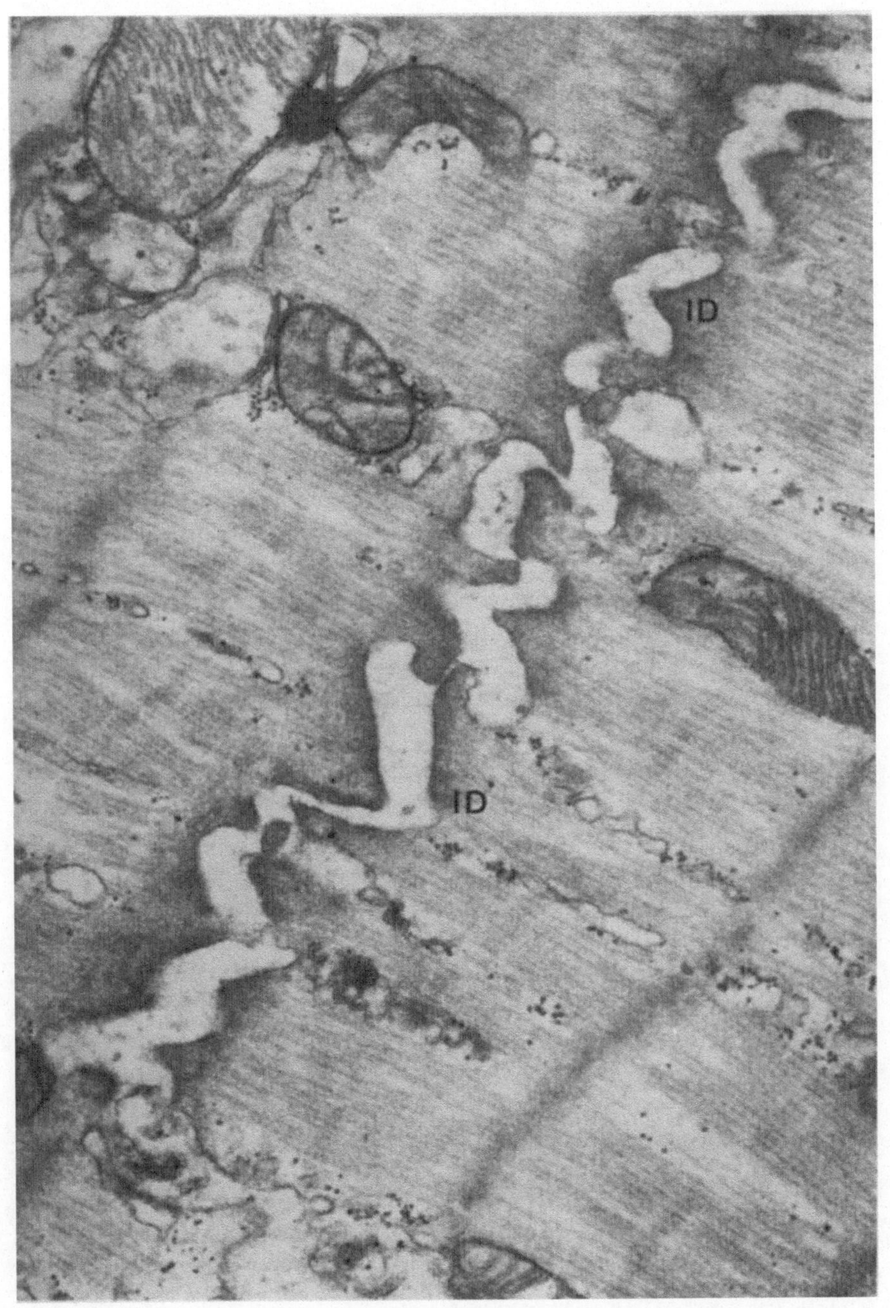
ID
ID

recurrent hypoxia in heart muscle [22, 26, 37, 119, 121–123]. It was seen, specifically, that in hypertrophic hearts during the advanced stages of hypertrophy leading to insufficiency, intermittent parenchyma necroses of the heart muscle (frequently) occur in spot form, especially in the chronically overloaded heart muscle areas and that, after dissolution by leukocytes and activated mesenchymal cells, they are replaced by collagen fibers as fine-spotted scar-patterns. We already know this from findings described and discussed in detail above in non-hypertrophic heart muscle in man, and in experimental animals, following acute hypoxia (fig. 15a and b) [9, 16, 22, 24, 26, 36–38, 57, 69, 70, 100, 106, 119, 121–123, 134, 168, 175, 194].

Corresponding to the scar-pattern after acute hypoxia of non-hypertrophic heart muscle, the fine-spotted scar-pattern is also found in hypertrophic heart muscle, particularly in the subendocardial heart muscle parts, especially in the trabecula and papillary muscles. In addition, in many cases of advanced left and right ventricular hypertrophy leading to insufficiency, the largely non-hypertrophic chamber is found to be involved, to a lesser degree, also. This may be explained on the basis of the pathologic-physiologic peculiarities of the hypertrophic diseases. In all cases of advanced left ventricular hypertrophy, the demand for blood of the left ventricle is raised, so that in cases of additional increased load it always drains off a considerable amount of blood belonging to the right ventricle. In right ventricular hypertrophy, by the same token, the same thing happens to the left chamber. In left ventricular hypertrophy, we find above all the added fact that a clinically still-latent left ventricular insufficiency results in a congestion of blood in the left atrium and its further insufficiency leads to a congestion in the pulmonary circulation, even before the left ventricular insufficiency becomes manifest. This imposes an increased resistance for the output of the right ventricle and, therefore, also calls for an increased pressure from it and, as said previously, exposes it to the danger of a right-accented hypoxia.

Detailed histologic differentiation of the picture of cardiac hypertrophy outlined above then showed that, with a chronically increased pressure from the hypertrophic ventricle, its growth in mass is caused, in the first instance, by hypertrophy of the individual heart muscle cells. There then follows

Fig. 14. Portion of heart muscle of rat, 2 h after venesection. In the middle, activated mesenchymal cell with a great number of polysomes between heart muscle capillary (C) and heart muscle cell (HmC). End = Endothelial cell of heart muscle capillary with slight edema. × 25,000. (From BÜCHNER and ONISHI [35], fig. 70.)

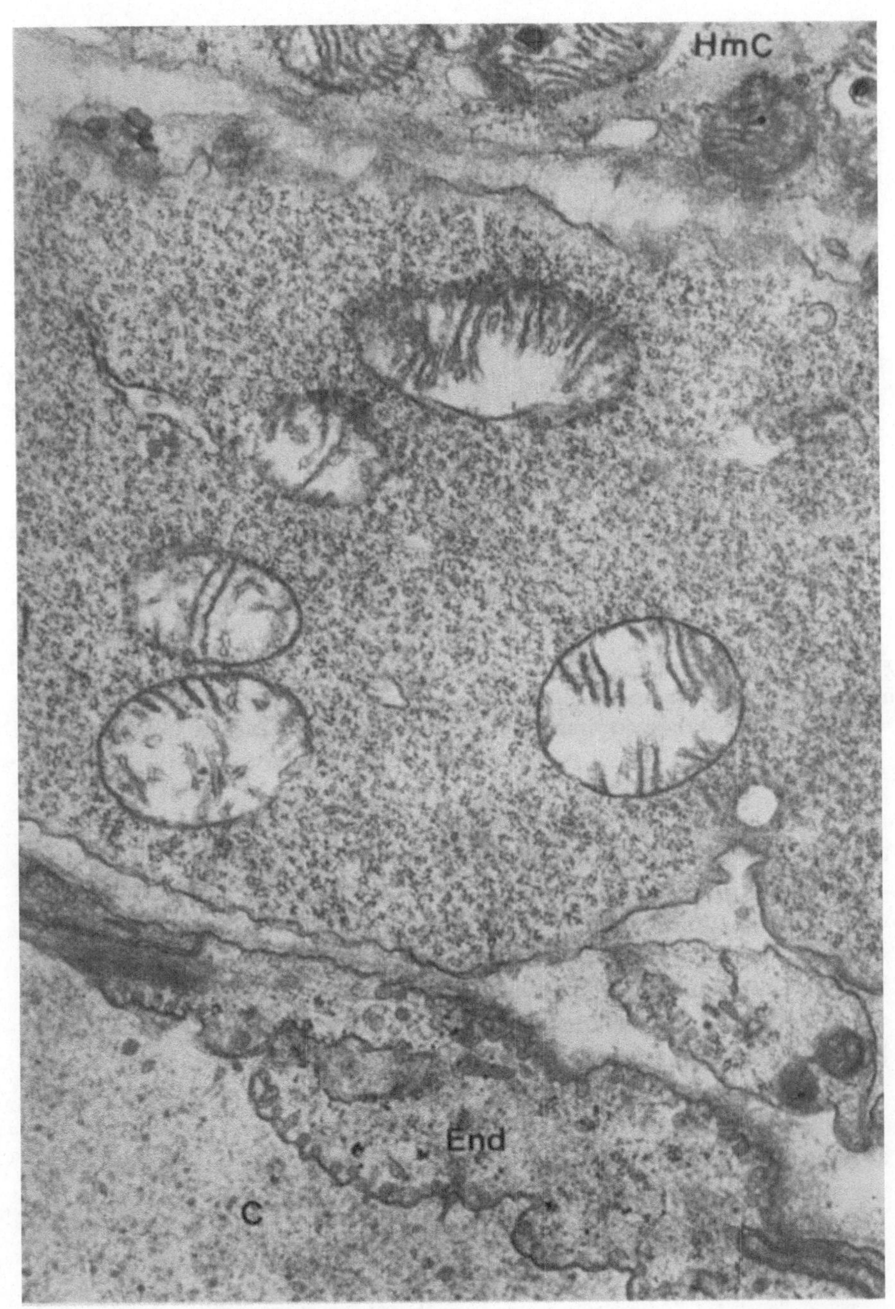
HmC
End
C

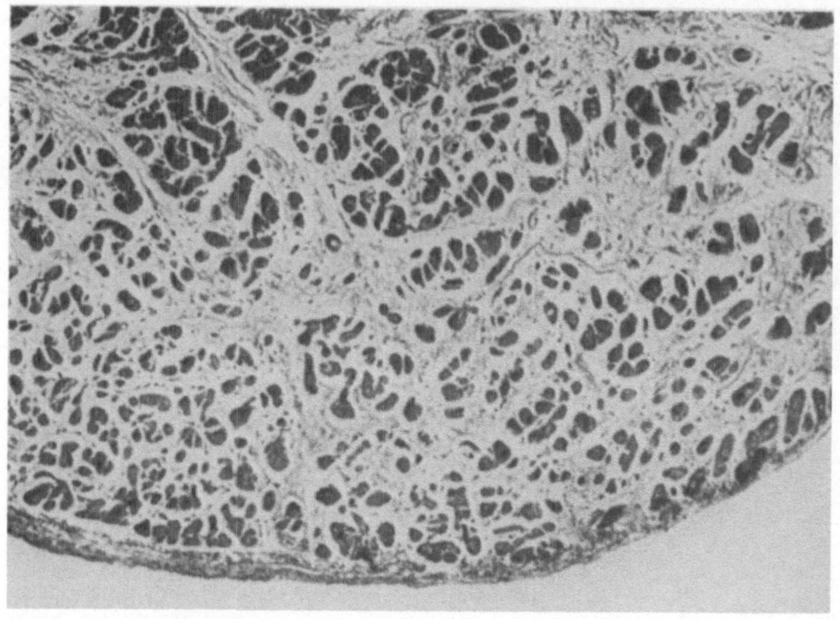

Fig. 15a. Subendothelial part of heart muscle cell of hypertrophic right ventricle in man: Disseminated collagenous scars (light), mixed with heart muscle cells (dark) = 'feinherdige Narbenfelderung'. (From BÜCHNER and WEYLAND [38], fig. 18.)

a state in which the heart muscle cells split, and are therefore again smaller, and in which new capillaries proliferate. After this hyperplasia of muscle cells and the proliferation of capillaries in the myocardium, the supply-distance for the heart muscle cells is thus temporarily normal [121–123]. Nevertheless, *postmortem* perfusion of the coronary system with blood-isoviscous liquid in hypertrophic hearts has shown that the amount of liquid circulating per unit of weight and of time decreases progressively with progressing hypertrophy (fig. 16) [53, 186]. It could only be concluded that, in hypertrophic hearts *intra vitam*, the coronary system cannot be adequately supplied with blood when the demand is maximal. The following investigations explain these findings: When the width of the ostia of the coronary arteries and of other parts of the coronary system was measured exactly [167, 187], it was seen that the coronary system first widens in proportion to the increasing hypertrophy until, after reaching a maximum width, it is fixed, while the myocardium becomes progressively

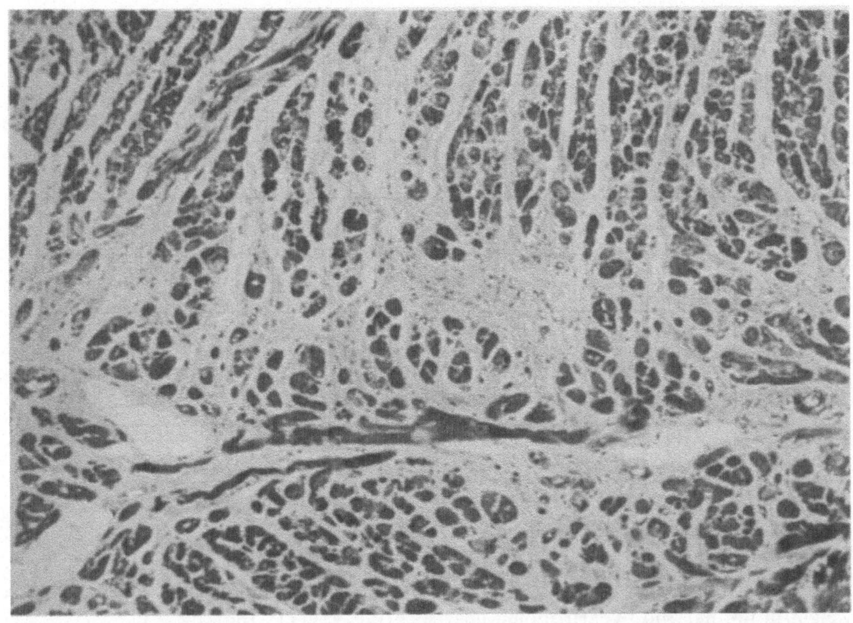

Fig. 15b. Subendothelial part of heart muscle cell of hypertrophic right ventricle in rabbit, following repeated pulmonary embolism by polyvinyl: Disseminated collagenous scars (light) mixed with heart muscle cells (dark) = 'feinherdige Narbenfelderung'. (From KÖNN and BERG [108], fig. 6.)

hypertrophic under the influence of a further increased load. The critical value of the heart weight lies around 500 g in left ventricular hypertrophy. Beyond this weight, the coronary blood supply becomes critical [120, 122]. From this, the tendency of the myocardium to attacks of acute hypoxia under additional acute stress was concluded to be as follows: to left-accented hypoxia in left ventricular hypertrophy and to right-accented in right ventricular hypoxia of heart muscle [22, 26]. The systematic analysis showed that every etiologic group of cardiac hypertrophy is associated with characteristic factors in addition to the mass growth of heart muscle. These factors favor a tendency to recurrent hypoxia in such hearts. In the left ventricular hypertrophy, an additional factor is stenosing hypertensive coronary arteriosclerosis, where it is significant for the hypertensive coronary arteriosclerosis that the coronary arteriosclerotic stenoses are not, as with normal blood pressure, restricted to the central part of the coronary system. Rather, they spread far into the periphery, where they are of

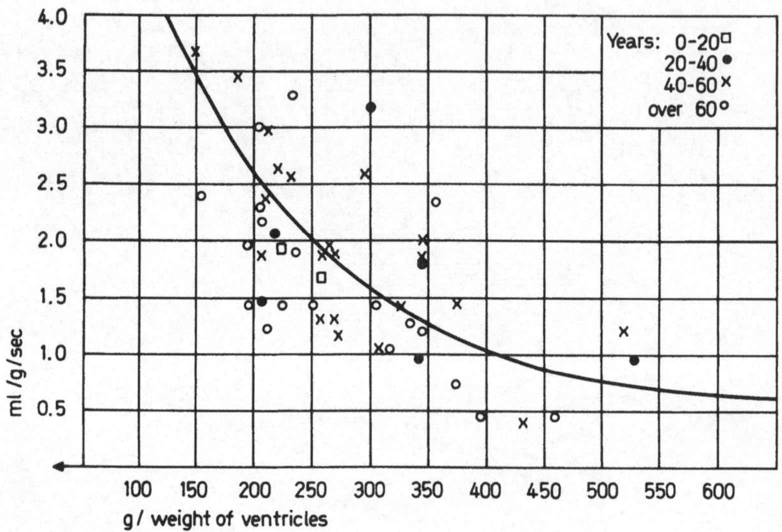

Fig. 16. Maximal perfusion of the coronary system *post mortem* / g heart muscle weight in normal and hypertrophied hearts. (From VIVELL [186], fig. 2.)

particular intensity and are even detectable as hypertensive arteriolosclerosis in the myocardium [4, 23, 24, 26, 104–117, 155, 158, 164, 168, 169]. In left ventricular hypertrophy due to aortic stenosis, a marked systolic increase of pressure obtains in the lumen of the left ventricle. During systole, it causes a high-grade compression of the smaller heart muscle arteries, so that the coronary system restricts the blood flow severely in every systole in the ventricle [26, 38, 70]. The special tendency to fine-spotted necroses in heart muscle cells and to confluent fine-spotted scar-patterns in the inner layer of left ventricular musculature due to aortic stenosis is, therefore, a classic finding (fig. 17). As systematic investigations have proved, this corresponds clinically to the specific tendency of patients with aortic stenosis to attacks of acute coronary insufficiency with angina pectoris [14, 68, 70, 118, 138, 141, 159].

In left ventricular hypertrophy caused by aortic insufficiency, the diastolic regurgitation of blood from aorta and the coronary system acts as a special factor, through which an adequate coronary blood flow is severely impeded. Here also, the particular tendency to fine-spotted scar-patterns in heart muscle is well proven [18, 37, 38], as is the tendency of patients with aortic insufficiency to attacks of angina pectoris corresponding to the degree of severity of aortic insufficiency [10, 88, 173]. In right ventricular hypertrophy, usually following chronically increased pressure work of the right ventricle, the same principles apply to the right ventricle as those pertaining to aortic stenosis in the left.

Lately, the question has often been discussed as to what degree these scars in hypertrophic heart muscle are the causes of cardiac insufficiency in hypertrophic heart muscle. In general, these fine-spotted scar-patterns are not so widespread that they could possibly explain the failure of the hypertrophic heart muscle. If, in addition, they are associated with other forms of heart muscle scars, the summation of scar foci can indeed cause the failure of hypertrophic hearts. The scars become particularly effective in hypertensive cardiac hypertrophy whenever a coronary thrombosis with infarction develops following a hypertensive coronary arteriosclerosis. Such scars, together with the already existing scar foci, are then frequently the causes of severe chronic insufficiency of the left ventricle. We must also take into consideration the presence of even small multiple scar foci after microinfarctions. Such micro-infarctions are particularly frequent and multiple

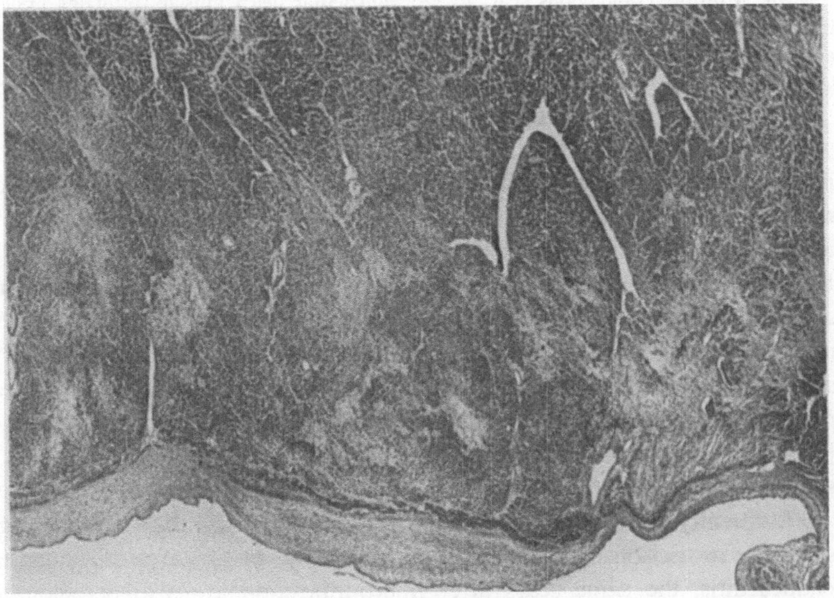

Fig. 17. Disseminated collagenous scars in the inner layers of left ventricular heart muscle in a case of aortic stenosis. (From BÜCHNER [26], fig. 20.)

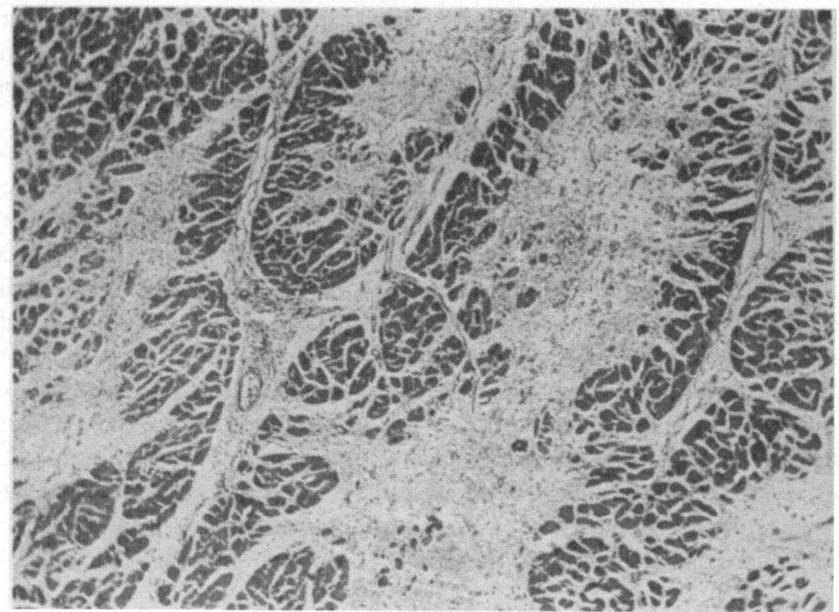

Fig. 18. Multiple collagenous scars of left ventricular heart muscle following micro-infarcts by microembolism in bacterial endocarditis of aortic valve with severe aortic regurgitation and left ventricular hypertrophy. (From BÜCHNER and WEYLAND [38], fig. 17.)

in aortic insufficiency with left ventricular hypertrophy, after bacterial endo-carditis of the valves of the left heart. These valve-deposits cause micro-emboli that arise intermittently. In their supply-area, the myocardial cells become necrotic, whereas the mesenchymal cells more often remain un-changed and form a compact scar of collagen fibers after dissolution of the necrotic parenchyma cells (fig. 18). These small scar foci differ from the scars of fine-spotted scar pattern by the fact that they develop in the central parts of the myocardial muscle bundle and do not include heart muscle cells [38, 162, 166]. In the severely hypertrophic left ventricles with aortic in-sufficiency resulting from thrombotic endocarditis ulcerosa polyposa, they are frequently so numerous that because of summation they cause a con-siderable restriction of left ventricular efficiency. In thrombotic rheumatic endocarditis, the same scars after micro-infarction are also occasionally seen as single foci, but rarely ever in such a great extension, so that they hardly become of pathogenetic significance for heart failure.

B. Electron Microscopic Changes of Muscle in Experimental Hypertrophy in Animals

The electron microscopic analysis of the inceptive overload and the stabilized hypertrophy of heart muscle must deal especially with two questions: first, whether changes of heart muscle cells occur in hypertrophic heart muscle as we have shown electron microscopically in acute hypoxia of the non-hypertrophic heart muscle; secondly, whether the fine-microscopic adaptive changes resulting in hypertrophy of myofilaments can be disturbed in such a way that an insufficiency of the hypertrophic heart results. As to the first question, we must especially observe the changes of mitochondria of heart muscle cells in chronic cardiac hypertrophy, because in acute hypoxia of heart muscle, as explained above, early and intensive electron microscopic changes of mitochondria are a classical finding. Let us next discuss a group of investigations in which a cardiac hypertrophy was caused in swimming tests lasting days or weeks in rats and, to some extent also, in dogs [1, 12, 13, 112, 113]. In one of these studies, we found the following [13]: After repeated swimming tests lasting a total period of 11–180 h in 11–45 days, the mitochondria showed a moderate swelling in the early stage, whereas they were not swollen from the 32nd day to the end of the experiment. Planimetric measurements showed a distinctly increased mass of mitochondria until the 40th day. Meanwhile, the normal proportion of mitochondria to myofilaments increased from 0.59 to 1.6 on the 4th day, to 1.07 on the 30th day, and remained high until the end of the experiment. From these investigations, however, one could have the impression that through a considerable period of daily swimming tests a multiplication of the mitochondrial structures occurs in heart muscle adapted to the required increased efficiency. During swimming tests, the mitochondria thus show neither qualitative nor quantitative signs of an insufficiency in the mitochondrial system. One has to consider, here, that during such swimming tests, longer periods of physiologic recreation of heart muscle, especially at night, are inserted between the hours of intensively increased cardiac output.

Other investigations with animals, since 1961, have attempted to induce cardiac hypertrophy through chronic pathologic stress of heart muscle. In these experiments, the pressure work of the left ventricle was chronically increased by stenosing either the aorta ascendens above the coronary ostia (a) or the abdominal aorta shortly below the diaphragm (b), or by producing renal hypertension (c) [(a): 132, 146–148, 193, 195–197; (b): 91, 143; (c): 128, 153]. In nearly all these experiments, observations of the mitochondria were at the center of interest. A great many mitochondria thus showed swelling and cristolysis during the first days after stenosing the aorta, i.e., in the stage of acutely increased overloading of heart muscle (fig. 19) [91, 143, 146, 148, 193]. All the investigators found that, after the initial stage, the mitochondria again showed the normal picture of relatively dark matrix and closely adjacent cristae mitochondriales. In the advanced stages of cardiac hypertrophy caused by stenosing of the aorta, mitochondria in increasing number again appeared changed by cristolysis [132, 143, 146]. Apart from these qualitative findings on mitochondria in connexion with stenosis- or hypertensive-induced cardiac hypertrophy, quantitative measurements have been carried out planimetrically on the relationship of the total area of mitochondria to that of the myofibrils. In dogs, it was thus seen that after the initial stage of stenosis of the aorta ascendens, the relationship of mitochondria to myofibrils was still normal, with a value of 1 : 2. After 6 months, this relationship had changed to 0.4, to the disadvantage of the mitochondria and, after 11–29 months, to 0.28 [196, 197]. Corresponding experiments in rabbits showed an increase of mitochondria in the initial stage. Later, the relationship of mitochondria to myofilament fell to the normal value and, in the final stage, the proportion of mitochondria as compared with that of the myofilament was considerably reduced [132]. In the second and third stage, similar findings were seen in rats with stenosis of the abdominal aorta [143]. In experimentally induced renal hypertension, the normal proportion of mitochondria:myofilament (i.e., 0.67) had fallen after 2 months of hypertension to 0.34 and, after 11 months, to 0.24 [153].

In our own experiments we found that, apart from the 1st day, dogs with a normal proportion of 0.42 showed increased values on the 3rd and 6th day, and decreased values of 0.28, 0.31, and 0.27 after 2–3 weeks and 3 months. A stage of normal values followed until the 180th day when, once again, the value sank to 0.33 until the 246th day [146, 148]. These last observations gave the impression that in progressive hypertrophy of heart muscle due to stenosis of the aorta ascendens in dogs, the proportion mitochondria: myofilament may decrease in waves, recovering again between the waves. The investigators interpreted the shift of the relation mitochondria:myofilament as a sign of deterioration of the energetics of the hypertrophic heart muscle. This interpretation is supported by biochemical investigations on hypertrophic hearts, especially in experimental animals. In experimental overload in intact animals, a 57% fall of CP, 16% of ATP, and a 52% decrease of O_2-consumption was found after acutely stenosing the aorta ascendens, with reduction of the aortic lumen to 25%, and following cardiac insufficiency

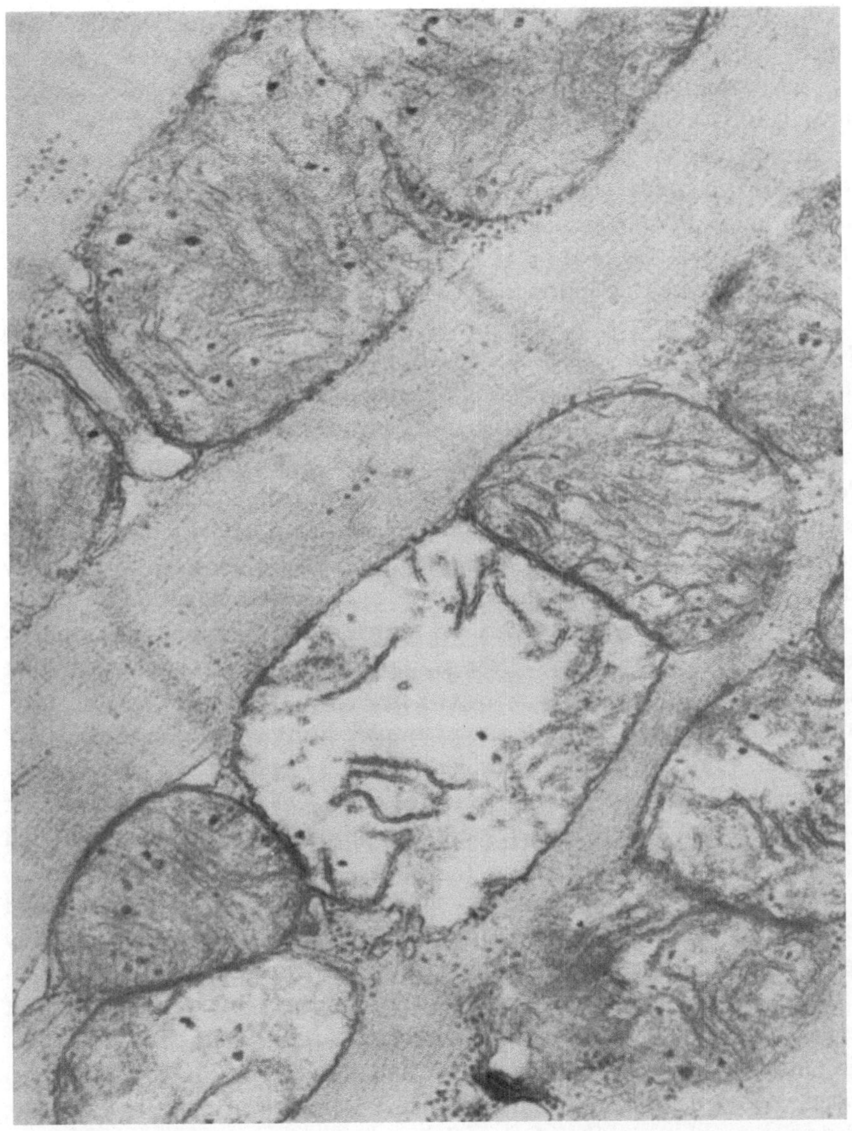

Fig. 19. Portion of left ventricular heart muscle cell of dog, 1 h after experimental supravalvular aortic stenosis. Cristolysis in a group of mitochondria, augmentation of mitochondrial granules in unchanged mitochondria. (From Büchner and Onishi 1967, unpublished.)

[178]. This result might be well correlated, on the one hand, with the swelling of mitochondria with cristolysis after acute stenosis of the aorta and, on the other hand, with the decrease of the normal proportion mitochondria: myofilament in dogs from 0.42 to 0.25 [146].

In experiments in which three stages of heart overload were investigated, the following changes were observed in rabbit experiments after stenosing the aorta: In the initial stage of overload, there was a decrease of CP to 16% of normal, and of ATP to 83%. The CP- and ATP-values recovered in stages, but reached normal only two months later. After $1^1/_2$–2 years, they gradually decreased: that is, CP to 72%, ATP to 88% of the norm [189]. From these investigations, MEERSON [129, 131] formulated the hypothesis that there are three stages in experimental overload and hypertrophy of heart muscle: an initial stage, with a considerable disturbance of the aerobic metabolism due to a sudden increase of the pressure work of the left ventricle together with a severe decrease of high-energy phosphates; a stage of stabilized hypertrophy, without cardiac insufficiency and with normal values of the high-energy phosphates; and a final stage, with newly decreased high-energy phosphates, the stage of insufficiency actually reflecting the chronically hypertrophic heart muscle. Experiments in right ventricular hypertrophy from operative pulmonary stenosis demonstrated that one must differentiate between stages 2 and 3, i.e., stabilized cardiac hypertrophy and insufficiency of the hypertrophic heart muscle: in stage 2, CP and ATP values were normal, while in stage 3, a CP-decrease of 33–43% and an ATP-decrease of 12% were recorded [66, 67]. As a first sign of metabolic insufficiency, a decrease of myofibrillar ATPase was registered [67].

The increases of lactate values in coronary venous blood mentioned earlier as being characteristic of hypoxic heart muscle lesions have recently been found in patients with a chronically hypertrophic heart muscle, especially in cases of aortic stenosis [11, 60]. Against this, investigations of isolated mitochondria did not yield corresponding results. Whereas, here, in some cases, a normal respiratory function of mitochondria was seen when different substrates were given in admixture, other investigators found a considerable disturbance of the respiratory function of mitochondria after stenosing the aorta ascendens.

Qualitative and quantitative electron microscopic investigations of mitochondria, as well as biochemical research, have correspondingly shown that, in chronically hypertrophic heart muscle caused by chronically increased pressure-work, the respiratory exchange becomes insufficient with increasing duration. Thus, with either method, the heart muscle shows signs of increasing hypoxia. It is of great importance in these experiments on sudden operative stenosing of the aorta to differentiate, as does MEERSON [129, 131], an initial stage with a particularly severe disturbance of the respiratory metabolism and the corresponding qualitative and quantitative changes of mitochondria. In the same way, regarding the spontaneous pathology of the human heart, we must indeed consider that, for the most part, hypertrophies in man develop gradually. This applies to the left ventricular hypertrophy due to a slow increase of the systolic and diastolic pressure in the early stages of chronic hypertension or due to gradually increasing stenoses of the aortic valve. It also applies to the right ventricular hypertrophy due to mitral stenosis after organisation of thrombotic deposits by thrombotic endocarditis verrucosa rheumatica, or due to gradually occurring stenoses in the pulmonary artery system as causes of pulmonary hypertension. Thus, stage 1 of MEERSON is not often determined in human pathology. It does occur, e.g., in acute aortic regurgitation following perforation of the valve or its partial sequestration from bacterial endocarditis, in multiple micro-emboli in the pulmonary system with following organisation, and in subacute panarteritis nodosa in the pulmonary arteries.

If we now consider the question whether in chronic cardiac hypertrophy the electron microscopically detected *adaptive phenomena on the myofilaments of heart muscle* may become insufficient after a stage where the new myofilament formations functioned well, then we have to refer to those results concerning the new formation of myofilament, which have been elaborated and fairly well documented, especially those in experiments involving stenosing of the aorta [91, 143]. In our own experiments in dogs with stenosis of the aorta to $^1/_2$–$^2/_5$ of the original lumen, we have systematically investigated those electron microscopic changes that are of decisive importance for the reproduction of myofilament. These electron microscopic alterations of heart muscle cells and the new formation of filament were examined during the period ranging from 10 min to the 246th day after stenosing the aorta ascendens, very often supported with repeated biopsies of the left and, in some instances, the right ventricle of the same animal and, in all cases, with biopsies performed before the aorta was stenosed [146–148]. Already 10 min after stenosing the aorta ascendens shortly above the ostia of the coronary arteries, we found in the heart muscle cells fairly broad stripes of the dissoluted external and inner nuclear membranes. Ribosome-like granules flowed out of the nucleus into the nearby field of cytoplasm. In addition, already in this stage, there were some ribosome-carrying profiles of ergastoplasm near the nucleus. After 20 and 30 min, we found the same changes near the nucleus, with ergastoplasm membranes turned inwards in a U formation after 30 min. Near to the ergastoplasm, we found typical structures of Golgi-systems, generally with empty lacunae. After 60 min, we observed in one heart muscle cell the passage of the external nucleic membrane into an ergastoplasm profile with ribosome-carrying membranes, and, in addition, in the immediate neighborhood, a larger Golgi-system, in whose surroundings the otherwise amply accumulated glycogen had almost disappeared. After 3, 6, 14, and 21 days, the ergastoplasm structure near the nucleus with ribosome-carrying membranes and the Golgi-systems had further increased (fig. 20). It was evidenced, by serial slides of the fields near the nuclei after 99, 173, 180, 237, and 246 days that the new formation of ergastoplasm and Golgi-systems was not restricted to the initial stages after stenosing of the aorta ascendens. In all these stages, the field near the nucleus was thus distinguished, in that longer and irregularly curved ergastoplasm structures were detectable with ribosome-carrying membranes and hyperplastic Golgi-systems with partial disappearance of the β-glycogen granula; this is particularly impressive in photomontages of several neighboring electron microscopic pictures. Between the ergastoplasm, ample polysomes were strewn throughout. On the 237th and 246th day, these changes were observed, not only in the myocardium of the left but also of the right ventricle (fig. 21), obviously indicating that, in a clinically still latent left ventricular insufficiency, an overload of the right ventricle had ensued by this time.

A further very remarkable structure was seen in the fields near the nuclei as early as 20 min after stenosing of the aorta ascendens (fig. 22), persisting, in each of the stages studied, even on the 246th day. This was distinguished by the following characteristics : in the field near the nucleus, there were one or two globular or ovoid, relatively light formations without membranes but with sharp margins. In a higher optic enlargement, we observed whirl-like, irregularly arranged fine filaments. In serial slides, the direct relationship of such filamentous clusters to the ergastoplasm structures near the nucleus was observed, and the immediately adjoining hyperplastic Golgi-systems (fig. 22). It is suggested that these filament structures represent products of new-formed ergastoplasm and hyperplastic Golgi-system and that they represent the first stages of new-formed muscle fibers. This becomes evident in the following observations : In a few heart muscle cells, we saw on the contact between such a filamentous cluster and the sarcolemma a typical differentiation of A-filaments of thick diameter and

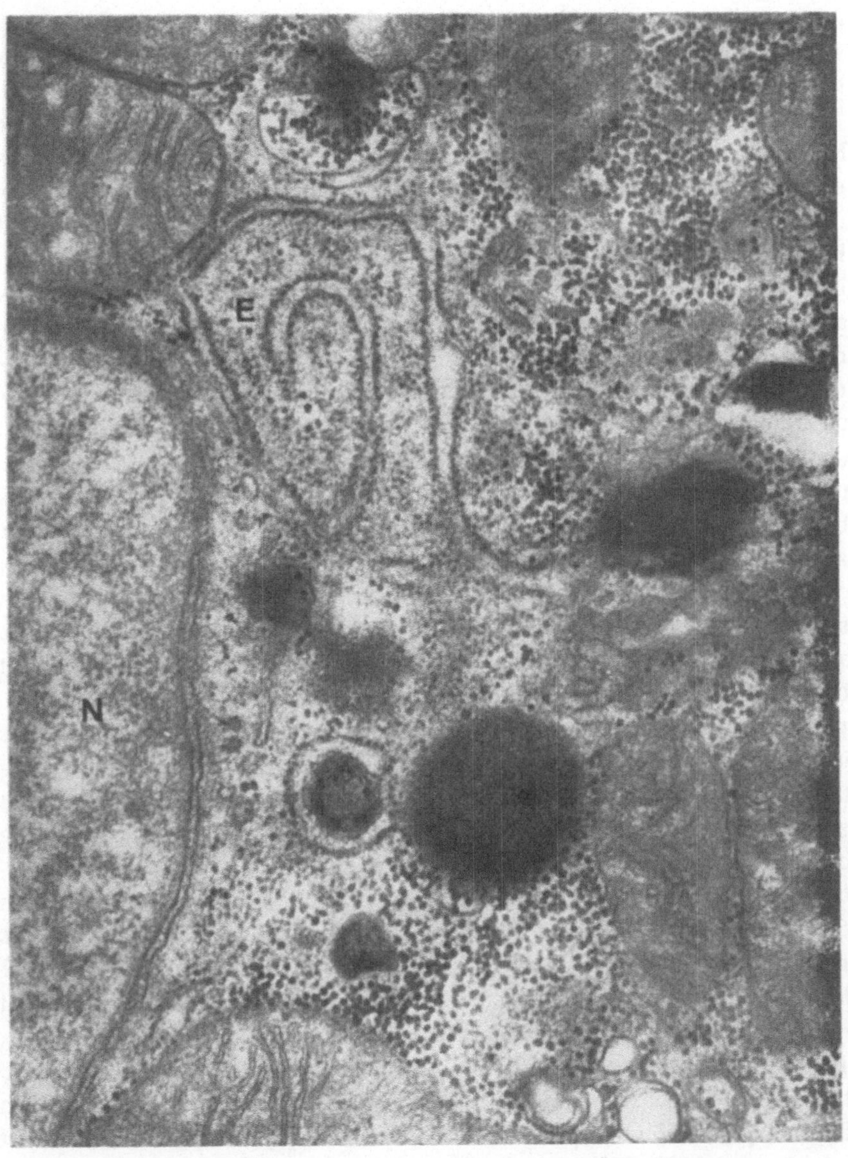

Fig. 20. Portion of heart muscle cell of dog (left ventricle), 14 days after experimental supravalvular aortic stenosis. Ergastoplasmic membrane with ribosomes (E) near to nucleus (N). × 45,000. (From ONISHI *et al.* [148], fig. 2.)

hexagonally grouped I-filaments of thin diameter, i.e., the typical filament structure of myocardial fibrils (fig. 23). In serial slides, unarranged filament structures were affixed to arranged filaments in an acute angle (fig. 24).

The investigations of MEERSON [129, 131, 132] and the earlier work of MEERSON and ZAJATS [131a] revealed the following biochemical changes of the heart muscle in dogs and rabbits, after stenosing of the aorta ascendens above the ostia of the coronary arteries: (1) In stage 1 of overloaded heart muscle, beginning from the first days, the protein synthesis as measured by the incorporation of ^{35}S-methionine was increased to double its normal value; (2) in stage 2, i.e., in the stage of the stabilized hypertrophy of heart muscle, the protein synthesis per unit of weight again reached normal values as measured by the incorporation of ^{35}S-methionine, but, over the whole, increased accordingly with the growth in mass of heart muscle. (3) In stage 3, i.e., in cardiac hypertrophy with beginning heart failure, the protein synthesis fell below the normal value. Corresponding investigations by others have fully confirmed this result [86]. In 40 rabbits, the aorta ascendens was, as a rule, stenosed to 60%, and in a smaller group to 50%, of the normal diameter; 2 days after stenosing of the aorta, the protein synthesis was increased by about 250% as measured by glycin-^{14}C-marking; and 1–6 months after stenosing of the aorta, the protein synthesis per unit of weight again corresponded to the norm and it developed over-all in proportion to the mass growth of the heart muscle. In the stage of cardiac insufficiency, the protein synthesis was below normal. In the above-mentioned investigations in rabbits and dogs, MEERSON [129, 131] also found an increase of RNA-concentration up to 65% in the 1st stage after stenosing of the aorta ascendens. During the 2nd stage, i.e., in stabilized cardiac hypertrophy without clinical cardiac insufficiency, the *RNA-syntheses* were within the normal limits or showed a tendency towards normal. These experiments have been repeated with multiple variations. The RNA-increases in stage 1 have been confirmed by a considerable number of investigators, where all rates of RNA-sedimentation were equally augmented [59, 71, 80, 81, 107, 109, 140, 154]. In contrast to this, the increase of DNA-synthesis in the hypertrophied heart muscle is still controversial biochemically as, with hypertrophy, the connective-tissue nuclei multiply more than the heart muscle nuclei [82, 83]. It is all the more remarkable that, in hypertrophic heart muscle cells of man, the higherploid stages of nuclei increase, together with the heart weight up to the 32-ploid nuclei, as is seen in spectrophotometric measurements [110, 161]. From studies on chronically hypertrophic hearts, it was later concluded (since MEERSON [129]) that the insufficiency

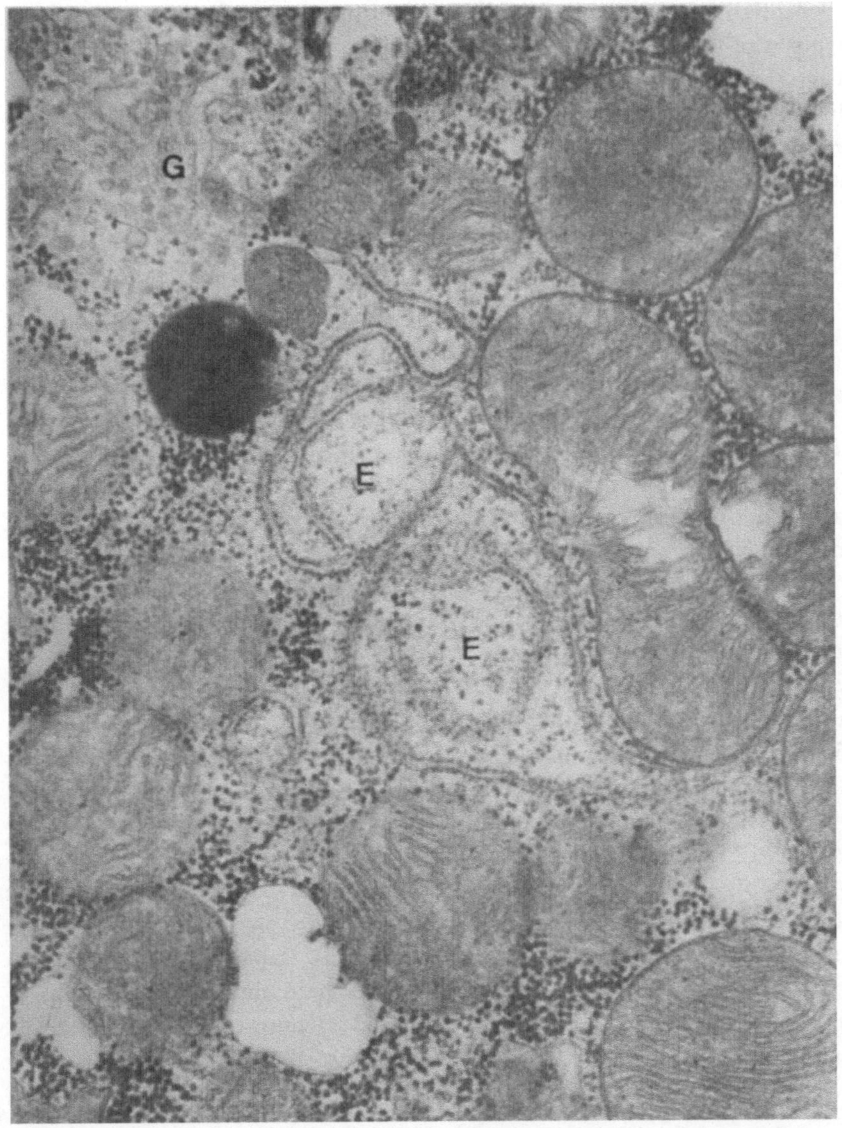

Fig. 21. Portion of heart muscle cell of dog (right ventricle), 180 days after experimental supravalvular aortic stenosis. Ergastoplasmic membranes with ribosomes (E) neighboring the hyperplastic Golgi-system (G). × 40,000. (From ONISHI *et al.* [148], fig. 3.)

is essentially due to the lack of RNA- and protein-synthesis resulting from hypoxia of the overloaded hypertrophic heart muscle. In a series of experiments, severe cardiac insufficiency soon leading to death was caused by a diet poor in protein or by repression of the RNA- and protein-synthesis with actinomycin D, in experimental aortic stenosis or chronic anemia with heart muscle hypertrophy [85, 198].

C. Light and Electron Microscopic Changes of Heart Muscle in a Hereditary Myopathy with Cardiac Hypertrophy in the Syrian Hamster

Since 1966, BAJUSZ and his collaborators have studied the cardiac hypertrophy that occurs in Syrian hamsters of the BIO 14.6 strain soon after birth and advances to fatal cardiac insufficiency. This was characterized by chronic pulmonary and liver congestions with cardiac cirrhosis, cavern hydrops, and cardiac edema [4, 6–8]. The changes in the heart muscle of these animals are first seen under the light microscope between the 30th and 40th day and are fully developed between the 70th and 80th day after birth. Such changes are histologically characterized by spotty heart-muscle-cell necroses and myolyses, which in some cases calcify or are replaced by mesenchymal proliferations and, finally, by scar tissue; they reach their maximum in the inner layer of the left ventricular musculature [5–8]. Electron microscopically, the characteristic changes occur much earlier in the heart muscle cells of this strain. In comparing the heart muscle cells of Syrian hamsters of normal healthy stock with those of the BIO 14.6 strain until the 10th day after birth, we found only in the animals of BIO 14.6 strain cardiomyoblasts grouped and scattered in between the normal heart muscle cells (fig. 25). These cells are strikingly poor in structures in their cytoplasm and, in part, completely transparent. They contain small filament groups in irregular array and, here and there also, signs of thin elementary fibrils with poorly delimited Z-bands and A-filaments, i.e., undeveloped sarcomeres. A specific activity of the nuclei up to the 20th postnatal day is manifested by partial dissolution of the nuclear membranes,

Fig. 22. Portion of heart muscle cell of dog (left ventricle), 14 days after experimental supravalvular aortic stenosis. Non-membrane enclosed filamentous bodv neighboring the ergastoplasm with ribosomes (E) and hyperplastic Golgi-system (G). × 50,000. (From ONISHI *et al.* [148], fig. 6.)

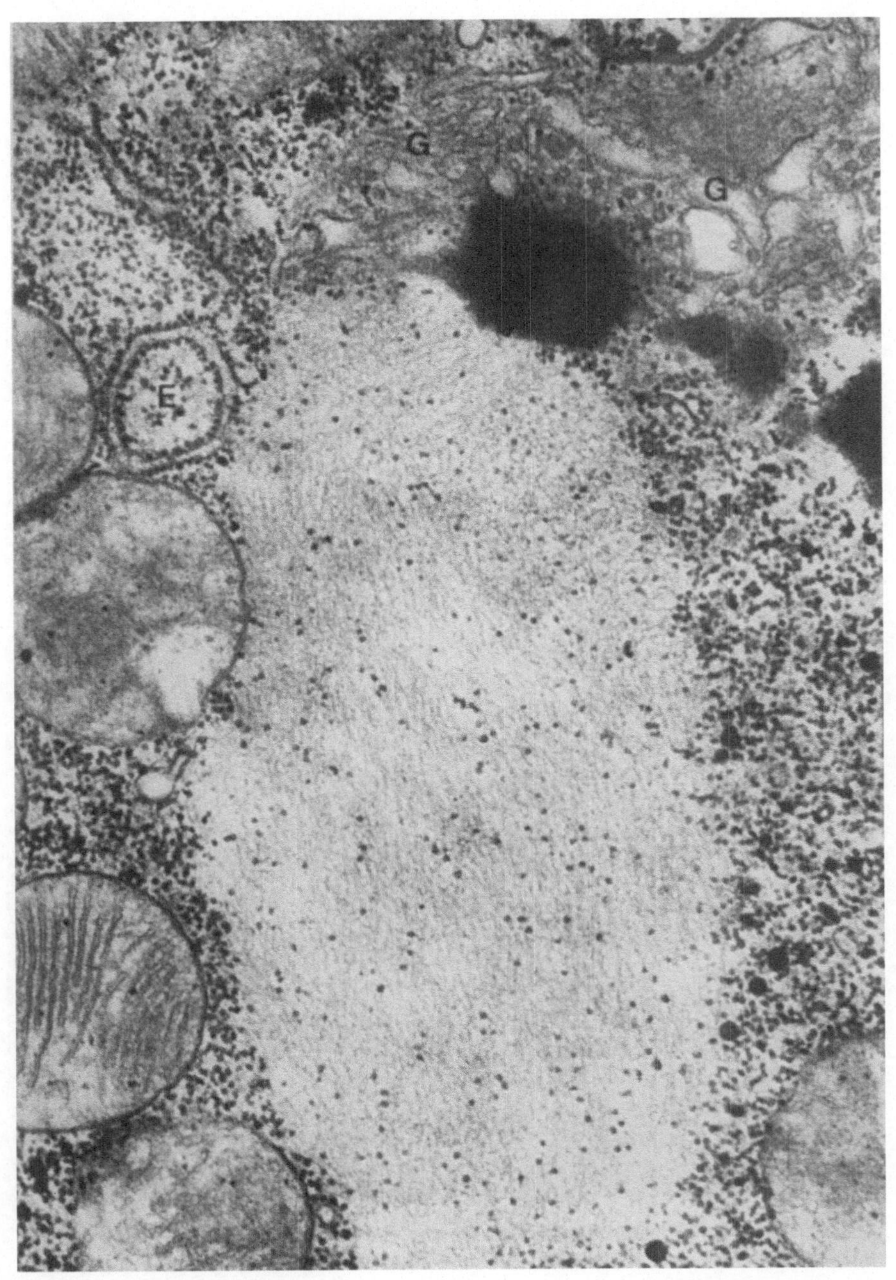
G
G
E

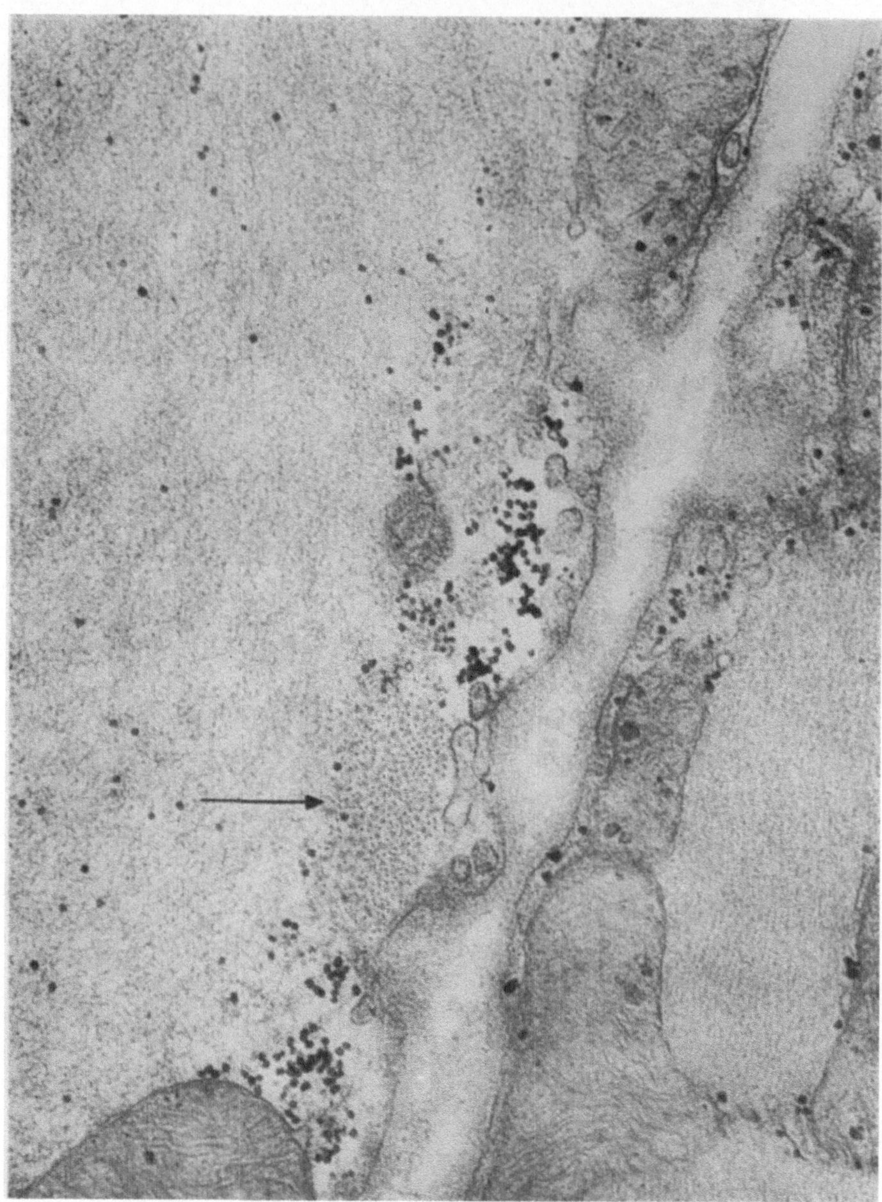

Fig. 23. Portion of heart muscle cell of dog (left ventricle), 20 min after experimental supravalvular aortic stenosis. New formed A- and I-filament (arrow) near to sarcolemma in a non-membrane enclosed filamentous body. × 50,000. (From ONISHI *et al.* [148], fig. 4.)

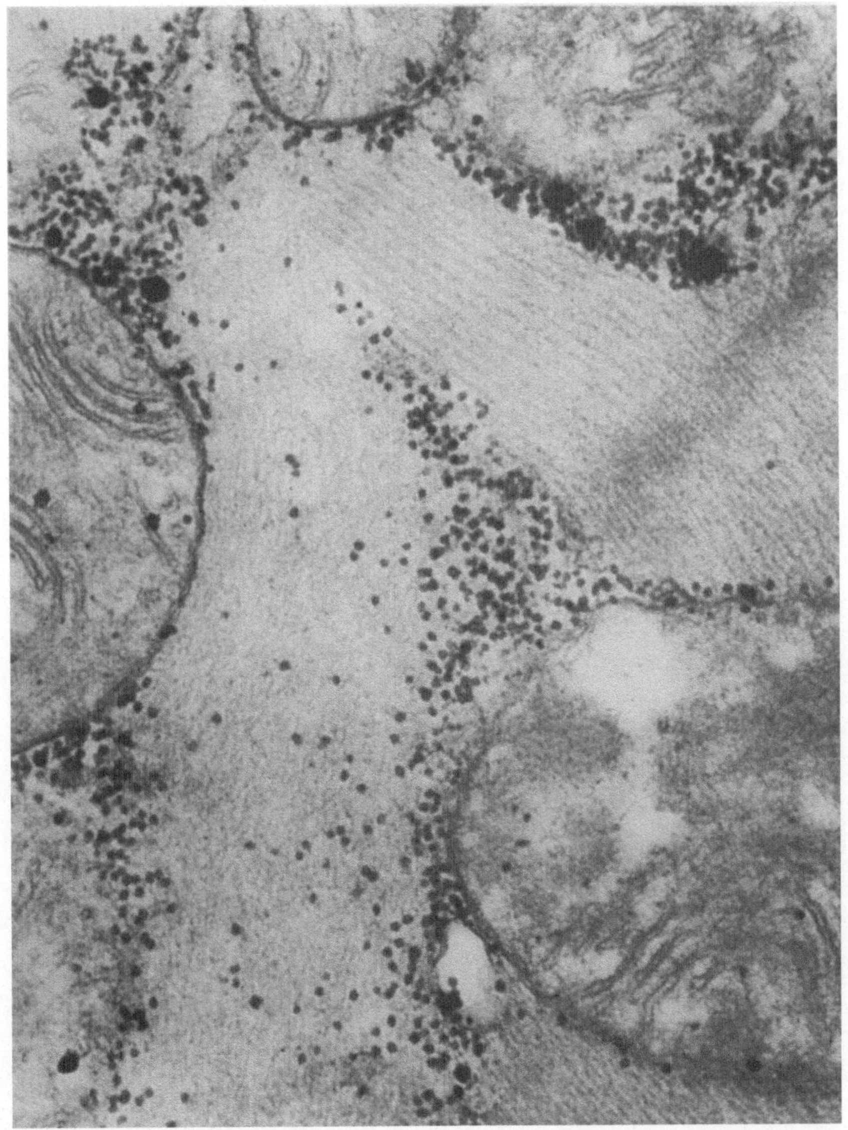

Fig. 24. Portion of heart muscle cell of dog (left ventricle), 1 day after experimental supravalvular aortic stenosis. Newly formed, as yet unarranged filament affixed to old, arranged filament. $\times$ 60,000. (From ONISHI *et al.* [148], fig. 5.)

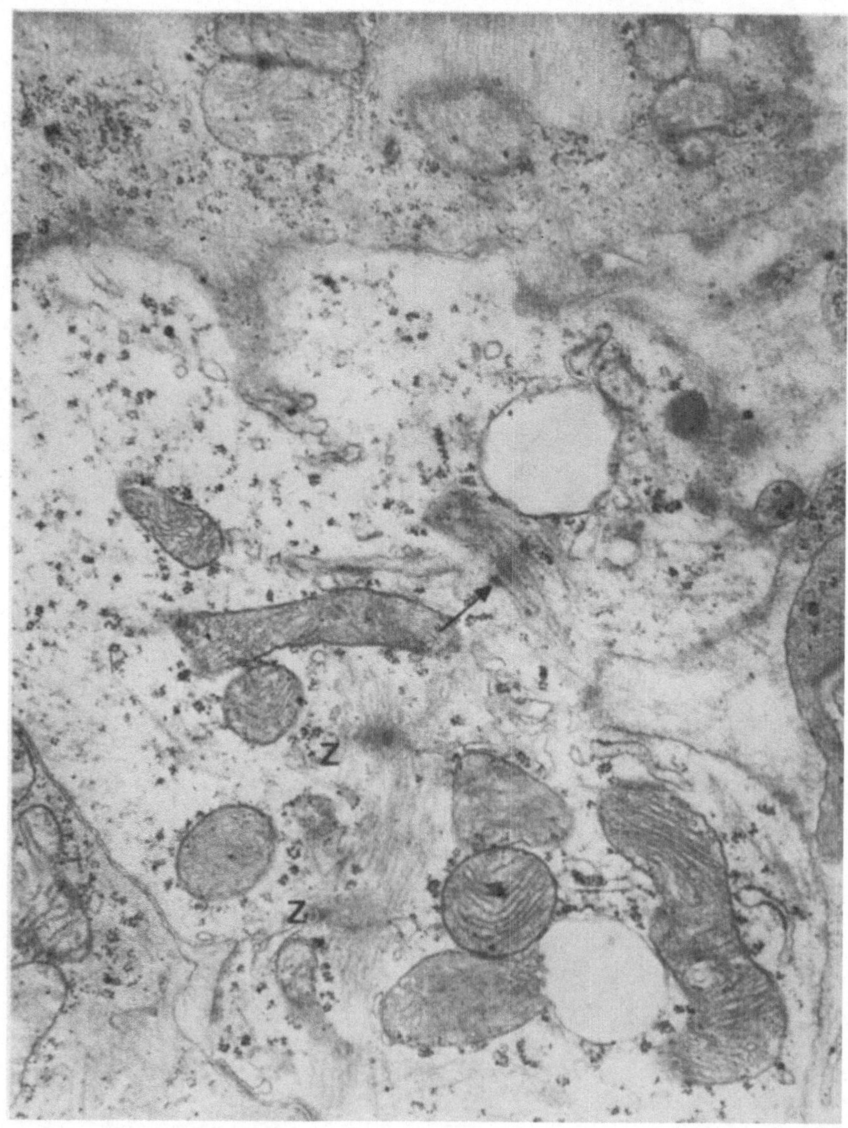

Fig. 25. Portion of cardiomyoblast in a Syrian hamster of BIO 14.6 strain (left ventricle), 10 days after birth. Beginning formation of filament (arrow), partially with primitive Z-bands (Z). Polysomes and mitochondria. $\times$ 20,000. (From ONISHI *et al.* [145], fig. 1.)

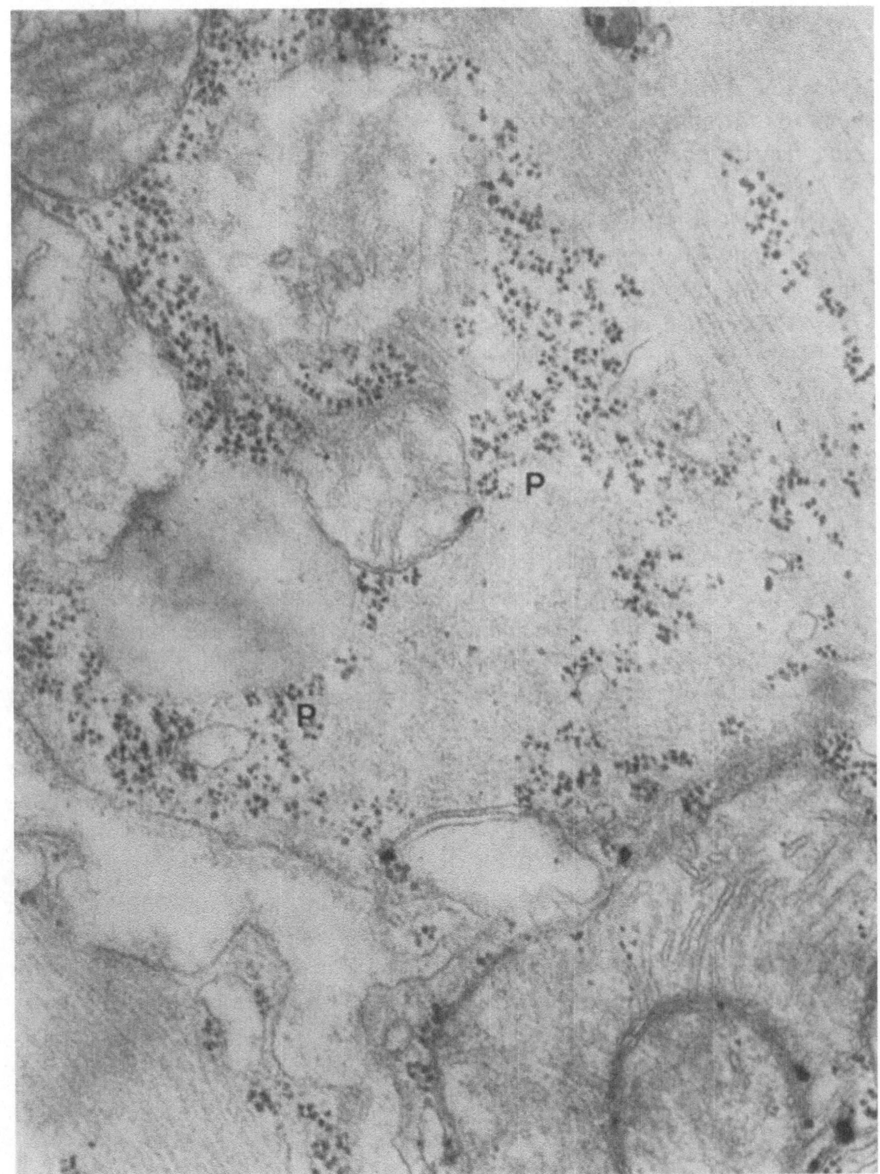

Fig. 26. Portion of heart muscle cell in a Syrian hamster of BIO 14.6 strain (left ventricle), 20 days after birth. Intensive augmentation of polysomes (P). $\times$ 50,000. (From BÜCHNER and ONISHI 1969, unpublished.)

as well as by prolapse of nuclear portions in the cytoplasm and by many multiplied polysomes (fig. 26), especially in the field near the nucleus. In hamsters of the BIO 14.6 strain, ergastoplasmic structures with ribosome-carrying membranes occur, especially in the vicinity of the nucleus (fig. 27), and nearby, there are Golgi-systems with moderately enlarged lacunae. Occasionally, cotton-plug-like filament clusters are seen near the Golgi-systems. These changes somewhat resemble those of progressive cardiac hypertrophy in rodents resulting from experimental stenosing of the aorta, but do not fully develop their filament structures in the clusters, as observed after experimental aortic stenosis in dogs [145].

Biochemical investigations have still to deal with the problem: which of the metabolic disturbances leads to primary underdevelopment of heart muscle in hamsters of the BIO 14.6 strain during embryogenesis and, through this, to postnatal cardiac hypertrophy and insufficiency? Electron microscopic changes suggest that, in embryogenesis, the actomyosin formation and, hence, the filament ripening in heart muscle cells stunts and delays, so that the animals are born with somewhat immature heart-muscle cells. There results a surplus-hypertrophy of heart muscle cells, characterized by the augmentation of elementary fibrils and, therefore, as compared with the norm, severely broadened longitudinal sections of heart muscle cells. The lesions of the fine structure of heart-muscle cells are of the same kind as those seen in hearts after stenosing of the aorta: In the early stage after birth, when the immature heart muscle cells are not yet adequate for the postnatal left ventricular load, an increased cristolysis ensues in the mitochondria of heart muscle cells, as well as in the late stage after incipient insufficiency of hypertrophied heart muscle. In addition, areas of partial necroses occur in either stage near the elementary fibrils, owing to insufficiency of mitochondria. These also cause myolytic changes and calcification of sarcomeres of heart-muscle cells. Finally, insufficiencies of the metabolism of these heart muscle cells lead to a severe dehiscence of the intercalated discs (fig. 28) [145].

Summary

1. Severe acute hypoxia of heart muscle due to respiration deficient in oxygen gives rise to an acute, reversible or irreversible dilatation of both atria and the ventricles. When oxygen is supplied quickly enough, these changes recede.

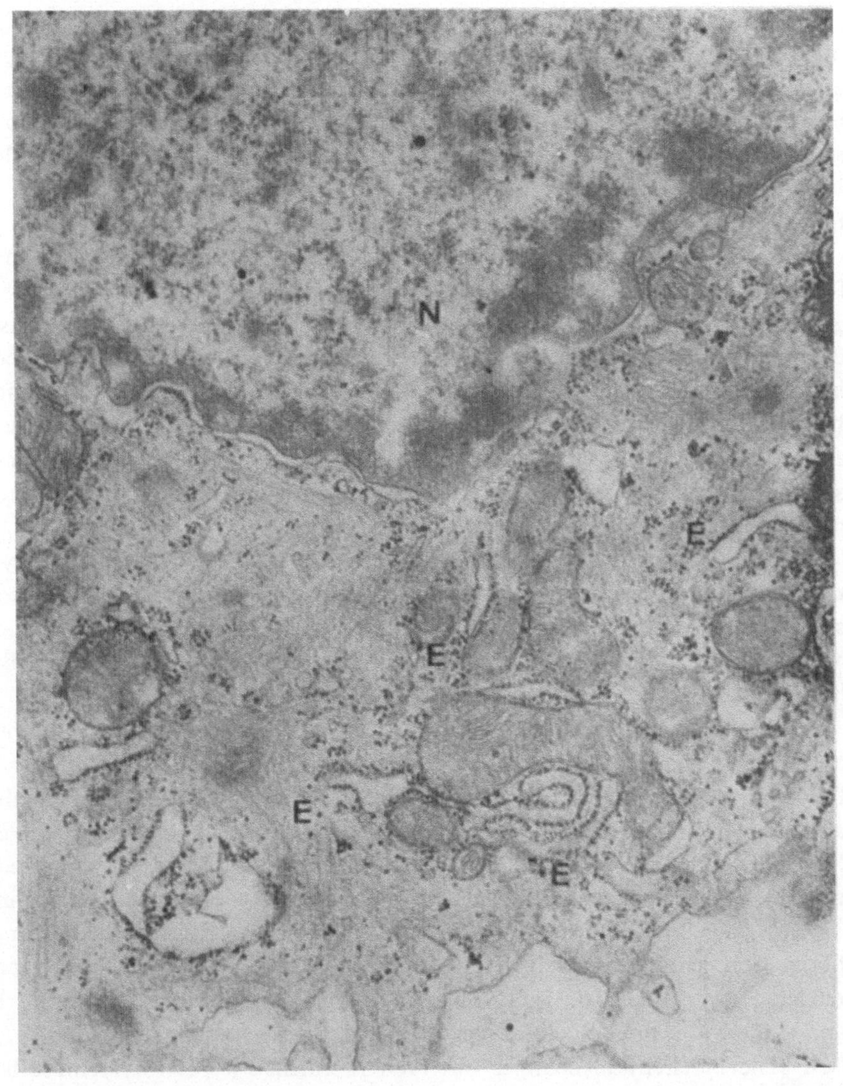

Fig. 27. Portion of heart muscle cell in a Syrian hamster of BIO 14.6 strain (left ventricle), 5 days after birth. Many ergastoplasmic membranes with ribosomes (E). N = nucleus. × 30,000. (From ONISHI *et al.* [145], fig. 6.)

2. Following organically caused acute hypoxia with angina pectoris in human heart muscle, small areas of heart muscle cell necroses develop, especially in the inner layers of the left ventricle. The necrotic areas are invaded by leukocytes and activated mesenchymal cells and replaced by small collagen scars. Experimentally, such hypoxic necroses of heart muscle have been induced by acute venesection, CO-poisoning and, particularly, by oxygen deficiency respiration.

3. In states of hypoxia caused by respiration deficient in oxygen, the following changes are seen by the electron microscope: Cristolysis or homogenisation of mitochondria, partial necroses in groups of elementary fibrils, enlargement of the sarcoplasmic tubuli, and severe dehiscences of the intercalated discs. The same changes of heart muscle cells are seen in acute hypoxia after venesection. Moreover, in venesection, the partial necroses are replaced by enlarged transverse and longitudinal tubuli in the recovery stage. A restitution of the cristae mitochondriales in the homogenised mitochondria is induced by enriched polysomes.

4. With hypertrophy of human heart muscle, regardless of the etiology, recurrent heart muscle cell necroses and their replacement by fine spotted scar patterns are observed under the light microscope just as after acute hypoxia, especially in the hypertrophic areas, when a critical heart weight is exceeded.

5. After experimental cardiac hypertrophy caused by stenosing of the aorta ascendens, the heart muscle cells of the left ventricle presented the following electron microscopic aspects: In the 1st stage, an acute cristolysis of mitochondria, partial necroses of elementary fibrils, and a decrease of the mitochondria:myofilament ratio. In the 2nd stage, with stabilized cardiac hypertrophy, a normal quality and quantity of mitochondria; in the 3rd stage, a cristolysis of mitochondria, partial necroses of elementary fibrils, and a corresponding decrease in the number of mitochondria as reflected by studies on mitochondria:myofilament ratios. In stages 1 and 3, there are, thus, electron microscopic signs of hypoxia.

6. The biochemical changes observed in cardiac hypertrophy must be correlated with the electron microscopic findings. Stages 1 and 3 are usually characterized by a severe fall in CP content and a moderate fall in ATP content of the heart, as well as an increase of lactate in the blood of the coronary veins; these changes, *per se*, reflect a tendency to hypoxia of the overloaded and hypertrophic heart muscle.

7. During progressive left ventricular hypertrophy, the following alterations take place in the perinuclear area of heart muscle cells: dissolutions

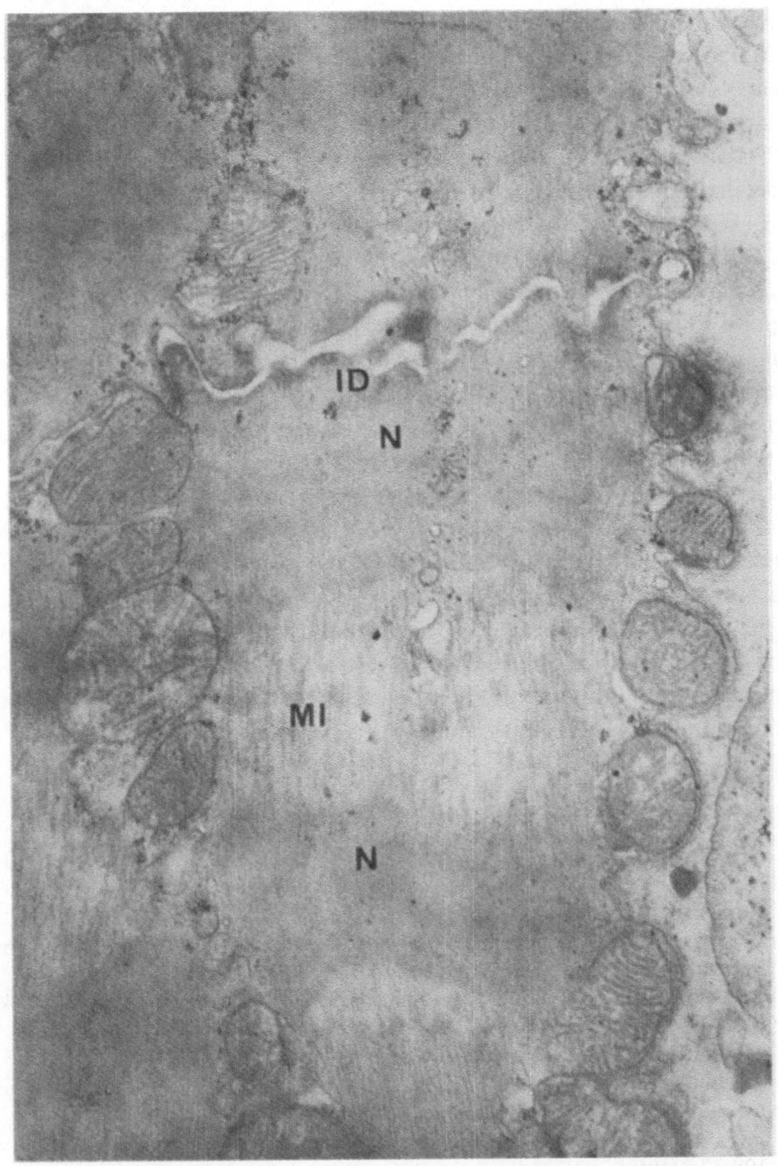

Fig. 28. Portion of heart muscle cell in a Syrian hamster of BIO 14.6 strain (left ventricle), 80 days after birth. Dehiscence of intercalated disc (ID), partial necroses (N), and myolysis (Ml). × 20,000. (From Büchner and Onishi 1969, unpublished.)

of nuclear membranes, enriching of polysomes, formation of ergastoplasm with ribosome-carrying membranes, and hyperplasia of the Golgi-systems. Because of the overactivated function of these structures, unarranged clusters of new myofilaments develop in which A- and I-filaments are both soon visible. In the stage of incipient left ventricular insufficiency, these changes develop equally in the overloaded right ventricle.

8. Biochemically, the changes observed after experimental stenosing of the aorta ascendens correspond in stage 1 to a sudden, severely increased RNA- and protein-synthesis. In stage 2, RNA- and protein-syntheses correspond to the weight gain of the hypertrophic heart. In stage 3, decline in protein synthesis is observed together with the incipient cardiac insufficiency. The overt insufficiency of the hypertrophic heart muscle must, then, be partly interpreted as being caused by hypoxic insufficiency of RNA- and protein-syntheses.

9. In the BIO 14.6 strain of Syrian hamsters, 10 days after birth, there are still multiple cardiomyoblasts in the heart muscle in which myofilament formation is just beginning. In this stage, the majority of cardiac mitochondria show severe cristolysis. Partial necroses of myofilaments is also a characteristic finding. Later, myolysis and, finally, calcification of degenerating heart muscle cells are often seen. In these animals the normal development of myofilaments is apparently delayed, a defect that may help to clarify the basic nature of this hereditary, chronic cardiac disease.

References

1. Arcos, J. C.; Sohal, R. S.; Sun, S. C.; Argus, M. F., and Burch, G. E.: Changes in ultrastructure and respiratory control in mitochondria of rat heart hypertrophied by exercise. Exp. Mol. Path. *8:* 49–65 (1968).
2. Aschoff, L.: Über die nichtgefässbedingten Schädigungen des Herzmuskels; in Klinik der Erkrankungen des Herzmuskels. 10. Fortbildungslehrgang Bad Nauheim, pp. 14–28 (Dresden und Leipzig 1934).
3. Aschoff, L. und Tawara, S. : Die heutige Lehre von den pathologisch-anatomischen Grundlagen der Herzschwäche (Jena 1906).
4. Bäurle, W.: Die Koronarsklerose bei Hypertonie. Beitr. path. Anat. *111:* 108–124 (1950).
5. Bajusz, E.: Interrelationships between reparative processes in myocardium and the development of congestive heart failure. Rev. canad. Biol. *27:* 45–60 (1968).
6. Bajusz, E.; Homburger, F.; Baker, J. R., and Opie, L. H.: The heart muscle in muscular dystrophy with special reference to involvement of the cardio-

vascular system in the hereditary myopathy of the hamster. Ann. N. Y. Acad. Sci. *138:* 213–231 (1966).

7. BAJUSZ, E. and LOSSNITZER, K.: A new disease model of chronic congestive heart failure: Studies on its pathogenesis. Trans. N. Y. Acad. Sci. *30:* 939–948 (1968).

8. BAJUSZ, E. und LOSSNITZER, K.: Ein neues Krankheitsmodell: Erbliche nicht-vaskuläre Myokarddegeneration mit Herzinsuffizienz. Müch. med. Wschr. *110:* 1756–1768 (1968).

9. BERGMAIN, W.: Der Bindegewebsgehalt im Herzmuskel des Menschen bei akutem und chronischem Myokardinfarkt. Arch. KreislForsch. *56:* 106–126 (1968).

10. BERNSMEIER, A.: Die koronare Blutversorgung bei den Klappeninsuffizienzen des linken Herzens. Verh. dtsch. Ges. KreislForsch. *31:* 51–59 (1965).

11. BING, R. J.; WU, C., and GUDBJARNASON, S.: Mechanism of heart failure. Circulat. Res. *15:* suppl. 2, pp. 64–69 (1964).

12. BÓZNER, A.; INCZINGER, F., and MRENA, E.: Ultrastructure of myocardium in physiological hypertrophy of the heart in rats. Folia morph., Warszawa *14:* 400–403 (1966).

13. BÓZNER, A. und MEESSEN, H.: Die Feinstruktur des Herzmuskels der Ratte nach einmaligem und nach wiederholtem Schwimmtraining. Virchows Arch. Zellpath. (Abt. B) *3:* 248–269 (1969).

14. BRAUNWALD, E.; GOLDBLATT, A.; AYGEN, M. M.; ROCKOFF, S. D., and MORROW, A. G.: Congenital aortic stenosis. I. Clinical and hemodynamic findings in 100 patients. Circulation *27:* 426–450 (1963).

15. BRETSCHNEIDER, H. J.: Überlebenszeit und Wiederbelebungszeit des Herzens bei Normo- und Hypothermie. Verh. dtsch. Ges. KreislForsch. *30:* 11–34 (1964).

16. BRUX, J. DE: Histo-pathologie du myocarde dans l'influence cardiaque progressive. Ann. Anat. path. *17:* 270 (1947).

17. BÜCHNER, CHR. und KÖNN, G.: Temporär-chronisches Cor pulmonale im Tierexperiment nach rezidivierender Mikroembolie. Zugleich ein Beitrag zur Pathogenese der Pulmonalsklerose. Beitr. path. Anat. *121:* 170–196 (1959).

18. BÜCHNER, F.: Die Rolle des Herzmuskels bei der Angina pectoris. Beitr. path. Anat. *89:* 644–667 (1932).

19. BÜCHNER, F.: Über Angina pectoris. Klin. Wschr. *1932:* 1737–1739.

20. BÜCHNER, F.: Das morphologische Substrat der Angina pectoris im Tierexperiment. Beitr. path. Anat. *92:* 311–328 (1933).

21. BÜCHNER, F.: Die Deutung des Elektrokardiogramms bei den Durchblutungsstörungen des Herzmuskels. Vom Standpunkt des Pathologen. Klin. Wschr. *1938:* 1713–1716 und 1745–1747.

22. BÜCHNER, F.: Die Koronarinsuffizienz. Kreislaufbücherei 3 (Dresden und Leipzig 1939).

23. BÜCHNER, F.: Über die Ursachen des Versagens des hypertrophierten Herzmuskels. Arch. int. Pharmacodyn. *78:* 115-128 (1949).

24. BÜCHNER, F.: Die Pathologie der zellulären und geweblichen Oxydationen. Die Hypoxydosen. Hdb. Allg. Path. IV/2, pp. 569–668 (Springer, Berlin/Göttingen/Heidelberg 1957).

25. BÜCHNER, F.: Die Veränderungen der Ultrastruktur der Herzmuskelzelle bei Störungen der Aerobiose. Ein Beitrag zum Problem der Koronarinsuffizienz. Ärztl. Forsch. *13:* 307–314 (1959).

26. BÜCHNER, F.: Die allgemeine Pathologie des Blutkreislaufs. Hdb. Allg. Path. V/1, pp. 791–954 (Springer, Berlin/Göttingen/Heidelberg 1961).

27. BÜCHNER, F.: Die Herzinsuffizienz bei Durchblutungs- und Atmungsstörungen des Herzmuskels; in Struktur, Stoffwechsel und Funktion in der modernen Pathologie. Vorträge und Vorlesungen in Japan, pp. 45–56 (München/Berlin 1964).

28. BÜCHNER, F.: Die Herzinsuffizienz bei den Durchblutungs- und Atmungsstörungen des Herzmuskels (vom Standpunkt der morphologischen Pathologie). Med. Klin. *1964:* 1733–1738.

29. BÜCHNER, F.: Stufen der Fragestellungen, Methoden und Ergebnisse in der Pathologie der letzten 100 Jahre (Dargestellt an drei Beispielen) Med. Klin. *1966:* 1908–1911.

30. BÜCHNER, F.: Hypoxämische Verfettungen und Nekrosen der Herzmuskelzellen im lichtmikroskopischen Bild. Beitr. path. Anat. *140:* 142–151 (1970).

31. BÜCHNER, F.: Die Koronarinsuffizienz in alter und neuer Sicht (Mannheim 1970).

32. BÜCHNER, F. und LUCADOU, W., V.: Elektrokardiographische Veränderungen und disseminierte Nekrosen des Herzmuskels bei experimenteller Koronarinsuffizienz. Beitr. path. Anat. *93:* 169–197 (1934).

33. BÜCHNER, F.; MÖLBEET, E. und THALE, L.: Das submikroskopische Bild der Herzmuskelzelle nach toxischer Hemmung der Aerobiose. Beitr. path. Anat. *121:* 145–169 (1959).

34. BÜCHNER, F. und ONISHI, S.: Frühstadien der akuten hypoxischen Veränderungen des Herzmuskels im elektronenmikroskopischen Bild und ihre Bedeutung für die akute hypoxische Herzinsuffizienz. Beitr. path. Anat. *135:* 153–182 (1967).

35. BÜCHNER, F. und ONISHI, S.: Der Herzmuskel bei akuter Koronarinsuffizienz im elektronenmikroskopischen Bild (München/Berlin/Wien 1968).

36. BÜCHNER, F.; REINDELL, H.; KLEPZIG, H. und WEYLAND, R.: Vergleichende elektrokardiographische und morphologische Untersuchungen unter besonderer Berücksichtigung der Brustwandableitungen. Verh. dtsch. Ges. KreislForsch. *18:* 141–145 (1952).

37. BÜCHNER, F.; WEBER, A., und HAAGER, B.: Koronarinfarkt und Koronarinsuffizienz (Leipzig 1935).

38. BÜCHNER, F. und WEYLAND, R.: Die Insuffizienz des hypertrophierten Herzmuskels im Lichte seiner Narbenbilder (München/Berlin/Wien 1968).

39. BURDETTE, W. J. and ASHFORD, T. P.: Structural changes in the human myocardium following hypoxia. J. Thorac. cardiovasc. Surg. *50:* 210–220 (1965).

40. CAMPBELL, J. A.: Note on some pathological changes in the tissues during

attempted acclimatization to alterations of O_2 pressure in the air. Brit. J. exp. Path. *8:* 347–351 (1927).

41. CHANG, J.: Asphyxial arrest of the isolated rabbits auricel. Quart. J. exp. Physiol. *27:* 118–121 (1938).

42. CHANG, J.: Effect of asphyxia on the adenosine diphosphate content of the rabbits heart. Quart. J. exp. Physiol. *28:* 3–13 (1938).

43. CHRIST, C.: Experimentelle Kohlenoxydvergiftung, Herzmuskelnekrosen und Elektrokardiogramm. Beitr. path. Anat. *94:* 111–125 (1934).

44. CHRISTIAN, H. A.: Speculations on some problems of cardiac failure. Southern med. J. *20:* 28–32 (1927).

45. COHEN, L. S.; ELLIOTT, W.; ROLETT, E. L., and GORLIN, R.: Hemodynamic studies during angina pectoris. Circulation *31:* 409–416 (1965).

46. CORDIER, D. et DESSAUX, G.: Variations du taux des diverses formes du glycogène cardiaque sur l'influence d'une anoxie de longue durée. J. Physiol. *44:* 703–707 (1952).

47. CORDIER, D. et DESSAUX, G.: Influence de l'anoxie aiguë sur le taux de glycogène cardiaque chez le rat brûlé et chez le rat intoxiqué par l'histamine. C. R. Soc. Biol. *147:* 689–692 (1953).

48. CURRENS, J. H. and BARNES, A. R.: The heart in pulmonary embolism. Arch. inter. Med. *71:* 325–344 (1943).

49. DACK, S.; MASTER, A. M.; HORN, H.; GRISMAN, A., and FIELD, L. E.: Acute coronary insufficiency due to pulmonary embolism. Amer. J. Med. *7:* 464–477 (1949).

50. DART, CH. H. and HOLLOSZY, J. O.: Hypertrophied non-failing rat heart. Partial biochemical characterization. Circulat. Res. *25:* 245–253 (1969).

51. DAVID, H.: Elektronenmikroskopische Organpathologie (Berlin 1967).

52. DEARING, W. H.; BARNES, A. R., and ESSEX, H. E.: Experiments with calculated therapeutic and toxic doses of digitalis. VI. Comparative effects of toxic doses of digitalis and of prolonged deprivation of oxygen on the electrocardiogram, heart and brain. Amer. Heart J. *27:* 108–120 (1944).

53. DOCK, W.: The capacity of the coronary bed in cardiac hypertrophy. J. exp. Med. *74:* 177–186 (1941).

54. DÖRING, H. J. und KAMMERMEIER, H.: Das Verhalten der energiereichen Phosphor-Verbindungen des Myokards bei unterschiedlichen Belastungsformen sowie bei verschiedenen Arten experimenteller Insuffizienz am Herz-Lungen-Präparat. Verh. dtsch. Ges. KreislForsch. *27:* 227–232 (1961).

55. DÖRING, H. J. und KAMMERMEIER, H.: Änderungen des Herzquerdurchmessers unter dem Einfluss von Sauerstoffmangel, Stoffwechselinhibitoren und erregungshemmenden Substanzen. 4. Freiburger Kolloquium über Kreislaufmessungen, pp. 45–56 (München/Gräfelfing 1964).

56. EHRICH, W. E.; BELLET, S., and LEVEY, F. H.: Cardiac changes from CO poisoning. Amer. J. med. Sci. *208:* 511–523 (1944).

57. EPPING, H.: Untersuchungen über Herzmuskelveränderungen bei chronischer und akuter Überbelastung des rechten Ventrikels. Arch. KreislForsch. *6:* 109–116 (1940).

58. EPPINGER, H.: Zur Pathologie der Kreislaufregulationen. Hdb. norm. und path. Physiol. 16/2, pp. 1289–1412 (Berlin 1931).

59. FANBURG, B. L. and POSNER, B. I.: Ribonucleic acid synthesis in experimental cardiac hypertrophy in rats: I. Characterization and kinetics of labeling. Circulat. Res. 23: 123–135 (1968).

60. FALLEN, E. L.; ELLIOTT, W. C., and GORLIN, R.: Mechanisms of angina in aortic stenosis. Circulation 36: 480–488 (1967).

61. FAWCETT, D. W.: An atlas of fine structure: The cell, its organelles and inclusions (Saunders, Philadelphia/London 1966); dtsch. Die Zelle: ein Atlas der Ultrastruktur. Übers. u. bearb. von J. STAUBESAND (München/Berlin/Wien 1969).

62. FEINSTEIN, M. B.: Effects of experimental congestive heart failure, ouabain and asphyxia on the high-energy phosphate and creatine content of the guinea pig heart. Circulat. Res. 10: 333–346 (1962).

63. FLECKENSTEIN, A.: Physiologie und Pathophysiologie des Myokardstoffwechsels im Zusammenspiel mit den bioelektrischen und mechanischen Fundamentalprozessen; in Das Herz des Menschens, vol. 1, pp. 355–411 (Thieme, Stuttgart 1963).

64. FLECKENSTEIN, A.: Myokardstoffwechsel und Insuffizienz; in 5. Freiburger Kolloquium über Kreislaufmessungen, pp. 36–55 (München/Gräfelfing 1966).

65. FLECKENSTEIN A.: Stoffwechselprobleme bei der Myokardinsuffizienz. Verh. dtsch. Ges. Path. 51: 15–30 (1967).

66. FOX, A. C. and REED, G. E.: Exchanges of nucleotide phosphates in normal and in failing canine hearts. Amer. J. Physiol. 210: 1383–1390 (1966).

67. FOX, A. C.; WIKLER, N. S., and REED, G. E.: High energy phosphate compounds in the myocardium during experimental congestive heart failure. Purine and pyrimidine nucleotides, creatine, and creatine phosphate in normal and in failing hearts. J. clin. Invest. 44: 202–218 (1965).

68. FRIEDBERG, C. K.: Diseases of the heart. 1. ed. 1949; 2. ed. 1956; 3. ed. (Philadelphia and London 1966); dtsch.: Erkrankungen des Herzens (Stuttgart 1959).

69. FRIEDBERG, C. K. and HORN, H.: Acute myocardial infarction not due to coronary artery occlusion. J. Amer. med. Ass. 112: 1675–1679 (1939).

70. FRIEDBERG, C. K. and SOHVAL, A. R.: Nonrheumatic calcific aortic stenosis. Amer. Heart. J. 17: 452–469 (1939).

71. GLUCK, L.; TALNER, N. S.; STERN, H.; GARDNER, T. H., and KULOVICH, M. V.: Experimental cardiac hypertrophy: concentration of RNA in the ventricles. Science 144: 1244–1245 (1964)

72. GODIN, V.: Chemische, klinische und histologische Untersuchungen über längerfortgesetzte Kohlenoxydvergiftungen mit niedrigen Dosen im Tierversuch. Z. exp. Med. 111: 269–280 (1942).

73. GOLLWITZER-MEIER, KRAMER, D. und KRÜGER, D.: Der Gaswechsel des suffizienten und insuffizienten Warmblüterherzens. Pflügers Arch. ges. Physiol. 237: 68–92 (1936).

74. GOLLWITZER, K. und KRÜGER, E.: Zur Verschiedenheit der Herzenergetik und Herzdynamik bei Druck- und Volumleistung. Pflügers Arch. ges. Physiol. 138: 279–289 (1937).

75. GORLIN, R.; BRACHFELD, N.; MESSER, J. V., and TURNER, J. D.: Physiologic and biochemical aspects of the disordered coronary circulation. Ann. intern. Med. *51:* 698–706 (1959).

76. GRAUER, H.: Der Adenosintriphosphorsäuregehalt des Herzmuskels unter normalen, anoxämischen und hypokalzämischen Bedingungen. Helv. med. Acta *14:* 394–399 (1947).

77. GREGG, D. E. and SABISTON, D. J.: Current research and problems of the coronary circulation. Circulation *13:* 916–927 (1956).

78. GREMELS, H.: Zur Physiologie und Pharmakologie der Energetik des Säugetierherzens. Arch. exp. Path. Pharmakol. *169:* 689–723 (1933).

79. GREMELS, H. and STARLING, E. H.: On the influence of hydrogen ion concentration and of anoxemia upon the heart volume. J. Physiol., Lond. *61:* 297–304 (1926).

80. GRIMM, A. F.; KUBOTA, R., and WHITEHORN, W. V.: Properties of myocardium in cardiomegaly. Circulat. Res. *12:* 118–124 (1963).

81. GRIMM, A. F.; KUBOTA, R., and WHITEHORN, W. V.: Ventricular nucleic acid and protein levels with myocardial growth and hypertrophy. Circulat. Res. *19:* 552–558 (1966).

82. GROVE, D.; NAIR, K. G., and ZAK, R.: Biochemical correlates of cardiac hypertrophy. III. Changes in DNA content; the relative contributions of polyploidy and mitotic activity. Circulat. Res. *25:* 463–471 (1969).

83. GROVE, D.; ZAK, R.; NAIR, K. G., and ASCHENBRENNER, V.: Biochemical correlates of cardiac hypertrophy. IV. Observations on the cellular organization of growth during myocardial hypertrophy in the rat. Circulat. Res. *25:* 473–485 (1969).

84. GRUNDMANN, E.: Histologische Untersuchungen über die Wirkungen experimentellen Sauerstoffmangels auf das Katzenherz. Beitr. path. Anat. *111:* 36–76 (1950).

85. GUDBJARNASON, S.; BRAASCH, W., and BING, R. J.: Protein synthesis in cardiac hypertrophy and heart failure; in Herzinsuffizienz. Pathophysiologie und Klinik. Int. Symp. Hinterzarten, 1967, pp. 184–189 (Stuttgart 1968).

86. GUDBJARNASON, S.; TELERMAN, M., and BING, R. J.: Protein metabolism in cardiac hypertrophy and heart failure. Amer. J. Physiol. *206:* 294–298 (1964).

87. HARRISON, FR.: Failure of the circulation (Baltimore 1935).

88. HARRISON, FR.; ASHMAN, R., and LARSEN, R. M.: Congestive heart failure. XII. The relation between the thickness of the cardiac muscle fiber and the optimum rate of the heart. Arch. intern. Med. *49:* 151–164 (1931).

89. HARVEY, W. P.; SEGAL, J. P., and HUFNAGEL, CH. A.: Unusual clinical features associated with severe aortic insufficiency. Ann. intern. Med. *47:* 27–38 (1957).

90. HASPER, B.: Ultramikroskopische Herzmuskelveränderungen nach wiederholter Hypoxie. Beitr. path. Anat. *130:* 321–351 (1964).

91. HATT, P. Y. and SWYNGHEDAUW, B.: Electronmicroscopic study of myocardium in experimental heart insufficiency; in Herzinsuffizienz. Pathophysiologie und Klinik. Int. Symp. Hinterzarten, 1967, pp. 19–40 (Stuttgart 1968).

92. Hausamen, T. U. und Poche, R.: Die Ultrastruktur des Herzmuskels der Ratte nach einmaligen und wiederholten Unterdruckversuchen. Virchows Arch. path. Anat. *339:* 212–224 (1965).

93. Herbertson, B. M.: Patchy necrosis of the myocardium of rabbits after anaphylactic shock and after experimental pulmonary embolism. J. Path. *66:* 211–222 (1953).

94. Herbertson, B. M.: Patchy myocardial necrosis in rabbits after shock doses of histamine and peptone. J. Path. *72:* 137–141 (1956).

95. Herman, M. V.; Elliott, W. C., and Gorlin, R.: An electrocardiographic, anatomic, and metabolic study of zonal myocardial ischemia in coronary heart disease. Circulation *35:* 834–846 (1967).

96. Hoffmlister, H. E.; Kreuzer, H. und Schoeppe, W.: Der Sauerstoffverbrauch des stillstehenden, des leerschlagenden und des flimmernden Herzens. Pflügers Arch. ges. Physiol. *269:* 194–206 (1959).

97. Horn, H.; Dack, S., and Friedberg, C. K.: Cardiac sequelae of embolism of the pulmonary artery. Arch. intern. Med. *64:* 296–321 (1939).

98. Iijima, S.: Allgemeine Pathologie des Blutkreislaufs; in Büchner Handbuch der Allgemeinen Pathologie, vol. V/I, pp. 791–954 (Springer, Berlin/Göttingen/ Heidelberg 1961).

99. Isselhard, W.: Das Verhalten des Energiestoffwechsels im Warmblüterherzen bei künstlichem Herzstillstand. Pflügers. Arch. ges. Physiol. *271:* 347–360 (1960).

100. Jansen, H. H.: Quantitative Bindegewebsverhältnisse in den Kammerwänden insuffizienter Herzen. Dargestellt am Beispiel der Hydroxyprolinbestimmung. Verh. dtsch. Ges. Path. *51:* 199–202 (1967).

101. Jardetzky, O.; Greene, E. A., and Lorber, V.: Oxygen consumption of the completely isolated dog heart in fibrillation. Circulat. Res. *4:* 144–147 (1956).

102. Jarisch, A. and Wastl, H.: Observations on the effect of anoxemia upon heart and circulation. J. Physiol. *61:* 583–594 (1926).

103. Kammermeier, H. und Döring, H. J.: Eine neue Methode zur fortlaufenden direktschreibenden Registrierung des Mechanogramms sowie der Dilatation am freigelegten Herzen im Tierexperiment. Wegmessung mit tastiven und induktiven Aufnehmern. Pflügers Arch. ges. Physiol. *273:* 311–314 (1961).

104. Kathke, N.: Die Veränderungen der Koronararterien des Myokards bei Hypertonie. Beitr. path. Anat. *115:* 405–422 (1955).

105. Kiese, M. und Garan, R. S.: Mechanische Arbeit, Grösse und Sauerstoffverbrauch des Warmblüterherzens. Klin. Wschr. *1937:* 1219/1220.

106. Knieriem, H. J.: Über den Bindegewebsgehalt des Herzmuskels des Menschen. Arch. KreislForsch. *44:* 231–259 (1964).

107. Kölbel, F. und Mommaerts, W. F. H. N.: Ribosomen des hypertrophierten Herzmuskels: 14C-Phenylalanin-Einbau *in vitro;* in Herzinsuffizienz. Int. Symp. Hinterzarten, 1967, pp. 189–193 (Stuttgart 1968).

108. Könn, G. und Berg, P.: Tierexperimentelle chronische pulmonale Hypertonie nach rezidivierender Mikrolungenembolie und ihre Rückwirkung auf Herz und Arterien. Beitr. path. Anat. *132:* 86–113 (1965).

109. KOIDE, T. and RABINOWITZ, M.: Biochemical correlates of cardiac hypertrophy. II. Increased rate of RNA synthesis in experimental cardiac hypertrophy in the rat. Circulat. Res. *24:* 9–18 (1969).

110. KOMPMANN, M.; PADDAS, I., and SANDRITTER, W.: Feulgen cytophotometric DNA determinations on human hearts. Arch. Path. *82:* 303–308 (1966).

111. KUTSCHERA-AICHBERGEN, H.: Über Herzschwäche. Wien. Arch. inn. Med. *18:* 209–358 (1929).

112. LAGUENS, R. P. and GÓMEZ-DUMM, C. L. A.: Fine structure of myocardial mitochondria in rats after exercise for one-half to two hours. Circulat. Res. *21:* 271–279 (1967).

113. LAGUENS, R. P.; LÓZADA, B. B.; GÓMEZ-DUMM, C. L., and BERAMENDI, A. R.: Affect of acute and exhaustive exercise upon the fine structure of heart mitochondria. Experientia *22:* 244–246 (1966).

114. LIEBEGOTT, G.: Die intramurale Koronarsklerose bei Hypertonie. Med. Klin. *1958:* 1465–1466.

115. LIEBEGOTT, G.: Hochdruck und periphere Arteriosklerose. Dtsch. med. Wschr. *1959:* 1697–1703.

116. LIEBEGOTT, G.: Die Morphologie der Koronarinsuffizienz. Münch. med. Wschr. *1964:* 1063–1077.

117. LIEBEGOTT, G.: Die Gefässveränderungen beim Hochdruck; in Hochdruckforschung, pp. 102–114 (Stuttgart 1965).

118. LIKOFF, W.; BERKOWITZ, D.; DENTON, C.; GOLDBERG, H., and REALE, A.: Transventricular commissurotomy in aortic stenosis. A clinical evaluation. J. amer. med. Ass. *157:* 1367–1373 (1955).

119. LINZBACH, A. J.: Mikrometrische und histologische Analyse hypertropher menschlicher Herzen. Virchows Arch. path. Anat. *314:* 534–594 (1947).

120. LINZBACH, A. J.: Herzhypertrophie und kritisches Herzgewicht. Klin. Wschr. *1948:* 459–463.

121. LINZBACH, A. J.: Quantitative Biologie und Morphologie des Wachstums; in Hdb. Allgemeine Path. VI/1, pp. 180–306 (Springer, Berlin/Göttingen/Heidelberg).

122. LINZBACH, A. J.: Die pathologische Anatomie der Herzinsuffizienz; in Hdb. Inn. Med. IX/1, pp. 706–800 (Springer, Berlin/Göttingen/Heidelberg (1960).

123. LINZBACH, A. J.: Funktionelle Morphologie der chronischen Herzinsuffizienz. Verh. dtsch. Ges. Path. *51:* 124–137 (1967).

124. LOEWY, A. und MAYER, E.: Über experimentell erzeugte akute Herzerweiterung beim Menschen. Klin. Wschr. *5:* 1213–1216 (1926).

125. LUFT, U. C.: Irreversible Organveränderungen durch Hypoxämie im Unterdruck. Beitr. path. Anat. *98:* 323–334 (1967).

126. LUFT, U. C.: Irreversible hypoxämische Organveränderungen bei alten und jungen Tieren im Unterdruck. Beitr. path. Anat. *99:* 351–368 (1937).

127. MASTER, A. M.; DACK, S.; GRISHMAN, A.; FIELD, L. E., and HORN, H.: Acute coronary insufficiency: An entity. Shock, hemorrhage and pulmonary embolism as factors in its production. J. Mt Sinai Hosp. *14:* 8–23 (1947).

128. McCallister, B. D. and Brown, A. L.: A quantitative study of myocardial mitochondria in experimental cardiac hypertrophy. Lab. Invest. *14:* 692–700 (1965).

129. Meerson, F. Z.: Compensatory hyperfunction of the heart in cardiac insufficiency. Circulat. Res. *10:* 250–158 (1962).

130. Meerson, F. Z.: A mechanism of hypertrophy and wear of the myocardium. Amer. J. Cardiol. *15:* 755–760 (1965).

131. Meerson, F. Z.: The myocardium in hyperfunction, hypertrophy and heart failure. Circulat. Res. *25:* suppl. 2 (1969).

131a.Meerson, F. Z. and Zajats, T. L.: Biull. Eksp. Biol. *7:* 33 (1959) (Russ.); in Meerson: The myocardium in hyperfunction, hypertrophy and heart failure. Circulat. Res. *25:* suppl. 2 (1969).

132. Meerson, F. Z.; Zaletayeva, F. A.; Lagutchev, S. S., and Pshennikova, M. G.: Structure and mass of mitochondria in the process of compensatory hyperfunction and hypertrophy of the heart. Exp. Cell Res. *36:* 568–578 (1964).

133. Meessen, H.: Über experimentelle Lungenembolie durch Glasperlen. Arch. KreislForsch. *6:* 117–137 (1940).

134. Meessen, H. und Poche, R.: Pathomorphologie des Myokards; in Das Herz des Menschen, vol. 2, pp. 644–734 (Thieme, Stuttgart 1963).

135. Mölbert, E.: Das elektronenmikroskopische Bild der Herzmuskelzelle nach akuter Hypoxie; in Bad Oeynhausener Gespräche II, 1957, pp. 197–198 (Springer, Berlin/Göttingen/Heidelberg 1958).

136. Mölbert, E.: Die Herzmuskelzelle nach akuter Oxydationshemmung im elektronenmikroskopischen Bild. Beitr. path. Anat. *118:* 421–435 (1958).

137. Moroz, L. A.: Protein synthetic activity of heart microsomes and ribosomes during left ventricular hypertrophy in rabbits. Circulat. Res. *21:* 449–459 (1967).

138. Morrow, A. G.; Fogarty, Th. J.; Hannah, H., and Braunwald, E.: Operative treatment in idiopathic hypertrophic subaortic stenosis: technique and the results of preoperative and postoperative clinical and hemodynamic assessments. Circulation *37:* 589–596 (1968).

139. Moscovich, M. D.; Bittar, N., and Sosa, J. A.: Abnormal lactate extraction during exercise in patients with coronary artery disease. Circulation *36:* suppl. 2, p. 192 (1967).

140. Nair, K. G.; Cutilletta, A. F.; Zak, R.; Koide, T., and Rabinowitz, M.: Biochemical correlates of cardiac hypertrophy: I. Experimental model; change in heart weight, RNA content, and nuclear RNA polymerase activity. Circulat. Res. *23:* 451–462 (1968).

141. Nasser, W. K.; Williams, J. F.; Mishkin, M. E.; Childress, R. H.; Helman, C., and Merritt, A. D.: Familial myocardial disease with and without obstruction to left ventricle outflow. Circulation *35:* 638–652 (1967).

142. Nieth, H.: Histologische und zytologische Untersuchungen am menschlichen Herzmuskel nach Hypertrophie und Insuffizienz. Beitr. path. Anat. *110:* 618–634 (1949).

143. Novi, A. M.: Beitrag zur Feinstruktur des Herzmuskels bei experimenteller Herzhypertrophie. Beitr. path. Anat. *137:* 19–50 (1968).

144. Onishi, Sh.: Die Feinstruktur des Herzmuskels nach Aderlass bei der Ratte. Beitr. path. Anat. *136:* 96–132 (1967).

145. Onishi, Sh.; Bajusz, E.; Büchner, F. und Rickers, K.: Herzmuskelhypertrophie bei erbbedingter Myopathie des syrischen Hamsters nach elektronenmikroskopischen Untersuchungen. Beitr. path. Anat. *140:* 119–141 (1970).

146. Onishi, Sh.; Büchner, F.; Thermann, M. und Zittel, R.: Das elektronenmikroskopische Bild des Herzmuskels bei experimenteller Hypertrophie in der Phase der Kompensation. Beitr. path. Anat. *140:* 38–53 (1969).

147. Onishi, Sh.; Büchner, F.; Zittel, R. und Thermann, M.: Das elektronenmikroskopische Bild der Herzmuskelzelle des Hundes bei experimenteller Herzhypertrophie in der Anpassungsphase. Beitr. path. Anat. *139:* 94–114 (1969).

148. Onishi, Sh. und Zittel, R.: Frühstadien der experimentellen Herzhypertrophie im elektronenmikroskopischen Bild. Naturwissenschaften *55:* 549/550 (1968).

149. Poche, R.: Submikroskopische Beiträge zur Pathologie der Herzmuskelzelle bei Phosphorvergiftung, Hypertrophie, Atrophie und Kaliummangel. Virchows Arch. path. Anat. *331:* 165–248 (1958).

150. Poche, R.: Über die Bedeutung der Blutkapillaren für die herdförmige Anordnung von sog. hypoxischen Herzmuskelveränderungen. Verh. dtsch. Ges. Path. *49:* 219–223 (1965).

151. Poche, R.; Arnold, G. und Nier, H.: Die Ultrastruktur des Muskelzellen und der Kapillaren des isolierten Rattenherzens nach diffuser Ischämie und Hyperkapnie. Virchows Arch. path. Anat., Abt. A *346:* 239–268 (1969).

152. Poche, R.; Arnold, G.; Rembarz, H. W. und Nier, H.: Über den Einfluss des Sauerstoffmangels auf die Feinstruktur des Herzmuskels im stillgelegten und im leerschlagenden isolierten Herzen der Ratte. Beitr. path. Anat. *136:* 58–95 (1967).

153. Poche, R.; De Mello-Mattos, C. M.; Rembarz, H. W., und Stoepel, K.: Über das Verhältnis Mitochondrien: Myofibrillen in den Herzmuskelzellen der Ratte bei Druckhypertrophie des Herzens. Virchows Arch. path. Anat., Abt. A *344:* 100–110 (1968).

154. Posner, B. I. and Fanburg, B. L.: Ribonucleic acid synthesis in experimental cardiac hypertrophy in rats: II. Aspects of regulation. Circulat. Res. *23:* 137–145 (1968).

155. Rau, H.: Zur Bedeutung der chronischen Blutdruckerhöhung für die Entstehung und Schwere der Arteriosklerose. Klin. Wschr. *1956:* 167.

156. Roberts, J. T. and Wearn, I. T.: Quantitative changes in the papillary muscle relationship in human hearts during normal growth and hypertrophy. Amer. Heart J. *21:* 617–633 (1941).

157. Rosin, A.: Morphologische Organveränderungen beim Leben unter Luftverdünnung. Beitr. path. Anat. *76:* 153–180; *80:* 622–639 (1928).

158. ROTTER, WG.: Über die Bedeutung der Ernährungsstörungen, insbesondere des Sauerstoffmangels für die Pathogenese der Gefässwandveränderungen, mit besonderer Berücksichtigung der Endarteriitis obliterans und der Arteriosklerose. Beitr. path. Anat. *110:* 46–102 (1949).

159. ROWE, G. G.; ALFONSO, S.; LUGO, J. E.; CASTILLO, C. A.; BOAKE, W. C., and CRUMPTON, CH. W.: Coronary blood flow and myocardial oxidative metabolism in subjects with severe aortic valve disease. Circulation *32:* 251–252 (1965).

160. RÜHL, A.: Warum versagt das Herz des Hypertonikers? Zbl. inn. Med. *1938:* 242.

161. SANDRITTER, W. and SCOMAZZONI, G.: Deoxyribonucleic acid content (Feulgen photometry) and dry weight (interference microscopy) of normal and hypertrophic heart muscle fibres. Nature, Lond. *202:* 100–101 (1964).

162. SAPHIR, O.: Das Herz; in Spezielle Pathologie, vol. 1, pp. 1–121 (Stuttgart 1961).

163. SCHEUER, J. and STEZOSKI, S. W.: Effects of high-energy phosphate depletion and repletion on the dynamics and electrocardiogram of isolated rat hearts. Circulat. Res. *23:* 519–530 (1968).

164. SCHIMKAT, E. und KATHKE, N.: Vergleichende Untersuchungen über die Koronar- und Zerebralsklerose bei Hypertonie. Beitr. path. Anat. *120:* 26–57 (1959).

165. SCHIRRMEISTER, S.: Vergleichende elektrokardiographische und histotopographische Untersuchungen des Herzmuskels im Unterdruckexperiment. Arch. KreislForsch. *5:* 264–291 (1939).

166. SCHLESINGER, M. J. and REINER, L.: Focal myocytolysis of the heart. Amer. J. Path. *31:* 443–459 (1955).

167. SCHOENMACKERS, J.: Die Herzkranzschlagadern bei der arterio-kardialen Hypertrophie. Z. KreislForsch. *38:* 321–336 (1949).

168. SCHOENMACKERS, J.: Vergleichende quantitative Untersuchungen über den Faserbestand des Herzens bei Herz- und Herzklappenfehlern sowie Hochdruck. Virchows Arch. path. Anat. *331:* 3–22 (1958).

169. SCHOENMACKERS, J.: Koronararterien. Herzinfarkt; in Das Herz des Menschen, vol. 2, pp. 735–792 (Thieme, Stuttgart 1963).

170. SCHRÖTTER, H., v.: Über Schädigungen des Organismus bei Verminderung des äusseren Luftdruckes. Verh. dtsch. Ges. Path. *1902:* 410–415.

171. SCHUMANN, H.: Untersuchungen über den Muskelstoffwechsel des Herzens. Ergebn. inn. Med. *62:* 869–918 (1942).

172. SCHUMANN, H.: Der Muskelstoffwechsel des Herzens. Kreisl. Bücherei, vol. 10 (Darmstadt 1950).

173. SEGAL, J.; HARVEY, W. P., and HUFNAGEL, CH.: A clinical study of one hundred cases of severe aortic insufficiency. Amer. J. Med. *21:* 200–210 (1956).

174. SHIPLEY, R. A.; SHIPLEY, L. J., and WEARN, J. T.: The capillary supply in normal and hypertrophied hearts of rabbits. J. exp. Med. *65:* 29–42 (1937).

175. STÖTZER, H.: Histotopographische Untersuchungen des Herzens bei Rechtshypertrophie verschiedener Ätiologie. Beitr. path. Anat. *128:* 157–179 (1963).

176. STRUGHOLD, H.: A cinematographic study of systolic and diastolic heart size with special reference to the effects of anoxemia. Amer. J. Physiol. *94:* 641–655 (1930).

177. SULKIN, N. M. and SULKIN, D. F.: An electron microscopic study of the effects of chronic hypoxia on cardiac muscle, hepatic and autonomic ganglion cells. Lab. Invest. *14:* 1523–1546 (1965).

178. SZEKERES, L. and SCHEIN, M.: Cell metabolism of the overloaded mammalian heart *in situ*. Cardiologia *34:* 19–27 (1959).

179. TAKEUCHI, K.: The relation between the size of the heart and the oxygen content of the arterial blood. J. Physiol. *60:* 208–214 (1925).

180. TANNENBERG, J.: Comparative experimental studies on symptomatology and anatomical changes produced by anoxic and insulin shock. Proc. Soc. exp. Biol. Med. *40:* 94–96 (1939).

181. TATERKA, W.: Vergleichende histotopographische und elektrokardiographische Untersuchungen über linksbetonte und rechtsbetonte Koronarinsuffizienz bei Kollaps. Beitr. path. Anat. *102:* 287–315 (1939).

182. THEMANN, H.: Elektronenoptische Untersuchungen über das Glykogen im Zellstoffwechsel. Veröffentlichung aus der Morph. Path., Heft. 66 (Stuttgart 1963).

183. THORN, W.: Metabolitenkonzentrationen im Herzmuskel unter normalen hypoxischen und anoxischen Bedingungen. Verh. dtsch. Ges. KreislForsch. *27:* 76–90 (1961).

184. THORN, W.; HEIMANN, J.; MÜLDENER, B. und GERCKEN, G.: Beitrag zum Stoffwechsel von Leber, Niere, Herz und Skelettmuskulatur in Asphyxie, Anoxie und bei Hypothermie. Pflügers Arch. ges. Physiol. *265:* 34–54 (1957).

185. ULRICH, H.: Organverfettungen bei Sauerstoffmangel und Hunger. Frankf. Z. Path. *52:* 80–98 (1938).

186. VIVELL, O.: Durchströmungsversuche am Koronarsystem bei normalem, hypertrophischem und atrophischem Herzmuskel. Beitr. path. Anat. *111:* 125–143 (1950).

187. VOGELBERG, K.: Die Lichtungsweite der Koronarostien an normalen und hypertrophen Herzen. Z. KreislForsch. *46:* 101–115 (1957).

188. VOGELA, W.; VOSS, R.; SCHOEN, H. R. und BECKER, W. H.: Elektronenmikroskopische und zytochemische Befunde am Papillarmuskel des Kaninchenherzens nach Sauerstoffentzug. Acta histochem. *19:* 234–248 (1964).

189. VYALYKH, M. F.: cited by F. Z. MEERSON: The myocardium in hyperfunction hypertrophy and heart failure. Circulat. Res. *25:* No. 1, suppl. 2 (1969).

190. WALDER, R.: Elektrokardiographische und histologische Untersuchungen des Herzens bei experimenteller Luft- und Fettembolie sowie bei Embolie durch Stärkesuspension. Beitr. path. Anat. *102:* 485–511 (1939).

191. WANSTRUP, J.; KJELDSEN, K., and ASTRUP, P.: Acceleration of spontaneous intimal-subintimal changes in rabbit aorta by a prolonged moderate carbon monoxide exposure. Acta path. scand. *75:* 353–362 (1969).

192. WEARN, J. T.: The extent of the capillary bed of the heart. J. exp. Med. *47:* 273–291 (1928).

193. WEGNER, G. und MÖLBERT, E.: Das Verhalten des Myokards bei der experimentellen supravalvulären Aortenstenose. Autoradiographische und elektronenmikroskopische Untersuchungen am Rattenherzen. Virchows Arch. path. Anat. *341:* 54–63 (1966).

194. WEINSCHENK, K.: Herzmuskelveränderungen bei pathologischer Belastung des rechten Ventrikels. Beitr. path. Anat. *102:* 477–484 (1939).

195. WOLLENBERGER, A.: Die Mitochondrien im hypertrophen und insuffizienten Herzen. In: Herzinsuffizienz. Hämodynamik und Stoffwechsel, pp. 202–221 (Stuttgart 1964).

196. WOLLENBERGER, A. und SCHULZE, W. J.: Mitochondrial alterations in the myocardium of dogs with aortic stenosis. J. biophys. biochem. Cytol. *10:* 285–288 (1961).

197. WOLLENBERGER, A. und SCHULZE, W. J.: Über das Volumenverhältnis von Mitochondrien zu Myofibrillen im chronisch überlasteten hypertrophierten Herzen. Naturwissenschaften *49:* 161/162 (1962).

198. ZÜHLKE, V.; DUMESNIL DE ROCHEMONT, W.; GUDBJARNASON, S., and BING, R. J.: Inhibition of protein synthesis in cardiac hypertrophy and its relation to myocardial failure. Circulat. Res. *18:* 558–572 (1966).

Maß und Übermaß am Beispiel
der Herzhypertrophie und Herzinsuffizienz

Von

F. Büchner*

*Size and Outsize as Illustrated by Cardiac Hypertrophy
and Insufficiency*

Die große Dichtung Ihres Landes, die ja zugleich größte Dichtung unserer gemeinsamen deutschen Sprache ist, kreist um die Gedanken von Maß und Übermaß, Mäßigung und Maßlosigkeit. In den Dramen von Franz Grillparzer wie im epischen Werk von Adalbert Stifter vereinigt sie besonders die Gewißheit des Menschen der griechischen Tragödie, daß die Hybris der Maßlosigkeit in den Untergang führt, mit der Verheißung der Bergpredigt, daß allein dem in der Mäßigung Befriedeten das Erdreich zugedacht ist. Das Anliegen meines Festvortrages ist es, an einem Beispiel meiner Wissenschaft, der Pathologie, zu zeigen, daß das Übermaß schon im Bereich des Bios, nicht erst in dem des Logos, zum Scheitern verurteilt ist. Zwar hat für die tierischen Organismen, wohl als erster, Johann Gottfried Herder schon 1784 die Tatsache entdeckt, daß in der Phylogenese der Organismen eine strenge Ökonomie der Entfaltung organismischer Strukturen wirksam war. Er sagt in seinen „Ideen zur Philosophie der Geschichte der Menschheit": „Was die Natur bei diesem Geschöpf als Nebenwerk hinwarf, führte sie bei den anderen gleichsam als Hauptwerk aus und ließ die anderen Teile diesem Teil dienen." Und Goethe spricht

---

* Festvortrag beim 25. Österreichischen Ärztekongreß (Van-Swieten-Jubiläum-Tagung) am 25. Oktober 1971.

in seinem Gedicht ·„Metamorphose der Tiere" 1820 den
gleichen Gedanken mit den Worten aus: „Siehst du
also dem einen Geschöpf besonderen Vorzug / irgend
gegönnt, so frage nur gleich: Wo leidet es etwa / Mangel anderswo? / Finden wirst du sogleich zu aller
Bildung den Schlüssel." Von seiner Entdeckung
beglückt, fährt der Dichter fort: „Dieser schöne Begriff
von Macht und Schranken, von Willkür / und Gesetz,
von Freiheit und Maß, von beweglicher Ordnung, /
Vorzug und Mangel erfreue dich hoch."

Aber hier stockt der Arzt, denn er erlebt tausend-
fach, daß es im kranken Organismus deshalb anders
zugeht, weil in einem voll entfalteten Organismus bei
der Überzüchtung bestimmter Organstrukturen und
Organleistungen der Anspruch anderer Organe im
Stoffwechsel, Blutbedarf und in der funktionellen
Belastung nicht zugunsten der krankhaft überzüchteten
Strukturen zurücktreten kann. Vielmehr tritt hier mit
unheimlicher Zwangsläufigkeit bald eine Rivalität der
vollgesunden gegenüber den krankhaft überzüchteten
Organen ins Spiel und die von Goethe gepriesene
Ausgewogenheit ist dahin.

Dieses schicksalhafte Scheitern des Übermaßes
im menschlichen Organismus möchte ich Ihnen am
Beispiel der Massenzunahme, also der Hypertrophie
des Herzens veranschaulichen. Unsere alltägliche ärztliche Erfahrung zeigt, daß die zunächst ideal erscheinende Mehrbildung von kontraktiler Struktur im
menschlichen Herzmuskel unter krankhaften Bedingungen schließlich notwendig in das Versagen des Herzens, also in die meist chronische und zuletzt tödliche
Herzinsuffizienz, führt. Daß ich bei der einzigartigen
Tradition der Wiener Medizin auf dem Gebiete der
Herzkrankheiten und der Herzforschung freudig gerade
dieses Beispiel gewählt habe, bedarf keiner besonderen
Betonung.

Mit diesen krankhaften Herzhypertrophien wollen wir uns im folgenden in drei Stufen auseinandersetzen: Durch Untersuchung des Herzmuskels mit
bloßem Auge, durch seine lichtmikroskopische Analyse
und schließlich durch elektronenmikroskopische Untersuchung seiner Feinstrukturen.

I.

Jedem Arzt und vielen Nicht-Ärzten ist es geläufig, daß das Herz seine von Systole zu Systole sich
kontrahierende Muskelmasse immer dann vermehrt,
wenn es zu chronischer Mehrleistung gezwungen ist.

Das geschieht, noch in den Leistungsgraden der Norm, schon bei den Schwerarbeitern und im sportlichen Training der Athleten. Chronische Herz- und Kreislaufkrankheiten belasten aber, im Unterschied zum Herzen des Trainierten, deshalb noch weit unbarmherziger den Motor unseres Kreislaufes, weil bei ihnen dem Herzmuskel in seiner Mehrbelastung keine Ruhepause gegönnt ist, sondern die Ursachen der Mehrbelastung fortgesetzt, vor allem auch während des nächtlichen Schlafes, wirksam sind. Während sich beim Training des Herzgesunden das Herzgewicht von 300 Gramm in der Norm nur auf das $1^{1}/_{2}$fache steigert, nimmt es bei dem Kranken mit chronischer Mehrbelastung seines Herzens sehr bald auf das Doppelte, Dreifache, ja Vierfache der Norm und darüber zu.

Diese Zunahme der Herzmuskulatur bei chronisch gesteigerter Leistung erscheint uns zunächst sehr sinnvoll. Bei näherem Zusehen müssen wir aber feststellen, daß solchen Herzen die normale Ausgewogenheit zwischen den Anteilen der linken und der rechten Herzkammer verloren geht: Entweder erscheint die rechte Kammer wie ein Anhängsel eines übermäßigen linken Ventrikels oder die linke Kammer wie ein Anhängsel des hypertrophierten rechten. Während das Gewicht des linken zu dem des rechten sich in der Norm etwa wie 2 : 1 verhält, steigert es sich bei den linkshypertrophierten Herzen mit der Zeit auf 3 : 1, schließlich auf 4 : 1. Umgekehrt verschiebt sich die Gewichtsrelation beider Ventrikel bei rechtshypertrophierten Herzen zugunsten der rechten Herzkammer auf 1 : 1, ja auf 3 : 2. Wir können daraus nur folgern, daß bei dieser einseitigen Herzhypertrophie aus den beiden Partnern, die die linke und die rechte Herzkammer in der Norm darstellen, mehr und mehr zwei feindliche Brüder werden, und zwar dadurch, daß der Blutbedarf der hypertrophierten Herzkammer mit der Zeit immer größer wird und diese genötigt ist, der nichthypertrophierten einen Teil des ihr zukommenden Blutes aus dem arteriellen Koronarsystem abzuschlucken, besonders bei Belastungen.

II.

In der Analyse der lichtmikroskopisch nachweisbaren Textur der Muskulatur des normalen und des hypertrophierten Herzmuskels sind schon im vorigen Jahrhundert in einer Reihe von Arbeiten wichtige Befunde erhoben. Die bedeutendste Erkenntnis dieser

Arbeiten war die Feststellung, daß bei der Herzhypertrophie im hypertrophierten Herzmuskel die einzelne
Herzmuskelzelle immer dicker wird, ihren Querdurchmesser also vermehrt. Im Jahre 1931 wurden diese
Veränderungen von Hans Eppinger und unabhängig
von ihm von Harrison in den Mittelpunkt der Erforschung der Insuffizienz des hypertrophierten Herzmuskels gerückt. In Deutschland hat sich dann seit
1947 bis in die jüngste Zeit Linzbach besonders intensiv mit diesem Befund auseinandergesetzt. Er hat ihn
bei zahlreichen Hypertrophieherzen ausführlich mathe-
matisch durchgearbeitet, leider aber kaum durch Ori-
ginalphotogramme für die verschiedenen Formen der
Hypertrophie des linken oder des rechten Ventrikels
dokumentiert. Die hier bestehende Lücke haben wir
durch erneute Untersuchung der Gesetzmäßigkeiten
der Hypertrophie an 50 Hypertrophieherzen in lichtmikroskopischen Großschnittstufen auszufüllen versucht. Im ganzen haben wir uns dabei auf über
2500 Aufnahmen bei einer konstanten Vergrößerung
auf das 240fache gestützt. Im allgemeinen lagen uns
von jedem untersuchten Fall rund 50 Photogramme
vor. Wir sind dabei in vielfacher Bestätigung von
Linzbach zu folgenden Ergebnissen gekommen:
Bei chronischer Steigerung der Druckleistung des
linken Ventrikels, so bei chronischer Hypertonie,
Aortenstenose oder Aortenisthmusstenose, nimmt in
den Herzmuskelzellen des linken Ventrikels der Querdurchmesser linear zu. Bei chronischer Steigerung der
Druckleistung des rechten Ventrikels, so durch Mitralstenose, chronisches Cor pulmonale oder durch Stenose
der Pulmonalklappen, verhält sich die Muskulatur der
rechten Kammer ebenso wie die der linken bei den
Steigerungen ihrer Druckarbeit: auch hier kommt es
zur progressiven Zunahme des Durchmessers der Herzmuskelzellen. Bei chronischer Steigerung der Volumenarbeit des linken Ventrikels infolge Aortenklappeninsuffizienz ist das Maß der Hypertrophie der Herzmuskelzellen in der linken Herzkammer das gleiche
wie bei den chronischen Steigerungen ihrer Druckarbeit. Besteht an beiden Ventrikeln eine primäre
Erhöhung ihrer Druckarbeit, so sind die Herzmuskelzellen beider Kammern hypertrophiert. Wird bei den
linkshypertrophierten Herzen ein bestimmtes Maß der
Hypertrophie des linken Ventrikels erreicht, so nimmt
die Hypertrophie der einzelnen Herzmuskelzellen nicht
weiter zu. Infolge schleichender Linksinsuffizienz mit
Blutaufstau im Pulmonalsystem und dadurch verursach-

ter Steigerung der Druckarbeit des rechten Ventrikels
kommt jetzt zur primären Hypertrophie der Herzmuskelzellen des linken Ventrikels noch eine sekundäre Hypertrophie der Herzmuskelzellen des rechten
Ventrikels hinzu. Ob im Sinne von Linzbach bei
Herzhypertrophien infolge Steigerung der Druckarbeit
zur Hypertrophie der Herzmuskelzellen noch regelhaft
eine Hyperplasie, also eine Vermehrung der Herzmuskelzellen, hinzutritt, ist durch unsere bisherigen
Untersuchungen noch nicht geklärt.

Tritt bei der infolge erhöhter Druckarbeit des
rechten Ventrikels eingetretenen Hypertrophie seiner
Herzmuskelzellen eine schleichende Rechtsinsuffizienz
ein, und dadurch ein mangelhafter Blutzustrom zum
linken Herzen mit Einschränkung der Koronardurchblutung, so kommt es zur Atrophie der Herzmuskelzellen des linken Ventrikels mit signifikanter Verkleinerung ihres Querdurchmessers. Darüber hinaus kann
sich infolge mangelhaften Blutangebotes an den linken
Ventrikel bei Mitralstenose eine kardiale Kachexie
entwickeln, so daß nicht nur die Herzmuskelzellen
des linken, sondern auch die des primär hypertrophierten rechten Ventrikels atrophieren und das
Herzgewicht, in einem unserer Fälle auf die Hälfte der
Norm, absinkt.

III.

Mit den zuletzt dargestellten Befunden sind wir
auf die Tatsache gestoßen, daß offenbar mit zunehmender Hypertrophie des linken oder des rechten Ventrikels die koronare Blutversorgung des hypertrophierten Herzmuskels unzureichend ist. Da der
Herzmuskel von den beiden Koronararterien und ihren
Ästen und Zweigen so versorgt wird, daß größere Äste
vom Epikard aus in das Myokard eindringen, sich
innerhalb der Muskulatur mehr und mehr verzwei-
gen, endigen die Aufzweigungen der Koronararterien
schließlich am Endokard. Wird also der Blutbedarf in
der Muskulatur des linken oder des rechten Ventrikels
chronisch gesteigert, so besteht die Gefahr, daß zwar
die epikardnahen Bündel der Herzmuskelzellen noch
genügend mit Blut versorgt werden, die subendokardialen Bündel dagegen zu kurz kommen. Tatsächlich
kann man als Folge solcher Durchblutungsinsuffizienzen in hypertrophierten Herzen nicht selten das
Auftreten disseminierter Herzmuskelnekrosen und deren
narbigen Ersatz beobachten. Dabei ist es notwendig,
das Narbenbild des hypertrophierten Herzmuskels zu

differenzieren und unter den vaskulären Narben solche nach meist thrombotisch verursachtem Makroinfarkt, nach multiplen mikroembolisch verursachten Mikroinfarkten und die feinherdige Narbenfelderung zu unterscheiden.

Für das Verständnis der Insuffizienz des hypertrophierten Herzens sind die zuletzt genannten Narben von besonderer Bedeutung. Sie finden sich häufig, aber nicht gesetzmäßig, bei der Herzhypertrophie in den beiden Ventrikeln, ganz besonders in der hypertrophierten Kammerwand. Im Bereich dieser Narbenfelderungen sind erhaltene Herzmuskelzellen einzeln oder in kleineren Gruppen von schmalen Bändern kollagenen Bindegewebes umsponnen. Sie bevorzugen nach dem oben Gesagten verständlicherweise die subendokardialen Ventrikelabschnitte, vor allem in den Papillarmuskeln und Trabekeln, also die terminalen Versorgungsbereiche des Koronarsystems innerhalb des Myokards. Narben dieser Art kennen wir im Herzmuskel generell als Dokumente rezidivierender Anfälle von akuter Koronarinsuffizienz und der durch sie bedingten akuten diffusen Hypoxie des Myokards. Im hypertrophierten Herzmuskel sind diese Narbenfelderungen *der* entscheidende morphologische Beweis für die Gültigkeit der Hypoxie-Hypothese der Insuffizienz des hypertrophierten Herzmuskels von Eppinger und Harrison.

Die Neigung zur Bereitschaft des hypertrophierten Herzens zur rezidivierenden Koronarinsuffizienz und Myokardhypoxie hat generell bei jeder Form der Herzhypertrophie drei Ursachen: die zunehmende Erschwerung der Sauerstoffdiffusion in den hypertrophierten Herzmuskelzellen bei deren fortschreitender Verdickung, den auf das Gesamtherz fallenden zu hohen Blutbedarf des hypertrophierten Myokards in Konkurrenz zum fortbestehenden Blutbedarf der übrigen normal arbeitenden Organe, vor allem bei den physiologischen Belastungen der Skelettmuskulatur, und schließlich die Insuffizienz der Weitbarkeit des Koronarsystems von einer bestimmten kritischen Hypertrophiestufe an, die sich im Absinken der Perfusionsmöglichkeit des Koronarsystems noch postmortal eindeutig nachweisen läßt. Zu diesen generell wirksamen Faktoren kommen als gruppenspezifische Mechanismen hinzu: bei der chronischen Hypertonie die progressive Behinderung der Koronardurchblutung durch stenosierende hypertonische Koronarsklerose, bei den Herzhypertrophien infolge Erhöhung der Druckarbeit des

linken oder des rechten Ventrikels, vor allem bei
Aortenstenose, die systolische Kompression der Koronararterien in den endokardnahen Schichten und schließlich bei der Aorteninsuffizienz die Wirkung der diastolischen Regurgitation des Aortenblutes und die
dadurch bedingte partielle Entleerung der Koronararterien während der Diastole.

Das Ausmaß der feinherdigen Narbenfelderungen
spielt im hypertrophierten Herzen als unmittelbare
Ursache seiner Insuffizienz nur selten eine Rolle. Sind
dagegen in den hypertrophierten Herzen je nach der
Hypertrophiekrankheit noch Narben nach Makroinfarkt
oder nach multiplen Mikroinfarkten entwickelt, so stellen diese vaskulären Narbentypen eine wesentliche
Mitursache für das Versagen des hypertrophierten Herzens dar. Bei einem Ausmaß von 20 bis 30⁰/o der
Gesamtmasse des hypertrophierten Ventrikels verursachen sie in der Regel das tödliche Versagen des
hypertrophierten Herzens.

IV.

Es ist unmöglich, im Rahmen dieses Festvortrages im einzelnen auf die hochbedeutsamen elektronenmikroskopischen Veränderungen einzugehen, die
in den letzten Jahren bei experimenteller Hypertrophie
des tierischen Herzmuskels nachgewiesen werden
konnten. Wir dürfen aber nicht auf die Erörterung
und Dokumentierung von zwei wichtigen hierher-
gehörenden Befunden verzichten. Der eine Befund
betrifft die feinmikroskopische Morphogenese der
Hypertrophie der Herzmuskelzellen, wie sie sich im
elektronenmikroskopischen Bild darstellt. Nach unseren
eigenen Untersuchungen der Hypertrophie des linken
Ventrikels an Hunden mit Stenosierung der Aorta
ascendens dicht oberhalb der Koronararterien setzt schon
im Laufe von 10 Min. nach der Stenosierung infolge
der erhöhten Druckarbeit des linken Ventrikels der
Ausstrom zahlreicher Granula aus breiten Lücken beider Kernmembranen und eine intensive Ansammlung
von Ribosomen, also von geformten Ribonukleinsäuren,
im kernnahen Zytoplasma ein. Gleichzeitig, in der
Folge sich steigernd und während des gesamten
Hypertrophieprozesses fortbestehend, bilden sich in
Kernnähe Doppelmembranen mit zisternenartiger Lichtung und angelagerten Ribosomen, also typische Strukturen von granuliertem Ergastoplasma. Außerdem treten unmittelbar an das Ergastoplasma anschließend
Golgi-Systeme aus nichtgranulierten Membranen mit

mehr oder weniger weiten Lakunen im kernnahen
Feld auf. Durch Untersuchungen an klassischen pro-
teinbildenden Zellen, so der Pankreasdrüsenzellen, der
Leberepithelien, der Plasmazellen, wissen wir, daß in
diesen beiden Strukturen bei jeder gesteigerten Proteinsynthese die spezifischen Eiweißkörper gebildet werden, und zwar so, daß sie im Ergastoplasma vorgeformt
und im Golgi-System zur Reife gebracht und ausgeschieden werden. An der hypertrophierten Herzmuskelzelle bilden diese beiden Strukturen kokonartige
Ballen aus feinfaserigem Material, das zunächst noch
ungeordnet ist. Durch Anschluß an die Zellmembran,
d. h. an das Sarkolemm der Herzmuskelzelle, erfolgt
in dem amorphen Fasermaterial die Ausdifferenzierung
von Myosin und Aktin mit dem charakteristischen
Schnittflächenbild. Das neugebildete Faserwerk wird
als neue Elementarfibrille zwischen die schon ursprünglich vorhandenen kontraktilen Elementarfibrillen eingebaut und mit diesen verstrebt. Dadurch nehmen
die Herzmuskelzellen im chronisch mehrbelasteten
Herzmuskel fortschreitend an Dicke zu. Durch die
gleichartige Bildung ganzer Serien neuer Elementarfibrillen in der einzelnen Herzmuskelzelle vergrößert
sich deren Querdurchmesser und kommt es zu ihrer
Hypertrophie.

Wiederum erscheint uns das Walten der natür-
lichen Kräfte des Herzmuskels bei der Hypertrophie
zunächst ideal. Daß dieser Schein trügt, beweist uns
der zweite hier zu erörternde Befund am hypertrophierten Herzmuskel, nämlich das qualitative und
quantitative Verhalten der Mitochondrien der Herzmuskelzellen. Diese für den aeroben Zellstoffwechsel
jeder Zellart entscheidend wichtigen Organellen lassen
qualitativ bei fortgeschrittener experimenteller Herzhypertrophie des Hundeherzens die gleichen Veränderungen an den Mitochondrien erkennen, wie sie seit
1957 durch eine Serie von Arbeiten bei akuter Hypoxie
des Herzmuskels nachgewiesen worden sind: Die normalerweise sehr zahlreichen Cristae mitochondriales
der Herzmuskelzellen zerfallen und werden aufgelöst,
ihre Matrix wird aufgehellt. Die daraus gezogene Folgerung, daß das chronisch hypertrophierte Herz durch
eine chronische Hypoxie gekennzeichnet ist, findet biochemisch in der Tatsache ihre Stütze, daß nach einer
langdauernden Phase der vollen Stoffwechselanpassung
des Myokards bei Hypertrophie, in der besonders ein
normaler Gehalt an organischen Phosphaten im Herzmuskel gefunden wird, mehr und mehr eine Senkung

des Kreatinphosphat und weniger steil des Adenosintriphosphat im hypertrophierten Herzmuskel nachweisbar wird, also eine Stoffwechselstörung, wie sie auch für die akute Hypoxie des nichthypertrophierten Herzmuskels kennzeichnend ist.

Noch bedeutungsvoller sind aber die quantitativen Veränderungen, die am Mitochrondriensystem der hypertrophierten Herzmuskelzellen planimetrisch nachgewiesen werden konnten. Übereinstimmend ergaben die bisherigen Untersuchungen, daß in der Phase des normalen Herzmuskelstoffwechsels bei der experimentellen Hypertrophie der Relationswert Mitochondrien: Myofilament mit 0,5 dem Normwert entspricht, in den Spätstadien der Hypertrophie aber mehr und mehr auf Werte von 0,3, ja bis zu 0,2 absinkt. Es tritt also in der Spätphase der Hypertrophie relativ zu den kontraktilen Strukturen ein zunehmender Mangel der mitochondrialen Strukturen auf, dadurch aber eine zunehmende Unfähigkeit der Herzmuskelzellen, die Atmungsprozesse in normaler Intensität aufrechtzuerhalten. Nach einer Deutung von Meerson verzichtet die hypertrophierte Herzmuskelzelle bei progressiver Herzhypertrophie notgedrungen in zunehmendem Maße auf die Bildung der mitochondrialen Enzyme und Strukturen zugunsten der zunächst weiter aufrechterhaltenen Aktomyosinbildung. Schließlich aber versagt auch diese.

Daß jede Hypoxie des Herzmuskels zu Störungen seiner Kontraktilität und dadurch zur hypoxischen Insuffizienz und Dilatation des Herzens führt, ist heute bewiesen. Ob bei der Herzinsuffizienz zusätzlich noch Dysfunktionen der Katecholamine und ein Versagen der elektromechanischen Koppelung mitwirken, wird zur Zeit lebhaft untersucht.

Kehren wir zurück zu den Dichtern, von denen wir ausgegangen sind. In der Vorrede zu den „Bunten Steinen" sagt Adalbert Stifter: „Ein ganzes Leben voll Gerechtigkeit, Einfachheit, Bezwingung seiner selbst, Wirksamkeit in seinem Kreise halte ich für groß; mächtige Bewegung des Gemütes, furchtbar einherrollenden Zorn, die Begier nach Rache, den Geist, der umreißt, ändert, zerstört, halte ich nicht für größer, sondern für kleiner, da diese Dinge nur Hervorbringungen einseitiger Kräfte sind, wie Stürme, feuerspeiende Berge, Erdbeben. Wir wollen das sanfte Gesetz zu erblicken suchen, wodurch das menschliche

Geschlecht geleitet wird." Ist es nur ein poetisches Bild, wenn wir Ärzte die tödliche Maßlosigkeit des hypertrophierten Herzens und das Scheitern geistiger Maßlosigkeit des Menschen in einem Atemzug zu nennen neigen? Oder stehen wir nicht hier vor dem Geheimnis, daß die Gesetze und Grenzen menschlichen Maßes im Leiblichen wie im Personalen eine Einheit sind?

Literatur: Büchner, F.: Die Koronarinsuffizienz in alter und neuer Sicht. Mannheim: 1970. — Büchner, F., Gabelmann, R.: Quantitative Morphologie des hypertrophierten Myokards im lichtmikroskopischen Bild. (In Vorbereitung.) — Büchner, F., Onishi, S.: Der Herzmuskel bei akuter Koronarinsuffizienz im elektronenmikroskopischen Bild. München-Berlin-Wien: 1968. — Büchner, F., Onishi, S.: Herzhypertrophie und Herzinsuffizienz in der Sicht der Elektronenmikroskopie. München-Berlin-Wien: 1970. — Büchner, F., Weyland, R.: Die Insuffizienz des hypertrophierten Herzmuskels im Lichte seiner Narbenbilder. München-Berlin-Wien: 1968. — Eppinger, H.: Zur Pathologie der Kreislaufkorrelationen. Handbuch d. norm. u. pathol. Physiol., Bd. 16/2, S. 1289. Berlin: 1931. — Harrison, F. R.: Failure of the circulation. Baltimore: 1935. — Harrison, F. R., Ashman, R., Larson, R. M.: Arch. intern. Med. *49*, 151 (1932). — Linzbach, A. J.: Die pathologische Anatomie der Herzinsuffizienz. Hdb. Inn. Med. IX/1, S. 706—800. Berlin-Göttingen-Heidelberg: Springer. 1960. (Hier auch eine ausführliche Literaturübersicht.) — Linzbach, A. J.: Verh. Dtsch. Ges. Path. *51*, 124—137 (1967). — Meerson, F. Z.: Circ. Res. *25*, Suppl. 2 (1969).

*Aus dem Pathologischen Institut des
Horst Wessel-Krankenhauses im Friedrichshain der Stadt Berlin*

Zur Pathogenese der Hochdruckapoplexie[*]

Von FRANZ BÜCHNER

Ich darf meinen Vortrag mit einigen nüchternen Zahlen beginnen: Im Jahre 1934 stellten wir an unserem Institut bei 1801 Obduktionen in 290 Fällen, im Jahre 1935 bei 1764 Obduktionen in 297 Fällen eine genuine Hypertonie als die zum Tode führende Hauptkrankheit fest, also in 16 bis 17 % aller Fälle. So war es für uns eine selbstverständliche Aufgabe, daß wir das uns anvertraute Beobachtungsgut in systematischer wissenschaftlicher Arbeit für das Hypertonieproblem auszuwerten versuchten. Dieser Aufgabe haben wir uns an unserem Institut seit 2 Jahren unterzogen. Die Durchführung dieser Untersuchungen war nur mit Unterstützung der Deutschen Forschungsgemeinschaft möglich, der wir auch an dieser Stelle dafür unseren besonderen Dank sagen. Aus dem Komplex der bisher durchgeführten Arbeiten greife ich heute eine Frage besonders heraus: die Frage nach der Pathogenese der Hochdruckapoplexie.

Die alte Auffassung, daß die große Hochdruckblutung des Gehirns beim Hypertoniker ohne weiteres durch eine Ruptur kleinerer oder größerer Arterien unter der Belastung durch den hohen Druck zustande kommt, ist vielfach verlassen. Es ist das Verdienst von ROSENBLATH und vor allem von WESTPHAL, daß sie zum erstenmal die Ansicht vertreten haben, daß der großen Hochdruckblutung feinere Veränderungen des Gehirngewebes vorausgehen und diese erst ermöglichen. Die These von WESTPHAL ist Allgemeingut

[*] Vortrag, gehalten in der Sitzung der Berliner Medizinischen Gesellschaft am 5. II. 1936.

der Klinik. WESTPHAL sieht die Voraussetzungen für die große Hochdruckblutung in Angiospasmen der Gehirnarterien gegeben, durch welche es zu einer Schädigung des Gehirngewebes und vor allem zu Nekrosen der Gefäßwände, und zwar der Arterien, Venen und Kapillaren, komme, sodaß nachträglich die Blutung durch die geschädigte Gefäßwand in den geschädigten Gehirnbezirk und darüber hinaus erfolgen könne. WESTPHAL begründet diese Auffassung nicht nur durch morphologische, sondern vor allem auch durch klinische Untersuchungen. Das klinische Korrelat des erwähnten Zustandes sieht er in den Minuten oder auch Stunden dauernden vorübergehenden apoplektischen Insulten, durch die das Krankheitsbild der Hypertonie nach seinen Untersuchungen ausgezeichnet ist. Die moderne Klinik nennt diese Zustände denn auch im Sinne von KAUFMANN und von WESTPHAL *angiospastische Insulte* und betont damit die Vorstellung, daß die erwähnten Veränderungen des Gehirns in diesen Zuständen durch Spasmen der Gehirnarterien zustande kommen.

Wenn man die Protokolle der *Westphalschen* Arbeiten genau studiert, so stellt man fest, daß WESTPHAL vor allem die Randgebiete apoplektischer Herde untersucht hat, und man kann sich des Eindrucks nicht erwehren, daß WESTPHAL hier Veränderungen an den Gefäßen beschreibt, die zum Teil atherosklerotischer Natur, zum Teil Folgezustände der Apoplexie sind. So wurde denn auch bald von morphologischer Seite, vor allem durch Untersuchungen von RÜHL, der Auffassung von WESTPHAL entgegengetreten und betont, daß im Gehirn des Hypertonikers, vor allem mit großer Blutung, regelmäßig schwere atherosklerotische Veränderungen an den intrazerebralen Arterien, besonders auch den Arterien kleinsten Kalibers, in bestimmten Bezirken zu finden sind. Auch konnte RÜHL bei vielen Hypertonikergehirnen ohne Blutung kleine Erweichungsherde im Gehirn nachweisen, die er als eine direkte Folge jener Gefäßveränderungen ansieht und als morphologisches Substrat des Insultes der Hypertoniker deutet.

Einen Schritt weiter führten die Untersuchungen von BÖHNE, von L'HEREMITTE und LEHOSCZKY. Sie konnten mitten in frischen Hypertonikerblutungen die Reste von

Erweichungsherden feststellen, die sicher älter waren als die Blutung. BÖHNE, und in Anlehnung an ihn die beiden anderen Autoren, folgern aus diesem Befund, daß bei der Hypertonie durch solche Erweichungsherde ein Locus minoris resistentiae geschaffen wird, an dem der normale Gewebsgegendruck fehlt, sodaß atherosklerotische Gefäße im Bereich solcher Herde unter der Belastung durch den erhöhten Druck zur Ruptur kommen können.

Daß solche Herde in Fällen von großer Hochdruckblutung recht häufig vorkommen, zeigen schon die neuesten Untersuchungen von HILLER. Er hat durch mikroskopische Stufenuntersuchungen solcher Gehirne nachweisen können, daß auf der nicht von der Blutung betroffenen Seite in vielen Fällen im Bereich der Stammganglien solche Herde nachzuweisen sind. Auch schon SCHWARTZ hat in seiner Monographie auf solche Herde hingewiesen.

Als die *Hillerschen* Untersuchungen veröffentlicht wurden, hatte WIRTZ an unserem Institut bereits mit seinen Untersuchungen begonnen. Er hat bei 11 Hypertonikern zwischen 40 und 80 Jahren das Gehirn im Bereich der Stammganglien beiderseits und im Bereich der Brücke durch histologische Großstufenschnitte systematisch auf Erweichungsherde untersucht. Fünf seiner Fälle stammen von Menschen zwischen 41 und 56 Jahren, die übrigen von älteren. In allen Fällen konnte WIRTZ entsprechend den Angaben der früheren Autoren eine schwere Atherosklerose der intrazerebralen Arterien aller Kaliber, besonders der Stammganglien und der Brücke nachweisen. In jedem der Fälle fand er symmetrisch gelegene Erweichungsherde im Bereich der Stammganglien und ihrer Nachbarschaft und zwar so gut wie ausschließlich in der grauen Substanz, was schon von RÜHL betont wurde, in 4 Fällen außerdem symmetrisch in der grauen Substanz der Brücke. Bei weitem überwogen die Herde im Putamen des Linsenkerns, an zweiter Stelle standen die Herde im Thalamus opticus, es folgen dann in der Häufigkeit die übrigen grauen Bezirke der Stammganglien und die grauen Bezirke der Brücke. Ich darf Ihnen die Befunde von WIRTZ an einigen Skizzen veranschaulichen, in denen jeweils die Herde aus mehreren Schnittstufen der rechten und linken Seite in eine Ebene projiziert sind.

Wir können aus diesen Befunden folgern, daß nicht nur bei älteren, sondern auch bei jüngeren Hypertonikern solche Erweichungsherde auffallend häufig zur Entwicklung kommen können. Es liegt nahe, in Anlehnung an RÜHL in ihnen das morphologische Substrat für solche apoplektische Insulte des Hypertonikers zu sehen, bei denen es zu einer irreversiblen Schädigung des Gehirngewebes gekommen ist. Vergegenwärtigt man sich die Lage der Herde, so ist die Tatsache auffallend, daß sie mit dem Prädilektionsgebiet der großen Hochdruckblutung genau übereinstimmt. Auch diese entwickelt sich an erster Stelle im *Putamen des Linsenkerns*, an zweiter Stelle im *Thalamus opticus*, an dritter Stelle in *der Brücke*. Wir möchten daher vermuten, daß tatsächlich im Sinne von BÖHNE im Bereich eines solchen Herdes die Blutung beginnt, und daß sich dann die Blutung von Herd zu Herd ihren Weg sucht unter Zerstörung der dazwischenliegenden Brücken des normalen Hirngewebes. Vielleicht wird uns auf diese Weise auch am besten die Tatsache verständlich, daß nach klinischer Beobachtung sich die große Hochdruckblutung nicht selten in Schüben verschlimmert.

Die Entstehung der Herde selbst sehen wir im Sinne von RÜHL als eine Folge der schweren auch von uns nachgewiesenen atherosklerotischen Veränderungen in den betroffenen Gehirngebieten. Diese intrazerebralen Arterien sind in unseren Fällen durch atherosklerotische Herdbildungen so schwer eingeengt, daß es notwendig im Endgebiet dieser Arterien gelegentlich im Rahmen physiologischer Durchblutungsschwankungen zu Zuständen schwerer Anämie und damit schwerer Hypoxämie kommen muß. Wir können also in der Deutung der Herde auf die Annahme von Gefäßspasmen durchaus verzichten. Wir kommen so zu einer ähnlichen Auffassung von der Entwicklung dieser disseminierten Erweichungsherde des Hypertonikers, wie sie ASCHOFF auf Grund von Untersuchungen von VERWEY DE LA FONTAINE für die Retinomalazien des Hypertonikers ausgesprochen hat. Im Prinzip kommen also diese disseminierten Erweichungsherde im Gehirn nach unserer Auffassung ebenso zustande, wie wir die Entwicklung disseminierter Nekrosen des Herzmuskels als Folge von Zuständen akuter Koronarinsuffizienz nachweisen und experimentell erzeugen konnten. Leider sind

wir über die Physiologie der Gehirndurchblutung noch nicht
so exakt unterrichtet wie über den Koronarkreislauf durch
die Untersuchungen von REIN.

Die hier entwickelte Auffassung von der Entstehung
disseminierter Nekrosen im Gehirn macht es uns zur Pflicht,
die Frage grundsätzlich zu prüfen, inwieweit eine relative
funktionelle Anämie bzw. Zustände von Hypoxämie im
Gehirn ohne Spasmen der Arterien Schädigungen morphologischer Art setzen können.

Hier sind uns nun seit längerem Veränderungen bekannt,
die nach *subakuter Kohlenoxydvergiftung* symmetrisch, vor
allem im Globus pallidus des Linsenkerns, beobachtet werden.
Durch die Kohlenoxydvergiftung entsteht aber ein Zustand
schwerer Hypoxämie, in dem das Oxyhämoglobin zum großen
Teil durch Kohlenoxydhämoglobin ersetzt ist. Diese Auffassung von der hypoxämischen Entstehung solcher Herde
wird durch neuere Einzeluntersuchungen fast zur Gewißheit.
OVERHOFF und SCHERER konnten je einen Fall mitteilen,
bei dem eine schwere sekundäre Anämie zu den gleichen
Veränderungen im Globus pallidus geführt hatte, wie wir sie
von der Kohlenoxydvergiftung her kennen. Hier können
die Nekrosen nur als hypoxämisch gedeutet werden.

Um nun in dieser Frage noch weiter zu kommen, habe ich
zusammen mit LUFT die morphologischen Veränderungen
des Zentralnervensystems beim Meerschweinchen unter dem
Einfluß der Hypoxämie untersucht. Wir erzeugten bei den
Tieren die Hypoxämie dadurch, daß wir sie nach allmählicher Adaption im Verlauf von 1 ½ Tagen in der Unterdruckkammer auf einen Unterdruck von 250—300 mm Hg
= 8000—9000 m brachten.

Die Tiere wurden im Verlauf des Versuches stuporös, ver-
fielen am letzten Tag in Krämpfe und starben in diesem Zustand.
Zur Fütterung wurden sie täglich ausgeschleust. Im ganzen
waren sie 100—130 Stunden dem starken Unterdruck ausgesetzt.
Da die Tiere in den letzten Tagen nur wenig Nahrung zu sich
nahmen, untersuchten wir zur Kontrolle ein Tier, das bei normalem
Luftdruck 4 Tage gehungert hatte. An charakteristischen Organveränderungen fanden wir zunächst schwere Nekrosen der
zentralen Läppchenabschnitte der Leber, wie sie qualitativ gleichartig, aber lange nicht so ausgedehnt nach kurzfristigen Versuchen in der Unterdruckkammer schon von ROSIN und von

CAMPBELL beschrieben worden sind. Wir fanden ferner im Herzmuskel der Tiere ausgedehnte hypoxämische Nekrosen, wie sie uns schon durch unsere Untersuchungen über Koronarinsuffizienz am Menschen und im Tierexperiment bekannt waren. Ich darf an dieser Stelle auch daran erinnern, daß DIETRICH und SCHWIEGK bei Angina pectoris-Kranken im Unterdruckversuch Zustände akuter Koronarinsuffizienz erzeugen konnten.

Das *Zentralnervensystem* wurde von uns in engen Stufen, zum Teil in Serien nach der Originalmethode von NISSL untersucht. Wir kamen dabei zu folgenden Ergebnissen: während die Rinde des Großhirns keinerlei Veränderungen zeigte, waren schwerste irreversible Ganglienzellveränderungen in den motorischen Kernen am Boden der Rautengrube symmetrisch nachzuweisen. Ähnliche, jedoch weniger starke Veränderungen zeigten die Purkinjeschen Ganglienzellen des Kleinhirns, vereinzelt auch motorische Ganglienzellen in den Stammganglien. Mit Ausnahme der letzteren Befunde waren die Veränderungen regelmäßig bei den 4 Unterdrucktieren zu erheben. Bei einem der Tiere, bei dem wir auch das Rückenmark mit untersuchten, fanden sich hier und da gleichsinnige irreversible Veränderungen an den motorischen Vorderhornzellen. Ich darf Ihnen die Befunde an einer Reihe von Diapositiven, die nach Photogrammen angefertigt sind, veranschaulichen.

Daß die Ganglienzellveränderungen an den motorischen Kernen der Rautengrube am stärksten beobachtet wurden, scheint uns damit zusammenzuhängen, daß diese Kerngebiete bis zuletzt funktionell durch Kreislauf und Atmung stark beansprucht sind, während entsprechend dem Verhalten der Tiere die Rinde schon früh funktionell weitgehend ausgeschaltet ist. In guter Übereinstimmung hiermit stehen die chemischen Untersuchungen des Zentralnervensystems im Unterdruckversuch durch HALDI, WARD und WOO, die nach Hypoxämie die Milchsäure in der Rinde kaum, dagegen in der Medulla oblongata stark vermehrt fanden. Eines beweisen jedenfalls unsere Experimente mit Sicherheit, nämlich die Tatsache, daß *durch starke Hypoxämie ohne Spasmen schwere irreversible Schädigungen der nervösen Substanz entstehen können.* Wenden wir diese Erkenntnis auf die oben erörterten Erweichungsherde im Hypertonikergehirn an, so werden wir in der Deutung bestärkt, daß auch diese durch Hypoxämie bei atherosklerotisch verschlechterter Durchblutung ohne Spasmen zustande kommen. Daß sie bei der Hypertonie in den Stammganglien zur Entwicklung kommen, ist natürlich dadurch bedingt, daß sich unter dem Einfluß der Hypertonie gerade in diesen Gebieten die schwere Atherosklerose der Arterien entwickelt.

Unsere Untersuchungen beanspruchen aber auch allgemein-pathologisch, wie wir glauben, ein besonderes Interesse. Ist doch durch sie erneut die große Bedeutung von Zuständen der *Hypoxämie* in der Pathogenese erwiesen. Es wird die Aufgabe weiterer Studien sein, die grundsätzliche Bedeutung der Hypoxämie für die Krankheitsforschung weiter auszuwerten.

ASCHOFF, M. Kl. 1933 S. 933; Augenärztl. Tagesfragen 1934 S. 113. — BÖHNE, Beitr. path. Anat. 1927 Bd. 78 S. 260 u. 1931 Bd. 86 S. 273; Z. Neur. 1931 Bd. 137. — BÜCHNER u. LUFT, Beitr. path. Anat. 1936 Bd. 96 S. 549. — CAMPBELL, Brit. J. exper. Path. 1927 Bd. 8. — DE LA FONTAINE VERWEY, Klin. Mbl. Augenheilk. 1927 Bd. 79 S. 148. — HALDI, WARD u. WOO, Amer. J. Physiol. 1926 Bd. 75. — L'HEREMITTE u. KYRIACO, Encéphale 1928 Bd. 23 S. 518. — HILLER, Arch. f. Psychiatr. 1935 Bd. 103 S. 1. — LEHOCZKY, Beitr. path. Anat. 1933 Bd. 92 S. 132. — OVERHOF, Virchows Arch. 1933 Bd. 287 S. 784. — ROSENBLATH, Dtsch. Z. Nervenheilk. 1918 Bd. 61 S. 10. — ROSIN, Beitr. path. Anat. 1927 Bd. 76 S. 153 und 1930 Bd. 80 S. 622. — RÜHL, Beitr. path. Anat. 1927 Bd. 78 S. 160. — SCHERER, Z. Neur. 1934 Bd. 150 S. 632. — SCHWARTZ, Arten der Schlaganfälle. 1920. WESTPHAL, Dtsch. Arch. klin. Med. 1926 Bd. 151 S. 31. — WESTPHAL u. BÄR, Dtsch. Arch. klin. Med. 1926 Bd. 151 S. 1. — WIRTZ, erscheint in Beitr. path. Anat.

DIE PATHOGENETISCHE BEDEUTUNG DER HYPOXÄMIE[*]

Von

Prof. Franz Büchner, Freiburg i. Br.

Wenn wir von Organveränderungen durch Sauerstoff-mangel sprechen, so sind wir vielleicht zunächst geneigt, an Krankheitsbilder zu denken, bei denen eine totale Blutsperre in einem bestimmten Gefäßgebiet einem mehr oder weniger großen Organteil den Sauerstoff völlig entzieht. Also Krankheitsbilder, wie der thrombotisch entstandene Herzinfarkt, die durch Thrombose entstandene Gehirnerweichung mit Apoplexie, kommen uns in den Sinn. Von solchen schweren durch plötzlichen vollständigen Gefäßverschluß bedingten Veränderungen soll hier nicht die Rede sein. Vielmehr interessiert uns die Frage, inwieweit eine allgemeine oder eine auf ein bestimmtes Organ begrenzte Herabsetzung der Sauerstoffversorgung des Gewebes zu schweren Organschäden führen kann.

Daß wir diese Frage heute als ein wichtiges Problem der Krankheitsforschung erkennen, verdanken wir den Anregungen verschieden gerichteter Untersuchungen. An erster Stelle muß ich hier die Ergebnisse nennen, zu welchen man auf dem Gebiete der Physiologie des Höhenklimas gekommen ist. In diesem Kreise brauche ich nicht zu betonen, daß das Davoser Institut für Klimaforschung an dieser Forschung und ihren wichtigen Ergebnissen, besonders durch die Arbeiten von A. Loewy, großen Anteil hat. In diesen Arbeiten wurde unter anderem klar erkannt — und das ist ein wichtiger Ansatzpunkt für unsere Betrachtungen — daß bestimmte Grade der Luftverdünnung nicht nur schädigend auf die Funktionen des Organismus wirken, sondern auch Veränderungen an der Struktur setzen.

Das Hypoxämieproblem wurde dann praktisch besonders dringlich, als die moderne Luftfahrt aus technischen und militärischen Gründen es anstrebte, den Flug in möglichst große Höhen zu verlegen. Hier mußte man bald erkennen, daß der Pilot von bestimmten Höhen ab durch die zunehmende Luftverdünnung und den damit verbundenen Sauerstoffmangel

* Vortrag gehalten am 6. Juli 1937 vor dem Davoser Ärzteverein.

stark gefährdet ist. Ganz von selbst wurde so die Frage nach
dem Einfluß verdünnter Luft auf die Funktionen und die
Struktur des Organismus zu einer Kernfrage der modernen
Luftfahrtmedizin.

Ich glaube aber, die Übertragung der durch Höhenphysiologie und Luftfahrtmedizin gewonnenen Beobachtungen
auf die allgemeine Pathologie wäre noch nicht möglich gewesen,
wenn nicht die moderne Physiologie uns wichtige neue Erkenntnisse über die normale Kreislaufarbeit vermittelt hätte.

Durch die Arbeiten von BARCROFT und seiner Schule
wurde uns gezeigt, daß der Organismus je nach Bedarf Blut aus
der Zirkulation ausschalten, also speichern, und in die Zirkulation hineinwerfen, also entspeichern kann. Durch die
Arbeiten HERINGS und seiner Schule erkannten wir den Einfluß der Blutdruckzügler, nicht nur auf die Regulierung des
Blutdruckes, sondern auch auf die Herzfrequenz und den
Mechanismus der Speicherung und Entspeicherung von Blut
und damit auf die gesamte Kreislaufarbeit. Durch die Arbeiten
von REIN wurde uns gezeigt, wie exakt das Maß der Durchblutung eines Organs von dessen jeweiliger Leistung abhängt
und wie der Organismus an den Orten relativer funktioneller
Ruhe Blut einspart, um es an Orten funktioneller Belastung
verfügbar zu haben. Alle diese Erkenntnisse besagen aber
für unsere Fragestellung vor allem das eine: der Organismus
geht mit dem zirkulierenden Blut sehr haushälterisch um,
er spart in der Zeit, um in der Not zu haben, und er ist in dieser
Ökonomie auf ein kompliziertes Spiel von Regulationen angewiesen. Und weiter wird uns vor allem durch die Arbeiten von
REIN klar, daß der Sauerstoffhunger des arbeitenden Organes
ein großer ist, und daß das arbeitende Organ in Gefahr kommt,
wenn dieser Hunger nicht genügend gestillt werden kann.

Zustände von solchem Sauerstoffhunger durch zu geringes
Angebot von Sauerstoff im zirkulierenden Blut, bezeichnen
wir als Hypoxämie, d. h. Unterwertigkeit des Sauerstoffes im
Blut. Ich habe Ihnen nun zu zeigen, inwiefern eine Hypoxämie zu Schädigungen bestimmter Organe und damit zu Erkrankungen führen kann. Dabei beschränke ich mich auf die
hypoxämische Schädigung des Herzmuskels und des Gehirns.

Frl. ROSIN hatte schon 1926 am Davoser Institut gezeigt,
daß im Unterdruckexperiment, also bei Einwirkung verdünnter Luft, oder unter sauerstoffarmer Sauerstoff-Stickstoff-
atmung, also bei Einwirkung sauerstoffarmer Luft, bei Kaninchen und Meerschweinchen eine ausgesprochene Verfettung der Herzmuskelfasern (vgl. auch v. SCHROETTER, CAMP-
BELL) eintritt. Diese Beobachtungen bestätigen eine alte Erfahrung der Pathologen, nach der bei schweren Anämien,
besonders bei perniziöser Anämie, durch den Sauerstoffmangel
im Anämieblut der Herzmuskel zu verfetten pflegt. Bei dieser
Verfettung des Herzmuskels handelt es sich aber um einen
jederzeit reversiblen Vorgang, der sich zurückbilden kann,

sobald die Hypoxämie beseitigt ist. Wichtiger ist natürlich die Frage, inwieweit durch Hypoxämie irreversible Schädigungen an der Struktur des Herzmuskels eintreten können. Exakt ist diese Möglichkeit durch meinen Mitarbeiter Luft bewiesen. Er brachte Meerschweinchen nach langsamer Adaptation in der Unterdruckkammer in stark verdünnte Luft zwischen 300 und 230 mm Hg. Bei den meisten der spontan gestorbenen Tiere ließen sich im Herzmuskel in feiner Verteilung Nekrosen nachweisen, also Veränderungen, die eine irreversible Schädigung darstellen.

Schürmann und Peter haben in ihren Untersuchungen an steril entnommenem Gewebe der Leber und des Herzmuskels das der intravitalen Nekrose entsprechende Bild kernloser Zellschollen erst dann entstehen sehen, wenn auf das tote Gewebsmaterial gleichzeitig aktives Blutserum fermentativ einwirkte. Ob es sich bei dieser kernauflösenden Wirkung des Serums um einen Vorgang handelt, der auch in vivo sich am schon abgestorbenen Material abspielt, oder ob Sauerstoffmangel und Serumwirkung gemeinsam erst die intravitale Nekrose erzeugen, ist durch die Schürmannschen Beobachtungen nocht nicht geklärt.

Kommen nun solche hypoxämische Nekrosen auch spontan in der menschlichen Pathologie vor und zu welchen klinischen Bildern haben sie Beziehung?

Das Gebiet, das wir mit der Beantwortung dieser Frage betreten, übersehen wir heute ziemlich klar. Wir finden in der Tat solche disseminierten Nekrosen des Herzmuskels bei verschiedenen Grundkrankheiten als Ausdruck einer akuten Coronarinsuffizienz. Die theoretische Voraussetzung für die Prägung dieses Begriffes „Coronarinsuffizienz" waren die Untersuchungen von Rein über die Physiologie des Coronarkreislaufes, in denen Rein entsprechend den von ihm gefundenen oben erwähnten allgemeinen Regeln der Durchblutungsökonomie feststellte, daß auch die Coronardurchblutung sich exakt dem Maß der Herzarbeit anpaßt und bei gesteigerter Herzarbeit ansteigt, um bei Nachlassen der Herzarbeit wieder abzusinken. Dementsprechend verstehen wir unter Coronarinsuffizienz einen Zustand, bei dem dem Herzen nicht die Menge Blut bzw. die Menge Sauerstoff zuströmt, deren es für seine augenblickliche Leistung bedarf.

Einen solchen Zustand erleben wir schon bei schwerer Anämie und er führt dabei, wie wir bereits erwähnten, in der Regel zu einer hypoxämischen Verfettung des Herzmuskels. Werden bei Anämien nun schwerere Grade von Hypoxämie erreicht, so kommt es nicht selten, wie mein Mitarbeiter Opitz nachweisen konnte, zu den genannten hypoxämischen Nekrosen, vor allem in den inneren Bezirken der Muskulatur des linken Ventrikels.

Noch klarer vielleicht liegen die Verhältnisse bei der subakuten Kohlenoxydvergiftung. Stirbt ein Mensch im sub-

akuten Stadium einer CO-Vergiftung, so kann man nach den
Untersuchungen von HERZOG, TESSEREAUX, RADTKE, JEK-
KELN u. a., die ich aus eigener Erfahrung bestätigen kann,
im Herzmuskel, vor allem wieder in den inneren Schichten der
Muskulatur des linken Ventrikels, die gleichen Nekrosen mit
großer Regelmäßigkeit nachweisen. Das gleiche konnte im
Experiment mein Mitarbeiter CHRIST durch nichttödliche
CO-Vergiftung von Kaninchen zeigen. Nun ist aber die CO-
Vergiftung ein ganz reiner Fall von Hypoxämie, indem hier
das Oxyhämoglobin durch Kohlenoxydhämoglobin ersetzt ist.
Wir sind also durchaus berechtigt, die Schädigungen des Herz-
muskels nach CO als hypoxämische zu deuten.

Ich glaube, man geht nicht fehl, wenn man ganz entsprechende Herzmuskelnekrosen ebenfalls als hypoxämische auf-
faßt, die von SCHULTZ-BRAUNS für die Vergiftung mit nitrosen
Gasen nachgewiesen wurden. Bei Einatmung dieser Gase
kommt es zur reichlichen Bildung von Methämoglobin, also
zu einer festen Bindung des Sauerstoffes an das Hämoglobin, so
daß der Sauerstoff nicht an die Gewebe abgegeben werden kann.

Wichtiger als diese Zustände, bei denen es sich um einen
spontanen Modellversuch zur hypoxämischen Schädigung des
Herzens handelt, scheinen uns aber andere Krankheitsbilder
zu sein, die klinisch häufig zum Auftreten akuter Coronarinsuffizienz und durch die Coronarinsuffizienz nicht selten
zu den erwähnten hypoxämischen Nekrosen des Herzmuskels
führen: es sind dies vor allem die stenosierende Arteriosklerose der Kranzgefäße des Herzens und die Syphilis der
Aorta mit zunehmender Stenosierung der Kranzaderabgänge.
Bei diesen Grundkrankheiten liegt in der Regel keine allgemeine Hypoxämie vor. Dennoch ist bei ihnen der Herzmuskel zunächst anfallsweise von Hypoxämie bedroht, da
hier das Kranzadersystem in seinem Verlauf oder an seiner
Wurzel mehr oder weniger stark verengt und versteift und der
Förderung einer größeren Blutmenge nicht mehr gewachsen
ist. Wird nun dem Herzmuskel bei diesen Krankheiten durch
körperliche oder psychische Belastung dennoch eine erhöhte
Arbeit plötzlich zugemutet, so kann es auch hier unter dem
Einfluß solcher Mehrbelastung zur Entwicklung hypoxämi-
scher Nekrosen mit besonderer Bevorzugung der inneren
Schichten der Muskulatur des linken Ventrikels kommen
(BÜCHNER, OPITZ).

Der Zustand der akuten Hypoxämie des Herzmuskels
äußert sich nun häufig subjektiv in einem bestimmten eindrucksvollen Symptom, dem Anfall von Angina pectoris,
objektiv in bestimmten flüchtigen Veränderungen des Elektrokardiogramms. Von diesen Erscheinungen soll nun kurz
die Rede sein.

WILLIAM und WEBSTER sowie LEWIS und ROTHSCHILD
haben uns vor einigen Jahren ein sehr einfaches und eindeutiges Experiment gezeigt; anämisiert man einen Arm durch

relative Drosselung der Blutzufuhr und führt mit dem anämischen Arm bestimmte Bewegungen aus, so entsteht nach einiger Zeit in der arbeitenden Muskulatur des Armes zunehmend ein heftiger, schließlich unerträglicher Schmerz, der von den angereicherten Stoffwechselschlacken ausgelöst wird. Ganz entsprechend entsteht im Herzmuskel der Angina pectoris-Schmerz, wenn bei den genannten Krankheiten die Sauerstoffzufuhr zum Herzen unter dem Einfluß akuter Mehrbelastung des Herzmuskels notleidet und sich Schlacken des Stoffwechsels im Herzmuskel anreichern. Hält dann der Kranke, vom Schmerz übermannt, in der Überanstrengung seines Herzens inne, so wird die Coronardurchblutung wieder suffizient, die Stoffwechselschlacken werden beseitigt, und der Schmerz hört auf. Diese Auffassung der älteren Kliniker und von J. MACKENZIE von der Entstehung der Angina pectoris, konnte ich vor einigen Jahren mit der Tatsache stützen, daß bei Kranken mit stenosierender Coronarsklerose oder Syphilis der Aorta, die Stunden nach einem solchen Anfall starben, regelmäßig disseminierte Herzmuskelnekrosen nachzuweisen waren und daß die gleichen Nekrosen im Experiment durch starke Anstrengung anämisch gemachter Kaninchen erzeugt werden konnten.

Daß fast gleichzeitig oder sehr bald danach auch von klinischer Seite diese Theorie neu belebt wurde (GOLDHAMMER und SCHERF, v. BERGMANN, HOCHREIN, DIETRICH und SCHWIEGK, KROETZ), war vor allem den Beobachtungen über das Elektrokardiogramm im Angina pectoris-Anfall zu danken. Zunächst hatten angelsächsische, später deutsche Autoren gezeigt, daß nicht selten im Anfall von Angina pectoris das ST-Stück des Elektrokardiogramms sich in Abl. I, evtl. II, unter die Nullinie senkt, um nach 10—15 Minuten wieder normal zu werden. Waren schon diese Beobachtungen kaum anders zu deuten, denn als Ausdruck einer hypoxämischen Schädigung des Herzmuskels während des Angina pectoris-Anfalles, so wurde die Zuordnung solcher flüchtiger Senkungen des ST-Stückes unter die Nullinie in Abl. I evtl. II zur vorübergehenden Hypoxämie des Herzmuskels durch zwei Experimente exakt bewiesen: erstens konnten DIETRICH und SCHWIEGK diese elektrokardiographischen Veränderungen, zum Teil mit Anfällen, bei Angina pectoris-Kranken auslösen, indem sie die Kranken verdünnte bzw. sauerstoffarme Luft atmen ließen. Zweitens konnten v. LUCADOU und ich nach Überanstrengung anämisch gemachter Kaninchen regelmäßig über einige Stunden die gleiche reversible Kurvenänderung beobachten. Die Tiere zeigten nach Tötung am nächsten Tage die obenerwähnten Nekrosen im Herzmuskel. Man darf natürlich nicht annehmen, daß jede derartige Kurvenänderung eine so hochgradige Hypoxämie des Herzens anzeigt, daß Nekrosen entstehen. Gehen die Veränderungen des Elektrokardiogramms in wenigen Minuten zurück, so bleiben die

Nekrosen sicher aus. Die Änderungen des Ekg. sind uns aber diagnostisch ein wichtiger Hinweis und werden heute in dem von Scherf eingeführten Arbeitsversuch mit Registrierung des Elektrokardiogramms nach körperlicher Belastung für die Diagnose einer Bereitschaft zur Coronarinsuffizienz herangezogen.

Sie sehen, in welche wichtigen klinischen Probleme uns die Erörterung des Hypoxämieproblems hineinführt. Haben wir uns aber einmal die Bedeutung der Coronarinsuffizienz für das Zustandekommen der Angina pectoris klargemacht, so verstehen wir auch, daß der Insuffizienz der Coronardurchblutung der Zusammenbruch der Herzleistung unmittelbar oder allmählich folgen kann. Bei den erwähnten Grundkrankheiten der Angina pectoris erleben wir das im Bild des akuten Coronartodes einerseits, im allmählichen Versagen des Herzens durch chronische Coronarinsuffizienz andererseits. Für die letztere Frage muß ich Sie auf die mit Weber und Haager verfaßte Monographie über Coronarinfarkt und Coronarinsuffizienz verweisen.

Etwas näher eingehen will ich aber auf die Möglichkeit von Zuständen akuter Coronarinsuffizienz beim Gesunden unter dem Einfluß großer sportlicher Leistungen. Zusammen mit von Lucadou konnte ich ein drastisches, aber eindeutiges Experiment anstellen: läßt man ein normales, nicht anämisch gemachtes Kaninchen bis zur Erschöpfung in einer elektrisch getriebenen Lauftrommel laufen, so kann man bei solchen Tieren regelmäßig die oben näher geschilderten Veränderungen des Elektrokardiogramms und die hypoxämischen Nekrosen des Herzmuskels als Ausdruck bzw. Folge akuter Coronarinsuffizienz nachweisen. Es sind meines Wissens nun zwar noch keine derartigen Herzmuskelnekrosen am Menschen bei Tod nach sportlicher Höchstleistung beobachtet, es sind aber von Reindell entsprechende Veränderungen des Elektrokardiogramms mit den Zeichen der Herzinsuffizienz im Röntgenbild bei Sportsleuten nach großer Anstrengung mitgeteilt. Bei aller Freude am Sport und an der sportlichen Ertüchtigung unserer Jugend können wir Ärzte aus solchen Beobachtungen nur folgern, daß nicht die Rekordleistung, sondern die gute Durchschnittsleistung das für unsere Jugend zu erstrebende Ideal ist, wollen wir Herzschäden vermeiden, die sich vielfach erst im späteren Leben auswirken.

Noch bei einem ganz anderen klinischen Bild spielen hypoxämische Veränderungen des Herzmuskels sekundär eine große Rolle, wie mein Mitarbeiter Meessen in einer eben erschienenen experimentellen Arbeit gezeigt hat: beim Kollaps. Meessen erzeugte den Kollaps beim Kaninchen einmal durch intravenöse Injektion von Histamin. Andererseits brachte er Kaninchen in einen Kollaps durch Aufrichten des auf einem Brett aufgespannten Tieres (orthostatischen Kollaps). In beiden Fällen kommt es zur Verschiebung des Blutes, vor

allem in die Baucheingeweide. In beiden Fällen konnte nun
MEESSEN mit großer Regelmäßigkeit die oben erörterten
Veränderungen des Elektrokardiogramms registrieren, nicht
selten sogar mit Übergang zu noch schwererwiegenden Kurvenveränderungen, auf die ich hier nicht eingehen kann.
Überleben die Tiere den Kollaps, so bilden sich allmählich
die Veränderungen des Elektrokardiogramms wieder zurück.
Zugleich entwickeln sich aber bei ihnen die erwähnten hypoxämischen Nekrosen des Herzmuskels. Diese Beobachtungen
von MEESSEN scheinen mir für die Klinik des Kollaps von
großer Bedeutung zu sein. So eindeutig zwar der Kollaps in
der paralytischen Auffüllung des peripheren Gefäßsystems
seine Ursache hat, so eindeutig wirkt er durch relativen Leerlauf des Herzens auf das Zentralorgan des Kreislaufes zurück
und bewirkt an diesem Veränderungen, die ihrerseits den Zusammenbruch des Kreislaufes fördern oder sich nach Über-
stehen der akuten Gefahr kürzere oder längere Zeit noch am
Kreislauf auswirken. Ich möchte annehmen, daß hier der
Schlüssel für die klinische Beobachtung liegt, daß nach überstandenem Kollaps über längere Zeit eine eigenartige Labilität
des Herzens zurückzubleiben pflegt. Vielleicht gehören hierher
auch die Schädigungen des Herzens nach Grippe, wie sie
klinisch so häufig im Herzmuskel registriert und wie sie als
primäre Nekrosen des Herzens bei Grippe von Kollegen ROU-
LET beschrieben wurden. Die Grippe ist ja berüchtigt durch
ihre Tendenz zum Kollaps.

Die Untersuchungen von MEESSEN machen es ferner wahrscheinlich, daß Histaminkollaps und orthostatischer Kollaps
in ihrer Wirkung das gleiche sind. Sie sprechen gegen die
Annahme von EPPINGER, KAUNITZ und POPPER, daß das
Histamin außer seiner kreislaufdynamischen Wirkung noch
eine besondere davon unabhängige Wirkung auf die Permeabilität der Gefäßwände hat. Die gesteigerte Permeabilität
der Gefäßwände für Blutplasma ist vielmehr nach allen Erfahrungen der Pathologie eine häufige Folge der hypoxämischen Schädigung des Gefäßsystems, wie uns das Lungenödem, die Albuminurie bei Stauung u. a. beweisen. Diese Feststellung ist mir deshalb wichtig, weil EPPINGER die nach
ihm nach Histamin zu beobachtenden Serumansammlungen,
z. B. im Disseschen Raum, d. h. zwischen Capillaren und Epithelien der Leber, als Ausdruck einer „serösen Entzündung" im
Sinne ROESSLES ansieht. MEESSEN hat durch Serumaustritt
entstehende Quellungen des Bindegewebes an den Gefäßen
des Herzmuskels und im Interstitium auch nach einfachem
orthostatischem Kollaps gesehen. Dies spricht sehr für die
alleinige kreislaufdynamische Beeinflussung der Permeabilität
der Gefäßwand. Weiter auf das so wichtige Problem der
serösen Entzündung, das besonders durch die Untersuchungen
von DOLJANSKI und ROULET an Bedeutung gewonnen hat,
hier einzugehen, muß ich mir versagen.

So bedeutungsvoll nach allem die Hypoxämie für bestimmte Veränderungen des Herzens werden kann, so wichtig ist der allgemeine oder organbeschränkte Sauerstoffmangel auch für bestimmte Veränderungen des Gehirns. Ehe wir uns hier den experimentellen Feststellungen zuwenden, wollen wir die spontanen Gehirnveränderungen der menschlichen Pathologie ins Auge fassen, die wir mit Sicherheit oder Wahrscheinlichkeit als hypoxämische erkennen

Hier sind zunächst jene symmetrischen Nekrosen zu erwähnen, wie sie so regelmäßig nach subakuter Kohlenoxydvergiftung, vor allem symmetrisch im Globus pallidus, gefunden werden. Für ihre Entstehung gilt die gleiche Erklärung, wie wir sie oben für die Nekrosen des Herzmuskels nach CO-Vergiftung geben konnten: die Verdrängung des Oxyhämoglobins durch CO-Hämoglobin setzt die Sauerstoffspannung auf ein solches Maß herab, daß im Globus pallidus eine irreversible Schädigung resultiert. VOLHARD hat ihnen schon vor Jahren bei der Erörterung des Problems der Hochdruckapoplexie diese Deutung gegeben.

Sicherlich sind auch im gleichen Sinne gleichartige und gleichlokalisierte Veränderungen zu verstehen, wie sie nach schweren Anämien, besonders nach perniziöser Anämie, vereinzelt beschrieben wurden (OVERHOFF, SCHERER).

Für die Aorteninsuffizienz sind zwar entsprechende Herdbildungen meines Wissens bisher nicht nachgewiesen. Bei der eigenartigen Kreislaufdynamik dieses Herzklappenfehlers mit der starken Senkung des diastolischen Druckes ist es aber verständlich, daß nach klinischer Erfahrung bei seiner Dekompensation eindeutige nervöse Störungen im Sinne flüchtiger apoplektischer Insulte (WESTPHAL), aber auch psychische Veränderungen keine Seltenheit sind. Es liegt nahe, diese Veränderungen ebenfalls als Ausdruck einer Hypoxämie des Gehirns bei Aorteninsuffizienz anzusehen.

Morphologisch eindeutig faßbar sind dagegen die Veränderungen, welche den flüchtigen apoplektischen Insulten beim Hypertoniker zugrunde liegen. Die Häufigkeit schwerer arteriosklerotischer Gefäßveränderungen an den kleinen Arterien bestimmter Bezirke des Hypertonikergehirns ist durch eine ganze Reihe gründlicher Untersuchungen (RÜHL, WIRTZ u. a.) noch zuletzt durch eine Veröffentlichung von K. WOLFF bewiesen. Entsprechend der Lokalisation dieser Gefäßveränderungen in den Stammganglien, besonders im Putamen, und in der Brücke, kommt es auffallend häufig beim Hypertoniker zu symmetrischen kleinen Erweichungen in diesen Gebieten, wie die Untersuchungen von RÜHL, BÖHNE, HILLER u. a., besonders auch die histologischen Stufenuntersuchungen meines Mitarbeiters WIRTZ, beweisen. Diese Veränderungen sind das morphologische Substrat flüchtiger apoplektischer Insulte des Hypertonikers. Man geht wohl nicht fehl, wenn man annimmt, daß sie im Versorgungsgebiet arteriosklerotisch

verengter kleiner Gehirnarterien durch ungenügende Sauerstoffversorgung der grauen Substanz, also durch Hypoxämie,
entstehen.

Die Auffassung von der hypoxämischen Entstehung
solcher Gehirnveränderungen haben nun in den letzten Jahren
im Experiment eine wichtige Stütze gefunden. Zusammen
mit LUFT konnte ich nachweisen, daß bei Meerschweinchen,
die man langsam in der Unterdruckkammer auf einen Unterdruck von 300—230 mm Hg bringt, der Tod nach dem Auftreten eigenartiger Streckkrämpfe mit extremer Dorsalverbiegung der Halswirbelsäule und nach schweren Störungen
der Atmung eintritt. Diese Tiere zeigen nun histologisch
schwerste symmetrische Ganglienzellnekrosen in bestimmten
Kernen am Boden und Dach der Rautengrube, im Kleinhirn
und in der Brücke, besonders in den großen motorischen
Ganglienzellgruppen, spärlich dagegen in den Stammganglien
und überhaupt nicht in der Hirnrinde. Es werden also vor
allem die Gebiete von der Hypoxämie betroffen, die durch
Kreislauf und Atmung bis zum Tode funktionell beansprucht
sind, ein erneuter wichtiger Hinweis darauf, daß die schädigende
Wirkung der allgemeinen Hypoxämie durch funktionelle Belastung gesteigert wird.

In Weiterführung dieser Untersuchungen konnte dann
LUFT zeigen, daß diese Veränderungen im allgemeinen schwerer
auftreten bei jungen, nichtausgewachsenen Tieren, die von
hypoxämischen Schädigungen des Herzens verschont bleiben
und länger als ältere Tiere den Aufenthalt in verdünnter Luft
aushalten. Ferner konnte er feststellen, daß die tödlichen
Veränderungen des Zentralnervensystems auch dann noch
auftraten, wenn die Tiere vor der Zeit aus der verdünnten Luft
wieder in normalen Luftdruck verbracht wurden.

Wie sehr hierbei für solche Gehirnveränderungen die
allgemeine Hypoxämie entscheidend ist, konnte mein Mitarbeiter HOPPE in weiteren, noch unveröffentlichten Experimenten demonstrieren. Er versuchte, die Gehirnschädigung
in das Gebiet der Stammganglien zu konzentrieren, indem
er bei Meerschweinchen im Unterdruck einseitig und doppelseitig die Arteria carotis communis unterband. Wie entsprechende histologische Kontrolluntersuchungen zeigten, bewirkt die ein- oder doppelseitige Unterbindung der Carotis
beim Meerschweinchen an sich keine Veränderungen an irgendeiner Ganglienzellgruppe. Bei den Unterdrucktieren, denen
die Carotis communis einseitig unterbunden wurde, traten
nun nicht etwa einseitig lokalisierte Nekrosen auf, sondern
das Bild war ganz das gleiche, wie es von LUFT und mir beobachtet worden war. Ja auch bei doppelseitiger Unterbindung der Carotis communis lag das Maximum der Veränderungen nicht im Versorgungsgebiet der Arteria carotis
interna beiderseits. Die Rinde blieb auch hier frei von hypoxämischen Schädigungen, in den Stammganglien waren sie

spärlich nachzuweisen. Dagegen fanden sie sich auch hier vor allem in den Kernen der Medulla oblongata und in der Brücke. Wenn sich die Befunde von HOPPE auch nicht ohne weiteres auf die Verhältnisse beim Menschen übertragen lassen, so zeigen sie doch, daß beim Tier offenbar der Circulus arteriosus Villisii als geschlossenes System wirkt und bei Ausschaltung eines oder zweier seiner Quellarterien die übrigen kompensatorisch eingreifen, so daß die Lokalisationsregel der allgemeinen hypoxämischen Schädigungen des Gehirns gewahrt bleibt. Die Versuche stützen also vom Pathologischen her die Feststellungen der experimentellen Physiologie über die Gehirndurchblutung von M. und D. SCHNEIDER sowie von GOLLWITZER-MEIER und ECKARDT.

Einen wichtigen Einwand mußten wir uns noch gegen unsere Beobachtungen machen. Die Physiologie des Höhenklimas hatte gezeigt, daß bei starker Luftverdünnung eine starke Wasserabgabe durch den Organismus einsetzt. Es bestand also die Möglichkeit, daß bei Entstehung der geschilderten Veränderungen der starke Wasserverlust mit im Spiele war. Mein Mitarbeiter ROTTER hat nun in noch unveröffentlichten Untersuchungen unter normalem Luftdruck Meerschweinchen ein sauerstoffarmes Sauerstoff-Stickstoffgemisch atmen lassen, dessen Sauerstoffkonzentration genau entsprechend den Sauerstoffwerten unserer Unterdruckversuche dosiert wurde. Bei den 3 Meerschweinchen, die er untersuchte, trat der Tod genau wie bei den Unterdrucktieren nach den typischen Krämpfen unter schweren Störungen der Atmung ein. Die sorgfältige histologische Untersuchung des Zentralnervensystems der Tiere ergab die gleichen charakteristischen Ganglienzellnekrosen mit der gleichen Verteilung wie bei den Unterdrucktieren und mit der gleichen charakteristischen Symmetrie der Kerndegeneration. Mit diesen Befunden von ROTTER dürfte der Beweis erbracht sein, daß es sich tatsächlich in all unseren Experimenten um hypoxämische Nekrosen des Zentralnervensystems handelt.

Hiermit möchte ich meinen Bericht schließen. Wenn es gelungen ist, unter dem Problem der Hypoxämie eine ganze Reihe von anscheinend getrennten Problemen der Krankheitsforschung aufhellend zusammenzufassen, so nehmen Sie dies als Symbol dafür, wie wissenschaftliche Medizin nicht nur die Probleme, sondern auch diejenigen verbindet, die sich ihnen widmen. Nehmen Sie meine Ausführungen als Dank an das Davoser Institut für so manche wichtige Anregung, die von ihm ausging und ausgeht, und als Gruß aus meiner deutschen Heimat, deren wissenschaftliche Medizin mit der der Schweiz durch eine feste Tradition sich verbunden weiß.

Literatur: v. BERGMANN, Funktionelle Pathologie. 1. Aufl. Berlin: Julius Springer 1932. — BÖHNE, Z. Neur. 137, 610 (1931). — BÜCHNER, Beitr. path. Anat. 89, 644 (1932); 92, 311 (1933) — Klin. Wschr. 1932, 1737. — BÜCHNER u. v. LUCADOU, Beitr. path.

Anat. **93**, 179 (1934). — BÜCHNER u. LUFT, Beitr. path. Anat. **96**, 549 (1936). — BÜCHNER, WEBER u. HAAGER, Coronarinfarkt und Coronarinsuffizienz. Leipzig: Georg Thieme 1935. — CAMPBELL, Brit. J. Path. **8** (1927). — CHRIST, Beitr. path. Anat. **94**, 111 (1934). — DIETRICH u. SCHWIEGK, Klin. Wschr. **1933**, 135 — Z. klin. Med. **125**, 195 (1933). — DOLJANSKI u. ROULET, Virchows Arch. **291**, 260 (1933) — Protoplasma (Berl.) **23**, 443 (1935). — EPPINGER, KAUNITZ u. POPPER, Seröse Entzündung. Wien: Julius Springer 1935. — GOLDHAMMER u. SCHERF, Z. klin. Med. **122**, 134 (1932). — GOLLWITZER-MEIER u. ECKARDT, Arch. f. exper. Path. **175**, 689 (1934). — HERZOG, Münch. med. Wschr. **1920**, 558. — HILLER, Arch. f. Psychiatr. **103**, 1 (1935). — HOCHREIN, Der Coronarkreislauf. Berlin: Julius Springer 1932. — HOPPE, erscheint in Beitr. path. Anat. — JECKELN, Verh. dtsch. path. Ges. **1935**, 275. — KROETZ, Oeynhausener Vorträge **1933**, 44. — A. LOEWY, Physiologie des Höhenklimas. Berlin: Julius Springer 1932. — LUFT, Beitr. path. Anat. **98**, 323 (1937); **99**, 351 (1937). — MEESSEN, Beitr. path. Anat. **99**, 329 (1937). — OVERHOFF, Virchows Arch. **287**, 784 (1933). — PETER, Verh. dtsch. path. Ges. **1936**, 245. — RADTKE, Dtsch. Z. gerichtl. Med. **19**, 26 (1932). — REIN, Z. Biol. **92**, 101 (1931). — REINDELL, Verh. dtsch. Ges. Kreislaufforsch. **1937**, 275. — ROSIN, Beitr. path. Anat. **76**, 153 (1927); **80**, 622 (1928). — ROTTER, erscheint in Beitr. path. Anat. — ROULET, Virchows Arch. **295**, 438 (1935). — RÜHL, Beitr. path. Anat. **78**, 160 (1927). — SCHERER, Z. Neur. **150**, 632 (1934). — SCHERF, Z. klin. Med. **120**, 715 (1932). — M. u. D. SCHNEIDER, Arch. f. exper. Path. **175**, 606 (1934). — v. SCHROETTER, Verh. dtsch. path. Ges. **1902**. — SCHÜRMANN, Verh. dtsch. path. Ges. **1936**, 234. — SCHULTZ-BRAUNS, Virchows Arch. **277**, 174 (1930). — TESSERAUX, Zbl. Path. **42**, 344 (1928). — VOLHARD, Handb. d. inn. Med. von BERGMANN u. STAEHELIN. 2. Aufl. **6**. Berlin: Julius Springer 1931. — WESTPHAL, Dtsch. Arch. klin. Med. **151**, 31 (1926). — WESTPHAL u. BÄR, Dtsch. Arch. klin. Med. **151**, 1 (1926). — WILLIAM u. WEBSTER, Brit. med. J. **1923**, 51. — WIRTZ, Beitr. path. Anat. **97**, 219 (1936). — K. WOLFF, Virchows Arch. **299**, 573 (1937).

Über experimentelle Höhenpathologie*
(vom Standpunkt des Pathologen)

F. Büchner, Freiburg i. Br.

Leiter des Instituts für Luftfahrtmedizinische Pathologie des Reichsluftfahrtministeriums
am Pathologischen Institut der Universität.

Bei einem Überblick über die bisherige Höhenforschung, wie ihn z. B. *Ruff*
und *Strughold* in ihrem Grundriß der Luftfahrtmedizin geben, stellt man un-
schwer fest, daß die entscheidenden Leistungen auf diesem Gebiet unbestritten
bei der Physiologie liegen *(Barcroft, Haldane, Henderson, Rein* und seine Schule
Strughold und seine Mitarbeiter). Es ist aber in der Methodik des Physiologen
bedingt, daß diese Arbeiten an der Wirkung des Aufenthaltes in großer Höhe
ganz überwiegend die regulatorischen Funktionsänderungen und die kritischen
Funktionsstörungen untersucht haben. Die Frage nach den durch Höhenwirkung bedingten Strukturveränderungen, insbesondere die nach den irreversiblen über die akute Höhenkrankheit hinaus fortwirkenden Störungen der
Struktur wurde in diesen Arbeiten nicht gestellt oder blieb offen. Ihr nachzugehen, ist aus Gründen der Methodik Sache des Pathologen. Seine Arbeit
auf diesem Gebiete steht noch in den Anfängen. Wie sie von der Höhenphysiologie ihren Ausgang nahm, wird sie in ihrer Entwicklung die gedanklichen
Bindungen an die Fragestellungen und Ergebnisse der Physiologie nie lösen
dürfen. Sie muß andererseits unter Einsatz der gesamten Erfahrung der allgemeinen Pathologie ihre eigenen Wege gehen mit dem Ziel, die Erkenntnisse
der Höhenpathologie in der allgemeinen Pathologie einmünden zu lassen. Die
folgenden Ausführungen sollen einen Überblick über die experimentelle Höhenpathologie vom Standpunkt des Pathologen geben (vgl. auch die bisherigen
Zusammenfassungen von *Büchner, Luft, Roulet)*.

I.

Nachdem *Krogh* bewiesen hatte, daß der Sauerstoff aus der Lungenalveole
in die Lungencapillaren nicht, wie es die Theorien von *Bohr* und *Haldane* an-
nahmen, durch das Alveolarepithel sezerniert wird, sondern nach physikalischen
Gesetzen durch die Alveolarmembran und die Capillarmembran hindurch diffundiert, und nachdem *Seemann* gezeigt hatte, daß die Wand der Lungenalveole
auf diese Funktion hin gebaut ist, d.h. daß das Alveolarepithel nicht kontinuierlich die Alveole auskleidet, sondern nur hier und da in Alveolarnischen sitzt,
im übrigen aber die Alveolarmembran in unmittelbarem Kontakt mit der
Alveolarluft steht, war es eine Forderung der Logik, daß die Sauerstoffsättigung
des Capillarblutes der Lunge abhängig ist von dem Sauerstoffpartialdruck in
der Alveole, von der Dicke und Beschaffenheit der genannten Membranen und
von der Hämoglobinmenge, die in der Zeiteinheit an diesen Membranen vorüber-

---

* Vortrag gehalten in der 300. Sitzung der Freiburger Medizinischen Gesellschaft am
16. Juli 1940.

strömt. Die Wirkung des Aufenthaltes in großer Höhe mußte also bei gleichbleibender Beschaffenheit der zu durchdringenden Membranen und bei gleicher Menge des in der Zeiteinheit vorbeiströmenden Hämoglobins im wesentlichen die sein, daß durch das Sinken des Sauerstoffpartialdruckes in der Alveole die Sauerstoffsättigung im Blute abnimmt, also eine allgemeine Hypoxämie entsteht. So wurden denn die Erscheinungen, welche die Physiologen bei dem Aufstieg in großer Höhe beobachteten, im wesentlichen auf die mit der Höhenwirkung gegebene Hypoxämie bezogen. Alle Beobachtungen der Physiologen wiesen nun auf das Zentralnervensystem und das Kreislaufsystem als die Orte

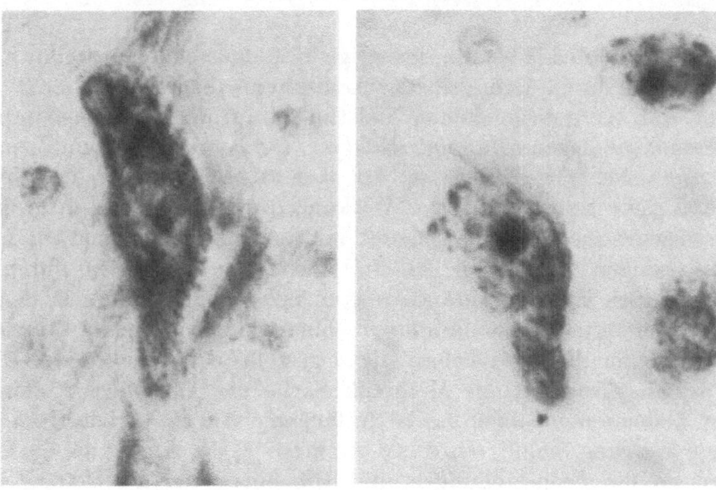

Abb. 1. Links normale Ganglienzelle vom Boden der Rautengrube. Rechts zwei Ganglienzellen mit schwerer Ganglienzellerkrankung nach *Nissl*, im gleichen Kerngebiet: starke Verklumpung des Kerns, Umwandlung der *Nissl*-Substanz. Meerschweinchen; Tod in der Unterdruckkammer nach 123 Stunden Versuchsdauer, davon 103 Stunden unter 300 mm Hg. Vgl. *Büchner* u. *Luft:* Beitr. path. Anat. 96, 549 (1936). Abb. 2

der kritischen Störung durch Einwirkung verdünnter Luft hin. Es mußte daher den Pathologen die Frage interessieren, ob an diesen beiden Systemen im Unterdruckexperiment morphologische Veränderungen vorkommen und welcher Art diese sind.

Von *Campbell* ist in einer Arbeit die kurze Bemerkung gemacht, daß er nach Unterdruckexperimenten am Tier Veränderungen an den Ganglienzellen gesehen habe. Sonst liegt in der früheren Literatur nichts über die Frage vor, wieweit es unter dem Einfluß der Unterdruckhypoxämie zu morphologischen *Veränderungen des Zentralnervensystems* kommt. Die schweren zentralnervösen Störungen, wie sie der Physiologe beobachtet, die Bewußtseinstrübung, der Bewußtseinsverlust, das Auftreten von tonisch-klonischen Krämpfen und von *Cheyne-Stokes*scher Atmung, schließlich der Tod an Atemlähmung ließen aber solche Veränderungen vermuten. So haben *Luft* und ich einen ersten orientierenden Versuch in folgendem Sinne ausgeführt: Meerschweinchen wurden in den ersten 48 Stunden auf eine Nennhöhe von 6000 m eingeschleust. Anschließend wurden sie auf etwa 8000 m gebracht. Sie starben in der Unterdruckkammer in der Regel nach vorausgehenden tonisch-klonischen Krämpfen nach wechselnd langer Zeit, im Durchschnitt, nachdem sie etwa 130 Stunden auf 8000 m gehalten waren. Die mikroskopische Untersuchung des Gehirnes dieser Tiere ergab schwere Ganglienzellnekrosen in symmetrischen Kerngebieten der Medulla oblongata, des Mittel- und Zwischenhirns und in den Ganglienzellen der Kleinhirnrinde, dagegen keine Veränderungen an der Großhirnrinde. Die Veränderungen entsprachen dem in der Neuropathologie bekannten Bilde der schweren ischämischen Ganglienzellerkrankung von *Nissl*. Bei keinem der zahlreichen normalen Meerschweinchen, die wir seither untersuchten, fanden wir ein derartiges Bild. Die von uns erhobenen Befunde sind inzwischen in Japan durch *Ambo* und *Nakamura* am Kaninchen bestätigt worden. In weiteren Experimenten zeigte dann *Luft*, daß Meerschweinchen, welche 47—77 Stunden in einer Höhe von etwa 7500 m gehalten, dann aber in normale Atmosphäre ausgeschleust wurden, dennoch nach 15—80 Stunden starben und am Zentralnervensystem in der Regel die gleichen Veränderungen erkennen ließen. Wir haben aus diesen unseren ersten Beobachtungen geschlossen, daß auf einer Höhe von 7500—8000 m beim Meerschweinchen schließlich eine Hypoxämie solchen Grades entsteht, daß in größeren Gebieten des Zentralnervensystems die Ganglienzellen durch Sauerstoffmangel so schwer geschädigt werden, daß sie sich nicht mehr von dieser Schädigung erholen und zugrunde gehen. Dieser Auffassung hat sich *Spatz* in seinem Referat über die Kreislaufstörungen des Gehirns 1939 angeschlossen (vgl. Abb. 1).

Mit diesen Beobachtungen waren aber neue Fragen gestellt, die es in weiteren Experimenten zu beantworten galt. Zunächst war zu überprüfen, ob eine Sauerstoffmangelatmung unter normalem Luftdruck zu den gleichen Ergebnissen führt. *Rotter* hat demzufolge Meerschweinchen der Wirkung eines Sauerstoff-Stickstoff-Gemisches ausgesetzt, bei dem die Sauerstoffkonzentration so gewählt wurde, daß sie der Sauerstoffzufuhr in unseren Unterdruckexperimenten entsprach. Die Tiere blieben durchweg eine Zeitspanne länger am Leben als die Unterdrucktiere und hielten durchschnittlich 170 Stunden durch. Sie starben unter heftigen tonisch-klonischen Krämpfen und zeigten noch wesentlich ausgedehnter die im Unterdruckexperiment beobachteten Ganglienzellnekrosen an den gleichen kritischen Stellen (s. Abb. 2).

Einen gewichtigen Einwand mußten wir uns jedoch noch gegenüber diesen bisher dargestellten Beobachtungen machen: Es hatte sich gezeigt, daß die Tiere bald nach Beginn des starken Sauerstoffmangels im Unterdruck wie bei der Sauerstoffmangelatmung die Nahrungsaufnahme einstellten. So kam es zu einem rapiden Gewichtsverlust der Tiere, der bis zum Tode in der Regel 30—40% des Anfangsgewichtes erreichte. Es ergab sich also die Frage, ob ein starker Gewichtsverlust als solcher zu den erörterten Veränderungen führen könne. Diese Frage war um so dringender, als *Dellaporta* in Nachprüfung der *Luft*schen Beobachtungen zeigen konnte, daß Tiere, welche nach vorübergehendem Aufenthalt in der Unterdruckkammer wieder an Gewicht zunahmen, nach späterer Tötung keine Veränderungen zeigten, daß dagegen Tiere, die auch nach dem Ausschleusen weiter abmagerten, unter Krämpfen starben und in der Regel die Veränderungen zeigten. So hat denn *Dellaporta* Meerschweinchen untersucht, die in normaler Atmosphäre durch Nahrungsentzug mit und ohne Wasserentzug verhungerten. Die Tiere zeigten qualitativ die gleichen Ganglienzellnekrosen wie die Hypoxämietiere, auch im allgemeinen die gleiche Verteilung, nur weniger ausgedehnt. Nach diesen Ergebnissen war es zunächst unentwirrbar geworden, was in den Befunden auf die Hypoxämie und was auf den Hunger zu beziehen war.

Hier setzten neue eben veröffentlichte Untersuchungen von *Merk* ein mit der Frage nach der Wirkung eines wiederholten kurzfristigen Aufstiegs von Meerschweinchen in eine Höhe von 10000 m. *Merk* hat die Tiere an mehreren Tagen hintereinander in 8 Min. bzw. in $^1/_2$ Stunde auf 10000 m eingeschleust. Die Tiere blieben täglich in der Regel 1—2 Stunden auf 10000 m. Keines der

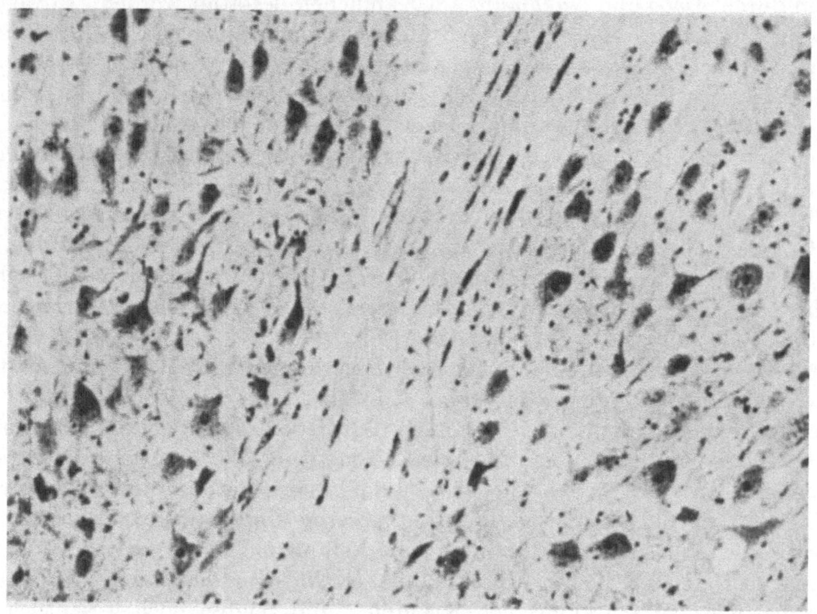

Abb. 2. Schwere Ganglienzellerkrankung in symmetrischen Kerngebieten der Stammganglien beiderseits der Mittellinie. Starke Kernverklumpung in allen Ganglienzellen. Meerschweinchen in sauerstoffarmem Sauerstoff-Stickstoffgemisch. Spontantod unter Krämpfen 174 Stunden nach Atmung eines Gemisches von 7,4% Sauerstoffspannung. Aus *Rotter:* Beitr. path. Anat. **101**, 23 (1938). Abb. 6

Tiere starb in den ersten Tagen. Aber eines Tages trat im Unterdruck der Tod ein, nachdem im Verlauf 1 Stunde die Atmung schwächer, die Atemzüge seltener geworden waren. Eines der Tiere wurde kurz vor dem Spontantod getötet. Alle außer einem Tiere hatten bis zum Tode das Anfangsgewicht gehalten oder noch erhöht. Alle zeigten die charakteristischen Ganglienzellnekrosen an den typischen Stellen. Durch diese *Merk*schen Untersuchungen ist also gezeigt, daß auch bei Vermeidung jeder Gewichtsabnahme im Unterdruck die charakteristischen Veränderungen der Ganglienzellen zur Entwicklung kommen, daß also nach reinem Hypoxämietod die Ganglienzellnekrosen gefunden werden. Damit ist zugleich die Auffassung von *Ambo* und *Nakamura* widerlegt, daß bei der Entwicklung der Ganglienzellnekrosen der Wasserverlust eine entscheidende Rolle spielt. *Ambo* und *Nakamura* haben bei den Tieren, denen sie im Unterdruck physilogische Kochsalzlösung zugeführt haben, um den Wasserverlust auszugleichen, nicht den Spontantod abgewartet und infolgedessen geringere Veränderungen gefunden (vgl. Abb. 3).

Noch blieb aber die wichtige Frage zu entscheiden, in wie kurzer Frist
Ganglienzellveränderungen der geschilderten Art durch Hypoxämie entstehen
können. *Merk* hat daher Meerschweinchen in einem einmaligen Aufstieg innerhalb von 14 Min. auf 12000 m gebracht. Der Tod der Tiere trat nach 40 bis
110 Min. unter Krämpfen ein. Ganglienzellnekrosen wurden bei keinem dieser
Tiere gefunden. Wurden dagegen die Tiere langsam innerhalb von 10 Stunden
durch allmähliches Aufschleusen auf große Höhe zu Tode gebracht, so zeigten
sie Nekrosen (s. Abb. 4). Aus dieser Versuchsreihe von *Merk* geht hervor, daß

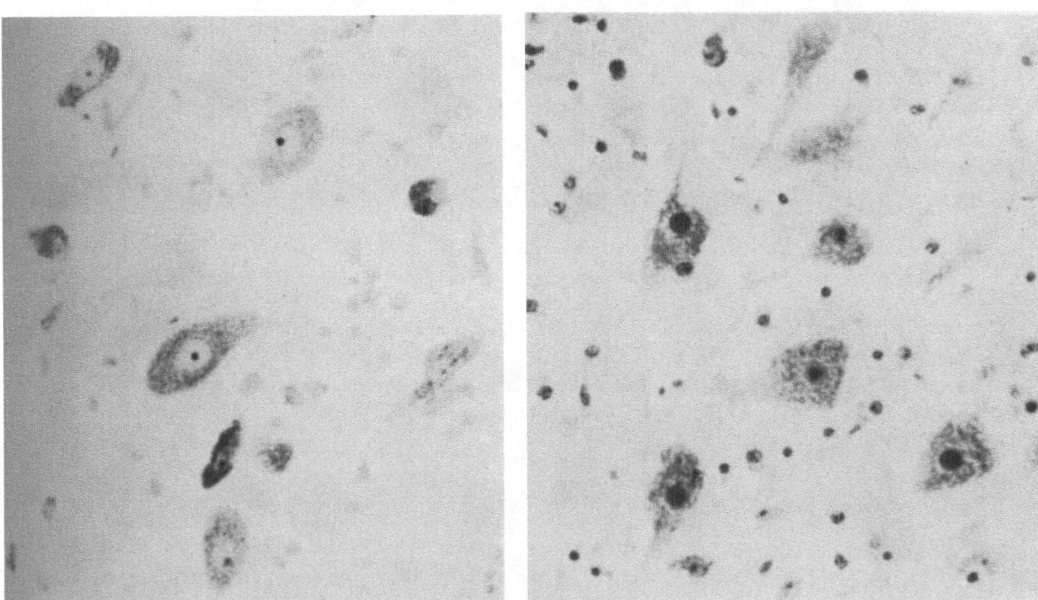

Abb. 3. Links normaler Kern im Dach der Rautengrube bei Kontrolltier. An einer Stelle artefizielle Ganglien-
zellschrumpfung. Rechts der gleiche Kern mit ausgesprochener Verklumpung der Ganglienzellkerne: schwere
Ganglienzellerkrankung *Nissls*. Meerschweinchen an 5 Tagen hintereinander täglich 1—2 Stunden auf 10000 m
Nennhöhe. Anfangsgewicht 565 g, Endgewicht 585 g. Vgl. *Merk:* Arch. f. Psychiatrie. **111**, 160 (1940). Me. 85

die hypoxämischen Ganglienzellnekrosen sich offenbar sehr schnell kurz vor
dem Tode entwickeln, daß aber eine längere Einwirkung der Hypoxämie notwendig ist, damit sich eine hypoxämische Schädigung der Ganglienzellen histologisch manifestiert.

Schließlich mußte noch eine theoretisch wie praktisch gleich wichtige Frage
geklärt werden, die Frage nach der Nachwirkung einer durchgemachten schweren
kritischen Hypoxämie am Zentralnervensystem. Schon *Dellaporta* hatte gezeigt,
daß Tiere, welche den Unterdruckaufenthalt überlebten und erst nach einiger
Zeit getötet wurden, keine Veränderungen am Zentralnervensystem erkennen
ließen. Aber diese Tiere waren in der Hypoxämie nicht bis in die kritische
Phase der Hypoxämiewirkung auf das Zentralnervensystem gekommen. *Merk*
hat daher noch den folgenden Versuch ausgeführt: Meerschweinchen wurden
täglich schnell auf 12500—13000 m gebracht und bei Beginn der in der Regel
in wenigen Minuten eintretenden Atemlähmung auf 8000 m zurückgeschleust.
Nach Wiedereinsetzen der geregelten Atmung wurde erneut der tiefe Unter-

druck wieder hergestellt usw. Im Verlauf 1 Stunde wurde der Luftdruckwechsel
6mal vorgenommen. Nach mehrtägiger Wiederholung des Versuches wurden
die Tiere bei 12500—13000 m getötet. Bei 2 Tieren wurde der Versuch nach
5 Tagen abgebrochen und diese Tiere wurden nach weiteren 8 Tagen getötet.
Keines dieser Tiere zeigte Ganglienzellnekrosen oder deren Restzustände.

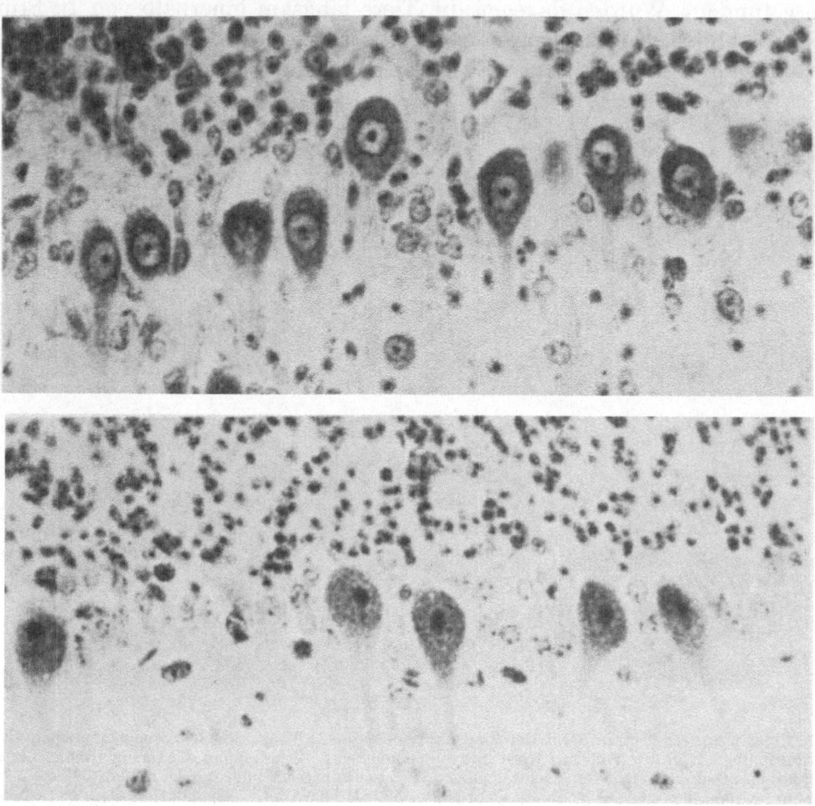

Abb. 4. Oben normale *Purkinje*-Zellen des Kleinhirns bei Kontrolltier. Unten *Purkinje*-Zellen mit schwerer
Ganglienzellerkrankung und stark verklumpten Kernen beim Meerschweinchen nach einmaligem allmählichen
Aufstieg auf 12000 m im Verlauf von 10 Stunden. Vgl. *Merk:* Arch. f. Psychiatrie. **111**, 160 (1940). Me. 61

Diese Befunde von *Merk* besagen eindeutig, daß wenigstens beim Meer
schweinchen für das Zentralnervensystem offenbar gegenüber der allgemeinen
Hypoxämie ein Alles-oder-nichts-Gesetz gilt. Wird die kritische Hypoxämie
überlebt, so hinterläßt sie am Zentralnervensystem keine Spuren in Ganglien-
zellausfällen. Wird andererseits in der Hypoxämie die irreversible Schädigung
lebenswichtiger Kerngebiete gesetzt, so bedeutet diese zwangsläufig den Tod
des Organismus.

Die Frage, wieweit wir für die schwere Höhenkrankheit des Fliegers mit
ähnlich günstigen Verhältnissen rechnen dürfen, bleibt allerdings auch nach
diesen Experimenten offen. Wenn man bedenkt, daß die schwere Kohlenoxyd-
Hypoxämie sehr häufig bei Fällen, in denen nicht akut der Tod eintritt, symmetrisch im Globus pallidus des Linsenkernes schwere Degenerationen mit Erweichungen und späteren Höhlenbildungen verursacht *(Herzog, Dürck)* und

daß ganz entsprechende Veränderungen auch nach Hypoxämie durch schwere Anämie beobachtet wurden, so versteht man, wie dringlich die Untersuchung des Gehirnes von Fliegern ist, bei denen nach schwerer Höhenkrankheit früher oder später der Tod eintrat.

Auch andere Beobachtungen der menschlichen Pathologie sprechen dafür, daß ein bestimmtes Maß vorübergehender schwerer Hypoxämie beim Menschen auch nach deren Überwindung nicht mehr kompensiert werden kann und nachträglich zu tödlich wirkenden schweren Ganglienzellnekrosen führt. So sind von *Wustmann* und *Hallervorden* einzelne Beobachtungen mitgeteilt, nach denen nach zunächst erfolgreicher *Trendelenburg*scher Operation wegen großer Lungenembolie der Tod doch noch eintrat infolge ausgedehnter Nekrosen von Ganglienzellen, welche durch die während der Embolie bestehende schwere Hypoxämie irreversibel geschädigt worden waren. Ebenso zeigten in den Untersuchungen von *Scholz, Bingel* und *Hampel, Döring* Erhängte, denen die Schlinge früh genug gelöst worden war, so daß sie zunächst weiterlebten, tödliche Ganglienzellnekrosen, welche durch die Drosselungshypoxämie des Gehirns verursacht waren.

II.

Die entscheidende Einwirkung des allgemeinen Sauerstoffmangels auf den *Herzmuskel* ist zunächst vor allem in elektrokardiographischen Beobachtungen nachgewiesen worden. Ich brauche hier nur auf die Feststellung des sog. Erstickungs-Elektrokardiogramms bei willkürlicher mechanisch herbeigeführter Erstickung *(Miki, Kountz* und *Gruber, Opitz* und *Tillmann, Aschenbrenner)* hinzuweisen. Für die Unterdruckhypoxämie im besonderen haben *Opitz* und *Tillmann* sowie *Schirrmeister* gezeigt, daß den schweren Graden der Unterdruckwirkung im Elektrokardiogramm die Entwicklung eines monophasisch deformierten Kammerkomplexes entspricht, also ein Elektrokardiogramm, wie es in der Regel beim akuten Herzinfarkt beobachtet wird. Diese Experimente haben zugleich bewiesen, daß hier wie beim Infarkt ein lebensbedrohlicher Sauerstoffmangel des Herzmuskels vorliegt. Die leichteren Grade des Sauerstoffmangels des Herzmuskels beim Ausschleusen finden dagegen in einer Senkung des Zwischenstückes ihren Ausdruck, also in einer Veränderung, wie sie für die in der menschlichen Pathologie häufig vorkommenden Zustände allgemeiner Coronarinsuffizienz bezeichnend ist.

Daß nun im Unterdruck der Herzmuskel auch morphologisch faßbar verändert wird, haben schon *v. Schroetter, Rosin* und *Campbell* gezeigt. Sie beobachteten streifige Verfettungen der Herzmuskelfasern, die auf eine mangelhafte Verbrennung der Zellfette unter Sauerstoffmangel zurückzuführen sind. *Ulrich* hat in ausführlichen Experimenten diese Befunde bestätigt. Hier handelt es sich aber noch um reversible Strukturveränderungen. Werden daneben auch noch irreversible Veränderungen an den Herzmuskelfasern im Unterdruck beobachtet?

Nach den Beobachtungen bei akuter Coronarinsuffizienz aus anderer Ursache in der menschlichen und experimentellen Pathologie waren sie zu erwarten. So sind uns fein verteilte Nekrosen als Folge eines allgemeinen Sauerstoffmangels des Herzmuskels bei einer ganzen Reihe von Zuständen bekannt.

Für die Unterdruckwirkung hat zunächst *Luft* gezeigt, daß bei Meerschweinchen, die langsam auf 6000 m eingeschleust, dann tagelang auf 8000 m gehalten

— 281 —

wurden und im Durchschnitt nach 130 Stunden Aufenthaltes auf dieser Höhe
starben, der Herzmuskel von typischen hypoxämischen Nekrosen durchsetzt
war. Diesem Experiment kommt aber nur eine grundsätzliche, keine praktische
Bedeutung zu. Mit Absicht war hier ein langfristiger Unterdruckaufenthalt
gewählt, wie er in der Luftfahrt nicht vorkommt. Um so notwendiger waren

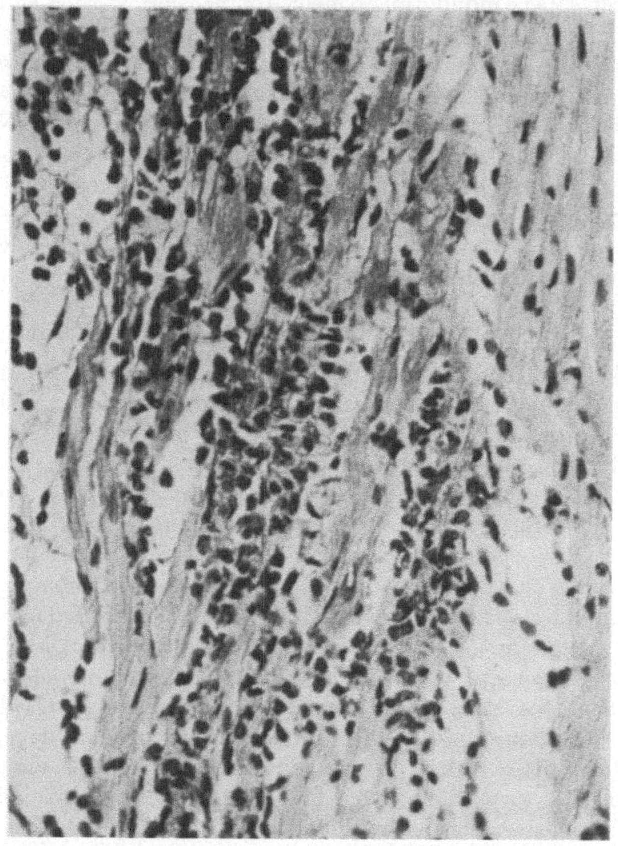

Abb. 5. Von Fibroblasten und Leukocyten durchsetzte Nekrose des Herzmuskels in der Muskulatur des linken
Ventrikels beim Kaninchen. Einmaliger Aufstieg auf 10000 m, kurz danach auf 12200 m, dann Ausschleusen.
Tötung nach 24 Stunden ohne elektrokardiographische Untersuchung des Tieres. Aus *Schirrmeister:* Arch.
f. Kreislaufforsch. 5, 264 (1939). Abb. 1, K. 30

Versuche über die kurzfristige Unterdruckwirkung auf den Herzmuskel. Solche
Experimente wurden von *Schirrmeister* unter gleichzeitiger Heranziehung des
Elektrokardiogramms ausgeführt. Er hat zunächst Kaninchen in der Regel
in $^1/_2$—1 Stunde auf 10000 m Nennhöhe geschleust. Da auf dieser Höhe meist
sehr bald Krämpfe auftraten, wurden die Tiere innerhalb weniger Minuten
wieder auf normalen Druck gebracht. Auf der Höhe der Unterdruckwirkung
zeigten die Tiere in der Regel im Elektrokardiogramm in der Abl. I die schon
erörterte starke Erhöhung des Zwischenstückes, im Abstieg und kurz nach dem
Unterdruckaufenthalt dagegen die Senkung des Zwischenstückes in Abl. I
evtl. II. In kurzer Zeit bildete sich das Elektrokardiogramm zur Norm zurück.

Die histologische Untersuchung der nach 24 Stunden getöteten Tiere zeigte bei jedem der Tiere mehr oder weniger ausgedehnte Nekrosen der Herzmuskelfasern, und zwar fast ausschließlich in den inneren Abschnitten der Muskulatur des linken Ventrikels, besonders in den Papillarmuskeln und in der Herzspitze, nicht dagegen oder nur sehr spärlich in der Muskulatur des rechten Ventrikels (s. Abb. 5 und 6).

Gegen die Heranziehung dieser Befunde am Kaninchen für die möglichen Erwartungen in der menschlichen Pathologie erhebt sich aber ein schwerwiegender Einwand. In Untersuchungen, welche *Veith* auf meine Veranlassung

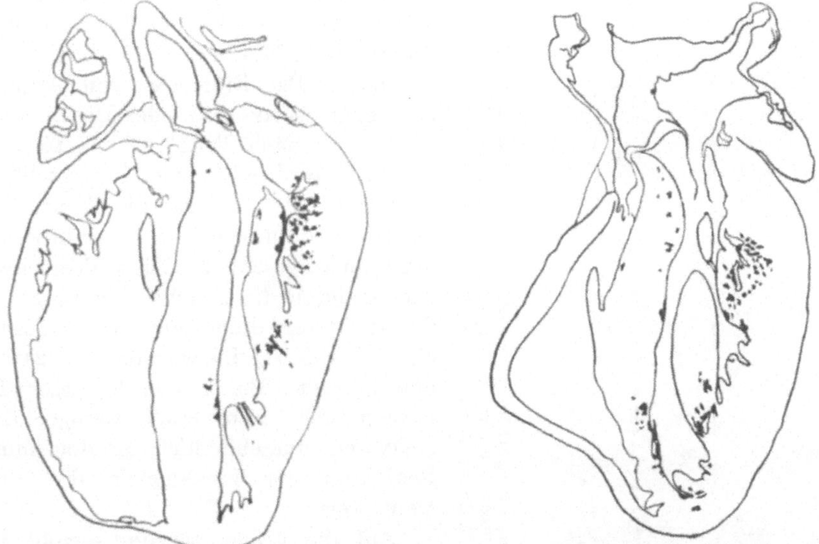

Abb. 6. Histotopographische Skizze aus der vorderen und hinteren Hälfte des Herzens. Links: rechter Ventrikel; rechts: linker Ventrikel; Mitte: Septum mit Markierung der Nekroseherde durch schwarze Flecken, bei dem gleichen Tier wie Abb. 5. Aus *Schirrmeister:* Abb. 2 (s. Abb. 5). Elektive Entwicklung der Nekrosen in der Muskulatur des linken Ventrikels (Nekrosen schwarz)

durchführte, ergab sich zu unserer Überraschung, daß beim Kaninchen schon nach dem einmaligen Aufspannen auf dem üblichen Kaninchenbrett (allerdings während 60 Min.) im Herzmuskel einzelne kleine Nekrosen beobachtet werden, ohne daß im Elektrokardiogramm wesentliche Veränderungen zu registrieren sind. Da andererseits ausgiebige Kontrolluntersuchungen durch *Veith* gezeigt haben, daß solche Nekrosen spontan im Herzmuskel des Kaninchens nicht vorkommen, bleibt für diesen Befund nur die Deutung übrig, daß schon die unnatürliche Lagerung des Tieres auf dem Kaninchenbrett solche Veränderungen verursachen kann. Damit ist die ungewöhnliche Labilität des Kaninchenherzens drastisch unter Beweis gestellt und für alle künftigen Kreislaufexperimente am Kaninchen die Notwendigkeit gegeben, diesen Störungsfaktor mit in Rechnung zu setzen. Für die *Schirrmeister*schen Experimente kann ich freilich betonen, daß hier das Elektrokardiogramm vom sitzenden Tier abgeleitet wurde, und daß Kontrollen ergaben, daß einerseits auch ohne Ableitung des Elektrokardiogramms im Unterdruck die Veränderungen des Herzmuskels am Kaninchen auftraten, daß andererseits die Ableitung des Elektrokardiogramms aus dieser Stellung unter normalem Luftdruck ohne Einwirkung auf den Herzmuskel war. Auch darf ich betonen, daß *Veith* am unaufgespannten Kaninchen unsere früheren Befunde über Herzmuskelnekrosen nach Coronarinsuffizienz voll bestätigen konnte.

Immerhin bedurften die Unterdruckversuche der Nachprüfung an einem Tier, das einen trainierteren Herzmuskel hat als das Kaninchen. So hat *Schirrmeister* seine Versuche an Meerschweinchen ergänzt. Diese Tiere wurden durchschnittlich innerhalb 15 Min. auf 13000 m Nennhöhe gebracht. Bei Eintreten von Atmungsstörungen wurde sofort der Druck erhöht, dann aber nach Erholung des Tieres der starke Unterdruck wieder hergestellt. Im ganzen wurde 2—3mal die Atemstörung ausgelöst, dann wurde das Tier in wenigen Minuten ausgeschleust. Diese Meerschweinchen zeigten die gleichen Veränderungen des Elektrokardiogramms wie die Kaninchen (s. Abb. 7). Sie wurden nach 24 Stunden getötet. Bei 2 von 3 dieser Tiere fanden sich, wenn auch weniger dicht, Nekrosen ausschließlich in den inneren Schichten der Muskulatur des linken Ventrikels.

Auf die Frage, warum sowohl beim Kaninchen als auch beim Meerschweinchen trotz allgemeiner Hypoxämie die Nekrosen fast ausschließlich im linken Ventrikel entstehen, der rechte Ventrikel dagegen verschont bleibt, konnten wir uns zunächst keine Antwort geben. Wir glauben in folgenden Überlegungen die Erklärung gefunden zu haben. *Harrison, Ashman* und *Larsen* haben durch Messungen festgestellt, daß sich bei verschiedenen von ihnen untersuchten Tierarten die Herzfrequenz reziprok zur Dicke der Herzmuskelfaser verhält. So hat die Ratte eine Faserdicke von 11,2 μ und eine Frequenz von 340 pro Minute, die Kuh eine Faserdicke von 17,6 μ und eine Frequenz von 60. Umgekehrt geht bei allen untersuchten Arten die Dicke der Herzmuskelfasern parallel mit der Dauer der Diastole. *Harrison, Ashman* und *Larsen* nehmen nun an, daß die Sauerstoffversorgung der dickeren Fasern wegen des

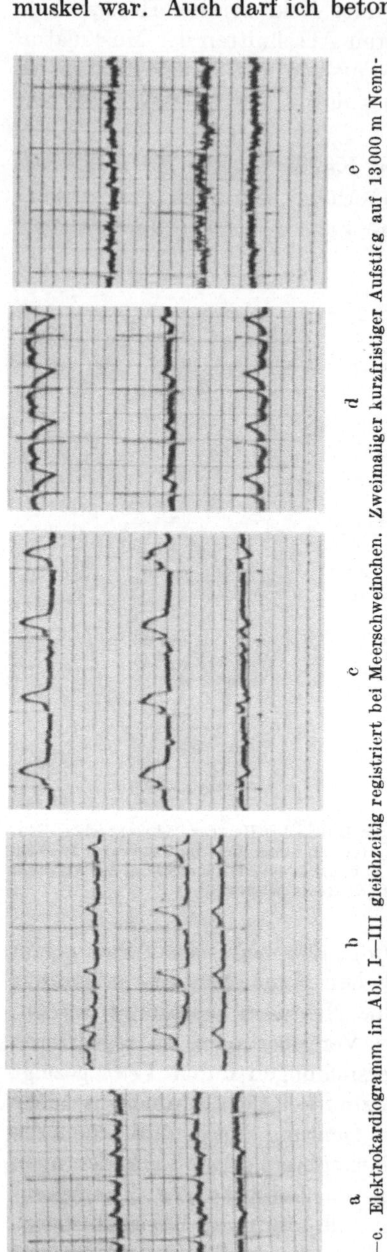

Abb. 7 a—e. Elektrokardiogramm in Abl. I—III gleichzeitig registriert bei Meerschweinchen. Zweimaliger kurzfristiger Aufstieg auf 13000 m Nennhöhe. a vor dem Versuch, b beim Aufschleusen, c auf 13000 m, d beim zweiten Aufstieg bei 12400 m, e 24 Stunden nach Versuchsbeginn. Aus *Schirrmeister*: Arch. f. Kreislaufforsch. 5, 264 (1939). Abb. 22, Mc. 1

größeren Versorgungsradius der Capillaren eine längere Zeit beansprucht als die der dünneren Fasern. Daneben möchten wir allerdings noch eine Erschwerung der Sauerstoffaufnahme für die dickere Faser darin sehen, daß sie gegenüber der dünneren Faser eine relativ kleinere atmende Oberfläche hat, ebenso wie z. B. die Körperoberfläche eines Erwachsenen relativ zur Masse kleiner ist als die des Kindes. Diese Nachteile holt nach den Überlegungen von *Harrison* das Herz mit dickerer Faser dadurch auf, daß es die Frequenz verlangsamt. Da nun beide Ventrikel die gleiche Frequenz haben, wäre eine erhöhte Anfälligkeit der Muskulatur des linken Ventrikels gegenüber dem Sauerstoffmangel und die Lokalisation der Nekrosen in der Muskulatur des linken Ventrikels im Sinne *Harrisons* verständlich, wenn dessen Fasern dicker wären als die des rechten Ventrikels. Wir haben nun genaue Messungen an den Papillarmuskeln des linken und rechten Ventrikels des Kaninchens angestellt. Die Papillarmuskeln haben links durchschnittlich einen Durchmesser von 10—12 μ, rechts einen solchen von 7—8 μ. Damit scheint uns unser Befund im Sinne *Harrisons* deutbar zu sein.

Nachdem bei dem leistungskräftigen Meerschweinchenherzen nach Unterdruckeinwirkung Herzmuskelnekrosen beobachtet wurden, ist auch mit ihrem Auftreten nach schwerer Höhenkrankheit des Menschen zu rechnen, um so mehr, als wir durch eine ganze Reihe von Arbeiten bei der Hypoxämie durch subakute Kohlenoxydvergiftung die entsprechenden Veränderungen am menschlichen Herzen seit längerem kennen *(Herzog, Tessereaux, Radtke, Büchner, Weber* und *Haager, Jeckeln* u. a.). Bei der Kohlenoxydvergiftung des Menschen können diese Veränderungen gering sein; in nicht wenigen Fällen sind sie dabei jedoch so ausgedehnt, daß sie auch nach ihrer Vernarbung die Herzleistung beeinträchtigen. Auch hier ist die Untersuchung des Herzens von Fliegern, die früher oder später nach durchgemachter schwerer Höhenkrankheit zum Tode kommen, unerläßlich.

Bei der Kohlenoxydvergiftung des Menschen sind uns nun auch charakteristische hypoxämische *Veränderungen am Gefäßsystem* bekannt. Wir sehen sie als bandförmige Nekrosen mit nachfolgender Verkalkung an den kleinen intracerebralen Arterien im Bereich des Globus pallidus, wo sie schon wenige Tage nach durchgemachter schwerer Kohlenoxydvergiftung beobachtet werden können *(Herzog, Dürck)*. Beim Tier wurde im Unterdruckexperiment bisher nicht auf derartige Gefäßveränderungen des Gehirns untersucht. Dagegen konnte *Altmann* in jüngster Zeit in noch nicht abgeschlossenen Versuchen zeigen, daß beim Kaninchen nach einmaliger bzw. wiederholter kritischer Unterdruckeinwirkung an der Aorta Nekrosen und Verkalkungen der Media zur Entwicklung kommen können.

III.

Die ersten Beobachtungen über Organveränderungen infolge von Sauerstoffmangel haben merkwürdigerweise weder das Zentralnervensystem noch den Herzmuskel, sondern die *Leber* in den Vordergrund gerückt. Es wurde übereinstimmend von *v. Schroetter, Rosin* und *Campbell* festgestellt, daß im Unterdruckexperiment Verfettungen der Leberzellen in den venös capillarisierten Läppchenzentren aufzutreten pflegen. Die späteren Untersuchungen von *Ulrich* haben dies wiederum bestätigt. Solche Verfettungen der Leberzellen sind natürlich reversibel. Schon *Rosin* hat nun aber gezeigt, daß bei stärkerer Unterdruckhypoxämie in den Läppchenzentren der Leber auch Nekrosen auftreten. *Luft* hat diesen Befund bestätigt. Wieweit dieser im anatomischen Bild der Unterdruckwirkung stark und früh hervortretende Befund zu Störungen der Leberfunktionen führt, ist mir nicht bekannt. Nach dem Ausmaß der Zerstörungen wären solche zu erwarten.

Für die menschliche Pathologie war es wichtig, exakt zu prüfen, wie schnell eine hypoxämische Verfettung und Nekrose der Leberläppchen auftreten kann.

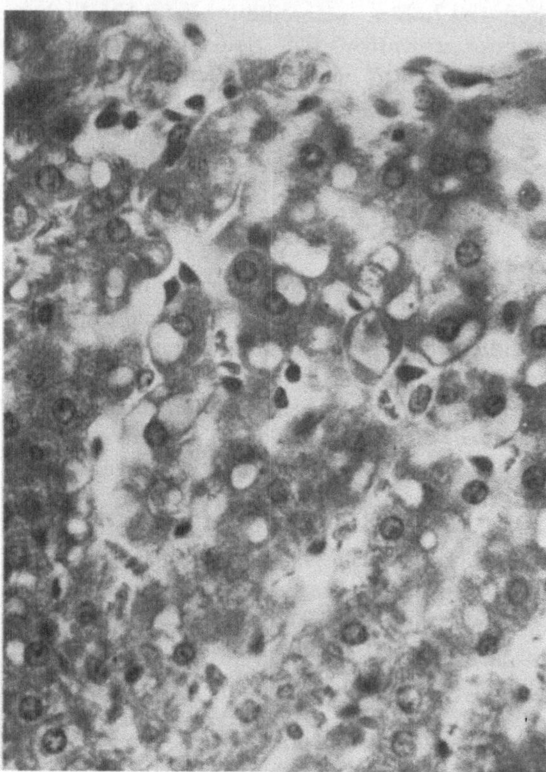

Abb. 8. Fettfreie Vakuolen in den Zellen der Läppchenzentren der Leber beim Meerschweinchen nach einmaligem tödlichen schnellen Aufstieg auf 13000 m. Bild der vakuoligen Degeneration. Nach *Pichotka*.

Pichotka hat diese Frage untersucht und nachgewiesen, daß nach schnell in einem $^3/_4$stündigen Aufstieg eintretenden Höhentod noch keine Verfettungen zu sehen sind. Dagegen führten seine Versuche zu einer bemerkenswerten anderen Beobachtung: Bei Meerschweinchen, die spätestens nach einmaligem $^1/_4$stündigem Aufenthalt auf 13000 m starben, fand sich in den Zellen der Läppchenzentren das Bild der sog. vakuoligen Degeneration, d.h. die Entwicklung fettfreier Vakuolen in den Zellen (s. Abb. 8). Das Bild ist auch nach Vergiftung mit oxydationshemmenden Giften in der Pathologie bekannt (*B.Fischer*). Besonders schön ist es in Untersuchungen von *M. Vogt* am *Straub*schen Institut nach Vergiftung mit dem krystallisierten Gift des Knollenblätterschwammes nachgewiesen. *Altmann* und *Schubothe* haben es nach akutem Unterdrucktod der Katze bestätigt. Dieses Bild kann offenbar die unmittelbare Einleitung der Nekrose sein, wie sich aus Beobachtungen von *Pichotka* ergibt, der nach $^1/_4$stündigem Aufenthalt auf 13000 m schon Nekrosen in den Läppchenzentren der Leber mit fettfreier Vakuolisierung der nekrotischen Epithelien sah.

Es ist einleuchtend, daß uns diese Befunde für die menschliche Pathologie besonders interessieren müssen. Wenn bei der tödlichen Höhenkrankheit des Menschen diese vakuolige Degeneration der Leberzellen sich ebenso schnell entwickelt wie beim Tiere, so könnte diese Veränderung ein zuverlässiger histologischer Test für den Höhentod sein. Das wäre um so bedeutungsvoller, als wir andere den akuten Höhentodbeweisende Befunde bisher nicht kennen[1].

___
[1] Siehe Nachtrag bei der Korrektur

Ganz entsprechende Beobachtungen wie an der Leber wurden an der *Niere* gemacht. So konnte *Luft* zeigen, daß bei starker Unterdruckwirkung nicht nur Verfettungen, sondern auch Nekrosen am Epithel der Hauptstücke beobachtet werden. *Altmann* sah nach akutem Unterdrucktod der Katze in den Epithelien das Bild der vakuoligen Degeneration.

Angesichts der Beobachtungen am Zentralnervensystem am Herzmuskel, an der Leber und an der Niere lag die Erwartung nahe, daß im Unterdruckexperiment auch Nekrosen an den inkretorischen Drüsen zur Entwicklung kommen. Die ausgedehnten Untersuchungen von *Schubothe* am Meerschweinchen haben jedoch ergeben, daß das *inkretorische System* bis zuletzt intakt bleibt. Es zeigt also, wenigstens am Meerschweinchen, im Vergleich zu den anderen genannten Organen eine auffallende Resistenz gegenüber dem Sauerstoffmangel.

IV.

Es ist zu erwarten, daß die Unterdruckhypoxämie in ihrer Wirkung gesteigert werden kann, wenn schon vor der Einwirkung des Unterdruckes Veränderungen bestehen, durch welche örtlich oder allgemein ein Sauerstoffmangel unterhalten oder befördert wird. So wird ein Flieger bei stenosierender Coronarsklerose unter der hinzutretenden Unterdruckwirkung besonders in der Sauerstoffversorgung des Herzmuskels bedroht sein (vgl. *Ruff* und *Strughold*, S. 167). So ist die besondere Gefahr der Summation der Kohlenoxydwirkung und Unterdruckwirkung *(Ruff* und *Strughold)*, des Beschleunigungskollapses und der Unterdruckwirkung *(v. Diringshofen)* bekannt. Die Kriegserfahrungen betonen weiter die Gefährdung des Verwundeten mit starkem Blutverlust (Anämie-Hypoxämie) und mit Pneumothorax (Hypoxämie durch Einschränkung der Vitalkapazität der Lungen) schon beim Flug in geringerer Höhe *(Hippke, Toennis)*. Experimentell sind diese Fragen meines Wissens noch nicht bearbeitet.

Dagegen liegt zu einer anderen verwandten Frage ein interessantes Experiment von *Rotter* vor. Wenn schon vor dem Unterdruckaufenthalt der Sauerstoffbedarf erhöht ist, wie das z. B. im Fieber der Fall ist, so ist zu erwarten, daß im Unterdruck früher kritische Veränderungen auftreten als bei vorher normalem Sauerstoffbedarf. Dieser Zustand ist unter anderem gegeben bei der Thyreotoxikose. *Rotter* hat nun in eben abgeschlossenen, aus eigener Initiative durchgeführten Untersuchungen zeigen können, daß bei einer durch thyreotropes Hormon herbeigeführten Überfunktion der Schilddrüse Meerschweinchen im Unterdruck wesentlich früher die charakteristischen Veränderungen des Elektrokardiogramms im Sinne der monophasischen Deformierung des Kammerkomplexes bzw. der Senkung des ST-Stückes zeigen als normale Tiere. Auch trat bei diesen Tieren die kritische Atmungsstörung wesentlich früher ein. Dagegen konnten histologisch, insbesondere am Herzmuskel der Tiere, keine entscheidenden Unterschiede der einen und der anderen Versuchsgruppe festgestellt werden.

V.

Der Höhenhypoxämie wird heute im allgemeinen vorgebeugt durch Atmung von reinem Sauerstoff, in Deutschland mit lungenautomatischer Dosierung (vgl. *Ruff* und *Strughold)*. Wenn gesundheitliche Schäden dieser prophylaktischen Sauerstoffatmung bei den in Betracht kommenden Zeiten der Sauerstoffatmung auch bisher nicht beobachtet wurden, so ist theoretisch doch die Frage von großer Bedeutung, wie der Organismus sich gegenüber längerdauernder *Atmung von hochkonzentriertem Sauerstoff* verhält. Hier hat man schon vor längerer Zeit die Feststellung machen müssen, daß Tiere sich nicht unbegrenzt lange in einer Atmosphäre von hoher Sauerstoffkonzentration halten lassen, sondern nach einigen Tagen Aufenthaltes in dieser Atmosphäre sterben. Das hat schon *Bert* klar erkannt. *Karsner* und seine Mitarbeiter zeigten dann, daß bei Kaninchen, welche nach Einatmung von 80%igem Sauerstoff und darüber — durchschnittlich innerhalb von 8 Tagen — eingingen, in der Lunge herdweise ein Ödem bzw. eine fibrinöse Exsudation bestand. Ähnliche Erscheinungen, insbesondere das Ödem beobachtete auch *Binger* an Hunden und an Kaninchen. Wie sehr auch der Mensch durch lang dauernde Atmung von hochkonzentriertem Sauerstoff gefährdet ist, zeigten vor einiger Zeit in eindrucksvollen Selbstversuchen *Clamann* und *Becker-Freyseng*. Beide Autoren haben zudem im Tierversuch schwere Atmungsstörungen, vor allem eine starke Orthopnoe, und bei Tieren, welche schwer krank aus der Sauerstoffatmosphäre in normale Luft gebracht wurden, den plötzlichen Tod unter Krämpfen beobachtet. Im Film haben sie dieses Bild jüngst auf dem Internistenkongreß gezeigt. Die Klärung dieses eigenartigen Krankheitsbildes nach Sauerstoffatmung haben soeben abgeschlossene Versuche von *Pichotka* gebracht. *Pichotka* hat Meerschweinchen in einer Atmosphäre von 80—96,5%igem Sauerstoff gehalten. Die Sauerstoff- und Kohlensäurekonzentration wurde fortlaufend nach *Haldane* bestimmt. In einer Versuchsgruppe wurde der Spontantod der Tiere abgewartet, er trat bei zwei Tieren schlagartig ein, nachdem sie in schwer krankem Zustand in normale Luft verbracht worden waren. In einer zweiten Versuchsgruppe wurden die Tiere 65 bzw. 75 Stunden nach Aufenthalt in hochkonzentriertem Sauerstoff getötet. Klinisch zeigten die Tiere in den Versuchen von *Pichotka* ausgesprochene Atmungsstörungen, zunächst Tachypnoe und Orthopnoe, später unter zunehmender Abnahme der Atmungsfrequenz periodisches Atmen und schließlich das Bild der Atemlähmung. Histologisch wurden herdförmige seröse, fibrinöse und leukocytäre Exsudationen in der Lunge beobachtet, also ein Bild, wie es ähnlich schon *Karsner* und seine Mitarbeiter, sowie *Binger* beschrieben hatten. Darüber hinaus fanden sich an den Wänden der Bronchioli respiratorii, der Alveolargänge und zum Teil der Alveolen schwere Quellungsnekrosen, insbesondere der Alveolarmembranen, jener Membranen also, durch welche der Sauerstoff aus der Alveole hindurch diffundiert, ehe er die Capillarmembranen erreicht (s. Abb. 9). Diese Quellungsnekrosen bedingen eine starke Verdickung der Membranen und damit eine bedeutende Erschwerung der Sauerstoffdiffusion aus den Alveolen in die Capillaren, also eine beträchtliche Pneumonose. Das Bild ist histologisch identisch mit den Veränderungen, wie sie von *Aschoff, Koch, Adelheim* und *Groll* für die Phosgenvergiftung am Beobachtungsgut des Weltkrieges beschrieben wurden. Es ist in den *Pichotka*schen Untersuchungen als unmittelbare Folge der Einatmung des konzentrierten Sauerstoffes zu werten. Eine nach den Experimenten von *Pichotka* bei der spontan verstorbenen Tieren nachgewiesene Pneumokokkeninfektion der Lungen konnte als sekundär und für die Entwicklung des Bildes unwesentlich gedeutet werden, da die im Versuch getöteten Tiere, bei denen das Bild schon in Entwicklung war, noch keine Pneumokokkeninfektion zeigten. Nach dem beschriebenen Bilde ist es ohne

weiteres verständlich, warum bei den Tieren zunehmend schwere Atmungsstörungen sich entwickeln, und warum schließlich bei Tieren, welche aus der
Sauerstoffatmosphäre in normale Luft übertragen werden, plötzlich der Tod
eintritt. Die Tiere bekommen bei eingetretener Quellungsnekrose der Alveolarmembranen eben noch genügend Sauerstoff bei hohem Sauerstoffpartialdruck
in der Alveole, da ja die Diffusion des Sauerstoffs aus den Alveolen in die Capillaren wesentlich vom Sauerstoffdruck in der Alveole abhängig ist. Wird dieser

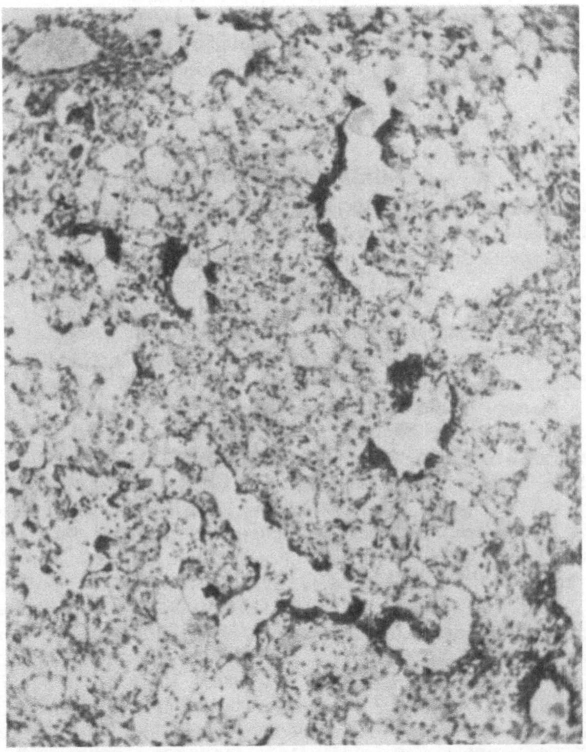

Abb. 9. Ausgedehnte Quellungsnekrosen der Alveolarmembranen beim Meerschweinchen nach Tod durch
87stündiges Atmen von 80—96,5% Sauerstoff. Azan-Präparat. Nach *Pichotka*.

plötzlich — durch Verbringen der Tiere in die normale Luft — auf die Norm
herabgesetzt, so genügt die durch die Membranquellung sehr erschwerte Sauerstoffdiffusion nicht mehr, um die Sauerstoffsättigung des Blutes auf der lebensnotwendigen Höhe zu halten.

An einem großen Beobachtungsgut verschiedener Tierarten haben *Clamann,
Becker-Freyseng* und *Liebegott* soeben die histologischen Befunde *Pichotkas*
an der Lunge der Tiere voll bestätigt und sich seiner Deutung angeschlossen.

Wir stellen also für die Wirkung des konzentrierten Sauerstoffes die zunächst
paradox erscheinende Tatsache fest, daß durch eine längere Zeit dauernde
Atmung von konzentriertem Sauerstoff eine hyperoxische Hypoxämie eintritt
und den Tod verursacht.

Nachtrag bei der Korrektur

1. Inzwischen haben *Altmann* und *Schubothe* bei Katzen, welche täglich stundenlang im Unterdruck gehalten und mehrfach bis zur kritischen Schwelle gebracht wurden, zum Teil irreversible schwere neurologische Veränderungen hervorrufen können. Die histologische Untersuchung des Zentralnervensystems dieser Tiere hat schwere irreversible Veränderungen der nervösen Substanz mit dem Bilde der schweren Ganglienzellerkrankung *Nissls* ergeben, darüber hinaus zum Teil Ganglienzellausfälle und schwere regressive, zum Teil progressive Gliaveränderungen, und zwar in großer Ausdehnung in der *Großhirnrinde*, ferner im Kleinhirn, in den Stammganglien und zum Teil im Rückenmark.

2. Das Bild der schweren vakuoligen Degeneration der Leber, wie es von *Pichotka* bei akutem Unterdrucktod des Meerschweinchens beobachtet wurde, konnte soeben in einem von *Rotter* obduzierten Fall von akutem Höhentod eines Fliegers bestätigt werden.

Literaturverzeichnis

Adelheim: Virchows Arch. **236**, 309 (1922); **240**, 417 (1923). — *Altmann* u. *Schubothe:* Noch nicht veröffentlicht. — *Ambo* u. *Nakamura:* Trans. Soc. path. jap. **1939**, 470. — *Aschoff:* Über anatomische und histologische Befunde bei Gasvergiftungen. Berlin: Reichsdruckerei 1916, Nr. 5634. — *Bert:* La pression barométrique. Paris 1878. — *Bingel* u. *Hampel:* Z. Neur. **149**, 640 (1934). — *Büchner:* Klin. Wschr. **1937** II, 1409. — *Büchner* u. *Luft:* Beitr. path. Anat. **96**, 549 (1936). — *Campbell:* Brit. J. exper. Path. 8 (1927). — *Camann* u. *Becker-Freyseng:* Luftfahrtmed. 4, H. 1 (1939). — *Clamann, Becker-Freyseng* u. *Liebegott:* Luftfahrtmed. **1940**. — *Dellaporta:* Beitr. path. Anat. **102**, 268 (1939).— *Dieringshofen, v.:* Kongr. dtsch. Ges. inn. Med. 1940. — *Döring:* Virchows Arch. **296**, 666 (1936). — *Dürck:* Z. Neur. **72** (1921). — *Groll:* Virchows Archiv **231**, 480 (1921). — *Harrison, Ashman* and *Larsen:* Arch. int. Med. 49, 151 (1931). — *Herzog:* Münch. med. Wschr. **1920** I, 558. — Zbl. Path. **35**, 247 (1924). — *Hippke:* Dtsch. Mil.arzt 5, 1 (1940). — *Jeckeln:* Verh. path. Ges. **1935**, 275. — *Karsner:* J. of exper. Med. **23**, 149 (1916). — *Koch, W.:* Handbuch der ärztlichen Erfahrungen im Weltkrieg, Bd. VII. 1921. — *Kountz* and *Gruber:* Proc. Soc. exper. Biol. a. Med. 27, 170 (1939/40). — *Luft:* Beitr. path. Anat. **98**, 323 (1937); **99**, 351 (1937). — Luftfahrtmed. 2, 226 (1938). — *Merk:* Arch. f. Psychiatr. **111**, 160 (1940). — *Miki:* Zbl. exper. Med. **27**, 323 (1922). — *Opitz* u. *Tillmann:* Luftfahrtmed. 1, 153 (1936). — *Pichotka:* Im Druck. — *Radtke:* Z. gerichtl. Med. **19**, 26 (1932). — *Rosin:* Beitr. path. Anat. **76**, 153 (1927); **80**, 622 (1928). — Acta Davosiana **5**, 13 (1937). — *Rotter:* Beitr. path. Anat. **101**, 22 (1938), noch nicht veröffentlicht. — *Roulet:* Verh. schweiz. naturforsch. Ges. Chir. **1938**, 86. — *Ruff* u. *Strughold:* Grundriß der Luftfahrtmedizin. Leipzig 1939. — *Schirrmeister:* Arch. Kreislaufforsch. 5, 264 (1939). — *Scholz:* Z. Neur. **145**, 471 (1933). — *Schroetter, v.:* Verh. dtsch. path. Ges. **1902**, 410. — *Schubothe:* Endokrinol. **22**, 305 (1940). — *Seemann:* Die Lungenalveole. Jena 1931. — *Spatz:* Verh. dtsch. Ges. inn. Med. **1939**, 115. — *Tessereaux:* Zbl. Path. **42**, 344 (1928). — *Toennis:* Dtsch. Mil.arzt 5, 5 (1940). — *Ulrich:* Frankf. Z. Path. **52**, 80 (1938). — *Veith:* Arch. Kreislaufforsch. **6**, 335 (1940). — *Vogt, M.:* Arch. f. exper. Path. **190**, 406 (1938). — *Wustmann* u. *Hallervorden:* Dtsch. Z. Chir. **245**, 472 (1935).

Strukturveränderungen durch allgemeinen Sauerstoffmangel, insbesondere bei der Höhenkrankheit[1].

Franz Büchner, Freiburg i. Br.,
Leiter des Instituts für Luftfahrtmedizinische Pathologie des Reichsluftfahrtministeriums
am Pathologischen Institut der Universität Freiburg/Br.

Mit der Frage nach der Entstehung irreversibler Schäden durch Sauerstoffmangel ist zwangsläufig die Frage nach den Strukturveränderungen durch allgemeinen Sauerstoffmangel gegeben. Denn es gibt wohl kaum eine irreversible Störung der Funktionen, welche nicht in irreversiblen Störungen der Struktur ihre Ursache hat. Da ich mich seit 10 Jahren, zunächst aus allgemein-pathologischem, dann zunehmend aus luftfahrtmedizinischem Interesse mit diesen Fragen beschäftigt habe, ist es mir als Pathologen zugefallen, einleitend über die Strukturveränderungen durch allgemeinen Sauerstoffmangel, insbesondere bei der Höhenkrankheit, zu berichten.

Ich möchte dabei an einen Vortrag anknüpfen, den ich im März des vergangenen Jahres vor den Pathologen der Luftwaffe gehalten und, durch weitere Befunde ergänzt, im Sommer 1940 vor der Freiburger Med. Gesellschaft wiederholt habe. Da er Ende des vergangenen Jahres in der Luftfahrtmedizin veröffentlicht wurde, darf ich ihn hier als bekannt voraussetzen und das inzwischen Neugewonnene ganz in den Vordergrund rücken. Dabei soll die Frage nach den Strukturveränderungen bei der Höhenkrankheit im Mittelpunkt stehen, zugleich aber auch gezeigt werden, wie vielfältige allgemein-pathologische Beziehungen der Probleme und Befunde bei der Höhenkrankheit zu anderen Zuständen des allgemeinen Sauerstoffmangels bestehen, die zum Teil ebenfalls wehrmedizinisch von besonderer Bedeutung sind.

Über Strukturveränderungen nach allgemeinem Sauerstoffmangel finden sich in den älteren Beobachtungen der Pathologie verstreut manche Veränderungen, die sich heute zwanglos in das Gesamtbild der Histologie des allgemeinen Sauerstoffmangels einordnen und die zum Teil auch schon als Folgen von Sauerstoffmangel gedeutet wurden. Als ein zentrales Problem der allgemeinen Pathologie wurde diese Frage aber bis in die neueste Zeit hinein nicht gesehen und demzufolge auch nicht dargestellt. Ich will daher versuchen, in meinem Vortrag in großen Linien eine solche Darstellung zu geben. Nach unserem heutigen Wissen finden wir charakteristische Strukturveränderungen nach allgemeinem Sauerstoffmangel an den Parenchymen der Organe, an den Faser- und Grundsubstanzen des Bindegewebes und in den Gewebsspalten.

Unter den Parenchymveränderungen durch allgemeinen Sauerstoffmangel sind uns seit längerem die *Verfettungen* bestimmter Parenchymzellen bekannt.

---

[1] Vortrag, gehalten auf der Luftfahrtmedizinischen Besprechung von L. In. 14 am 27. 6. 41 in Göttingen.

Es genügt daher, sie mit einigen Worten zu kennzeichnen. Es handelt sich um das Auftreten von kleineren zum Teil auch größeren Fetttropfen in Parenchymzellen, welche normalerweise sichtbares Fett nicht erkennen lassen. Als Ausdruck eines allgemeinen Sauerstoffmangels ist uns das Bild u. a. bekannt von den schweren Anämien her, besonders von der perniziösen Anämie, und von der Kohlenoxydvergiftung. So ist es für uns nicht erstaunlich, daß von *v. Schroetter, Campbell*, Frl. *Rosin, Luft* und *Ulrich* diese Verfettungen beim Tier nach längerem zumindesten stundenlangen Unterdruckaufenthalt gefunden wurden. Die typischen Prädilektionsgebiete dieser Verfettungen sind die Leberzellen im zentralen Läppchenanteil, die Herzmuskelfasern und die Epithelien an den Hauptstücken und den trüben Anteilen der *Henle*schen Schleifen der Nierentubuli.

Für das Verständnis der Lokalisation der übrigen Schädigungen durch Sauerstoffmangel ist es wichtig, zu betonen, daß in der Leber und in dem Herzmuskel eine elektive Beziehung dieser Verfettungen zu den venösen Capillaranteilen des Gefäßnetzes besteht. Das ist am klarsten zu ersehen an der Leberverfettung bei allgemeinem Sauerstoffmangel, welche streng auf die zentralen Läppchenabschnitte beschränkt ist. Da in der Peripherie der Leberläppchen der arterielle Capillaranteil, zentral dagegen der venöse liegt, ist schon physiologisch die Sauerstoffsättigung des Blutes in den Läppchenzentren geringer als peripher. Die zur Verfettung führende Senkung des Sauerstoffgehaltes des Blutes muß sich also zentral am ersten auswirken. Die gleiche Regel ist schon von *Ribbert* für die Sauerstoffmangel-Verfettung am Herzmuskel bei perniziöser Anämie gezeigt, indem er bei unvollkommener Injektion des Herzgefäßsystems die verfetteten Herde gesetzmäßig nur in den Lücken zwischen den allein injizierten arteriellen Capillaren fand.

Hinweisen möchte ich auch kurz auf die interessanten Beziehungen zwischen dem Ort der Verfettung nach allgemeinem Sauerstoffmangel und seiner funktionellen Belastung. Die Verfettung tritt nur auf an den differenzierten Parenchymzellen mit ihrem intensiven Stoffwechsel, nicht an den undifferenzierteren Mesenchymzellen mit ihrem geringeren Stoffwechsel. Innerhalb des Herzmuskels bevorzugt sie den linken Ventrikel als den Ort der intensiveren Leistung. Liegt aber eine stärkere pathologische Mehrbelastung des rechten Ventrikels etwa durch Emphysem vor, und tritt nun ein Zustand allgemeinen Sauerstoffmangels ein, so kann man regelmäßig die Muskulatur des rechten Ventrikels entweder ausschließlich oder stärker als links verfettet sehen. Diese Beobachtung veranlaßt uns zu der Vermutung, daß Strukturveränderungen — und auch Funktionsstörungen — durch allgemeinen Sauerstoffmangel bei besonderer funktioneller Belastung bestimmter differenzierter Strukturen an diesen sich besonders leicht auswirken. Wir werden dieses Problem in unseren weiteren Untersuchungen besonders verfolgen.

Die zweite Strukturveränderung am Parenchym, welche als Ausdruck eines allgemeinen Sauerstoffmangels auftreten kann, ist die *vakuolige Degeneration*. Das Bild wurde bis vor kurzem in der Pathologie nur wenig beachtet, als Ausdruck allgemeinen Sauerstoffmangels überhaupt nicht erkannt. Wir sind auf seine Bedeutung erst durch systematische Untersuchungen über die Histologie des akuten Höhentodes gestoßen. Da diese Untersuchungen noch nicht ausführlich mitgeteilt sind, darf ich hier näher darauf eingehen.

In zum Teil kurzfristigen Versuchen an Meerschweinchen, welche besonders
das Studium der im Unterdruck entstehenden hypoxämischen Verfettungen
zum Ziele hatten, hat *Ulrich* in einer 1938 aus meinem Institut veröffentlichten
Arbeit außer den Verfettungen noch ein anderes Bild in der Leber beobachten
können. Er schreibt: „Eine zweite Form der Zellveränderungen besteht in
einer größeren Hohlraumbildung im Protoplasma, die im Hämatoxylin-Eosin-
präparat sehr leicht mit Fettvakuolisierung verwechselt werden kann. Die

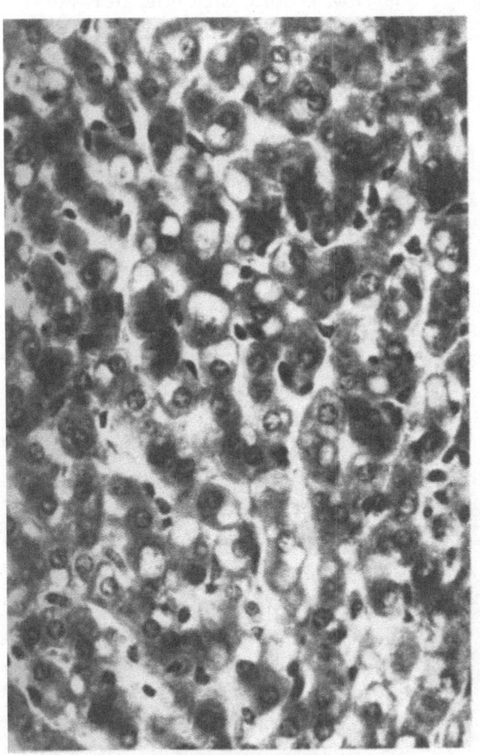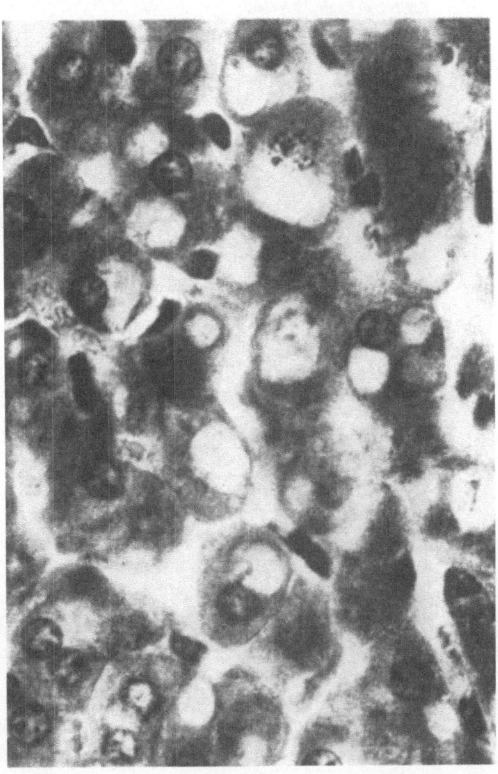

LinksRechts

Abb. 1 (nach *Pichotka*). Akuter experimenteller Höhentod beim Meerschweinchen nach Absetzen der
Sauerstoffatmung auf 12500 m. Tod 15 Min. nach Absetzen des Sauerstoffs. Schwere vakuolige Degeneration mit Entwicklung zahlreicher fettfreier Vakuolen in den zentralen Bezirken der Leberläppchen. Links
mittlere Vergrößerung, rechts Ölimmersion. Im Präparat rechts hier und da in den Vakuolen schollige
homogene Ausfällungen. Endothelien dicht den Leberzellen anliegend, keine seröse Entzündung.

Vakuolen färben sich aber nicht mit Sudan an, sondern bleiben auch bei Fett-
färbung ungefärbte Löcher. Teilweise scheinen sie jedoch einen färbbaren In-
halt zu besitzen. Man sieht jedenfalls in ihnen bisweilen kleine Kügelchen, die
sich genau wie das Zellplasma färben und an eine eiweißartige Substanz denken
lassen." Die Versuche, nach denen diese Befunde von *Ulrich* festgestellt wurden,
waren aber noch immer zu langfristig, um einen Vergleich mit dem Höhentod des Menschen zu gestatten. Hier haben nun Experimente von *Pichotka*
erst die Parallele zu den Bedingungen des menschlichen Höhentodes geschaffen.
Pichotka ging zunächst so vor, daß er Meerschweinchen durch einen möglichst
schnellen Aufstieg auf eine Höhe von 11—13000 m in der Unterdruckkammer

zu Tode brachte. Die gesamte Versuchsdauer betrug in diesen Versuchen 43 bis
152 Min., der Aufenthalt auf 11 000—13 000 m bis zum Tode währte 6—97 Min.
Das Ergebnis dieser Versuche war ein sehr eindeutiges. Jedes der Tiere zeigte
in den zentralen Abschnitten der Leberläppchen das schon von *Ulrich* be-
schriebene Bild. Es waren hier in den Leberzellen unregelmäßig gestaltete
fettfreie Vakuolen zu beobachten, welche zum großen Teil eine homogene acidophile Ausfällung enthielten. Diese ist nach dem Ergebnis der ver-
schiedenen Färbungen als ein hyalin ausgefällter Eiweißkörper anzusehen. Nach der Peripherie der Läppchen zu nimmt die Vakuolenbildung ab. Aber auch hier zeigen sich in aufgelichteten Leberzellen vielfach fettfreie homogene schollenartige Ausfällungen, die jedoch hier ausgesprochen basophil sind. Daneben wird in diesen Gebieten die Ausfällung feinster acidophiler homogener, fettfreier Tröpfchen in Leberzellen beobachtet.

In Nachahmung der Verhältnisse beim Höhentod des Menschen durch Versagen der Sauerstoffatmung in großer Höhe wurde dann in einer zweiten Versuchsreihe geprüft, wie sich die Leber verhielt, wenn der Aufstieg unter Sauerstoffatmung erfolgte, dann aber auf einer Höhe von 11 000—13 000 m der Sauerstoff abgesetzt wurde und der Höhentod der Tiere nach 10—225 Min. eintrat. Sämtliche Tiere zeigten die gleichen geschilderten Veränderungen der Leber.

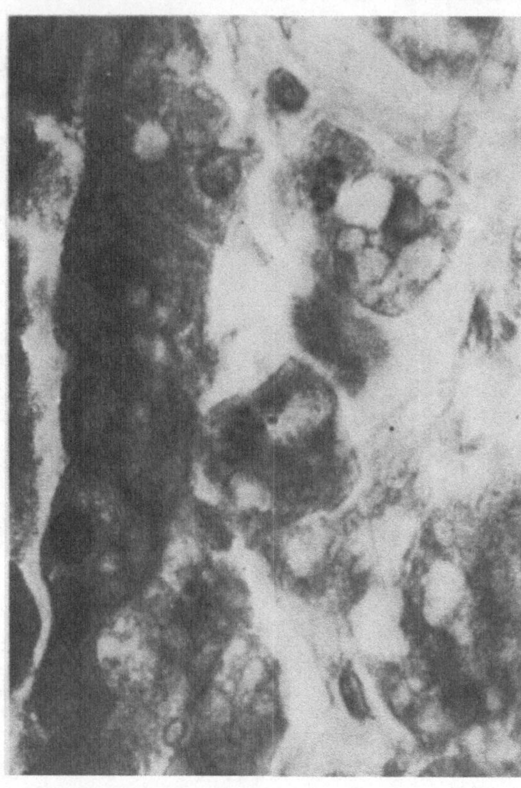

Abb. 2 (nach *Müller* und *Rotter*). Akuter Höhentod eines 22jährigen Fliegers 10 Min. nach Beginn der Höhenkrankheit in 7500 m Höhe. Schwere vakuolige Degeneration der zentralen Leberzellen mit fettfreien Vakuolen. Beginnende Karyorhexis.

Ich will hier die Darstellung der *Pichotka*schen Experimente unterbrechen
und sogleich die Frage anschließen, ob denn gleichsinnige Veränderungen auch
beim akuten Höhentod des Menschen zu beobachten sind. Das ist nun nach den
Untersuchungen von *Müller* und *Rotter* in der Tat der Fall. In den 4 ausführlich von ihnen untersuchten Fällen trat 3mal der Höhentod dadurch ein, daß
in einer Höhe von 7000—7500 m die Sauerstoffzufuhr plötzlich versagte.
In dem 4. Falle war bis zu einer Höhe von 5000 m durch falsche Bedienung
des Sauerstoffgerätes nur gedrosselte Nebenluft geatmet wurde, so daß sich
hier die Wirkung mangelhafter Luftzufuhr und die der Luftverdünnung ad-
dierten. In allen 4 Fällen fanden sich in den zentralen Läppchenabschnitten der
Leber Parenchymzellen mit den charakteristischen fettfreien Vakuolen, in

denen auch hier, ebenso wie beim Tier, acidophile, homogene Eiweißfällungen nachweisbar waren. In 3 Fällen waren diese Veränderungen sehr ausgesprochen, in einem 4., auf den ich noch einmal eingehen werde, waren sie geringer, aber auch deutlich vorhanden.

Es wäre für die praktische Diagnostik des Höhentodes am Leichnam selbstverständlich das Ideal, wenn diese Veränderungen für den akuten Höhentod spezifisch wären. Das war aber aus allgemeinen Erwägungen nicht zu erwarten. Waren die Veränderungen die Folge eines allgemeinen Sauerstoffmangels, so mußte auch bei anderen Zuständen des schweren Sauerstoffmangels außer bei der Höhenkrankheit mit ihnen gerechnet werden. In diesem Sinne wurden von *Pichotka* weitere Experimente durchgeführt. Sie sollten zugleich die Frage prüfen, ob hier vielleicht gar nicht der Ausdruck des akuten Sauerstoffmangels, sondern die Folge einer Druckfallkrankheit vorläge, an die nach den Untersuchungen von *Benzinger* unbedingt gedacht werden mußte. Bei der Eigenart des histologischen Bildes lag diese Frage besonders nahe. Konnte man doch die Frage aufwerfen, ob die gefundenen Vakuolen nicht dadurch zustande kämen, daß Stickstoff in feinsten Gasbläschen innerhalb der Leberzelle frei würde. Das Experiment hat aber eindeutig gegen diese Vorstellung und für den allgemeinen Sauerstoffmangel entschieden. *Pichotka* konnte nämlich ganz das gleiche Bild gesetzmäßig dadurch erzeugen, daß er Meerschweinchen in Bodenhöhe ein sauerstoffarmes Sauerstoffstickstoffgemisch bis zum Spontantode atmen ließ. Ebenso fand er es regelmäßig bei Meerschweinchen, welche durch eine akute Kohlenoxydvergiftung getötet worden waren. Schließlich konnte er es beim Kaninchen durch eine kreislaufdynamisch bedingte schwere allgemeine Hypoxämie in der gleichen Schwere hervorrufen, indem er die Tiere durch einen orthostatischen Kollaps zu Tode brachte.

Mit aller wünschenswerten Eindeutigkeit beweist also das Experiment, daß das Bild der vakuoligen Degeneration der Leber Ausdruck eines allgemeinen Sauerstoffmangels und daß es somit nicht für den Höhentod spezifisch ist. Das war nun auch am menschlichen Sektionsmaterial zu prüfen.

Den Entscheidungen der Sanitätsinspektion der Luftwaffe ist es zu danken, daß das Obduktionsmaterial der Luftgaupathologen für die Erforschung der Probleme des allgemeinen Sauerstoffmangels dem Institut für Luftfahrtmedizinische Pathologie zugeleitet wird. So war es uns möglich, zugleich an diesem Beobachtungsgut und an dem Sektionsgut des Freiburger Pathologischen Instituts ausführliche Untersuchungen anzustellen. Die von *Hesse* durchgeführten Untersuchungen hatten das Ergebnis, daß bei 40 Fällen von akutem Absturztod von Fliegern niemals das Bild der vakuoligen Degeneration der Leber beobachtet wurde. Auf der anderen Seite konnte das Bild bei den laufenden Sektionen des Freiburger Pathologischen Instituts in einer ganzen Gruppe von Zuständen allgemeinen Sauerstoffmangels von *Hesse* nachgewiesen werden. Klassisch fand es sich bei 1 Fall von Erstickung durch Lawinenverschüttung, bei einem akuten Erhängungstod, bei 2 Fällen von akuter CO-Vergiftung, bei 2 Fällen von subakuter großer Lungenembolie, in denen also durch Verlegung der Arteria pulmonalis die Arterialisierung des Blutes plötzlich versagte, bei einem Fall schwerster Asphyxie nach Thorakoplastik mit hypoxämisch gedeuteten schweren Krampfanfällen usw. Daß in diesen Fällen eine schwere allgemeine Hypoxämie bestanden hatte, braucht wohl nicht weiter begründet zu werden. Daß aber letztlich für diese Veränderungen nicht die Hypoxämie das Entscheidende ist, sondern im Sinne der Klassifizierung von *Strughold* die durch sie bewirkte Hypoxydose, zeigt uns ein Fall von subakuter Blausäurevergiftung, bei dem das gleiche Bild gefunden wurde.

Soweit dieses Bild kasuistisch — ohne auf den allgemeinen Sauerstoffmangel bezogen zu werden — hier und da in der bisherigen Literatur beschrieben wurde, handelt es sich ebenfalls in der Regel um Zustände des allgemeinen Sauerstoffmangels. *Raum* sah es nach der Durchleitung von Blut durch die Leber, welches

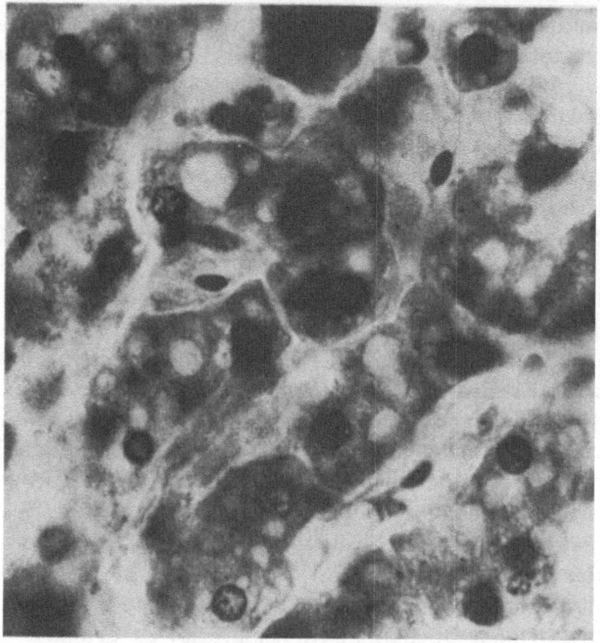

Abb. 3 (nach *Hesse*). Erstickungstod bei 38jährigem Mann durch Lawinenverschüttung. Schwere vakuolige Degeneration der Leber mit reichlich fettfreien Vakuolen in den zentralen Leberzellen.

durch *Ringer*lösung verdünnt war, von *Skramlik* und *Hünermann* haben es nach stundenlanger Durchspülung der überlebenden Leber mit *Ringer*lösung typisch gesehen und abgebildet. *Zinck* konnte es nach akutem Verbrennungskollaps beschreiben. Auf der anderen Seite ist es mitgeteilt durch *Kroenig* bei Phosphorvergiftung, durch *Fischer-Wasels, Sümegi* usw. als Folge einer Chloroformvergiftung, durch *Gräff* nach Knollenblätterschwammvergiftung, durch Frl. *Vogt* nach Phalloidinvergiftung, dem krystallisierten Gift des Knollenblätterschwammes. Ist die erste Gruppe dieser Zustände durch eine allgemeine Hypoxämie gekennzeichnet, so die zweite durch eine Hypoxidose infolge der Einwirkung oxydationshemmender Gifte.

Wieweit solche Veränderungen des Lebergewebes noch reversibel sind, muß die weitere Forschung ergeben. Daß sie mit histologisch eindeutigen irreversiblen Veränderungen gekoppelt sein können, zeigen sowohl die Beobachtungen beim Höhentod des Menschen als auch die Beobachtungen vakuoliger Degeneration bei anderen Zuständen allgemeinen Sauerstoffmangels und die

Experimente von *Pichotka*. In den letzteren finden sich zum Teil neben der vakuoligen Degeneration voll entwickelte Nekrosen der Leberzellen, in den Beobachtungen der menschlichen Pathologie mehr oder weniger ausgebreitete Erscheinungen des Kernzerfalls der zentralen Leberzellen. Daß sie auch bei Tieren, die einen kritischen Unterdruckaufenthalt überleben, nachweisbar sind, konnte *Pichotka* in einer Versuchsreihe zeigen.

Die Entwicklung der vakuoligen Degeneration der Leberzellen setzt nach unseren Beobachtungen einen sehr plötzlichen und starken Sturz der Sauerstoffsättigung des Blutes bzw. der Sauerstoffversorgung der Gewebe voraus. Wenn dieser Sauerstoffmangel allmählicher eintritt und geringere Grade erreicht, kommt es nicht zu diesem Bilde, sondern zu degenerativen Fettansammlungen in den zentralen Leberzellen. Dementsprechend haben wir in unserem letzten Fall von Höhentod, bei dem sich die tödliche Höhenkrankheit im Gegensatz zu den anderen Fällen über Stunden hinzog, eine intensive Fetteinlagerung in den zentralen Leberzellen neben einer nur mäßigen vakuoligen Degeneration gesehen. Ziehen wir die Folgerungen aus diesen Befunden, so ist für die praktisch-diagnostische Beurteilung von Höhentodesfällen zu sagen, daß dem Befund der vakuoligen Degeneration der Leber zwar nicht

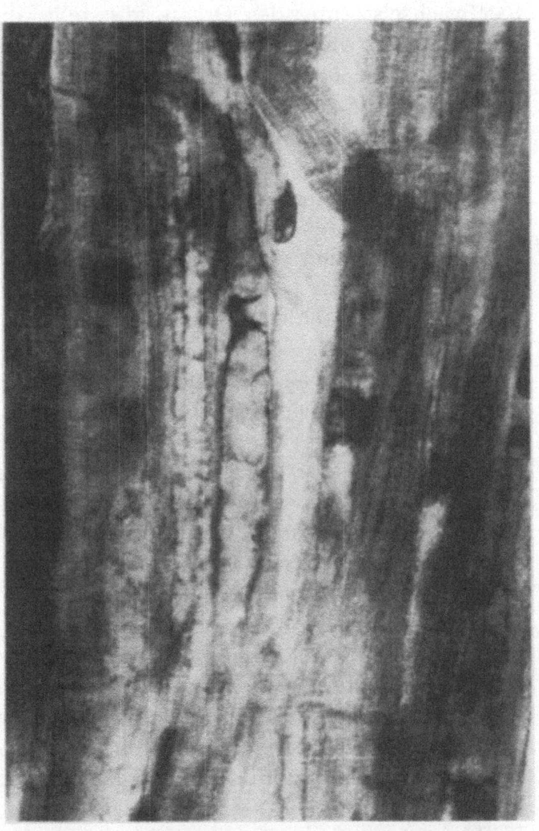

Abb. 4 (nach *Müller* und *Rotter*). Schwere vakuolige Degeneration der Herzmuskelfasern mit perinukleären Vakuolen und starker Druckverformung des Kernes bei Höhentod.

der Wert eines absoluten Beweises zukommt, daß aber durch diesen Befund nach Ausschließung anderer Ursachen eines allgemeinen Sauerstoffmangels der akute Höhentod in hohem Maße wahrscheinlich gemacht werden kann.

Das Bild der vakuoligen Degeneration konnte auch in den Höhentodesfällen von *Müller* und *Rotter* sehr ausgesprochen am Herzmuskel nachgewiesen werden. Auch hier handelt es sich um die Entwicklung fettfreier vakuolärer Aussparungen des Protoplasmas, die in den Herzmuskelfasern beiderseits des Kernes entwickelt sind, in der Regel mit charakteristischen Deformierungen desselben, häufig mit Ansammlung leicht eosinfärbbarer homogener Massen in den Vakuolen. Es handelt sich also um ein Korrelat der geschilderten Leberveränderungen. Auch dieses Bild ist nicht spezifisch für die Höhenkrankheit. *Zinck* hat es nach

Verbrennungskollaps beobachtet. Nach den Untersuchungen von *Hesse* findet es sich auch bei anderen Zuständen schweren allgemeinen Sauerstoffmangels, jedoch nicht so häufig und so schwer wie die entsprechenden Leberveränderungen. Wir konnten diesen Befund auch als Vorstadium der Herzmuskelfasernekrosen bei schwerer Diphtherie beobachten und dürfen daraus schließen, daß auch die vakuolige Degeneration des Herzmuskels eine schwere kritische Stoffwechselstörung des Organs darstellt, die unmittelbar den schweren irreversiblen Nekrobiosen vorausgeht.

Müssen wir die vakuolige Degeneration gegenüber der Verfettung als den Ausdruck einer stärkeren Schädigung durch Sauerstoffmangel werten, so wird sie andererseits übertroffen von der *Nekrose des Parenchyms,* welche wir bei dem höchsten Grade des allgemeinen Sauerstoffmangels beobachten, die allerdings zugleich eine längere Zeit bis zu ihrer Manifestierung braucht.

Sie hat mit der Verfettung und der vakuoligen Degeneration die Prädilektionsgebiete in den zentralen Abschnitten der Leberläppchen und dem Herzmuskel gemeinsam. Soweit sie an diesen Organen im Unterdruckexperiment von uns beobachtet wurde, sind die Befunde ausführlich mitgeteilt, zusammenfassend in meinem zitierten Vortrag. Das Vorkommen der Nekrosen im Herzmuskel bei anderen Zuständen von allgemeinem Sauerstoffmangel, in der menschlichen Pathologie wie im Tierversuch, haben wir ausführlich in unseren Arbeiten über die Coronarinsuffizienz beschrieben und erörtert. Ich darf daher bezüglich der Nekrosen in der Leber und im Herzmuskel auf diese Darstellungen verweisen und mich darauf beschränken, zu bemerken, daß wir nach akutem Höhentod des Menschen wie experimentell des Tieres vereinzelt schon Lebernekrosen nachweisen konnten, daß wir aber noch nichts darüber wissen, ob nach überlebter schwerer Höhenkrankheit solche Nekrosen und ihre Narbenbilder in der Leber und im Herzmuskel zur Entwicklung kommen.

Auch die Frage nach dem Vorkommen von Nekrosen im Zentralnervensystem nach überlebter schwerer Höhenkrankheit ist bis heute ungelöst. Ich muß mich daher darauf beschränken, von unseren neueren Experimenten und von den Erfahrungen der menschlichen Pathologie her die Frage grundsätzlich zu beantworten, ob und in welcher Form nach überlebten Zuständen allgemeinen Sauerstoffmangels am Zentralnervensystem Nekrosen des nervösen Gewebes beobachtet werden können und mit welcher Wahrscheinlichkeit nach diesen Beobachtungen eine schwere Höhenkrankheit zu solchen Veränderungen führt.

In unseren früher schon mitgeteilten Experimenten hat u. a. *Merk* beim Meerschweinchen gezeigt, daß bei Tieren, die nach einmaligem oder mehrmaligem kurzfristigem Unterdruckaufstieg spontan in der Unterdruckkammer eingingen, in der Regel schwere symmetrische irreversible Ganglienzellveränderungen in der Medulla oblongata, der Kleinhirnrinde und teilweise auch im Hirnstamm nachweisbar waren, daß diese Veränderungen dagegen fehlten, wenn die Tiere einen wiederholten Aufstieg bis zur kritischen Schwelle, zum Teil mit vorübergehender Atemlähmung überlebt hatten und dann getötet wurden.

Schien es hiernach, als wenn es nach schwerer Unterdruckwirkung nur den Allgemeintod durch Vernichtung der lebenswichtigsten Ganglienzellen gäbe oder die völlige spurenlose Erholung des Zentralnervensystems, so haben uns die neueren Experimente von *Altmann* und *Schubothe,* über die *Schubothe* am 10. Juni in der Freiburger Med. Gesellschaft berichtet hat, eines anderen

belehrt. In diesen Versuchen wurden Katzen täglich in individueller Anpassung
an die äußerste Verträglichkeitsgrenze 7—8 Stunden lang derart auf Höhen
zwischen 9000—12000 m gebracht, daß sie eben unter der kritischen Schwelle
gehalten wurden und diese zum Teil durch vorübergehende Atemlähmung kurzfristig überschritten. Soweit nicht im Unterdruck der Spontantod eintrat,
wurden die Tiere durch akute Steigerung des Unterdrucks oder durch Dekapitation getötet.

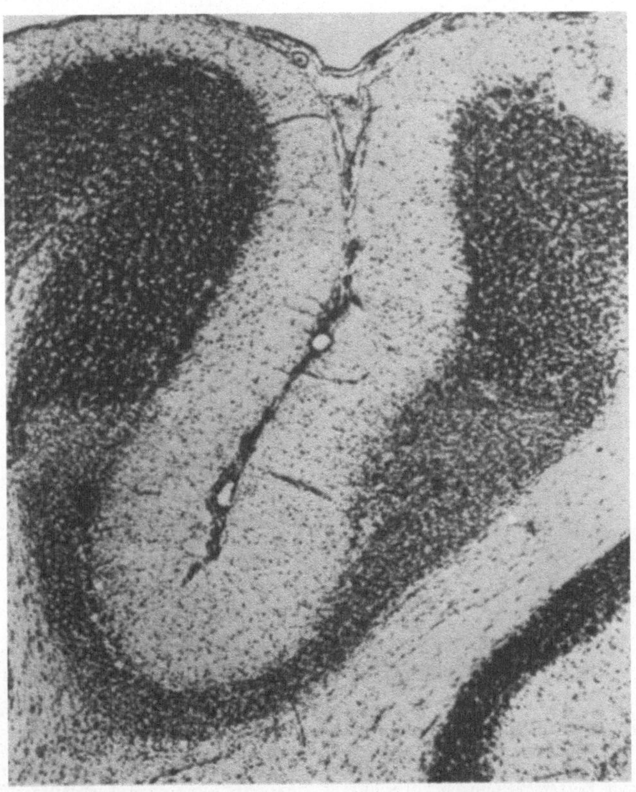

Abb. 5 (nach *Altmann* und *Schubothe*). Schwere Veränderungen der Kleinhirnrinde bei der Katze in einem
Windungstal des Lobus medianus cerebelli. Scharf begrenzte Erkrankung der Körnerschicht. Schwere Erkrankung der *Purkinje*-Zellen im gleichen Gebiet. 17 Tage lang täglich etwa 8 Stunden Unterdruck bis zu
11000 m. In den letzten Tagen fixierte neurologische Erscheinungen.

Diese Tiere boten am Ende des täglichen Versuches in der Unterdruckkammer
und im Verlauf der nächsten halben bis ganzen Stunde nach dem Unterdruckaufenthalt schwere neurologische Erscheinungen, welche sich allmählich zu-
rückbildeten. Sie zeigten zunächst zum Teil tonische, zum Teil klonische
Krämpfe, dann einen stark gestörten Gang mit schwerster Ataxie. Bei dreien
der Tiere bildeten sich diese Erscheinungen nach dem letzten Unterdruckaufenthalt bis zu der nach 12—40 Stunden vorgenommenen Tötung nicht
zurück. Eines dieser Tiere lag bis zur Tötung in unaufhörlichen Krämpfen,
zwei weitere zeigten eine starke elektive Bewegungsunsicherheit der hinteren
beim Laufen nach rechts und links umkippenden Körperhälfte.

Die mikroskopische Untersuchung ergab bei 5 der 11 Tiere, welche an 2 bis 17 Tagen in der Unterdruckkammer gewesen waren, schwere irreversible Veränderungen am Zentralnervensystem, darunter in jedem der 3 Fälle mit fixierten neurologischen Symptomen. Es fanden sich die Bilder der schweren Ganglienzellerkrankung *Nissls* neben denen der ischämischen und homogenisierenden Gangl enzellerkrankung *Spielmeyers*. Außerdem — hier gehen die Befunde von *Altmann* und *Schubothe* wesentlich über unsere früheren Beobachtungen

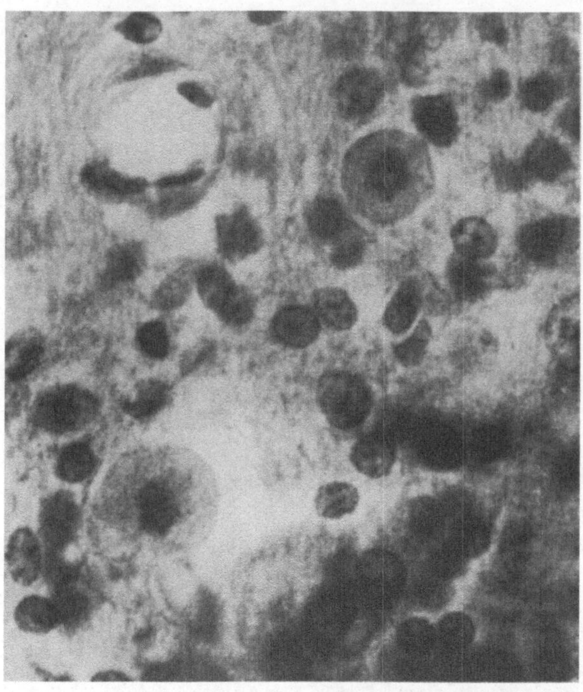

Abb. 6 (nach *Altmann* und *Schubothe*). Homogenisierende Zellerkrankung an zwei *Purkinje*-Zellen (Hämatoxylin-Eosinfärbung!). Die im Hämatoxylin-Eosinpräparat darstellbaren *Purkinje*-Zellen im *Nissl*-Präparat fast völlig verblaßt. Lage der Veränderungen im Lobus medianus des Kleinhirns. 7 Tage je 7 Stunden Unterdruckaufenthalt bis zu 12000 m. In den letzten 40 Stunden kein Unterdruckaufenthalt mehr, aber fixierte neurologische Resterscheinungen mit schwerer Ataxie der hinteren Körperhälfte. Tötung des Tieres durch Dekapitation.

hinaus — fanden sich streifige und fleckige Ganglienzellenausfälle in der Großhirnrinde und in der Kleinhirnrinde, in der letzteren mit Gliawucherungen einhergehend. In einem der Fälle war fast das ganze Zentralnervensystem befallen, in einem anderen die Großhirn- und Kleinhirnrinde. Bei den beiden Tieren mit fixierter Ataxie der hinteren Körperhälfte fand sich elektiv der Lobulus medianus posterior des Kleinhirns erkrankt, in dem nach den Untersuchungen von *Rothmann* die Gleichgewichtsregulierung der hinteren Körperhälfte lokalisiert sein soll. Im allgemeinen war auffallenderweise der Globus pallidus des Hirnstammes frei.

In diesen Experimenten ist es also *Altmann* und *Schubothe* zum erstenmal eindeutig gelungen, durch Unterdruckwirkung schwere irreversible Veränderungen am Zentralnervensystem des überlebenden Tieres zu erzeugen. Wir deuten diese Veränderungen als Folgen des zum Teil durch vorübergehenden

Atemstillstand gesteigerten allgemeinen Sauerstoffmangels und erwägen das
zusätzliche Wirksamwerden von örtlichen durch den Sauerstoffmangel aus-
gelösten funktionellen Durchblutungsstörungen. Die ursächliche Mitbeteili-
gung einer Druckfallkrankheit glauben wir dadurch ausschließen zu können,
daß die Tiere in 15—20 Min. jeweils eine Höhe von 6000—7000 m erreichten und
in den ersten Stunden des Unterdruckkammeraufenthaltes keine neurologischen Symptome erkennen ließen.

Die gefundenen Veränderungen zeigen unverkennbare Beziehungen zu
Beobachtungen am Zentralnervensystem des Menschen und des Tieres nach
anderen Zuständen von allgemeinem Sauerstoffmangel. An erster Stelle ist
hier an jene Befunde zu erinnern, welche von einer ganzen Reihe von Untersuchern nach subakut oder spät tödlicher Kohlenoxydvergiftung nachgewiesen
wurden (vor allem *Hiller, Meyer*). Eine Durchsicht der gründlich untersuchten
Fälle ergibt, daß auch nach Kohlenoxydvergiftung ganz entsprechende Herde
in der Rinde des Großhirns und des Kleinhirns beobachtet werden können,
wie sie von *Altmann* und *Schubothe* gefunden wurden. Darüber hinaus zeigt
aber das menschliche Gehirn nach Kohlenoxydvergiftung die schwersten Veränderungen symmetrisch im Globus pallidus bds., so daß man seit langem mit
Recht von einer besonderen Anfälligkeit dieses Kernes bei Kohlenoxydvergiftung gesprochen und diesen Befund als eine wesentliche Stütze der Patho-
kliselehre von *Vogt*, der Lehre von der elektiven durch Besonderheiten der Struktur und Funktion gegebenen Erkrankungsbereitschaft bestimmter Grisea,
herangezogen hat.

Warum fehlt dieser Befund bei unseren Katzen? Man wird dies vielleicht
zunächst damit zu erklären versuchen, daß man betont, daß in den mitgeteilten
Experimenten nur ein allgemeiner Sauerstoffmangel vorliegt, in den erwähnten
Beobachtungen nach Kohlenoxydvergiftung beim Menschen dagegen zusätzlich zum allgemeinen Sauerstoffmangel noch eine spezifische unmittelbare
Kohlenoxydwirkung auf den Globus pallidus. Eine solche Beweisführung ist
aber, wie ich glaube, schon durch die vorliegenden Tatsachen aus der menschlichen Pathologie widerlegt. Wir kennen zwar hier Beobachtungen von schwerem
allgemeinem Sauerstoffmangel ohne bevorzugte Erkrankung des Globus pallidus. So konnten *Wustmann* und *Hallervorden* in einem Fall, in dem bei Lungenembolie das Herz 6 Min. und die Atmung 16 Min. stillgestanden hatte und zunächst der Embolus erfolgreich beseitigt wurde, nach 23 Stunden aber unter
Krämpfen der Tod eintrat, bei schwerster Erkrankung von Großhirn, Kleinhirn und Stammganglien den Globus pallidus nicht bevorzugt verändert finden,
ebenso nicht *Bodechtel* bei einem Narkose-Spättod mit fast halbstündigem Atemstillstand. Dagegen beweisen andere Beobachtungen sehr eindeutig die besondere Gefährdung dieses Kernes durch allgemeine Hypoxämie. So haben
Scherer und von *Baló* die bevorzugte symmetrische Pallidumerweichung bei
Fällen von schwerer Ulcusblutung beschrieben, *Overhof* zeigte sie bei schwerer
sekundärer Anämie. Ganz besonders klar hat dann *Scholz* die Anfälligkeit
dieses Kernes gegenüber allgemeiner Hypoxämie bei einem 18 Jährigen mit
angeborener Pulmonalstenose und großem Defekt des Vorhofseptums bewiesen,
bei dem durch dauernde Mischung des arteriellen mit venösem Blut eine allgemeine Hypoxämie und durch diese eine elektive symmetrische gliöse Atrophie
des Pallidum und des Nucleus dentatus zustande kam.

Nun bestand zunächst die Möglichkeit, daß beim Menschen der Globus pallidus erhöht gefährdet ist, nicht dagegen bei der Katze. Die experimentellen Beobachtungen von *Meyer,* sowie *Meyer* und *Blume* widerlegen aber diese Annahme. Sie konnten experimentell bei der Katze für die Kohlenoxydvergiftung, für die Blausäurevergiftung und für die Narkoseschädigung mit reversiblem Atemstillstand neben Schädigungen der Großhirn- und Kleinhirnrinde besonders schwere Veränderungen symmetrisch am Globus pallidus nachweisen. Vorläufig ist also das in den Versuchen von *Altmann* und *Schubothe* beobachtete Verschontbleiben des Globus pallidus noch ungeklärt, und es bedarf weiterer Versuche, hier Klarheit zu bringen[1].

Das eine aber geht aus den Experimenten wie aus den Beobachtungen der menschlichen Pathologie klar hervor: die Verwundbarkeit des Zentralnervensystems durch Zustände von schwerem allgemeinen Sauerstoffmangel. Dürfte man von der ungewöhnlich unterdruckfesten Katze auf den Menschen schließen, so wäre es sehr unwahrscheinlich, daß der relativ kurzfristige akute Sauerstoffmangel bei schwerer Höhenkrankheit beim Menschen schon nennenswerte irreversible Schäden setzt. Die Erfahrungen der menschlichen Pathologie zwingen aber zur Vorsicht gegenüber einer solchen Beweisführung und machen es zur Pflicht, die tatsächlichen Verhältnisse am Menschen exakt zu prüfen.

Nach diesen Erörterungen über die Nekrosen im Zentralnervensystem können wir die durch allgemeinen Sauerstoffmangel verursachten Strukturveränderungen am Parenchym verlassen und uns den Schädigungen der *Faser-* und *Grundsubstanzen des Bindegewebes* zuwenden. Am besten bekannt und pathogenetisch wahrscheinlich von besonderer Bedeutung sind diese am arteriellen Gefäßsystem. Dabei ist allerdings von vornherein zu betonen, daß es nicht immer klar zu entscheiden ist, wieweit sie nicht mit hypoxämischen bzw. hypoxydotischen Nekrosen der Gefäßwandmuskulatur einhergehen. Diese Frage ist um so mehr zu stellen, als die entscheidenden Veränderungen hier gerade in der muskelführenden Schicht der Gefäße entwickelt werden, nämlich in der Media. In jedem Falle spielt aber — primär oder zusätzlich — eine eigenartige Quellung, Verbreiterung und Verschmelzung der bindegewebigen Faserstrukturen der Gefäßwand in dem histologischen Bilde eine große Rolle.

Für die verschiedenen Formen des experimentellen Kollaps, also eines kreislaufdynamisch bedingten Zustandes von allgemeinem Sauerstoffmangel, hat mein Mitarbeiter *Meessen* beim Kaninchen ausgedehnte Verquellungsherde des Bindegewebes in der Media der Kranzarterien nachweisen können. Der Beweis für die hypoxämische Entstehung solcher Herde beim Kollaps ist *Meessen* besonders eindeutig dadurch gelungen, daß er sie beim reinen orthostatischen Kollaps, also ohne jede Zufuhr einer kollapsauslösenden Substanz, erzeugen konnte. Für den Verbrennungskollaps hat dann vor allem *Zinck* an der Aorta und Pulmonalis sowie an größeren Arterien ähnliche Veränderungen beschrieben, denen er zwar eine andere pathogenetische Deutung gibt, deren hypoxämische Entstehung aber nach den *Meessen*schen Experimenten sehr wahrscheinlich gemacht ist.

---

[1] *Anmerkung bei der Korrektur.* Inzwischen haben *Altmann* und *Schubothe* die symmetrische Pallidum-Erweichung in typischer Weise bei einer Katze beobachtet, die 2mal 8 und 2mal 18—20 Stunden einem subkritischen Unterdruck ausgesetzt worden war.

Verquellungen, wie wir sie in den parenchymatösen Organen am Bindegewebe beobachten können, und wie sie *Meessen* nach orthostatischem Kollaps und anderen Kollapsarten, *Zinck* nach Verbrennungskollaps an den Bindegewebsfasern des Herzmuskels nachgewiesen haben, sind ebenfalls zu dieser Gruppe der hypoxämischen Bindegewebsveränderungen zu zählen. Beim akuten Höhentod des Menschen wurden sie von *Müller* und *Rotter* am Herzen nachgewiesen.

Schließlich bleibt uns ein Wort zu sagen über die *Veränderungen in den Gewebsspalten* bei allgemeinem Sauerstoffmangel. Für den experimentellen Kollaps durch Histamin, Allylamin u. a. hat *Eppinger* in ausführlichen Studien gezeigt, daß hierbei an den verschiedenen Organen ein Austritt von eiweißhaltiger Blutflüssigkeit in die Gewebsspalten zu beobachten ist, besonders klar an den *Disse*schen Räumen der Leber, aber auch am Zwischengewebe des Herzmuskels, im lockeren Bindegewebe der Gallenblasenwand, der Submucosa des Magens usw. Das Gleiche konnte *Schürmann* für den Hitzekollaps, *Zinck* für den Verbrennungskollaps nachweisen. Auch beim Höhentod haben *Müller* und *Rotter* zum Teil derartige Befunde beobachten können. So zeigte einer ihrer Fälle eine hochgradige akute Ansammlung eiweißhaltiger Flüssigkeit in der Gallenblasenwand.

Versuchen wir am Schluß eine *pathogenetische Deutung der geschilderten Strukturveränderungen* zu geben, so liegt es nahe, mit dem zuletzt erörterten Befund zu beginnen. *Eppinger* sieht in den von ihm beim Kollaps nachgewiesenen Ansammlungen eiweißhaltiger Flüssigkeit in den Gewebsspalten den Ausdruck einer gesteigerten Permeabilität der Capillarmembranen unter dem Einfluß permeabilitätssteigernder Stoffe, zu denen er z. B. das Histamin rechnet. In der Erörterung ähnlicher Befunde bei Erhängten gibt *Eppinger* freilich zu, daß auch ein hochgradiger Sauerstoffmangel Ursache dieser Permeabilitätssteigerung sein kann. Wenn wir nun gleichsinnige Veränderungen bei der Höhenkrankheit beobachten konnten, unter anderem in einem Fall, der im Verlauf von 10 Min. zum Tode kam, so müssen wir grundsätzlich in dem allgemeinen Sauerstoffmangel die entscheidende Ursache dieser Permeabilitätsstörungen auch für den experimentellen Kollaps *(Eppinger)*, den Hitzekollaps *(Schürmann)* und den Verbrennungskollaps *(Zinck)* sehen, da jeder dieser Zustände zwangsläufig zu einem schweren allgemeinen Sauerstoffmangel führt. Daß tatsächlich infolge von Sauerstoffmangel solche Permeabilitätssteigerungen eintreten, zeigen uns auch die Stauungstranssudate und die Stauungsalbuminurie. Diesen Einwand habe ich schon 1937 gegenüber *Eppinger* gemacht, auf Grund unserer Beobachtungen beim Höhentod kann ich ihn heute noch begründeter wiederholen.

Die Ansammlung eiweißhaltiger Blutflüssigkeit in den Gewebsspalten wird nun dadurch für *Eppinger* zum Angelpunkt der weiteren Veränderungen beim experimentellen Kollaps, daß er annimmt, daß durch diese Eiweißansammlung die Diffusion der im Plasma gelösten Stoffe in die Parenchymzellen erschwert wird, insbesondere aber nach *Krogh* die Sauerstoffdiffusion vom Blut zum Parenchym.

Es ist *Eppinger* zuzugeben, daß nach erfolgtem Serumaustritt in die Spalträume des Gewebes der Sauerstoffzutritt zum Parenchym erschwert ist. Als ein die primäre Wirkung der Hypoxämie steigernder Faktor ist also dieser Serumaustritt durchaus anzuerkennen. Daß er nicht das Entscheidende ist, zeigen aber mit aller Klarheit die Befunde von *Pichotka*. So zeigt die Abb. 1 nach experimentellem Höhentod trotz schwerster vakuoliger Degeneration der Leberzellen keine Spur einer Entfaltung der *Disse*schen Räume der Leber, geschweige denn einen Serumaustritt. Dieser Befund ist in allen Beobachtungen von *Pichotka* zu erheben. Eine entscheidende häufig die Nekrose einleitende Veränderung der Parenchymzellen wird also hier ohne den Serumerguß ins Gewebe verursacht. Damit ist der Wert der Beweisführung von *Eppinger* sehr eingeschränkt.

Was aber schon rein logisch gegen diese Auffassung anzuführen ist, ist die Tatsache, daß in diesen Vorstellungen Gefäßwand und Parenchym zu wenig als eine Einheit in ihrem Stoffwechsel und insbesondere in ihren oxydativen Umsetzungen gesehen werden. Grundsätzlich wird man diese Einheit aber anerkennen und betonen müssen, daß ein die Capillarmembranen schädigender Sauerstoffmangel zugleich auch schon eine hypoxydotische Schädigung der Parenchymzellen bedeuten muß. In dem Augenblick, in dem die Capillarmembran unter Sauerstoffmangel steht, greift zugleich auch schon der Sauerstoffmangel entscheidend in den Stoffwechsel des Parenchyms ein. Und wenn *Pichotka* bereits schwere hypoxämische Parenchymveränderungen in der Leber feststellt, ehe es noch zum geringsten Austritt von Blutserum gekommen ist, so müssen wir für die Kollapszustände und überhaupt die Zustände von allgemeinem Sauerstoffmangel — entgegen *Eppinger* — in der primären Änderung des Gewebsstoffwechsels das Entscheidende sehen. Die *gleichzeitig* am Parenchym, am Bindegewebe und an den Capillarmembranen einsetzende hypoxydotische Stoffwechselstörung bewirkt am Parenchym die Verfettung oder die vakuolige Degeneration und Nekrose, am Bindegewebe die Quellung, an der Capillarmembran die Durchlässigkeitssteigerung. Der Serumaustritt greift unterstützend, aber nicht entscheidend in die Vorgänge am Parenchym und am Bindegewebe ein.

Es bedarf noch einer intensiven Arbeit, um die bisherigen Beobachtungen auszubauen und zu ergänzen, und insbesondere bedarf es noch dringend der Untersuchung am Beobachtungsgut der Luftwaffenpathologen, um die praktisch wichtige Frage zu klären, ob und welche Veränderungen der Struktur nach überlebter schwerer Höhenkrankheit zu erwarten sind. Der praktische Wert der bisherigen Untersuchungen liegt vor allem in der Klärung des histologischen Bildes beim akuten Höhentod. Den theoretischen Wert der bisherigen Untersuchungen dürfen wir vor allem darin sehen, daß wir Strukturstörungen der geschilderten Art in erster Linie nicht als Ausdruck lokaler funktioneller Durchblutungsstörungen — im Sinne von *Ricker* — ansehen müssen, daß vielmehr der allgemeine Sauerstoffmangel in sich schon ein entscheidendes pathogenetisches Prinzip darstellt, wobei wir die Möglichkeit der zusätzlichen Mitwirkung neuroregulatorischer Durchblutungsstörungen durchaus zugeben. Während also die Pathologie früher nur die anatomisch oder die funktionell bedingte Durchblutungsstörung als Ursache solcher Veränderungen sah, erblicken wir heute daneben in der allgemeinen Hypoxämie bzw. Hypoxydose die Ursache für die kritische Auswirkung des Sauerstoffmangels in bestimmten Strukturen, wobei innerhalb der gefährdeten Organe Unterschiede in der Anfälligkeit durch die

Verschiedenheit der Sauerstoffsättigung im arteriellen und im venösen Capillaranteil und damit die fleckförmige Entwicklung der Schädigungen bedingt sein können. Die Herdförmigkeit der Veränderungen kann also nicht ohne weiteres als Beweis für die Wirksamkeit funktioneller Durchblutungsstörungen gewertet werden.

Im übrigen sind wir uns bewußt, daß wir mit unseren Methoden das Problem der irreversiblen Schäden des Sauerstoffmangels nur eine Strecke weit fördern können, daß aber der Faden, den wir angesponnen haben, nun vor allem von dem Chemiker weitergesponnen werden muß. Wir können ihm nur sagen, wo die schwersten Stoffwechselstörungen bei allgemeinem Sauerstoffmangel sich abspielen, welcher Art diese sind, das festzustellen, muß seiner Arbeit vorbehalten bleiben.

Literaturverzeichnis.

Altmann u. *Schubothe:* Erscheint in Beitr. path. Anat. — *Baló:* Dtsch. med. Wschr. **1941 I**, 479. — *Benzinger:* Dtsch. Mil.arzt **1939**, 297. — *Bodechtel:* Z. Neur. **117**, 366 (1928). — *Büchner:* Klin. Wschr. **1937 II**, 1409. — Die Coronarinsuffizienz, Kreislaufbücherei, Bd. 3. Dresden u. Leipzig 1939. — Luftfahrtmed. **5**, 1 (1940). — *Campbell:* Brit. J. exper. Path. **8** (1927). — *Eppinger:* Verh. dtsch. Ges. Kreislaufforsch. **1938**, 166. — *Eppinger, Kaunitz* u. *Popper:* Die seröse Entzündung. Wien 1935. — *Fischer-Wasels:* Frankf. Z. Path. **28**, 201 (1922). — *Gräff:* Zit. nach *Vogt* (ohne Angabe des Orts). — *Hesse:* Erscheint in Beitr. path. Anat. — *Hiller:* Z. Neur. **93**, 594 (1924). — *Kroenig:* Virchows Arch. **110**, 502 (1887). — *Krogh:* J. of Physiol. **52**, 457 (1919). — *Luft:* Beitr. path. Anat. **98**, 323 (1937). — *Meessen:* Beitr. path. Anat. **99**, 329 (1937); **102**, 191 (1939). — *Merk:* Arch. f. Psychiatr. **111**, 160 (1940). — *Meyer:* Z. Neur. **100**, 201 (1926); **112**, 187 (1928); **139**, 422 (1932); **143**, 333 (1933). — *Meyer* u. *Blume:* Arch. f. exper. Path. **171**, 79 (1933). Z. Neur. **149**, 678 (1934). — *Müller* u. *Rotter:* Erscheint in Beitr. path. Anat. — *Overhof:* Virchows Arch. **287**, 784 (1933). — *Pichotka:* Klin. Wschr. **1941**, 725. — Erscheint in Beitr. path. Anat. — *Raum:* Arch. f. exper. Path. **29**, 353 (1892). — *Ribbert:* Virchows Arch. **147**, 202 (1897). — *Ricker:* Pathologie als Naturwissenschaft. Berlin 1924. — *Rosin:* Beitr. path. Anat. **76**, 153 (1927); **80**, 622 (1928). — *Rothmann:* Mschr. Psychiatr. **34**, 399 (1913). — Berl. klin. Wschr. **1913 I**, 336. — *Rotter:* Klin. Wschr. **1941**, 725. — *Scherer:* Z. Neur. **150**, 632 (1934). *Scholz:* Z. Neur. **171**, 426 (1941). — *Schubothe:* Klin. Wschr. **1941**, 941. — *Schürmann:* Veröff. Heeressan.wes. **105**, 1 (1938). — *Schroetter, v.:* Verh. dtsch. path. Ges. **1902**, 410. — *Skramlik, v.* u. *Hünermann:* Z. exper. Med. **11**, 349 (1920). — *Strughold:* In *Ruff* u. *Strughold:* Grundriß der Luftfahrtmedizin. Leipzig 1939. — *Sümegi:* Frankf. Z. Path. **48**, 398 (1935). — *Ulrich:* Frankf. Z. Path. **52**, 80 (1938). — *Vogt, C.* u. *O.:* Sitz und Wesen der Krankheiten, Bd. I. Leipzig 1937. — *Vogt, M.:* Arch. f. exper. Path. **190**, 406 (1938). — *Wustmann* u. *Hallervorden:* Dtsch. Z. Chir. **245**, 472 (1935). — *Zinck:* Verh. dtsch. Ges. Kreislaufforsch. **1938**, 263. — Veröff. Konst.- u. Wehrpath. **46** (1940).

Herr F. Büchner (Freiburg i. Br.):

Die pathogenetische Bedeutung des allgemeinen Sauerstoffmangels

Aus den Untersuchungen der Entwicklungsphysiologie wissen wir, daß im Seeigelei im Augenblick der Befruchtung die Atmung auf ein Mehrfaches ansteigt und daß in der weiteren Entwicklung der Sauerstoffhunger des sich entfaltenden Keimes noch weiter zunimmt. Entziehen wir dem Keim den Sauerstoff oder unterdrücken wir an ihm die Oxydationen, indem wir durch Blausäure das Warburgsche eisenhaltige Atmungsferment lähmen, so hört jegliche Zell- und Kernteilung und damit die weitere Entwicklung auf. Steigern wir durch Zufuhr von Schilddrüsenhormon bei der Kaulquappe die Oxydationen, so setzt verfrüht ihre Umwandlung zum Frosch ein. Ist der Organismus voll entfaltet, so ist er zur Erhaltung seiner Ruhefunktionen und seiner Struktur auf ein bestimmtes Ruhemaß des Sauerstoffbedarfes, beim Menschen von etwa 300 ccm pro Minute, eingespielt. Geht der Organismus aus der Ruhe zur Arbeit über, so tritt ein Zuwachs des Sauerstoffbedarfes und der Verbrennungen um ein Mehrfaches ein. Während nun der Organismus bei fast allen übrigen lebensnotwendigen Stoffen — bei den Kohlehydraten, Fetten und Eiweißkörpern ebenso wie bei den Schwermetallen und den Mineralien — die Möglichkeit hat, die Stoffe zu stapeln und in Zeiten der Not auf die Vorräte zurückzugreifen, steht der Sauerstoff als Bestandteil der Atemluft immer nur für den Augenblick zur Verfügung. Selbst in der Lunge kann er nicht, wie man früher annahm, im Gewebe angereichert werden: die alte Atmungstheorie von Bohr und Haldane, nach der eine vorübergehende Speicherung des Sauerstoffs in den Alveolarepithelien und seine sekretorische Abgabe an das Blut je nach Bedarf angenommen wurde, also die Sekretionstheorie der Atmung, wurde von der modernen Physiologie als irrig erkannt. An ihre Stelle trat die Diffussionstheorie von Krogh, nach der der Sauerstoff nach physikalischen Gesetzen aus der Alveole in das Blut diffundiert, wobei die bestimmenden Faktoren für das Maß des Sauerstoffübertritts der Sauerstoffteildruck in der Alveole, die Dicke und Beschaffenheit der zwischengeschalteten Membranen und die in der Zeiteinheit vorbeiströmende Menge von reduziertem Hämoglobin ist.

Schon aus diesen wenigen Überlegungen geht hervor, daß es keine Stoffwechselstörung geben kann, welche so radikal in den Organismus eingreift, wie der allgemeine Sauerstoffmangel. Während fast alle anderen uns aus der Pathologie bekannten Stoffwechselstörungen sich primär nur auf eine einzelne Stoffwechselkomponente, also z. B. auf die Kohlehydrate, die Lipoide, das Eisen beziehen, liegt beim allgemeinen Sauerstoffmangel ein Zustand vor, der zwangsläufig und gleichzeitig die verschiedensten Vorgänge des Gewebsstoffwechsels und damit der Energielieferung, zugleich aber auch der Strukturbildung und -erhaltung treffen muß. Um so erstaunlicher ist es, daß der allgemeine Sauerstoffmangel als ein grundlegendes pathogenetisches Prinzip lange Zeit nicht erkannt wurde. In der morphologischen Pathologie wurde er systematisch erst in jüngster Zeit untersucht. Dabei hat die Luftfahrtmedizin der Erforschung der pathogenetischen Bedeutung des allgemeinen Sauerstoffmangels zwar nicht das Stichwort gegeben, sie hat aber die Bearbeitung des Problems entscheidend vorgetrieben und ihr vor allem das Gewicht der praktischen Dringlichkeit verliehen.

I.

Allgemeiner Sauerstoffmangel begegnet uns nicht nur bei der Höhenkrankheit, sondern bei einer ganzen Reihe von Zuständen der Pathologie. Um Ihnen einen Begriff von der Weite des Problems zu geben, ist es notwendig, einleitend die verschiedenen ätiologischen Möglichkeiten des allgemeinen Sauerstoffmangels zu erörtern. Ich halte mich dabei im wesentlichen an die Einteilung von Strughold.

Unter den allgemeinen Hypoxydosen, d. h. den Zuständen allgemeinen Mangels an Sauerstoff in den Geweben, können wir als erste große Gruppe die durch allgemeine Hypoxämie bedingten Hypoxydosen zusammenfassen, d. h. also Hypoxydosen, die ihre Ursache in einem verminderten Sauerstoffgehalt des Blutes haben. Hypoxämie braucht nicht ohne weiteres zur Hypoxydose zu führen. Sie kann in einer bestimmten Breite schon allein durch Vertiefung und Beschleunigung der Atmung korrigiert werden. In ihrer Wirkung auf das Gewebe kann sie in gewissen Grenzen durch Steigerung des Blutumlaufes, also durch eine Erhöhung des Minutenvolumens, ausgeglichen werden. Darüber haben uns die Untersuchungen der Physiologen ausführlich unterrichtet. Ich verweise nur auf die ausgezeichnete, aus reicher eigener experimenteller Erfahrung schöpfende Darstellung der Höhenumstellung durch Opitz. Erst bei höheren Graden der Hypoxämie, nach Opitz bei einer Sauerstoffspannung des Blutes von etwa 30 mm Hg, leidet das Diffussionsgefälle zwischen Blut und Gewebe, und damit die Sauerstoffversorgung des Gewebes so, daß Funktionsstörungen auftreten. Steigert sich der Sauerstoffmangel weiter, so sind darüber hinaus Strukturstörungen zu erwarten.

Unter den allgemeinen Hypoxämien können wir wiederum verschiedene Untergruppen unterscheiden. Die erste Gruppe von Sauerstoffmangel des Blutes ist gekennzeichnet als Atemluft-bedingte Hypoxämie. In dieser Gruppe begegnen wir dem luftfahrtmedizinisch wichtigsten Zustand einer allgemeinen Hypoxydose, der allgemeinen Hypoxämie durch Unterdruck. Entscheidend für das Zustandekommen dieser allgemeinen Hypoxämie ist die Tatsache, daß mit zunehmender Höhe, also mit zunehmender Unterdruckwirkung, der Sauerstoffteildruck in der Alveolarluft sinkt. Da nach den Untersuchungen von Krogh die Sauertoffdiffusion aus der Alveole in das Blut u. a. entscheidend von diesem Sauerstoffteildruck abhängig ist, muß bei Senkung des Sauerstoffteildruckes in der Alveole die Sauerstoffdiffusion in das Blut verringert werden und damit sowohl die chemische Bindung des Sauerstoffs an das Hämoglobin wie seine physikalische Lösung im Blutplasma absinken. Daß dies in der Tat der Fall ist, geht aus den exakten Messungen von Barcroft hervor, die bei einer Höhe von 5000 m nur noch eine Sauerstoffsättigung des Blutes von 80%, bei 8000 m von 60% und bei 10000 m von 40% ergeben. Ob die Senkung des Sauerstoffteildruckes in der Alveolarluft im Unterdruck zustande kommt oder durch Einatmung einer sauerstoffarmen Gemischluft, muß nach dem Gesagten gleichgültig sein. In der Tat ist die Wirkung des Unterdruckes und der Gemischluftatmung in bezug auf die allgemeine Hypoxydose, besonders nach den Untersuchungen von Anthony und seinen Mitarbeitern, völlig identisch. Im Experiment sowohl am Menschen wie am Tier können wir also die Unterdruckatmung durch Sauerstoffmangelatmung ersetzen.

In einer 2. Gruppe sind die Hypoxämien Atemorgan-bedingt. Das kann schon einfach dadurch gegeben sein, daß die zuführenden Atemwege abgesperrt oder verlegt sind. Ob also der Zutritt der Luft zum respirierenden Alveolargewebe durch eine Lawinenverschüttung oder beim Neugeborenen durch Fruchtwasseraspiration, oder beim Kleinkind durch schwere Bronchiolitis oder schließlich beim Erwachsenen durch eine Pneumonie mehrerer Lappen behindert ist, bei jedem dieser Zustände kommt es zwangsläufig zur Hypoxämie.

Eine Atemorgan-bedingte Hypoxämie muß aber auch dadurch verursacht werden, daß der Gasaustausch aus der Alveole in das Blut behindert ist. Das ist bei jedem Lungenödem der Fall, wenn sich der Alveolarwand eine Flüssigkeitsschicht aufschichtet. Erst recht wird die Sauerstoffdiffusion erschwert durch Quellungen und Fällungen an den Alveolarwänden, wie wir sie z. B. aus den Beobachtungen Aschoffs u. a. vom Weltkrieg her bei der Phosgenvergiftung kennen, wie sie uns bei der Nitrose-Gasvergiftung bekannt sind, und wie sie in den Experimenten von Pichotka und von Liebegott nach länger dauernder Einatmung von reinem Sauerstoff, in Untersuchungen von Kühn und Pichotka auch nach kurzdauernder Atmung von reinem Sauerstoff im Überdruck und nach Kohlensäurevergiftung beim Tier gesehen wurden. Schließlich muß auch dann die Sauerstoffdiffusion erschwert sein, wenn bei Zuständen erhöhter Druckbelastung des Pulmonalsystems die Kapillarmembranen im Pulmonalsystem sich verdicken (zu Jeddeloh, Parker und Weiß, Möll).

Da die Sauerstoffaufnahme in das Blut einen normalen Gehalt an Erythrozyten und oxydierbarem Hämoglobin zur Voraussetzung hat, muß zwangsläufig ein Zustand allgemeiner Hypoxämie resultieren, wenn durch schwere Anämie die Zahl der Erythrozyten oder ihr Hämoglobingehalt oder beides reduziert ist. Es sind dies die blutbedingten Hypoxämien, die uns im Kriege besonders nach schweren Blutverlusten durch Schußverletzungen begegnen. Blutbedingt kann aber auch dann eine Hypoxämie entstehen, wenn das Hämoglobin eine Verbindung mit einem anderen Gas der Atmungsluft eingeht, wie es bei der Kohlenoxydvergiftung durch Bildung von Co-Hb der Fall ist, oder wenn durch Giftwirkung der Sauerstoff nicht dissociabel, sondern fest an das Hämoglobin gebunden ist, also Met-Hb entsteht. Daß das Kohlenoxyd durch das Zustandekommen einer Hypoxämie zum Gift wird, wurde seit langem von den Toxikologen, vor allem auch von Flury, betont. In diesen Fällen ist allerdings, worauf vor allem Opitz aufmerksam gemacht hat, zunächst nur der Gehalt des Blutes an chemisch gebundenem Sauerstoff, d. h. an Oxy-Hämoglobin, herabgesetzt, nicht dagegen der an physikalisch im Plasma gelöstem. Erst besondere Arbeitsbelastungen führen in diesen Fällen zu einer Herabsetzung des Sauerstoff-Diffusionsgefälles zwischen Blut und Gewebe, so daß hier kritische Hypoxydosen schwerer eintreten als bei den Hypoxämien durch Herabsetzung des Sauerstoffteildruckes in der Alveolarluft.

Schließlich haben wir eine letzte Gruppe von allgemeinen Hypoxämien zu nennen, die kreislaufbedingten. Da die Sauerstoffaufnahme in das Blut

u. a. von der Menge des in der Zeiteinheit die Lunge durchströmenden reduzierten Hämoglobins abhängig ist, wird immer dann eine Hypoxämie drohen, wenn die allgemeine Durchblutung pathologisch herabgesetzt ist. Infolgedessen haben wir bei allen Zuständen einer Einschränkung des Herzminutenvolumens mit Zuständen schwerer Hypoxämie zu rechnen. Das gilt vor allem von der bei dem peripheren Versagen des Kreislaufs sich einstellenden Oligämie, wie sie uns bei dem Kollaps jeglicher Ätiologie begegnet. So wird die oligämische Hypoxämie und Hypoxydose zum Angelpunkt in der Pathogenese der Kollapsfolgen. In seltenen Fällen kann eine kreislaufbedingte chronische Hypoxämie auch dadurch zustande kommen, daß bei angeborener Pulmonalstenose und gleichzeitigem Kammerseptumdefekt chronisch venöses Blut in das linke Herz übertritt und das große arterielle System von sauerstoffarmem Mischblut durchströmt wird.

In einer zweiten Hauptgruppe der allgemeinen Hyoxydosen fassen wir diejenigen zusammen, bei denen die Hyoxydose nicht durch Sauerstoffmangel im Blute verursacht wird, sondern durch unmittelbare Hemmung der zellulären Oxydationen. Am bekanntesten ist hier die Hypoxydose durch Lähmung des eisenhaltigen Warburgschen Atmungsfermentes infolge Blausäurevergiftung. Aber auch die oxydationshemmenden Gifte, also Phosphor, Arsen, Chloroform u. a., deren oxydationshemmende Wirkung auf den Zellstoffwechsel wir im einzelnen noch nicht genau kennen, sind hier zu nennen.

Aus dem einleitend Gesagten geht hervor, daß bei solchen Zuständen allgemeiner Hyoxydose mehr oder minder schwere Störungen der verschiedenen oxydativen Stoffwechselvorgänge entstehen müssen. Wenn wir nun bedenken, daß die normalen Strukturen — allerdings mit einer gewissen Fehlergrenze — der gestaltliche Ausdruck des normalen Stoffwechsels sind, so ist es eine Forderung der Logik, daß die Stoffwechselstörungen durch allgemeinen Sauerstoffmangel bei genügender Dauer und Stärke zu Verformungen und Zerstörungen der normalen Struktur führen. So wird der allgemeine Sauerstoffmangel zu einem Kernproblem der pathologischen Morphologie.

II.

Unter den Strukturveränderungen durch allgemeinen Sauerstoffmangel können wir solche am Parenchym und am Mesenchym, besonders an der Blutgewebsschranke, unterscheiden. Bei der Beurteilung der Veränderungen des Parenchyms müssen wir uns bewußt sein, daß nach den Erfahrungen der allgemeinen Zellpathologie und vor allem auch der modernen Protoplasma- und Zellforschung die verschiedenen zu beobachtenden reversiblen und irreversiblen Strukturveränderungen Intensitätsvarianten der grundsätzlich gleichartigen Schädigung darstellen. Unter den reversiblen Veränderungen der Parenchymzellen ist zunächst der Glykogenschwund zu nennen. Daß im Unterdruck sehr schnell zum mindesten in der Leber das histochemisch nachweisbare Glykogen abnimmt und schließlich verschwindet, geht aus den Versuchen von Pichotka und aus unveröffentlichten Beobachtungen von Liebegott hervor.

Die zweite reversible Veränderung des Parenchyms durch allgemeinen Sauerstoffmangel, die uns seit langem in der Pathologie bekannt ist, ist die pathologische Fettablagerung in verschiedenen Parenchymen. Am geläufigsten ist sie uns bei den chronischen Anämien, vor allem bei der perniziösen Anämie, als streifige Verfettung der Herzmuskelfasern mit dem makroskopischen Bilde der Tigerfellzeichnung, als Verfettung in den Läppchenzentren der Leber, den Hauptstücken der Niere und in den Fasern der quergestreiften Muskulatur. Ebenso finden wir sie an den gleichen Stellen bei der Kohlenoxydvergiftung. Ihre hypoxydotische Entstehung durch allgemeine Hypoxämie wird am eindeutigsten bewiesen durch die Beobachtung, daß sie völlig gleichartig im Unterdruckexperiment beim Tier auftritt (v. Schrötter, Campbell, Rosin, Luft, Ulrich), und daß sie für die Leber von Romberg sowie E. Müller und Rotter auch beim akuten Höhentod beim Flieger nachgewiesen werden konnte. Man wird in der Erklärung dieser Verfettungen zunächst dazu neigen, das hypoxydotische Auftreten des Fettes in den Parenchymzellen ähnlich zu erklären, wie es von Rosenfeld, Wertheimer, Erben und von Hasselbach auf Grund ihrer Experimente für die zur Leberverfettung führenden Gifte angenommen wird, nämlich als Folge einer erhöhten Anflutung von Fett durch Mobilisierung aus den Fettdepots. Ricker hat solche Verfettungen anders gedeutet, nämlich als Ausdruck dafür, daß bei verlangsamtem Stoffwechsel Fettbausteine dem Parenchymprotoplasma zugeführt, in ihm zu Fett aufgebaut werden, daß aber „dessen Zersetzung abnimmt und ausbleibt". Diese Annahme scheint mir auch für die hypoxydotische Verfettung einen wesentlichen Faktor zu sehen, nämlich die Bedeutung der Stoffwechselhemmung. Für die entscheidende Mitwirkung dieses Faktors spricht die Beobachtung, daß die hypoxämische Verfettung der Leber ausschließlich in den Läppchenzentren beobachtet wird: wäre eine vermehrte Fettanflutung allein das Entscheidende, so müßte man sie gerade in der Peripherie finden, d. h. in den Gebieten, denen zuerst das vermehrt im Blute strömende Fett angeboten wird. Daß sie dagegen im Läppchenzentrum, d. h. in dem venös kapillarisierten Läppchenanteil liegt, in dem die Sauerstoffsättigung des Blutes schon in der Norm gegenüber der Peripherie herabgeseszt ist, spricht für die entscheidende Mitwirkung der hypoxydotischen Stoffwechselhemmung bei ihrem Zustandekommen (vgl. Rößle 1907). In diesem Zusammenhang sei darauf hingewiesen, daß die moderne Zellforschung an verschiedenen Objekten, insbesondere auch an Pflanzen, gezeigt hat, daß die tropfige Ausfällung vorher gelösten Fettes bei Zellschädigungen der verschiedenen Art zu beobachten ist und daß es sich dabei um eine echte Lipophanerose handelt. (Für Pflanzenzellen: Biedermann, Nadson und Mitarbeiter; für Herzzellen in der Gewebskultur: Horning und Richardson.)

Daß auch im Eiweißstoffwechsel der Parenchymzellen Störungen durch allgemeinen Sauerstoffmangel gesetzt werden, haben uns die Untersuchungen von Pichotka über das Bild der vakuoligen Degeneration der Leber bei Zuständen schwerer akuter Hypoxämie im Experiment gezeigt. Schon Ulrich hatte auf sein Vorkommen nach Unterdruckstod von Meerschweinchen aufmerksam gemacht. Pichotka hat es dann systematisch untersucht und gezeigt, daß es beim Meerschweinchen sowohl durch Sauerstoffmangelatmung, im Unterdruck und im sauerstoffarmen Sauerstoff-Stickstoffgemisch, wie durch Kohlenoxyd-Hypoxämie, beim Kaninchen auch durch oligämische Hypoxämie nach orthostatischem Kollaps zu beobachten ist. Das Bild ist durch das Auftreten scharf begrenzter, unregelmäßig gestalteter Vakuolen im Protoplasma der zentralen Leberepithelien gekennzeichnet; die Vakuolen sind fettfrei und z. T. mit homogenen oder körnig-fädigen Massen gefüllt, welche sich mit Eosin schwach rot, nach

van Gieson gelb, nach Masson blaßblau färben. Bei Tieren, welche einen
schweren akuten Sauerstoffmangel überleben, verkleinern sich die Vakuolen
zunehmend um eine dichter werdende, sich abrundende, nach Masson
häufig rot sich färbende, hyaline Eiweißgel-artige Masse. Über die feinere
Histologie dieser Eiweißkoazervate und -koagulate wird Herr Altmann
in seinem anschließenden Vortrag berichten.

Die Untersuchungen von E. Müller und Rotter haben das Bild für
den akuten Höhentod beim Flieger bestätigt. Hesse konnte am menschlichen
Obduktionsgut entsprechende Befunde bei verschiedenen Zuständen akut
tödlichen Sauerstoffmangels erheben, besonders ausgesprochen bei einem
Tod durch Lawinenverschüttung und bei akuter Blausäurevergiftung. Den
letzteren Befund hat inzwischen Altmann in sehr eindeutigen Bildern
bestätigt. Pichotka hat darauf aufmerksam gemacht, daß die in der
Literatur vorliegenden Beobachtungen über das Bild der vakuoligen Degeneration in den meisten Fällen auf eine hyoxämische Hyoxydose oder auf
eine Hypoxydose durch oxydationshemmende Gifte zurückgeführt werden
können. (Ziegler und Obolonsky nach Arsen und Phosphor, Krönig
nach Phosphor, Ehrlich nach Kokain, Jaffé nach Phenylhydrazin,
B. Fischer nach Amylenhydrat, M. Vogt nach Phalloidin, v. Skramlik
und Hünermann nach verdünntem Serum, Blut oder physiologischer
NaCl-Lösung, Raum nach hypotoner NaCl-Lösung, Fischler und Hjärre
nach Anaphylaxie-Kollaps, Zinck nach Verbrennungskollaps des Menschen,
Blüthgen nach Verbrennungskollaps im Tierexperiment.) In jüngster
Zeit kam Szabady zu den gleichen Ergebnissen wie Pichotka. Auch Trowell in England hat sie vor kurzem bestätigt. Wenn Trowell sie außerdem auch bei akutem Druckfall beobachtet, so darf man auch hier eine
Verursachung durch Sauerstoffmangel annehmen, da bei akutem Druck-
sturz mit einer schweren Stickstoffembolie und einem dadurch hervorgerufenen Sauerstoffmangel zu rechnen ist.

Gleichsinnige Veränderungen mit kernnahen Vakuolen wurden im Herzmuskel beobachtet. Besondere Beachtung fanden sie in den Untersuchungen
von Zinck über die Pathologische Anatomie der Verbrennung, vor allem
im kindlichen Herzen. Müller und Rotter konnten das Bild in voller
Ausbildung beim akuten Höhentod beim Flieger nachweisen, Pichotka
nach experimenteller akuter Unterdruckhypoxämie des Meerschweinchens,
Altmann nach Unterdruckhypoxämie bei der Katze und bei akuter Kohlen-
oxyd- und Blausäurevergiftung des Menschen.

Auf andere, bei allgemeinem Sauerstoffmangel zu beobachtende reversible Veränderungen im Eiweißstoffwechsel der Parenchymzellen, z. B.
auf das Bild der trüben Schwellung und der blasigen Entartung brauche
ich hier nicht näher einzugehen, da sie uns aus der allgemeinen Pathologie
der Parenchymzelle geläufiger sind.

Die bisher erörterten Veränderungen lassen die Lebensfähigkeit der
Parenchymzelle in der Regel unangetastet; sie sind reversibel. Ihnen stehen
irreversible, zum Zelltod führende Schädigungen bei allgemeiner akuter
Hypoxydose gegenüber.

In der Regel begegnen sie uns als Koagulationsnekrose der Parenchymzelle mit einer diffusen homogenen Fällung des Protoplasmaeiweißes und
allen Stufen des Kernunterganges von der Pyknose und Karyorrhexis bis
zur völligen Kernauflösung. Für die Epithelien der Läppchenzentren der
Leber wurde sie bei der Unterdruckhypoxämie im Experiment am Meer-

schweinchen von Rosin und besonders von Luft nachgewiesen. Seit langem ist dieses Bild uns in der menschlichen Pathologie für die akute schwere Anämie und für die Kohlenoxydvergiftung bekannt. Im Experiment hat sie jüngst Gavallér am Kaninchen nach wiederholter Entblutungsanämie beobachtet. Für die oligämische Hypoxämie beim Kollaps wurde sie von Eppinger beim Histaminkollaps, von Meessen besonders beim orthostatischen Kollaps, von Zinck beim Verbrennungskollaps beschrieben. Wo sie uns in der menschlichen Pathologie begegnet, sollte daher unsere erste Frage die sein, ob ein Zustand von allgemeinem Sauerstoffmangel oder ein örtlicher Sauerstoffmangel der Leber durch akute Insuffizienz des rechten Herzens ihr zugrunde liegt.

Im Herzmuskel konnten wir Koagulationsnekrosen der Muskelfasern als Folge einer allgemeinen Anämie-bedingten Hypoxämie zunächst im Tierversuch (Kaninchen; Büchner), sodann auch beim Menschen nachweisen (Opitz, Büchner, Weber und Haager). Die alten Beobachtungen entsprechender Herzmuskelfasernekrosen bei Kohlenoxydvergiftung (Herzog, Tessereaux, Radtke) fanden von hier aus ihre Deutung als Hypoxämie-verursacht. Sie wurden durch weitere Beobachtungen beim Menschen (Büchner, Weber u. Haager, Jeckeln) und durch experimentelle Befunde am Tier (Christ und Veith am Kaninchen, von Godin am Hund) bekräftigt. Als Folge akuter Unterdruckhypoxämie konnte sie Luft beim Meerschweinchen, Schirrmeister sehr ausgesprochen beim Kaninchen erzeugen, Altmann ausgedehnt nach wiederholter längerer Unterdruckeinwirkung an dem besonders zähen Herzmuskel der Katze. Bei der oligämischen Hyoxämie im Kollaps wurde sie von Meessen am Kaninchen untersucht und am Menschen von Zinck für den Verbrennungskollaps, von Schürmann für den Hitzekollaps beschrieben. Günther deutet seine entsprechenden Befunde am Herzmuskel des Kaninchens nach intravenöser Injektion von Diphtherietoxin in ähnlichem Sinne als Folge eines protrahierten Kollapszustandes. Ob auch die diphtherischen Veränderungen des Herzmuskels beim Menschen so aufzufassen sind, bedarf noch der Klärung.

Der Nachweis solcher Herzmuskelnekrosen nach allgemeiner Hypoxämie wurde für die Klinik dadurch besonders bedeutungsvoll, daß sie die grundsätzliche Bedrohung des Herzmuskels durch allgemeinen Sauerstoffmangel veranschaulichen und verschiedene empirisch bekannt gewordene Herzmuskelschädigungen dem gleichen pathogenetischen Prinzip unterordnen. Noch bemerkenswerter erscheinen mir jene Parenchymnekrosen durch allgemeinen Sauerstoffmangel für das Verständnis des klinischen Bildes zu sein, welche wir im Zentralnervensystem beobachten können.

Daß Strukturen des Zentralnervensystems durch allgemeinen Sauerstoffmangel irreversibel getroffen werden können, konnten wir zusammen mit Luft und in weiteren Arbeiten (Luft, Dellaporta, Merk) im Unterdruckexperiment eindeutig zeigen. Rotter wies sie nach Beatmung mit sauerstoffarmem Sauerstoffstickstoff-Gemisch nach[1]). In diesen Versuchen an Meerschweinchen, die inzwischen von Ambo und Nakamura am Kaninchen bestätigt wurden, fanden sich aber nur dann Veränderungen, wenn die Tiere durch Unterdruckeinwirkung zum Tode kamen, nicht dagegen, wenn sie überlebten. Inzwischen haben Altmann und Schubothe die Ergebnisse ihrer Unterdruckversuche an der Katze vorgelegt und ge-

---

1) Dellaporta sah die gleichen Veränderungen an den Zellen der inneren Körnerschicht und der Ganglienzellschicht der Retina nach akutem Unterdrucktod.

zeigt, daß sich auch bei dem überlebenden Tier schwere irreversible Veränderungen des Gehirns und Rückenmarks nachweisen lassen. Als das anfälligste Strukturelement des Zentralnervensystems erwies sich in diesen Experimenten die Ganglienzelle und hier wiederum die differenziertere Ganglienzelle vor der weniger differenzierten, z. B. die Purkinjezelle vor der Körnerzelle der Kleinhirnrinde. Erst an zweiter Stelle stand die Gefährdung der Gliazelle. Die differenzierteren Ganglienzellen erkrankten unter dem Bilde der ischämischen und der mit ihr verwandten homogenisierenden Ganglienzellerkrankung Spielmeyers oder mit dem der schweren Ganglienzellerkrankung Nissls. Die beiden ersten Formen der Ganglienzellnekrose erklärt Scholz neuerdings als für den Sauerstoffmangel spezifische Nekroseform der Ganglienzelle. Histotopographisch waren die Veränderungen an erster Stelle in der Kleinhirnrinde, besonders in ihren Windungstälern, an zweiter Stelle in der Großhirnrinde, besonders in ihren Windungstiefen, und an dritter Stelle in Kernen des Hirnstammes, in der Regel mit relativ symmetrischer Verteilung entwickelt. In älteren Herdbildungen waren reaktive Gliawucherungen, z. T. auch Verflüssigungen, zu beobachten.

Die menschliche und experimentelle Pathologie bietet zahlreiche Parallelen zu diesen durch Unterdruckhypoxämie hervorgerufenen Veränderungen des Zentralnervensystems, die wir heute alle als Auswirkungen einer allgemeinen Hyoxydose zusammenfassen können.

Am bekanntesten ist uns das Bild der symmetrischen Nekrosen des Globus pallidus bei der subakut tödlichen Kohlenoxydvergiftung bzw. entsprechende Erweichungshöhlen nach späterem Tod. Genauere histotopographische Untersuchungen des menschlichen Gehirns nach Kohlenoxydvergiftung (Hiller, Meyer, Müller) haben aber ergeben, daß nicht nur der Globus pallidus zu erkranken pflegt, sondern auch die Kleinhirn- und Großhirnrinde mit Bevorzugung der Windungstiefen, und zwar ganz im Sinne der Befunde von Altmann und Schubothe. Entsprechende experimentelle Ergebnisse von Meyer nach Kohlenoxydvergiftung der Katze unterstreichen diese Feststellungen.

In den letzten Jahren mehren sich Beobachtungen über symmetrische Erweichungen des Globus pallidus nach schwerem, akutem Blutverlust (Overhoff, Scherer, Baló). Aber auch für diese Gruppe akuter Hyoxämien deckt die genauere Untersuchung des Gehirns in der Regel Nekroseherde oder deren Restzustände auch in der Großhirnrinde auf, wie noch unveröffentlichte Beobachtungen von Ulbricht unter Peters ergeben. Experimentell hat Gavallér in einer soeben abgeschlossenen Arbeit beim Kaninchen durch wiederholte Entblutungsanämie schwere entsprechende Veränderungen an der Kleinhirn- und Großhirnrinde und am Ammonshorn erzeugen können. Es liegt auf der Hand, daß mit diesen Befunden ein besonders wichtiges Problem aufgeworfen ist, nämlich die Frage, ob wir nach schweren Blutverlusten häufiger mit irreversiblen Restschäden im Zentralnervensystem zu rechnen haben. Systematische Untersuchungen hierüber werden zurzeit von Ulbricht durchgeführt.

Daß auch die oligämische Hypoxämie beim Kollaps das Gehirn irreversibel treffen kann, geht aus soeben abgeschlossenen Untersuchungen von Meessen bei Hunden nach wiederholtem Histaminkollaps hervor. Die Veränderungen sind aber wesentlich geringer als in den Unterdruckexperimenten von Altmann und Schubothe und in den Anämieexperimenten von Gavallér. Ob nach Verbrennungskollaps des Menschen irreversible

Ganglienzellveränderungen vorkommen, ist aus den Beschreibungen und Abbildungen von Zinck nicht sicher zu entscheiden. Unter anderem spricht Zinck von der homogenisierenden Ganglienzellerkrankung an der Kleinhirnrinde, im Nucleus dentatus und in der Olive.

Besonders eindrucksvoll ist eine Einzelmitteilung von Scholz über eine symmetrische gliöse Atrophie des Globus pallidus bei einem 18-Jährigen mit angeborener Pulmonalstenose und Septumdefekt, also bei Hypoxämie durch venös-arterielles Mischblut.

Schließlich wurde im Tierversuch (Meyer) gezeigt, daß durch allgemeinen Sauerstoffmangel bei Blausäurevergiftung das gleiche Bild wie nach Kohlenoxydvergiftung zu beobachten ist.

Wenn nun die Klinik immer wieder feststellt, daß nach Kohlenoxydschädigung des menschlichen Gehirns nicht selten nach kürzerer oder längerer Latenzzeit Erscheinungen eines Parkinsonismus auftreten, so ist nach den angeführten Beobachtungen zu vermuten, daß auch bei allgemeinen Hypoxydosen anderen Ursprungs ähnliche Bilder sich entwickeln können. Eines ergibt sich aber ganz eindeutig: in allen Fällen schwerer akuter allgemeiner Hypoxydose des Gehirns pflegen auf der Höhe der Hypoxydose schwere epileptiforme Krämpfe aufzutreten, ebenso nach vorübergehender Atemlähmung und nachfolgender Wiederbelebung in der anschließenden Erholungsphase. Darauf haben Altmann und Schubothe, von ihren eigenen Beobachtungen bei der Unterdruckkatze ausgehend, durch Zusammentragen der in der Literatur niedergelegten Beobachtungen ausführlich aufmerksam gemacht. Wir dürfen daraus schließen, daß epileptiforme Krämpfe häufig durch einen ausgedehnten schweren Sauerstoffmangel großer Gebiete der grauen Substanz ausgelöst werden; die Befunde warnen uns, die lokalistische Vorstellung von der Auslösung der Anfälle durch Schädigung in den motorischen Rindenfeldern überzubewerten.

Das Schicksal von hypoxydotischen Nekrosen der beschriebenen Art ist gelegentlich die Verkalkung. So konnte Luft nachweisen, daß Nekrosen von Leberepithelien wie von Herzmuskelfasern nach Unterdruck-Sauerstoffmangel sekundär zur Verkalkung kommen. Auch die Verkalkungen, welche uns im Globus pallidus nach allgemeinem Sauerstoffmangel durch Kohlenoxydvergiftung bekannt sind, sind hier zu nennen. Eine weitere Möglichkeit der Umwandlung der hypoxydotischen Nekrose ist ihre Verflüssigung. Mit diesem Befunde haben wir z. T. am Herzmuskel zu rechnen, bei dem wir im Anämieexperiment gelegentlich ohne wesentliche zelluläre Reaktion einen Schwund von Muskelfasern beobachten konnten, so daß sich das Peri- und Endomysium, also die retikulären Strukturen des Herzmuskels, isoliert erhielten. Von großer Bedeutung ist dieser Vorgang für das Verständnis der hypoxydotischen Gehirnveränderungen, bei denen Verflüssigungen der Nekrose vielfach zu beobachten sind, in ihren Anfängen nicht selten an den unter dem Bilde der homogenisierenden Ganglienzellveränderung erkrankten Purkinjezellen der Kleinhirnrinde.

Die Regel ist allerdings im Herzmuskel und in der Leber die leukozytäre Auflösung der Nekrosen. Das ist besonders klar immer wieder von uns in unseren Experimenten am Herzmuskel beobachtet, wo sich die nekrotischen Fasern unter der Einwirkung der Leukozytenfermente zunächst in grobe Schollen, dann in einen feinkörnigen Detritus auflösen und zuletzt völlig verschwinden. An der Leber haben wir es sowohl nach Unterdruck- wie nach Anämie-Hypoxämie gesehen.

III.

So wichtig die erörterten Parenchymveränderungen für das Verständnis
der kausalen Pathogenese vieler uns geläufiger und neugesehener Bilder
sind, und so eindeutig sie unter dem pathogenetischen Prinzip des allgemeinen
Sauerstoffmangels zusammengefaßt werden können, so sehr scheinen mir
für den augenblicklichen Stand der Erörterungen in der allgemeinen Pathologie, besonders in der deutschen Pathologie, von noch größerem Interesse
jene Befunde zu sein, welche wir beim allgemeinen Sauerstoffmangel am
Mesenchym, besonders an der Blutgewebsschranke, beobachten können.

Daß der Sauerstoffmangel eine Änderung der Blutgewebsschranke,
also im Schürmannschen Sinne, eine Dysorie herbeiführt, wird uns durch
verschiedene uns geläufige Befunde aus der Pathologie veranschaulicht.
Für die Leber erkennt Krogh die physiologische Durchlässigkeit der
Kapillaren für Eiweiß in beschränktem Maße an. Für die meisten Kapillargebiete müssen wir aber nach den Untersuchungen von Krogh annehmen,
daß normalerweise die Kapillarwände nur das Blutwasser und die wasser-
löslichen Bestandteile des Blutes durchtreten lassen, dagegen die Plasmakolloide, also vor allem die Eiweißkolloide zurückhalten. Das wird uns am
klarsten durch die Untersuchungen von Wearn und Richards über die
Zusammensetzung des Glomerulusharns nach Kapselpunktion, in denen
gezeigt wurde, daß das Glomerulusfiltrat kein Eiweiß enthält. Durch
Hypoxydose werden dagegen die Kapillarmembranen für Plasmakolloide
durchgängig, was uns am eindeutigsten in dem Beispiel der Stauungsalbuminurie der Niere demonstriert wird, bei der durch Überfüllung des
Glomerulus mit venösem sauerstoffarmen Blut an der Glomerulusmembran
eine Hypoxydose besteht. Auch die uns so geläufigen Stauungstranssudate
und das Stauungsödem der unteren Extremitäten sind ein Ausdruck für
solche hypoxydotischen Permeabilitätsänderungen. Im Experiment ist
das Durchlässigwerden der Kapillaren für Bluteiweiß durch Sauerstoffmangel von Landis am Mesenterium und am gestauten Arm bewiesen.
Damit gewinnen aber Untersuchungen über die geweblichen Veränderungen
nach allgemeinem Sauerstoffmangel eine besondere Bedeutung für das heute
so vielfach erörterte Problem der serösen Entzündung, über das uns Herr
Rößle, dem wir die besondere Beachtung dieses Phänomens verdanken,
soeben berichtet hat.

Schon die Untersuchungen von Müller und Rotter haben gezeigt,
daß es bei der tödlichen Höhenkrankheit zu einem Durchtritt eiweißhaltiger Blutflüssigkeit an den Kapillaren, besonders der Leber und des
Herzmuskels kommt, an der Leber in die sog. Disseschen Räume, am
Herzmuskel in die perikapillären Spalten. Auch beobachteten sie eine
hochgradige Serumtranssudation in der Gallenblasenwand. Ebenso hat
Altmann an der Leber seiner mit Schubothe untersuchten Unterdruckkatzen bei einem Teil der Tiere klassische Bilder der serösen Entzündung
mit starker Erweiterung der Disseschen Räume und Ansammlung körniger,
fädiger und homogener Eiweißgerinnsel in diesen Spalten beobachtet.
Darüber hinaus hat er bei seinen Tieren die perikapilläre Flüssigkeits-
ansammlung im Herzmuskel, in der Niere und in der Magenschleimhaut
nachweisen können und besonders eindeutigen Austritt von Blutserum
aus den Glomeruluskapillaren in die Bowmanschen Kapseln. Schließlich
haben Altmann und Schubothe entsprechende Austritte von eiweißhaltiger Blutflüssigkeit am Gehirn der von ihnen untersuchten Unterdruck-

katzen ausführlich beschrieben. Nach diesen Untersuchungen stellt das Erscheinungsbild der „serösen Entzündung" einen typischen Befund bei hohen Graden der akuten allgemeinen Hypoxydose dar. Unterstrichen wird diese Feststellung durch entsprechende Beobachtungen von Hesse in einem Teil seiner Fälle von vakuoliger Degeneration der Leber durch allgemeine Hypoxydose und von Altmann bei dem schon oben angeführten Fall von akuter Blausäurevergiftung.

Es muß in unserem Kreise nicht besonders betont werden, daß Eppinger diese Befunde in den Mittelpunkt der Kollapsmorphologie gerückt hat, zunächst in seinen Untersuchungen über den akuten Histaminkollaps des Hundes, später in anderen Modellversuchen und in der menschlichen Pathologie vor allem beim Verbrennungskollaps. Zinck hat entsprechende Beobachtungen ausführlich beim Verbrennungstod des Menschen beschrieben, Schürmann beim Hitzekollaps. Experimentell hat sie Günther beim Kollaps durch Diphtherietoxinvergiftung nachgewiesen.

Die Deutung dieser serösen Transsudationen beim Kollaps hat bei den meisten ihrer bisherigen Untersucher ihren gedanklichen Ausgangspunkt bei Rößle, besonders in seiner Auffassung von der Ursache der serösen Hepatitis, und bei Schürmann in seiner Lehre von der Dysorie. In seinem großen Handbuchbeitrag zur Leberpathologie bezeichnet Rößle die seröse Hepatitis als toxisches Ödem der Leber. Ausdrücklich stellt er das Stauungsödem, welches er „ganz überwiegend in der Glissonschen Kapsel" findet, dem „Ödem der perikapillären sog. Disseschen Späträume" gegenüber, welches „fast regelmäßig ein toxisches" ist. Mit dieser Auffassung ist also die Meinung ausgesprochen, daß durch das Wirksamwerden bestimmter Gifte an den Kapillarmembranen das Phänomen der serösen Entzündung ausgelöst wird. Auch Schürmann sieht die Ursache der Dysorie, des Undichtwerdens der Blutgewebsschranke für Eiweißkörper der Blutflüssigkeit, in der Einwirkung solcher toxischer Substanzen. In der Weiterentwicklung der Lehre von der serösen Entzündung wird diese Auffassung im wesentlichen auch von Eppinger festgehalten. So ist die Ursache der Veränderungen beim Verbrennungskollaps nach Eppinger die „Bildung von Giften, die, in die allgemeine Zirkulation gelangt, an den verschiedensten Stellen des Körpers ebenfalls Kapillarläsionen zur Folge haben können". Allgemein betont er: „Auch im menschlichen Organismus scheinen Toxine vorzukommen, die die normale Kapillartätigkeit stören." Ganz in der gleichen Vorstellung haben die Deutungen von Zinck bei seinen Studien über die Pathologische Anatomie der Verbrennung ihre Wurzel.

Wir sind in der Deutung des Bildes der serösen Transsudationen bei Kollapszuständen verschiedenen Ursprungs seit 1937 gedanklich einen anderen Weg gegangen. Schon Eppinger macht in seinem Buch über die seröse Entzündung darauf aufmerksam, daß nach Starling und nach Krogh die normale Kapillarmembran für die Plasmakolloide im allgemeinen nicht durchlässig ist, daß aber, vor allem nach den Untersuchungen von Landis, durch Steigerung des venösen Druckes und durch gleichzeitigen Sauerstoffmangel die Kapillarwand für Eiweiß durchlässig wird. In seinem Vortrag über „Permeabilitätsänderungen im Kapillarbereiche" führt er selbst ein Beispiel für die Bedeutung des Sauerstoffmangels als Ursache der serösen Hepatitis an, indem er ihr Vorkommen bei Erhängten betont, deren Herz nach völliger Abdrosselung der Sauerstoffzufuhr noch einige Zeit den Kreislauf unterhält.

Während aber bei Eppinger der Gedanke an eine hypoxydotische Entstehung der serösen Transsudation beim Kollaps nur gelegentlich anklingt, haben wir ihn zum Angelpunkt unserer Vorstellungen gemacht und die These aufgestellt, daß beim Kollaps jeglicher Ätiologie die oligämische Hypoxämie die Ursache der Permeabilitätssteigerung an den Kapillarmembranen und damit der serösen Transsudation ist. Für diese These sehen wir den Beweis in der Tatsache, daß wir bei einer ganzen Gruppe von Zuständen allgemeinen Sauerstoffmangels das Erscheinungsbild der serösen Organentzündungen nachweisen konnten, besonders auch durch die mitgeteilten Befunde von Altmann im Unterdruckexperiment. Wenn dem so ist, so ist zu fordern, daß auch andere, bisher nicht von uns erörterte Veränderungen dieses Bildes bei allgemeinem Sauerstoffmangel beobachtet werden. Dies ist in der Tat der Fall.

Bei seinen Unterdruckkatzen konnte Altmann an den Kapillarmembranen der Glomeruli typische Verquellungen mit dem Bilde der Glomerulonephrose nachweisen, an den Kranzarterien konnte er die schon von Meessen beim orthostatischen Kollaps beobachteten und als Folge der Hypoxydose gedeuteten hyalinen Wandverquellungen bestätigen, an der Aorta fand er die von Zinck für die Verbrennung beschriebenen Serumansammlungen und Verquellungen an den inneren Wandschichten. In großer Ausdehnung waren ferner bei den Altmannschen Unterdrucktieren Verquellungen des perivaskulären und interstitiellen Bindegewebes zu sehen, wie sie Meessen beim orthostatischen Kollaps und anderen Arten des experimentellen Kollapses, Zinck beim Verbrennungskollaps, gezeigt haben.

Auch die Sklerose, die Rößle als Folgezustand der serösen Entzündung beschrieben hat, ist von Altmann bei seinen Unterdruckkatzen in typischer Weise erzeugt. Besonders an den Läppchenzentren der Leber sieht man bei völligem Schwund der Epithelien eine starke kollagene Umprägung der Retikulinfasern, in deren Gerüst sich später neugebildete Leberepithelien wieder einbauen können. Das gleiche Bild hat Gavallér bei seinen Kaninchen nach wiederholter stärkerer Blutentnahme gesehen.

Aus allen diesen Beobachtungen folgern wir für die Deutung der serösen Organentzündungen, daß ihnen in vielen Fällen, besonders auch beim Kollaps jeden Ursprunges, Zustände von allgemeinem Sauerstoffmangel zugrunde liegen, wenn sie über verschiedene Organe ausgebreitet sind, und daß die seröse Hepatitis vielfach die Folge eines örtlichen Sauerstoffmangels bei Überfüllung mit venösem Blut durch Insuffizienz des rechten Ventrikels ist. Diese primär hypoxydotisch verursachten serösen Transsudationen und ihre Folgen müssen wir aus dem Komplex der serösen Organentzündungen ausgliedern; sie haben mit einer Entzündung nichts zu tun. Wir befinden uns also in voller Übereinstimmung mit Aschoff, wenn er sagt: „Es wäre nicht im Sinne der kausal-genetischen Klarheit gelegen, wenn wir die Bedingungen, unter denen eine Ausschwitzung eiweißhaltiger Flüssigkeit aus den Kapillaren vorkommt, nur unter den Vorgängen der ‚serösen Entzündung‘ suchen wollten.“ Ob dabei der Sauerstoffmangel unmittelbar oder erst durch das Wirksamwerden abnormer Stoffwechselprodukte die Kapillarmembranen für Eiweißkolloide durchlässig macht, können wir bisher nicht entscheiden. Hier beginnt das Gebiet der Hypothesen.

Welche pathogenetische Bedeutung kommt nun der serösen Transsudation für die Parenchymveränderungen bei Zuständen von allgemeinem

Sauerstoffmangel, insbesondere auch bei der oligämischen Hypoxämie
des Kollapses zu?

Nach der Auffassung von Eppinger wird der Austritt von Bluteiweiß
in die Gewebsspalten, die „Albuminurie ins Gewebe", dadurch pathogenetisch bedeutungsvoll, daß die Ansammlung der Blutflüssigkeit nach
Krogh die Diffusion des Sauerstoffs zum Parenchym erschwert. Alle bei
der serösen Entzündung zu beobachtenden Parenchymveränderungen sieht
er daher im wesentlichen als Folge dieser Zwischenschaltung von Blutflüssigkeit zwischen Kapillare und Parenchym an. Auch in dieser Auffassung folgt ihm Zinck. Zugleich aber führt Zinck noch einen zweiten
Faktor als Ursache der Parenchymveränderungen an: die „Gewebsfeindlich-
keit des Blutserums" nach Schürmann, der für die Entwicklung der
Parenchymnekrosen nach dysorischem Austritt von Blutflüssigkeit die
fermentative Einwirkung des Blutserums auf das Parenchym verantwortlich
macht. Schürmann stützt sich dabei auf seine eigenen in vitro-Versuche
und die von Peter, in denen gezeigt werden konnte, daß an herausgeschnit-
tenen Leber- und Herzmuskelgewebsstückchen nur dann die der intravitalen Nekrose entsprechende Protoplasmakoagulation und Kernauflösung
eintritt, wenn aktives Serum darauf einwirkt. Terbrüggen berichtet über
ähnliche Beobachtungen.

In diesen Auffassungen steckt, wie mir scheint, eine grundsätzliche
Unterbewertung der Differenziertheit des Stoffwechsels hochwertiger
Parenchymstrukturen und damit ihrer besonderen Verletzlichkeit. Für die
Parenchymveränderungen bei allgemeinem Sauerstoffmangel ist es un-
vorstellbar, daß von einer allgemeinen Hypoxydose zwar die Kapillarwand,
nicht aber die Parenchymzelle genuin getroffen wird, da doch der Wirkungs-
bereich des Sauerstoffmangels die Kapillarwand und das anliegende
Parenchym zugleich umfaßt. Viel eher ist daher zu erwarten, daß die sehr
sauerstoffbedürftige Parenchymzelle von einem allgemeinen Sauerstoffmangel früher und intensiver geschädigt wird als die weniger differenzierten
Strukturen der Kapillaren. Dementsprechend konnten denn auch Pichotka
und z. T. auch Altmann, z. T. auch Blüthgen beim Verbrennungskollaps in ihren Experimenten die vakuolige Degeneration der zentralen
Leberepithelien beobachten, ohne daß eine Spur einer serösen Ansammlung
oder auch nur eine Entfaltung der Disseschen Räume zu sehen war. Ein
sofortiges Verschwinden der serösen Transsudation im Sinne der Auffassung
von Eppinger und Rößle zur Erklärung hierfür heranzuziehen, ist schon
deshalb kaum möglich, da Pichotka nach einer tödlichen Unterdruck-
Hypoxämie von nur 10 Minuten Dauer die vakuolige Degeneration der
zentralen Leberepithelien ohne seröse Transsudation sah. Grundsätzlich
bare ist zu sagen, daß das Verschwinden des Transsudates in das Parenchym,
wenn man dies im Sinne von Eppinger und Rößle zur Erklärung solcher
Fälle annehmen wollte, eine primäre Schädigung der Parenchymzelle vor-
aussetzt. Ich selbst neige auf Grund der Experimente unseres Arbeitskreises zu der Auffassung, daß die beim allgemeinen Sauerstoffmangel zu
beobachtenden Veränderungen am Protoplasma des Parenchyms ohne
einen wesentlichen Einstrom von Bluteiweiß in die Parenchymzelle eintreten
und die unmittelbare Folge der Hypoxydose des Protoplasmas sind. Für die
Koagulationsnekrose der Leberepithelien, der Herzmuskelfaser, der Ganglienzelle dürfte unter uns Einigkeit herrschen, daß hier eine irreversible Fällung
des Protoplasmaeiweißes vorliegt. Es muß aber zwischen der normalen

Protoplasmastruktur und der Koagulationsnekrose der Parenchymzelle
u. U. eine Phase liegen, in der bei noch erhaltenem Kern fleckförmig schon
die Koazervation und Koagulation von Eiweißkolloid beginnt, also eine
vakuolige Degeneration sich entwickelt. Daß diese Veränderung z. T. vor
der Koagulationsnekrose durchlaufen wird, konnten wir dadurch beweisen,
daß in hypoxydotisch-nekrotischen Leberepithelien nicht selten noch die
Vakuolen sichtbar sind. Für unsere Auffassung berufen wir uns besonders
auf die Ergebnisse der modernen Zell- und Protoplasmaforschung. Soweit
diese an Pflanzenzellen und Protozoen gewonnen wurden, sind sie für unsere
Fragestellung besonders bedeutungsvoll, weil sie den Faktor der pathologischen Eiweißaufnahme von außen von vornherein ausschließen. Sie
zeigen uns aber grundsätzlich die gleichen Zellveränderungen, welche uns
aus der Zellpathologie der mit einem Blutgefäßsystem ausgestatteten
Metazoen bekannt sind: die trübe Schwellung so gut wie die vakuolige
Degeneration, die Koagulationsnekrose und die Zytolyse. So ist z. B. das
Bild der vakuoligen Degeneration von Lepeschkin an der Pflanzenzelle
unter anderem durch Sauerstoffmangel erzeugt. Ohne Heranziehung einer
solchen vergleichenden Pathologie der Zelle werden wir der Pathologie der
Parenchymzelle nicht gerecht. Das gilt auch für die Parenchymverände-
rungen bei allgemeinem Sauerstoffmangel, also auch bei der oligämischen
Hypoxämie des Kollapses.

Mit dieser Deutung haben wir allerdings, wie ich mir wohl bewußt bin,
die Grenze des zur Zeit morphologisch exakt Belegbaren schon überschritten.
Beweis dafür möge Ihnen der nachfolgende Vortrag meines Mitarbeiters
Altmann sein, der die vakuolige Degeneration und ihre Folgen als Folge
einer Aufnahme von Blutplasma in die Zelle nach Schädigung der Zelle und
ihrer Membran ansieht, und dessen Auffassung ich bisher nicht zwingend
widerlegen kann.

Sicher aber können wir dem Serumaustritt nicht die Bedeutung
beimessen, die Schürmann und mit ihm Zinck ihm gibt. Die Modell-
versuche Schürmanns zeigen lediglich, daß das Blutserum an dem dem
Organismus entzogenen toten Parenchym das morphologische Erscheinungsbild der Nekrose auslöst, aber nicht, daß es am lebenden Parenchym
eine Nekrose verursacht. Eindeutig sprechen die experimentellen Untersuchungen von Guillery an Gewebstransplantaten und an Gewebsembolien
gegen die Entstehung solcher Nekrosen durch Plasmaeinwirkung und für
ihre Entstehung durch Sauerstoffmangel. Das scheint auch die Auffassung
von Rößle zu sein, wenn er in seiner Aschoff-Vorlesung zu den Schürmannschen Befunden betont: „daß die Nekrose der Außenzonen in den
aus dem Kreislauf ausgeschalteten, also erstickenden (von mir gesperrt!)
und der Autolyse verfallenen Gewebsstücken (unter Serumeinwirkung)
durch eine Aktivierung oder Katalyse der autolytischen Fermente zustande
kommt." Wenn dem so ist, sollte man allerdings bei der Schürmannschen
Beobachtung nicht von Nekrose, sondern von einer Nekrophanerose sprechen.
Daß auch bei den Zuständen von allgemeinem Sauerstoffmangel ausge-
tretenes Blutserum daran mitwirken kann, an der in ihrem Stoffwechsel
tödlich getroffenen Parenchymzelle das histologische Bild der nekrotischen
Zelle herauszuarbeiten, ist uns nicht zweifelhaft. Auch geben wir zu, daß
das hypoxydotisch aus den Kapillaren ausgetretene, in den Gewebsspalten
liegende Blutserum den Sauerstoffmangel des Parenchyms und dessen
hypoxydotische Schädigung noch steigern kann.

Von großem Interesse, insbesondere auch für den Physiologen und Kliniker, ist die Auswahl der durch allgemeinen Sauerstoffmangel geschädigten Organe. An erster Stelle stehen hier das Gehirn, der Herzmuskel und die Leber. Die beiden ersten Organe sind durch einen besonderen Sauerstoffhunger ausgezeichnet, sowie durch die Tatsache, daß sie in dauernder Tätigkeit sind, also über das Ruhemaß hinaus dauernd einen erhöhten Sauerstoffbedarf haben. Dementsprechend sind nach den Beobachtungen der Reinschen Schule, vor allem von M. Schneider, in diesen Organen keine Bluteinsparungen bei Mehrbedarf anderer Körpergebiete möglich, wie dies in anderen Kreislaufgebieten nach den Untersuchungen von Rein zu beobachten ist. Das gibt uns schon einen Hinweis darauf, daß offenbar diese Organe in der normalen Regulation des Gesamtkreislaufes vor jeder auch nur flüchtigen Einschränkung der Sauerstoffzufuhr geschützt sein müssen und daß sie gegenüber Sauerstoffmangel besonders empfindlich sind. Daß die Leber mindestens ebenso anfällig gegenüber allgemeinem Sauerstoffmangel ist, wie die beiden anderen Organe, liegt wohl in erster Linie an den Eigentümlichkeiten ihrer Durchblutung. Da ihre Kapillaren von einem Mischblut aus arteriellem und venösem Pfortaderblut durchströmt werden, ist von vornherein die Sauerstoffsättigung des Leberkapillarblutes herabgesetzt.

Die Regel, daß das Maß des Sauerstoffbedarfes für die Gefährdung durch allgemeinen Sauerstoffmangel entscheidend ist, bestätigt sich auch bei der Betrachtung des einzelnen Organes. Irreversibel geschädigt wird in erster Linie die hochdifferenzierte und damit sehr sauerstoffhungrige Parenchymzelle, also im Herzmuskel die Muskelfaser, in der Leber die Epithelzelle, im Gehirn die Ganglienzelle, an zweiter Stelle die Gliazelle. Dagegen werden nur äußerst selten irreversible Änderungen an den Mesenchymzellen des Gehirns beobachtet und so gut wie nie an den Mesenchymzellen des Herzmuskels und der Leber.

Für die Histotopographie der Veränderungen innerhalb der einzelnen Organe ist von grundsätzlicher Bedeutung zunächst die Gefäßverteilung. Alle erörterten Parenchymveränderungen und auch die Veränderungen am Gefäßapparat liegen in der Leber gesetzmäßig im Läppchenzentrum, also im Versorgungsgebiet des venösen Kapillarschenkels, d. h. in dem Bereich, in welchem schon physiologischerweise der Sauerstoffgehalt des durchströmenden Blutes für die Organeinheit die niedrigsten Werte erreicht. Daß diese Regel auch für die Lokalisation der Veränderungen am Herzmuskel gilt, wird uns für die hypoxydotischen Verfettungen der Herzmuskelfasern durch die alten klassischen Untersuchungen von Ribbert bewiesen, in denen gezeigt ist, daß nach unvollkommener Injektion von den Kranzadern aus die um die nicht injizierten venösen Kapillaranteile gelegenen Muskelfasern verfettet, die dazwischenliegenden den arteriellen Kapillaranteilen zugeordneten Bezirke dagegen nicht verfettet sind. Nach unseren histologischen Untersuchungen müssen wir das gleiche auch für die Nekrosen im Herzmuskel annehmen, die ganz entsprechend wie die Verfettung in bestimmten Etagen der Papillarmuskeln liegen. Diese Regel muß logischerweise auch für das Gehirn gelten. Wieweit sie bei der starken Entwicklung von Kapillaren im Gehirn in ihrer Gültigkeit bewiesen werden kann, ist eine zweite Frage. Jedenfalls ergibt sich schon aus diesen Überlegungen, daß fleckförmige Veränderungen im Gehirn nicht gegen ihre Verursachung durch allgemeine Hypoxämie sprechen.

Ein weiterer Faktor, welcher die Lokalisation hypoxydotischer Gewebsveränderungen mitbestimmt, ist die funktionelle Belastung des betreffenden Gebietes während des allgemeinen Sauerstoffmangels. Setzen wir im Unterdruck einen allgemeinen Sauerstoffmangel schwereren Grades, so entwickeln sich nach den Untersuchungen von Schirrmeister am Kaninchen und am Meerschweinchenherzen, von Altmann an der Katze, Nekrosen so gut wie ausschließlich im Bereich der Muskulatur des linken Ventrikels, also in den Gebieten, welche zusätzlich durch den im Unterdruck gegebenen Blutdruckanstieg besonders belastet werden. Wird dagegen durch Lungenembolie — beim Menschen durch subakut tödliche thrombische Embolie und in den Experimenten von Meessen an der Katze durch Glasperlenembolie — eine allgemeine Hypoxämie und damit Hypoxydose des Herzmuskels gesetzt, so treten jetzt, wie Weinschenk und Epping beim Menschen, Meessen und Walder beim Tier zeigten, die Nekrosen in dem durch die Embolie funktionell überbelasteten rechten Ventrikel ein.

So hoch wir beim allgemeinen Sauerstoffmangel die unmittelbare Hypoxydose als Ursache der geschilderten Veränderungen werten müssen, so sehr müssen wir bedenken, daß bei hohen Graden der Hypoxydose hypoxydotische Kreislaufregulationsstörungen zusätzlich ins Spiel treten. Nach den neueren Untersuchungen von Rein wissen wir, daß bei Drosselung einer Arterie das Versorgungsgebiet dieser Arterie gegenüber vasokonstriktorischen Reizen aller Art unempfindlich wird und daß nach Lösung der Drossel eine reaktive Mehrdurchblutung einsetzt. Durch diese Beobachtungen sind wir darauf hingewiesen, daß Sauerstoffmangel die Erregbarkeit der Gefäße ändert, also müssen u. U. auch örtliche Regulationsstörungen der Durchblutung die Folge des Sauerstoffmangels sein. Des weiteren aber werden durch den allgemeinen Sauerstoffmangel zwangsläufig diejenigen Gebiete des Zentralnervensystems mitgeschädigt, von denen die zentralnervöse Steuerung der Blutverteilung ausgeht. So kommt es beim allgemeinen Sauerstoffmangel schweren Grades infolge der Hypoxydose dieser Zentren schließlich zum Zusammenbruch der peripheren Regulationen und zur allgemeinen Vasomotorenlähmung, d. h. zum zentralnervösen Kollaps. Das muß aber zu einem relativen Leerlaufen wichtiger Gefäßgebiete führen. Für das Gehirn ist diese Oligämie im Höhenkollaps unmittelbar registriert durch M. Schneider und Noell, die im Unterdruck zunächst eine offenbar kompensatorische Steigerung, dagegen im Unterdruckkollaps ein völliges Absacken der Hirndurchblutung beobachten konnten. Für die Retina sind entsprechende Durchblutungsänderungen beim Kollaps von Meessen und Schmidt objektiv durch Photogramme des Augenhintergrundes erfaßt. Es liegt auf der Hand, daß sowohl diese örtlichen wie die allgemeinen Durchblutungsstörungen beim allgemeinen Sauerstoffmangel die Schädigung der Gewebe noch zusätzlich steigern. Die Überflutung bestimmter Kapillargebiete mit sauerstoffarmem Blut sind denn auch eine entscheidende Voraussetzung für die bei diesen Zuständen zu beobachtenden serösen Transsudationen. Dabei summieren sich der Sauerstoffmangel der Kapillarwände und der erhöhte Druck im Kapillargebiet in ihrer Wirkung. Ohne diese Druckerhöhung in den Kapillaren scheint nach unseren Untersuchungen die Serumtranssudation beim allgemeinen Sauerstoffmangel nicht einzutreten.

Als ein weiterer, die Wirkung der allgemeinen Hypoxydose steigernder Faktor kommt hinzu, daß der allgemeine Sauerstoffmangel vorübergehend zum Atemstillstand führen kann, wodurch zwangsläufig der Sauerstoffmangel noch zunimmt. Bei kurzdauerndem Atemstillstand ist dieser Faktor allerdings nicht so hoch zu veranschlagen, weil nach den Untersuchungen von Opitz beim Atemanhalten zunächst die Sauerstoffvorräte aus den Lungenalveolen aufgebraucht werden, so daß sogar kurzfristig das Atemanhalten die Hypoxämie im Unterdruck verzögern kann.

Mein Bericht wäre unvollständig, wenn ich nicht am Schluß, wie schon bei anderer Gelegenheit, mit Nachdruck betonte, daß mit der Feststellung der vielfältigen pathogenetischen Wirkung des allgemeinen Sauerstoffmangels an den Strukturen des Organismus nur eine vorläufige Antwort gewonnen ist, und daß eine subtile Arbeit des Chemikers die Frage untersuchen muß, auf welche Weise der Sauerstoffmangel zur Wirkung kommt, und welches die wichtigsten von ihm verursachten Stoffwechselstörungen sind. Mit wenigen Sätzen will ich auch noch andeuten, auf welchen Gebieten mir die Weiterentwicklung des Problems für die morphologische Pathologie fruchtbar und dringlich erscheint. Zunächst in der Frage nach der chronischen Wirkung einer allgemeinen Hypoxydose: ein verheißungsvoller Anfang liegt hier in den Untersuchungen von Linzbach aus dem Rößleschen Institut und von Rotter über die Wirkung der chronischen Herabsetzung der Oxydation in den sog. bradytrophen Geweben vor. Sodann in der vergleichenden Pathologie des allgemeinen Sauerstoffmangels, insbesondere am Zentralnervensystem: schon die bisherigen Untersuchungen ergeben ein unterschiedliches Befallensein der verschiedenen Grisea von Tierart zu Tierart. Schließlich in der Bedeutung des allgemeinen Sauerstoffmangels für die Entstehung von Mißbildungen: H. Becher verdanken wir die Beschreibung schwerer Mißbildungen des Zentralnervensystems und des Herzgefäßapparates an dem im Sauerstoffmangel bebrüteten Hühnchen. Wir werden gut tun, diese Fragen weiter zu verfolgen.

Schrifttum

Altmann, im Druck.
Ders., Verh. dtsch. path. Ges. **1944,** 60.
Ders. und Schubothe, Beitr. path. Anat. **107,** 3 (1942).
Ambo und Nakamura, Transact. jap. path. Soc. **29,** 470 (1939), **30,** 604 (1940).
Anthony, Atmer und Heits, Klin. Wschr. **1936,** 846.
Aschoff, Reichsdruckerei 5634, 16, IIIa (1916).
Ders., Wien. med. Wschr. **1938,** 1.
Baló, Dtsch. med. Wschr. **1941,** 479.
Barcroft, Atmungsfunktion des Blutes. Berlin 1927.
Becher, H., Verh. dtsch. anat. Ges. **47,** 144 (1939),
Biedermann, zit. nach Lepeschkin.
Blüthgen, Frankf. Z. Path. **58,** 85 (1943).
Bohr, Skandinav. Arch. f. Physiol. **2,** 236 (1890).
Büchner, Beitr. path. Anat. **89,** 644 (1932); **92,** 311 (1933).
Ders., Klin. Wschr. **1932,** 1737; **1937,** 497; **1942,** 721.
Ders., Dermatol. Wschr. **110,** 54, 1940.
Ders., Luftfahrtmed. **5,** 1 (1940); **6,** 281 (1942).
Ders., Die Koronarinsuffizienz. Dresden 1939.
Ders. und Luft, Beitr. path. Anat. **96,** 549 (1936).

Ders., Weber und Haager, Koronarinfarkt und Koronarinsuffizienz. Leipzig 1935.
Campbell, Brit. J. exper. Path. 8 (1927).
Christ, Beitr. path. Anat. 94, 111 (1934).
Dellaporta, Beitr. path. Anat. 102, 268 (1939).
Ders., Arch. f. Ophthalm. 146, 377 (1943).
Ehrlich, Dtsch. med. Wschr. 16, 717 (1890).
Epping, Arch. Kreislff. 6, 109 (1940).
Eppinger, Erg. inn. Med. 51, 185 (1936).
Ders., Die Leberkrankheiten. Wien 1937.
Ders., Verh. dtsch. Ges. Kreislff., 11. Tag. 166 (1938).
Ders, Kaunitz und Popper, Die seröse Entzündung. Wien 1935.
Ders. und Leuchtenberger, Z. exper. Med. 85, 581 (1932).
Erben und v. Hasselbach, Z. exper. Med. 75, 145 (1931).
Fischler und Hjärre, Grenzgeb. Chir. u. inn. Med. 40, 663 (1927/28).
Fischer, B., Frankf. Z. Path. 28, 201 (1922).
Flury und Zernik, Schädliche Gase. Berlin 1931.
Gàvallér, Beitr. path. Anat. 109, 367 (1944).
v. Godin, Z. exper. Med. 111, 269 (1942).
Günther, Beitr. path. Anat. 105, 256 (1941).
Guillery, Virch. Arch. 304, 317 u. 336 (1939).
Haldane und Smith, J. Physiol. 20, 497 (1897).
Herzog, M., Münch. med. Wschr. 1920, 558.
Ders., Zbl. Path. 35, 247 (1924).
Hesse, Beitr. path. Anat. 107, 173 (1942).
Hiller, Z. Neur. 93, 594 (1924); Hdb. Neur. XI, 1, 178 (1936).
Horning und Richardson, zit. nach Lepeschkin.
Jaffé, Frankf. Z. Path. 24, 241 (1921).
Jeckeln, Verh. dtsch. path. Ges. 1935, 275.
zu Jeddeloh, Beitr. path. Anat. 86, 387 (1931).
Kröhig, Virch. Arch. 110, 502 (1887).
Krogh, Skandinav. Arch. f. Physiol. 23, 248 (1910).
Ders., Anatomie u. Physiologie der Kapillaren. 2. Aufl. Berlin 1929.
Kühn und Pichotka, Im Druck.
Landis, Amer. J. Physiol. 75, 548 (1926); 81, 124; 82, 217; 83, 528 (1927).
Ders., Angevine und Erb, J. clin. invest. 2, 717 (1932).
Lepeschkin, Nekrobiose und Zelltod. Protoplasma-Monogr. 12. Berlin 1937.
Linzbach, Virch. Arch. 308, 629 (1942); 311, 432 (1944).
Liebegott, Beitr. path. Anat. 105, 413 (1941).
Luft, Beitr. path. Anat. 98, 323 (1937); 99, 351 (1937).
Ders., Luftfahrtmed. 2, 226 (1938).
Merk, Arch. Psychiatr. 111, 160 (1940).
Meessen, Verh. dtsch. path. Ges. 1936, 103; 1937, 124.
Ders., Beitr. path. Anat. 99, 329 (1937); 102, 191 (1939).
Ders., Verh. dtsch. Ges. Kreislff., 10. Tag. 198 (1937).
Ders., Arch. Kreislff. 6, 117 (1940).
Ders., Ber. d. Naturf. Ges. Freiburg 37, 65 (1941).
Ders., Beitr. path. Anat. 109, 352 (1944).
Ders. und Schmidt, Arch. Kreislff. 10, 255 (1942).
Meyer, A., Z. Neur. 100, 201 (1926); 112, 187 (1928); 143, 333 (1933).
Möll, Beitr. path. Anat. 105, 366 (1941).
Müller, E., und Rotter, Beitr. path. Anat. 107, 156 (1942).
Müller, G., Z. Neur. 124, 1 (1930).
Nadson, zit. nach Lepeschkin.
Opitz, Z. Kreislff. 27, 227 (1935).
Ders., Erg. Physiol. 44, 315 (1941).
Overhof, Virch. Arch. 287, 784 (1933).
Parker und Weiß, Amer. J. Path. 12, 573 (1936).
Peter, Verh. dtsch. path. Ges. 1936, 245.
Pichotka, Beitr. path. Anat. 105, 381 (1941); 107, 117, 1942.
Ders., Klin. Wschr. 1941, 725.
Radtke, Z. ges. ger. Med. 19, 26 (1932).
Raum, Arch. exper. Path. 29, 353 (1892).
Rein, Einführung in die Physiologie des Menschen. 7. Aufl. Berlin 1943.
Ders., Verh. dtsch. Ges. Kreislff. 14, 9 (1941).

Ribbert, Virch. Arch. **147,** 193 (1897).
Ricker, Pathologie als Naturwissenschaft.   Berlin 1924.
Rößle, Verh. dtsch. path. Ges. **1907,** 17.
Ders., Hdb. d. spez. path. Anat. **V,** 1, 251 ,1930.
Ders., Verh. dtsch. path. Ges. **1934,** 152.
Ders., Klin. Wschr. **1935,** 769.
Ders., Virch. Arch. **311,** 252 (1944).
Romberg, Unveröffentl. Bericht.
Rosenfeld, Erg. Physiol. **2 I,** 50 (1903).
Rosin, Beitr. path. Anat. **76,** 153 (1927); **80,** 622 (1928).
Ders., Acta Davosian. **5,** 13 (1937).
Rotter, Beitr. path. Anat. **101,** 23 (1938).
Ders., Erscheint in Veröff. d. Konst.- u. Wehrpath.
Roulet, Verh. Schweiz. naturf. Ges. Chir. **1938,** 86.
Scherer, E., Z. Neur. **150,** 632 (1934).
Schirrmeister, Arch. Kreislff. **5,** 263 (1939).
Schneider, M., Luftfahrtmed. **6,** 323 (1942).
Ders. und Noell, Pflüg. Arch. **246,** 181, 201 u. 207 (1943).
Ders. und Schneider, D., Arch. f. exper. Path. **175,** 606 (1934).
Scholz, Z. Neur. **171,** 426 (1941).
Ders., Hdb. path. Anat. im Druck.
v. Schrötter, Verh. dtsch. path. Ges. **1902,** 410.
Schürmann, Verh. dtsch. path. Ges. **1936,** 234.
Ders., Veröff. Mil.-San.-Wes. **1938,** H. 105, 1.
Ders. und Mc. Mahon, Virch. Arch. **291,** 47 (1933).
Starling, zit. nach Eppinger.
v. Skramlik und Hünermann, Z. exper. Med. **11,** 349 (1920).
Strughold, Luftf.med. Abh. **2,** 192 (1938).
Szabady, Zbl. Path. **82,** 232 (1944).
Terbrüggen, Beitr. path. Anat. **98,** 264 (1936/37).
Tessereaux, Zbl. Path. **42,** 344 (1928).
Trowell, Nature **151,** 730 (1943).
Ulbricht, ersch. in Beitr. path. Anat.
Ulrich, Frankf. Z. Path. **52,** 80 (1938).
Veith, Arch. Kreislff. **6,** 335 (1940).
Vogt, M., Arch. f. exper. Path. **190,** 406 (1938).
Walder, Beitr. path. Anat. **102,** 485 (1939).
Wearn und Richards, Amer. J. Physiol. **71,** 209 (1924).
Weinschenk, Beitr. path. Anat. **102,** 477 (1939).
Wertheimer, Pflüg. Arch. **213,** 282 (1926).
Ziegler und Obolonsky, Beitr. path. Anat. **2,** 291 (1888).
Zinck, Veröff. Konst.- u. Wehrpath. **46** (1940).

HEMMUNG DER OXYDATIONEN ALS PATHOGENETISCHES PRINZIP*

Von

FRANZ BÜCHNER, Freiburg i. Br.

Die beiden wichtigsten Aufgaben der allgemeinen Pathologie sind die Erforschung der Krankheitsursachen und die Herausarbeitung pathogenetischer Prinzipien. Krankheitsursachen sind diejenigen Faktoren, die ein organisches System im Gefüge seiner Funktionen und Strukturen so zu stören vermögen, daß die Störung nicht unmittelbar wieder reguliert werden kann. Pathogenetische Prinzipien sind die Gesetzmäßigkeiten dieser Störungen. Viele, ja die meisten Krankheitsursachen sind nicht notwendig mit dem Lebendigen gegeben. Pathogenetische Prinzipien dagegen sind dem Organismus immanent. Weil im Spiel unserer Funktionen und im Aufbau unserer Strukturen ein Ordnungsgefüge waltet, werden bei nachhaltiger Störung dieses Gefüges mit Notwendigkeit pathogenetische Prinzipien in Bewegung gesetzt. Wie nach JOHANNES VON MÜLLERs Gesetz von der spezifischen Sinnesenergie z. B. das Auge auf Reize der verschiedensten Art mit der Auslösung von Lichtempfindungen reagiert, so antwortet ein Organismus auf Krankheitsursachen verschiedener Art monoton mit einer begrenzten Zahl pathogenetischer Prinzipien.

Ein wichtiges pathogenetisches Prinzip war z. B. gefunden, als man entdeckte, daß Thromben vom Orte ihrer Entstehung an den Venen, am Herzen und an den Arterien verschleppt werden können und entfernt von ihrer Ursprungsstelle durch Embolie totale und subtotale Durchblutungsstörungen und dadurch Infarkte auszulösen vermögen. Ein wichtiges pathogenetisches Prinzip war ferner gefunden, als man erkannte, daß Spasmen zum Verschluß von Arterien und Arteriolen führen und durch vorübergehende funktionelle Durchblutungsstörungen Nekrosen verursachen können. Ein weiteres wichtiges pathogenetisches Prinzip war erkannt, als man feststellte, daß Engen im arteriellen System infolge von Gefäßwandprozessen relative Durchblutungsstörungen und in deren Gefolge elektive Parenchymnekrosen bewirken können.

Als die moderne Biochemie mehr und mehr zu klaren Vorstellungen über die Biochemie der Atmung gelangte, war die Aufdeckung eines weiteren pathogenetischen Prinzips fällig, die Entdeckung der Entstehung von *Funktionsstörungen* und von *Veränderungen an den Strukturen durch Hemmung der Oxydationen.*

Die Physiologie ist schon früh auf dieses Problem in der Erforschung der Höhenphysiologie gestoßen. Die morphologisch orientierte Pathologie hat ihrerseits schon seit der Jahrhundertwende diese Frage angegangen (v. SCHRÖTTER 1902, MARTIN, LOEVENHART und BUNTING 1918, CAMPBELL 1926, 1927ff., ROSIN 1926ff. u. a.).

In den meisten dieser Arbeiten fehlt aber der Schritt aus dem speziellen Problem der Unterdruck- und Höhenpathologie in die *allgemeine Pathologie der Oxydationshemmungen.* Dieser Schritt wurde erst in den letzten Jahrzehnten

---

* Gastvorlesung, gehalten an der Universität Zürich am 4. Juni 1956.

getan. Dabei wurden folgende Möglichkeiten allgemeiner
Oxydationshemmungen mehr und mehr unterschieden: 1. die
Hemmung der Oxydationen durch Sauerstoffmangel, also
durch Hypoxie infolge einer Hypoxämie. Hier ist die Sauer-
stoffspannung im Blut und in den Geweben herabgesetzt, und
zwar durch Herabsetzung des Sauerstoffteildruckes in der
Atemluft, durch Insuffizienz des Atmungsorganes oder durch
Mangel an Oxyhämoglobin. 2. Die Hemmung der Oxydationen
durch Mangel an dem für die oxydativen Prozesse wichtigsten
Substrat, der Glucose. 3. Die Hemmung der Oxydationen durch
Lähmung der Cytochromoxydase, wie sie uns bei der Blausäurevergiftung begegnet (WARBURG). 4. Die Hemmung der
Oxydationen durch Dehydrasegifte (FLECKENSTEIN und BERG
1951). 5. Die Hemmung der Oxydationen durch Mangel an
Schilddrüsenwirkstoff (vgl. STRUGHOLD 1944, BÜCHNER
1944/1949, V. BECKER 1954).

In meinen Beispielen werde ich vor allem auf Oxydationshemmungen durch Hypoxämie und Hypoxie, durch Glucosemangel oder durch Fermenthemmung Bezug nehmen. Dabei
darf ich auf die Erörterung unserer Befunde über hypoxische
Schädigungen des Herzmuskels, die wir seit 1932 veröffentlicht
haben, verzichten, da sie allgemein in die Patholgie und die
Kardiologie Eingang gefunden haben (vgl. z. B. HOLZMANN
1947, LINZBACH 1947, MASTER 1949).

Es scheint mir sinnvoll zu sein, das Problem der Oxydationshemmungen und ihrer Folgen an den Strukturen des
Organismus in 4 Stufen zu untersuchen: 1. in der Stufe der
Parenchymzelle, 2. in der Stufe des Gewebes, 3. in der Stufe
des Organes, 4. in der Stufe des Gesamtorganismus.

I

Als Beispiel für die Wirkung allgemeiner Oxydationshemmung auf *Parenchymzellen* wähle ich ein morphologisch
bescheidenes, aber wie ich Ihnen zu zeigen hoffe, theoretisch
sehr interessantes und gut durchuntersuchtes Phänomen, die
*vacuolige Veränderung der Leberparenchymzelle durch allge-
meine Oxydationshemmung.* Man sieht dabei im Cytoplasma
der Leberepithelien lichtmikroskopisch leere, nicht kreisrunde,
fettfreie Vacuolen, die sich durch eine Vacuolenmembran gegen
das übrige Cytoplasma abgrenzen und abdichten. Als Folge
allgemeinen Sauerstoffmangels im Unterdruck wurde dieses
Bild erstmals 1918 von MARTIN, LOEVENHART und BUNTING
beschrieben, ohne daß es in der Folge besonders beachtet
wurde. In einer Arbeit von ULRICH (1938) haben wir es nach
akutem Sauerstoffmangel durch Unterdruck wieder entdeckt,
1942 haben wir es in einer experimentellen Studie von PI-
CHOTKA ausführlich untersucht. In den Experimenten von
PICHOTKA entstanden diese Vacuolen regelmäßig bei Meerschweinchen durch starke, akute, tödliche Senkung des Luft-
drucks, zum Teil schon nach 10 min. Sie waren in der Regel
in den inneren zwei Dritteln des Leberläppchens lokalisiert,
also dort, wo das Leberläppchen schon in der Norm von
venösem, sauerstoffarmen Capillarblut durchströmt wird.
PICHOTKA konnte das gleiche Bild nach sauerstoffarmer Gemischatmung und nach Kohlenoxydvergiftung, also durch
Mangel an Oxyhämogobin, beobachten.

E. MÜLLER und WG. ROTTER bestätigten den Befund 1942
beim akuten Höhentod des Menschen, HESSE beim Menschen
nach Lawinenverschüttung, nach Suicid durch Erhängen, nach
Asphyxie, nach Kohlenoxyd- und nach Blausäurevergiftung.
Die Tierversuche wurden 1943 durch TROWELL, 1944 durch
SZABADY bestätigt, die Befunde am Menschen 1948 von den
Brüdern GILLMANN in Südafrika. Die Weiterentwicklung des
Bildes zu anderen reversiblen und irreversiblen Veränderungen

der Leberparenchymzellen hat ALTMANN 1944/1949 ausführlich experimentell an der Katze analysiert.

Einen wesentlichen Schritt weiter führte HANZON 1952 die Untersuchung dieses Phänomens in seinen Experimenten an der weißen Ratte. Er bediente sich dabei der fluorescenzmikroskopischen Darstellung der Gallecapillaren der Katze durch Uranilinjektion. Auf diese Weise konnte er intravital an der Leberoberfläche 8 min nach Uranilinjektion die Gallencapillaren optimal beobachten. Ließ er dann die Tiere ein Luftgemisch mit 6% Sauerstoff atmen, so traten nach 3 bis 12 min unter normaler Durchblutung der Lebercapillaren dicht neben den Gallecapillaren kleine, allmählich größer werdende, mit Uranil sich füllende Vacuolen auf, die im Schnittpräparat den von PICHOTKA analysierten Vacuolen der Leberparenchymzellen entsprachen. Wurde der Sauerstoffmangel nach 25 min durch Beatmung der Tiere mit Sauerstoff abgebrochen, so verschwanden die Vacuolen wieder vollständig.

Durch jüngste Untersuchungen von Frau Dr. MÖLBERT und Dr. GUERRITORE konnten wir auch das elektronenoptische Bild dieser Veränderungen aufdecken. Danach kommt es unter akuter Hypoxie an den Mitochondrien z. T. zu einem Verlust der inneren Doppelmembranen, z. T. zu ihrer Ablösung, zur Aufhellung der Mitochondrienmatrix und zur Auftreibung der Mitochondrien zu ovalären Gebilden unter Erhaltenbleiben ihrer äußeren Doppelmembran. Diese Mitochondrienveränderungen haben zum Teil große Ähnlichkeit mit den vor kurzem veröffentlichten Befunden von GANSLER und ROULLIER (1956) nach tagelangem Hunger. Im Ergastoplasma entwickeln sich bei den Hypoxietieren zahlreiche elektronenoptisch leere Aufhellungen. Schließlich treten im Cytoplasma mächtige, elektronenoptisch fast leere Vacuolen auf. Nach Wiederbeatmung mit O_2 werden die Mitochondrienstrukturen wieder normal.

Das ganze Bild der vacuoligen Veränderung an den Leberparenchymzellen kann nur als Ausdruck dafür verstanden werden, daß in der akuten Oxydationshemmung der energiefordernde Wasseraustausch an der Zelle insuffizient wird. Welche biochemischen Veränderungen dem Bilde entsprechen, ist trotz der Untersuchungen von BASSI und BERNELLI (1955) noch nicht geklärt. Daß der Zellstoffwechsel dabei schwer gestört ist, geht aus den Experimenten von HANZON (1952) hervor. Synchron mit der vacuoligen Veränderung des Leberparenchyms fand er im Sauerstoffmangel die Galleausscheidung, meist nach kurzfristiger Steigerung des Galleflusses, auf die Hälfte oder ein Viertel der Norm gesenkt. Nach dem Sauerstoffmangel kehrte sie in der Regel schnell wieder zur Norm zurück.

Alle diese Beobachtungen scheinen uns deshalb so interessant zu sein, weil sie uns mit besonderer Eindringlichkeit die Dynamik des cytopathologischen Bildes und der zugeordneten Funktionsstörungen veranschaulichen.

Die Veränderungen an den Leberparenchymzellen können sich unter bestimmten cytologischen Veränderungen wieder zurückbilden, sie können aber auch eine Nekrose der Parenchymzellen einleiten (vgl. ALTMANN 1944/1949, HANZON 1952, KETTLER 1954).

II

Ein ideales Untersuchungsobjekt für die Wirkung von Hemmungen der Oxydationen auf ein *Gewebe* sind die Aorta und die großen Arterien. Das wurde zuerst von LINZBACH (1944) erkannt. Die Arterien werden ganz, die Aorta wird in ihren inneren $^2/_3$ capillarenfrei durch Diffusion mit Substrat und Sauerstoff versorgt, also nur von Blutserum durchflutet, nicht durchblutet. Dabei enthält die Media in ihrer glatten Muskulatur differenzierte Spezialstrukturen, die auf einen entsprechend hohen oxydativen Stoffwechsel angewiesen sind. Wie Linzbach betont hat, ist zu erwarten, daß für diese Strukturen des arteriellen Systems die *Grenzschichtdicke* von entscheidender Bedeutung ist. Die Wichtigkeit dieses Faktors wurde zuerst von Warburg (1926) erkannt. Bei seinen Untersuchungen des oxydativen Stoffwechsels am überlebenden dünnen Gewebsschnitt konnte er feststellen, daß der intravital entnommene Gewebsschnitt nur bis zu einer bestimmten Dicke eine optimale Atmung und Glucoseverarbeitung erkennen läßt, daß diese aber schnell absinken, wenn die Schnittdicke eine bestimmte Größe überschretiet. Die Diffusionsvorgänge aus dem Milieu zu den Gewebsstrukturen, besonders die Diffusion von Glucose und Sauerstoff, sind dann so erschwert, daß ein normaler oxydativer Stoffwechsel von normaler Intensität nicht mehr aufrechterhalten werden kann.

Danach war zu erwarten, daß die Grenzschichtdicke am arteriellen System bei zwei Zuständen überschritten wird: bei akuter allgemeiner Oligämie oder Hypoxämie und bei hypertonischer Wandverdickung.

Die Folgen des ersteren Zustandes haben wir besonders in Experimenten von Lopes de Faria (1955) kennengelernt. Werden im orthostatischen Kollaps beim Kaninchen Zustände reversibler, akuter, schwerer Oligämie und Blutdrucksenkung herbeigeführt, so reicht die Durchflutung der Aorten- und Arterienwand für deren Ernährung nicht mehr aus. Insbesondere werden von der Durchflutungsstörung die mittleren Abschnitte der Aorta betroffen. Es kommt daher nach ein- oder zweimaligem akutem orthostatischem Kollaps beim Kaninchen zu einer Totalnekrose der Zellen der glatten Muskulatur in der Aortenwand, bevorzugt in einem mittleren Streifen. Dagegen bleiben die elastischen Strukturen mit ihrem weit trägeren Stoffwechsel völlig erhalten. Dabei kann es sekundär zur Aortenruptur und zur Bildung eines Aneurysma dissecans kommen. In den an die Aorta anschließenden Arterien können sich gleichsinnige Nekrosen entwickeln (Lopes de Faria 1955), wie sie Meessen schon 1937, 1939 im orthostatischen Kollaps beim Kaninchen an den Coronararterien nachgewiesen hat. Inzwischen konnten wir die Beobachtungen von Lopes de Faria an Kollapstodesfällen des Menschen unseres Freiburger Obduktionsgutes für die Aortenmedia, wiederum elektiv für deren glatte Muskulatur, bestätigen (Thies 1956). Wir vermuten Beziehungen dieses Bildes zu einer Gruppe der genuinen Medionecrosis aortae des Menschen.

Ganz entsprechende Befunde wurden jüngst an der Säuglingsaorta bei fetaler Erythroblastose mitgeteilt (Girgensohn 1956). Auch bei diesem Krankheitsbild fanden sich in einem mittleren Streifen der Aorta elektive Nekrosen der glatten Muskulatur. Dabei wurden nicht selten sekundär streifige Verkalkungen dieser Nekrosen beobachtet. Das Bild erklärt sich hier zwanglos als Ergebnis der schweren anämischen Hypoxämie und einer dadurch hervorgerufenen Hypoxie in der Aortenwand. Es hat große Ähnlichkeit mit der verkalkenden Arteriosklerose der Media der A. femoralis des Erwachsenen.

Das Gegenstück zu diesen Befunden stellen die von Linzbach und seinen Mitarbeitern seit 1944 erarbeiteten Beobachtungen bei der menschlichen Arteriosklerose, insbesondere bei der hypertonischen Arteriosklerose im großen oder im kleinen Kreislauf, dar. Selbstverständlich können wir in der Frage der Arterioskleroseentstehung nicht alles auf diesen pathogenetischen Nenner bringen. Seine Bedeutung ist aber nach den Arbeiten von Linzbach seit 1944, von Wg. Rotter seit 1944 sowie von Könn (1956) nicht mehr zu übersehen.

LINZBACH untersuchte 1944 zunächst an einem großen
Beobachtungsgut die A. femoralis. Durch Volumenmessungen
des Querschnittes stellte er fest, daß bei Männern der Mittel-
wert von 8,9 im 2. und 3. Lebensjahrzehnt auf 24,6 im 9. Lebensjahrzehnt ansteigt, bei Frauen von 6,45 auf 18,35, bei
beiden Geschlechtern also fast auf das Dreifache. Die
im Alter häufige Entwicklung arteriosklerotischer Media-
verkalkungen und ihre Folgen in der A. femoralis erklärt LINZ-
BACH als Folge der mit dem Alter zunehmenden Überschreitung
der Grenzschichtdicke in der Femoraliswand. Dabei stützt er
sich vor allem auf die Tatsache, daß Männer früher, weit
schwerer und weit häufiger an der Mediaverkalkung der
A. femoralis erkranken als Frauen, die durchschnittlich erst
20 Jahre später das Volumen der A. femoralis der Männer
erreichen. Für diese Auffassung führt er vor allem auch die
Tatsache an, daß bei genuiner Hypertonie sich diese Unterschiede zwischen Mann und Frau verwischen, und zwar deshalb, weil in Anpassung an die Hypertonie bei Mann und Frau
die A. femoralis gleich stark verdickt wird. Infolgedessen führt
die Hypertonie an der A. femoralis bei beiden Geschlechtern
zu gleichschweren arteriosklerotischen Veränderungen.

Diese Untersuchungen wurden 1951 durch W. W. MEYER
für die Aorta beim Normotoniker und beim Hypertoniker ergänzt. Beim Normotoniker stellte er zwischen 20 und 60 Jahren eine physiologische Gewichtszunahme der Aortenwand auf
das Doppelte fest. Zusätzlich nimmt das Aortengewicht parallel zu einer hypertonischen Hypertrophie des Herzmuskels zu.
Schließlich haben W. W. MEYER und RICHTER (1956) durch
jüngste Untersuchungen aus dem LINZBACHschen Institut gezeigt, daß der Stamm und die Gabel der A. femoralis vom 3.
bis zum 9. Lebensjahrzehnt ihr Gewicht in der Norm auf das
Zweieinhalbfache steigern, und daß zusätzlich diese Gewichtszunahme bei allen Zuständen chronischer pulmonaler Hypertonie beträchtlich überschritten wird, bei Mitralstenose mit
Spitzenwerten von 374 und 389% des dem Alter entsprechenden Durchschnittsgewichtes.

Die auffallende Neigung des Hypertonikers jeder Ätiologie
und des Kranken mit pulmonaler Hypertonie zur schweren
Arteriosklerose des großen bzw. des kleinen arteriellen Systems
erklärt sich nach diesen Untersuchungen damit, daß bei beiden
Hypertoniegruppen zunächst die Wandstrukturen kompensatorisch verdickt werden, und daß dadurch die Grenzschichtdicke zunehmend überschritten wird. Ganz in diesem Sinne
sind unsere jüngsten Beobachtungen von KÖNN (1956) über
die pulmonale Hypertonie zu deuten. So konnte er z. B. infolge disseminierter Mikroembolie in das Pulmonalsystem an
den kleineren Pulmonalarterien nach Organisation der Emboli
multiple Narbenstenosen dieser Arterien beobachten. Infolge
dieser Stenosen war es zur chronischen pulmonalen Hypertonie
mit Hypertrophie des rechten Ventrikels und Herzinsuffizienz
gekommen. Dabei zeigten die Pulmonalarterien und ihre Verzweigungen eine hochgradige kompensatorische Hypertrophie
bis zu den Stenosen, distal dagegen eine normal dicke Wand.
Im Bereich der Gefäßwandverdickung, also bis zu den Stenosen,
hatte sich eine schwerste Arteriosklerose entwickelt, die normal
dicke Gefäßwand distal der Stenosen war dagegen frei von
jeglicher Lipoidherdbildung und völlig normal. Hätten in
diesen und anderen ähnlichen Fällen Steigerungen der Chole-
sterinesterbildung, etwa infolge Hyperplasie der Nebennieren
bei chronischer Mehrbelastung des rechten Ventrikels, eine
wesentliche Mitursache der pulmonalen Arteriosklerose bedeutet, so wäre es schwer verständlich, warum distal von
den Stenosen keine Lipoidherde zur Entwicklung kamen.

Auch am Herzmuskel läßt sich nach Beobachtungen von
LINZBACH (1947), die wir voll bestätigen konnten (BÜCHNER

u. Weyland 1956, Saram 1956) die Bedeutung der Grenzschichtdicke ausgezeichnet nachweisen. Untersucht man Herzinfarkte histologisch, so beobachtet man regelmäßig das Erhaltenbleiben einer innersten Zone der Muskulatur des Herzens,
die von der Lichtung des linken Ventrikels her durch Diffusion
ernährt wird, während die anschließenden Wandschichten des
Herzmuskels in den Infarkt einbezogen und nekrotisch oder
später vernarbt sind. In der Umgebung des Infarktes kann
man dabei nicht selten auf den Querschnitten der kleinen Trabekel eine gut erhaltene Außenschicht, der Lichtung des linken
Ventrikels zugewandt, beobachten, dagegen eine Innenzone
mit reversiblen Veränderungen der Herzmuskelfasern im Sinne
der blasigen Umwandlung, des diffusen Faserödems oder der
Fibrillolyse.

Auch ordnen sich hier die Beobachtungen über die Bedeutung der Überschreitung der Grenzschichtdicke bei Hypertrophie der Herzmuskulatur jeglicher Ätiologie zwanglos ein,
die in den Untersuchungen von Harrison (1931, 1935),
Eppinger (1931), Büchner, Weber u. Haager (1935),
Büchner (1939), Linzbach (1947ff.), Master 1950 u. a. für
die Deutung der Insuffizienz des hypertrophierten Herzmuskels in den Vordergrund gerückt wurden.

III

Gehen wir von der gefäßlosen Arterienwand zu dem vascularisierten *Organ* über, so stehen wir vor der Tatsache, daß sich
in vielen Beispielen der Pathologie Durchblutungsstörungen
und Oxydationshemmungen vielfach durchkreuzen und steigern. Das konnten wir z. B. in unseren Untersuchungen über
die Summation von relativer Durchblutungsnot und Sauerstoffmangel am Herzmuskel nachweisen.

So zeigte sich, daß nach subakut tödlicher Lungenembolie
des Menschen und im Experiment beim Tier in der Muskulatur
des rechten Ventrikels disseminierte Herzmuskelfasernekrosen
auftraten (Weinschenk 1939, Epping 1940; Walder 1939,
Meessen 1940). In solchen Fällen kommt es zu einer akuten
Widerstandserhöhung im kleinen Kreislauf, dadurch aber infolge erhöhter Druckarbeit zu einer starken Mehrbelastung
des rechten Ventrikels mit einer starken Erhöhung seines Blutbedarfes. Schon allein dadurch droht ein Zustand, in dem der
rechte Ventrikel mehr Blut bedarf, als bei maximaler Erweiterung der ihn ernährenden Arterien gefördert werden kann.
Es ist also in solchen Fällen nicht selten eine akute Coronarinsuffizienz in der Wand des rechten Ventrikels unausbleiblich. Gleichzeitig wird aber durch die Embolie und die
Einschränkung der Lungendurchblutung die Sauerstoffaufnahme aus der Lungenalveole in das Blut verringert, dadurch entwickelt sich zwangsläufig eine Hypoxämie und in
den verschiedenen Organen, unter anderem auch im Herzen,
eine Hypoxie.

Ganz entsprechend sind auch die Beobachtungen zu deuten,
die Göbel u. Rudolph (1955) bei interstitieller Säuglingspneumonie mitgeteilt haben. Infolge hochgradiger Widerstandserhöhung im kleinen Kreislauf wird auch hier die Muskulatur des rechten Ventrikels in einen maximalen Blutbedarf
und dadurch in die Gefahr der Durchblutungsnot hineingetrieben, gleichzeitig wird infolge der interstitiellen Pneumonie die Sauerstoffaufnahme in der Lunge sehr erschwert
und eine schwere Hypoxämie hervorrufen. So ist es verständlich, daß in solchen Fällen mit auffallender Regelmäßigkeit
ausgedehnte hypoxische Muskelfasernekrosen mit besonderer
Bevorzugung der Muskulatur des rechten Ventrikels beobachtet werden konnten.

Für das *Gehirn* glauben wir aber, die Folgen der akuten Oxydationshemmung und die der akuten Oligämie in den meisten Fällen unterscheiden zu können (vgl. Scholz 1953).

Hier hat schon v. Recklinghausen 1864 gezeigt, daß nach subakut tödlicher Kohlenoxydvergiftung im Globus pallidus des Linsenkernes beiderseits symmetrisch eine Erweichungsnekrose zur Entwicklung kommen kann. 1914 hat Kolisko dieses Bild an einer größeren Serie von Beobachtungen als für die subakut tödliche Kohlenoxydvergiftung typisch bestätigt. Hiller hat dann 1924 darauf hingewiesen, daß diese symmetrische, alsbald erweichende Nekrose des ventralen, besonders des inneren Globus pallidus zwar die markanteste und makroskopisch allein ins Augen fallende Veränderung des Gehirns bei der Kohlenoxydvergiftung darstellt, daß aber daneben mikroskopisch einige andere Grisea des Gehirns von diffusen oder herdförmigen Parenchymnekrosen befallen werden. Diesen Befunden hat Hiller die folgende Deutung gegeben: „Wir müssen uns vorstellen, daß das Kohlenoxyd die Kontraktilität der Gefäßwände aufs schwerste geschädigt und daß sich jener Zustand gebildet hat, den Ricker als sog. Praestase formuliert hat". Hiller stand also in seiner Deutung ganz unter dem Eindruck des von Ricker in den Vordergrund gerückten pathogenetischen Prinzips der funktionellen Durchblutungsstörungen.

Der Durchbruch zu der Erkenntnis, daß hier ein anderes Prinzip entscheidend ist, erfolgte erst in einer weiteren Arbeit aus dem Spielmeyerschen Institut, die A. Meyer 1926 über die Gehirnveränderungen bei Kohlenoxydvergiftung veröffentlichte. Er bestätigte die Befunde von Hiller, lehnte aber seine Deutung ab, daß funktionelle Gefäßkontraktionen das primum novens bei der Entstehung dieser Herde seien. Gegenüber Hiller bemerkte er: „Es ist von Hiller nicht genügend berücksichtigt worden, daß es sich bei der CO-Vergiftung um ein Blut handelt, das durch die Bindung des Hämoglobins an das CO zu einem genügenden Gasaustausch unfähig geworden ist. Es ist leicht einzusehen, daß allein schon dadurch die Ernährung des Nervenparenchyms in Frage gestellt ist." In dieser Arbeit von A. Meyer vollzieht sich also schon 1926 beispielhaft der Durchbruch des pathogenetischen Denkens zu dem Prinzip der Oxydationshemmungen und ihrer pathogenetischen Bedeutung.

Schon 1928 konnte dann A. Meyer die experimentelle Reproduktion dieses Befundes durch Kohlenoxydvergiftung bei Hund und Katze vorlegen, und zwar dadurch, daß er an einigen aufeinanderfolgenden Tagen die Tiere mehrfach bis zum Koma vergiftete, sie dann aber schnell wieder aus der Kohlenoxydatmosphäre entfernte. Diese Tiere zeigten genau wie der Mensch symmetrische Nekrosen im Globus pallidus, daneben Ganglienzellzerstörungen in der Großhirnrinde.

Hat es sich in dem Beispiel der Kohlenoxydvergiftung um eine hypoxämische Hypoxie als Ursache der Oxydationshemmungen gehandelt, so konnte A. Meyer (1933) experimentell an Hunden zeigen, daß auch die Oxydationshemmung infolge Vergiftung der Cytochromoxydase durch Blausäure elektive symmetrische Pallidumnekrosen hervorzurufen vermag, auch hier durch mehrfache Wiederholung der Angiftung.

Im Laufe der Zeit gesellten sich Beobachtungen aus der menschlichen Pathologie hinzu, bei denen durch Gifte eine akute Oxydationshemmung symmetrische Pallidumnekrosen verursacht hatte, z. B. infolge Morphinvergiftung (Weimann 1928) oder infolge akuter Barbitursäurevergiftung (Gonzales, Vance u. Helpern 1937, von de Groat 1940). Daß eine schwere anämiebedingte Hypoxämie zu dem gleichen Bilde führen kann, haben Beobachtungen von Overhof

(1933), E. Scherer (1934), Balló (1941), Ulbricht (1948),
Plambeck (1950) gezeigt.

Besonders beweisend sind die mit auffallender Regelmäßigkeit auftretenden symmetrischen Nekrosen des Globus pallidus und andere hypoxische Gehirnschäden bei der Anämie des Neugeborenen durch Blutgruppenunverträglichkeit zwischen Fetus und Mutter, besonders durch Rh-positives Fetalblut bei Rh-negativem mütterlichem Blut. Hierüber liegt seit de Langen (1937) sowie seit Bogaert (1947), Jacob (1948) und Pentschew (1948) eine reiche, ausgezeichnet durchuntersuchte Kasuistik vor. Dabei konnte Coquet (1944) darauf aufmerksam machen, daß Kinder nach überstandener hämolytischer Neugeborenenanämie mit einer gewissen Latenzzeit an sich steigernden extrapyramidalen Symptomen erkranken, besonders an einer andauernden oder paroxysmalen Rigidität der Muskulatur sowie an einer Neigung zu Opisthotonus und zu unfreiwilligen Bewegungen der Extremitäten und des Mundes. Bei solchen Kindern fanden sich nach dem Tod elektive symmetrische Nekrosen des Globus pallidus und des Corpus Luys (van Bogaert 1947, van Bogaert und Deschamp 1948, Jacob 1948, Becker u. Vogel 1948, Conualdi 1949, Kobajashi u. Watanabe 1952, Govan u. Scott 1953, Scholz 1953, Waters, Riechert u. Rawson 1954, Samsone u. Brusa 1954). Von besonderer Bedeutung sind die jüngst mitgeteilten Beobachtungen von Frau Soeken aus dem Vogtschen Institut für Hirnforschung. Sie konnte an einer größeren Serie einschlägiger Fälle der hämolytischen fetalen Erythroblastose zeigen, daß nicht nur symmetrische Zerstörungen des Globus pallidus, sondern auch die gleichen herdförmigen und lamellären Ganglienzellenausfälle der Großhirnrinde und des Ammonshorns dabei zur Entwicklung kommen, wie sie auch in anderen Fällen bei Hypoxie beobachtet worden sind. So wird heute die symmetrische Pallidumnekrose von den meisten Neuropathologen als Dokument einer schweren akuten Oxydationshemmung des Gehirns gewertet (vgl. besonders Scholz 1951, 1953).

Dagegen findet sich nach schwerer akuter Oligämie des Gehirns mit oder ohne Hypoxämie in der Regel ein anderes Schädigungsmuster, nämlich neben Nekrosen in der Großhirn- und Kleinhirnrinde solche des Striatums, kaum aber solche des Globus pallidus. Dies haben paradoxerweise schon die Experimente von Altmann u. Schubothe (1942) über die Gehirnschäden der Katze nach Unterdruckhypoxämie ergeben, bei denen nur in einem einzigen Fall eine symmetrische Nekrose des Globus pallidus beobachtet werden konnte, dagegen mit ziemlicher Regelmäßigkeit eine solche des Nucleus caudatus. Das ist nur dadurch verständlich, daß in diesen Experimenten die Tiere unter dem Einfluß des exogenen Sauerstoffmangels in der Regel einen schweren centrogenen Unterdruckkollaps durchgemacht hatten mit schwerer akuter Oligämie des Gehirns. Ganz das gleiche Schädigungsmuster wurde von Titrud und Haymaker (1947) in 2 Fällen beobachtet, in denen bei Fliegern der Tod 40 Std, bzw. 14 Tage nach der Rettung aus einem schweren Höhenkollaps eingetreten war. Auch in diesen beiden Fällen lagen die Nekrosen bevorzugt, außer in der Rinde von Klein- und Großhirn, im Striatum, kaum dagegen im Globus pallidus.

Im gleichen Sinne sind die Beobachtungen von Weinberger, Gibbon u. Gibbon (1940) zu interpretieren. Nach minutenlanger Abklemmung der A. pulmonalis und dadurch bedingter vollständiger Unterbrechung der Gehirndurchblutung fanden sich ausgedehnte Nekrosen, außer in der Kleinhirn- und Großhirnrinde, im Nucleus caudatus und Thalamus opticus, nicht dagegen im Globus pallidus. Mehrfach wurde das

gleiche Schädigungsmuster mit ausgedehnten Nekrosen im
Striatum und geringer Beteiligung des Globus pallidus bei
Spättod wiederbelebter Erhängter festgestellt, nachdem nach
einem symptomfreien Intervall ein schweres, nach Tagen oder
Wochen zum Tode führendes neurologisches Bild bestanden
hatte (DEUTSCH 1915, VOLZ 1933, BINGEL u. HAMPEL 1934,
GAMPER u. STIEFLER 1937). [Allerdings war in einem Falle
von DÖRING (1936) das Pallidum mitbeteiligt]. Auch in den
Beobachtungen von WUSTMANN u. HALLERVORDEN (1935),
in denen 1—2 Tage nach technisch gelungener TRENDELEN-
BURGscher Operation wegen großer Lungenembolie der Tod
eintrat, war das Pallidum nicht bevorzugt beteiligt, dagegen
das übrige Gehirn schwer verändert.

Aus allen diesen Beobachtungen glauben wir entnehmen
zu müssen, daß der *Pallidumtyp* für die *akute Oxydationshemmung des Gehirns* kennzeichnend ist, der *Striatumtyp* für
die schwere *akute Oligaemie des Gehirns*.

IV

Der Vertebratenkeim ist bis nach dem Neurulastadium
der Prototyp eines *Organismus*, der gefäßlos, ausschließlich
durch Diffusion von Sauerstoff, eventuell auch von Substrat,
besonders von Glucose, aus seiner Umwelt versorgt wird.
Daß der Vertebratenkeim alsbald nach dem Beginn seiner
Entwicklung einen relativ intensiven oxydativen Stoffwechsel
in Gang setzt, wissen wir besonders durch Untersuchungen
von FISCHER u. HARTWIG (1938), sowie der Arbeitskreise von
NEEDHAM (1931, 1941), BOELL (1940—1948), BRACHET (1944,
1950). Dabei ergibt sich nach DUSPIVA (1954/55) für den
Stoffwechsel des Hühnchenkeimes das folgende: am 1. Tag
der Entwicklung, in der Regel noch vor der Bebrütung, lebt
der Hühnchenkeim vorwiegend durch Spaltung von Zucker.
Dann aber steigt vom 2. Entwicklungstage an seine Atmung
und parallel dazu die Aktivität der Cytochromoxydase steil
an. Unter dem Einfluß dieser Atmungssteigerung ist der
Keim imstande, Adenosintriphosphat als energiespeichernde
und durch Spaltung energieentbindende Substanz aufzubauen.
Dadurch ist er in der Lage, Ribonucleinsäuren zu syntheti-
sieren und durch die Bildung von Ribonucleinsäuren die Synthese der Eiweißstoffe zu induzieren. Gleichzeitig erscheinen,
besonders in den Zellen mit starkem Stoffwechsel, große Men-
gen von Mitochondrien, also den gestaltlichen Trägern von
Eiweißenzymen. Innerhalb des Keimes ist der Stoffwechsel
in der Gastrula und Neurula durch ein doppeltes Intensitäts-
gefälle gekennzeichnet: Die Oxydationen und Synthesen
haben ein Maximum im Kopfpol und von hier aus ein Gefälle
im Schwanzpol, ein Maximum in der Neuralanlage und von
hier aus ein Gefälle im Bauchhautektoderm. Spätere Stoff-
wechselschritte kennen wir noch nicht in ihren Einzelheiten.
In Analogie zu den vorliegenden Befunden an der Gastrula
und Neurula darf aber vermutet werden, daß jeweils die
Keimbezirke, in denen sich wichtige morphogenetische Differenzierungsschritte vorbereiten, durch einen besonders intensiven oxydativen Stoffwechsel gekennzeichnet sind.

So gehen in der Embryogenese mit großer Wahrscheinlichkeit jedem Schritt der Formbildung Phasen intensiven oxydativen Stoffwechsels und intensiver Eiweißsynthese voraus.
Die Morphogenese folgt grundsätzlich der chemischen Differenzierung des Keimes. Danach war zu erwarten, daß Eingriffe in den oxydativen Stoffwechsel bei genügender Intensität und Dauer phasenspezifische Störungen der Morphogenese und dadurch Mißbildungen nach sich ziehen.

Das konnten wir in gezielten Experimenten seit 1946 nachweisen, nachdem schon einzelne vorausgehende Beobachtun-

gen, z. B. von STOCKARD (1921) und BECHER (1939) auf die
Möglichkeit von Mißbildungen durch Oxydationshemmungen
aufmerksam gemacht haben.

Wurden Tritonkeime von der Eiablage an einem exogenen
Sauerstoffmangel ausgesetzt, so resultierten schwere Mißbildungen des Auges im Sinne der Cyclopie und Synophthalmie, schwere Mißbildungen des Gehirns bis zu dessen Aplasie
und schwere Mißbildungen des Kopfes bis zur Acephalie
(BÜCHNER, MAURATH u. REHN jr. 1946, MAURATH u. REHN jr.
1946/1949, RÜBSAAMEN 1948). Wurde der exogene Sauerstoffmangel erst nach der Gastrulation zur Wirkung gebracht, so
kam es nicht nur zu diesen fundamentalen Mißbildungen,
sondern zu feineren Störungen, vor allem der Gehirn- und
Rückenmarksentwicklung, z. B. zum Hydrocephalus, zur
Hydromyelie, zur Diplomyelie und zu Störungen der Linsen-
entwicklung (RÜBSAAMEN 1950).

Noch aufschlußreicher wurden für uns die Untersuchungen
von RÜBSAAMEN am Hühnchenkeim, über die wir fast
gleichzeitig mit GALERA (1951) erstmals berichteten (BÜCHNER,
RÜBSAAMEN u. ROTHWEILER 1951, RÜBSAAMEN 1952). In der
Folge haben wir am Hühnchenkeim den Sauerstoffmangel nur
kurzfristig in einer Spanne von 3—5 Std zur Wirkung gebracht, während vorher und nachher die Bebrütung in normaler Atmosphäre erfolgte (NAUJOKS 1953, MUSHETT 1953,
SCHELLONG 1954, DIETSCHE 1955). Phasenspezifisch konnten
wir in diesen Experimenten die meisten wichtigeren Mißbildungen des Menschen nachahmen, und zwar durch Sauerstoffmangel von 2—5 Std am 2. Tag die Anencephalie, die
Spina bifida und die Herzektopie, bei gleich lang dauerndem
Sauerstoffmangel am 4. oder 5. Entwicklungstage eine Verkürzung oder ein Fehlen von Extremitäten oder bei äußerlich
normaler Entwicklung Defekte des Vorhofs und des Ventrikelseptums des Herzens, bzw. feinere Entwicklungsstörungen des
Rückenmarks.

Wurde am 4. oder 5. Tag 10—20 Std lang ein intensiver
Sauerstoffmangel zur Wirkung gebracht, so beobachteten wir
schwere sirenoide Mißbildungen mit Stummelschwanz, Anal-
atresie oder Fehlentwicklung der Nieren (F. M. BÜCHNER 1955).
Das Ergebnis dieser Experimente kann nur so verstanden
werden, daß durch einen Sauerstoffmangel von einigen Stunden in der Hühnchenentwicklung die oxydativen Prozesse
stark gehemmt werden, und daß dadurch wichtige Synthesen
von Ribonucleinsäuren und Proteinen unterbrochen werden.
Nach unseren histologischen Serienuntersuchungen kommt es
dabei nicht zur Vernichtung schon vorgebildeter Strukturen,
sondern zur Hemmung und zum Ausbleiben der in der
nachfolgenden Phase fälligen morphologischen Prozesse.

Die Beobachtungen am Amphibien- und am Hühnchen-
keim erfahren eine wichtige Bestätigung und Ergänzung durch
Experimente am Säugerembryo unter Sauerstoffmangel. So
konnten WERTHEMANN und REINIGER 1950 an der Ratte,
INGALLS und Mitarbeiter 1950 und 1952 an der Maus, sowie
DEGENHARDT 1954 am Kaninchen schwerere und leichtere
Mißbildungen durch Oxydationshemmung hervorrufen.

Daß auf anderem Wege erzeugte Oxydationshemmungen
den gleichen Effekt haben, haben für den Glucosemangel am
Hühnchen schon die Experimente von LANDAUER (1945),
MOSLEY (1947), ZWILLING (1948 und 1950) und DURAISWAMI
(1950 und 1952) ergeben, für den Kaninchenembryo unsere
Experimente mit Insulinhypoglykämie von CHOMETTE (1954)
und von BRINSMADE (1956). Im einzelnen kann ich auf das
Ergebnis dieser Untersuchungen nicht mehr eingehen. Ich
möchte aber darauf hinweisen, daß BRINSMADE an der Linse

des Auges mit auffallender Regelmäßigkeit nach Insulinhypoglykämie des Kaninchenmuttertieres die gleichen Spaltbildungen und Vacuolisierungen fand, wie sie TÖNDURY bei
menschlichen Embryonen nach Rötelnerkrankung der Mutter
nachgewiesen hat.

Durch Blausäure haben H. und H. TIEDEMANN (1954) die
Oxydationen am Tritonkeim gehemmt. Sie erhielten auf diese
Weise ganz entsprechende Mißbildungen, wie wir sie durch
xogenen Sauerstoffmangel hervorgerufen hatten. Dabei konn-
(en sie 1956 nachweisen, daß unter der Wirkung der Blausäure bei den Keimen die Bildung von Adenosintriphosphat
tATP) und andere Phosphorylierungsprozesse akut unterdrückt werden. Diese Phosphorylierungen sind aber für die
hochmolekularen Synthesen und damit für die Einleitung der
Strukturdifferenzierungen unentbehrlich.

Im Rahmen dieses allgemein-pathologischen Vortrages
muß ich es mir versagen, näher auf die Bedeutung dieser
Experimente für das Verständnis der Ursachen menschlicher
Mißbildungen einzugehen. Ich darf aber darauf hinweisen, daß
Nidationsstörungen der verschiedensten Art, wie sie den jungen Keim bei abnormem mütterlichen Eibett treffen können,
zwangsläufig zu Störungen der Sauerstoff- und Glucosediffusion
zum Keim hin führen müssen, und daß solche Nidationsstörungen für das Verständnis der Entstehung schwerer und
leichterer Mißbildungen des Menschen unseres Erachtens nach
unseren Beobachtungen an menschlichen Mißbildungen von
großer Bedeutung sind (RÜBSAAMEN und LEDER 1955). Dabei
sind wir uns selbstverständlich bewußt, daß genetische Faktoren, Virusinfektionen und wahrscheinlich auch Zustände des
Vitaminmangels ebenfalls menschliche Mißbildungen verursachen können.

Durch meine Darlegungen hoffe ich Ihnen gezeigt zu haben,
daß die moderne Pathologie mit Recht neben den schon seit
langem bekannten pathogenetischen Prinzipien der Durchblutungsstörungen die allgemeinen Oxydationshemmungen als
besonderes pathogenetisches Prinzip wertet. Ich habe versucht,
Ihnen darzulegen, daß in der Dimension der Zelle, des Gewebes, des Organes und in der des Gesamtorganismus Oxydationshemmungen durch Hypoxie, durch Glucosemangel
oder durch Fermenthemmungen zu charakteristischen, nur
aus diesem Prinzip verständlichen Strukturveränderungen
führen.

Literatur. Zitiert sind nur größere, zusammenfassende
Arbeiten: ALTMANN, H. W.: Frankf. Z. Path. **60**, 377 (1949). —
BECKER, V.: Klin. Wschr. **1954**, 577. — BÜCHNER, F.: Die
Koronarinsuffizienz. Dresden u. Leipzig 1939. — Verh. Dtsch.
Path. 1944, S. 20 (1949). — Münch. med. Wschr. **1955**, 1673. —
DUSPIVA, F.: Biochemie des Wachstums und der Differenzie-
rungen. In Handbuch der allgemeinen Pathologie, Bd. VI/1,
S. 307. 1955. — Naturwiss. **42**, 305 (1955). — HANZON, V.:
Liver cell secretion under normal and pathologic conditions
studied by fluorescence microscopy on living rats. Acta physiol.
scand. (Stockh.) **28**, Suppl. 101 (1952). — HOLZMANN, M.:
Klinische Elektrokardiographie, 2. Aufl. Stuttgart 1947. —
KETTLER, L. H.: Erg. Path. **37**, 1 (1954). — KÖNN, G.: Beitr.
path. Anat. **116**, 273 (1956). — PICHOTKA, J.: Beitr. path. Anat.
107, 117 (1942). — RÜBSAAMEN, H.: Beitr. path. Anat. **112**,
336 (1952). — Naturwiss. **42**, 319 (1955). — STRUGHOLD, H.:
Klin. Wschr. 1944, 221. — Im übrigen verweisen wir auf:
F. BÜCHNER, Allgemeine Pathologie, 2. Aufl. München-Berlin
1956. — Pathologie der Zell- und Gewebsatmung. In Handbuch der allgemeinen Pathologie, Bd. IV/2. 1956.

FRANZ BÜCHNER

Die Veränderungen der Ultrastruktur der Herzmuskelzelle bei Störungen der Aerobiose

Ein Beitrag zum Problem der Koronarinsuffizienz

Elektronenmikroskopische Studien im Tierversuch bei Störungen der Aerobiose (nach akutem O_2-Mangel oder Atmungsgiften) ergaben Schwellungen der Mitochondrien mit Zerfall ihrer Lamellen und Vakuolisierung des Retikulums als Ausdruck eines Mangels an Enzymen und einer akuten Wasseransammlung. Im Herzen fanden sich die Veränderungen besonders an der Innenschicht des linken Ventrikels und den Papillarmuskeln. Sie sind nur im Anfangsstadium reversibel und machen verständlich, wie eng benachbart Koronarinsuffizienz und Koronartod sind.

Following disturbances of the aerobiosis of cellular metabolism ultramicroscopic studies showed swelling of the mitochondria with breaking up of membrans and vacuolisation of the reticulum, the reason being lack of enzymes and sudden collection of water. In the heart the changes are most marked at the inner layer of the left ventricle and the papillary muscles. The changes are not reversible save for the primary stages explaining thus the close relationship between coronary insufficiency and coronary death.

Vor 30 Jahren haben *Keefer* und *Resnik* (1928) die Hypothese aufgestellt, daß der Anfall von Angina pectoris ambulatoria Ausdruck einer akuten Hypoxie des Herzmuskels infolge vorübergehender Ischämie sei. Daß diesen Anfällen eine akut einsetzende, im Anfall kommende, nach dem Anfall wieder verschwindende Stoffwechselstörung des Herzmuskels zugrunde liegt, haben noch im gleichen und in den folgenden Jahren die reversiblen elektrokardiographischen Befunde vor, im und nach dem Anfall von Angina pectoris ambulatoria gezeigt *(Feil* und *Siegel* 1928, 1931, *Parkinson* und *Bedford* 1931, *Wood, Wolferth* und *Livezey* 1931, *Goldhammer* und *Scherf* 1932 u. a.). Daß dem Sauerstoffmangel des Herzmuskels bei Angina-pectoris-Anfällen durch Koronarstenosen eine entscheidende Bedeutung zukommt, wurde durch die Reproduktion der Anfälle und der reversiblen Änderungen des Elektrokardiogramms nach Sauerstoffmangel-Atmung bei Kranken mit Koronarstenosen exakt bewiesen *(Rothschild* und *Kissin* 1932, *Dietrich* und *Schwiegk* 1933).

Mit diesen elektrokardiographischen Befunden waren das Krankheitsbild der Angina pectoris, ihre Verursachung durch einen akuten Blut- und Sauerstoffmangel im Herzmuskel und vor allem die Veränderungen des Elektrokardiogramms im Anfall in den besonderen Interessenbereich unseres sehr verehrten Jubilars gerückt. Er hat das aufgeworfene Problem bis heute nicht aus diesem Bereich entlassen. Mir selbst wurde das große Glück

zuteil, in den Jahren 1934 und 1935 mit *Arthur Weber* und seinem Mitarbeiter *Berthold Haager* an diesen Problemen zusammenzuarbeiten. Aus der Zusammenarbeit erwuchs eine Freundschaft, die mich bis heute mit dem Jubilar verbindet. Ihm sei dieser Aufsatz als Erinnerung an unsere Zusammenarbeit und als Geburtstagsgabe gewidmet.

Durch Untersuchungen am menschlichen Herzmuskel nach Angina pectoris ambulatoria war ich selbst 1932 zu der These gekommen, daß bei Koronarstenosen infolge Arteriosklerose oder Aortensyphilis eine akute Mehrbelastung des Herzmuskels ein akutes Mißverhältnis zwischen Blutbedarf und möglicher Blutzufuhr im Herzmuskel auslösen kann, d. h. eine akute Koronarinsuffizienz, und daß dieses akute Versagen der Koronardurchblutung, relativ zur geforderten Herzleistung, Ursache einer akuten Stoffwechselstörung des Herzmuskels und dadurch des Anfalles von Angina pectoris ambulatoria sei.

Friedberg hat in seiner Monographie über die Herzkrankheiten die Meinung vertreten, ich hätte das Krankheitsbild des Herzinfarktes dem Begriff der Koronarinsuffizienz subsummiert und dadurch den Begriff ins Anatomische verbogen. Diese Darstellung beruht auf einem Irrtum. Meine Definition schloß vielmehr von Anfang an den Koronarinfarkt aus und war, wie es *Friedberg* fordert, eine solche der pathologischen Physiologie, nicht der pathologischen Anatomie. Dies sei hier besonders im Interesse einer fruchtbaren Diskussion mit den amerikanischen Kardiologen betont, von denen mich vor allem *Master* und seine Mitarbeiter durchaus richtig verstanden haben. Ein morphologisches Problem wurde für mich die akute Koronarinsuffizienz durch die Erwartung, daß eine akute stenosebedingte oder andersartig verursachte Koronarinsuffizienz den Stoffwechsel des Herzmuskels bei genügender Intensität und Dauer so schwer stören müsse, daß hier und da Herzmuskelzellen sich nicht mehr von der durchgemachten Durchblutungsnot und Stoffwechselstörung erholten und lichtmikroskopisch als nekrotische Elemente nachweisbar würden. Dieses Postulat konnten wir durch unsere Befunde am menschlichen Herzmuskel bestätigen: bevorzugt in den inneren Schichten der Muskulatur des linken Ventrikels konnten wir disseminierte Parenchymnekrosen oder deren jüngere oder ältere Narben als Spuren abgelaufener Anfälle von Angina pectoris nachweisen (1932).

Es gelang uns ferner 1932, dieses Bild beim Kaninchen dadurch zu reproduzieren, daß wir die Tiere nach einem Aderlaß von ¹/₆ bis ¹/₅ ihrer Blutmenge einer akuten Belastung in der Lauftrommel aussetzten (*Büchner* 1932, 1933). Im Elektrokardiogramm zeigten solche Tiere reversibel die beim Menschen während des spontanen oder provozierten Anfalles von Angina pectoris ambulatoria nachweisbaren Veränderungen: die Senkung von ST und T unter die iso-elektrische Linie in Ableitung 1 und 2 (*Büchner* und *von Lucadou* 1933, 1934). Die histologischen und elektrokardiographischen Veränderungen konnten in gleicher Weise nach Angiftung mit Kohlenoxyd, also durch Hypoxie des Herzmuskels, hervorgerufen werden (*Büchner* 1933, *Christ* 1934).

Diese Beobachtungen waren die Grundlagen der Untersuchungen, die *Weber* und *Haager* mit mir in unserer Monographie „Koronarinfarkt und Konorarinsuffizienz" 1935 dargestellt haben. Die weiteren Arbeiten, die sich an unsere Studien der Jahre 1932 bis 1935 in unserem eigenen Arbeitskreis und in zahlreichen anderen Veröffentlichungen anschlossen, können wir hier übergehen.

Ungelöst blieben bis in die jüngste Zeit zwei grundlegende Fragen: die nach der Qualität und Intensität der Stoffwechselstörungen des Herzmuskels im Anfall von akuter Koronarinsuffizienz und die nach den akut in der Koronarinsuffizienz einsetzenden Veränderungen der Herzmuskelzelle und deren Ausdehnung. Als Spuren des Anfalls hatten wir beim Menschen und im Experiment kleine, fein verteilte, mitunter wenig zahlreiche Nekrosen von Herzmuskelzellen nachgewiesen. Diese Nekrosen wurden erst nach Stunden sichtbar. Die akuten Abweichungen des Elektrokardiogramms hatten dagegen ihr Maximum unmittelbar während der akuten Koronarinsuffizienz, und sie klangen in der Regel vor der Entwicklung der Nekrosen wieder völlig ab. Daraus folgerten wir für die akute Koronarinsuffizienz: „Es spielen sich an der kontraktilen Substanz des Herzmuskels mehr oder minder schwere Stoffwechselstörungen ab. Diese Stoffwechselstörungen verursachen Veränderungen des Aktionsstromes des Herzens, und diese stellen sich in den Kurvenänderungen des Elektrokardiogramms dar. Überschreiten die Stoffwechselstörungen ein bestimmtes Maß, so kann sich die kontraktile Substanz von diesen Schädigungen nicht mehr erholen und sie verfällt in mehr oder minder großer Ausdehnung der Nekrose, die durch eine Narbe ersetzt wird. In solchen Nekrosen oder Narben hat der Pathologe dann die Spuren jener Vorgänge in der Hand, welche die krankhaften Störungen des Stoffwechsels und damit des Aktionsstromes und damit des Elektrokardiogramms verursacht haben. Er hat die Spuren in der Hand, nicht die Ursachen" (1938). Besonders haben wir betont, „daß nicht die Nekrosen den beobachteten elektrokardiographischen Effekt verursachen, vielmehr sind die Nekrosen und die Veränderungen des Elektrokardiogramms als die Folgen der gleichen übergeordneten Ursache aufzufassen (*Büchner* und *von Lucadou* 1934), nämlich der Stoffwechselstörungen des Herzmuskels".

Diese Gedankengänge blieben zunächst Hypothese. Zwei Wege boten sich an, zu den Tatsachen vorzustoßen: systematische biochemische Untersuchungen des Herzmuskelstoffwechsels bei akuter Koronarinsuffizienz und Hypoxie und systematische elektronenmikroskopische Untersuchungen der Ultrastrukturen der Herzmuskelzelle bei akuten Störungen der Aerobiose im Herzmuskel. Wir selbst haben zusammen mit *E. Mölbert* und ihren Mitarbeitern systematisch die Schädigung des Herzmuskels durch akute hypoxämische oder toxische Hypoxydose im elektronenmikroskopischen Bild untersucht. Darüber und über verwandte Befunde anderer Autoren will ich im folgenden berichten:

Beobachten wir den normalen Herzmuskel eines Wirbeltieres, also etwa eines Frosches, einer Ratte, eines Kaninchens oder eines Menschen, elektronenmikroskopisch, so stellen wir fest, daß er nicht, wie es die lichtmikroskopische Histologie angenommen hat, aus einem kontinuierlichen Synzytium aufgebaut ist, sondern aus einzelnen Zellen, die durch die Glanzstreifen voneinander getrennt sind (*van Breemen* 1953, *Sjöstrand* und *Anderson* 1954, *Poche* und *Lindner* 1955 u. a.). An den Glanzstreifen werden die kontraktilen Fibrillen völlig unterbrochen, jede Zelle kontrahiert und verkürzt sich von Glanzstreifen zu Glanzstreifen in sich.

Die uns aus dem Lichtmikroskop bekannten Elementarfibrillen erkennen wir als längsgerichtete Säulen, die dadurch an Wirbelsäulen erinnern, daß ihre querverlaufenden Z-Streifen sich als dunkle

Bänder von den helleren Zwischenstücken absetzen. Meist erkennt man zwischen zwei Z-Streifen noch den schmaleren, weniger dunklen, ebenfalls quergestellten M-Streifen. Jede einzelne Elementarfibrille ist in eine Serie von parallel zueinander verlaufenden feinsten *Protofibrillen* gegliedert, die auf dem Querschnitt hexagonal erscheinen (*Hodge, Huxley* und *Spiro* 1954, *Mölbert* 1957, 1958). In ihnen ist das Aktomyosin als die kontraktile Substanz konzentriert.

Zwischen den Elementarfibrillen und in den fibrillenfreien perinukleären Feldern sehen wir elektronenmikroskopisch in auffallender Zahl und Dichte *Mitochondrien* gelagert (*Beams, Evans, Janey* u. *Becker* 1949, *Kisch* 1952, 1957, *Lindner* 1952, 1954) (Abb. 1). Sie sind weit zahlreicher als in der Skelettmuskelzelle, offenbar in Anpassung an den weit intensiveren Stoffwechsel des unermüdlich tätigen Herzmuskels. Die in ganzen Batterien zusammenliegenden Mitochondrien lassen am Herzmuskel einen besonderen Reichtum an inneren Lamellen, an Cristae mitochondriales, erkennen. Diese springen von der äußeren Doppelmembran des Mitochondriums kulissenartig vor und sind als dunklere Doppelmembranen mit hellem Zwischenspatium gekennzeichnet (*Hodge, Huxley* u. *Spiro,* 1954, *Poche* u. *Lindner* 1955, *Moore* und *Ruska* 1957, *Mölbert* 1958). Da mit größter Wahrscheinlichkeit in diesen Doppelmembranen die Enzyme der Atmungskette, des Zitronensäurezyklus und der oxydativen Phosphatsynthese in sinnvoller Aneinanderreihung als Multienzymsysteme gelagert sind, ist der Reichtum an solchen inneren Doppellamellen — im Vergleich etwa zur Leberparenchymzelle — wiederum ein indirekter Hinweis auf die Stoffwechselintensität des Herzmuskels.

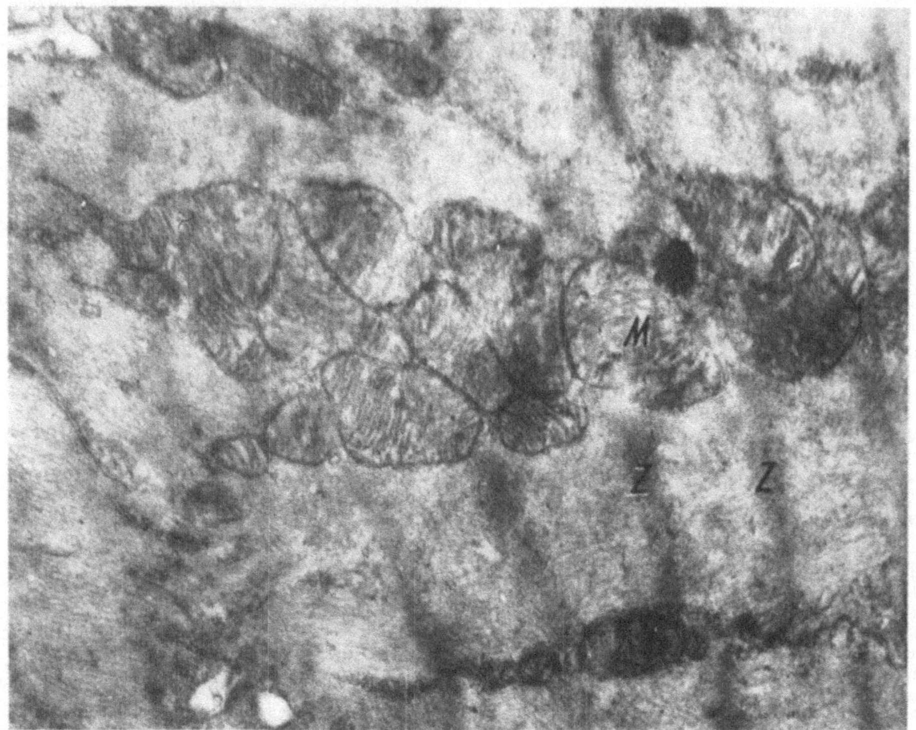

Abbildung 1

Normales elektronenmikroskopisches Bild der Herzmuskelzelle der Ratte. In der Mitte größere Gruppe dicht gelagerter Mitochondrien (M) mit Serien innerer Lamellen. Unten: Teil einer Elementarfibrille mit quergestellten dunklen Z-Streifen (Z).
Originalvergrößerung 1:8000, Endvergrößerung 1:54000

Das *endoplasmatische Retikulum*, das z. B. an
der Leberparenchymzelle einen größeren Raum des
Zytoplasmas einnimmt, ist an der normalen Herzmuskelzelle bei sehr geringer Entfaltung elektronenmikroskopisch nur wenig sichtbar (*Porter* 1956,
Lindner 1957, *Kisch* 1957, *Mölbert* 1958).

In elektronenmikroskopischen Untersuchungen am Leberparenchym haben *Mölbert* und *Guerritore* 1956 schon nach
kurzfristigem exogenem Sauerstoffmangel sehr charakteristische Veränderungen an den submikroskopischen Strukturen
nachgewiesen: die Mitochondrien sind geschwollen, ihre
inneren Doppelmembranen sind in Bruchstücke aufgelöst und
zum Teil verschwunden, das endoplasmatische Retikulum
ist, offenbar durch Wasseransammlung, stark auseinandergedrängt, fleckweise, besonders in Kernnähe, finden sich im
Zytoplasma große Vakuolen, deren Membran aus Strukturen
des endoplasmatischen Retikulums gebildet ist.

Hemmt man die Aerobiose der Leberparenchymzelle nicht
durch Sauerstoffmangel, sondern durch Aerobiose-hemmende
Gifte — z. B. durch Blausäure mit Angriffspunkt an der
Zytochromoxydase, durch Malonsäure mit Verdrängung der
Bernsteinsäure von der Bernsteinsäuredehydrogenase, oder
durch Tetrachlorkohlenstoff mit Hemmung von Oxydationen
im Zitronensäurezyklus oder durch 2,4-Dinitrophenol mit
Entkoppelung von Atmung und oxydativer Phosphorylierung —, so entstehen identische Veränderungen wie nach
exogenem Sauerstoffmangel (*Mölbert*, 1957). Dabei kommt
es nach Tetrachlorkohlenstoff und nach Malonsäure zu einem
totalen Schwund der inneren Dopellamellen der Mitochondrien, so daß diese wie leere Hülsen erscheinen (*Bernhard* und *Rouillier*, 1956, *Mölbert*, 1957).

Die vakuolige Veränderung war seit den systematischen
Untersuchungen von *Pichotka* (1942) und von *Altmann*
(1946, 1949, 1955) schon lichtmikroskopisch als bevorzugtes
Dokument einer akuten Störung der Aerobiose im Leberparenchym bekannt. Modelluntersuchungen am überlebenden
Nierengewebs-Schnitt zeigten in der Störung der Aerobiose
je nach deren Intensität eine vakuolige Veränderung oder
eine diffuse Einwässerung, auch nach Entkoppelung von
Atmung und oxydativer Phosphorylierung durch 2,4-Di-
nitrophenol (*Becker* und *Neubert*, 1959).

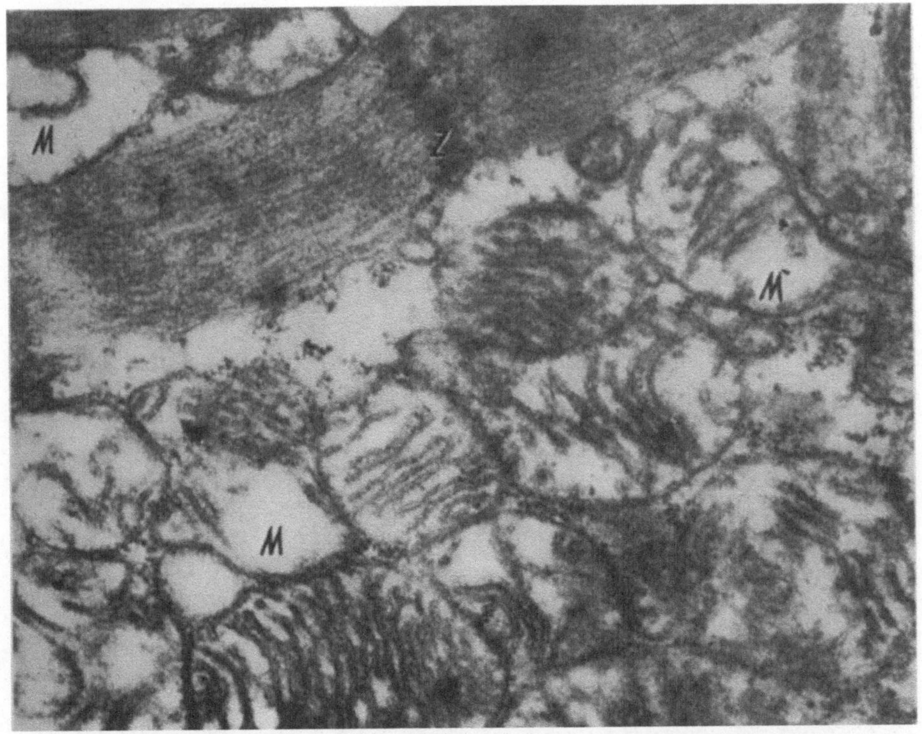

Abbildung 2

Herzmuskelzelle des Kaninchens, 10 Stunden nach akutem exogenem Sauerstoffmangel. Fragmentierung der Mitochondrien (M) und Schwund ihrer inneren Membranen. Oben: Elementarfibrille mit Z-Streifen (Z).
Originalvergrößerung 1:15 000, Endvergrößerung 1:40 500.

Alle diese Befunde beweisen, daß das Leberparenchym bei akuten Störungen der Aerobiose in Minuten bis Stunden sehr markante Störungen der Ultrastrukturen erfährt. Mit dem Rüstzeug dieser Beobachtungen haben wir in den letzten Jahren systematisch die Veränderungen der submikroskopischen Strukturen des Herzmuskels bei Störungen der Aerobiose elektronenmikroskopisch untersucht.

Schon ein einmaliger Aufstieg des Kaninchens auf 10 000 bis 11 000 m in der Unterdruckkammer mit sofortigem Ausschleusen des Tieres bewirkt durch akuten exogenen Sauerstoffmangel an den Herzmuskelzellen typische Veränderungen (*Mölbert* 1957, 1958, *Büchner* 1959) (Abb. 2). Die Mitochondrien sind geschwollen, ihre inneren Doppellamellen sind in Bruchstücke zerfallen, zwischen den Lamellenresten finden sich elektronenmikroskopisch leere Lücken. Diese Veränderungen steigern sich im Verlauf von 10 bis 12 Stunden z. T. bis zu einem weitgehenden Schwund der inneren Membranen. Während in der Norm die Mitochondrien in der Regel dicht an die Elementarfibrillen angrenzen, ist zwischen ihnen und den kontraktilen Strukturen jetzt das endoplasmatische Retikulum zu einem weiten Maschensystem entfaltet, z. T. auch gesprengt. Die Maschen sind im wesentlichen elektronenmikroskopisch leer. Im Bereich der Elementarfibrillen sind die Protofibrillen zunächst gleichmäßig auseinandergedrängt, so daß sie deutlicher als in der Norm hervortreten. Im Laufe von Stunden entwickeln sich unregelmäßig verteilte größere Lücken im Filament der Protofibrillen, die besonders auf Querschnitten deutlich sichtbar werden. Ob es sich dabei um eine Auseinanderdrängung oder um einen partiellen Schwund im Filament handelt, ist noch ungeklärt. Etwa 20 Stun-

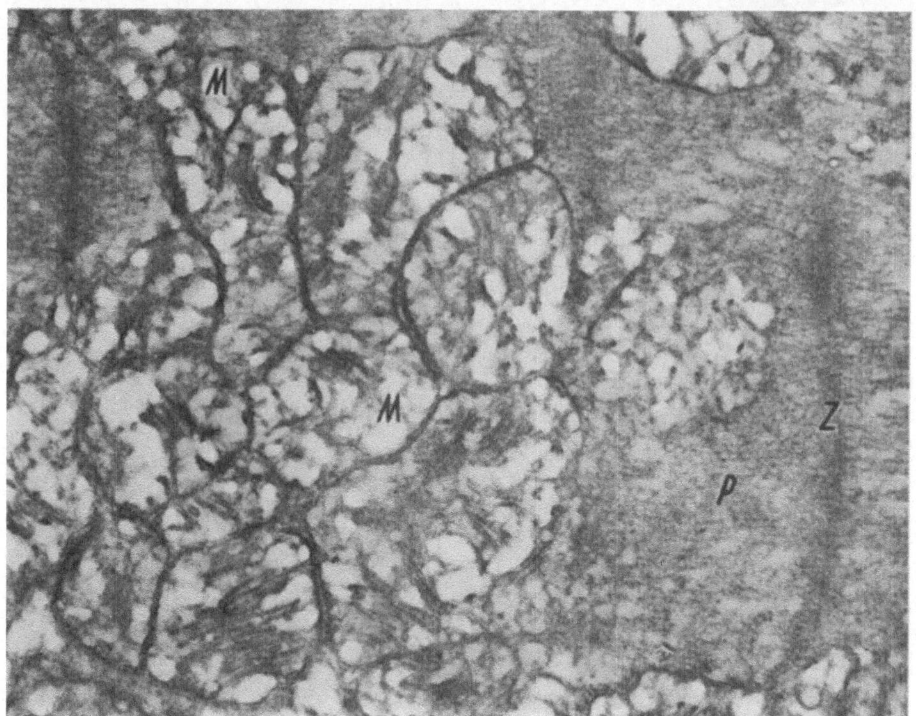

Abbildung 3

Herzmuskelzelle der Ratte 20 Minuten nach 0,1 mg KCN subkutan. Mitochondrien (M): Fragmentierung der inneren Lamellen, welche zum Teil miteinander verklebt sind. An der kontraktilen Substanz Ödem der Protofibrillen (P). Originalvergrößerung 1:8000, Endvergrößerung 1:31 700.

den nach akutem exogenem Sauerstoffmangel sieht man eine breite bandartige Zone mit Schwund oder feingranulärem Zerfall des Filamentes oberhalb und unterhalb der dunklen Z-Streifen.

Ganz entsprechende Veränderungen an den Mitochondrien und am endoplasmatischen Rektikulum hat *Lindner* 1957 nach akuter Strophanthinvergiftung beim Frosch dadurch erzielt, daß der Ventrikel stillstand und die Vorhöfe weiterschlugen. Er deutete die Befunde als Ausdruck eines Sauerstoff-Mangels der Herzmuskelzelle bei Ischämie des Ventrikels.

In systematischen Experimenten an der Ratte konnten wir die gleichen Veränderungen an der Herzmuskelzelle durch Aerobiose-hemmende Gifte nachweisen (*Büchner, Mölbert* und *Thale* 1959). Nach 0,1 mg Blausäure sahen wir die Mitochon-

drienveränderungen nach 5 Minuten schon deutlich, nach 15 bis 20 Minuten sehr stark, bis zum weitgehenden Schwund der inneren Membranen, ausgebildet (Abb. 3). Dabei war das endoplasmatische Retikulum im Sinne der diffusen Einwässerung erweitert und gesprengt. In dem Filament der Elementarfibrillen waren fleckige Lücken nachweisbar.

Malonsäure, als Natriummalonat 50 mg in den linken Ventrikel injiziert, verursachte innerhalb von 10 Minuten fast gleich schwere Veränderungen an den Mitochondrien der Herzmuskelzelle mit ausgesprochener Fragmentierung der inneren Lamellen und deren partiellen Schwund. Im endoplasmatischen Retikulum fand sich das Bild geordneter Vakuolenbildung mit Retikulumstrukturen als Vakuolenmembran (Abb. 4).

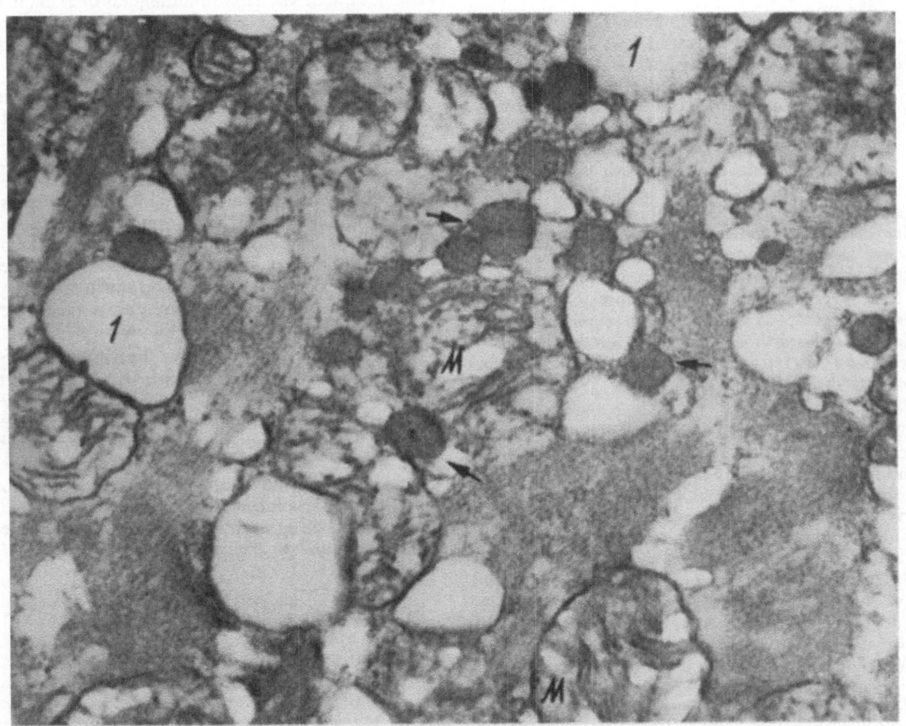

Abbildung 4

Herzmuskelzelle der Ratte nach 50 mg Malonsäure. An den Mitochondrien (M) Verminderung der Cristae mitochondriales, zum Teil Homogenisation der inneren Strukturen. Zahlreiche Mikrobodies (→). Am endoplasmatischen Retikulum vakuoläre Ausweitung (1).

Originalvergrößerung 1:500, Endvergrößerung 1:30400.

Tetrachlorkohlenstoff, einmalig 25 mg/100 g
durch Schlundsonde zugeführt, ließ gleichsinnige
Veränderungen an den Mitochondrien erst nach 5,
deutlicher noch nach 10 Stunden erkennen, die
schließlich nach 20 Stunden z. T. in eine Auflösung
der Mitochondrien übergingen, dazu eine geordnete
Vakuolisierung im deutlich entfalteten endoplasmatischen Retikulum und nach 20 Stunden eine
Auflösung der Myofibrillen an den Z-Streifen.

Ähnliche Veränderungen, wie wir sie nach
Malonsäure fanden, konnte *Poche* 1958 nach Vergiftung der Ratte mit weißem Phosphor, einem
typischen Aerobiose-Gift, an der Herzmuskelzelle
nachweisen, ebenso nach Überdosierung von Tri-
jodthyronin, das nach *Martius* und *Hess* (1952)
Atmung und oxydative Phosphorylierung entkop-
pelt bzw. nach *Beyer, Low* und *Ernster* (1956) das
Oxydations-Phosphorylierungs-Enzym-System la-
bilisiert.

Unsere dargelegten Befunde am Herzmuskel, die
in ihren Versuchsbedingungen und Ergebnissen in
den Original-Arbeiten ausführlich dargestellt sind,
geben uns heute eine klare Vorstellung von den
Vorgängen an die Hand, die bei jeder hypoxämischen oder toxischen Störung der Aerobiose in kurzer Frist am Herzmuskel an den submikroskopischen Strukturen einsetzen und sich mit der Dauer
und Intensivierung der Störung der Aerobiose steigern, noch ehe lichtmikroskopisch die Nekrobiose
der Herzmuskelzellen einsetzt. Sie können fleckweise in die Nekrose der Zelle überleiten, nachdem vorher im elektronenmikroskopischen Bild,
noch reversibel, stark osmiophile Lipidgranula
und Lipidtropfen als Vorboten einer bald auch
lichtmikroskopisch nachweisbar werdenden fein-
tropfigen Verfettung der Herzmuskelzelle sichtbar wurden (*Mölbert* 1958, *Poche* 1958, *Büchner,
Mölbert* und *Thale* 1959).

Da die dargestellten Veränderungen den gesamten Herzmuskel betreffen, jedoch mit einem Maximum an den inneren Schichten des linken Ventrikels, besonders an seinen Papillarmuskeln, ist der
Herzmuskel in der Phase dieser Störungen schwer
bedroht. Hat man nach den lichtmikroskopischen
Befunden disseminierter, mitunter nur spärlicher
Einzelzellnekrosen als Folge der akuten Koronarinsuffizienz noch gezögert, ihre Verursachung
durch eine über große Abschnitte des Herzmuskels
ausgebreitete Stoffwechselstörung im Myokard anzuerkennen, so beweisen die vorgelegten Befunde
eindeutig die Ausdehnung und akute Schwere
der Störungen durch die akute Hemmung der
Aerobiose. Sie machen zugleich verständlich, wie
eng benachbart Koronarinsuffizienz und Koronartod sind.

Die elektronenmikroskopischen Befunde machen
es sehr wahrscheinlich, daß nach einsetzender Hemmung der Aerobiose die in den Mitochondrien ge-

lagerten Enzyme nicht mehr nachgeliefert werden
können, während der vorher vorhandene Bestand
— vielleicht gesteigert — aufgebraucht wird, so daß
die Mitochondrienmembranen zusammenbrechen
und stückweise oder völlig dahinschwinden. So ist
es verständlich, daß bei der biochemischen Untersuchung des Herzmuskels während der Hemmung
der Aerobiose ein steiler Abfall des Kreatinphos-
phats und ein deutlicher des Adenosintriphosphats
festgestellt werden kann (*Fleckenstein* 1959), dazu
ein steiler Anstieg des anorganischen Phosphats
(*Duspiva* und *Noltenius* 1957, *Fleckenstein* 1959).

Die Entfaltung des endoplasmatischen Rekti-
kulums mit Vakuolenbildung oder unregelmäßiger
Zerreißung ist offenbar das Dokument einer akuten Wasseransammlung. Diese wird zu einem Teil
hyperosmotisch bedingt sein infolge starker Ansammlung intermediärer Stoffwechselstufen, zum
Teil auch durch Wasserentbindung aus dem makromolekularen Gefüge des Zytoplasmas. In jedem
Falle ist die Zytoplasmaverwässerung Ausdruck
des akuten Energiemangels der Herzmuskelzelle.

Dieser Energiemangel verursacht aber außerdem
eine Störung der energiefordernden Kalium-Auf-
ladung der Zelle entgegen dem Gefälle und der
Natriumabgabe in den Interzellularraum entgegen
dem Gefälle, also eine Störung des Aufbaues der
Ionenmembranen an der Oberfläche der Herzmuskelzelle, dadurch aber Störungen ihres Aktions-
potentials. Hier bahnt sich also von den elektronenmikroskopischen Befunden her ein vertieftes
Verständnis der elektrokardiographischen Veränderungen bei Störungen der Aerobiose des Herzmuskels und ihrer Reversibilität an.

Weiter können wir z. Zt. diese Beziehungen nicht
verfolgen. Es scheint uns aber sehr bemerkenswert,
daß der Kaliummangel, der nach *Hegglin* 1947,
1952 zu grundsätzlich anderen Veränderungen des
Elektrokardiogrammes führt, an der Herzmuskelzelle andere elektronenmikroskopische Veränderungen setzt als die akute Hemmung der Aerobiose: die Mitochondrien der Herzmuskelzelle bleiben bei ihm völlig intakt und behalten vollen Bestand ihrer inneren Membranen (*Poche* 1958).

*

In Ihrem schönen Nauheimer Institut, dem Vor-
bild einer in den Dimensionen bescheidenen, in der
Konzentration, Stille und wissenschaftlichen Atmosphäre vorbildlichen Forschungsstätte, grüßt
den Besucher die Büste von *Wilhelm Einthoven*.
Ich meine, wir sollten ihm, sehr verehrter, lieber
Freund, an Ihrem 80. Geburtstag ein Glas weihen.
Ich trinke dabei zugleich auf das Wohl seines großen deutschen Schülers *Arthur Weber*.

Anschrift des Verfassers: Prof. Dr. med. *Franz Büchner,*
Freiburg i. Br., Holbeinstraße 32.

Schrifttum:

Altmann, H. W.: Verh. dtsch. Ges. Path. (1944), 1949, 60. — Frankf. Z. Path. 60, 376 (1946/1949). — Hdb. allg. Path. Bd. II/1, 419 (1955).

Beams, H. W., Evans, T. C., Janney, C. D., und *Baker, W. W.:* Anat. Rec. 105, 59 (1949).

Becker, V., und *Neubert, D.:* Beitr. path. Anat. 120, 219 (1959).

Beyer, R. E., Löw, H., und *Ernster, L.:* Proc. Norwegian Biochem. Soc., Oslo 1956, 2.

Breemen, V. L. van: Anat. Rec. 117, 49 (1953).

Büchner, F.: Klin. Wschr. 1932, 1737. — Beitr. path. Anat. 89, 644 (1932). — Beitr. path. Anat. 92, 311 (1933). — Klin. Wschr. 1938, 1713. — Verh. dtsch. Ges. inn. Med. 1938, 73. — Die Coronarinsuffizienz. Dresden und Leipzig 1939. — Allgemeine Pathologie, 3. Aufl., München-Berlin 1959.

Büchner, F., und *Lucadou, W. v.:* Beitr. path. Anat. 93, 169 (1934).

Büchner, F., Mölbert, E., und *Thale, L.:* ersch. in Beitr. path. Anat. 121 (1959).

Büchner, F., Weber, A., und *Haager, B.:* Koronarinfarkt und Koronarinsuffizienz. Leipzig 1935.

Christ, C.: Beitr. path. Anat. 94, 111 (1934).

Dearing, W. H., Barnes, A. R., und *Essex, H. E.:* Amer. Heart J. 27, 108 (1944).

Dietrich, S., und *Schwiegk, H.:* Z. klin. Med. 125, 195 (1933).

Duspiva, F., und *Noltenius, H.:* Beitr. path. Anat. 118, 52 (1957).

Feil, H., und *Siegel, R.:* Amer. J. Med. Sci. 175, 255 (1928).

Fleckenstein, A.: Referat a. d. Freiburger Colloquium über Kreislaufmessungen (1959).

Friedberg, Ch. K.: Erkrankungen des Herzens. Dtsch. Stuttgart 1959.

Goldhammer, M. S., und *Scherf, D.:* Z. klin. Med. 122, 134 (1932).

Hegglin, R.: Die Klinik der energetisch-dynamischen Herzinsuffizienz. Basel 1947.—Schweiz. med. Wschr. 1952, 1211.

Hodge, A. J., Huxley, H. E., und *Spiro, D.:* J. exp. Med. 99, 201 (1954).

Kisch, B., und *Bardet, I. M.:* Electron microscopie histology of the heart. New York 1951.

Kisch, B.: Verh. dtsch. Ges. Kreislaufforsch. 18 (1952). — Dtsch. med. Wschr. 1957, 605.

Lindner, E.: Zbl. Path. 89, 41 (1952). — Beitr. path. Anat. 114, 244 (1954). — Zschr. Zellforsch. 45, 702 (1957).

Keefer, C. S., und *Resnik, W. H.:* Arch. Int. Med. 41, 769 (1928).

Martius, C., und *Hess, B.:* Arch. chem. a. Biophys. 33, 486 (1951).

Master, A. M., Dack, S., Horn, H., Grishman, A., und *Field, L. E.:* Amer. J. Med. 7, 464 (1949). — Circulation (New York) 1, 1302 (1950).

Mölbert, E.: Klin. Wschr. 1956, 928; 1957, 646. — Beitr. path. Anat. 118, 203 (1957). — Beitr. path. Anat. 118, 421 (1958).

Mölbert, E., und *Guerritore, G.:* Beitr. path. Anat. 117, 32 (1957).

Moore, D. H., und *Ruska, H.:* J. Biophys. Biochem. Cytol. 3, 261 (1957).

Parkinson, I., und *Bedford, D. E.:* Lancet 1931, 1, 15.

Pichotka, I.: Beitr. path. Anat. 107, 117 (1942).

Poche, R.: Virch. Arch. 331, 165 (1958).

Poche, R., und *Lindner, E.:* Z. Zellforsch. 43, 104 (1955).

Porter, K. R.: J. Biophys. Biochem. Cytol. 2 (Suppl.), 163 (1956).

Rothschild, M. A., und *Kissin, M.:* Proc. Soc. Exper. Biol. a. Med. 29, 577 (1932).

Rouillier, Ch., und *Bernhard, W.:* J. Biophys. Biochem. Cytol. 2 (Suppl.), 255 (1956).

Sjöstrand, F. S., und *Anderson, E.:* Experientia (Basel) 10, 369 (1954).

Wood, F. C., Wolferth, C. C., und *Livezey, M. M.:* Arch. Int. Med. 47, 339 (1931).

Das Hirn bei allgemeinen Atmungs- und Durchblutungsstörungen

Die Physiologie hat in den letzten Jahrzehnten, vor allem durch eine systematische Bearbeitung der Höhenphysiologie in Hochgebirgsexpeditionen, in Unterdruckkammerexperimenten und bei Beatmung mit sauerstoffarmen Luftgemischen, seit Paul BERT 1878 gezeigt, daß das Hirn auf einen normalen Sauerstoffgehalt des Blutes, eine normale Durchblutung und einen intensiven Atmungsstoffwechsel angewiesen ist (vgl. OPITZ 1942, 1952, 1953; OPITZ u. LÜBBERS 1957; LUFT 1942; OPITZ u. SCHNEIDER 1950; SCHNEIDER 1953 u. a.). Die Klinik hat darüber hinaus bewiesen, daß z. B. die Aufgabe des Hirns, die Wachheit und Kritikfähigkeit unseres Bewußtseins zu ermöglichen, in engen Grenzen an die Sauerstoffspannung des Blutes, die Hirndurchblutung und die Atmung der Großhirnrinde gebunden und von Schwankungen dieser Faktoren sehr abhängig ist. Diese Abhängigkeit der Hirnrinde von der Sauerstoffaufnahme und ihre Störung konnte die Neurologie durch Ableitung der Großhirnrindenpotentiale mit der von BERGER 1933 entwickelten Methode der Elektroenzephalographie in vielen Experimenten objektiv belegen (vgl. KETY u. SCHMIDT 1948; BODECHTEL 1953; R. JUNG 1953). Zu diesen Erfahrungen kamen die Feststellungen der Kliniker hinzu, daß sich allgemeine Durchblutungsstörungen am Hirn in ähnlicher Weise auswirken wie die genuinen Störungen der Hirnatmung. Dabei dürfen wir die Erfahrungen am Herzmuskel auf das Hirn übertragen und annehmen, daß die allgemeinen Durchblutungsstörungen auch am Hirn in erster Linie als Störungen des Atmungsstoffwechsels wirksam werden (vgl. OPITZ u. LÜBBERS 1957; PICHOTKA 1957).
Mit diesen Beobachtungen war die Frage aufgeworfen, welche reversiblen und irreversiblen Veränderungen der Hirnstrukturen können wir bei allgemeinen primären Störungen der Hirndurchblutung oder der Hirnatmung beobachten? Dieser Frage wollen wir in unserem Vortrag nachgehen.
1. Hirnnekrosen, die wir heute als Folgen primärer akuter allgemeiner Atmungsstörungen des Hirns deuten müssen, wurden zum ersten Male 1865 durch VON RECKLINGHAUSEN, den Schüler von Rudolph VIRCHOW, den Straßburger Lehrer von Ludwig ASCHOFF, beschrieben, aber noch nicht in ihrer Pathogenese verstanden. Auch in der Folge hat die Allgemeine Pathologie das Zustandekommen von Hirnnekrosen durch Atmungsstörungen des Hirns lange Zeit übersehen. Sie war in der Vorstellung befangen, daß Ne-

krosen des Zentralnervensystems in erster Linie Folgen von Durchblutungsstörungen sind. Die klassischen Untersuchungen der allgemeinen Pathologie
haben allerdings mit vollem Recht auch für das Hirn seit VIRCHOW 1954
sowie VON RECKLINGHAUSEN 1883 Durchblutungsstörungen als Ursache von
Nekrosen in den Vordergrund gerückt, so besonders die Nekrosen durch
arterielle Thrombosen und Embolien, durch arterielle Stenosen und durch
venöse Thrombosen. So haben die Pathologen und Neuropathologen aus
diesen Beobachtungen gefolgert, daß auch solche Nekrosen des Hirns in der
Regel kreislaufbedingt sind, bei denen übergeordnete morphologische Gefäßveränderungen nicht nachweisbar sind. Für diese Nekrosen des Zentralnervensystems nahm RICKER 1924 mit seinen Mitarbeitern an, daß die ursächlichen
Faktoren ihren Angriffspunkt an den Gefäßnerven des Hirns haben und daß
die Nekrosen durch krankhafte nervöse Fehlsteuerung der Regulation der
Hirndurchblutung und besonders durch neural ausgelöste Engerstellungen
oder Erweiterungen der kleineren Hirnarterien zustande kommen.
Unter den Neuropathologen ist HILLER 1924 diesen Vorstellungen von
RICKER auch für die Nekrosen bei Kohlenoxydvergiftungen gefolgt, indem er
im Handbuch der Neurologie schrieb: „Wir müssen uns vorstellen, daß das
Kohlenoxyd die Kontraktilität der Gefäßwände aufs schwerste geschädigt
und daß sich jener Zustand gebildet hat, den RICKER als Praestase formuliert
hat." In der Schule von SPIELMEYER in München hat aber dann A. MEYER 1926
für das Hirn als erster dem Faktor Rechnung getragen, „daß es sich bei der
CO-Vergiftung um ein Blut handelt, das durch die Bindung des Hämoglobins
an das CO zu einem genügenden Gasaustausch unfähig geworden ist. Es ist
leicht einzusehen, daß allein schon dadurch die Ernährung des Nervenparenchyms in Frage gestellt ist". Im einzelnen werden wir später noch auf die
Befunde von MEYER zurückkommen.
2. Aus einem anderen Problembereich sind andere Untersucher auf das gleiche
pathogenetische Prinzip und seine Wirksamkeit am Hirn vorgestoßen. So hat
CAMPBELL 1927 in Untersuchungen über die Bedeutung des Sauerstoffmangels
unter anderem auch kurz auf Hirnveränderungen aufmerksam gemacht und
gezeigt, daß im Unterdruck durch Sauerstoffmangel Nervenzellnekrosen auftreten können. Nachdem wir die nekrotisierende Wirkung des Sauerstoffmangels am Herzmuskel seit 1932 systematisch untersucht und besonders die
Entstehung elektiver Parenchymnekrosen und ein typisches Verteilungsmuster
dieser Nekrosen in der Muskulatur des Herzens nachgewiesen hatten, haben
wir die Wirkung des allgemeinen Sauerstoffmangels auch am Hirn seit 1936
systematisch untersucht (BÜCHNER u. LUFT 1936; LUFT 1937; Wg. ROTTER
1938; DELLAPORTA 1939, 1943; MERK 1940 am Meerschweinchen; ALTMANN
u. SCHUBOTHE 1942 an der Katze). Sehr bald kamen bestätigende Experimente von AMBO und NAKAMURA in Japan 1939, 1940 am Kaninchen hinzu.

Darüber hinaus wurden am Kaninchen, an der Katze und am Hund ähnliche
Veränderungen in den Vereinigten Staaten nach Sauerstoffmangel nachgewiesen (TANNENBERG 1939; DEARING, BARNES u. ESSEX 1944; MORRISON 1946)
(vgl. BÜCHNER 1957).
Auf anderen Wegen sind andere Autoren in den gleichen Fragenkreis vor-
gedrungen. Sie haben das Auftreten von Nervenzell- und Hirnnekrosen bei
Zuständen beschrieben, bei denen die Hirndurchblutung vorübergehend unterbrochen war, am Menschen vor allem durch nicht-tödliches Erhängen oder
durch operativ beseitigte thrombotische Lungenembolie, am Tier durch temporäre Abklemmung der Arteria pulmonalis oder durch Drosselung der Blutzufuhr im Halsbereich (DEUTSCH 1917; GAMPER u. STIEFLER 1936; WUSTMANN
u. HALLERVORDEN 1935; WEINBERGER, GIBBON u. GIBBON 1940; HÖFLER
s. bei BÜCHNER 1957). Schließlich haben die Untersuchungen über die Wirkung eines temporären Herzstillstandes bei gleichzeitiger Unterkühlung erneut zu einer Auseinandersetzung mit diesem Problem, vor allem auf experimentellem Wege, geführt (SCHWEIKERT u. SICKINGER 1961; SICKINGER,
SCHWEIKERT u. Mitarb. 1961). In den zuletzt genannten Untersuchungen kam
es zu Nervenzellveränderungen des Hirns, wenn bei Unterkühlung auf 20°
die Durchblutung länger als 30 Minuten stillstand. Dabei müssen wir berücksichtigen, daß durch die Unterkühlung der Stoffwechsel stark verlangsamt,
die Überlebenszeit der Nervenzellen also wesentlich verlängert wird.
3. Diese verschiedenen Untersuchungen haben bewiesen, daß die Nervenzellen
das anfälligste Element des Hirns bei den allgemeinen Atmungs- und Durchblutungsstörungen ist. Dies ist nicht erstaunlich, da sie das stoffwechselinten-
sivste Parenchym im Hirn darstellt (vgl. OPITZ 1953). Das haben u. a. auch die
Untersuchungen von KASAMATSU mit CREUTZFELDT und FERREIRA 1957 unter
Richard JUNG in Freiburg ergeben.
Durch allgemeine Hemmung der Atmung und durch allgemeine Durchblutungsstörung werden also Nervenzellen bestimmter noch zu erörternder Hirn-
areale nekrotisch. Dabei zeigen sie im allgemeinen das Bild der Koagulationsnekrose: Die sonst an der Nervenzelle durch basische Farbstoffe nachweisbaren
basophilen Schollen und Körnelungen des Zytoplasmas verschwinden, das
Zytoplasma wird homogenisiert und zeigt eine ausgesprochene Azidophilie.
So erklärt sich die Tatsache, daß die nekrotischen Nervenzellen bei den in der
Neurohistologie bevorzugten Färbungen mit Toluindinblau oder Cresyl-
violett in den Übersichtsvergrößerungen gar nicht mehr gesehen werden. Daher treten in Bezirken mit gehäuften Nervenzellnekrosen „Erbleichungen"
auf (SPIELMEYER 1922; SCHOLZ 1957). Diese nekrotischen Nervenzellen färben
sich aber deutlich mit Eosin an. Ihre Kerne sind entweder pyknotisch oder
karyorhektisch in Trümmer aufgelöst oder durch Karyolyse verschwunden.
Nervenzellen mit dem Bild der Koagulationsnekrose können sekundär ver-

flüssig werden und ohne Wucherung von Gliazellen verschwinden. In anderen
Fällen werden sie durch Neuronophagie mit Wucherung der Gliazellen beseitigt.

4. Neben dieser Form der akuten Nervenzellveränderung spielt die vakuolige und die diffuse Einwässerung in den Nervenzellen bei den akuten At-
mungs- und Durchblutungsstörungen des Hirns eine besondere Rolle. Grundsätzlich treten in solchen Fällen am Zytoplasma der Nervenzelle die gleichen
Veränderungen auf, wie sie auch an den Leberparenchymzellen bekannt sind
(BÜCHNER 1940, 1957; PICHOTKA 1942; ALTMANN 1946/49) oder 1954 von
BECKER am Herzmuskel, 1959 von BECKER und NEUBERT am Nierenparen-
chym untersucht wurden. In solchen Nervenzellen ist der Kern bis an die Zell-
grenze oder auch nur partiell von einem Ring optisch leerer Vakuolen umgeben, zwischen denen vom Zytoplasma lediglich ein feines Retikulum erhalten ist. In den Vakuolen ist nach den Untersuchungen am Leberparenchym
eine wäßrige Flüssigkeit angesammelt. Ihr Druck kann zu Deformierungen
des Kerns führen. Bei der diffusen Einwässerung sehen wir dagegen den Kern
in der Regel wie freischwebend von einer ringförmigen optisch leeren Zone
umgeben, die nicht mehr septiert ist. Wahrscheinlich kann dieses letztere Bild
unmittelbar zur Auflösung der Nervenzelle durch Verflüssigung führen. Wir
haben diese Formen der Nervenzellveränderung vor allem bei Kaninchen
gesehen, bei denen die großen Hirnarterien vier Minuten lang durch eine
Halsmanschette komprimiert waren und das Tier nach 20 Minuten getötet
wurde (HÖFLER s. bei BÜCHNER 1957). In sehr markanter Weise konnten wir
die gleichen Befunde auch bei Hunden beobachten, bei denen eine Unterkühlung auf 15 bis 20 Grad mit einem Herzstillstand von über 30 Minuten
kombiniert wurde (SCHWEIKERT u. SICKINGER 1961; SICKINGER u. SCHWEI-
KERT 1961).

5. Die Untersuchungen über die Schädigung der Nervenzelle durch allgemeine
akute Atmungsstörung konnten wir in jüngster Zeit durch systematische elektronenmikroskopische Untersuchungen der Purkinjezelle des Kleinhirns im
akuten orthostatischen Kollaps ergänzen (NIKLOWITZ 1962). In diesen Untersuchungen wurden Kaninchen nach einem orthostatischen Kollaps von 30 bis
60 Minuten Dauer getötet. (Das unmittelbar nach der Tötung herausgenommene Kleinhirn wurde bei 0° zerlegt und in Osmiumsäure mit Saccharose
fixiert. Vor der Einbettung in Methacrylat wurden von den Objektblöckchen
1 mm dicke Scheiben abgetragen. Erst diese kamen zur Einbettung. Ich er-
wähne diese methodischen Voraussetzungen der Untersuchungen, weil sie für
die Erzielung optimaler Bilder notwendig sind.)
An den Purkinjezellen und besonders an ihren Dendriten fanden sich nach
orthostatischem Kollaps elektiv diejenigen Veränderungen der Mitochondrien,
die auch bei anderen Zuständen akuter Atmungshemmung an anderen Paren-

chymen durch eine Serie von elektronenmikroskopischen Untersuchungen bekannt sind, nämlich eine Quellung der Mitochondrien und eine Fragmentierung und Auflösung der Cristae mitochondriales (NIKLOWITZ 1962). Auch an anderen Nervenzellen konnten diese Veränderungen nach Sauerstoffmangel oder Blausäureangiftung nachgewiesen werden (SCHOLZ, BOELLARD u. HAGER 1959).

Die Tatsache, daß wir diese Veränderungen der Mitochondrien sehr markant auch an den Dendriten der Purkinjezellen beobachteten, während die unmittelbar anliegenden Begleitzellen völlig normale Mitochondrien mit gut ausgebildeten Cristae mitochondriales zeigten, dürfen wir dahin deuten, daß im Kollaps die Purkinjezellen mit intensivem Stoffwechsel schon in eine kritische Atmungsstörung geraten, während ihre Begleitzellen mit weniger intensivem Stoffwechsel in ihrem Stoffwechsel noch nicht kritisch gestört sind. Grundsätzlich folgern wir, daß mit der Schädigung und Zerstörung der Cristae mitochondriales eine starke Beeinträchtigung ihrer enzymatischen und energetischen Aktivität einhergeht.

6. Die Nervenzellveränderungen, wie sie lichtmikroskopisch nach allgemeinen Atmungs- und Durchblutungsstörungen beim Menschen und im Experiment nachweisbar sind, werden im Hirn nicht wahllos angetroffen. Sie haben vielmehr ihre bestimmte Topik. So konnten wir schon 1936 bis 1940 für das Nagerhirn am Meerschweinchen die folgende Topistik der Nervenzellnekrosen nachweisen: an erster Stelle waren Nervenzellen in den motorischen Zentren der Rautengrube nekrotisch, an zweiter Stelle die Purkinjezellen der Kleinhirnrinde, die Nervenzellen des Ammonshorns, Nervenzellen an Kleinhirnkernen, darüber hinaus vereinzelte Zellen in den Stammganglien. Dagegen fehlten fast ganz Nervenzellveränderungen an der Großhirnrinde (BÜCHNER u. LUFT 1936; LUFT 1937; Wg. ROTTER 1938; DELLAPORTA 1939; MERK 1940). Wir haben diese Topik als Ausdruck der verschiedenen Stoffwechselintensität der Nervenzellen in den verschiedenen grauen Bezirken des Meerschweinchenhirns gedeutet. Diese Auffassung konnte in autoradiographischen Untersuchungen über die Intensität des Eiweißstoffwechsels der verschiedenen Grisea des Zentralnervensystems am Kaninchen von OEHLERT, SCHULTZE u. MAURER 1958 unterbaut werden. Nach Fütterung von S-35-markiertem Hefeeiweiß durch die Magensonde stellten sie an den Nervenzellen einen bis zu 70mal höheren Umsatz des zytoplasmatischen Eiweißes gegenüber den Gliazellen und dem Hirnmark fest. Dabei hatten die Nervenzellen in folgender Reihenfolge S 35 besonders eingebaut: Kerne der Medulla oblongata, Purkinjezellen des Kleinhirns, Nervenzellen des Ammonshorns. Das gleiche Bild war nach Injektion von Tritium-Leucin als Protein-Vorstufe zu beobachten (OEHLERT 1960). Demgegenüber waren die Nervenzellen der Großhirnrinde nur gering markiert. Die Topik der Stoffwechselintensität konnte also bei den

Nagern in diesen Untersuchungen mit der Topik der Anfälligkeit der Grisea und Nervenzelltypen bei allgemeinem Sauerstoffmangel oder Blutmangel des Hirns weitgehend zur Deckung gebracht werden, vor allem auch mit den Befunden von Ambo und Nakamura 1939, 1940 am Kaninchen und unseren eigenen schon zitierten Befunden.

7. In der menschlichen Pathologie ist die symmetrische Nekrose des Globus pallidus beiderseits die markanteste Schädigung durch akute allgemeine Hemmung der Atmung. Dieser Befund wurde zunächst in einem Einzelfall von CO-Vergiftung durch von Recklinghausen 1865 beschrieben, aber noch nicht als Ausdruck der Atmungsstörung erkannt. Seine Häufigkeit bei subakut tödlicher Kohlenoxydvergiftung wurde von Kolisko 1914 nachgewiesen. A. Meyer hat ihn 1926 zuerst als Ausdruck einer durch Kohlenoxyd hervorgerufenen Atmungshemmung gedeutet, und zwar als Folge der Bildung von CO-Hb statt O_2-Hb. In Experimenten an Nagern gelang die Reproduktion dieses Bildes nicht, dagegen am Hund und an der Katze (A. Meyer 1928). Die Atmungshemmung durch Blausäure, also durch Hemmung der Zytochromoxydase, hatte beim Hund nach wiederholter Angiftung ebenfalls eine symmetrische Nekrose des Globus pallidus zur Folge (A. Meyer 1933). Daneben fanden sich Nervenzellnekrosen im Großhirn, im Ammonshorn und im roten Kern der Substantia nigra.

In einer Reihe von Beobachtungen der menschlichen Pathologie ist die symmetrische Pallidum-Nekrose auch bei schwerem akuten Blutverlust nachgewiesen (Overhof 1933; E. Scherer 1934; Balo 1941; Ulbricht 1949; Plambeck 1950).

8. Hier sind nun auch jene Veränderungen einzuordnen, die bei Neugeborenen zunächst unter dem Bild des „Kernikterus" des Hirnstammes (Schmorl 1904) und später unter dem klinischen Bilde der postikterischen Enzephalopathie beschrieben worden sind. De Lange (1935, 1936, 1939) hat zuerst die Beziehungen dieser Enzephalopathie zur fetalen Erythroblastose der Neugeborenen bei Blutgruppenunverträglichkeit zwischen Fetus und Mutter erkannt. In der Folge wurde es dann vielfach besonders nach Sensibilisierung der Mutter gegen den Rh-Faktor des Föten nachgewiesen. In seiner schweren postikterischen Form ist es vor allem durch schwere Störungen der extrapyramidalen Motorik mit Athetosen, Rigidität der Muskulatur und Neigung zum Opisthotonus ausgezeichnet. Die neurohistologische Stufenuntersuchung des Hirns deckte in den zuerst untersuchten Fällen dieser postikterischen Enzephalopathie elektive gliöse Vernarbungen des Globus pallidus und des Corpus subthalamicum ohne andere Hirnveränderungen auf (Putnam u. Mitarb. 1937; van Bogaert 1947; Dechamps u. van Bogaert 1948). Die Befunde wurden als Folge von hämolytischer Anämie bei fetaler Erythroblastose gedeutet. In späteren Reihenuntersuchungen fanden Jacob 1948 sowie Pen-

TSCHEW 1948 als charakteristisch den Befall des Globus pallidus, des Corpus subthalamicum und des Ammonshorns. In den Beobachtungen von Frau SOEKEN 1957 am Institut von Oskar und Cécile Vogt war neben dem Globus pallidus und dem Corpus subthalamicum der Nucleus dentatus besonders befallen.

9. Die Auffassung, daß bei dieser Form der schweren Enzephalopathie des Säuglings und Kleinkindes eine hämolytische Anämie bei Blutgruppenunverträglichkeit zwischen Mutter und Kind den entscheidenden und häufigsten Faktor darstelle, stand im Vordergrund, bis die Austauschtransfusion beim Neugeborenen in Fällen von fetaler Erythroblastose eingeführt wurde und die Hämolyse wesentlich eingeschränkt und beseitigt werden konnte. Daß über die hämolytische Anämie hinaus andere Faktoren von entscheidender Bedeutung sind, haben gerade die Untersuchungen in Ihrem Lande ergeben. Schon die Tatsache, daß in Japan nur bei 0,44 % der Bevölkerung der Rh-Faktor negativ ist (STEIN, HILTON, GELSING u. MASON 1953), daß aber das zur Diskussion stehende Krankheitsbild auch in Japan nicht selten vorkommt, hat zur besonderen Vorsicht gegenüber der ursprünglichen Deutung der Befunde gemahnt. Von großer Bedeutung waren dann die Studien von MARGOLES, KATAMI und seinen Mitarbeitern1960 an 20 Kindern, die in Hiroshima geboren waren. Die wesentlichen Ergebnisse dieser Studie wurden in der Monographie von HAYMAKER, JACOB und ihren Mitarbeitern (1957–1959) über die Pathologie des Kernikterus und die postikterische Enzephalopathie aufgenommen. In dieser Monographie sind 87 Fälle dargestellt und ausgewertet, darunter 7 Fälle von postikterischer Enzephalopathie. Als vulnerabelste Abschnitte des Neugeborenenhirns erwiesen sich nach diesen Untersuchungen bei allgemeinen Störungen der Atmung der Globus pallidus, der subthalamische Kern, die rote Zone der Substantia nigra und das Ammonshorn. Hinzu kamen von Fall zu Fall noch einige Hirnstammkerne (HAYMAKER, MARGOLES, PENTSCHEW, JACOB, LINDENBERG, ARROYO, STOCHDORPH u. STOWENS 1957–1959).

Überblickt man die mit großer Kritik durchgearbeitete umfangreiche Kasuistik von HAYMAKER und seinen Mitarbeitern, so stellt man fest, daß in Fällen, in denen heute noch trotz Anwendung der Austauschtransfusion der Kernikterus und die postikterische Enzephalopathie auftreten, verschiedene Faktoren wirksam sind, die zu Atmungsstörungen des Hirns führen. Es finden sich unter den Fällen solche mit ausgesprochener Asphyxie unter und nach der Geburt (vgl. auch MERIWETHER, HAGER u. SCHOLZ 1955; SCHOLZ u. BOELLARD 1959), mit Störungen der Lungenatmung infolge geweblicher Unreife der Lunge bei Frühgeburt oder durch hyaline Alveolarmembranen nach konzentrierter Sauerstoffatmung (ANDERSON 1955; DE und ANDERSON 1954), mit schweren akuten Infektionen des Neugeborenen, dadurch verursachtem hohem Fieber und entsprechender starker Steigerung des Atmungsstoffwechsels (ZOLLINGER

1956), Fälle mit Bronchopneumonien und dadurch bedingter Beeinträchtigung der Atmung. Ganz besonders wichtig waren aber auch temporäre Leberinsuffizienzen nach der Geburt, vor allem bei Frühgeborenen. Für diese Fälle wird als entscheidender Faktor die vorübergehende Insuffizienz der Glukorunyltranspherase angesehen. Dieser Mechanismus wurde in seiner Bedeutung zuerst von YLPPÖ schon 1913 erkannt und später von anderen Untersuchern bestätigt (DAVIDSON, MERRITT, WEECH 1941; FASHENA 1948). Durch diese Enzyminsuffizienz infolge temporärer Leberinsuffizienz des Neugeborenen kann es zur Anreicherung von Bilirubin, Hämatin, Methämalbumin im Blut kommen, und zwar wegen mangelhaften Abbaus dieser und anderer Blutabbau-Pigmente. Diese Pigmente können am Hirn atmungshemmend wirken, wie vor allem aus experimentellen Untersuchungen hervorgeht (ZETTERSTRÖM u. ERNSTER 1956; ERNSTER, HERLIN u. ZETTERSTRÖM 1957; LATHE 1959). In diesen Fällen liegt also eine histotoxische Hypoxydose des Hirns als Ursache der Atmungsstörungen und ihrer Folgen vor.

10. So eindrucksvoll die Veränderungen des Globus pallidus, des subthalamischen Kerns und des roten Kerns der Substantia nigra nach diesen Untersuchungen bei allgemeiner Hemmung der Hirnatmung des Menschen sind, so erstaunlich ist die Tatsache, daß bei allgemeinen Durchblutungsstörungen des Menschen und, im Experiment, der höheren Säuger nicht selten ein anderes Schädigungsmuster zu beobachten ist. So zeigten Erhängte nach Wiederbelebung, bei denen dennoch nach einiger Zeit der Tod eintrat, einen bevorzugten Befall des Striatum, also des Nucleus caudatus und des Putamen des Linsenkernes, nicht des Globus pallidus, und daneben besonders Nekrosen von Nervenzellen der Großhirnrinde, des Ammonshornes und der Purkinjezellen (SCHOLZ 1933; GAMPER u. STIEFLER 1936). Ganz ähnlich waren die Veränderungen nach temporärer Drosselung der Arteria pulmonalis und Wiederlösung der Drossel lokalisiert. So war in Experimenten an der Katze wiederum der Globus pallidus relativ wenig geschädigt, während Teile der Großhirnrinde, die Purkinjezellen des Kleinhirns und das Corpus geniculatum laterale von den Schädigungen am meisten befallen waren (WEINBERGER, GIBBON u. GIBBON 1940).

Auf diese Weise ließen sich also für das Hirn zwei verschiedene Schädigungsmuster für die allgemeine Atmungshemmung einerseits und die allgemeine Durchblutungsstörung andererseits herausarbeiten mit besonderem Befall des Globus pallidus in der ersten Gruppe, mit Zurücktreten des Globus pallidus in der zweiten Gruppe (BÜCHNER 1956; SCHOLZ 1957).

Nach dieser Differenz im Schädigungsmuster bei allgemeiner Durchblutungsstörung und primärer allgemeiner Atmungshemmung hätte man erwarten sollen, daß bei einem allgemeinen Sauerstoffmangel durch Unterdruckatmung an höheren Säugern und am Menschen Schädigungen des Globus

pallidus das Bild beherrschen. Zu unserem großen Erstaunen konnten aber
ALTMANN und SCHUBOTHE 1942 an der Katze durch wiederholte Sauerstoffmangelatmung im Unterdruck nur in einem Fall eine symmetrische Schädigung
des Globus pallidus beobachten. Bei den anderen Tieren standen dagegen die
Veränderungen der Nervenzellen der Großhirnrinde, der Purkinjezellen des
Kleinhirns und des Corpus geniculatum laterale im Vordergrund. Der Schädi-
gungstyp entsprach also dem bei allgemeiner Durchblutungsstörung. Das
gleiche Schädigungsmuster beobachteten TITRUD und HAYMAKER 1947 an
zwei Piloten, die beim Flug akut an Höhenkrankheit erkrankt waren, deren
akute Phase zunächst überlebten, aber in dem einen Fall nach 40 Stunden, in
dem anderen Fall nach 21 Tagen verstarben. Auch hier standen die Veränderungen der Purkinjezellen des Kleinhirns, der Nervenzellen der Großhirnrinde, des Ammonshorns und des Striatum im Vordergrund und traten die
Schädigungen des Globus pallidus zurück (vgl. auch HAYMAKER u. STRUG-
HOLD 1957).
Wir nehmen an, daß in diesen Fällen der subakuten Schädigung des Gehirns
durch wiederholte Unterdruckeinwirkung bei der Katze und ebenso durch
einmalige Unterdruckwirkung beim Menschen durch die Hypoxie des Hirns
eine Insuffizienz der kreislaufregulierenden Zentren verursacht wurde, so daß
es zu einem akuten Kollaps mit allgemeiner Kollaps-Oligämie kam und daß
die allgemeine Oligämie das Verteilungsmuster der Hirnschädigung bestimmt
hat, nicht dagegen die allgemeine Hypoxämie.
So stehen wir am Schluß unseres Vortrages vor der Tatsache: Allgemeine Atmungsstörung und allgemeine Durchblutungsstörung des Gehirns verursachen
an den Nervenzellen zwar gleichsinnige Veränderungen durch Atmungshemmung. Die Verteilung der geschädigten Nervenzellen, also das Schädigungsmuster, ist jedoch bei der allgemeinen Atmungsstörung ein anderes als bei der
allgemeinen Durchblutungsstörung. Bei erhaltenem Kreislauf werden offenbar
die Nervenzellen bevorzugt geschädigt, die den höchsten Atmungsstoffwechsel
haben. Bei allgemeiner Durchblutungsstörung dagegen richtet sich die Schädigung nach der Intensität der kreislaufdynamischen Störung der Blutverteilung. Infolgedessen werden hier graue Hirnbezirke bevorzugt betroffen, in
denen der Blutmangel ein Maximum erreicht. So verstehen wir die besondere
Bevorzugung der Großhirnrinde und der Purkinjezellen der Kleinhirnrinde,
welche die gipfelnden Teile des Hirns in der Blutverteilung darstellten. Aus
den Untersuchungen am Menschen und an höheren Säugern können wir dagegen für die Anfälligkeit gegenüber Atmungsstörungen ohne Durchblutungsstörungen nur noch einmal die Anfälligkeitsskala hervorheben, wie sie mehr
und mehr herausgearbeitet werden konnte: Globus pallidus, Corpus subthalamicum und roter Kern der Substantia nigra. Unsere Erörterungen zeigen uns,
welche große Bedeutung neben der zytologischen und histologischen Unter-

suchung der von Oskar und Cécile VOGT besonders gepflegten topistischen
Hirnforschung zukommt. Systematische histotopographische Untersuchungen
des Hirns müssen hier noch weiter führen, vor allem solche mit modernen
morphologischen Methoden, durch die der Stoffwechsel der Zelle erschlossen
werden kann. Verheißungsvolle Anfänge sind hier für den Stoffumsatz der
Proteine schon in den histoautoradiographischen Untersuchungen von OEH-
LERT, SCHULTZE und MAURER 1958 sowie von OEHLERT 1960 gemacht, für die
Topistik der Enzyme von FRIEDE 1961 sowie von ORTMANN 1962.

Vorlesung vor der Medizinischen Fakultät der Universität Nagoya am 6. Mai 1963.
Dem Andenken an Walther Spielmeyer und an Oskar und Cécile Vogt gewidmet.

Schrifttum

ALTMANN, H. W.: Frankfurt Z. Path. 60 (1946/49), 376. – ALTMANN, H. W., SCHU-
BOTHE, H.: Beitr. path. Anat. 107 (1942), 3. – AMBO, H., NAKAMURA, H.: Trans.
Soc. path. jap. 29 (1939), 470; 30 (1940), 604. – ANDERSON, G. W.: Bull. N. Y. Acad.
Med. 31 (1955), 159. – VON BALÓ, J.: Dtsch. med. Wschr. (1941), 497. – BERGER, H.:
Arch. Psychiat. 87 (1929), 527; 94 (1931), 16. – BERT, P.: La Pression barometrique.
Paris 1878. – BODECHTEL, G.: Ges. f. Kreislaufforsch. 19 (1953), 109. – VAN BOGAERT,
L.: Ann. paediat. (Basel) 168 (1947), 57; Mschr. Psychiat. Neurol. 121 (1951), 265. –
BÜCHNER, F.: Beitr. path. Anat. 89 (1932), 644; Klin. Wschr. (1932), 1737; Luftfahrt-
med. 5 (1940), 1; Allgemeine Pathologie, 2. Aufl. Urban & Schwarzenberg, München–
Berlin 1956; Klin. Wschr. (1956), 777; Die Pathologie der cellulären und geweb-
lichen Oxydationen. Die Hypoxydosen. Hdb. Allg. Path. Bd. IV/2, S. 569–668,
Springer, Berlin–Göttingen–Heidelberg 1957. – BÜCHNER, F., LUFT, U. C.: Beitr.
path. Anat. 96 (1936), 549. – CAMPBELL, J. A.: Brit. J. exp. Path. 8 (1927), 347; J.
Physiol. 62 (1927), 211; 63 (1927), 325. – CHANG, J.: Quart. J. exp. Physiol. 27
(1937), 113; 28 (1938), 3. – CREUTZFELDT, O., KASAMATSU, A., VAZ-FERREIRA, A.:
Pflügers Arch. ges. Physiol. 263 (1957), 647. – DAVIDSON, L. F., MERRITT, K. K.,
WEECH, A. A.: Amer. J. Dis. Child. 61 (1941), 958. – DE, T. D., ANDERSON, G. W.:
Amer. J. Obstet. Gynec. 68 (1954), 1557. – DEARING, W. H., BARNES, A. R., ESSEX,
H. E.: Amer. Heart J. 27 (1944), 108. – DECHAMPS, A., VON BOGAERT, L.: J. belge
Neurol. Psychiat. 48 (1948), 480. – DELLAPORTA, A.: Beitr. path. Anat. 102 (1939),
268; Arch. Augenheilk. 146 (1943), 377. – DEUTSCH, H.: Jb. Psychiat. Neurol. 37
(1917), 237. – ERNSTER, L., HERLIN, L., ZETTERSTRÖM, R.: Pediatrics 20 (1957), 647.
– FASHENA, G. J.: Amer. J. Dis. Child 76 (1948), 196. – FRIEDE, R. L.: Histochemi-
scher Atlas der Gewebsoxydation im Hirnstamm der Katze (A Histochemical Atlas
of Tissue Oxidation in the Brain Stem of the Cat.) Basel–New York 1961. – GAMPER,
E., STIEFLER, G.: Arch. Psychiat. 106 (1936), 744. – GAVALLÉR, B.: Beitr. path. Anat.
109 (1944), 367. – HAYMAKER, W., STRUGHOLD, H.: Atmospheric hypoxidosis. Hdb.
Spez. Path. Bd. XIII/1 B (1957), 1673–1711. – HAYMAKER, W., MARGOLES, C., PEN-
TSCHEW, A., JACOB, H., LINDENBERG, R., ARROYO, L. S., STOCHDORPH, O., STOWENS,
D.: Pathology of Kernicterus and posticteric encephalopathy. Presentation of 87
Cases, with a Consideration of Pathogenesis and Etiology. Aus: American Acad. for
Cerebral Palsy: Kernicterus and its importance in Cerebral Palsy. Springfield/Ill.,

USA, 1957–1959. – HILLER, F.: Z. Neur. 93 (1924), 594. – HÖFLER: s. bei BÜCHNER, F.: 1957. – JACOB, H.: Arch. Psychiat. Nervenkr. 180 (1948), 20. – JUNG, R.: Allgemeine Neurophysiologie. Die Tätigkeit des Nervensystems. Hdb. Inn. Med. Bd. V/1, S. 1–181. Springer, Berlin–Göttingen–Heidelberg 1953; Ges. f. Kreislaufforsch. 19 (1953), 170. – KETY, S. S., SCHMIDT, C. F.: J. clin. Invest. 27 (1948), 484. – KOLISKO: Beitr. gerichtl. Med. 2 (1914), 1. – DE LANGE, C.: Jb. Kinderheilk. 145 (1935), 273; Rev. franç. Pédiat. 12 (1936), 793; Ann. paediat. (Basel) 152 (1939), 277. – LATHE, G. H.: In: LANMAN, J. T.: Physiology of Prematurity, Tr. Third Conf. Josiah Macy, Jr. Foundation. New York 1959, 59, 65. – LUFT, U.: Beitr. path. Anat. 99 (1937), 351. – MARGOLES, C., KATAMI, K., MOLONEY, W. C., PENTSCHEW, A., SUTOW, W. W., HAYMAKER, W.: Wld. Neurol. 1 (1960), 254. – MERIWETHER, L. W., HAGER, H., SCHOLZ, W.: A. M. A. Arch. Neurol. Psychiat. 73 (1955), 293. – MERK, R.: Arch. Psychiat. 111 (1940), 160. – MEYER, A.: Z. Neur. 100 (1926), 201; 112 (1928), 172; 112 (1928), 187; 143 (1933), 333. – MORRISON, L. R.: Arch. Neurol. 55 (1946), 1. – NIKLOWITZ, W.: Beitr. path. Anat. 127 (1962), 424. – OEHLERT, W., SCHULTZE, B., MAURER, W.: Beitr. path. Anat. 119 (1958), 343. – OPITZ, E.: Ergebn. Physiol. 44 (1942), 315; Energieumsatz des Gehirns in situ unter aeroben und anaeroben Bedingungen. In: Die Chemie und der Stoffwechsel des Nervengewebes, S. 66. Springer, Berlin–Göttingen–Heidelberg 1952; Verh. dtsch. Ges. f. Kreislaufforsch. (1953), 26. – OPITZ, E., LÜBBERS, D.: Die Physiologie der Zell- und Gewebsatmung. Hdb. Allg. Path. Bd. IV/2, (1957), 395–496. – OPITZ, E., SCHNEIDER, M.: Ergebn. Physiol. 46 (1950), 126. – OVERHOF, K.: Virchows Arch. 287 (1933), 784. – PENTSCHEW, A.: Archiv Psychiat. Nervenkr. 180 (1948), 118; Intoxikationen. Hdb. Spez. Path. Bd. XIII B, S. 1907. Berlin 1958. – PICHOTKA, J.: Beitr. path. Anat. 107 (1942), 117; Der Gesamtorganismus im Sauerstoffmangel. Hdb. Allg. Path. Bd. IV/2, (1957), 497–568. – PLAMBECK, H.: Beitr. path. Anat. 111 (1950), 77. – PUTNAM, ALEXANDER, WOLFF: Amer. Res. Nerv. 18 (1937), 29 u. 544. – VON RECKLINGHAUSEN, F.: bei KLEBS: Virchows Arch. 32 (1865), 450; Die lokale Anaemie oder Blutleere. Die Ischaemie. Hdb. Allg. Path., Stuttgart 1883. – RICKER, G.: Pathologie als Naturwissenschaft. Relationspathologie. Berlin 1924. – ROTTER, Wg.: Beitr. path. Anat. 101 (1938), 23. – SCHERER, E.: Z. Neur. 150 (1934), 632. – SCHMORL, G.: Verh. dtsch. path. Ges. 6. Tagg. (1904), 109. – SCHNEIDER, M.: Ges. f. Kreislaufforsch. 19 (1953), 3. – SCHOLZ, W.: Z. Neur. 145 (1933), 471; Ges. f. Kreislaufforsch. 19 (1953), 52; Die nicht zur Erweichung führenden unvollständigen Gewebsnekrosen. Hdb. Spez. Path. Bd. XIII/1, B, S. 1284–1325 (1957); An nervöse Systeme gebundene (topistische) Kreislaufschäden. Hdb. Spez. Path. XIII/1, B, S. 1326–1383 (1957). – SCHOLZ, W., BOELLAARD, HAGER, H.: Technical Report contract No. A. F. 61 (1959), 514. – SCHULTZE, B., OEHLERT, W., MAURER, W.: Beitr. path. Anat. 122 (1960), 406. – SCHWEIKERT, C. H., SICKINGER, K.: siehe bei: OVERBECK, W., RICHTER, G., WIEMERS, K., KANIAK, E. G., FEIFEL, G., SCHWEIKERT, C. H., SICKINGER, K.: Langenbecks Arch. klin. Chir. 297 (1961), 378. – SICKINGER, K., SCHWEIKERT, C. H., KANIAK, E. G., RICHTER, G., WIEMERS, K., OVERBECK, W.: Beitr. path. Anat. 125 (1961), 256. – SOEKEN, G.: Kernikterus und Morbus haemolyticus neonatorum. Arch. Kinderheilk. 35 (1957), 1. – SPIELMEYER, W.: Histopathologie des Nervensystems. Berlin 1922. – STEIN, G. J., HILTON, K. C., GELSING, H. P., MASON, R. P.: Science 117 (1953), 100. – SUTOW, W. W., MOLONEY, W. C., MARGOLES, C.: Pediatrics 17 (1956), 349. – TANNENBERG, J.: Proc. Soc. exper. Biol. (N. Y.) 40 (1939), 94; Amer. J. Path. 15 (1939), 25. – TITRUD, L. A., HAYMAKER, H.: Arch. Neurol. 57 (1947), 397. – ULBRICHT, J.: Beitr. path. Anat. 110 (1949), 15. – VIRCHOW, R.: Örtliche Störungen des Kreislaufs, Hdb. Spez. Path. Bd. I, S. 95, Erlangen 1854; Örtlicher Blutmangel, Hdb. Spez. Path. Bd. I,

S. 122, Erlangen 1854; Die Pfropfbildungen u. Verstopfungen in den Gefäßen. Hdb. Spez. Path. Bd. I, S. 156, Erlangen 1854. – WEINBERGER, L. M., GIBBON, M. H., GIBBON, J. H.: Arch. Neurol. 43 (1940), 616, 961. – WUSTMANN, P., HALLERVORDEN, J.: Dtsch. Z. Chir. 245 (1935), 472. – YLPPÖ, A.: Z. Kinderheilk. 9 (1913), 208. – ZETTERSTRÖM, R., ERNSTER, L.: Nature 178 (1956), 1335. – ZOLLINGER, H. U.: Verh. dtsch. Ges. Path. 40. Tgg. (1956), 22.

IV. Mißbildungen durch temporäre
Atmungshemmung des embryonalen Stoffwechsels

EXPERIMENTELLE ENTWICKLUNGSSTÖRUNGEN DURCH ALLGEMEINEN SAUERSTOFFMANGEL*

Von
Franz Büchner

Aus dem Pathologischen Institut der Universität Freiburg.

Die Experimente, über die ich hier berichten darf, haben ein dreifaches Ziel: sie versuchen einmal von der experimentellen Pathologie her zu Fragen des embryonalen Stoffwechsels, also zu einem Grundproblem der Biologie, Stellung zu nehmen; sie wollen ferner der weiteren Aufklärung der Pathologie des allgemeinen Sauerstoffmangels dienen, also einem wichtigen Problem der theoretischen Medizin; sie suchen schließlich Zugang zu den Ursachen menschlicher Mißbildungen, also zur Lösung einer drängenden Frage der praktischen Medizin.

Die Frage nach dem Einfluß eines allgemeinen Sauerstoffmangels auf die tierische Entwicklung ist schon in einigen früheren Untersuchungen angegangen worden. Wir selbst sind vor dem Kriege bei unseren Arbeiten über die krankmachende Wirkung des allgemeinen Sauerstoffmangels auf sie gestoßen. Aber erst nach dem Kriege konnten wir sie in Angriff nehmen, und unter großer eigener Initiative haben die Herren Maurath und Jg. Rehn im vergangenen Jahr die im folgenden mitzuteilenden Experimente durchgeführt. Dabei erfreuten wir uns zu einigen Fragen der Entwicklungsphysiologie des besonderen Rates von Herrn Professor O. Mangold, dem wir auch bei dieser Gelegenheit unseren herzlichen Dank sagen. In besonderer Dankbarkeit gedenke ich aber auch der Tatsache, daß ich von meinen ersten Assistentenjahren ab hier in Freiburg im Banne der klassischen Untersuchungen von Spemann und seiner Schule über die Bedeutung der Organisatoren für die Entwicklung des Molchskeimes stehen durfte.

Wir gingen mit ganz bestimmten Erwartungen an unsere Experimente heran. Unsere früheren Untersuchungen zur Pathologie des allgemeinen Sauerstoffmangels hatten uns gezeigt, daß Zustände von schwerem akutem Sauerstoffmangel ganz besonders das

---

* Herrn Professor Dr. W. Heubner zum 70. Geburtstag gewidmet.
Vortrag zur Neubegründung der Freiburger Medizinischen Gesellschaft
24. Mai 1947.

Zentralnervensystem, vor allem das Gehirn, gefährden
und nicht selten an ihm irreversible Schäden, vor
allem in Gestalt von Nekrosen, verursachen. Diese
Beobachtungen, über die ich im einzelnen hier nicht
berichten kann, wurden noch verständlicher durch
die neueren Ergebnisse der Physiologie. Diese hatten
in den Untersuchungen von SCHNEIDER und NOELL
ergeben, daß das Gehirn sich durch einen besonders
hohen Blut- und Sauerstoffbedarf auszeichnet und
im Zustand des schweren Sauerstoffmangels bis zum
kritischen Kollaps auf Kosten weniger lebenswichtiger
Organe eine kompensatorische Mehrdurchblutung erfährt. Auch die Tatsache, daß wir die Nekrosen fast
ausschließlich in den grauen Bezirken des Gehirns,
also im Bereich der Ganglienzellen fanden, besonders
in der Rinde von Klein- und Großhirn, wird durch
die neuesten noch unveröffentlichten Feststellungen
von SCHNEIDER exakt unterbaut, indem er feststellen konnte, daß die Hirnrinde eine dreifach so
hohe Atmung hat wie das Hirnmark. Die besondere
Verwundbarkeit des in seiner Entwicklung noch nicht
abgeschlossenen Neugeborenengehirns durch einen
allgemeinen Sauerstoffmangel infolge postnataler Asphyxie war von MEESSEN festgestellt worden, indem
er durch SPRUTH bei einigen Säuglingen und Klein-
kindern als Spuren eines solchen schweren Sauerstoffmangels nach der Geburt ausgedehnte symmetrische
Nekrosen und Verflüssigungen im Gehirn nachweisen
konnte.

So drängte sich uns die schon früher von uns gestellte Frage immer mehr auf, ob nicht schon in der
embryonalen Entwicklung das Gehirn durch allgemeinen Sauerstoffmangel schwer geschädigt werden
kann.

Ehe ich aber von den dahinzielenden Experimenten an Tritonenkeimen berichte, müssen wir
grundsätzlich die Frage prüfen, was uns über die
normale Gewebsatmung in der Keimesentwicklung
und ihre Intensitätsunterschiede in den verschiedenen
Stadien der Embryogenese sowie in den verschiedenen Keimbezirken bekannt ist.

Wir wissen durch die Untersuchungen von WARBURG und
durch die Nachprüfungen von GRAY, daß die Atmung beim
Seeigelkeim im Laufe der Entwicklung mehr und mehr zunimmt. Das gleiche zeigten FISCHER und HARTWIG, ATLAS
sowie STEFANELLI für den Keim verschiedener Amphibien-
arten. RUNNSTRÖM wies am Seeigelei, BRACHET am Froschei
nach, daß in den frühesten Stadien der Entwicklung die
Atmung jeweils vor dem periodischen Einsetzen der Kernteilungen ansteigt und während der Mitose einen vorübergehenden Gipfel erreicht. Dementsprechend sah TRURNIT
bei Messung der Wärmetönung sowohl am Seeigelei, wie am
Molch jeweils vor den Kernteilungen bis zur Zellteilung einen

Temperaturanstieg. BRACHET und NEEDHAM fanden beim
Froschkeim in den ersten 24 Stunden den Glykogengehalt
unverändert. Dagegen setzte nach Beginn der Gastrulation
eine Glykogenolyse ein, die in den untersuchten Stadien
(bis zum Schlüpfen) fortbestand. Sie schlossen daraus, daß
das Glykogen im Laufe der Entwicklung mehr und mehr
veratmet wird.

Noch wichtiger als diese Feststellungen sind für uns die
Beobachtungen über die unterschiedliche Intensität der
Atmung in den verschiedenen Keimbezirken. WOERDEMANN
und ebenso PIEPHO stellten im Bereich der dorsalen Urmund-
lippe, also des SPEMANNschen Organisationszentrums, eine
besondere Anreicherung von Glykogen fest, die aber nach
PIEPHO bei der Einstülpung des Zellmaterials während der
Gastrulation eine starke Reduktion erfährt, offenbar infolge
Zunahme der Oxydationen in dieser Entwicklungsphase.

FISCHER und HARTWIG haben zuerst exakte Messungen
der Atmungsintensität beim Molchskeim mit einer verfei-
nerten WARBURG-Methode ausgeführt. Sie kamen dabei zu
folgenden bemerkenswerten Ergebnissen in den verschiedenen Keimbezirken: Nimmt man für die Atmungsgröße des
ganzens Keimes einen Wert von 1 an, so zeigte die animale
Hälfte der Blastula den Wert 1,5, das Hautektoderm der
Gastrula 1,7, der SPEMANNsche Organisator 2,0 und die
Neuralplatte 2,6. — LEHMANN sowie BARTH kamen zu entsprechenden Intensitätsunterschieden, ebenso STEFANELLI.
Darüber hinaus stellte STEFANELLI an der Neurula in der
Neuralrinne ein Gefälle der Atmungsgröße von kranial nach
caudal fest.

Durch diese Arbeiten ist es sehr wahrscheinlich
gemacht, daß die Oxydationen mit zunehmender Differenzierung des Keimes ansteigen, daß die differenzierten Strukturen und ihr präsumptives Bildungsmaterial den höchsten Sauerstoffhunger haben und
daß in der differenziertesten Struktur des jungen
Keimes, der Neuralanlage, ein Gefälle der Atmungsintensität von kranial nach caudal besteht.

Diese Feststellungen werden sehr unterstützt durch einige
Experimente, bei denen künstlich der Stoffwechsel in bestimmten Keimbezirken gesteigert oder abgeschwächt wurde.
So hat GILCHRIST durch umschriebene Erwärmung von
Molchskeimen die Entwicklung des erwärmten epidermis-
bestimmten Ektoderms zu einer akzessorischen Neuralplatte
erzielt. WALTER VOGT erreichte durch Abkühlung oder
Oxydationshemmung am kranialen oder caudalen Pol die
Entwicklung von Alterschimären mit starker Entwicklungshemmung der kranialen oder der caudalen gekühlten Keimhälfte, während sich die ungekühlte Keimhälfte normal
entwickelte.

Nach diesen Vorbemerkungen kann ich über unsere
Versuche berichten. Wir brachten frisch abgelegte
befruchtete Eier von Triton taeniatus und Triton
alpestris, im allgemeinen in frühesten Stadien der
Entwicklung, in einzelnen Serien erst im fortgeschrit-
tenen Embryonalstadium vor dem Schlüpfen der
Larven, in die Unterdruckkammer und führten Luft-
verdünnungen entsprechend 7500—29000 m herbei.
Die besten Ergebnisse erzielten wir bei 16000 m. Zu

den zahlreichen Versuchskeimen zogen wir jeweils reichliche Kontrollen heran.

Grundsätzlich verlief bei sonst gleichen Umweltbedingungen die Entwicklung der Unterdruckkeime wesentlich langsamer als die der Kontrollen. Die Einwirkung der im Unterdruck verdünnten Luft bewirkt also eine Verzögerung der Keimesentwicklung, seines Wachstums und seiner Differenzierung. Darüber hinaus verursachte der allgemeine Sauerstoffmangel je nach dem gewählten Grade der Luftverdünnung bei mehr oder minder zahlreichen Keimen während des Versuches den Tod. Am kritischsten erwies sich dabei die Phase der Urmundbildung im Beginn der Gastrula und vor allem das Neurulastadium. Bei einer Höhe von 29000 m blieben nur einzelne Keime am Leben, bei 16000 m ging der größere Teil zugrunde, besonders in einer Versuchsreihe, in welcher gleichzeitig eine hohe sommerliche Außentemperatur herrschte.

Das wichtigste Ergebnis aber war die Feststellung, daß die im Versuch abgestorbenen Keime regelmäßig mißbildet waren und die Überlebenden zum großen Teil, während wir bei den zahlreichen Kontrollen keine Entwicklungsstörungen beobachten konnten. Bei einem Teil der Keime verlief schon die Einstülpung des Dotterpropfes bei der Gastrulation verzögert. Sehr häufig fanden wir schwere Störungen in der Entwicklung der Neuralplatte und der Neuralwülste, besonders auch bei den spontan abgestorbenen Keimen. Bei einem Teil dieser mißbildeten Neurulae quoll die Kopfplatte wulstförmig aus der

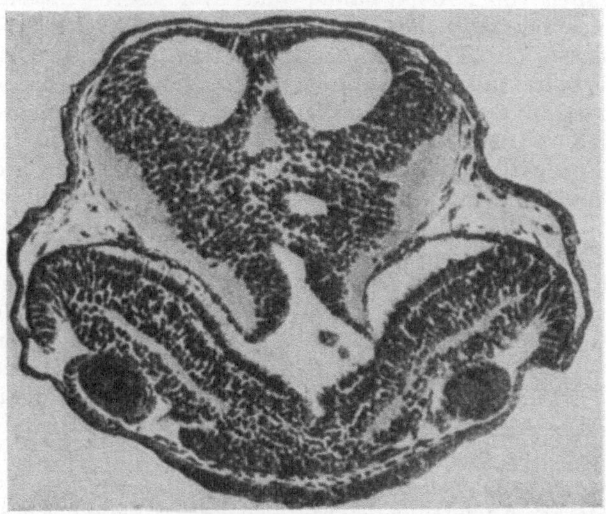

Abb. 1. Synophthalmie (gemeinsame Retina und doppelte Linse) und Hydrocephalus bei Tritonembryo nach allgemeinem O₂-Mangel durch Unterdruck entsprechend 16000 m Höhe.

Neuralplatte hervor, bei anderen bestand eine auffallende Verbreiterung der caudalen Neuralplatte bei fehlender Entwicklung der caudalen Neuralwülste. Wieder bei anderen sahen wir eine starke Annäherung der verdickten Kopfplattenwülste in der Mittellinie. Häufig war auch eine Asymmetrie der Neuralwülste, zum Teil mit nur einseitiger Ausbildung des Wulstes zu beobachten.

Soweit die Keime das Neurulastadium überlebten, entwickelten sich Embryonen, die in der Regel schon im Schwanzknospenstadium starke Entwicklungshemmungen der Kopfregion erkennen ließen. Bei ihrer weiteren Entwicklung stellte sich dann bald eine schwere Entwicklungsstörung der Augen ein. Von der Verlagerung der beiden getrennten Augen von dorsal nach ventral bis zu ihrer Verschmelzung in der Mittellinie mit noch getrennten Linsen, also der Synophthalmie, und dem medialen Einauge mit einer Linse, also der Cyclopie, fanden sich alle Übergänge. Die Synophthalmie sahen wir in 10% der das Neurulastadium überlebenden Keime, die Cyclopie in 2 Fällen.

Wir haben die Keime histologisch in Serien untersucht und dabei weitere sehr bemerkenswerte Fehlbildungen festgestellt. Während in der Norm die Riechgrube paarig symmetrisch zur Mittellinie angelegt wird, fand sich in den Fällen von Synophthalmie regelmäßig nur eine Riechgrube unpaar in der Mittellinie. Bei Cyclopie war überhaupt keine Riechgrube mehr nachzuweisen. Das Gehirn selbst zeigte in den Fällen von Synophthalmie und Cyclopie regelmäßig eine beträchtliche Minderentwicklung des Vorderhirns, zum Teil auch des Mittelhirns, mit mehr oder minder starker Reduktion der Zellzahl und Unordnung in der Zusammenlagerung der Zellen. Gelegentlich war damit ein Hydrocephalus verbunden (Abb. 1). Eine Fehlentwicklung der Ohrblasen, insbesondere ihre Annäherung in der Medialen haben wir nie beobachtet.

An den mißbildeten Neurulae sahen wir histologisch außer einseitig oder doppelseitig mangelhafter Entwicklung der Neuralwülste zum Teil starke Unregelmäßigkeiten in der Zellanordnung und an Stelle fehlender Neuralwülste Zellverlagerungen in die Tiefe.

Die übrigen Organe ließen im allgemeinen keine Fehlbildung erkennen mit einer sehr charakteristischen Ausnahme. Bei allen Fällen von Synophthalmie war eine meist beträchtliche Erweiterung der Vornierenkanälchen, zum Teil mit Cystenbildung und starker Abplattung des Epithels, nachzuweisen. Diese Mißbildung war meist schon makroskopisch durch

eine symmetrische Auftreibung des Embryo in den
Flanken zu erkennen.

Besonders haben wir histologisch auf die Entwicklung der Chorda und der prächordalen Platte wegen
ihrer Bedeutung als SPEMANNscher Organisator ge-
achtet. Eindeutige Veränderungen haben wir nie gesehen, wiewohl wir gelegentlich den Eindruck einer
etwas dürftigeren Entwicklung dieser Strukturen
hatten. Diese stand aber in keinem exakten Verhältnis zur jeweiligen Schwere der Gehirn- und Augenmiß-
bildung. Wir wären aber dankbar, wenn ein Entwick-
lungsphysiologe vom Fach unsere Serien noch einmal
besonders auf diese Frage hin prüfen würde.

Versuchen wir eine Auswertung und Deutung
unserer Befunde, so ist zunächst festzustellen, daß
auch schon mit anderen Methoden an Molchskeimen
Mißbildungen nach Art der von uns beobachteten am
Gehirn und am Auge erzeugt wurden, besonders auch
die Synophthalmie und die Cyclopie. Sie sind ausführlich zusammenfassend von O. MANGOLD zusam-
mengestellt und erörtert. Vor allem wurde mit verschiedenen chemischen Substanzen gearbeitet, die
durchaus nicht miteinander verwandt sind. So erzielte STOCKARD bei Fischembryonen (Fundulus) mit
Äthylalkohol und mit Magnesiumchlorid zahlreiche
Augenmißbildungen, LEHMANN ebenso bei Tritonen
mit Lithionchlorid. Durch Röntgenstrahlen konnte
WOLFF Cyclopien hervorrufen. Alle diese Versuche
sind aber deshalb unbefriedigend, weil sie zwar ein
interessantes pathologisches Phänomen zum Ergebnis
haben, aber über den Mechanismus der Wirkung des
angewandten Mittels keine zuverlässigen Aussagen
machen.

Demgegenüber sind wir in dem großen Vorteil, daß
wir durch unsere Versuchsanordnung einen starken
Sauerstoffmangel in den Keimen hervorrufen, der
zwangsläufig zu einer Beeinträchtigung der normalen
oxydativen Stoffwechselvorgänge führen muß, sobald eine bestimmte Atmungsintensität nicht mehr
garantiert ist. Dabei ist besonders wichtig, daß in
unseren Versuchen der Sauerstoffmangel in der Regel
vor der Entwicklung des Gefäßsystems und dem
Einsetzen der Zirkulation gesetzt wurde, der Sauerstoffmangel der Luft also unmittelbar an den Geweben
zur Wirkung kam, und daß durch den Unterdruck
eine gleichzeitige Kohlensäureanreicherung ausge-
schlossen war. Es ist nun sehr bedeutungsvoll, daß
wir die Fehlbildungen vor allem da beobachten konnten, wo nach unseren einleitenden Erörterungen über
den oxydativen Stoffwechsel des Keimes die Atmung
besonders intensiv, der Sauerstoffhunger also beson-

ders groß ist. Das gilt zunächst für die Neuralplatte und die Neuralwülste, und so verstehen wir, daß diese in unseren Versuchen häufig mehr oder weniger schwer mißbildet waren. Das gilt aber auch vor allem für die kranialen Teile des Neuralgewebes, und so erklären sich uns die beobachteten Mißbildungen des Gehirns, besonders des Vorderhirns, der Augen und der Riechgruben. Ob dabei der Sauerstoffmangel unmittelbar zur Wirkung kommt oder über eine von uns morphologisch nicht erfaßte Schädigung des SPEMANNschen Organisators und dessen mangelhafte induktive Anregung der Differenzierung, bleibt vorerst noch ungeklärt, ist aber für die grundsätzliche Bedeutung der Befunde nicht entscheidend. Wesentlich ist, daß die Strukturen besonders hoher Differenzierung und besonders intensiven oxydativen Stoffwechsels infolge des allgemeinen Sauerstoffmangels nicht ihren normalen Aufbau erreichen.

Tragen wir in einer abfallenden Geraden das Gefälle des Sauerstoffbedarfes von kranial nach caudal in ein Koordinatensystem ein, so liegt das normale Sauerstoffangebot an den Keim stets über dem höchsten Punkt dieser Linie. Dagegen sinkt in unseren Unterdruckexperimenten das Niveau dieser Linie unter deren obersten Punkt. Die Keimregionen, welche weniger Sauerstoff nötig haben, entgehen daher der Fehlentwicklung, während die Sauerstoffhungrigen ihr unweigerlich verfallen.

Es ist nun zu erwarten, daß das kranio-caudale Gefälle des O_2-Bedarfes im Keim nicht für die gesamte Zeit der Entwicklung fixiert ist, daß vielmehr die Punkte besonders hohen O_2-Hungers im Laufe der Entwicklung wandern. Wenn uns die Experimente von GILCHRIST darüber belehrt haben, daß die Neuralplatte vor allem in der Phase der Blastula determiniert wird, die des Gehirns und des Kopfes in der jüngeren Gastrula, die der Vornieren dagegen in der späten Gastrula und in der Neurula, so ist ohne weiteres zu erwarten, daß z. B. das Bildungsmaterial der Vornieren in der Phase der Vornierendetermination eine Periode besonderer Stoffwechselsteigerung durchläuft, so daß in dieser Phase bei allgemeinem Sauerstoffmangel an ihm eine Insuffizienz der O_2-Versorgung eintreten kann. So deuten wir die von uns beobachteten Fehlbildungen der Vornieren damit, daß wir die Keime bis in das Neurulastadium, also bis zur Determination der Vornieren im Unterdruck gehalten haben.

Selbstverständlich ist der Unterdruckversuch noch zu ergänzen durch Versuche mit Einwirkung eines O_2-armen Gasgemisches bei Normaldruck, um die

Mitwirkung des niedrigen Druckes als physikalischen
Faktor auszuschließen. Vor 8 Tagen konnten wir
mit derartigen Versuchen beginnen und wir haben
inzwischen schon eine Serie typischer Fehlbildungen
der Neurula nach diesem Verfahren in der Hand*.

Sie werden nun längst die Frage gestellt haben,
ob so naheliegende Versuche nicht schon seit langem
vorliegen. Tatsächlich hat O. SCHULTZE schon 1899
das Problem klar gesehen und auf eine einfache Weise
angegangen. Er brachte Tritoneneier in dünne beiderseits offene Glasröhren. Auf diese Weise erhielten
die nahe den beiden Enden gelegenen Eier genügend
O_2, die in der Mitte dagegen nicht. Infolgedessen
zeigten die Keime in der Mitte eine Verzögerung
ihrer Entwicklung, zum Teil ein Absterben, vereinzelt
auch Fehlentwicklungen mit Offenbleiben des Ur-
mundes und mangelhafter Einstülpung des Dotterpfropfes, oder auch eine Lordose der Wirbelsäule.
Neben dem O_2-Mangel mißt SCHULTZE der CO_2-An-
reicherung entscheidende Bedeutung für das Ergebnis seiner Versuche bei.

Im Unterdruck von 2500—8000 m hat BECHER
die Entwicklung des Hühnerembryo untersucht. In
einer kurzen 1939 veröffentlichten Arbeit bildet er
einige Lupenaufnahmen von Embryonen (nicht histologische Schnitte) mit nicht näher definierten Mißbildungen des Zentralnervensystems und des Herzgefäßsystems ab. Er deutet die gefundenen Veränderungen als Folge eines allgemeinen Sauerstoffmangels.

Hier wollte ich eigentlich meinen Bericht über
frühere Arbeiten auf diesem Gebiete schließen. In
letzter Stunde kam mir jedoch eine amerikanische
Arbeit von STOCKARD aus dem Jahre 1921 in die
Hand, die in der einschlägigen neueren deutschen
Literatur über Entwicklungsphysiologie unbekannt
ist. Die Arbeit verrät eine ungewöhnliche Unvorein-
genommenheit und Ursprünglichkeit der Fragestellung, Durchführung und Deutung. STOCKARD untersuchte Fischkeime von Fundulus und Forelle u. a.
unter den folgenden Bedingungen: Für gewöhnlich
werden die Eier dieser Fische als einzelne an Fluß-
und Seegras abgelaicht, so daß ihnen durch das vorbeiströmende Wasser die nötige Zufuhr von Sauerstoff und Abgabe von Kohlensäure gewährleistet ist.
Im Experiment kann man aber die Eier, die an ihrer
Hülle feine Haftfäden haben, zu großen Klumpen
von Hunderten und mehr zusammenballen. Dann

* Inzwischen haben wir bei Beatmung von Titronenkeimen mit O_2-
armem O_2-N Gemisch unter Normaldruck eine ganze Serie von Embryonen mit Synophthalmie, einzelne mit Cyclopie und über die früheren
Beobachtungen hinaus solche mit Acephalie erzielt.

ist in der Außenzone die O_2-Zufuhr und CO_2-Abgabe
normal, nach dem Mittelpunkt des Klumpens zu aber
zunehmend ungenügend. Damit erklärt STOCKARD
sehr einleuchtend die Tatsache, daß die Keime der
Außenzone sich normal entwickeln; nach innen zu
wird dagegen eine zunehmende Verzögerung der Entwicklung, zum Teil, ein Absterben der Keime und —
in 10—16% der Fälle — das Auftreten von Mißbildungen des Kopfes, der Augen und des Herzens
beobachtet, in einzelnen Fällen auch eine Cyclopie,
nicht selten Doppelbildungen mit 2 Köpfen. Histologische Untersuchungen hat STOCKARD nicht durchgeführt, auch fehlen — außer für die Doppelbildungen
— Abbildungen der makroskopischen Befunde. An
der Eindeutigkeit der Ergebnisse ist aber nicht zu
zweifeln, und mit aller Klarheit sieht STOCKARD in
dem O_2-Mangel die entscheidende Ursache seiner
Mißbildungen, wenn er auch daneben noch die CO_2-
Anreicherung dafür mit in Rechnung setzt.

Wir könnten natürlich angesichts dieser Erfahrung resigniert feststellen, daß es auch in der Wissenschaft nichts neues unter der Sonne gibt. Aber wir
sind von einem ganz anderen Gedanken erfüllt,
nämlich von dem Bewußtsein, wie beglückend es ist,
aus einer anderen Konstellation der Fragestellung
und des Wissens heraus den Gedanken eines anderen
unabhängig von ihm noch einmal zu denken und zu
der gleichen Wirklichkeit vorzustoßen. Hierin scheint
mir auch einer der entscheidenden Gründe dafür zu
liegen, daß der Mensch der letzten Jahrhunderte
mehr und mehr zu den Naturwissenschaften drängte:
Er suchte bei ihnen die Erfüllung eines metaphysi-
schen Bedürfnisses nach Wirklichkeitstreue und Wahr-
heitsoffenbarung.

Es liegt auf der Hand, aus unseren Beobachtungen
den Schluß zu ziehen, daß auch für die menschliche
Teratogenese dem allgemeinen O_2-Mangel eine besondere Bedeutung zukommt. Das haben wir schon
in der vorläufigen Mitteilung unserer Befunde getan.
Insbesondere haben wir die Meinung ausgesprochen,
daß durch primär mangelhafte Nidation des Eies
oder durch seine sekundäre Störung, vor allem infolge
von Blutungen im Beginn der Schwangerschaft, ein
allgemeiner Sauerstoffmangel den jungen menschlichen Keim treffen und seine weitere Entwicklung
fehlleiten kann. Neben die Gruppe der erbbedingten
Mißbildungen haben wir also sehr wahrscheinlich
viele Fehlbildungen des Menschen zu stellen, deren
Ursache vor allem in einer Keimschädigung durch
allgemeinen Sauerstoffmangel zu suchen ist.

Literatur. ATLAS, M.: Zit. nach P. E. LINDAHL, Fschr. Zool., N. F. 5, 187 (1941). — BARTH, L. G.: Zit. nach P. E. LINDAHL, Fschr. Zool., N. F. 5, 187 (1941). — BRACHET, J.: Zit. nach P. E. LINDAHL, Fschr. Zool., N. F. 3, 271 (1938). — BRACHET, J. u. J. NEEDHAM: Zit. nach P. E. LINDAHL, Fschr. Zool., N. F. 3, 271 (1938). — BÜCHNER, F., J. MAURATH u. J. REHN: Klin. Wschr. 1946, 137. — FISCHER, G. G. u. N. HARTWIG: Biol. Zbl. 58, 567 (1938). — GILCHRIST, F. G.: Zit. nach H. SPEMANN, Experimentelle Beiträge zu einer Theorie der Entwicklung. Berlin 1936. — GRAY, J.: Zit. nach P. E. LINDAHL, Fschr. Zool., N. F. 3, 271 (1938). — LEHMANN, F. E.: Naturw. 1938, 705; 1942, 515. — Zit. nach P. E. LINDAHL, Fschr. Zool., N. F. 5, 187 (1941). — MANGOLD, D.: Erg. Biol. 7, 196 (1931). — PIEPHO, H.: Biol. Zbl. 58, 90 (1938). — RUNNSTRÖM, J.: Zit. nach P. E. LINDAHL, Fschr. Zool., N. F. 3, 271 (1938). — SCHNEIDER, M.: Persönliche Mitteilung. — SCHNEIDER, M. u. NOELL: Pflügers Arch. 246, 181, 201, 207 (1943). — SPRUTH, H.: Frankf. Z. 58, 452 (1947). — STEFANELLI, A.: Zit. nach P. E. LINDAHL, Fschr. Zool., N. F. 5, 187 (1941). — STOCKARD, CH.: Amer. J. Anat. 28, 115 (1921).— TRURNIT, H. J.: Naturw. 27, 805 (1939). — VOGT, W.: Anat. Anz. 63, Erg.-H., 126 (1927). — WARBURG, O., K. POSENER u. E. NEGELEIN: Biochem. Z. 152, 309 (1934). — WOERDEMANN, M. W.: Zit. nach H. SPEMANN: Experimentelle Beiträge zu einer Theorie der Entwicklung. Berlin 1936.

*Aus dem Ludwig Aschoff-Haus, dem Pathologischen Institut
der Universität Freiburg i. Br.
(Direktor: Prof. Dr. med. F. Büchner)*

Zur Biologie und Pathologie der Entwicklung*)

Von

Franz Büchner

In meinem Vortrag zur Biologie und Pathologie der
Entwicklung möchte ich zunächst über neuere Ergebnisse
zur Verursachung und Entstehung der Mißbildungen berichten, um dann zu einigen grundsätzlichen Fragen der
Enwicklungsphysiologie Stellung zu nehmen.

I.

Unsere Vorstellungen über die **Ursachen von Mißbildungen** bei Mensch und Tier standen in den letzten
50 Jahren in wachsendem Maße im Zeichen der Erb-
biologie. Diese hatte für die normale Entwicklung mehr
und mehr die Auffassung begründet, daß die Wirkstoffe
der Gene, also der stofflichen Repräsentanten der Ver-
erbung, bei normalem Erbgefüge in dieser oder jener
Phase der Entwicklung in den Stoffwechsel des Keimes
eingreifen und diesen so lenken, daß die normale Dif-

---

*) Vortrag, gehalten in der 6. Vortragsreihe der Augsburger Fort-
bildungstage für praktische Medizin, 10. November 1951.

ferenzierung der Organanlagen und Organe das Resultat ist. Für eine fehlerhafte Entwicklung folgerte man daraus, daß krankhafte Gene oder Chromosomen oder das Fehlen von Genen, Gengruppen oder Chromosomenstücken eine Fehlsteuerung des embryonalen Stoffwechsels verursachen und daß dadurch bestimmte Gestaltungsvorgänge im Keime nicht ablaufen oder mißglücken.

Nun kennen wir in der Tat **eine Reihe von Mißbildungen des Menschen,** die nach den Stammbaumforschungen in der Regel, wenn auch nicht in jedem Fall, **erbbedingt** sind. Als Beispiel nenne ich vor allem die Syndaktylie, bei der die Endphalangen des zweiten bis fünften Fingers an beiden Händen miteinander verwachsen und diese 4 Finger von einheitlichen Weichteilen überzogen sind. Das gleiche Bild kann gleichzeitig auch an der 2.—5. Zehe beider Füße bestehen. Ebenso ist in der Regel die Polydaktylie erbbedingt, also ein Zustand, bei dem an beiden Händen, nicht selten auch an beiden Füßen, ein Finger bzw. eine Zehe zuviel entwickelt ist. Erbbedingt ist in der Regel auch die Chondrodystrophie, eine Erkrankung des Skeletts, bei der vor allem die Arm- und Beinknochen zu kurz entwickelt werden, so daß ein unproportionierter Zwergwuchs resultiert. (Das drollige Aussehen dieser Menschen führt nicht selten dazu, daß sie die Komik ihrer äußeren Erscheinung selbst bejahen und sich den Beruf des Clowns erwählen. Jeder hat im Zirkus schon solche Chondrodystrophe gesehen.) Auch die Lippen-, Kiefer- und Gaumenspalte, also Hasenscharte und Wolfsrachen, sind häufig, wenn auch nicht gesetzmäßig erbbedingt.

Ebenso kennen wir **beim Tier spontane erbfeste Mißbildungen.** So konnte man beim Huhn ein erbbedingtes Aequivalent der Chondrodystrophie beobachten, das Krüper-Huhn mit kurzen Flügeln und Beinen. Ein ähnliches Bild wurde beim Kaninchen nachgewiesen, wobei noch gleichzeitig die auch beim Menschen bekannte Pelger-Anomalie der Leukocyten bestehen konnte.

Auch bei Meerschweinchen wurden Mißbildungen beobachtet, die in vielen Generationen regelmäßig immer wieder auftraten (*Wright* und *Wagner*, 1934). Es ist dies auf der einen Seite das Bild der Cyclopie mit der

Entwicklung eines Einauges an der Stirn, auf der anderen
Seite das Bild der Otocephalie mit Verkrümmerung des
Unterkiefers und der Annäherung oder Vereinigung der
beiden Ohren in der Mittellinie. Das Ergebnis dieser Untersuchungen war nur so zu verstehen, daß hier an den
Genen oder Chromosomen der Keimzellen erbfeste Aen-
derungen, also Mutationen, eingetreten waren, die sich im
Stoffwechsel und im Erscheinungsbild erbfest auswirkten.
Beide Mißbildungen kommen auch beim Menschen vor,
das Bild der Cyclopie sogar gar nicht ganz selten. So lag
es nahe zu folgern, daß auch die entsprechenden menschlichen Mißbildungen erbbedingt sind. Die Hypothese von
der Erbbedingheit der menschlichen und tierischen Mißbildungen schien also zunächst stark gestützt zu sein.

Eine entscheidende erste **Korrektur** erfuhr **diese
Auffassung** aber durch die Mitteilungen des australischen Augenarztes *Gregg* (1941). In Australien hatte
einige Zeit eine ausgedehnte Rubeolen-Epidemie gewirkt,
von der nicht nur Kinder sondern auch Erwachsene,
also auch Schwangere, befallen wurden. *Gregg* stellte
nun fest, daß die Kinder der erkrankten Schwangeren
nach ihrer Geburt z. T. eine angeborene Trübung der
Linse, also eine Katarakt, hatten. Starben derartige
Kinder, so zeigten sie außerdem noch z. T. eine Mikrocephalie, eine Mikrophthalmie und angeborene Herzmißbildungen. Aehnliche Folgen einer Rubeoleninfektion
wurden bald auch in anderen Ländern berichtet. Ida
Mann nimmt an, daß das Rubeolenvirus im Keim Stoffwechselstörungen verursacht, die ihrerseits zu den beobachteten gestaltlichen Störungen führen. Die Hypothese liegt nahe, daß das Rubeolen-Virus in den Zellen
des Keimes durch seine Reduplikation die für den Aufbau der Kern-Nucleoproteide notwendigen Vorstufen
verbraucht, so daß die Kern-Nucleoproteide des Keimes
nicht in der nötigen Menge gebildet werden können.

Im Experiment lagen schon ältere Beobachtungen
vor, aus denen hervorging, daß **unphysiologische Milieu-
einwirkungen** mit großer Regelmäßigkeit **zu Mißbildungen führen.** Vor allem hatte schon *Stockard* (1907,
1910) beobachtet, daß der Zusatz von Aether, Alkohol,

Chloroform, Magnesium-Chlorid zu dem Zuchtwasser bei
Fischkeimen (Fundulus) Mißbildungen verursachen kann,
u. a. das Bild der Cyclopie. Auch hatte *Lehmann* (1938),
im Anschluß an Untersuchungen von *Herbst*, zeigen
können, daß man bei Amphibien (Triton) durch den
Zusatz eines Leichtmetalls, des Lithium, die Entwicklung
von Cyclopen oder, bei etwas späterer Einwirkung des
Lithium, von Otocephalen herbeiführen kann.

Die Faktoren, die in diesem Experiment gewählt
wurden, sind aber sehr ungewöhnlich. Es war also nötig,
in fundamentale Stoffwechselvorgänge des Keimes so
einzugreifen, daß nicht Substanzen mit noch ungeklärter
Stoffwechselwirkung angewandt wurden. Da die entscheidenden Stoffwechselvorgänge oxydative sind, wählten wir für unsere Untersuchungen den **Sauerstoffmangel.**

Andeutende Versuche hatte schon *Schultze* (1898)
über die Wirkung des Sauerstoffmangels auf die Amphibienentwicklung angestellt. Später hat dann *Stockard*
(1921) am Fischkeim auf eine sehr einfache Art einen
Zustand des Sauerstoffmangels herbeigeführt. Für gewöhnlich werden die Eier der Ellritze einzeln abgelaicht
und durch einen feinen Faden an Gras unter Wasser an-
geheftet, so daß sie frei im Wasser flottieren und gut
von Sauerstoff versorgt sind. Vereinigte *Stockard* nun
solche Eier zu einem großen, mehrere 100 Eier umfas-
senden Eiballen, so entwickelten sich aus den Eiern der
äußeren Schale dieses Eiballens normale Ellritzen, aus
denen im Kern des Eiballens dagegen Mißbildungen, u. a.
Cyclopen. *Stockard* folgerte, daß diese Mißbildungen die
Folge eines Sauerstoffmangels und Kohlensäureüberschus-
ses in der Mitte des Eiballens seien.

Wir selbst haben den Sauerstoffmangel auf exaktere
Weise herbeigeführt, teilweise durch das Unterdruck-
verfahren, also durch stärkere Verdünnung der Luft,
teilweise durch ein sauerstoffarmes Stickstoff-Sauerstoff-
gemisch. Dabei bestand keine gleichzeitige Kohlensäureanreicherung. Ueber die ersten Versuche an Molch-
keimen, die ich mit *Maurath* und *Rehn* durchführte,
konnten wir 1946 berichten. Es folgten dann bis 1950
die Arbeiten von *Maurath* und *Rehn*, sowie von *Rüb-*

saamen. Das Ergebnis dieser Arbeiten möchte ich zusammenfassend darstellen:

Werden frisch abgelegte Eier des Molches (Triton taeniatus oder Triton alpestris) bis zum Abschluß der Gastrulation oder bis in das Stadium der Neurulation hinein in einem beträchtlichen Sauerstoffmangel gehalten, so aber, daß die übrigen Milieufaktoren die gleichen sind wie bei den Kontrollen, so ist zunächst eine wesentliche **Entwicklungsverlangsamung** bei den im Sauerstoffmangel gezüchteten Keimen zu beobachten. In einem Stadium, in dem die Kontrollkeime kurz vor dem Schlüpfen stehen, der Kopf also schon gut differenziert ist, die Augen, sowie drei Kiemenpaare beiderseits entwickelt sind und der Schwanz schon deutlich ausgebildet ist, sieht man bei den Sauerstoffmangel-Keimen erst die ungegliederte Kopfanlage und die Schwanzknospe eben abgesetzt. Diese Entwicklungsverlangsamung im Sauerstoffmangel ist durchaus sinnvoll, und es kommt ihr eine regulative Bedeutung zu, da bei verlangsamter Entwicklung der Sauerstoffbedarf in der Zeiteinheit verringert ist.

Als ein weiteres regulatives Phänomen kann man im Sauerstoffmangel bei Tritonkeimen eine wesentliche Vergrößerung der Kiemen beobachten. Darauf haben früher schon *Babak* (1907) und *Drastich* (1925) aufmerksam gemacht. *Rübsaamen* hat diese Befunde bestätigt (1951) und gezeigt, daß darüber hinaus ein viertes Kiemenpaar entwickelt werden kann und daß diese **Kiemenhyperplasie** schon dann auftritt, wenn der Keim lediglich bis zum Abschluß der Gastrulation im Sauerstoffmangel gehalten wird, danach aber in einem normalen Medium sich weiter entwickelt. Die Kiemenhyperplasie und Vermehrung der Kiemen bedeutet, daß die Austauschfläche des Kiemenapparates mit dem umgebenden Wasser wesentlich vergrößert wird, so daß also trotz des Sauerstoffmangels noch relativ viel Sauerstoff aus dem Wasser in das durchströmende Blut aufgenommen werden kann. Wie die Nachwirkung des Sauerstoffmangels bei Keimen zu erklären ist, die schon am Ende der Gastrulation unter normale Atmungsbedingungen gebracht werden, also zu einer Zeit, in der noch nichts von dem Kiemensystem angelegt ist, ist uns völlig rätselhaft.

Die beiden regulativen Phänomene, die Entwicklungsverzögerung sowie die Kiemenhyperplasie, reichen aber nicht aus, um bei stärkerem Sauerstoffmangel eine normale Entwicklung zu garantieren. Vielmehr stellen sich dabei charakteristische **Entwicklungsstörungen** ein. Schon im Stadium der Gastrulation wird eine ungenügende Einstülpung und Verarbeitung des Dotterpfropfes beobachtet, im Stadium der Neurulation kommt es nicht selten zur Asymmetrie, z. T. auch zum Ausbleiben der Neuralwulstbildung. Ein größerer Teil der Keime stirbt in diesem Stadium ab. Diejenigen, die trotz dieser Störungen überleben, zeigen in der weiteren Entwicklung **schwere Mißbildungen im Bereich des Gehirns und an den Kopfsinnesorganen.** An der Gehirnanlage werden Verwerfungen der Strukturen und Verkümmerungen der Entwicklung einzelner Gehirnteile, z. T. auch Verdoppelungen von Gehirnteilen beobachtet, am häufigsten am Vorhirn, dann am Zwischenhirn, dann am Mittelhirn, am seltensten am Nachhirn. Die stammesgeschichtlich ältesten Teile des Gehirns leiden also am wenigsten, die jüngsten dagegen am meisten unter dem Sauerstoffmangel.

Von den Kopfsinnesorganen sind Auge und Nase besonders häufig in ihrer Entwicklung gestört. Am **Auge** können die beiden Augenbecher zu einer zusammenhängenden Anlage der Netzhaut vereinigt sein, aber noch getrennte Linsenbildung erkennen lassen, so daß das Bild der Synophthalmie entsteht. Darüber hinaus kann aber auch nur ein rudimentärer Augenbecher mit einfacher Linsenbildung in der Mittellinie beobachtet werden, also das klassische Bild des Cyclopen. An der Nase kommt häufig statt einer paarigen eine einfache Riechgrube zur Entwicklung.

Die Entwicklung im Kopfgebiet ist aber bei einer Minderzahl der Keime noch darüber hinaus gestört: Es kann die gesamte Gehirnanlage fehlen und die Entwicklung der Kopfsinnesorgane ausbleiben, es kann aber auch der Kopf als Ganzes fehlen und der Embryo nach vorn mit den Kiemen abschließen.

Die beschriebenen Mißbildungen entsprechen einer Reihe von klassischen fundamentalen Mißbildungen des Menschen.

Es war zu erwarten, daß diese schweren Mißbildungen nicht mehr zur Entwicklung kommen, wenn die Entwicklung der Keime zunächst bei normalem Sauerstoffgehalt durchgeführt und der **Sauerstoffmangel erst in
einem späteren Stadium** vorübergehend zur Wirkung
gebracht wird. Tatsächlich bestätigen die Beobachtungen
diese Erwartungen. So haben wir bei Keimen, die erst
nach der Gastrulation im Sauerstoffmangel waren, keine
schweren Mißbildungen des Gehirns, des Auges und der
Nase mehr gefunden. Dagegen zeigten diese Keime Störungen in der feineren Ausdifferenzierung des Gehirns
und der Augen. So wurde gelegentlich eine Erweiterung
der Hirnventrikel, also die Anlage eines Hydrocephalus
internus, beobachtet. An den Augen fand sich recht häufig
ein zu kleiner Augenbecher, also eine Mikrophthalmie.
Z. T. wurden linsenlose Augen entwickelt, z. T. wurde
die Linse, statt durch Induktion aus der Epidermis, aus
der Netzhaut gebildet.

Dazu kamen in dieser Versuchsreihe Mißbildungen des
Rückenmarkes, und zwar das Bild der Hydromyelie mit
Erweiterung des Zentralkanals, das Bild der Diplomyelie
mit partieller Verdoppelung der Rückenmarkanlage und
das Bild der Myelocele mit einem Prolaps von Rücken-
markgewebe nach außen zur Beobachtung. Von der Erörterung anderer Mißbildungen können wir hier absehen. Auch diese Gruppe von Mißbildungen hat ihr
Aequivalent in der Pathologie der menschlichen Mißbildungen.

Es stellte sich nun mehr und mehr die Frage, ob
solche **Mißbildungen unter Sauerstoffmangel auch an
den Keimen warmblütiger Wirbeltiere** zur Entwicklung
kommen, deren Entwicklung der des Menschen ver-
wandter ist.

Schon *Becher* hatte 1938 Herzmißbildungen beim
Hühnchenkeim nach Sauerstoffmangel beobachtet, ohne
seine Befunde genauer auszuwerten. In jüngster Zeit hat
Töndury (1950) über Anencephalie und Herzmißbildun-
gen beim Hühnchenkeim nach Sauerstoffmangel berichtet
(Gallera).

In unseren eigenen Versuchen (vorläufig veröffentlicht durch *Büchner, Rübsaamen* und *Rothweiler* 1951)

haben wir am **Hühnchenkeim** den Sauerstoffmangel noch gezielter als bei Tritonen eingesetzt. Die Bebrütung wurde im Brutapparat vorgenommen, und es wurde einmal während der Entwicklung ein 24stündiger Sauerstoffmangel gesetzt, in der Regel mit einem Sauerstoffgehalt von 5%. In der übrigen Bebrutungszeit, die bis zum Ende des 6. Tages ausgedehnt wurde, war die umgebende Atmosphäre normal.

In der ersten Versuchsgruppe, in der der 24stündige Sauerstoffmangel am ersten Bebrütungstag zur Wirkung gebracht wurde, beherrschten Fehlbildungen der Hirn- und Rückenmarkanlage das Bild. Es kam nicht zur normalen Schließung des Neuralrohres im Gehirn- oder

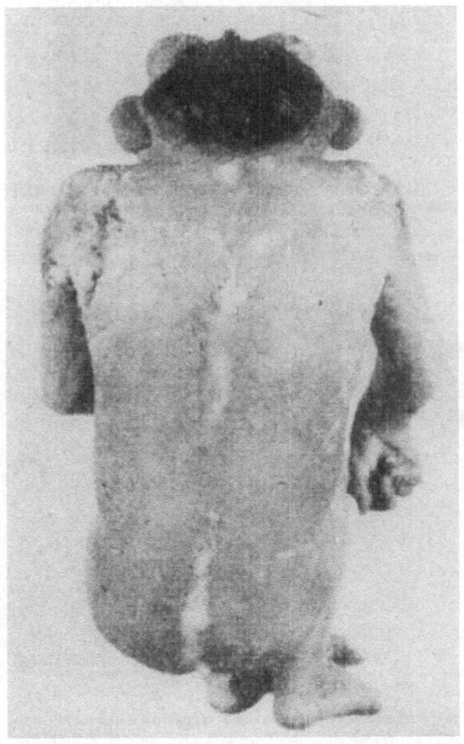

Abb. 1: Anencephalie und Akranie bei einem menschlichen Neugeborenen (von hinten).

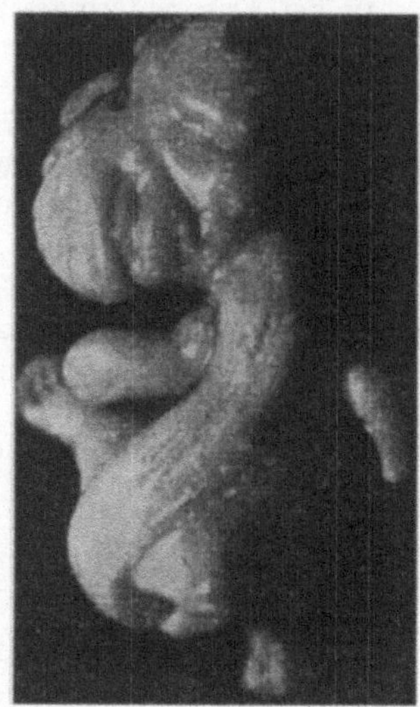

Abb. 2: Anencephalie beim Hühnchenkeim nach Sauerstoffmangel am ersten Bebrütungstag (24 Stunden lang). Danach Bebrütung in normaler Atmosphäre bis zum 6. Tag.

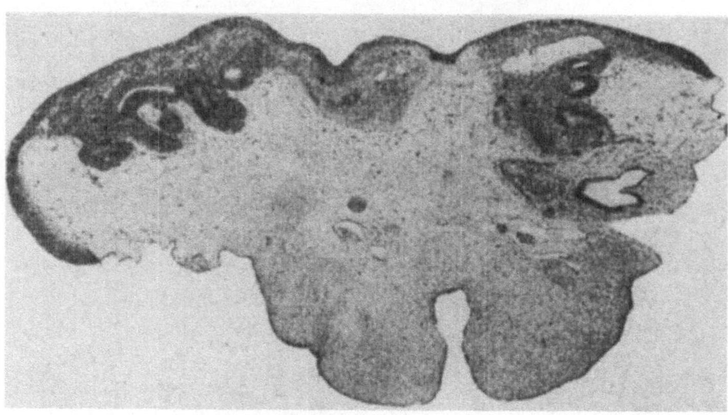

Abb. 3: Histologisches Bild eines Horizontalschnittes der Anencephalie von Abb. 2. Hemmung der Entwicklung der Gehirnanlage zum Gehirnbläschen.

z. T. im Rückenmarkbereich, und es entwickelte sich
entweder das Bild der Anencephalie mit Bildung einer
nicht geschlossenen Platte aus Gehirngewebe (Abb. 1—3)
im Kopfbereich oder, in der Regel mit einer Anencephalie kombiniert, das Bild der Rhachischisis mit einer
offenen nach außen gekehrten Platte im oberen Rückenmark, gelegentlich auch eine Cyklopie.

Wurde der 24stündige Sauerstoffmangel erst 36 Stunden nach Beginn der Bebrütung eingesetzt, so wurde in
keinem Falle mehr eine Anencephalie beobachtet. Mehr
und mehr beherrschen vielmehr jetzt Mißbildungen der
Extremitäten das Bild, entweder Stummelextremitäten
(Phokomelie) oder das Fehlen der Extremitäten (Amelie).

Auch in dieser Versuchsreihe am Warmblüter ist also
die Reproduktion klassischer menschlicher Mißbildungen
durch Sauerstoffmangel gelungen. Daneben kam es auch
zu selteneren feineren Organmißbildungen, wie sie ebenfalls beim Menschen beobachtet werden, z. B. zur Huf-
eisenniere oder zur Ektopie des Herzens.

II.

Unter dem Eindruck unserer Experimente stellte sich
uns mehr und mehr **die Frage, ob nicht auch beim Menschen der Sauerstoffmangel eine entscheidende Rolle
als Ursache der Mißbildungen spielt.** Eine solche Annahme legte uns die Erwägung nahe, daß **Durchblutungsstörungen in der Gebärmutterschleimhaut** einen
solchen Sauerstoffmangel, auch schwereren Grades, sehr
wohl verursachen könnten. Für das Wirksamwerden von
Durchblutungsstörungen in der Gebärmutterschleimhaut
bei der Entstehung von Mißbildungen des Menschen
scheinen uns zunächst die Beobachtungen von *Klebanow*
aus der Münchener Frauenklinik zu sprechen. *Klebanow*
untersuchte unter 56 082 Geburten die Häufigkeit aus-
getragener Mißbildungen und stellte fest, daß für Frauen
bis zum 20. Jahr und von 21 bis 35 Jahren auf 1000 Geburten etwa 9 ausgetragene Mißbildungen kommen (0,93
bzw. 0,91%), daß dagegen der Anteil der Mißbildungen
bei Müttern über 40 Jahren auf 24 von 1000 ansteigt,
also auf fast das Dreifache (2,43%). Wenn auch *Klebanow* seine Beobachtungen mit einer Alterung des Eier-

stocks erklärt, also mit einer Schädigung des noch unbefruchteten Eies, so liegt doch die Vermutung sehr nahe, daß hier Veränderungen in der Gebärmutterschleimhaut das Entscheidende sind. Wissen wir doch, daß jenseits des 40. Lebensjahres die Schleimhaut der Gebärmutter bei den meisten Frauen in zunehmendem Maße eine Störung des normalen menstruellen Cyclus erfährt, insbesondere auch schwere Störungen in der Durchblutung und normalen Auflockerung der Schleimhaut. Die Gebärmutterschleimhaut als das Nidationsbett des befruchteten Eies steht also in diesem Alter häufig schon nicht mehr unter optimaler Sauerstoffversorgung.

Noch überzeugender sind aber die Beobachtungen an den Früchten bei **Eileiterschwangerschaft**. Hier ist das Nidationsbett für die befruchtete Eizelle von vornherein völlig abnorm. Besonders in den Anfangsstadien der Entwicklung gelingt eine solche Einnistung des Eies mit normaler Sauerstoffdiffusion nur schwer. Da ist es nun von großer Bedeutung, daß *Winckel* schon 1902 feststel-

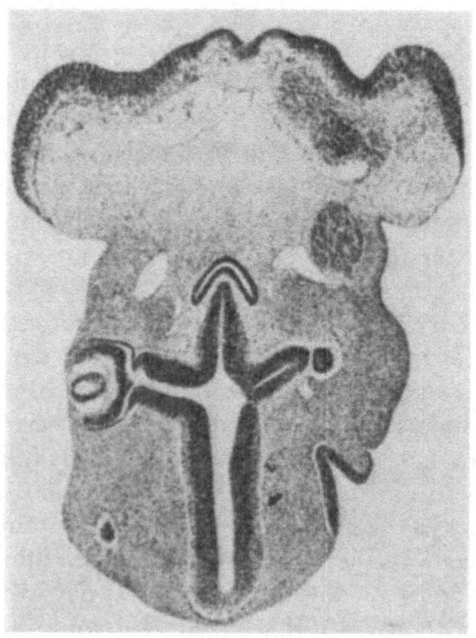

Abb. 4: Anencephalie eines Keimes bei Tubenschwangerschaft. Hemmung der Entwicklung der Gehirnanlage zum Gehirnbläschen.

len konnte, daß ein großer Teil der Früchte bei Eileiterschwangerschaft mißbildet ist. *Mall* (1908) konnte später
zeigen, daß in seinem Beobachtungsgut bei Tubar-
schwangerschaft 84% Fehlentwicklungen beobachtet wurden (vgl. Abb. 4). Auch die wichtigen Untersuchungen
von *Greenhill* (1939) sind hier zu erwähnen. In einer
Gruppe von 4446 Schwangerschaften mit Placenta praevia fand er ungefähr 3mal so häufig Mißbildungen wie
in einer entsprechenden Gruppe mit normal implantier-
ter Placenta. Die unvollkommene Einnistung des Eies
bei der Placenta praevia ist aber gerade das führende
Kennzeichen dieser Implantationsanomalie.

Schon diese Beobachtungen sind gewichtige Hinweise
dafür, daß für die Entstehung menschlicher Mißbildungen der Sauerstoffmangel infolge von Unvollkommen-
heiten des Eibettes eine große Rolle spielt.

Diese Auffassung wird nun durch neuere Untersuchungen von *Ingalls* in Amerika an der Harvard-
Medical-School entscheidend bekräftigt. *Ingalls* ist bei
seinen Untersuchungen den umgekehrten Weg gegangen
wie wir. Während wir 1946 mit dem Experiment be-
gannen und dann mehr und mehr uns nach Beispielen
aus der menschlichen Pathologie umsahen, hat *Ingalls*
zunächst 1947 eine besondere Mißbildungsgruppe des
Menschen auf die Bedeutung des Sauerstoffmangels hin
untersucht, um anschließend das bestätigende Experiment
heranzuziehen. Die Untersuchungen von *Ingalls* beziehen sich auf das Krankheitsbild des **Mongolismus.** Bei
dieser Fehlentwicklung resultiert ein in seinem mikroskopischen Aufbau z. T. abnormes Gehirn, an dem vor
allem der feinere Bau der Großhirnrinde gestört sein
kann. Die Folge ist eine mehr oder weniger ausgesprochene Idiotie der Kinder. Dazu kommen aber noch angeborene Bildungsfehler des Herzens, vor allem in einem
beträchtlichen Teil der Fälle ein größerer Defekt des
Vorhof- oder Ventrikelseptums. Schließlich werden nicht
selten charakteristische Störungen am 5. Finger beiderseits beobachtet, nämlich ein Fehlen der Mittelphalange.
Ingalls macht nun darauf aufmerksam, daß sowohl der
Schluß der Septen des Herzens wie die Entwicklung der
Mittelphalange des 5. Fingers in der Regel in der

8. Woche der menschlichen Embryonalentwicklung erfolgt. Er zeigt andererseits wichtige Besonderheiten in der Vorgeschichte der Mütter. Zunächst erinnert er an die Feststellung von *Bleyer* (1938), daß das Maximum der Geburten normaler Kinder in Amerika bei 25 Jahren liegt, daß dagegen bei 2822 mongoloiden Kindern der Gipfel der Geburten bei 42 Jahren lag. Aehnliches ergibt die Monographie von *Geyer* (1939). Aus der Arbeit von *Schröder* (1938) geht außerdem hervor, daß bei Müttern mongoloider Kinder auffallend häufig in der frühen Schwangerschaft eine schwere Blutung aus der Gebärmutter mit drohendem Abort beobachtet wurde. Diese Feststellung bestätigt *Ingalls* mit einer Reihe von Arbeiten, insbesondere auch mit eigenen Beobachtungen. Dabei konnte er feststellen, daß die Blutung in der Regel in der 8. Woche der Embryonalentwicklung eingetreten war. Es handelte sich entweder um spontane Blutungen oder um solche bei versuchter Abtreibung (*Benda* 1946). In anderen Fällen war eine besondere Enge oder eine andere schwerere anatomische Abnormität der Gebärmutter die Ursache (*Ingalls*).

Aus diesen Beobachtungen schließt *Ingalls*, daß die **Ursache der multiplen Mißbildungen bei dem Mongolismus ein Sauerstoffmangel in der Keimesentwicklung** während der 8. Schwangerschaftswoche ist, und daß in der Pathologie der menschlichen Mißbildungen dem Sauerstoffmangel überhaupt eine dominierende Rolle zukommt.

In jüngster Zeit haben *Ingalls*, *Curley* und *Prindle* (1950) systematische Experimente über den Einfluß kurzfristigen Sauerstoffmangels auf die Entwicklung von Säugern durchgeführt. In den Versuchen wurden schwangere Mäuse, in einer Serie am 8. Tag der Schwangerschaft, in einer anderen am 14. Tag, für 4 Stunden in der Unterdruckkammer in einen Sauerstoffmangel bei 280—260 mm Hg verbracht. Nach einiger Zeit wurden die Muttertiere getötet. Dabei wurde festgestellt, daß jeweils eine größere Serie von Embryonen in der Entwicklung stark zurückgeblieben und mißbildet war. Bei den Keimen, die in einem Alter von 8 Tagen dem Sauerstoffmangel ausgesetzt worden waren, fand sich

häufig das Bild der Anencephalie mit Akranie, bei den
Keimen, die am 14. Tage 4 Stunden lang unter Sauerstoffmangel standen, eine Spaltung des Gaumens. Mit
diesen Versuchen ist gezeigt, **daß sich durch den Sauerstoffmangel auch in der Säugerentwicklung wichtige
menschliche Mißbildungen reproduzieren lassen.** Geringere Fehlbildungen konnten *Werthemann* und seine
Mitarbeiter (1950) an Ratten durch mäßigen Sauerstoffmangel des Muttertieres hervorrufen, vor allem das Bild
der Mikrophthalmie.

III.

Fassen wir die Ergebnisse der Untersuchungen menschlicher Mißbildungen und der Experimente zusammen, so
können wir daraus sowohl für die praktische Medizin
als für die Biologie wichtige Folgerungen ableiten.

Zunächst geht aus den Beobachtungen hervor, daß
bei der Entstehung menschlicher Mißbildungen den Störungen der Umgebung des sich entwickelnden Keimes
ein mindestens ebenso großes Gewicht zukommt wie
dem Erbgefüge des Keimes. Insbesondere aber dürfte
dem Sauerstoffmangel infolge schwerer Frühblutungen,
der Implantationsbehinderung infolge Abnormitäten der
Gebärmutter und verzögerter Eiwanderung am menschlichen Keim eine große Bedeutung als Mißbildungsursache zukommen.

Für die Biologie der Entwicklung ist aus den Beobachtungen abzuleiten, wie sehr die Entwicklung des Wirbeltierkeimes auf den oxydativen Stoffwechsel angewiesen ist. Die Unterschreitung der Sauerstoffzufuhr unter
ein bestimmtes Maß dürfte in jedem Fall eine normale
Entwicklung in bestimmten Phasen der Embryogenese
unmöglich machen. Bringen wir die neueren Ergebnisse
über die **Biochemie der Wirbeltierentwicklung** mit in
Ansatz, so ergibt sich daraus das folgende: schon *Child*
(1928) hatte für den Amphibienkeim gezeigt, daß in der
Frühentwicklung der Dotter, also der energetische Vor-
ratsstoff des Keimes, in den verschiedenen Keimbezirken
verschieden schnell verschwindet, daß er am animalen
Pol, also in der Anlage zum Kopfteil des Embryo,
wesentlich schneller aufgebraucht wird als am vegetativen Pol, also in der Anlage zum Schwanzteil, und daß

es ein kontinuierliches Gefälle der Dotterverarbeitung, also einen **Dottergradienten,** vom animalen zum kaudalen Pol gibt. *Fischer* und *Hartwig* (1938) konnten darüber hinaus ebenfalls am Amphibienkeim zeigen, daß mit dem Dottergradienten ein **Gradient der Oxydationen** parallel geht. Diese sind am animalen Pol am intensivsten und nehmen nach dem vegetativen Pol hin ab. Im Stadium der Neurula besteht der Gradient vor allem auch innerhalb der Neuralplatte von der Gehirnanlage bis zum Ende der Rückenmarkanlage. Außerdem gibt es in dieser Zeit einen Gradienten der Oxydationen von der Neuralplatte zum Bauchektoderm, nach den Messungen von *Fischer* und *Hartwig* ungefähr im Verhältnis 3 : 1. *Boell und seine Mitarbeiter* (1941 ff.) haben diese Ergebnisse bestätigt und erweitert. Ein **dritter Gradient** besteht nach den Untersuchungen von *Brachet* (1950) für die **Nucleinsäuren.** In der Gastrula des Amphibienkeimes ist für das Adenosintriphosphat das Konzentrationsverhältnis in dem Gebiet der künftigen Neuralplatte zu dem des übrigen Keimes 2 : 1, für die Ribosenucleinsäure 5 : 4. In der Neurula sind dagegen die Relationswerte für das Adenosintriphosphat 3 : 1, für die Ribosenucleinsäure 2 : 1. Aus diesen Beobachtungen darf man folgern, daß unter Veratmung des Dotters beim Amphibienkeim die Nucleinsäuren bereitgestellt werden, und daß da, wo diese sich besonders anreichern, die Oxydationen ihr Maximum haben. Die Nucleotidbildung bedeutet aber nach den neueren Forschungen von *Caspersson* und seiner Schule (1936, 1941, 1950) die Einleitung der Proteinbildung, und damit auch der strukturellen Differenzierung.

Wenn wir also infolge von Sauerstoffmangel Mißbildungen beobachten, so dürfen wir vermuten, daß ihre Entstehung durch eine Hemmung der Nucleinsäure- und der Proteinbildung eingeleitet wird und daß die Strukturstörungen nur Dokumente dieser Stoffwechselstörungen darstellen. Diese Auffassung wird auch durch die Tatsache unterstrichen, daß wir in keinem Fall bei der Serienuntersuchung unserer Keime in früheren Entwicklungsstadien Nekrosen in schon gebildeten Strukturen beobachtet haben.

Das formale Prinzip der Mißbildungen im Sauerstoffmangel ist also nicht das einer Vernichtung schon
gebildeter Strukturen, sondern das einer Hemmung des
normalen Strukturbildungsprozesses an dieser oder
jener Stelle des Keimes.

Hierin weichen unsere Beobachtungen von den
jüngst mitgeteilten Befunden von *Stroink* unter *Burk-
hardt* (1951) am Münchener pathologischen Institut ab.
In diesen Versuchen an Amphibienkeimen konnten durch
Urethan ähnliche Mißbildungen erzielt werden wie in
unseren Experimenten. Es fanden sich aber hier Nekrosen unter der Urethanwirkung. Dies ist um so erstaunlicher, als Urethan nach den alten Untersuchungen von
Warburg ein oxydationshemmendes Gift ist, so daß man
zunächst geneigt ist, auch in diesen Versuchsergebnissen
ein Beispiel der Entwicklungshemmung durch Sauerstoffmangel zu sehen. Freilich wird von *Stroink* darauf hingewiesen, daß in seinen Experimenten eine andere Wirkung des Urethan, nämlich die Mitosehemmung, cytologisch nachweisbar, im Vordergrund stand. Ob aber die
beiden Wirkungen, die Hemmung der Oxydationen und
die der Mitose, grundsätzlich unterschieden werden müssen, bedarf der weiteren Klärung. Zu dem Gesamt-
problem der Urethanwirkung verweisen wir auf die zusammenfassende Darstellung von *Heilmeyer, R. Merk*
und *Pirwitz* (1948).

Die dargestellten Experimente zeigen eindrucksvoll,
daß sich ein Keim nicht autonom, ausschließlich kraft
der Wirkung seines Erbgefüges entwickelt, daß vielmehr
zu jedem Keim, ja zu jedem Organismus ein Umweltfeld
von großer Wirkmächtigkeit hinzugehört, das praktisch
mit dem ganzen Kosmos identisch ist, da nicht nur
terrestrische sondern auch kosmische Umweltfaktoren
am Organismus zur Wirkung kommen. Erbgefüge und
Umweltfeld sind also in der organismischen Entwicklung
gleich mächtige stoffliche Determinanten. Das geht besonders auch aus der Tatsache hervor, daß die gleichen
fundamentalen Mißbildungen in dem einen Falle genetisch, in dem anderen durch das Milieu bedingt sein
können.

Es wird zugleich durch das Ergebnis der Experimente gezeigt, daß die Mutter zwiefach in das Werden der Nachkommen biologisch entscheidend eingreift, als Spenderin der einen Hälfte des Erbgefüges und, in neunmonatiger Schwangerschaft, als Umwelt des Keimes, daß also die Frau in der Geschlechterfolge das starke, nicht das schwache Geschlecht verkörpert.

Die vorgetragenen experimentellen Beobachtungen legen mir zum Schluß noch eine **allgemeinere Bemerkung** nahe: *Driesch* hat 1891 ein berühmt gewordenes Experiment mitgeteilt, die Tatsache nämlich, daß er am Seeigelkeim im Zwei- und Vierzellenstadium die ersten Furchungszellen voneinander trennen konnte und daß aus jeder dieser Zellen ein ganzer Organismus hervorging, obwohl aus ihnen in der normalen Entwicklung nur die Hälfte oder nur ein Viertel eines Seeigels geworden wäre. Er schloß daraus, daß bei der Keimesentwicklung neben dem materiellen Substrat noch ein immaterielles regulativ wirkendes, auf das Ganze des Organismus zielendes Prinzip am Werke ist, eine **Entelechie.** Frau *Conrad - Martius* (1944, 1951) hat diese von *Driesch* erneuerte naturphilosophische Konzeption des Aristoteles in ihren Arbeiten zur Metaphysik der Natur mit dem Erfahrungsreichtum der modernen Entwicklungsphysiologie konfrontiert und wesentlich vertieft. Dabei ist sie noch in ihrem jüngsten Werk (1951) der Auffassung, *Driesch* habe bewiesen, „daß zur Erklärung der von ihm untersuchten biologischen Phänomene die Einführung eines überphysischen Wirkfaktors notwendig ist". Diese Behauptung ist jedoch heute nicht mehr aufrechtzuerhalten, und zwar aus folgenden Gründen: das *Driesch*sche Experiment läßt sich auch am Molchkeim durchführen (s. *Spemann* 1936), es gelingt aber nur dann, wenn dabei die Schnürung median erfolgt und eine bestimmte Zone des befruchteten Eies, der äußerlich sichtbare graue Halbmond, mit zweigeteilt wird. Wird dagegen die Schnürung frontal durchgeführt, so entwickelt nur die Keimhälfte einen ganzen Organismus, die den grauen Halbmond enthält. Die andere bildet dagegen nur ein „Bauchstück" ohne Zentralnervensystem. Die Anlage zum Ganzen ist also offenbar in dem Stoffsystem des grauen Halbmondes repräsentiert. Hinzu kommt, daß wir heute wissen, daß sich die Nucleoproteide der Kerne nach dem gleichen makromolekularen Bauplan reduplizieren können, und unter ihrem Einfluß die Proteine des Cytoplasmas. Wird also ein Keim im Zwei- oder Vierzellenstadium durchschnürt, so sind durchaus die materiellen Voraussetzungen gegeben, daß sich jede Hälfte bzw. jedes Viertel zum Ganzen reguliert. Andererseits zeigen unsere Versuche, daß die materielle Störung des Umweltfeldes eine schwere Störung der Entwicklung setzt und eine Mißgestalt verursacht, weil bestimmte Stoffwechselphasen nicht oder nur ungenügend durchlaufen werden. Hier die Unversehrtheit von Unterentelechien bei gleichzeitigem Versagen der höheren Entelechie zur Erklärung heranzuziehen (*Conrad-Martius*, 1951), offenbart nur die Ratlosigkeit des Metaphysikers vor dem Phänomen.

Im Gegensatz zu einer früheren Annäherung (1946) an die Deutung von Frau *Conrad-Martius* bin ich daher heute der Ueberzeugung, daß die **ontogenetische Entwicklung** eines Organismus **allein in den stofflichen Gegebenheiten der befruchteten Eizelle und in den materiellen Wirkungen des Umweltfeldes** grundgelegt ist.

Schrifttum:

E. Babak: Zbl. Physiol. 21, 97 (1907). — *H. Becher:* Anat. Anz. 88, Erg. H. 114 (1939). — *C. E. Benda:* Mongolism and cretinism. New York 1946. — *A. Bleyer:* Amer. J. dis. child. 55, 79, (1938). — *E. I. Boell:* Growth 6, Suppl. 37 (1942); Ann. New York acad. Sci. 49, 773 (1948). — *Ders.* u. Mitarb.: Anat. rec. suppl. 78, 76 (1940). — *J. Brachet:* Chemical Embryology. New York/London 1950. — *F. Büchner:* Klin. Wschr. 1948, 38; Nervenarzt 1948, 310. Allgemeine Pathologie. München und Berlin 1950. — *F. Büchner, J. Maurath* u. *H. J. Rehn:* Klin. Wschr. 1946, 137. — *F. Büchner, H. Rübsaamen* und *G. Rothweiler:* Naturwiss. 1951, 142. — *T. Caspersson:* Ueber den chemischen Aufbau der Strukturen des Zellkernes. Skand. Arch. Physiol. 73, Suppl. 8, 1936; Naturwiss. 29, 33 (1941); Cell growth and cell function. New York 1950. — *C. M. Child:* The physiological gradients. Protoplasma 5, 447 (1928). — *H. Conrad-Martius:* Der Selbstaufbau der Natur. Hamburg 1944. — *Dies.* u. *C Emmerich:* Das Lebendige, die Endlichkeit der Welt, der Mensch. München 1951. — *L. Drastich:* Z. vergl. Physiol. 2, 632 (1925). — *H. Driesch:* Z. Zool. 53 (1891). — *Ders.:* Philosophie des Organischen. Leipzig 1908. — *F. G. Fischer* u. *H. Hartwig:* Biol. Zbl. 58, 567 (1938). — *J. Gallera:* Acta Anat. 11, 549 (1950/51). — *H. Geyer:* Zur Aetiologie der mongoloiden Idiotie. Gg. Thieme, Leipzig 1939. — *J. P. Greenhill:* Am. J. obs. a. gyn. 37, 624 (1939). — *N. M. Gregg:* Tr. ophth. soc. Austr. 3, 35 (1942). — *L. Heilmeyer, R. Merk* u. *J. Pirwitz:* Klinik und Pharmakologie des Urethans. Beih. med. Mschr. H. 4, Stuttgart 1948. — *C. Herbst:* Z. Zool. 55, 446 (1892); Mitt. zool. Stat. Neapel 11, 136 (1893). — *Th. H. Ingalls:* Amer. J. dis. child. 73, 279 (1947); 74, 147 (1947). New England Journ. of med. 243, 67 (1950). — *Ders.*

und *F. J. Curley* a. *R. A. Prindle:* Amer. J. dis child. 80, 34
(1950). — *D. Klebanow* u. *H. Hegnauer:* Med. Klinik 45, 1198, 1233
(1950); Zbl. Gynäk. 73, 50 (1951). — *F. E. Lehmann:* Roux' Arch. 138,
106 (1938); Naturwiss. 1942, 515. — *F. P. Mall:* J Morph. 19, 1 (1908).
Publ. Carnegie Inst. 221, contrib. embryol. I, 1 (1915). — *J. Mann:*
Tr. ophth. soc. Austr. 4, 115 (1946). — *J. Maurath* und *H. J.
Rehn:* Frankf. Z. Path. 60, 495 (1949). — *H. Rübsaamen:* Roux' Arch.
143, 615 (1948); 144, 355 (1950); Naturwiss. 1948, 255; Beitr. pathol.
Anat. 111, 236 (1951). — *H. Schröder:* Zschr. ges. Neur. u. Psych. 163,
390 (1938). — *O. Schultze:* Verh. phys. med. Ges. Würzburg XXXII, 5
(1899). — *H. Spemann:* Experimentelle Beiträge zu einer Theorie der
Entwicklung. Berlin 1936. — *Ch. R. Stockard:* Roux' Arch. 23, 249 (1907);
Amer. J. Anat. 10, 393 (1910); 28, 115 (1921). — *H. H. Stroink:* Roux'
Arch. 145, 125 (1951). — *O. Warburg:* Schwermetalle als Wirkungsgruppen von Fermenten. Berlin 1946. — *F. v. Winckel:* Ueber die Mißbildung
von ektopisch entwickelten Früchten. Wiesbaden 1902. — *S. Wright* u.
K. Wagner: Amer. Journ. anat. 54, 383 (1934).

I

Die Bedeutung peristatischer Faktoren für die Entstehung der Mißbildungen und Mißbildungskrankheiten

Von

FRANZ BÜCHNER (Freiburg i. Brsg.)

Mit 15 Textabbildungen

Referat

Das Thema, das Ihr Herr Vorsitzender mir gestellt hat, ist eines der großen Themen der Allgemeinen Pathologie. Es zielt nicht auf das Verständnis eines einzelnen Krankheitsbildes. Es sucht vielmehr den Schlüssel der Erkenntnis für viele Einzelkrankheiten. Wenn ich also in Ihrem Kreise die Ehre habe, Ihnen über die „Bedeutung peristatischer Faktoren für die Entstehung der Mißbildungen und Mißbildungskrankheiten" zu berichten, so darf ich Sie einleitend an einen grundlegenden Vortrag von FRIEDRICH VON MÜLLER zu diesem Thema erinnern. In seiner Wiener Nothnagelvorlesung von 1924 hat FRIEDRICH VON MÜLLER über „Keimverderbnis und Fruchtschädigung" gesprochen. Dabei hat er in aller Klarheit von den im Erbgefüge grundgelegten Krankheiten „die Fruchtschädigung", also die Schädigung des sich schon entwickelnden Keimes, unterschieden. Als Ursache solcher Fruchtschädigungen nahm er toxische Einwirkungen, Infektionen oder Ernährungsstörungen des Embryo an. In seinen Grundvorstellungen stützte er sich vor allem auf die Untersuchungen von FRANKLIN MALL, dem Anatomen von JOHN HOPKINS, von 1908 über die Entstehung der menschlichen Mißbildungen.

Es sei die Auffassung von MALL, „daß beim Menschen das Ei in den meisten Fällen ursprünglich normal war, daß aber durch eine fehlerhafte Implantation des Eies eine Ernährungsstörung des Fetus entstehe, und daß dadurch dessen normale Entwicklung gehemmt werde". Das war vor 34 und vor 50 Jahren. Wie weit FRIEDRICH VON MÜLLER im einzelnen neueste Ergebnisse, auf die ich noch zu sprechen kommen werde, vorausahnte, mögen Sie der Tatsache entnehmen, daß er „auch die Kyphoskoliose nicht selten als Folge einer Fruchtverderbnis" ansah.

So können wir uns also auf einen großen Embryologen und einen großen Internisten der Vergangenheit berufen, wenn wir bei dem Problem der Mißbildungen und Mißbildungskrankheiten neben den genetischen,

im Erbgefüge durch Mutation grundgelegten krankmachenden Faktoren
die peristatischen, also die in der mütterlichen Umwelt des Keimes wirksamen Störungen der Embryonalentwicklung besonders würdigen. Dabei
kann ich Ihnen zugleich zeigen, wie sehr die Pathologie sich heute bemüht, die krankhaft veränderte Struktur als Ausdruck krankhafter Stoffwechseländerungen zu begreifen. Denn wie immer Mißbildungen oder
Mißbildungskrankheiten spontan zustande kommen oder von uns im
Experiment erzeugt werden, ob durch ein krankhaftes Erbgefüge oder
durch peristatische Faktoren oder durch das Zusammenwirken beider:
entscheidend für diese Krankheitsgruppe ist das der krankhaften Strukturstörung vorausgehende vorübergehende Versagen des embryonalen Stoffwechsels in dieser oder jener Phase der embryonalen Entwicklung.

Daß beides, das krankhafte Erbgefüge und die krankmachende Peristase, in der Entstehung menschlicher Mißbildungen und Mißbildungskrankheiten von großer Bedeutung sind, wußte die Pathologie seit langem. So haben RÖSSLE und GRUBER 1936 in der letzten Auflage von
Aschoffs Pathologie die Bedeutung beider Faktoren nach dem Stande des
damaligen Wissens gewürdigt. Im allgemeinen stand aber damals in
Deutschland die Deutung aus der Sicht der Genetik ganz im Vordergrund, obwohl einer der damals führenden deutschen Genetiker, RICHARD
GOLDSCHMIDT, 1935 in seinen Versuchen an der Drosophila die große
Bedeutung der Peristase für das Erscheinungsbild der Organismen und
dessen krankhafte Entstellung in das rechte Licht gerückt hatte.

I.

In Bewegung kam das Problem der peristatisch verursachten Mißbildungen und Mißbildungskrankheiten 1941 durch die Entdeckung von
GREGG in Australien. Bei den Neugeborenen rötelnkranker Mütter fand
GREGG auffallend häufig Mißbildungen des Herzens, der Augenlinse, der
Zahnanlagen und des Innenohres, wenn die Mütter in den ersten 2 bis
3 Monaten die Röteln durchgemacht hatten. Diese Beobachtung wurde
bald in der ganzen Welt bestätigt. Darüber hinaus konnte TÖNDURY in
Zürich 1951 bis 1955 an 14 abortierten mißbildeten Embryonen rötelnkranker Mütter mit einem Entwicklungsalter von 21 bis 63 Tagen die
Schädigungen an der Anlage der Linse, des Zahnes, des Innenohres
histologisch und cytologisch sichtbar machen, insbesondere auch sein
Schüler NICK 1953 Septumdefekte im Herzen solcher Embryonen. Die
Mißbildungen wurden von den meisten Untersuchern als die unmittelbare Folge des Virusbefalles auf den Stoffwechsel der Embryonen gedeutet, insbesondere als die Folge des Eindringens von Viren in die Bildungszellen der später geschädigten Organe. Diese Auffassung konnte durch
Experimente gestützt werden, die HAMBURGER und HABEL 1947 mit dem
Influenzavirus A an Hühnerembryonen anstellten. Sie überimpften das
Virus in die Allantoisflüssigkeit von 2 Tage alten Hühnerembryonen.
Diese starben im Verlauf von 3 Tagen, sie zeigten Mikrocephalie und Verkrümmungen der Körperachse. Mit dem New-Castle-disease-Virus infizierten ROBERTSON, WILLIAMSON und BLATTNER 1955 Hühnerembryonen und erzielten elektive Epitheldefekte in dem Neuralrohr, der Linsen-

anlage und an den Hörbläschen. Es ist verständlich, daß unter dem Eindruck dieser human-pathologischen und tierexperimentellen Beobachtungen heute vielfach die *Virushypothese der Mißbildungsentstehung* vertreten wird.

Wir müssen aber für die menschlichen Viruserkrankungen noch einen unspezifischen Faktor mit in Rechnung setzen, der auch bei anderen Infektionskrankheiten wirksam werden kann: das Fieber, also die Erhöhung der Keimtemperatur über das physiologische Optimum. Daß Temperaturerhöhung zu nicht mutativen Keimschädigungen führen kann, haben schon GOLDSCHMIDT 1935 für die Drosophila gezeigt, ILSE SCHULZE 1952 für den Amphibienkeim. Systematische Versuche der jüngsten Zeit bewiesen für den Hühnchenkeim das gleiche (BRINSMADE und RÜBSAAMEN 1956, 1957).

II.

Schon durch diese Beobachtungen erhalten wir einen Hinweis auf die Tatsache, daß eine peristatisch verursachte Störung des physiologischen Stoffwechselflusses im Keim Fehlentwicklungen auslösen kann. Das wird uns noch deutlicher, wenn wir *die Bedeutung vorübergehender Hemmungen der Oxydationen für die Entstehung der Mißbildungen und Mißbildungskrankheiten* untersuchen. Andeutende Vorversuche zu diesem Problem wurden seit langem ausgeführt, besonders von SAINT HILAIRE 1836, von SCHULTZE 1898, STOCKARD 1921 und H. BECHER 1939. Aber erst durch systematische Experimente verschiedener Untersuchergruppen trat dieser Faktor in den Vordergrund der experimentellen Mißbildungsforschung, in Freiburg seit 1946, in Boston unter INGALLS und in Basel unter WERTHEMANN seit 1950, in Bonn unter DEGENHARDT und in Nagoya unter MURAKAMI seit 1954. Über unsere ersten Freiburger Experimente konnte ich 1946 mit MAURATH und REHN jr. berichten[1]. Seit 1948 ist RÜBSAAMEN in unserem Arbeitskreis mit seinen Untersuchungen besonders hervorgetreten, seit 1957 außerdem DUSPIVA durch die mikrochemische Analyse des Keimstoffwechsels während und nach Oxydationshemmung. Ein ganzer Kreis weiterer Mitarbeiter hat an den Untersuchungen teilgenommen (ROTHWEILER 1952, NAUJOKS 1953, MUSHETT 1953, SCHELLONG, 1954, LEDER 1954, 1955, F. M. BÜCHNER jr., 1955, DIETSCHE 1955, ROSER 1955, CHOMETTE 1955, BRINSMADE 1956, 1957, SHIMAMINE 1957).

Setzten wir Tritonkeime, also *Amphibienkeime*, im Unterdruck oder im Gemisch von Sauerstoff und Stickstoff von der Eiablage bis zur Gastrulation unter starken Sauerstoffmangel, so erhielten wir bei dem größten Teil der nicht abgestorbenen Keime vor allem schwere Fehlbildungen des Gehirns bis zur Anencephalie, schwere Fehlentwicklungen des Auges im Sinne der Cyclopie und Synophthalmie (Abb. 1 und 2), bei einem Teil der Keime sogar eine Acephalie (BÜCHNER, MAURATH und REHN 1946, MAURATH und REHN 1946/1949, BÜCHNER 1948 a und b, RÜBSAAMEN 1948).

---

[1] Die Veröffentlichung der 1946 in Druck gegebenen ausführlichen Arbeit wurde zunächst von der Zensur verboten, so daß sie erst 1949 erscheinen konnte (MAURATH und REHN 1946/49)

Diese Mißbildungen gehen, wie wir schon 1946 betont haben, in erster Linie auf eine Störung der Gastrulation und auf eine mangelhafte Unterlagerung des Entomesoderms unter das dorsale Ektoderm zurück. Dadurch ist die notwendige und zeitgerechte Induktionswirkung des Spemannschen Organisators stark beeinträchtigt oder kranial völlig aufgehoben.

Wurden Tritonkeime dagegen erst nach der Gastrulation unter starken Sauerstoffmangel gebracht, so zeigten sie nichts mehr von fundamentalen Mißbildungen. Es fanden sich nunmehr feinere Störungen, vor allem der Gehirn-, Augen- und Rückenmarksentwicklung (RÜBSAAMEN 1950).

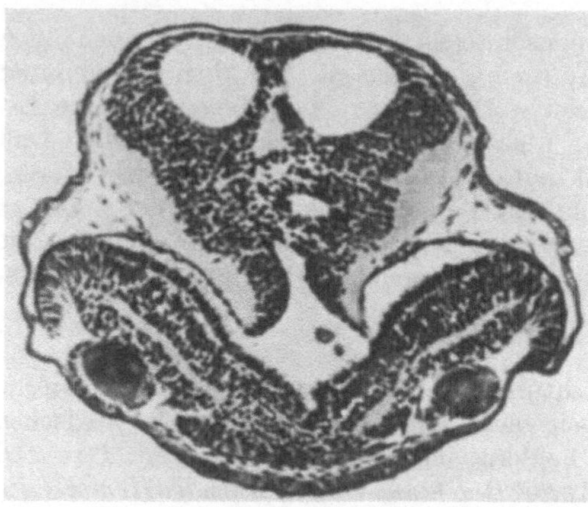

Abb. 1. Synophthalmie bei Triton taeniatus nach starkem Sauerstoffmangel von der Eiablage bis zur Gastrulation (aus dem Beobachtungsgut von BÜCHNER, MAURATH und REHN 1946)

Noch aufschlußreicher waren unsere Befunde am *Hühnchenkeim.* Hier gelang es RÜBSAAMEN gleichzeitig mit den Züricher Beobachtungen von GALLERA (1951) zunächst durch 24stündigen Sauerstoffmangel am ersten Bebrütungstag vor allem die Anencephalie, Rhachischisis und Cyclopie, am 2. und 3. Tag das Fehlen oder die Stummelbildung von Extremitäten, Stummelschwänze und Mikrophthalmie hervorzurufen (BÜCHNER, RÜBSAAMEN und ROTHWEILER 1951, RÜBSAAMEN 1952). In anschließenden Versuchen von NAUJOKS genügten 3 bis 5 Stunden, um am ersten Bebrütungstag die fundamentalen Mißbildungen des Zentralnervensystems oder Herzektopien (Abb. 3 bis 6), am 2. bis 4. Bebrütungstag dagegen Stummelextremitäten (Abb. 7) zu er-

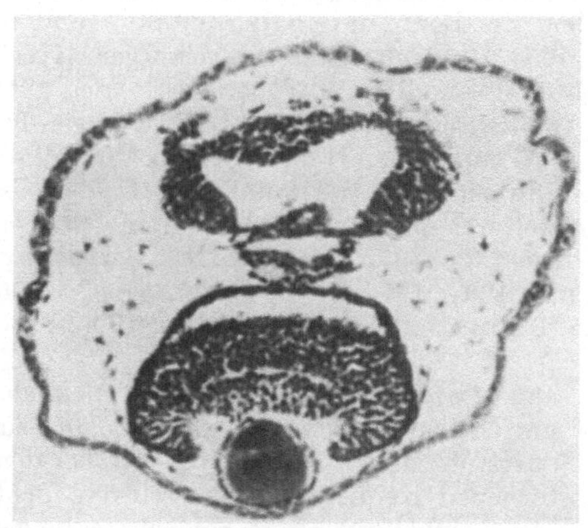

Abb. 2. Cyclopie bei Triton taeniatus mit einem Augenbecher und einer Linse (unten) nach Sauerstoffmangel von 2,1% O_2 in den ersten 4 Tagen der Entwicklung (aus dem Beobachtungsgut von RÜBSAAMEN 1948)

zeugen (BÜCHNER, RÜBSAAMEN und NAUJOKS 1953, NAUJOKS 1953). Bei äußerlich normalen Küken fand G. SCHELLONG nach Sauerstoffmangel von 3 bis 5 Stunden am 2., 3. oder 4. Tag Septumdefekte der

Vorhöfe oder der Kammern des Herzens (Abb. 8), so daß die Hühnchen mit angeborener Herzinsuffizienz und Ascites zur Welt kamen.
(BÜCHNER, RÜBSAAMEN und SCHELLONG 1953, G. SCHELLONG 1954.)

Inzwischen waren in den Arbeitskreisen in Basel und Boston grundlegende Experimente an Säugern durchgeführt. In diesen Experimenten
wurden schwangere Muttertiere kurzfristig einem Sauerstoffmangel durch
Unterdruck ausgesetzt. Dabei fand WERTHEMANN mit seinen Mitarbeitern an der Ratte vorwiegend Mikrophthalmien (WERTHEMANN, REINI-
GER und THOELEN 1950, WERTHEMANN und REINIGER 1951). An der

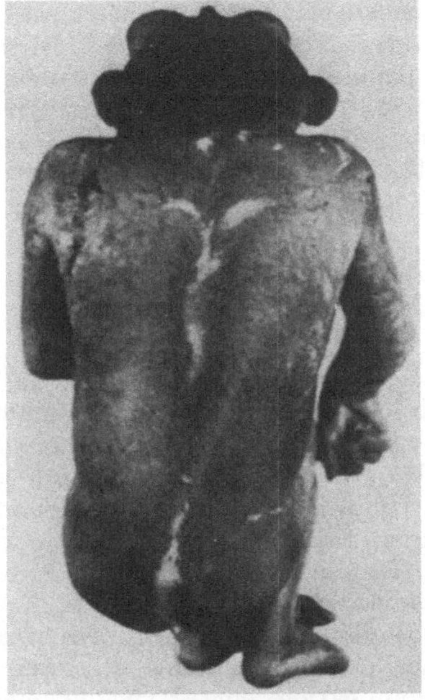

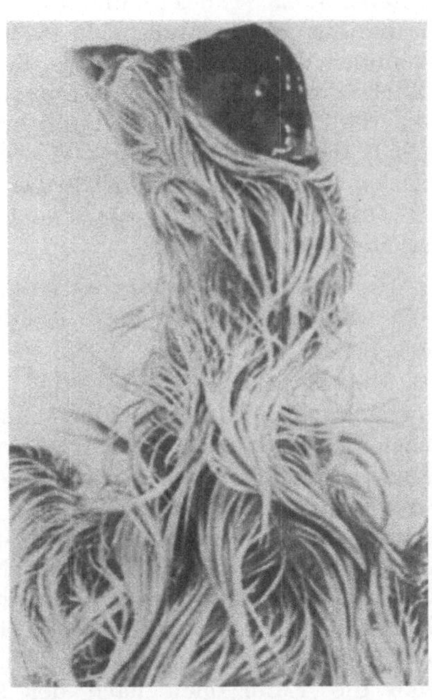

<table>
<tr><td align="center">Abb. 3
Anencephalie und Acranie beim Menschen,
von hinten gesehen</td><td align="center">Abb. 4
Anencephalie am geschlüpften Küken nach
Sauerstoffmangel von 5 Stunden am 1. Be-
brütungstag (nach SCHELLONG 1954)</td></tr>
</table>

Maus erzielte INGALLS mit seinen Mitarbeitern (1950, 1952) nach Sauerstoffmangel von 5 Stunden am 8. Tag der Entwicklung das Bild der
Anencephalie, am 14. Tag das der Gaumenspaltung.

Von besonderem Interesse sind hier die Mißbildungen an der Wirbelsäule, die INGALLS mit seinen Mitarbeitern 1952 an der Maus erstmalig
nachweisen konnte. Sie wurden in der Folge von DEGENHARDT (1954
bis 1957) am Kaninchen (Abb. 9) sowie von INGALLS und CURLEY (1957)
an der Maus systematisch durchuntersucht. Hatten schon die Experimente unseres Arbeitskreises eine eindeutige Zuordnung der Mißbildungen
zu bestimmten Entwicklungsphasen je nach dem Zeitpunkt des durchgemachten Sauerstoffmangels ergeben, so zeigten diese Experimente erneut

die Abhängigkeit der Mißbildungsart und der Mißbildungslokalisation
vom Zeitpunkt der kurzfristigen Oxydationshemmung: Die Wirbelsäulenanlage erwies sich beim Kaninchen wie bei der weißen Maus durch Sauerstoffmangel am 8. bis 10. Tag anfällig, mit einem Gipfel am 9. Tag
(DEGENHARDT und KLADETZKY 1955, INGALLS und CURLEY 1957)
(Abb. 10a). Dabei hatte der Wirbelsäulenschaden zeitlich ein Gefälle
von kranial nach caudal: nach Sauerstoffmangel am 8. Tag überwogen
die Schäden an der kranialen Wirbelsäule, am 10. Tag an der caudalen
(DEGENHARDT 1957). Die Zahl der geschädigten Tiere nahm exakt mit
der Dauer des Sauerstoffmangels ($^1/_4$ bis 5 Stunden) und mit seiner
Intensität zu (INGALLS und CURLEY 1957) (Abb. 10b). Tiere mit ver-
krümmter Wirbelsäule nach Sauerstoffmangel hatten normale Nachkommen, der Schaden war also nicht erblich (DEGENHARDT 1957). Diese
Wirbelsäulendeformitäten stimmen in allem mit den Befunden überein,
die KÜHNE (1931, 1934), TÖNDURY (1944, 1952) sowie THEILER (1950,
1953) für die angeborenen Wirbelsäulenveränderungen des Menschen
nachweisen konnten. Durch das große Entgegenkommen von Herrn
DEGENHARDT kann ich zwei seiner Originalbilder dieser Wirbelsäulenschäden zeigen (Abb. 9).

*In diesen Versuchsgruppen ist es also gelungen, eine ganze Reihe klassi-
scher Mißbildungen des Menschen gezielt durch Sauerstoffmangel zu reproduzieren.*

Die Experimente über die teratogene Wirkung des Sauerstoffmangels werden entscheidend ergänzt durch entsprechende Befunde
nach Oxydationshemmungen, die auf andere Art herbeigeführt wurden.
Hier sind vor allem die Befunde bei Oxydationshemmung durch
Glucosemangel zu nennen, wie sie am Hühnchen von LANDAUER und
seinen Mitarbeitern 1945 bis 1954 durch Einträufeln von Insulin in
den Dottersack erzeugt wurden. Nach Insulineinwirkung am 4., 5., 6.
oder 7. Bebrütungstage beobachtete er starke Verkürzungen der Extremitäten nach Art des erblich vorkommenden Krüperhuhnes. ZWILLING
(1948 bis 1951) ergänzte die Untersuchungen durch den Nachweis,
daß die Embryonen nach der Insulininjektion eine Hypoglykämie
hatten.

Wir selbst prüften in Untersuchungen von CHOMETTE (1954) und später
von BRINSMADE (1957) die Wirkung des Glucosemangels durch Insulin
bei trächtigen Kaninchen. Wurde der Glucosegehalt des Blutes ein- oder
mehrmals unter 40% gesenkt, so sahen wir bei den Embryonen Mißbildungen der verschiedenen Art, darunter in den histologischen
Serien besonders auch jene Linsenveränderungen, wie sie TÖNDURY an
menschlichen Embryonen nach Röteln der Mutter beobachtet und
als die Folge des Virusbefalles der Linsenepithelien und ihrer Fasern
gedeutet hat (Abb. 11) (vgl. auch TÖNDURY (1956).

Lähmt man bei jungen Amphibienkeimen durch *Blausäure* die Cytochromoxydase, wie es H. und H. TIEDEMANN 1956, sowie DUSPIVA 1957
getan haben, so kommt es auch durch diese Oxydationshemmung zu fundamentalen Mißbildungen. Wendet man *Urethan* als oxydationshemmende

Substanz an (STROINK 1951) oder *Lithionkarmin* bzw. *Trypanblau* (MURAKAMI 1952, 1955), so entstehen gleichsinnige Fehlbildungen.

III.

Verschiedene Arbeitsgruppen haben die *teratogene Wirkung von Zuständen des Vitaminmangels* experimentell nachgewiesen, besonders WARKANY in Cincinnati, GIROUD in Paris, HILDE PFALTZ in Basel.

HALE bewies die Bedeutung dieses Faktorensystems 1935 zuerst für den Mangel an Vitamin A, indem er bei entsprechender Fütterung bei Ferkeln Anophthalmie,

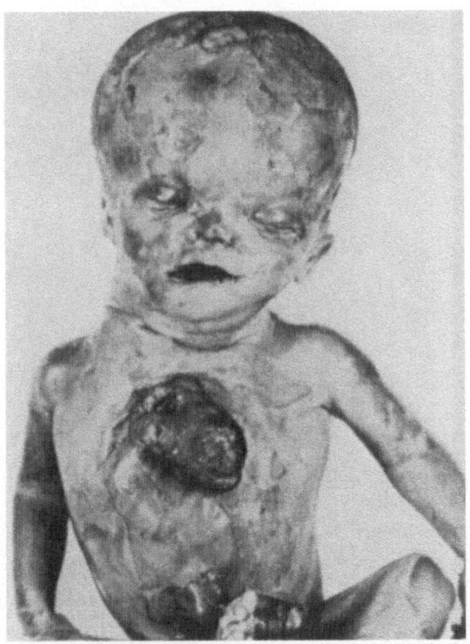

Abb. 5. Ektopie des Herzens beim menschlichen Neugeborenen infolge ventralen Thoraxspaltes

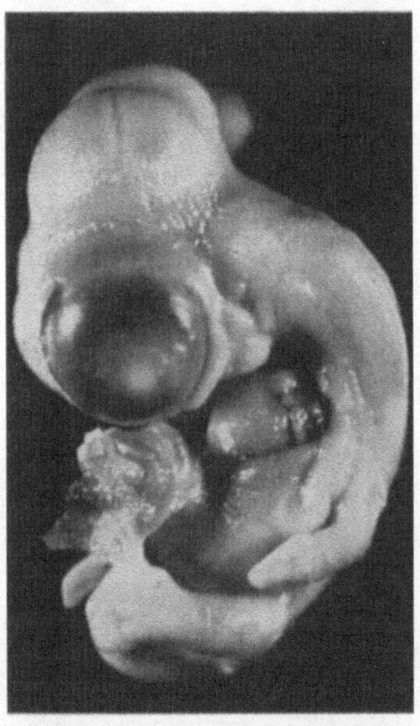

Abb. 6. Ektopie des Herzens beim Hühnchenkeim nach 5stündigem Sauerstoffmangel (3% O₂) am 1. Bebrütungstag (nach NAUJOKS 1953)

Mikropthalmie, Hasenscharte und Gaumenspaltung nachweisen konnte. WARKANY und seine Mitarbeiter sahen 1946/1947 nach A-Mangel vor allem Mißbildungen des Auges und des Urogenitaltraktus (WARKANY und SCHRAFFENBERGER 1946, WILSON und WARKANY 1947).

Von verschiedenen Untersuchern wurde die teratogene Wirkung des Mangels an B 2 bewiesen (WARKANY und SCHRAFFENBERGER 1946, GIROUD und BOISSELOT 1947, BOLOGNA und PIOCTONI 1950, GIROUD und LEFEBURES 1951, PFALTZ 1956) u. a. das Auftreten von Syndaktylie (GIROUD und LEFEBURES 1951, PFALZ 1955).

Nach Pantothensäuremangel sah LEFEBURES 1951 Exencephalie, Anophthalmie, zum Teil auch Ektopie des Herzens. Nach Folsäuremangel wurden an den Extremitäten Zerstörungen der Endphalangen oder Hasenscharten nachgewiesen.

Aber auch A-Hypervitaminosen erwiesen sich als Mißbildungsursachen (COHLAN 1953, GIROUD und Mitarbeiter 1955, 1956).

Ein Teil der in diesen Untersuchungen angewandten Mangelernährungen ist uns nach dem bisher Erörterten als Ursache von Fehlbildungen

ohne weiteres verständlich. Wenn z. B. durch Mangel an Pantothensäure
der Aufbau von Coenzym A gestört wird und dadurch die Acetylierungen
und die Überführung anaerob gewonnener Intermediärstufen in den
Citronensäurecyclus stark erschwert sind, so muß es zu schweren Störungen des oxydativen Abbaues im Keim und dadurch zu Mißbildungen
kommen. Fehlt es an B 2, so können die gelben Atmungsfermente nicht
genügend bereitgestellt werden. Bei diesen Avitaminosen der Keime
handelt es sich also wiederum um Hemmungen der oxydativen Prozesse.

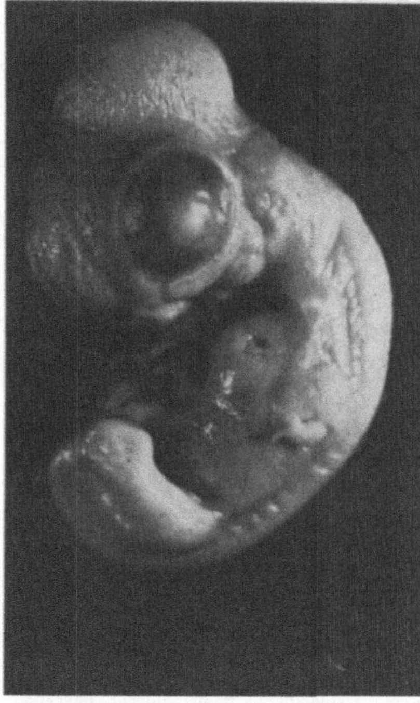
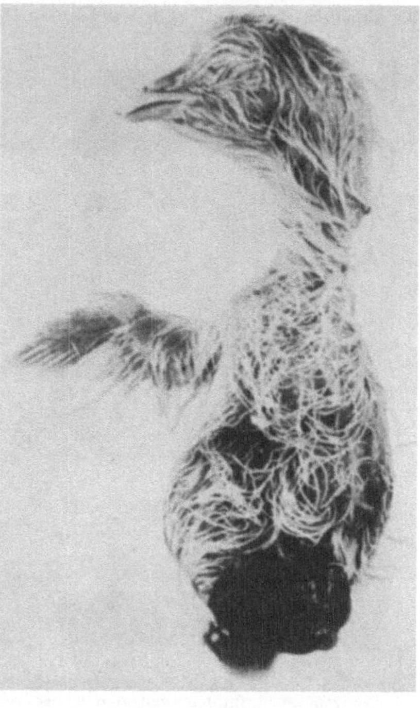

a   b

Abb. 7 a u. b. *a* Stummelbildung an Stelle der linken Flügelanlage am Hühnchenkeim nach 5 Stunden
Sauerstoffmangel (3% O_2) am 4. Bebrütungstag (nach NAUJOKS 1953) *b* Fehlen der oberen und unteren
Extremität links beim geschlüpften Küken nach 5 Stunden Sauerstoffmangel am 4. Bebrütungstag.
(Aus dem Beobachtungsgut von SCHELLONG 1954)

Nimmt man die Förderung der intracellulären Oxydationen durch Vitamin A als bewiesen an, so kann auch die Erzeugung von Mißbildungen
durch A-Mangel noch hier eingeordnet werden. Bei anderen Mangelzu-
ständen und bei der A-Hypervitaminose ist aber der Wirkungsmechanis-
mus und damit die Verursachung von Mißbildungen noch unklar. *An der
Tatsache aber, daß schwere Avitaminosen im Tierversuch durch Störungen
des embryonalen Stoffwechsels zu Mißbildungen führen können, ist nach
den dargelegten Befunden nicht zu zweifeln.*

Das Problem der *teratogenen Wirkung von Röntgenstrahlen* ist für die
klinische Medizin so wichtig, daß es einer besonderen Erörterung im

Rahmen einer Pathologie der ionisierenden Strahlen bedarf. Für die Mißbildungslehre ist es sowohl vom Standpunkt des Genetikers wie im Hinblick auf die peristatischen Faktoren von großer Bedeutung. Hier darf ich mich damit begnügen, darauf hinzuweisen, daß Experimente verschiedener Untersucher die teratogene Wirkung der Röntgenstrahlen nach Direktbestrahlung sich entwickelnder Keime eindeutig bewiesen

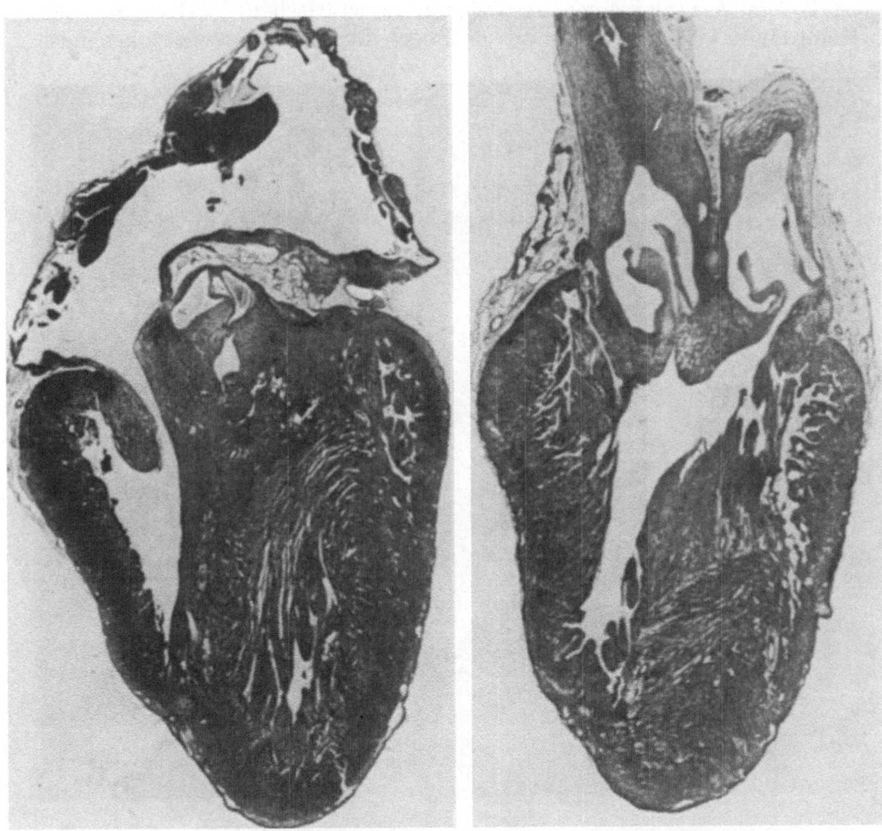

a   b

Abb. 8. a u. b. Links Defekt des Vorhofseptums, rechts Defekt des Ventrikelseptums beim geschlüpften Hühnchen nach 5 Stunden Sauerstoffmangel am 3. Bebrütungstag
(nach SCHELLONG 1954)

haben. Das haben die Arbeiten von KAVEN 1938, von RUSSEL und RUSSEL 1953, sowie von HICKS 1953 und von MANGOLD und PETERS 1956 gezeigt. Einmalige Bestrahlung der Embryonen mit 170 bis 230 r (KAVEN), mit 200 r (RUSSEL, MANGOLD und PETERS) oder mit 100 bis 250 r (HICKS) bewirkten sowohl fundamentale wie feinere Mißbildungen. Ihre Lokalisation war von der Entwicklungsphase, in der bestrahlt wurde, abhängig, ihre Intensität von der Strahlendosis und der Bestrahlungsdauer.

IV.

Wir können damit die Erörterung der wichtigsten zu Fehlentwicklungen und Mißbildungen führenden peristatischen Faktoren abschließen und die allgemeinen Regeln herausarbeiten, die in den untersuchten Mißbildungsgruppen sichtbar wurden. Wir kommen dabei zu folgenden Feststellungen:

1. Die Wirkung eines teratogenen peristatischen Faktors auf den Keim eines Vertebraten ist in der Regel durch die Entwicklungsphase

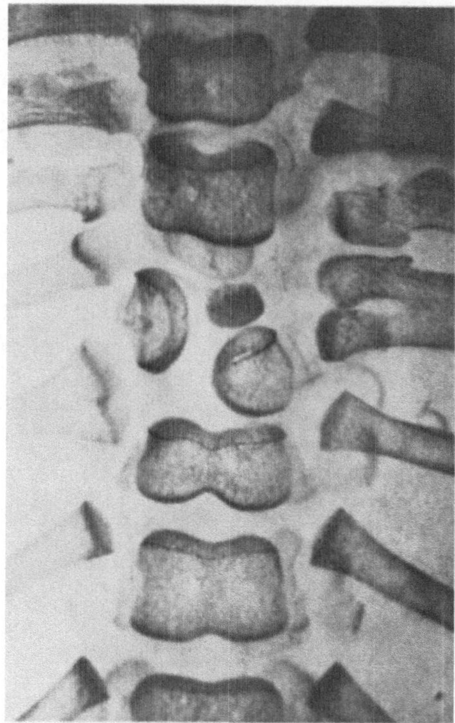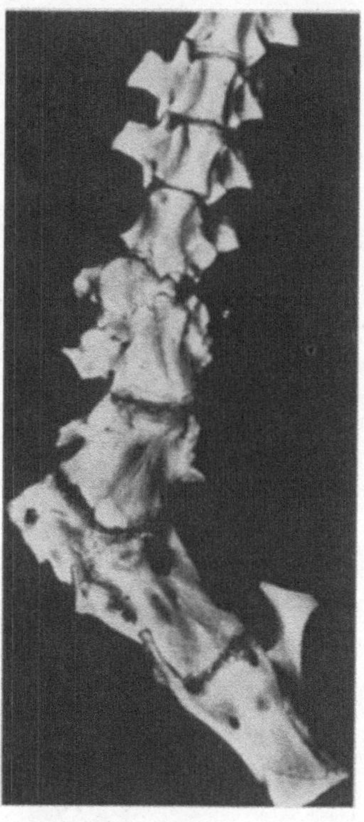

a   *b*

Abb. 9 a u. b. *a* Wirbelkörperdefekt an der Wirbelsäule des Kaninchens nach 5 Stunden Sauerstoffmangel beim Muttertier am 9. Schwangerschaftstag (nach DEGENHARDT 1954); *b* Keilwirbelbildung und starke Abknickung der Wirbelsäule des Kaninchens nach 5 Stunden Sauerstoffmangel des Muttertieres am 9. Tage der Schwangerschaft (nach DEGENHARDT 1954)

bestimmt, in der die Störung gesetzt wird, nicht durch den angewandten Faktor. So führen übereinstimmend die verschiedenen Formen der Oxydationshemmung, die A-Hypervitaminose oder die Bestrahlung mit Röntgenstrahlen ausschließlich in der Frühphase der Entwicklung zur Anencephalie. Der Sauerstoffmangel wie der Glucosemangel bewirken in einem späteren Stadium die Entwicklung von Stummelextremitäten. Die Röteln und der Sauerstoffmangel verursachen in einer kurzen späteren Phase, beim Menschen zwischen dem 32. und 46. Entwicklungstage,

Septumdefekte des Herzens. Nach Röteln wie nach Glucosemangel
kommt es zur Schädigung der Linsenanlage. Der Sauerstoffmangel und
das Cortison bewirken um den 14. Tag bei der Maus die Spaltung des
Gaumens (INGALLS 1950, FRASER 1951, 1955). *Peristatisch verursachte
Mißbildungen sind also Phasen-spezifisch, aber Faktoren-unspezifisch.*
Das bedeutet, daß wir bei diesen Fehlbildungen zwar eine ziemlich exakte
Aussage über die mögliche Zeitspanne ihrer Entstehung, d. h. über ihre
teratogenetische Terminationsperiode (E. SCHWALBE 1906) machen
können, daß wir aber aus dem Bild der Mißbildung in der Regel nicht auf
den jeweiligen peristatischen Faktor rückschließen können, der sie ver-

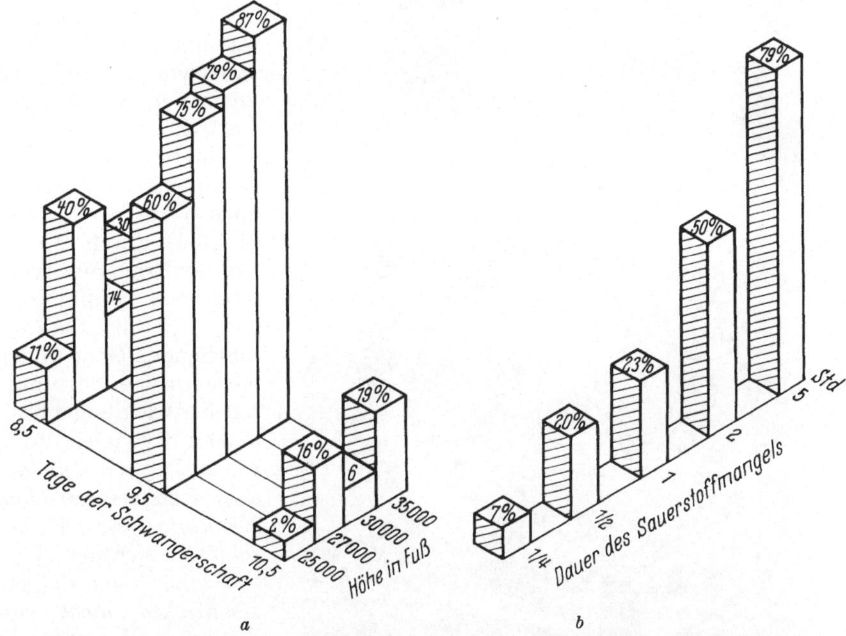

Abb. 10 a u. b. Häufigkeit der Wirbelsäulenmißbildungen bei der Maus nach kurzfristigem
Sauerstoffmangel des Muttertieres. *a* am 8., 9. und 10. Schwangerschaftstag; *b* nach Sauerstoffmangel des Muttertieres von ¹/₄, ½, 1, 2 und 5 Stunden (nach INGALLS und CURLEY 1957)

ursacht hat. *Ohne genaue Kenntnis der Anamnese bzw. der Versuchsanordnung sind peristatisch verursachte Mißbildungen daher ätiologisch mehr-
deutig.*

2. Da die Entwicklungsphase in erster Linie den Ort und die Qualität
der Mißbildung bestimmt, verstehen wir auch, daß Mißbildungen häufig
an mehreren voneinander entfernten Organstrukturen auftreten, also
zum Teil gleichzeitig am Gehirn, am Herzen und an den Händen. Das
gilt z. B. für das Mißbildungssyndrom bei der mongoloiden Idiotie, bei der
wir in der Regel gleichzeitig feinere Störungen der Großhirnrinde,
Septumdefekte des Herzens und das symmetrische Fehlen der Mittel-
phalanx des fünften Fingers finden (BENDA 1946, INGALLS 1947). Diese

Regel, daß Mißbildungen häufig in Syndromen auftreten, ist wie die Phasenspezifität nur unter der Annahme zu verstehen, daß im Embryo während der Entwicklung die Orte des intensivsten Stoffwechsels von Phase zu Phase wechseln, und daß gleichzeitig an mehreren Stellen des Organismus vorübergehende Intensitätsgipfel des Stoffwechsels erreicht werden. *Die Strukturen, in denen dieser intensive Stoffwechsel jeweils gerade abläuft, sind unter den verschiedenen peristatischen Faktoren übereinstimmend besonders anfällig.*

3. Die Phasenspezifität und die Neigung zum Syndrom sind aber nicht nur für die peristatisch verursachten Mißbildungen kennzeichnend. Sie gelten ebenso für die erbbedingten, durch Mutation des Erbgefüges verursachten Mißbildungen, da die krankmachenden Gene in der Regel in einer bestimmten Entwicklungsphase den embryonalen Stoffwechsel stören. *Infolgedessen können wir ohne Kenntnis der Vorgeschichte oder der Versuchsanordnung die peristatischen nicht von den genetisch verursachten Mißbildungen unterscheiden.* So konnten wir z. B. in Untersuchungen von MICHAEL BÜCHNER 1955 durch Sauerstoffmangel Mißbildungen des caudalen Körperpoles am Hühnchenembryo

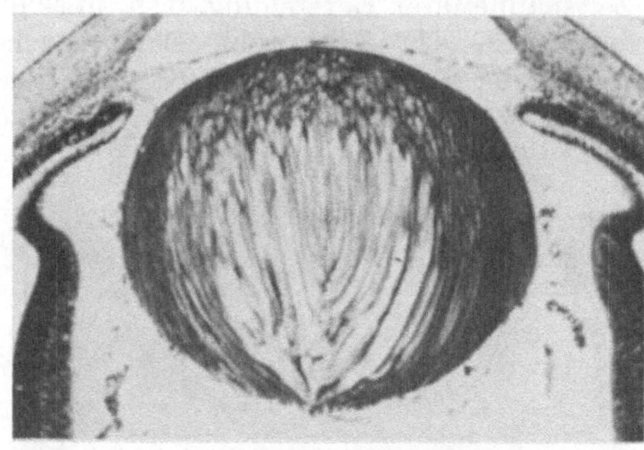

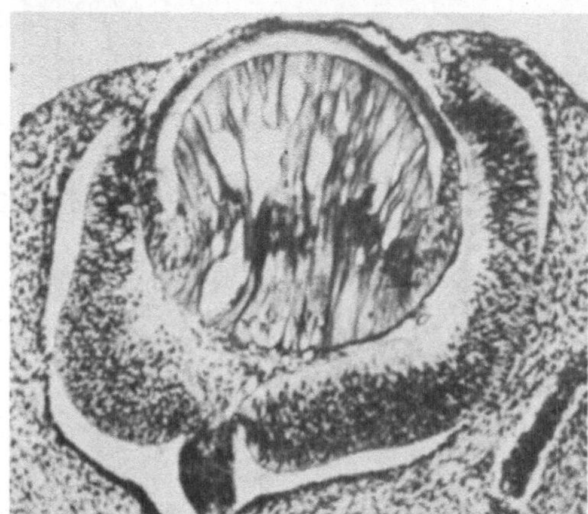

Abb. 11 a u. b. *a* Spaltbildungen in der Linse eines menschlichen Embryo bei Abort infolge Rötelnerkrankung der Mutter (nach TÖNDURY 1955); *b* Spaltbildung in der Linse eines Kaninchenkeimes nach akutem Glucosemangel durch Insulin beim Muttertier (nach BRINSMADE 1957)

reproduzieren, die DUNN und GLÜCKSOHN-SCHÖNHEIMER 1943 bei der Maus als erbbedingt beschrieben haben. Auch für die Wirbelsäulenmißbildungen, wie sie durch Sauerstoffmangel erzeugt wurden, gilt, daß sie gleichsinnig auch erbbedingt vorkommen (KÜHNE 1931, THEILER 1953). Seit RICHARD GOLDSCHMIDT (1935) nennen wir solche *peristatisch verursachten Mißbildungen, die mit genetischen Mißbildungen im Erscheinungsbild übereinstimmen, Phänokopien.* Entgegen einer irrigen Darstellung in der Literatur (NACHTSHEIM 1957) habe ich diesen Begriff der

Genetiker in seinem vollen Sinn und als Terminus in meine Arbeiten übernommen (1955, 1956, 1957). Das Auftreten von Mißbildungen bei diesem oder jenem menschlichen Feten macht demzufolge eine sehr sorgfältige Analyse der Schwangerschaftsvorgeschichte und des Stammbaumes notwendig, wenn die Frage: Erbschaden oder Phänokopie oder Addition beider Faktoren entschieden werden soll. Über alle diese Fragen wird Herr Professor NACHTSHEIM Ihnen sicherlich ausführlich berichten.

4. *In der Regel greifen die peristatischen Faktoren nicht an den ausgeformten Strukturen an, sondern häufig schon prämorphologisch an den präsumptiven Organanlagen oder an den ihnen vorgeordneten Induktoren der Entwicklung.* Für die Anencephalie konnten wir nach Sauerstoffmangel (RÜBSAAMEN 1952, ROTHWEILER 1952, NAUJOKS 1953) GIROUD nach A-Hypervitaminose (GIROUD und MARTINET 1957) nachweisen, daß der Mißbildung ein Versagen der Schließung des Neuralrohres zugrunde liegt, nicht dagegen eine Zerstörung des schon geschlossenen Neuralrohres. Dabei haben die subtilen Untersuchungen von GIROUD und MARTINET besonders schön gezeigt, daß an der als Platte, nicht als Rohr entwickelten Hirnanlage sekundär ein Strukturabbau und ein Ersatz durch gefäßreiches Mesenchym eintritt. Sekundärwirkungen an den Herzklappen bei Septumdefekten des Herzens haben besonders MEESSEN (1957) und sein Mitarbeiter SCHÖNMACKERS (1955) nachgewiesen. Sie konnten zeigen, daß diesen Defekten infolge der mit ihnen gegebenen abnormen Klappenbelastungen nicht selten kreislaufdynamisch verursachte Klappensklerosen und Klappenfehler folgen, die nichts mit einer embryonalen Endokarditis zu tun haben, z. B. die Pulmonalstenose im Syndrom der Fallotschen Tetralogie. Für die Wirbelsäulendefekte haben DEGENHARDT und KLADETZKY 1955 gezeigt, daß hier der Sauerstoffmangel die Chordaanlage in bestimmten Segmenten zerstört, und daß durch Wegfall der induzierenden Wirkung der Chorda auf die Wirbelsäulenanlage die Wirbelkörper nicht normal gebildet werden können.

5. Die den Mißbildungen zugrundeliegenden *Stoffwechselstörungen* hat DUSPIVA 1957 an unserem Institut für die Oxydationshemmungen erstmalig exakter definiert. Zunächst konnte er an Xenopuskeimen zeigen, daß die Keime während der Oxydationshemmung die Sauerstoffaufnahme, aber auch zum Teil die Synthese ihrer Fermente, gemessen an der Phenolphosphatase, deutlich herabsetzen. Sie verlangsamen aber gleichzeitig ihre Entwicklung, so daß in den meisten Fällen die Sauerstoffaufnahme und der Gehalt an Phenolphosphatase dem Entwicklungsstadium entsprechen, also in der Regel für den Gesamtkeim normal bleiben. Durch Verwendung von Kohlensäure mit radioaktivem C 14 konnte DUSPIVA nachweisen, daß während der Hemmung der Oxydationen der Kohlensäureeinbau auf etwa 3% der Norm absinkt, und daß davon überwiegend die Synthese von *Nucleinsäuren* betroffen ist. Nach dem Radioautogramm erfolgt der Einbau von C 14 an der Gastrula elektiv in den Kernen der präsumptiven Neuralanlage. Hier ist also zum ersten Male exakt bewiesen, daß in der Keimesentwicklung die Nucleinsäuresynthese von der Oxydationshemmung besonders gestört wird, was wir schon auf Grund histologischer Untersuchungen von LEDER (1955) annehmen mußten (Abb. 12)

und nach den Untersuchungen von BRACHET (1944, 1950, 1957) über den
Stoffwechsel des Embryo zu erwarten war.

V.

Nach diesen Erwägungen sind uns, besonders durch die dargestellten
Experimente, einige allgemeine Prinzipien der formalen Genese der Mißbildungen verständlich geworden. Aber ätiologisch bleiben die Beobach-

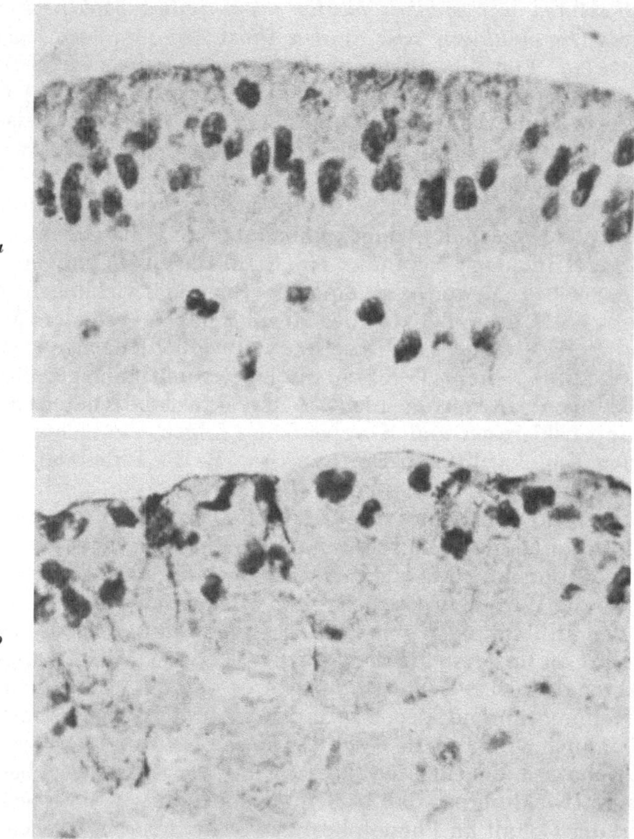

Abb. 12 a u. b. *a* Kontrollkeim von Triton taeniatus, Stadium 15 nach HARRISON. Ausschnitt aus
cranialer Neuralanlage mit dichtstehenden, kräftig angefärbten Zellkernen; *b* Versuchskeim von Triton
taeniatus nach Sauerstoffmangel in der Frühentwicklung im Stadium 15 nach HARRISON. Ausschnitt
aus cranialer Neuralanlage. Spärlicher stehende, unregelmäßige, feinstrukturierte Kerne
(nach LEDER 1955)

tungen für uns stumm, — sofern wir nicht die Anamnese oder die Versuchsanordnung mit berücksichtigen —, und wir stehen vor einer ähnlichen Feststellung wie beim Krebsproblem: *Die möglichen Ursachen sind
zahlreich und heterogen, aber die Antwort des Organismus auf die schädi-
genden Faktoren ist monoton und stereotyp und daher ätiologisch vieldeutig.*

Um so dringender ist für uns die Frage: *Welche Faktoren sind für die Verursachung der Mißbildungen und Mißbildungskrankheiten des Menschen entscheidend?*

Für die Beantwortung dieser Frage gibt uns das Experiment zwar wichtige Hinweise auf mögliche teratogene Faktoren. Aber exakt können wir die Ursachenfrage nur durch ärztliche Beobachtung lösen, besonders durch die uralten Methoden exakter Anamnese. Das ärztliche Gespräch erweist sich also auf diesem Gebiete dem Laboratorium überlegen.

Die Bedeutung der Viruskrankheiten für die Entstehung menschlicher Mißbildungen wurde oben schon betont. Das Ausmaß der Bedeutung dieses Faktors bedarf der weiteren Untersuchung. Das gilt auch für die teratogene Wirkung von Avitaminosen beim Menschen. Bei einer umgrenzten Gruppe von Mißbildungen wurde in jüngerer Zeit von den Diabetologen, z. B. von KATSCH (1954, 1955), und von den Pädiatern, vor allem von MAYER (1952, 1953, 1956), auf die weit über dem Durchschnitt liegende Häufigkeit von Mißbildungen bei Kindern diabetischer Mütter aufmerksam gemacht. Dabei wurde die besondere teratogene Bedeutung einer rezidivierenden *Hypoglykämie* infolge Überdosierung von Insulin neben Störungen des Eierstocks betont.

Daß Sauerstoff- und Glucosemangel des Keimes durch unphysiologische Beschaffenheit des Eibettes zu Mißbildungen beim Menschen führen können, beweisen die Beobachtungen über die Häufigkeit von Mißbildungen bei *Tubargravidität*.

Sowohl die älteren Untersuchungen von MALL (1908, 1915) und WINCKEL (1902) als auch die neueren Untersuchungen von DOLFF (1944) und von KAESER (1949) geben bei Tubargravidität eine Rate der Mißbildungen von 80 bis 90% an. Daß hier bei der unphysiologischen Beschaffenheit des Eibettes in der Tubenwand mindestens vorübergehend in der Regel eine schwere Insuffizienz der Sauerstoff- und Glucoseversorgung des Keimes besteht, bedarf keiner besonderen Begründung. Wir dürfen aber nicht verschweigen, daß in extrem seltenen Fällen normal ausgetragene Kinder aus einer Tubargravidität hervorgehen können.

Entscheidend für unsere Auseinandersetzung ist aber die Frage nach den im Uterus entwickelten Mißbildungen. Nach allen großen Statistiken des letzten Jahrzehntes nehmen die Mißbildungen bei einem Mutteralter jenseits 40 Jahren um das zwei- bis dreifache gegenüber der Zeit zwischen 20 und 35 Jahren zu (HEGNAUER 1951, EICHMANN und GESENIUS 1952, INGALLS und Mitarbeiter 1954). Auch treten die Mißbildungen, besonders die fundamentalen Mißbildungen des Zentralnervensystems jenseits der fünften Geburt gehäuft auf (BÜCHI 1950, INGALLS und Mitarbeiter 1954). Beide Feststellungen gelten auch besonders für die mongoloide Idiotie (BENNHOLDT-THOMSEN 1932, BLEYER 1938, GEYER 1939). Wir haben diese Tatsachen damit gedeutet, daß in der Zeit der geschlechtlichen Blüte der Frau Eibettstörungen am seltensten zu erwarten sind, daß dagegen jenseits 40 Jahren klimakterische Störungen der Gebärmutterschleimhaut sich bis zu schweren Nidationsstörungen auswirken können, und daß mit zunehmender Geburtenzahl Störungen in der Uterusschleimhaut am ersten zu erwarten sind. Dabei ist in der Regel der Störung der Uterusschleimhaut eine Insuffizienz des Ovars übergeordnet.

Auch die exakte Untersuchung des Einzelfalles ist hier wegweisend.
Dabei bedarf es unbedingt einer ad hoc durchgeführten eingehenden
Befragung der Mütter der mißbildeten Kinder. Auch sind genaue Untersuchungen der Eihäute, besonders der Placenta, unerläßlich. RÜBSAAMEN
hat in diesem Sinne 1957 über 248 in 11 Jahren an unserem Institut ge-
sammelte tödliche Mißbildungen berichtet. In 123 Fällen lagen ihm ein-
gehende Unterlagen über die gynäkologische Vorgeschichte der Frau, den
Schwangerschaftsverlauf, das Mutteralter bei der Geburt und die Stellung des Kindes in der Kinderreihe vor. In diesen 123 Fällen bestanden
14mal Anhaltspunkte für erbbedingte Keimschäden oder für eine fami-
liäre Häufung angeborener Mißbildungen oder für Geisteskrankheiten.

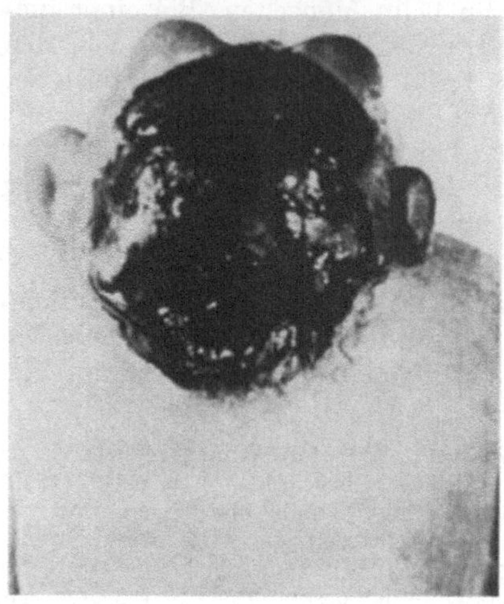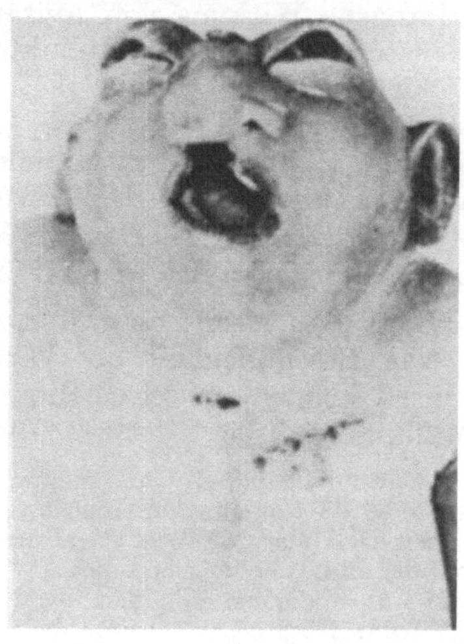

a   *b*

Abb. 13 a u. b. Anencephalie *(a)* und Lippen-Kiefer-Gaumenspalte *(b)* beim menschlichen Neugeborenen. Blutung in der 4. Schwangerschaftswoche, wiederholte Abtreibungsversuche in der 6., 7.
und 8. Woche (nach RÜBSAAMEN 1958)

Diese Fälle wurden als genetische Mißbildungen gebucht. Bei den übrigen
109 Fällen ergaben sich folgende Besonderheiten in der Vorgeschichte
der Mütter: 37mal waren mehrere Fehlgeburten vorausgegangen, 28mal
längerdauernde Menstruationsstörungen, 17mal Geburten oder Aborte
kurz vor der Konzeption, 34mal Blutungen in der Frühschwangerschaft.
13mal waren Eingriffe oder Abtreibungsversuche zugegeben. Eine Rötelnerkrankung war in keinem Falle vorausgegangen, dagegen fünfmal eine
hochfieberhafte Erkrankung in der Frühschwangerschaft der Mutter
(Abb. 13).

Wir schließen mit RÜBSAAMEN aus diesen Beobachtungen, daß bei
den von ihm untersuchten menschlichen Mißbildungen in einem Teil der
Fälle genetische Faktoren wirksam waren, daß aber nicht selten Entzündungen des Eileiters nach vorausgegangener Fehlgeburt durch Verzögerung der Wanderung des befruchteten Eies und daß insbesondere

primäre oder sekundäre Störungen des Eibettes durch vorausgegangene
Menstruationsstörungen, durch kurz vorausgegangene Geburten oder
Aborte, durch zu hohes Mutteralter oder bei großer Kinderreihe, durch
Blutungen in der Frühschwangerschaft oder durch Eingriffe oder Abtrei-
bungsversuche, eine wichtige Rolle spielten. In solchen Fällen ist aber der
Keim vorübergehend einem schweren Glucose- und Sauerstoffmangel
ausgesetzt.

Liegen bei der Nidation des Eies schon primäre Störungen des Eibettes
vor, so wird die gleichmäßig exzentrische Entwicklung der Placenta
häufig gestört. Dadurch entwickeln sich *Placentaanomalien*, insbesondere
Randinsertionen der Nabelschnur. Dies hat RÜBSAAMEN 39mal beob-

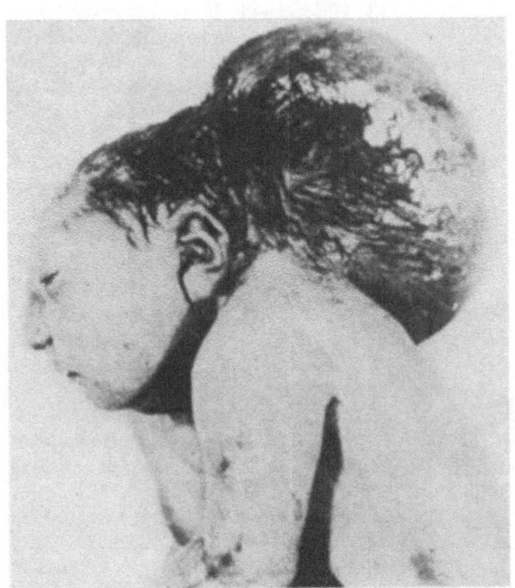
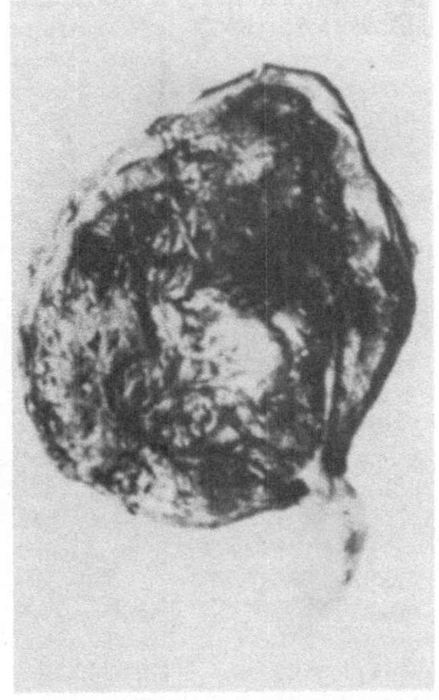

a   b

Abb. 14 a u. b. Ausgedehnte Encephalocele im Nacken beim menschlichen Neugeborenen *(a)*.
Marginale Insertion der Nabelschnur an der Placenta des gleichen Feten als Dokument einer
frühen Nidationsstörung *(b)*. (nach RÜBSAAMEN 1958)

achten können (Abb. 14). In Einzelheiten muß ich auf seine Darlegungen verweisen.

Berücksichtigen wir, daß schon früher eine ganze Reihe von Unter-
suchern, wenn auch nicht mit so großem Beobachtungsgut, auf diese
Zusammenhänge aufmerksam gemacht haben (z. B. BENDA 1946, GREBE
1953, 1954, WINDORFER 1953, RÜBSAAMEN 1954/1955, BICKENBACH 1954,
WERTHEMANN 1955, RÜBSAAMEN und LEDER 1955), so können wir als
Ärzte und in der wissenschaftlichen Diskussion an diesen Feststellungen
nicht mehr vorübergehen. Hier müssen wir auch die übereinstimmenden
Feststellungen über den Anstieg der Mißbildungen in Berlin, Leipzig,
Dresden, Chemnitz in dem Nachkriegsjahrzehnt einordnen. Dabei folgte
der Gipfel erst um 1950, also in einer Zeit wieder gebesserter Ernährung.
(EICHMANN und GESENIUS 1952, HOHLBEIN 1952, NOVAK 1950, ARESIN
und SOMMER 1950, KÜHNELT und ROTTER-POHL 1955).

VI.

Die mögliche Tragweite der vorgetragenen Beobachtungen für die Frage der Ätiologie schleichend sich entwickelnder Krankheiten darf ich zum Schluß an einem von vielen Beispielen verdeutlichen, nämlich an dem der *Gliomentstehung*.

Schon 1895 hat STROEBE die Hypothese entwickelt, daß Gliome in der Regel im Gehirn und Rückenmark dadurch angelegt werden, daß aus den Neuroplasten der Anlage des Zentralnervensystems rosettenförmige, gelichtete Epithelwucherungen hervorgehen, unverarbeitet liegenbleiben und erst im späteren Leben zu Geschwülsten auskeimen. Daß die Mehrzahl der Gliome nicht erbbedingt, sondern durch Keimschädigung während der Entwicklung, also durch peristatische Faktoren, angelegt werden, haben fast alle späteren Untersucher betont. (RIBBERT 1914, HENNEBERG 1921, FISCHER-WASELS 1927, OSTERTAG 1933, 1934, 1941, F. HENSCHEN 1934, 1955, BENDA 1952).

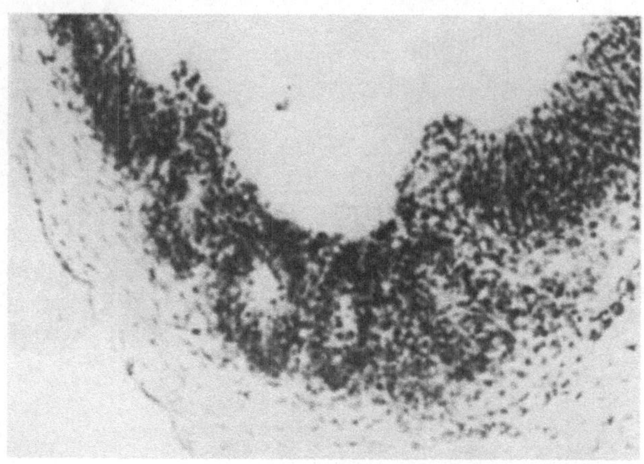

Abb. 15. Rosettenförmige Wucherung von Neuralepithel in der Wand des Mittelhirns nach 5 Stunden Sauerstoffmangel. (2.8% O₂) am 4. Bebrütungstag beim Hühnchenkeim (nach MUSHETT 1953)

Hier ist es nun von großer Bedeutung, daß wir in systematischen Untersuchungen nach kurzfristigem Sauerstoffmangel die Rosettenbildung an Hirn und Rückenmark auch bei sonst normalen Hühnchenembryonen oder geschlüpften Küken nach Sauerstoffmangel nachweisen konnten (NAUJOKS 1953, MUSHETT 1953, DIETSCHE 1955) (Abb. 15). GIROUD sah das Gleiche an der Ratte nach Mangel von Panthotensäure (GIROUD, DELMAS, PROST und LEFEBURES 1957; vgl. auch GRUENWALD 1953, MURAKAMI 1957). Danach ist es notwendig, zu untersuchen, ob sich in systematischen Experimenten aus solchen Rosetten Gliome entwickeln können.

Insgesamt veranlassen uns alle Ihnen vorgelegten Untersuchungen bei den menschlichen Mißbildungen und Mißbildungskrankheiten, *den peristatischen Faktoren eine große Bedeutung beizumessen, viele Mißbildungen und Mißbildungskrankheiten des Menschen also als Phänokopien aufzufassen.*

Literatur

ARESIN, N., u. K. H. SOMMER: Zbl. Gynäk. **72**, 1329 (1950). — BECHER, H.: Anat. Anz. **88**, Erg. H. 144 (1939). — BENDA, C. E.: Mongolism and cretinism. New York 1946. — Developmental disorders of mentation and cerebral palsies. New York 1952. — BENNHOLDT-THOMSEN, C.: Z. Kinderheilk, **53**, 181 (1932). — BICKEN-BACH, W.: Arch. Gynäk. **186**, 370 (1955). — BLEYER, A.: Amer. J. Dis. Childr. **55**, 79 (1938). — BOLOGNE, U., e V. PICCIONI: Boll. Soc. ital. Biol. sper. **26**, 219 (1950). — BRACHET, J.: Embryologie chimique, Brüssel 1944. — Chemical Embryology. New York 1950. — Biochemical Cytology New York 1957. — BRINSMADE, A. B.: Beitr. path. Anat. **117**, 140 (1957). — BRINSMADE, A., u. H. RÜBSAAMEN: Naturwissenschaften **43**, 259 (1956). — Beitr. path. Anat. **117**, 154 (1957). — BÜCHI, E. C.: Arch. Klaus-Stiftg. Vererbungsforsch. usw. **25**, 61, 557 (1950). — BÜCHNER, F.: Klin. Wschr. **1948**, 38 (a). — Nervenarzt **1948**, 310 (b). — Allg. Pathol. München-Berlin 1950, 2. Aufl. 1956. — Med. Klin. **1952**, 605. — Münch. med. Wschr. **1955**, 1673. — Dtsch. med. Wschr. **1956**, 1341. — Klin. Wschr. **1956**, 777. — Die Pathologie der cellulären und geweblichen Oxydation. Die Hypoxydosen. Hdb. Allg. Pathol. **IV**, 2, 569 (1957). — BÜCHNER, F., CH. MUSHETT und H. RÜBSAAMEN: Naturwissenschaften **1953**, 628. — BÜCHNER, F., H. RÜBSAAMEN und H. J. NAUJOKS: Naturwissenschaften **1953**, 276. — BÜCHNER, F., H. RÜBSAAMEN und H. G. ROTHWEILER: Naturwissenschaften **1951**, 142. — BÜCHNER, F., H. RÜBSAAMEN und G. SCHELLONG: Naturwissenschaften **1953**, 628. — BÜCHNER, F., J. MAURATH und H. J. REHN: Klin. Wschr. **1946**, 137. — BÜCHNER, F. M. jr.: Beitr. path. Anat. **115**, 617 (1955). — CHOMETTE, G.: Beitr. path. Anat. **115**, 439 (1955). — CHOLAN, S.: Science (Lancaster, Pa.) **117**, 535 (1953). — DEGENHARDT, K. H.: Z. Naturforsch. **9b**, 530 (1954). — Naturwissenschaften **22**, 525 (1956). — Acta genet. et statist. med. (Basel) **6**, 246 (1956). — Dtsch. med. Wschr. **1958**, 1085. — Z. menschl. Vererbgs- u. Konstit.lehre **34**, (1958). — DEGENHARDT, K. H., u. J. KLADETZKY: Z. menschl. Vererbgs- u. Konstit.lehre **33**, 151 (1955). — DEGENHARDT, K. H., u. E. RAUSCH: Verh. Ges. Dtsch. Naturforsch. **98**, 134, (1954/55). — DIETSCHE, A.: Beitr. path. Anat. **115**, 599 (1955). — DOLFF, C.: Arch. Gynäk. **175**, 319 (1944). — DUNN, L. C., and S. GLUECKSOHN - SCHÖNHEIMER: Genetics **28**, 29 (1943). — DUSPIVA, F.: Verh. dtsch. Ges. Path. **1957**, 250 (1958). — EICHMANN, E., u. H. GESENIUS: Arch. Gynäk. **181**, 168 (1952). — FISCHER-WASELS, B.: Allg. Geschwulstlehre, Hdb. norm. u. pathol. Physiol. **XIV**, 2, 1341 (1927). — FRASER, F. C.: Prematurity, congenital malformation and birth injury. New York, **1953**, 136. — FRASER, F. C., and T. D. FAINSTAT: Pediatr. **8**, 527 (1951). — Amer. J. Dis. Childr. **82**, 593 (1951). — FRASER, F. C., H. KALTER, B. E. WALKER and T. D. FAINSTAT: J. Cellul. a. Comp. Physiol. **43**, 237 (1954). — GALLERA, J.: Acta anat. (Basel) **11**, 549 (1951). — GEYER, M.: Zur Ätiologie der mongoloiden Idiotie. Leipzig 1939. — GIROUD, A.: Acta anat. (Basel) **30**, 297 (1957). — GIROUD, A., et J. BOISSELOT: Arch. franc. Pediatr. **4**, 1 (1947). — GIROUD, A., A. DELMAS, J. LEFÉBURES et H. PROST: Arch. d'Anat. microsc. **43**, 21 (1954). — GIROUD, A., A. DELMAS, A. PROST et J. LEFÉBURES: Acta anat. (Basel) **29**, 209 (1957). — GIROUD, A., H. GOUNELLE et M. MARTINET: C. r. Soc. Biol. (Paris) **150**, 2064 (1956). — Bull. Soc. Chim. biol. (Paris) **39**, 331 (1957). — GIROUD, A., et J. LEFÉBURES: Arch. franc. Pediatr. **8**, 1 (1951). — Ann. Nutrit. et l'Aliment. **11**, 15 (1957). — GIROUD, A., J. LEFÉBURES et R. DUPUIS: C. r. Soc. Biol. (Paris) **150**, 2066 (1956). — GIROUD, A., J. LEFÉBURES, H. PROST et R. DUPUIS: J. Embryol. a. experiment. Morphol. **3**, 1 (1955). — GIROUD, A., et M. MARTINET: Gynéc. et Obstétr. **54**, 391 (1955). — Revue de Stomat. **57**, 454 (1956). — Semaine Hôp. **1956**, 5. — Étud. néo-natales, **5**, 2 (1956). — Arch. d'Anat. microsc. **45**, 77 (1956); **46**, 247 (1957). — GOLDSCHMIDT, R.: Z. Vererbungslehre **69**, 38, 70 (1935). — GREBE, H.: Fol. hered. et path. **2**, 99 (1953). — Acta genet. Med. Gesell. **3**, 197 (1954). — GREBE, H., u. A. WINDORFER: Dtsch. med. Wschr. **1953**, 149. — GREGG, N. M.: Trans. Ophthalm. Soc. Australia **3**, 35 (1941). — GRUBER, G. B.: In: Aschoff, Allg. Ätiologie, Allgemeine Pathologische Anatomie **8**, I, 291 (1936). — GRUENWALD, P.: Anat. Rec. **94**, 518 (1946). — Proc. of Conference (New York) **1953**, 160. — HALE, F.: Amer. J. Ophthalm., **18**, 1087 (1935). — HAMBURGER, V., u. K. HABEL: Proc. Soc. Exper. Biol. a. Med. **66**, 608 (1947). — HEGNAUER, H.: Geburtsh. u. Frauenheilk. **11**, 777 (1951). — HENNEBERG: Berl. Klin. Wschr. **1921**, 589. — HENSCHEN, F.: Hdb. Spez. Path. **XIII**, 3, 413 (1955). — HICKS, A. M.:

J. Roent. **69**, 272 (1953). — ST. HILAIRE, G. L.: Histoire générale et particulière des animales. Paris 1836. — HOHLBEIN, R.: Dtsch. Gesundheitswesen **7**, 281 (1952). — INGALLS, TH. H.: Amer. J. Dis. Childr. **74**, 147 (1947). — New England J. Med. **243**, 67 (1950). — Proc. of Conference (New York) **1953**, 122. — INGALLS, TH. H., and F. J. CURLEY: New England J. Med. **257**, 1121 (1957). — INGALLS, T. H., CURLEY, F. J. and R. A. PRINDLE: Amer .J. Dis. Childr. **80**, 34 (1950). — New England J. Med. **247**, 758 (1952). — INGALLS, TH. H., TH. F. PUGH, and B. MacMAHON: Brit. J. Soc. Med. Art. 17, (1954). — INGALLS, TH. H., C. G. TEDESCHI and M. M. HELPERN: Amer. J. Ophthalm. **35**, 312 (1952). — KAESER, O.: Schweiz. med. Wschr. **1949**, 1050, 1079. — KATSCH, G.: Verh. dtsch. Ges. Naturforsch. **1954**, 134 (1955). — KAVEN, A.: Z. menschl. Vererbgs.- u. Konstit.lehre **22**, 247 (1938). — KÜHNELT, H. J., u. P. ROTTER-POHL: Zbl. Gynäk. **77**, 893 (1955). — LANDAUER, W.: J. of Exper. Zool. **105**, 145 (1947); **109**, 283 (1948); **117**, 559 (1951); **120**, 469 (1952); **122**, 169 (1953). — Growth **12**, 171 (1948). — Proc. Nat. Acad. Sci. U.S.A. **39**, 54 (1953). — J. Cellul. a. Comp. Physiol. **43**, 261 (1954). — LANDAUER, W., and E. H. LANG: J. of Exper. Zool. **101**, 41 (1946). — LANDAUER, W., and M. B. RHODES: J. of Exper. Zool. **119**, 221 (1952). — LEDER, O.: Beitr. path. Anat. **114**, 302 (1955). — LEFÉBURES, J.: Ann. Med. **52**, 225 (1951). — MALL, F. P.: J. of Morph. **19**, 1 (1908). — Publ. Carnegie Inst. 221, contrib. embryol. **I**, 1 (1915). — MANGOLD, O., u. TH. PETERS: Beitr. path. Anat. **116**, 478 (1956). — MAURATH, J., u. J. REHN: Frankf. Z. Path. **60**, 495 (1946/49). — MAYER, J. B.: Z. Kinderheilk. **71**, 183 (1952). — Erg. inn. Med. **IV** (NF), 368 (1953). — Verh. dtsch. Ges. Path. **1956**, 8 (1957). — MEESSEN, H.: Verh. dtsch. Ges. Kreislaufforsch. **1957**, 188. — MOORE, L. A., C. F. HUFFMAN and C. W. DUNCAN: J. Nutrit. **9**, 533 (1935). — MÜLLER, FR.: Med. Klin. **1924**, 48/49. — MURAKAMI, U.: Nagoya J. Med. Sci. **15**, 185 (1952). — Acta Pathol. Japon. **5**, Suppl. 495 (1955). — MURAKAMI, U., u. Mitarb.: Clinico-genetic study of hereditary disorders of the nervous system, especially on problems of phenogenesis, Fol. psychiatr. et neur. jap. Suppl. 1 1957. — MURAKAMI, U., and Y. KAMEYAMA: Proc. Japan Academy **30**, 409, 414 (1954). — MURAKAMI, U., Y. KAMEYAMA and T. KATO: Nagoya J. Med. Sci. **17**, 74 (1954). — Ann. Rep. Res. Institute of envir. Med. **1956**, 76. — MUSHETT, C. W.: Beitr. path. Anat. **113**, 367 (1953). — NACHTSHEIM, H.: Experientia (Basel) **XIII**, **2**, 57 (1957). — NAUJOKS, H.: Beitr. path. Anat. **113**, 221 (1953). — NICK, J.: Schweiz. Z. allg. Path. **16**, 653 (1953). — NOWAK, J.: Zbl. Gynäk. **72**, 1313 (1950). — OSTERTAG, B.: Zbl. Neur. **67**, 266 (1933). — Verh. dtsch. Ges. Path. **1934**, 55. — Pathologie der raumfordernden Prozesse des Schädel-Hirnraumes. Stuttgart 1941. — PFALTZ, H.: Münch. med. Wschr. **1955**, 1677. — RIBBERT, H.: Geschwulstlehre. Bonn 1914. — ROBERTSON, G., A. P. WILLIAMSON and R. L. BLATTNER: J. of Exper. Zool. **129**, 5 (1955). — RÖSSLE, R.: In: Aschoff Allg. Aetiologie, allg. pathologische Anatomie 8, I, 1 (1936). — ROTHWEILER, H. G.: Roux' Arch. **145**, 333 (1952). — RÜBSAAMEN, H.: Naturwissenschaften **1948**, 253. — Roux' Arch. **143**, 593, 615 (1948); **144**, 301 (1950). — Beitr. path. Anat. **112**, 336 (1952). — Naturwissenschaften **1955**, 319. — Verh. dtsch. Ges. Path. **1957**, 257 (1958). — In: Schuchardt, Fortschr. Kiefer- u. Gesichtschir. IV, (1958). — RÜBSAAMEN, H., u. O. LEDER: Beitr. path. Anat. **115**, 348 (1955). — RUSSEL, L. B., and W. L. RUSSEL: J. Cellul. a. Comp. Physiol. **43**, 103 (1954). — SCHELLONG, G.: Beitr. path. Anat. **114**, 212 (1954). — SCHOENMACKERS, J., u. G. ADEBAHR: Arch. Kreislaufforsch. **23**, 193 (1955). — SCHULZE, I.: Inaug. Diss. Freiburg i. Br. 1952. — SCHULTZE, O.: Verh. physik.-med. Ges. Würzbg., N. F. **32**, 191 (1898). — SCHWALBE, E.: Allgemeine Mißbildungslehre Jena 1906. — STOCKARD, CH. R.: Amer. J. Anat. **28**, 115 (1921). — STROEBE, H.: Beitr. path. Anat. **18**, 405 (1895). — STROINK, H. H.: Roux' Arch. **165**, 125 (1951). — THEILER, K.: Arch. Klaus-Stiftg. Vererbungsforsch. usw. **25**, 343 (1950). — Z. menschl. Vererbgs- u. Konstit.lehre, **39**, 271 (1953). — THIEDEMANN, H.: Klin. Wschr. **1956**, 406. — TIEDEMANN, H., u. H. TIEDEMANN: Z. Naturforsch. **9 b**, 371 (1954). — TÖNDURY, G.: Arch. Klaus-Stiftg. Vererbungsforsch. usw. **19**, 225, 492 (1944). — Dtsch. med. Wschr. **1951**, 1029. — Helvet. paediatr. Acta **7**, 105 (1952). — Arch. orthop. Unfall-Chir. **45**, 313 (1952). — Étud. néo-natales **2**, 107 (1953). — Münch. med. Wschr. **1955**, 1009. — Naturwissenschaften **42**, 312 (1955). — Die Embryologie im Dienste der Krankheitsforschung. Erg. med. Grundlagenforschg. Stuttgart 1956. — WARKANY, J.: Adv. Pediatr. **2**, 1 (1947). — J. Cellul. a. Comp. Physiol. **43**, 207 (1954). — J. Pediatr.

25, 476 (1955). — WARKANY, J., and E. SCHRAFFENBERGER: J. Nutrit. **27,** 477 (1944). — Arch. of Ophthalm. **35,** 150 (1946). — WERTHEMANN, A.: Hdb. Allg. Pathol. **VI, 1,** 58 (1955). — WERTHEMANN, A., u. M. REINIGER: Acta anat. (Basel) **11,** 329 (1951). — WERTHEMANN, A., M. REINIGER und H. THOELEN: Schweiz. Z. allg. Path. **13,** 756 (1950). — WILSON, J. G., a. J. WARKANY: Anat. Rec., **97,** 60 (1947). — WINCKEL, F. v.: Über die Mißbildung von ektopisch entwickelten Früchten. Wiesbaden 1902. — ZWILLING, E.: Proc. Soc. Exper. Biol. a. Med. **71,** 609 (1948). — J. of Exper. Zool. **109,** 197 (1948); **117,** 65 (1951). — Arch. of Biochem. a. Biophysics. **33,** 228 (1951).

Mißbildungen durch temporäre Atmungsstörung am Wirbeltierkeim

Indem ich die große Ehre habe, vor der japanischen Gesellschaft für Pathologie
einen Gastvortrag zu halten, gehe ich von der Tatsache aus, daß die japanischen Pathologen sogleich nach dem Zweiten Weltkrieg daran gegangen sind,
die ärztlichen Erfahrungen von Hiroshima und Nagasaki auszuwerten und
die pathogenetische Wirkung der atomaren Energie am Menschen systematisch
wissenschaftlich durchzuarbeiten. Im Zuge dieser Untersuchungen wurde in
Ihrem Lande auch das Problem der Entstehung menschlicher Mißbildungen
besonders aktuell, und zwar in einem doppelten Sinn: durch die Tatsache, daß
ionisierende Strahlen über die Mutter den in Entwicklung begriffenen Keim
zu schädigen vermögen, und durch die nicht minder wichtige Tatsache, daß die
gleichen Strahlen vererbbare Änderungen an dem Genom der Keimzellen verursachen können. Derselbe exogene Faktor vermag also in diesem Falle um-
weltbedingte, d. h. peristatisch verursachte Mißbildungen hervorzurufen, aber
auch Mißbildungen durch Änderung des Erbgefüges, d. h. genetische Mißbildungen. Meinen Vortrag über Mißbildungen durch temporäre Atmungsstörung im Wirbeltierkeim darf ich den verehrten japanischen Kollegen widmen, die sich um die Erforschung der Pathologie der atomaren Energie besonders verdient gemacht haben.
Glücklicherweise sind ionisierende Strahlen im allgemeinen eine seltene Ursache menschlicher Mißbildungen. Aber die Frage, welche anderen Faktoren
in der Teratogenese beim Menschen die entscheidenden sind, ist bis heute vielfach noch im unklaren. Unter dem Eindruck der Wiederentdeckung der Men-
delschen Regeln trat zunächst die Vorstellung in den Vordergrund, daß Fehler
im Erbgefüge, vor allem das Fehlen oder die Fehlerhaftigkeit einzelner Gene,
Mißbildungen verursachen, daß also die menschlichen Mißbildungen in der
Regel erbbedingt sind. Diese Vorstellung kann sich auf die Tatsache stützen,
daß durch Beobachtungen an menschlichen Sippen die Entstehung von Mißbildungen beim Menschen durch Fehler im Erbgefüge bewiesen ist (vgl. HA-
DORN 1955). Aber schon bald nach der Jahrhundertwende wurde auch die
andere Auffassung vertreten, daß beim Menschen das befruchtete Ei in den
meisten Fällen genetisch normal sei und daß sekundäre krankhafte Störungen
des Keimes eine fehlerhafte Embryonalentwicklung verursachen können
(Franklin MALL 1908).
In unserem Vortrag konzentrieren wir uns auf die Entstehung peristatisch

verursachter Mißbildungen. Dabei scheinen mir diejenigen Entwicklungsstörungen des Keimes von besonderer theoretischer und praktischer Bedeutung
zu sein, denen eine vorübergehende Insuffizienz der Zellatmung des Keimes
zugrunde liegt.

1. Schon die Entwicklungsphysiologen haben unter dem Eindruck der Arbeiten
von CHILD 1924 ff. und von HUXLEY 1927 ff. Korrelationen zwischen Stoffwechselstörungen des Keimes und Fehlbildungen klar gesehen. So hat HUXLEY
1927 gezeigt, daß ein unphysiologisches Wachstum eines einzelnen Keim-
teiles dadurch hervorgerufen werden kann, daß dieser erwärmt wird: Je nachdem, ob der animale oder der vegetative Pol einer milderen Wärmewirkung
ausgesetzt wurde, wurden in dem einen oder anderen Keimpol an Amphibien
die Furchungen beschleunigt. Auch GILCHRIST hat 1928/29 und 1933 durch
lokalisierte Temperaturdifferenzen, also Erwärmungen oder Abkühlungen,
Beschleunigungen oder Verlangsamungen der Entwicklung in dem einen oder
anderen Keimbezirk erreicht. Besonders eindrucksvoll hat Walter VOGT (1927,
1928, 1932) an Amphibienkeimen „Alterschimären" hervorgerufen: Indem
er den einen oder anderen Keimpol erwärmte oder abkühlte, konnte er z. B.
durch Abkühlung des Kopfpoles eine Larve erzeugen, deren Schwanzbereich
wesentlich weiter differenziert war als der Kopfbereich. Das Umgekehrte erzielte er durch Abkühlung des Schwanzpoles.

Mit diesen Beobachtungen war grundsätzlich schon die Frage aufgeworfen,
welche Bedeutung den Störungen der Atmungsprozesse im Keim zukommt.
Daß die Zellatmung eine Grundvoraussetzung für den Entwicklungsablauf
am Wirbeltierkeim ist, hat als erster Theodor SCHWANN erkannt, der uns allen
durch den Nachweis des Aufbaus der tierischen Organismen durch Zellen
(1839) bekannt ist. In seiner Dissertation von 1834 „De necessitate aeris
athmosphaerici ad evelutionem pulli" (d. h. „Über die Notwendigkeit der
atmosphärischen Luft für die Entwicklung des Hühnchenkeimes") hat er zum
erstenmal nachgewiesen, daß der Hühnchenkeim in einer reinen Stickstoff-,
Wasserstoff- oder Kohlensäureatmosphäre zunächst seine Entwicklung einstellt
und nach kurzer Zeit zugrunde geht. 100 Jahre später hat BRACHET 1934 für
den Amphibienkeim am Frosch ergänzend gezeigt, daß unter Sauerstoffabschluß zwar die Bildung der Morula und der Blastula makroskopisch noch
normal verläuft, daß jedoch die Gastrulation schon stark gestört und die
Neurulation unmöglich ist. Das gleiche wurde neuerdings durch Blausäure-
hemmung der Atmung an Triton alpestris nachgewiesen (TIEDEMANN u. TIE-
DEMANN 1954).

2. Daß es durch Atmungsstörungen nicht nur zum Absterben der Keime, sondern auch zu Mißbildungen kommen kann, fiel schon einigen älteren Untersuchern auf, so vor allem SCHULTZE 1898 in Experimenten an Amphibienkeimen, und STOCKARD 1921 in Versuchen an Fischkeimen. Auch am Hühn-

chenkeim fand RIDDLE 1921–1924 in seinen Untersuchungen unter Sauerstoffmangel die Entwicklung von Mißbildungen. Dieser Befund konnte 1939 in
einer kurzen Mitteilung von BECHER für Mißbildungen des Herzens an
Hühnchenembryonen bestätigt werden.
Über die systematische Erzeugung von Mißbildungen durch Sauerstoffmangel
konnten wir erstmalig 1946 am Amphibienkeim berichten (BÜCHNER, MAU
RATH u. REHN 1946). In unserer damaligen Arbeit stellten wir das folgende
fest: An Triton-Keimen, die von der Eiablage bis zur Gastrulation in Sauerstoffmangel gehalten worden waren, verlief die Entwicklung der Keime deutlich verzögert, darüber hinaus zeigten viele Keime schwere Entwicklungsstörungen, besonders solche der Neurulation. Ein Teil dieser Keime ging
zugrunde, andere entwickelten sich weiter. Sie zeigten in der histologischen
Serienuntersuchug alle Übergänge von leichteren zu schwereren Störungen der
Gehirnentwicklung bis zur Azephalie. Besonders häufig fanden sich Störungen
der Augenentwicklung, vor allem Synophthalmie und Zyklopie. Wir schlossen
1946 unsere Mitteilungen mit dem Satz: „Unsere Ergebnisse legen die Vermutung nahe, daß auch menschliche Mißbildungen nicht selten durch allgemeinen Sauerstoffmangel entstehen, vor allem durch primäre oder sekundäre Nidationsstörungen des befruchteten Eies" (ausführliche Mitteilung dieser
Befunde durch MAURATH und REHN 1946/1949*). Die Befunde konnten bald
von uns an Tritonen auch bei Sauerstoffmangel von der Eiablage bis zur
Gastrulation unter Normaldruck bestätigt werden (RÜBSAAMEN 1948).
Daß diese schweren Mißbildungen nur in der Frühphase der Triton-Entwicklung bis zum Abschluß der Gastrulation durch Sauerstoffmangel induziert
werden können, konnten wir in einer zweiten Untersuchungsreihe beweisen:
Wurde der Sauerstoffmangel erst nach der Gastrulation zur Wirkung gebracht,
so zeigten die Keime in keinem Falle mehr fundamentale Mißbildungen des
Gehirns, des Auges und des Kopfes, sondern, in der mikroskopischen Serie,
feinere Störungen der Gehirn-, Augen- und Rückenmarksentwicklung (RÜB
SAAMEN 1950).
3. Diese Experimente an Amphibienkeimen haben also gezeigt, daß in verschiedenen Entwicklungsphasen verschiedene Mißbildungen entstehen, und
zwar offenbar deshalb, weil die normale Entwicklung der Organsysteme und
Organe verschieden befristet ist, d. h. weil die physiologische Determinationsperiode für den einen oder anderen Entwicklungsschritt von verschiedener
Dauer ist. Diese Tatsache hatte SCHWALBE schon 1906 für die Teratologie des
Menschen herausgearbeitet.
Die große Bedeutung der Entwicklungsphase für die Mißbildungart unter
der Wirkung eines einmaligen temporären Sauerstoffmangels haben unsere

---

* Die Veröffentlichung dieser 1946 in Druck gegebenen ausführlichen Arbeit wurde
von der Zensur verboten, so daß sie erst 1949 erscheinen konnte.

weiteren systematischen Untersuchungen am Hühnchenkeim bestätigt. In diesen Untersuchungen haben wir einen Sauerstoffmangel des Keimes zunächst einmalig 24 Stunden lang gesetzt (BÜCHNER, RÜBSAAMEN u. ROTHWEILER 1951, RÜBSAAMEN 1952), später einmalig nur 3–5 Stunden. War der Sauerstoffmangel am ersten Tage der Bebrütung wirksam, so kam es zu fundamentalen Störungen der Neuralrohrbildung und dadurch zu Platyneurie, Rachischisis, Hydrozephalie oder Zyklopie. Dagegen hatte ein Sauerstoffmangel von 24 Stunden oder von 3–5 Stunden am zweiten bis vierten Tag in einer Serie von Fällen eine schwere Hemmung der Extremitätenentwicklung zur Folge und dadurch das Bild der Amelie oder der Phokomelie (BÜCHNER, RÜBSAAMEN u. ROTHWEILER 1951; RÜBSAAMEN 1952; BÜCHNER, RÜBSAAMEN u. NAUJOKS 1953; NAUJOKS 1953).
In anderen Fällen beobachteten wir nach einem drei- bis fünfstündigen Sauerstoffmangel des zweiten, dritten oder vierten Tages bei äußerlich normalen Küken nach dem Schlüpfen klinisch die Zeichen der Herzinsuffizienz und in Serienschnitten des Herzens Septumdefekte zwischen den Vorhöfen oder den Kammern oder Trunkusmißbildungen (BÜCHNER, RÜBSAAMEN u. SCHELLONG 1953; SCHELLONG 1954). Nach einmaligem Sauerstoffmangel von 3–5 Stunden zwischen der 60. und 86. Stunde der Entwicklung ergab die systematische Serienutersuchung bei zum Teil äußerlich normalen Keimen und Küken Strukturverwerfungen im Grau des Rückenmarks, des Gehirns oder der Retina mit typischen Rosettenbildungen (MUSHETT 1953; DIETSCHE 1955). Mißbildungen des kaudalen Körperpoles, vor allem der Kloake und der Nieren sowie das Bild der Darmatresie, erzielten wir nur dann, wenn die Sauerstoffmangelatmung nach 24stündiger Bebrütung in normaler Atmosphäre 12–24 Stunden lang mit Konzentrationen von 2–7 % durchgeführt wurde (Michael BÜCHNER 1958).
4. Inzwischen hatten diese Beobachtungen über die teratogenetische Wirkung des Sauerstoffmangels in Basel 1950 durch WERTHEMANN, in Boston 1950 durch INGALLS, in Nagoya 1954 durch MURAKAMI und in Bonn und Münster 1954 ff. durch DEGENHARDT und ihre Mitarbeiter auch für den Säugerkeim ihre Bestätigung und wesentliche Ergänzung gefunden. Wie genau die Entstehung bestimmter Mißbildungen auch beim Säuger an bestimmte Entwicklungsstadien gebunden ist, wurde in den Untersuchungen von INGALLS und seinen Mitarbeitern 1952, DEGENHARDT und KLADETZKY 1955 sowie INGALLS und CURLEY 1957 für die Wirbelsäule des Kaninchens und der weißen Maus gezeigt. In diesen Untersuchungen führte ein Sauerstoffmangel von wenigen Stunden bis zu Bruchteilen einer Stunde zu Wirbelsäulenschäden, die als angeborene Fehlentwicklungen auch an der menschlichen Wirbelsäule bekannt sind, besonders zur Entwicklung von Block- und Keilwirbeln. Diese Mißbildungen an der Maus und am Kaninchen konnten nur am achten bis zehnten

Tag induziert werden, sie zeigten nach Zahl und Schwere ein Maximum, wenn das Muttertier am Nachmittag des neunten Schwangerschaftstages 5 Stunden oder weniger einem Sauerstoffmangel ausgesetzt wurde.

Das Gesetz der Phasenspezifität der Mißbildungen durch Sauerstoffmangel konnte für die Mißbildungen des Zentralnervensystems nach einmaliger Ganzbestrahlung des Muttertieres zu verschiedenen Zeiten der Entwicklung 1954 durch HICKS und durch MURAKAMI 1962 bestätigt werden.

5. Daß die verwandten Störungen der Energetik, wie sie durch Glukosemangel infolge Injektion von Insulin hervorgerufen werden können, ebenfalls zu Mißbildungen führen, hatten LANDAUER und seine Mitarbeiter schon seit 1945 in Experimenten gezeigt, in denen sie Spuren von Insulin in den Dottersack von Hühnchenkeimen einträufelten. Sie beobachteten vor allem Mißbildungen der Extremitäten nach Art des erblich vorkommenden Krüper-Huhnes. Dabei bestand bei den Hühnerembryonen nach der Insulin-Injektion eine Hypoglykämie (ZWILLING 1948–1951). Daß auch am Säuger Mißbildungen durch Insulin hervorgerufen werden können, konnten wir am Kaninchen bestätigen (CHOMETTE 1955; BRINSMADE 1957). In diesen Experimenten war der Glukosegehalt des Blutes ein- oder mehrmalig unter 40 mg^0/o gesenkt. Bei einem Teil dieser Tiere kam noch eine Senkung des Blutdruckes unter der Insulinwirkung mit ins Spiel. Die Mißbildungen durch Insulinmangel am Säuger haben also in einer Hemmung der aeroben und der anaeroben Glykolyse durch Glukosemangel sowie in einer Hemmung des Atmungsstoffwechsels infolge Oligämie ihre Ursache.

Schließlich können wir hier Experimente einordnen, in denen bei Amphibienkeimen eine Atmungshemmung durch Blausäure hervorgerufen wurde, in denen die Atmungskette versagte (H. u. H. TIEDEMANN 1954; DUSPIVA 1957, 1958). Auch urethanbedingte Mißbildungen gehören hierher. Und sehr wahrscheinlich ist die Möglichkeit, durch intravenöse Injektion von Trypanblau in das Muttertier Mißbildungen hervorzurufen, ebenfalls auf eine vorübergehende Atmungshemmung durch Trypanblau zu beziehen. Dafür spricht die Tatsache, daß KYONO 1944 an Organen von Tieren, die vorher mit Trypanblau behandelt worden waren, eine wahrscheinlich kompensatorische Steigerung der Atmung beobachten konnte. So deutete auch WEGENER 1961 seine experimentellen Beobachtungen über Mißbildungen des Herzens durch Trypanblau in ähnlichem Sinne, indem er eine vorübergehende Atmungsstörung durch Trypanblau und eine anschließende Korrektur dieses „Schädigungsstoffwechsels" durch Atmungssteigerung annimmt.

6. An der Möglichkeit, im Experiment durch temporäre Atmungshemmung Mißbildungen hervorzurufen, ist nach allen dargelegten Beobachtungen nicht mehr zu zweifeln. Damit ist aber die Frage aufgeworfen, wie der Sauerstoffmangel im Stoffwechsel des Keimes teratogenetisch zur Wirkung kommt.

Schon in unseren ersten Experimenten an Amphibienkeimen stellten wir eine
ausgesprochene Verlangsamung der Entwicklung fest, so daß von dem gleichen Muttertier stammende befruchtete Eier von Triton taeniatus in der gleichen Zeit in gleichem Milieu ganz verschiedene Stadien nach HARRISON
erreichten, je nachdem, ob sie sich unter normaler Sauerstoffatmung oder bei
Sauerstoffmangel entwickelten: Im letzteren Fall wurde nur ein wesentlich
früheres Stadium der Entwicklung erreicht, z. B. das der Schwanzknospenbil-
dung bei Keimen, deren Partner schon vollentwickelte Larven kurz vor dem
Schlüpfen waren (BÜCHNER, MAURATH u. REHN 1946, MAURATH u. REHN
1946/49).

Nun konnte DUSPIVA 1958 zeigen, daß dieser Entwicklungsverlangsamung
ein verzögerter Anstieg der Atmungsvorgänge und der Aktivität der Phenolphosphatase entspricht. So lag die Vermutung nahe, daß die Wirkung des
Sauerstoffmangels durch die Entwicklungsverlangsamung und den damit kor-
relierten verlangsamten Anstieg der Atmung und der Enzymaktivität voll
kompensiert wird. Dieser Eindruck wurde noch dadurch verstärkt, daß bei
Triton alpestris und bei Xenopus laevis der Anstieg der Aktivität der Phenolphosphatase exakt dem Entwicklungsstadium entspricht, ganz gleich, ob es
sich um normal beatmete Keime handelte oder um Keime, bei denen unter
der Wirkung von HCN die Atmung bis auf eine geringe Restatmung unterdrückt war (DUSPIVA 1958). Dabei ist aber zu beachten, daß DUSPIVA seine
Werte durch Untersuchungen von Keim-Kollektiven erhalten hat und nicht
durch Untersuchung von Einzelkeimen. Erst recht konnten in diesen Experimenten nicht die verschiedenen Keimbezirke von Einzelkeimen bei normaler
Beatmung und bei Atmungshemmung miteinander verglichen werden. Solche
Untersuchungen sind aber notwendig, wenn die Frage geklärt werden soll,
ob der Stoffwechsel der Keime in Relation zum Entwicklungsstadium bei den
Keimen unter Atmungshemmung in allen Keimbezirken normal bleibt, oder
ob er in einzelnen Feldern des Keimes gestört ist.

Die Phasenspezifität der Mißbildungen spricht gegen eine solche Annahme. Sie
macht es wahrscheinlich, daß zwar im Gesamtkeim, besonders bei der Untersuchung eines Kollektivs von Keimen, die Werte der Metaboliten und Enzyme normal sind, daß aber in den Keimbezirken, die in der jeweiligen Entwicklungsphase besonders atmungsbedürftig sind, das für die Vorbereitung
der morphogenetischen Differenzierung dieser Bezirke notwendige Atmungs-
niveau nicht mehr unterhalten werden kann. Daraus ließe sich indirekt
folgern, daß in der Hühnchen-Entwicklung am ersten Bebrütungstag die Anlage des Zentralnervensystems ein Maximum der Atmungsprozesse durchläuft, am 2.–4. Entwicklungstag dagegen die Extremitätenfelder sowie eine
Reihe von Anlagen innerer Organe, z. B. des Herzens, der Nieren, des Darm-
traktus.

7. Für einen Vorgang im Stoffwechsel des Keimes, der an der Grenze von Stoffwechsel und Strukturbildung steht, ist diese Annahme sehr wahrscheinlich gemacht, nämlich für die Synthese der Nukleinsäuren. Durch BRACHET ist bekannt, daß in der späten Gastrula und besonders in der Neurula die RNS im Neuralfeld bzw. in der Neuralplatte stark ansteigt und zugleich, wenn auch weniger stark, die DNS (BRACHET 1944, 1950, 1957). Daß bei der Atmung in jungen Keimen ein wesentlicher Teil der Atmung der Synthese von Nukleinsäuren gilt, wurde durch folgende Experimente bewiesen: Wurde Amphibien-Keimen C^{14}-markierte Kohlensäure angeboten, so konnte deren Einbau im Histoautoradiogramm besonders in den Kernen und im Zytoplasma der Neuralanlage nachgewiesen werden (FICQ 1954; WADDINGTON u. SERLIN 1954, 1955; BRACHET u. LEDOUX 1955; DUSPIVA 1958). In weiterer Untersuchungen konnte DUSPIVA 1959 dann zeigen, daß der Einbau von C^{14} in die Nukleinsäuren und Proteine während der Hemmung der Zellatmung durch Blausäure sehr stark gesenkt wird. Dagegen steigt nach dem Auswaschen der Blausäure mit der Erholung der Atmung der Einbau in die Nukleinsäuren und Proteine wieder auf normale Werte an.

Diesen Feststellungen der Biochemie entspricht die feinere Morphologie der Fehlentwicklung unter temporärer Atmungshemmung. Hier konnte LEDER 1955 das folgende feststellen: Wurden gleichalte Keime in der Serienuntersuchung der Neurula miteinander verglichen, so zeigte die kraniale Neuralanlage von Triton taeniatus nach normaler Beatmung reichlich dichtstehende Kerne, nach temporärem Sauerstoffmangel dagegen weniger zahlreiche Kerne in der gleichen Keimregion. Auch die mit Gallozyanin färbbare Substanz des Zytoplasmas, in der vor allem die RNS des Zytoplasmas erfaßt wird, war bei den Sauerstoffmangelkeimen in der Neuralanlage geringer als bei den normal beatmeten.

8. Nach diesen Befunden neigen wir zu der Auffassung, daß bei der Entstehung von Mißbildungen nach temporärer Atmungsstörung der Hemmung der Nukleinsäurebildung eine Schlüsselstellung zukommt und zwar in folgendem Sinne: Die verzögerte Bildung von RNS bewirkt indirekt eine verzögerte Verdoppelung von DNS und infolgedessen in der Zeiteinheit eine mehr oder weniger starke Herabsetzung der Mitosenrate. Dadurch wird die Bildung der notwendigen Zellzahl, wie sie für den nächsten morphogenetischen Schritt fällig wäre, unmöglich gemacht. Die Unterdrückung der DNS-Verdoppelung und der Mitosenhäufigkeit wird aber besonders wirksam in den Keimbezirken, in denen der nächste morphogenetische Schritt durch besonders intensive DNS-Verdoppelungen und besonders zahlreiche Mitosen vorbereitet werden sollte. Da die Keimbezirke mit starker DNS-Verdoppelung phasenspezifisch einander ablösen, zieht die Hemmung der Nukleinsäurebildung phasenspezifische Störungen der Morphogenese nach sich. Hin-

zu kommt die Tatsache, daß die mangelhafte Bildung von RNS auch eine ungenügende Bildung zytoplasmatischer Proteine zur Folge hat.

Von einigen Untersuchern wurde die Entstehung von Mißbildungen unter der Wirkung peristatischer Faktoren anders gedeutet, nämlich als Folge von Nekrosen, die unter der Wirkung des pathogenetischen Faktors an diesem oder jenem Keimbezirk entstehen. Tatsächlich konnte NICK (1953) unter TÖNDURY an Embryonen rötelnkranker Mütter Zellzerstörungen an den Organanlagen beobachten, die bei Neugeborenen rötelnkranker Mütter Mißbildungen zeigen, vor allem am Linsenepithel, am Schmelzorgan des Zahnes, am Innenohr und am Herzen. DEGENHARDT und KLADETZKY haben 1955 in ihren Sauerstoffmangelexperimenten beobachtet, daß an der Chorda dorsalis Zellen unter Kernpyknose zugrunde gingen. Auch WEGENER (1961), der unter Kl. GOERTTLER Herzmißbildungen durch die Injektion von Trypanblau hervorgerufen hat, denkt an solche irreversiblen Zellveränderungen als Ursache der Herzmißbildungen. Eindeutige Nekrosen konnte er aber im Myokard nicht nachweisen.

Wir selbst haben an Tritonkeimen unter Sauerstoffmangel in lückenlosen Serien der Gastrula und Neurula keine Zellnekrosen gefunden, dagegen die Hemmung der Entwicklung (ROTHWEILER 1952). Hier müssen weitere Untersuchungen entscheiden, wie häufig der eine oder der andere Mechanismus, die Nekrose schon gebildeter Zellen oder die Verzögerung der Zellbildung und -differenzierung, Mißbildungen hervorrufen.

9. Ich muß auf die Erörterung der interessanten und wichtigen Tatsache verzichten, daß ein Teil der Fehlbildungen dadurch zustande kommt, daß primär der Induktor für bestimmte morphogenetische Vorgänge geschädigt wird, z. B. der Organisator für die Bildung des Zentralnervensystems (BÜCHNER, MAURATH u. REHN 1946; MAURATH u. REHN 1949), oder die apikale Epithelleiste an der Extremitätenanlage (BÜCHNER, RÜBSAAMEN u. NAUJOKS 1953; NAUJOKS 1953), oder die Chorda als Organisator des Achsenskelets (DEGENHARDT u. KLADETZKY 1955), und daß erst daraus die Entwicklung der Fehlbildungen in vollem Maße verständlich wird. Aber eine Frage darf ich am Schluß meiner Ausführungen nicht übergehen: Welche Bedeutung kommt der temporären Atmungsstörung für die Entstehung menschlicher Mißbildungen zu? Daß in der Anamnese fundamentaler menschlicher Mißbildungen bei der Mutter nicht selten Frühschäden des Eibettes nachweisbar sind, haben übereinstimmend HUGHES 1953; RÜBSAAMEN und LEDER 1955, RÜBSAAMEN 1957 sowie KRONE 1961 nachgewiesen. Dabei handelt es sich vor allem um eine Insuffizienz der Decidua oder um die Folgen früher Blutungen im Eibett. Das hat aber u. a. die folgenden Störungen der Plazentarentwicklung zur Folge (HERTIG u. ROCK 1946 ff): Während das normale Wachstumstempo des Trophoblasten nach allen Seiten zu einer zentralen Insertion der Nabel-

schnur an der Plazenta führt, kann sich der Trophoblast bei Störungen im
Eibett häufig nur exzentrisch entwickeln. Es kommt daher unter diesen Bedingungen zu einer Insertio marginalis oder gar zu einer Insertio velamentosa
der Nabelschnur. Daß diese Veränderungen bei mißbildeten Kindern weit
häufiger vorkommen als bei nichtmißbildeten, war schon den Gynäkologen
vor längerer Zeit aufgefallen. In systematischen Untersuchungen haben RÜB-
SAAMEN 1957 und vor allem KRONE 1961 diese Befunde statistisch eindeutig
herausgearbeitet. Dabei ist mit Nachdruck darauf hinzuweisen, daß sie ein
Hinweis auf eine Schädigung des Eibettes bei der Implantation des Eies als
Mißbildungsursache sind und daß nicht etwa die Mißbildung durch die spätere Veränderung der Plazenta verursacht wird.

10. Ein letztes besonders eindrucksvolles Beispiel für die Entstehung von
Mißbildungen durch temporäre exogene Störung des Keimstoffwechsels haben
wir in verschiedenen europäischen Ländern, und vor allem auch in Deutsch-
land, in jüngster Zeit beobachtet: Durch Untersuchungen von PFEIFFER und
KOSENOW (1962) konnte festgestellt werden, daß in Deutschland, besonders
in Nordrhein-Westfalen, seit Beginn des Jahres 1960 in zunehmendem Maße
Kinder mit schweren Extremitäten-Mißbildungen geboren wurden. Diese
Kinder zeigten vor allem das Bild der Amelie oder der Phokomelie (an
Armen oder Beinen oder an Armen und Beinen). Gleichzeitig waren an ihnen
Mißbildungen anderer Organe nachzuweisen, vor allem auch solche des Herzens. Dabei konnte eine erhebliche Belastung oder eine Blutsverwandtschaft
in der Aszendenz nicht nachgewiesen werden. Die Chromosomensätze der
darauf untersuchten mißbildeten Kinder waren nach Zahl und Form
normal. Bei zwei-eiigen Zwillingen wurde das gleiche Mißbildungssyndrom
beobachtet. PFEIFFER und KOSENOW haben daraus geschlossen, daß bei diesen Kindern in der 3.—6. Schwangerschaftswoche, d. h. in der kritischen Phase
der Entwicklung der Gliedmaßen, eine exogene Noxe wirksam war, und daß
es sich nicht um genetisch bedingte Mißbildungen handelte. Diese Noxe
wurde in ausführlichen systematischen Untersuchungen von LENZ und KNAPP
1962 als das Thalidomid erkannt. Die Mütter der mißgebildeten Kinder
hatten dieses Mittel in der kritischen Zeit mit gutem subjektivem Erfolg als
Mittel gegen ihre Schwangerschaftsbeschwerden eingenommen. Wurde es nur
kurzfristig am Ende der kritischen Zeit angewendet, so waren nur feinere
Mißbildungen am Hand- oder Fußskelet oder an den Fingern und Zehen nachweisbar. Es wäre von größter Bedeutung aufzuklären, ob Thalidomid die
Atmung hemmt und dadurch teratogen wirkt.

11. Wir haben vereinfachend in unserer Darstellung zunächst in den Fällen,
in denen peristatische Faktoren des Keimes zu Mißbildungen führen, die
genetischen Faktoren außer acht gelassen. In einer Reihe von Untersuchungen wurde jedoch gezeigt, daß peristatische Faktoren die Wirkung krank-

hafter Faktoren verstärken können. Das wurde z. B. von DEGENHARDT 1961
für die Wirkung des Sauerstoffmangels bei einem ingezüchteten Hermelin-
Kaninchen mit Neigung zu Mißbildungen der Wirbelsäule und anderen Ske-
letmißbildungen nachgewiesen. Auch in anderen Experimenten konnte gezeigt
werden, daß ein peristatischer Faktor je nach dem genetischen Hintergrund
stärker oder schwächer zur Wirkung kommt (WEGENER 1961).

Nachtrag Oktober 1964: In systematischen Experimenten an Triturus-Keimen
konnten inzwischen HIROSHI HARA und ich das folgende feststellen: nach Zufuhr von ^{3}H-Thymidin als Vorstufe der DNS zeigten normale Keime im
Histoautoradiogramm eine besonders deutliche Silberkorn-Markierung über
den Zellkernen des Neuralfeldes, der Neuralplatte bzw. des Neuralrohres,
später auch der Schwanzknospe. Der Einbau hört unter O_2-Mangel von 3 bis
7 % völlig auf und ist nach Rückkehr zur normalen Atmung besonders gesteigert. Die Experimente beweisen gezielt die Hemmung der DNS-Synthese
durch temporäre Atmungsinsuffizienz des Keimes.

Gastvortrag vor der Japanischen Gesellschaft für Pathologie am 3. April 1963 in
Osaka.

Schrifttum

BRACHET, J.: J. Arch. Biol. 145 (1934), 611; Embryologie chimique, Brüssel 1944;
Chemical Embryology, New York 1950; Biochemical Cytology, New York 1957. –
BRACHET, J., LEDOUX, L.: Exp. Cell Res. Suppl. 3 (1955), 27. – BRINSMADE, A.: Beitr.
path. Anat. 117 (1957), 140. – BÜCHNER, F.: Klin. Wschr. (1948), 38; Nervenarzt
(1948), 310; Die Pathologie der cellulären und geweblichen Oxydationen. Hdb. Allg.
Path. Bd. IV/2 (1957), 629; Verh. dtsch. Ges. inn. Med. (1958), 13. – BÜCHNER, F.,
MAURATH, J., REHN, H. J.: Klin. Wschr. (1946), 137. – BÜCHNER, F., RÜBSAAMEN, H.,
NAUJOKS, H.: Naturwissenschaften 40 (1953), 276. – BÜCHNER, F., RÜBSAAMEN, H.,
ROTHWEILER, G.: Naturwissenschaften 38 (1951), 142. – BÜCHNER, F., RÜBSAAMEN,
H., SCHELLONG, G.: Naturwissenschaften 40 (1953), 628. – BÜCHNER, F. M. jr.: Beitr.
path. Anat. 115 (1955), 617. – CHILD, C. M.: Physiological foundations of behaviour.
New York 1924; Protoplasma (D.) 5 (1928), 447; Roux' Arch. 117 (1929), 21. –
CHOMETTE, G.: Beitr. path. Anat. 115 (1955), 439. – DEGENHARDT, K. H.: Z. Natur-
forsch. 9 b (1954), 530; Die genetische und morphologische Analyse spezieller Ent-
wicklungsstörungen in einem Stamm ingezüchteter Hermelin-Kaninchen. Akademie
d. Wissenschaften u. d. Literatur Mainz. Abh. d. Mathem.-Naturwiss. Klasse Jg.
1961, Nr. 12. – DEGENHARDT, K. H., KLADETZKY, J.: Z. menschl. Vererb.- u. Konstit.-Lehre 33 (1955), 151. – DIETSCHE, A.: Beitr. path. Anat. 115 (1955), 599. –
DUSPIVA, F.: Biochemie des Wachstums und der Differenzierung. Hdb. Allg. Path.
Bd. VI,1 (1955), 307; Verh. dtsch. Ges. Path. 1957 (1958), 250; 1958 (1959), 411. –
FICQ, A.: J. Embryol. exp. Morph. 2 (1954), 194. – GILCHRIST, F. G.: Physiol. Zool.
1 (1928), 251; Anat. Rec. 44 (1929), 260; J. exp. Zool. 66 (1933), 15. – HADORN, E.:
Letalfaktoren. Stuttgart 1955. – HERTIG, A. T., ROCK, J.: Anat. Rec. 94 (1946), 469;

Contr. Embryol. Carneg. Inst. 33 (1949), 169; Amer. J. Obstet. Gynec. 58 (1949), 968; Abortive human ova and associated endometrium. Menstruation and its disorders. Springfield, III, 1950, 96; Amer. J. Obstet. Gynec. 61 A, Suppl. 8 (1951). – HUGHES, E. C.: Amer. J. Obstet. Gynec. 64 A (1953), 557. – HUXLEY, J. S.: Roux' Arch. 112 (1927), 480; Naturwissenschaften 18 (1930), 265. – INGALLS, TH. H., CURLEY, F. J.: New Engl. J. Med. 257 (1957), 1121. – INGALLS, TH., CURLEY, F. J., PRINDLE, R. A.: Amer. J. Dis. Child. 80 (1950), 34. – INGALLS, TH. H., CURLEY, F. J., PRINDLE, R. A.: New Engl. J. Med. 247 (1952), 758. – INGALLS, TH. H., TEDESCHI, C. G., HELPERN, M. M.: Amer. J. Ophthal. 35 (1952), 311. – KRONE, H. A.: Die Bedeutung der Eibettstörungen für die Entstehung menschlicher Mißbildungen. Habilitationsschrift Stuttgart 1961. – KYONO: 1944, zit. nach Wegener. – LANDAUER, W.: J. exp. Zool. 98 (1945), 65; J. exp. Zool. 105 (1947), 145; J. exp. Zool. 105 (1947), 317; Genetics, 33 (1948), 133; J. exp. Zool. 120 (1952), 469; J. exp. Zool. 122 (1953), 169; J. cell. comp. Physiol. 43 (1954), 261. – LANDAUER, W., RHODES, M. B.: J. exp. Zool. 119 (1952), 221. – LEDER, O.: Beitr. path. Anat. 114 (1955), 302. – LENZ, W., KNAPP, K.: Dtsch. med. Wschr. (1962), 1232. – MALL, I. P.: J. Morph. 19 (1908), 1. – MAURATH, J., REHN, H. J.: Frankfurt. Z. Path. 60 (1946/49), 495. – MURAKAMI, U., KAMEYAMA, Y.: Proc. Jap. Acad. 30 (1954), 409; 30 (1954), 414. – MURAKAMI, U., KAMEYAMA, Y., KATO, T.: Nagoya J. med. Sci. 17 (1954), 74. – MURAKAMI, U., KAMEYAMA, J., MAJIMA, A., SAKURAI, T.: J. Embryol. exp. Morph. 10 (1962), 64. – MUSHETT, C. W.: Beitr. path. Anat. 113 (1953), 367. – NAUJOKS, H.: Beitr. path. Anat. 113 (1953), 221. – NICK, J.: Schweiz. Z. allg. Path. 16 (1953), 653. – PFEIFFER, R. A., KOSENOW, W.: Münch. med. Wschr. (1962), 68. – RIDDLE, O.: Proc. Soc. exp. Biol. (N. Y.) 18 (1921), 102; Amer. J. Path. 32 (1923/24), 199; Ecology 5 (1924), 348. – ROTHWEILER, H. G.: Roux' Arch. 145 (1952), 333. – RÜBSAAMEN, H.: Roux' Arch. 143 (1948), 615; 144 (1950), 301; Beitr. path. Anat. 112 (1952), 336; Verh. dtsch. Ges. Path. 1957 (1958), 257. – RÜBSAAMEN, H., LEDER, O.: Beitr. path. Anat. 115 (1955), 348. – SCHELLONG, G.: Beitr. path. Anat. 114 (1954), 212. – SCHULTZE, O.: Verh. phys.-med. Ges. Würzb. N. F. 32 (1898), 191. – SCHWALBE, E.: Allgemeine Mißbildungslehre. Jena 1906. – SCHWANN, TH.: De necessitate aeris athmosphaerici ad evolutionem pulli. Inaug. Diss. Berlin 1834. – TIEDEMANN, H., TIEDEMANN, H.: Z. Naturforsch. 9 b (1954), 371. – VOGT, W.: Anat. Anz. 63, Ergebn. H. 126 (1927); 66, Erg. H. 139 (1928); Rev. Suisse Zool. 39 (1932), 509. – WADDINGTON, C. H., SERLIN, J. L.: J. Embryol. exp. Morphol. 2 (1954), 340; Proc. roy. Phys. Soc. Edinburgh 24 (1955), 28. – WEGENER, K.: Arch. Kreisl.-Forsch. 34 (1961), 99. – WERTHEMANN, A., REINIGER, M., THOELEN, H.: Schweiz. Z. Path. 13 (1950), 756. – ZWILLING, E.: J. exp. Zool. 109 (1948), 197; Proc. Soc. exp. Biol. (N. Y.) 67 (1948), 192; 71 (1949), 609; J. exp. Zool. 117 (1951), 65.

Der DNS-, RNS- und Protein-Stoffwechsel des Amphibienkeimes in
der Norm und nach temporärer Atmungshemmung (nach histoautoradiographischen und elektronenmikroskopischen Untersuchungen)

von

F. Büchner

1. Herr Duspiva hat in seinem Vortrag darüber berichtet, daß bei temporärer Atmungsstörung durch Blausäure an Amphibienkeimen der Stoffwechsel gestört wird, aber auch die Morphogenese, so daß Mißbildungen entstehen (H. u. H. Tiedemann 1954, 1956, Duspiva 1958, 1959, Hagens, Duspiva und Willer 1965). Dabei treten unter der Blausäureangiftung typische Störungen der Energiebildung an den Keimen ein, vor allem wird Adenosintriphosphat (ATP) mehr oder minder deutlich herabgesetzt. Als Ausdruck der Atmungsstörung stellte sich zunehmende Anreicherung von Milchsäure in den Amphibienkeimen ein, die bei normaler Beatmung keine Laktatrückstände erkennen lassen. Beide Vorgänge, so hat uns Herr Duspiva dargelegt, werden in der Regel bei Wiederzufuhr normaler Luft in kurzer Zeit rückgängig gemacht: Die ATP-Konzentration steigt in der Frühentwicklung schnell wieder zur Norm an, und die Milchsäure verschwindet wieder aus den Keimen.

Mit dieser Betrachtungsweise der Entwicklung von Amphibienkeimen und ihrer Störungen ist eine neue Denkrichtung in der Entwicklungsbiologie beschritten. Sie unterscheidet sich grundsätzlich von der klassischen Entwicklungsphysiologie, deren Bedeutung uns Hans Spemann 1936 in seinem Buch „Experimentelle Beiträge zu einer Theorie der Entwicklung" durch Zusammenfassung seiner jahrzehntelangen Forschungsergebnisse und durch deren Konfrontierung mit der übrigen entwicklungsphysiologischen Forschung besonders eindringlich vermittelt hat. Diese Monographie ist in erster Linie auf die makroskopisch und histologisch faßbaren Wachstums- und Differenzierungsvorgänge bei der Wirbeltierentwicklung konzentriert. Dabei ging es Spemann vor allem darum, die innerorganismischen Wechselbeziehungen der einen Keimregion zu der anderen und die von ihm entdeckten Induktionswirkungen bestimmter Keimbezirke auf ihr Nachbargewebe herauszuarbeiten, vor allem am Beispiel des von ihm und Hilde Mangold 1924 entdeckten Organisators für die Entwicklung des Zentralnervensystems. Vor und gleichzeitig mit der entwicklungsphysiologischen Forschung waren aber andere Untersucher mit Problemen der Biochemie des Wirbeltierkeimes beschäftigt. Ich erinnere hier an die frühen Arbeiten von Jaques Loeb (1894-1896). In diesen Untersuchungen hat er die Empfindlichkeit von Fischembryonen gegen Sauerstoffmangel nachgewiesen. In der Schlußzusammenfassung einer seiner Arbeiten findet sich unter anderem die Bemerkung, „daß in gewissen Fällen durch den Mangel an Sauerstoff zunächst *molekulare* und weiter morphologische *Änderungen in den Zellen herbeigeführt werden, die ihrerseits erst die Ursache sind, daß die Lebenserscheinungen zum Stillstand kommen.*" (von Jaques LOEB gesperrt!)

2. Daß die Atmungsenergie für den Wirbeltierkeim eine Conditio sine qua non darstellt, hatte freilich schon Theodor SCHWANN 1834 in seiner Doktor-Dissertation unter Johannes Müller am Berliner Physiologischen Institut gezeigt. Er konnte nachweisen, daß der Hühnchenkeim in reiner Stickstoff-, Wasserstoff- oder Kohlensäureatmosphäre zunächst seine Entwicklung einstellt und nach kurzer Zeit zugrunde geht. BRACHET hat 1934 für den Amphibienkeim am Frosch ergänzend nachgewiesen, daß unter Sauerstoffabschluß zwar die Bildung der Morula und der Blastula noch makroskopisch normal verlaufen, daß jedoch die Gastrulation schon schwer gestört ist und die Neurulatio nicht mehr gelingt. Daß Zustände des temporären Sauerstoffmangels am Wirbeltierkeim zu Mißbildungen führen, hatten schon eine Reihe von Arbeiten mit makroskopischer Untersuchung der Keime ergeben, an Amphibienkeimen vor allem von SCHULZE 1898 und an Fischkeimen besonders von STOCKARD 1921.

Hier haben wir mit unseren experimentellen Untersuchungen seit 1946 eingegriffen, die Herr DUSPIVA schon erwähnt hat. Es schien uns notwendig, in systematischen histologischen Serienuntersuchungen die Folgen einer temporären Atmungsstörung am Keim morphologisch genau zu erfassen und auf diese Weise exakte Einblicke in die Störungen der Strukturbildung von Wirbeltierkeimen zu gewinnen, die durch vorübergehende Atmungsstörung im Sauerstoffmangel eintreten und dadurch zu Mißbildungen führen. Solche Untersuchungen waren umso notwendiger, weil in der Entwicklungspathologie des menschlichen Keimes mit temporären Atmungsstörungen als Mißbildungsursache zu rechnen ist. Seit 1946 berichteten wir über Mißbildungsexperimente an Amphibienkeimen, seit 1951 Hühnchenkeimen, die letzteren nach Sauerstoffmangel von nur 3–5 Stunden Dauer. (BÜCHNER, MAURATH und REHN 1946, BÜCHNER 1950, 1957, 1958, 1964, RÜBSAAMEN 1952, 1955.) In diesen Arbeiten konnten wir gemeinsam mit Herrn RÜBSAAMEN und unseren Mitarbeitern fast alle wichtigeren Mißbildungen, die aus der menschlichen Pathologie bekannt sind, nachahmen. An Säugern wurden unsere Ergebnisse ausgebaut und vertieft und von verschiedenen Arbeitsgruppen bestätigt (WERTHEMANN seit 1950, INGALLS seit 1950, DEGENHARDT seit 1954, MURAKAMI seit 1954).

3. BRACHET hat schon 1950 vermutet, daß die Störung des Atmungsstoffwechsels zu Störungen im Stoffwechsel der Nukleine führt, also der Stoffe, die beim Wachstum und bei der Differenzierung des Keimes deshalb von größter Bedeutung sind, weil bei jeder Zellneubildung vor der Kernteilung Desoxyribonukleinsäuren, also DNS, verdoppelt werden müssen, und weil der Ausbau des Zytoplasmas der neugebildeten Zellen nur unter der Wirkung von Ribonukleinsäuren im Kern und Zytoplasma möglich ist mit dem Ergebnis, daß schließlich die Zelle über die Eiweißstoffe verfügt, die ihre jeweiligen organgebundenen Aufgaben ermöglichen. Daß die Nukleinsäuren durch temporäre Atmungshemmung mit Blausäure in

ihrer Synthese stark beinträchtigt werden, hat schon Herr Duspiva biochemisch mit Markierungsmethoden und physikalischer Messung des radioaktiven Zerfalls 1959 exakt festgestellt. Es liegt auch eine Reihe von Untersuchungen vor, in denen man nach Einbau ^{14}C-markierter Aminosäuren
oder ^{35}S-markierter Aminosäuren in histoautoradiographischen Serien Einblicke in die Intensität des frühembryonalen Eiweißstoffwechsels zu gewinnen gesucht hat (Madame Ficq 1954, Sirlin und Waddington 1954, 1956,
Sirlin 1955, Tencer 1958, Duspiva 1961, 1962).

Diese Isotopen werden aber in verschiedene Synthesen eingebaut, sind
also nicht spezifisch für den Nachweis der Nukleinsäure- und Eiweiß-Synthesen. Die besten Befunde hat Duspiva 1962 dabei mit ^{14}CO$_2$ erzielt.
Genaue Aussagen über den DNS- und RNS-Stoffwechsel und die Eiweiß-
Synthese im Amphibienkeim waren aber erst durch Tritium-markierte
Vorstufen des DNS-, RNS- und Proteinstoffwechsels möglich, also durch
Untersuchungen mit ^{3}H-Thymidin, Cytidin und Leucin, die wir an Triturus helveticus in den letzten beiden Jahren gemeinsam mit Herrn Hara
aus Hiroshima durchführten (mit Unterstützung des Bundesministeriums
für Wissenschaftliche Forschung).

4. Das erste Ziel unserer Untersuchungen war die Herausarbeitung des
Synthese-Musters für die DNS-Verdoppelung im Histoautoradiogramm
nach Tritium-Thymidin in der normalen Entwicklung von Triturus helveticus-Keimen. In diesen Untersuchungen gewannen wir ein klares Bild darüber, in welchen Keimregionen im Ablauf der Früh- und Spätentwicklung
von Amphibienkeimen die Verdoppelung der Desoxyribonukleinsäuren in
der Vorbereitung von Kern- und Zellteilungen jeweils besonders intensiv
ist und vorübergehend ein Maximum erreicht. Da Tritium-Thymidin in die
DNS eingebaut wird, also elektiv in die Kerne, werden durch das zugeführte
Tritium in der Schnittserie durch Beta-Strahlen in einer darübergeschichteten photosensiblen Emulsion Silberkörner hervorgerufen, die im Histoautoradiogramm genau über den DNS-verdoppelnden Kernen liegen.

Diesen Vorgang möchte ich Ihnen modellhaft zunächst an den Zellen
eines als Zellkultur in der Bauchhöhle wachsenden experimentellen Karzinoms (Aszites-Zellenkarzinom) veranschaulichen, in dem die DNS-Verdoppelung systematisch untersucht wurde. Da die Zellen sich schnell vermehren, zeigen viele Zellen im Histoautoradiogramm über den Kernen
nach Einbau von Tritium-Thymidin schwarze Silberkörner. Wartet man
mit der histoautoradiographischen Untersuchung ab, bis der DNS-Verdoppelung die Kernteilung gefolgt ist, in der Regel also etwa spätestens nach
8 Stunden, so sind während der Mitose exakt die Chromosomen markiert,
wodurch einmal mehr bewiesen wird, daß tatsächlich das zugeführte Tritium-Thymidin in die sich zur Mitose vorbereitenden Kerne eingebaut
wird.

In unseren Untersuchungen haben wir, um drastische Effekte in den
Schnittserien zu erreichen, möglichst lange belichtet und außerdem eine
möglichst stark photosensible Fotoemulsion, die Emulsion G 5 von Ilford,
verwendet. Dadurch tritt das Synthese-Muster für die DNS sehr deutlich
in Erscheinung: Schon in der Blastula ist im dorsalen Keimbezirk über vie-

len Kernen eine DNS-Verdoppelung zur Vorbereitung von Kernteilungen histoautoradiographisch intensiv nachweisbar, während im ventralen Keimbereich nur spärliche DNS-Verdoppelungen zu sehen sind. Während der Gastrulation kommen dann in der DNS-Verdoppelung vorübergehend die in das Innere des Keimes einwandernden Zellen des künftigen Entomesoderms in der Markierung durch ^{3}H-Thymidin in Führung. Diese einwandernden und sich schnell vermehrenden Zellen stellen das Gewebe des Spemannschen Organisators dar, der alsbald die Entwicklung des Zentralnervensystems induziert.

Schon vorher verlagert sich aber dann der Schwerpunkt der DNS-Verdoppelungen auf das dorsale Ektoderm, aus dem während der Neurulation die Neuralplatte, dann die Neuralwülste und schließlich das Neuralrohr als Anlage des Zentralnervensystems hervorgehen, jeweils mit besonders starker DNS-Verdoppelung. Aber dann setzt in der Frühentwicklung ein besonders interessanter weiterer Vorgang ein: Zu dem kranialen Hirnpol des Keimes mit intensiven DNS-Verdoppelungen kommt am kaudalen Gegenpol die Schwanzknospe hinzu, die ihrerseits intensive DNS-Verdoppelungen erkennen läßt, während die zwischen Hirnanlage und Schwanzknospe verlaufende Anlage zum Rückenmark nur eine sehr spärliche Markierung erkennen läßt.

5. Damit sind die wichtigsten Stadien der Frühentwicklung im DNS-Stoffwechsel histoautoradiographisch gekennzeichnet. Um zu prüfen, wie weit diese DNS-Synthesen von der nötigen Intensität der Atmungsenergie abhängig sind, haben wir untersucht, ob und wie das histoautoradiographische Bild von Triturus helveticus-Keimen in der Frühentwicklung unter temporärer Atmungshemmung verändert wird. In jedem Fall konnten wir nach Zufuhr von Tritium-Thymidin unter Sauerstoffmangel eine völlige Hemmung der DNS-Synthesen im gesamten Keim feststellen, so daß nach 24stündigem Sauerstoffmangel in den histoautoradiographischen Serien der Keime Markierungen überhaupt nicht nachgewiesen werden konnten oder nur angedeutet waren. Wurde dagegen nach der Sauerstoffmangelphase der Keim wieder normal beatmet, so kam in kurzer Zeit die DNS-Synthese wieder in Gang, nach schwerem Sauerstoffmangel langsam, nach leichterem Sauerstoffmangel meist überschießend.

6. In der Spätentwicklung von Triturus helveticus hat HARA (1966) bei Keimen nach dem Schlüpfen durch Markierungen mit ^{3}H-Thymidin die DNS-Synthesen in der Periode der Organbildung in den histoautoradiographischen Serien erfaßt. Dabei war das folgende festzustellen: An Hirn und Rückenmark kommt es mit zunehmender Ausdifferenzierung zu einer immer stärkeren Einschränkung der DNS-Synthesen, bis diese schließlich nur noch in der innersten Zell-Lage um den Zentralkanal dieser Organanlagen als sog. Indifferenzzonen, also als Matrixzellen (FUJITA 1963) der Neuroblasten und reifenden Neuralzellen, nachweisbar sind, d. h. als einzige Zell-Lager, in denen noch Zellen neugebildet werden können. Unter Sauerstoffmangel erfolgt auch hier eine völlige Unterbrechung der DNS-Synthese. Am Augenbecher waren die DNS-Synthesen zunächst über die ganze Anlage des Auges wahllos verstreut, mit der Zeit konzentrierten sie

sich aber immer mehr auf die innerste Schicht der Augenanlage, und bei fortgeschrittener Entwicklung zeigten nur noch die Umschlagsfalten zwischen der Anlage der Netzhaut und der Aderhaut markierte DNS-Synthesen. Auch hier wurde die DNS-Verdoppelung durch Sauerstoffmangel völlig ausgelöscht. Ähnlich waren die Befunde an der Riechgrube. Entsprechende Verhältnisse waren an den inneren Organen nachzuweisen, z. B. am primitiven Herzmuskel oder an der Anlage des Verdauungssystems, und an den Extremitätenknospen. An allen diesen Organanlagen sistierte der Einbau von Tritium-Thymidin im Sauerstoffmangel völlig. Die starke Abhängigkeit der Wachstumsvorgänge von der Atmungsintensität in der Embryogenese wird uns also durch die vorgetragenen histoautoradiographischen Untersuchungen, wie ich annehmen darf, besonders klar und einprägsam vor Augen geführt.

7. Im Dienste der Zellvermehrung und der Differenzierung sind aber dann vor allem Ribonukleinsäure- und Eiweiß-Synthesen mit zunehmender Entwicklung immer intensiver notwendig. Um über diese Stoffwechselprozesse Auskunft zu gewinnen, haben wir zunächst die RNS-Synthesen in der Frühentwicklung durch Tritium-Cytidin markiert. Dabei zeigten sich während der Gastrulation noch kaum Markierungen, also RNS-Umsätze. Mit der Neurulation setzt aber nach autoradiographischen Serienuntersuchungen von Herrn HARA eine deutliche RNS-Bildung in den Zellen des sich entwickelnden Neuralgewebes ein, und sie war in der Spätentwicklung besonders intensiv in den Keimzonen nachzuweisen, die auch starke DNS-Verdoppelungen zeigen, also intensiv wachsen. (Durch Ribonuklease konnte die Markierung ausgelöscht werden, da durch dieses Enzym die RNS abgebaut werden.) Wurde dagegen Tritium-Cytidin unter akuter Atmungsstörung zugeführt, so unterblieb in der Regel jede RNS-Synthese, oder sie war stark eingeschränkt. Nach Sauerstoffmangel kam sie zunächst verzögert, nach einigen Stunden in der Regel überschießend in Gang. Das Gleiche stellten wir einerseits an Normalkeimen, andererseits an Keimen unter Sauerstoffmangel sowie nach Wiederbeatmung von Keimen nach vorausgegangenem Sauerstoffmangel durch Markierung mit ^{3}H-Leucin für die Proteinsynthese fest.

8. Wir haben aber zur Normogenese und zur Pathologie des Ribonukleinsäure- und Proteinstoffwechsels an Triturus helveticus in besonderen Untersuchungen von Herrn SASAKI aus Kobe (mit Unterstützung der Deutschen Forschungsgemeinschaft) noch systematische elektronenmikroskopische Untersuchungen durchgeführt. Dabei ging es uns darum, für die Normalentwicklung der neuroektodermalen Zellen zu Neuroblasten und reifenden Neuralzellen die Untersuchungen zu erweitern und zu vertiefen, die in den letzten Jahren von einer Reihe von Untersuchern an Hühnchenkeimen mitgeteilt wurden (BELLAIRS 1959, FUJITA und FUJITA 1963, ESCHNER und GLEES 1963, WECHSLER 1963, 1965, 1966, LYSER 1964). Wir konnten feststellen, daß in der Gastrula die präsumptiven Neuralzellen noch ein sehr wenig differenziertes Zytoplasma erkennen lassen. Mitochondrien als die Energiebildungszentren der Zellen sind zwar schon ziemlich reichlich in den praesumptiven Neuralzellen der Gastrula nachweisbar. Ihre inneren Fein-

strukturen, die Cristae mitochondriales, sind aber noch unvollkommen ausgebildet, und ihre Matrix ist elektronenmikroskopisch noch kaum faßbar. Aus diesen Befunden können wir auf einen erst mäßigen Atmungsstoffwechsel in den präsumptiven Neuralzellen der Gastrula schließen. In der Neurula werden dagegen die Mitochondrien wesentlich differenzierter, ihre Cristae sind deutlich ausgebaut und dicht gelagert, und ihre Matrix wird elektronenmikroskopisch stärker sichtbar, weil sie mehr organische Substanz enthält. Aus diesen Umwandlungen in der Struktur der Mitochondrien können wir auf eine Intensivierung des Atmungsstoffwechsels schließen, während sich die präsumptiven Neuralzellen in Neuralzellen umwandeln.

Vor allem aber unterscheiden sich die Vorläufer der Neuralzellen von den sich differenzierenden Neuralzellen durch ihren Gehalt an Ribosomen, d. h. an geformten Trägern der vom Kern an das Zytoplasma abgegebenen Ribonukleinsäuren. In dem drosalen Neuroektoderm der Gastrula sind erst spärliche Ansammlungen von Ribosomen zu erkennen. In den sich differenzierenden Neuralzellen der Neurula nehmen sie immer mehr zu, aber erst in den Neuralzellen der jungen Larve treten Ribosomen-besetzte Ergastoplasma-Membranen auf, also diejenigen Strukturen, in denen vor allem die Synthese der zellspezifischen Proteine lokalisiert ist. Dabei ließ sich durch Vergleich der Markierungsbefunde von HARA über die DNS-Verdoppelungen exakt zeigen, daß mit dem Auftreten von Ergastoplasma in den reifenden Neuralzellen gleichzeitig die Fähigkeit dieser Zellen zur DNS-Verdoppelung aufhört.

9. Im schweren Sauerstoffmangel war festzustellen, daß nach den elektronenmikroskopischen Bildern an den Mitochondrien ein deutlicher Abbau der Cristae-Strukturen und eine beträchtliche Aufhellung der Matrix zu beobachten ist. Es kommt also hier zu der gleichen Veränderung, die uns vom erwachsenen Warmblüter durch eine ganze Reihe von Untersuchungen bei Atmungshemmungen an den Mitochondrien bekannt ist, hier aber in den Frühstadien an einem Organismus, der noch kein Gefäßsystem hat. Darüberhinaus tritt bei schwerer Atmungshemmung nach unseren Untersuchungen ein starker Schwund von Robisomen in den Neuralzellen ein.

10. Überblicken wir von unseren Befunden aus die bisher in der Literatur zur Biochemie und Pathochemie des Stoffwechsels von Wirbeltierkeimen niedergelegten Befunde und besonders diejenigen Einwirkungen auf den Wirbeltierkeim, von denen uns eine mißbildungsverursachende Wirkung heute bekannt ist, so können wir das folgende feststellen: In unseren eigenen Experimenten liegt der von uns nachgewiesenen schweren Störung des Reproduktionsstoffwechsels, also der Synthesen von DNS, RNS und Protein, eine temporäre Insuffizienz des Atmungsstoffwechsels zugrunde. Dabei dürfen wir aufgrund der Befunde von HAGENS, DUSPIVA und WILLER (1965) annehmen, daß dabei die Störung der Atmungsenergie, der ATP-Mangel und die damit gekoppelte Milchsäureanreicherung der entscheidende Faktor sind. In gleichem Sinne sind die Mißbildungen von Amphibienkeimen (H. u. H. TIEDEMANN 1954, 1956, DUSPIVA 1958, 1959, 1962) nach vorübergehender Angiftung mit Blausäure verständlich. Wir können

ferner hier die von LANDAUER und seinen Mitarbeitern seit 1945 am Hühnchenkeim reproduzierten Mißbildungen einordnen, bei denen nach Einträufelung von Insulin in den Dottersack eine mikrochemisch nachweisbare Senkung des Glukose-Gehaltes der Hühner-Embryonen vorgelegen hat, und wie wir sie in Experimenten von CHOMETTE 1955 und BRINSMADE 1957 an Säugerembryonen nachahmen konnten. In diesen Versuchen fehlt im Keimstoffwechsel die notwendige Glukose als Substrat für den Atmungsstoffwechsel wie für die anaerobe Glykolyse. Auch hier ist primär der Energiestoffwechsel gestört, sekundär wegen der energetischen Insuffizienz der Reproduktionsstoffwechsel.

Wir kennen aber auch Mißbildungen, die dadurch zustandekommen, daß primär der Reproduktionsstoffwechsel geschädigt wird. Solche Mißbildungen sind zuerst an menschlichen Keimen und Neugeborenen durch GREGG 1941 beschrieben worden als Folge einer Virus-Infektion des Keimes während einer Rubeolen-Erkrankung der Mutter. TÖNDURY hat schon 1954 vermutet, daß das Rubeolen-Virus besonders an den Nukleinsäuren des Keimlings angreift, und in histologischen Schnittserien durch Spezialfärbungen wichtige Befunde beigebracht. Mehr denn je können wir beim heutigen Stand der Virusforschung annehmen, daß Mißbildungen, die während einer Viruskrankheit der Schwangeren entstehen, durch eine primäre Schädigung des Reproduktionsstoffwechsels zustande kommen. Denn sowohl bei den RNS-Viren als auch bei den DNS-Viren interferrieren die sich vermehrenden Viren mit dem Nukleotid-Stoffwechsel der von ihnen befallenen Zellen (POETSCHKE und KLAMERTH 1965). Sie bringen also z. T. den Nukleinsäure-Stoffwechsel des Keimes zum Erliegen, besonders in den Zonen des Keimes, in denen gerade die Nukleinsäure-Synthesen im Dienste des zellvermehrenden Wachstums besonders intensiviert werden müßten.

Für die Theorie der Mißbildungsentstehung sind ferner besonders aufschlußreich jene Untersuchungen, bei denen bestimmte Stoffe durch unmittelbare Einwirkung auf den DNS- und den RNS-Stoffwechsel oder durch Einwirkung auf die Katalysatoren dieses Stoffwechsels als Antimetaboliten wirksam sind. Die Untersuchungen gingen von den Beobachtungen von GIROUD und LEFÈBRE-BOISSELOT (1951) aus, die als Erste die Entstehung von Mißbildungen durch Folsäuremangel nachweisen konnten. Folsäure bewirkt die Synthese von Thymin und ermöglicht erst dadurch die Synthese von DNS. Folsäuremangel hemmt also gerade den Vorgang, der, wie wir gesehen haben, in der Entwicklung so entscheidend ist: Die DNS-Verdoppelungen in der Vorbereitung von Kern- und Zellteilungen im Dienste des embryonalen Wachstums. Die Befunde von Giroud wurden 1952 durch Nelson und seine Mitarbeiter bestätigt (NELSON, ASLING und EVANS 1952). In einem nächsten Schritt konnte dann NELSON 1955 mit seinen Mitarbeitern zeigen, daß Aminopterin als Antimetabolit von Folsäure in kurzer Frist bei Injektion am 9.–11. Entwicklungstag an Rattenembryonen in 90% der Fälle Lippenspalten hervorruft. 1963 haben TUCHMANN-DUPLESSIS und MERCIER-PAROT über Mißbildungen durch verschiedenartige Antimetaboliten des DNS-, RNS- und Proteinstoffwechsels berichtet, neuerdings auch KAR-

NOFSKY 1965. Da die karzinomzerstörenden Substanzen, also die sog. Zytostatica, wie sie in der Karzinom-Therapie angewandt werden, in diese Stoffgruppe gehören, ist es nicht verwunderlich, daß diese Stoffe durchgehend teratogen wirksam sind.

Es ist nunmehr notwendig, in weiteren Untersuchungen zu prüfen, welche Veränderungen an Amphibienkeimen mit den von uns angewandten Methoden der Histoautoradiographie und der Elektronenmikroskopie nachweisbar sind, wenn wir Antimetaboliten auf Wirbeltierkeime zur Wirkung bringen.

Literaturverzeichnis

BELLAIRS, R.: J. Embryol. exper. Morph. 7, 94 (1959).

BÜCHNER, F.: Allgemeine Pathologie, 5. Aufl., München – Berlin – Wien 1966, S. 368–393.

BÜCHNER, F., und H. HARA: Naturwiss. 52, 71 (1965); Beitr. path. Anat. 134, 166 (1966).

ESCHNER, J., und P. GLEES: Experientia (Basel) 19, 301 (1963).

FUJITA, S.: J. comp. Neurol. 120, 37 (1963).

FUJITA, H., und S. FUJITA: Z. Zellforsch. 60, 463 (1963).

GIROUD, A., und J. LEFÈBRES-BOISSELOT: C. R. Soc. Biol. (Paris) 145, 526 (1951).

HARA, H.: Naturwiss. 53, 133 (1966); ersch. in: Beitr. path. Anat. 134, H. 4 (1966).

KARNOFSKY, D. A.: In: Wilson, J. G. u. Warkany, J., Teratology. Chicago u. London 1965, S. 185 u. 194.

LYSER, K. M.: Development. Biology 10, 433 (1964).

NELSON, M. M., C. W. ASLING, und A. M. EVANS: J. Nutr. 48, 61 (1952).

POETSCHKE, G., und O. KLAMERTH: Virus u. Virusinfektionen. Hdb. Allg. Path. XI/2, 315– 505, Springer-Verlag, 1965.

SASAKI, M.: siehe: F. BÜCHNER und M. SASAKI: Naturwiss. 52, 402 (1965).

SASAKI, M., und F. Büchner: Beitr. path. Anat. 134, 216 (1966).

SCHULTZE, O.: Verh. phys. med. Ges. Würzburg NF 32, 191 (1898).

SCHWANN, Th.: Diss. Berlin 1834.

WECHSLER, W.: Verh. Dtsch. Ges. Path. 47, 316 (1963); Anat. Anz. Erg.heft 115, 287 (1965); Z. Zellforsch. 70, 240 (1966).

DNS-, RNS- und Protein-Stoffwechsel im normalen und im atmungsgestörten Wirbeltierkeim
(nach histoautoradiographischen und elektronenmikroskopischen Untersuchungen)[1]

Franz Büchner, Freiburg i.Br.

In meinem Referat darf ich Ihnen über histoautoradiographische und elektronenmikroskopische Untersuchungen zum Stoffwechsel der Desoxyribonucleinsäure und der Ribonucleinsäure im normalen und im atmungsgestörten Wirbeltierkeim berichten. Diese Untersuchungen konnte ich in den letzten beiden Jahren mit meinen Mitarbeitern Hiroshi Hara und Masamichi Sasaki durchführen[2]. Nach Darstellung unserer Befunde werde ich versuchen, die Ergebnisse in eine allgemeine Pathogenese der Mißbildungen einzuordnen.

1. Im Jahre 1936 hat H. Spemann in seinem Buch «Experimentelle Beiträge zu einer Theorie der Entwicklung» seine jahrzehntelangen Forschungen auf dem Gebiete der Entwicklungsphysiologie zusammengefaßt und zu den wichtigsten vorausgehenden und gleichzeitigen Ergebnissen dieser Wissenschaft, wie sie seit deren Begründer Wilhelm Roux erarbeitet worden waren, in Beziehung gesetzt. Die Monographie von Spemann ist in erster Linie auf die makroskopisch und histologisch faßbaren Wachstums- und Differenzierungsvorgänge bei der Wirbeltierentwicklung konzentriert. Dabei geht es Spemann vor allem darum, die innerorganismischen Wechselbeziehungen der einen Keimregion zu der anderen und die von ihm entdeckten Induktionswirkungen bestimmter Keimbezirke auf ihr Nachbargewebe darzustellen und verständlich zu machen bis hin zu den Experimenten, durch die die Bedeutung des dorsalen Entomesoderms der Gastrula als Organisators der Entwicklung des Zentralnervensystems aus dem dorsalen Ektoderm von ihm selbst und seinen Mitarbeitern bewiesen worden war. Die entwicklungsphysiologische Forschung war also in erster Linie morphologisch-morphogenetisch orientiert.

Parallel mit ihr waren andere Arbeiten schon seit dem Ende des 19. Jahrhunderts mit Problemen der Biochemie und Pathochemie des Wirbeltierkeimes beschäftigt. Sie waren also biochemisch-morphogenetisch ausgerichtet. Ich erinnere hier zunächst an die frühen Untersuchungen von

[1] Herrn Professor Dr. Dr. h. c. Georg von Hevesy zum 80. Geburtstag gewidmet.

[2] Für die Ermöglichung dieser Arbeiten sage ich dem Bundesministerium für Wissenschaftliche Forschung und der Deutschen Forschungsgemeinschaft besten Dank.

J. Loeb (1894, 1896) über die Empfindlichkeit von Fischembyonen gegen
Sauerstoffmangel, in deren Schlußerörterungen sich unter anderem die weit
vorausschauende Bemerkung findet, «daß in gewissen Fällen durch Mangel
an Sauerstoff zunächst *molekulare* und weiter morphologische *Änderungen in
den Zellen herbeigeführt werden, die ihrerseits erst die Ursache sind, daß die
Lebenserscheinungen zum Stillstand kommen*» (von J. Loeb gesperrt!). Ich
erinnere ferner an die Forschungen von Child über die Gradienten für
den Stoffwechsel der Atmung, des Dotterabbaues und des Glykogens am
Amphibienkeim (1924ff.), von Needham über den Dotterstoffwechsel des
Hühnchens (1931ff.) und vor allem an die Untersuchungen von J. Brachet
über den Nucleinsäurestoffwechsel im Wirbeltierkeim (1944, 1950, 1960).

Unter dem Einfluß von Child wurde die Abhängigkeit des Wirbeltierkeimes von der
Stoffwechselintensität schon vor vier Jahrzehnten in Arbeiten von Huxley (1927,
1930), Gilchrist (1928ff.) und W. Vogt (1927ff.) dadurch bewiesen, daß Amphibienkeime an dem einen oder dem anderen Keimpol abgekühlt oder erwärmt wurden:
Der abgekühlte Keimpol verlangsamte seine Entwicklung, der erwärmte beschleunigte
sie, so daß sich sogenannte Alterschimären entwickelten, d. h. Larven mit unterent-
wickelter Kopfregion oder verkümmertem Schwanz, je nachdem, welcher Keimpol
im Experiment benachteiligt wurde.

Daß die Atmungsenergie für den Wirbeltierkeim eine Conditio sine qua
non darstellt, hatte freilich schon Th. Schwann 1834 in seiner Doktordisser-
tation unter Johannes Müller am Berliner Physiologischen Institut gezeigt. Er hat nachgewiesen, daß der Hühnchenkeim in einer reinen Stick-
stoff-, Wasserstoff- oder Kohlensäureatmosphäre zunächst seine Entwicklung einstellt und nach kurzer Zeit zugrunde geht. Brachet hat 1934 für den
Amphibienkeim am Frosch ergänzend festgestellt, daß unter Sauerstoffabschluß zwar die Bildung der Morula und der Blastula makroskopisch noch
normal verläuft, daß dagegen die Gastrulation schon schwer gestört ist und
die Neurulation nicht mehr gelingt und der Keim abstirbt.

Daß Zustände des temporären Sauerstoffmangels am Wirbeltierkeim zu
Mißbildungen führen können, hatten schon eine Reihe von Arbeiten mit
makroskopischer Untersuchung der Keime ergeben, so an Amphibienkeimen
Schultze 1898, an Fischkeimen Stockard 1921. Um jedoch exaktere Einblicke in die Wirkung eines temporären Sauerstoffmangels am Wirbeltierkeim zu gewinnen, waren systematische histologische Serienuntersuchungen
an temporär atmungsgestörten Wirbeltierkeimen in verschiedenen Phasen
der Keimentwicklung notwendig. Solche Untersuchungen haben wir seit
1946 an Amphibienkeimen, und zwar an Triturus, seit 1951 gemeinsam mit
Rübsaamen und unseren Mitarbeitern an Hühnchenkeimen durchgeführt,
an den letzteren mit einem Sauerstoffmangel von nur 3–5 Stunden Dauer.
Die hervorgerufenen Mißbildungen entsprachen in ihrem Erscheinungsbild
den vom Menschen her bekannten, sie traten phasenspezifisch auf, je nachdem, in welcher Entwicklungsphase die temporäre Atmungsstörung gesetzt
wurde, so daß nach Sauerstoffmangel in der Frühentwicklung schwere
Mißbildungen des Hirns und des Rückenmarks sowie der Kopf-Sinnes-
Organe, in der späteren Entwicklung Mißbildungen an den Extremitäten,

besonders auch Amelien und Phokomelien, am Herzen, an der Nierenanlage,
am Darm und feinere, nur mikroskopisch faßbare Mißbildungen des Zentralnervensystems nachgewiesen werden konnten (BÜCHNER u. Mitarb. 1946;
BÜCHNER 1948, 1950, 1957, 1958, 1964; RÜBSAAMEN 1948, 1950, 1952;
MAURATH und REHN 1949; NAUJOKS 1953; MUSHETT 1953; SCHELLONG
1954; F. M. Büchner 1955; DIETSCHE 1955). Sehr bald haben unsere Beobachtungen an verschiedenen Arbeitsstätten in Experimenten an Säugern
ihre Bestätigung, Ergänzung und Vertiefung gefunden, so in Basel durch
WERTHEMANN 1950, in Boston durch INGALLS 1950, 1952, 1957, in Bonn und
Münster durch DEGENHARDT 1954, 1955, 1961, in Nagoya durch MURAKAMI
1954, 1963 und ihre Mitarbeiter.

Die Frage, auf welche Weise eine temporäre Atmungsstörung, also z. B.
durch Sauerstoffmangel, entwicklungsstörend und teratogenetisch wirksam
werden kann, blieb zunächst offen. Untersuchungen von Herrn und Frau
TIEDEMANN 1954, 1956 sowie DUSPIVA u. Mitarb., zuletzt von HAGENS u.
Mitarb. 1965 konnten aber dann mit biochemischen Methoden die typischen
Stoffwechselstörungen an Amphibienkeimen durch temporäre Atmungshemmung mit Blausäure aufklären: Während der Atmungshemmung
kommt es am Keim, wie es schon länger für den Erwachsenenorganismus
bekannt ist, zur Senkung des Adenosintriphosphats (ATP) und zu einer zunehmenden Anreicherung aerob nicht vorhandener Milchsäure. Nach Auswaschen der Blausäure und Rückkehr zur Normalatmung kehrt in der Regel
in kurzer Zeit die ATP-Konzentration auf ihre normale Höhe zurück, und
die Milchsäure verschwindet wieder.

Schon BRACHET hat durch seine Untersuchungen zu begründen versucht,
daß besonders die Nucleinsäuresynthesen im sich entwickelnden Wirbeltierkeim auf Atmungsprozesse angewiesen sind. In Untersuchungen von
LEDER 1955 konnten wir diese Auffassung histologisch cytologisch an Amphibienkeimen stützen. DUSPIVA hat dann 1959 mit biochemischer Methodik
gezeigt, daß der Einbau von C^{14} in die Nucleinsäuren und Proteine während
der Hemmung der Zellatmung durch Blausäure sehr stark gesenkt wird, daß
dagegen nach dem Auswaschen der Blausäure mit der Erholung der Atmung
der physikalisch gemessene Einbau von C^{14} in die Nucleinsäuren und Proteine wieder auf normale Werte ansteigt. Auch histoautoradiographisch, vor
allem durch Markierung mit C^{14} oder S^{35}, wurde versucht, Einblicke in den
Nucleinsäurestoffwechsel normaler Keime zu gewinnen (FICQ 1954; SIRLIN
und WADDINGTON 1954, 1956; SIRLIN 1955; TENCER 1958). Doch waren diese
ersten Untersuchungen noch unbefriedigend. Bessere Ergebnisse erzielten
DUSPIVA und WILLER an normalen und atmungsgehemmten Keimen von
Xenopus laevis (1961, 1962). Aber auch ihre Befunde waren deshalb vieldeutig, weil sie mit C^{14} gearbeitet hatten und deren Einbau nicht elektiv auf
eine Komponente des Systems Desoxyribonucleinsäure (DNS), Ribonucleinsäure (RNS) und Protein bezogen werden konnte. Genaue Aussagen waren
daher erst durch Zufuhr tritium-markierter Vorstufen des DNS-, RNS- oder
Proteinstoffwechsels zu erwarten.

So haben wir mit Herrn HARA den Stoffwechsel des Reproduktions-
systems DNS, RNS und Protein systematisch mit tritiummarkierten Vorstufen an Amphibienkeimen, und zwar an Triturus helveticus untersucht,
zunächst an Normalkeimen, dann an temporär atmungsgestörten Keimen.
Im ganzen verfügen wir über mehr als 600 vollständige Schnittserien histoautoradiographisch markierter Keime.

In den Experimenten wurde bei Normalkeimen in der Frühentwicklung ^{3}H-Thymidin
während 3 Std., in der Spätentwicklung während 8 Std. zugeführt, während der Frühentwicklung an Keimen, an denen die Eihüllen entfernt waren. Der Sauerstoffmangel
wurde bei atmungsgestörten Keimen durch eine Sauerstoffkonzentration von 8–2% bei
18–23° C herbeigeführt, in den letzten 3 bzw. 8 Std. unter Zusatz von ^{3}H-Thymidin.
Außerdem wurden Keime untersucht, denen unmittelbar oder einige Zeit nach Sauerstoffmangel unter wiedereinsetzender Normalbeatmung ^{3}H-Thymidin dargeboten wurde.

2. Das erste wichtige Ergebnis unserer Untersuchungen war die Herausarbeitung der Synthesemuster für die DNS-Verdoppelung in den Kernen der
verschiedenen Keimregionen während der einzelnen Entwicklungsphasen im
Histoautoradiogramm von Triturus helveticus. Schon in der Blastula ist im
dorsalen Keimbezirk die histoautoradiographisch nachweisbare DNS-Verdoppelung zur Vorbereitung von Mitosen deutlich intensiver als im ventralen
Keimbereich. Während der Gastrulation tritt dann vorübergehend die Markierung der in den Keim einwandernden Zellen des künftigen Entomesoderms
ganz in die Führung: Ihre Kerne lassen eine intensive Markierung durch
[3]H-Thymidin erkennen, während sie sich allmählich dem dorsalen Ektoderm
unterlagern. Daraus geht hervor, daß die Materialbewegung während der
Gastrulation nicht einfach eine Zellverschiebung, sondern eine intensive
Zellvermehrung darstellt, vor allem auch in den Zellen, die bald als Spemannscher Organisator die Entwicklung des Zentralnervensystems induzieren.
Dabei taucht die vielfach geäußerte Vermutung auf, ob nicht die Intensität
der Nucleinsäurenverdoppelung in dem unterlagernden Zellmaterial die in-
duzierende Wirkung des Organisatorgewebes bewirkt.
Noch ehe das dorsale Ektoderm der Gastrula sich morphologisch von dem
übrigen Ektoderm unterscheidet, also während der Entwicklung des präsumptiven Neuralgewebes, zeigt dieser Keimbezirk in der älteren Gastrula
besonders lebhafte DNS-Verdoppelungen. Erst recht sieht man über vielen
Kernen der eben vom übrigen Ektoderm abgesetzten Neuralplatte im Histoautoradiogramm eine markante Silberkornschwärzung. Diese konzentriert
sich im nächsten Entwicklungsschritt in die inzwischen sich abhebenden
und aufeinanderzuwachsenden beiderseitigen Neuralwülste. In einem weiteren Schritt der Neurulation sind dann die Wandzellen des Neuralrohres,
also die Anlage des Zentralnervensystems, durch eine lebhafte Verdoppelung der DNS in Vorbereitung der Zellvermehrung und der Bildung von
Neuralzellen und Gliazellen gekennzeichnet (Abb. 1). Nach Abschluß der Neurulation entwickelt sich dann ein zweiter Keimpol, der äußerlich als Schwanzknospe sichtbar wird. Dieser Keimbezirk zeigt jetzt vorübergehend in den

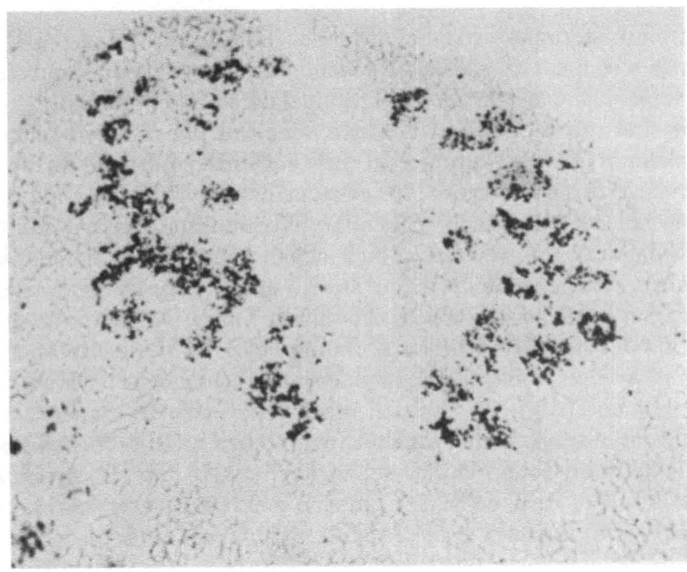

Abb. 1. Normaler Keim von Triturus helveticus im älteren Neurulastadium (Harrison-Stadium 22) nach 3stündiger Einwirkung von ³H-Thymidin in Holtfreter-Lösung bei 21° C. Über den Kernen der Neuralzellen des frontal durchschnittenen Neural-rohres zahlreiche Silberkörner durch Einbau von ³H-Thymidin im Histoautoradio-gramm (nach Büchner und Hara 1965).

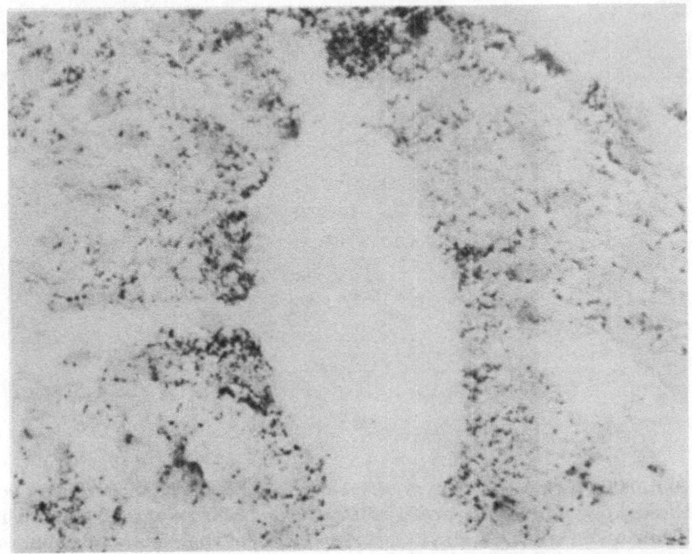

Abb. 2. Keim von Triturus helveticus im älteren Neurulastadium (Harrison-Stadium 22) nach 24 Std. O₂-Mangel. Sauerstoffkonzentration 5,9% bei 24,5–25° C. Kein Einbau von Tritium-Thymidin, trotz dessen Einwirkung in den letzten 3 Std. des Sauerstoff-mangels, an den Kernen der Neuralzellen des Neuralrohres. Feines schwärzliches Pigment = physiologisches Pigment des Neuralrohres (nach Büchner und Hara 1965).

Histoautoradiogrammen der Schnittserien eine gleich intensive DNS-Verdoppelung wie die Hirnanlage, während die dazwischenliegende Rückenmarksanlage nur spärliche DNS-Verdoppelungen erkennen läßt.

Damit sind die wichtigsten Schritte der normalen Frühentwicklung des Trituruskeimes im Histoautoradiogramm gekennzeichnet. Es war in unseren Experimenten anschließend die Frage zu prüfen: Welche Wirkung übt in der Frühentwicklung ein vorübergehender Sauerstoffmangel des Keimes auf die DNS-Verdoppelungen aus? Nach einem temporären Sauerstoffmangel in der oben angegebenen Konzentration von 24 Std. Dauer waren in den Schnittserien nach Zusatz von ^{3}H-Thymidin während der letzten 3 Std. des Sauerstoffmangels in der Frühentwicklung DNS-Synthesen überhaupt nicht mehr nachweisbar, und zwar in allen Stadien der Frühentwicklung von Triturus helveticus (Abb. 2). Wurden die Keime nach der Sauerstoffmangelphase wieder normal beatmet, so kam in kurzer Zeit die DNS-Synthese wieder lebhaft in Gang, so daß schon nach 10–15 min. in den histoautoradiographischen Serien das für die Entwicklungsphase charakteristische DNS-Synthesemuster wieder sichtbar wurde, wenn auch nicht so markant

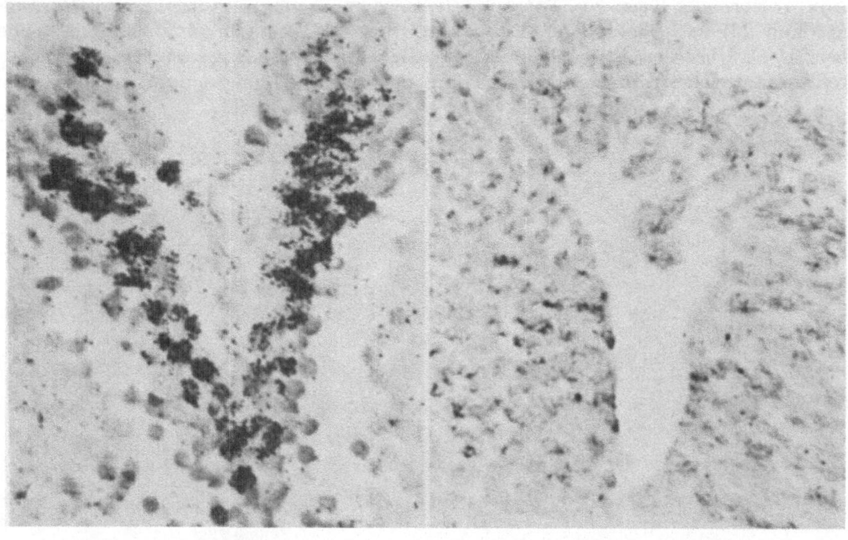

Abb. 3   Abb. 4

Abb. 3. Normale Larve von Triturus helveticus 23 Tage nach der Eiablage, von 9,5 mm Länge. Einwirkung von ^{3}H-Thymidin in Holtfreter-Lösung während 8 Std. bei 21–23° C. Starker Einbau von ^{3}H-Thymidin in den inneren Zellen der Neuralanlage mit intensiver Silberkornbildung im Histoautoradiogramm. Elektive Markierung der Indifferenzzone (nach Hara 1965).

Abb. 4. Larve von Triturus helveticus 26 Tage nach der Eiablage von 9 mm Länge nach 32stündigem O$_2$-Mangel. Trotz Einwirkung von ^{3}H-Thymidin in den letzten 8 Std. des O$_2$-Mangels keine Markierung über den Kernen der Neuralanlage (nach Hara 1965).

wie bei Normalkeimen mit 3stündiger Einwirkung von ³H-Thymidin. Wurden Keime alsbald nach durchgemachtem Sauerstoffmangel 3 Stunden lang ³H-Thymidin ausgesetzt, so war in der Regel die DNS-Synthese bei ihnen überschießend, also in der Zeiteinheit intensiver als in Normalkeimen.

Bei Keimen nach dem Schlüpfen hat Herr HARA nach 8stündiger Einwirkung von ³H-Thymidin die DNS-Synthesen während der Organogenese in den histoautoradiographischen Serien erfaßt. An der Anlage von Hirn und Rückenmark zeigte sich eine zunehmende Einschränkung der DNS-Synthesen auf die innerste, den Mittelspalt umgebende Zellage, also auf die Indifferenzzone des sich entwickelnden Zentralnervensystems (Abb. 3), die auf Grund von Mitosezählungen schon von SCHAPER und COHEN 1905 erkannt wurde. Unter Sauerstoffmangel trat ein völliger Stillstand der DNS-Synthese in dieser Zone auf (Abb. 4). Am Augenbecher war in der Frühentwicklung eine lebhafte Markierung von DNS-Synthesen in der Form zu beobachten, daß markierte Kerne wahllos über die Augenanlage verstreut waren. Mit der Zeit konzentrierten sich die Kerne mit DNS-Verdoppelungen aber immer mehr auf die innerste Schicht der Augenanlage, und bei fortgeschrittener Entwicklung waren nur noch die Umschlagsfalten zwischen der Anlage der Retina und der Chorioidea beiderseits durch Tritium-Thymidin markiert. Auch an der Augenanlage fehlten in den verschiedenen Entwicklungsstadien nach Sauerstoffmangel die DNS-Verdoppelungen. Ähnlich waren die Befunde an der Riechgrube: Nach zunächst diffuser Verteilung der DNS-Ver-

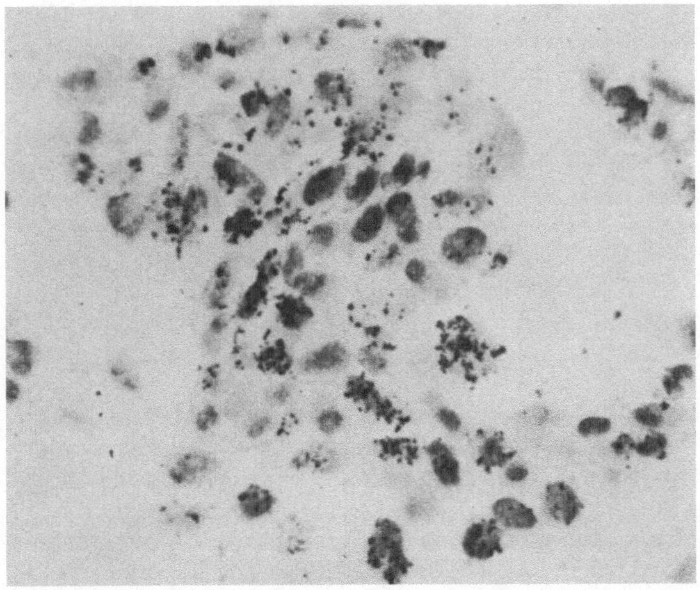

Abb. 5. Herzanlage einer normalen 27 Tage alten Larve von Triturus helveticus mit beträchtlichem Einbau von ³H-Thymidin in vielen Kernen der Herzanlage im Histoautoradiogramm (nach HARA 1965).

doppelungen beschränkten sich diese zunehmend auf die innerste Zellage. Entsprechend waren die Verhältnisse an den inneren Organen, so zeigten der primitive Herzmuskel (Abb. 5) und ebenso die Anlage des Verdauungssystems lebhafte DNS-Verdoppelungen. Auch hier hörten diese unter Sauerstoffmangel auf (Abb. 6). Starke Markierungen waren auch an der Extremitätenknospe, vor allem an den ersten Knorpelzellen, nachweisbar.

Wurden in Untersuchungen von HARA die RNS-Synthesen in der Frühentwicklung durch Tritium-Cytidin markiert, so zeigte sich in der Gastrulation im Früh- und Spätstadium in den verschiedenen Keimbezirken erst nur eine geringe Markierung. Dieser Befund steht in guter Übereinstimmung mit den jüngsten biochemischen Beobachtungen von BROWN und LITTNER 1964, die mit der Methode der Ribonucleinsäuremarkierung und -zentrifugierung in der Gastrula nur einen geringen Umsatz der RNS nachweisen konnten. Mit der Neurulation setzte aber in den autoradiographischen Serien eine deutliche RNS-Synthese in den Zellen des sich entwickelnden Neuralgewebes ein. Diese war auch in weiteren Entwicklungsstadien bei Normalbeatmung der Keime nachweisbar. Wurde dagegen Tritium-Cytidin unter temporärer Atmungsstörung zugeführt, so unterblieb in der Regel die RNS-Synthese, oder sie war stark eingeschränkt. Nach temporärem Sauerstoffmangel kam sie zunächst verzögert, nach einigen Stunden in der Regel überschießend wieder in Gang. Das gleiche konnte HARA einerseits an Normalkeimen, andererseits an Keimen unter Sauerstoffmangel für die Proteinsynthesen durch

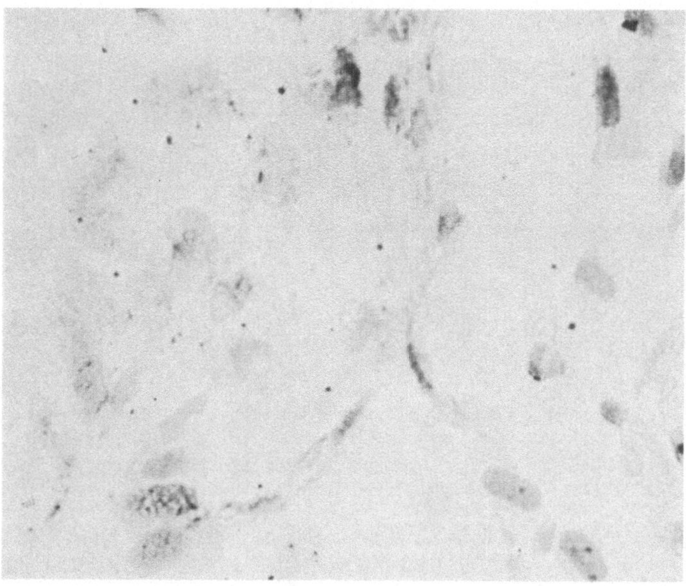

Abb. 6. Herzanlage einer 26 Tage alten Larve von Triturus helveticus nach 32stündigem O_2-Mangel. Trotz Einwirkung von ³H-Thymidin in den letzten 8 Std. des O_2-Mangels kein Einbau von ³H-Thymidin in Kernen der Herzanlage (nach HARA 1965).

Markierung mit ³H-Leucin feststellen. Auch hier ergaben die Serienauswertungen eine weitgehende Unterdrückung der Synthesen durch Sauerstoffmangel.

Fassen wir die bisherigen Ergebnisse zusammen, so heben sich die folgenden Tatsachen heraus: Durch ³H-Thymidin-Markierung der DNS-Synthesen lassen sich im Ablauf der Frühentwicklung von Triturus helveticus jeweils diejenigen Keimbezirke lebhaft markiert darstellen, in denen DNS-Verdoppelung in größerer Zahl zur Vorbereitung von Mitosen und Zellteilungen im Gange sind. Es stellen sich also durch die DNS-Markierung besonders augenfällig die Brennpunkte der Morphogenese in der Frühentwicklung dar. Das gleiche konnte in der Entwicklung nach dem Schlüpfen für die Organogenese an den verschiedenen Organanlagen beobachtet werden. Was in früheren Untersuchungen nur durch mühsame Mitosezählung erfaßt werden konnte, so in jüngster Zeit durch GOERTTLER u. Mitarb. (GOERTTLER und WEGNER 1963; GROHMANN 1961; KUSE 1962), worüber Herr GOERTTLER auf unserem Symposion Oktober 1963 berichtet hat, wird also hier eindrucksvoll sichtbar, und zwar nicht nur als morphologisches Phänomen, sondern als unmittelbarer Ausdruck des Reproduktionsstoffwechsels in der DNS-Synthese.

Die Untersuchungen haben ferner ergeben, daß in der Früh- und in der Spätentwicklung ein intensiver temporärer Sauerstoffmangel die DNS-Synthesen völlig unterdrückt, während bei Wiederbeatmung mit normaler Atmosphäre in kurzer Zeit in der Regel eine überschießende DNS-Verdoppelung sichtbar wird. Die RNS-Synthesen werden nach Markierung durch Tritium-Cytidin während der Neurulation und der ganzen weiteren Entwicklung unter normaler Beamtung deutlich markiert, dagegen durch Sauerstoffmangel unterdrückt und bei Wiederbeatmung in Normalatmospäre zunächst verzögert, dann nach einigen Stunden überschießend wieder faßbar. Entsprechendes ergibt sich für die Proteinsynthese nach Markierung mit ³H-Leucin. Nach diesen Untersuchungen erfordert also das Reproduktionssystem des Stoffwechsels, d. h. die Synthese von DNS, RNS und Protein, eine besonders intensive Zellatmung in den sich entwickelnden Keimen. Seine Schädigung durch Aufhören der Synthesen im temporären Sauerstoffmangel und die nachfolgenden überschießenden Übersteigerungen der DNS-, RNS- und Proteinsynthesen mit Strukturverwerfungen sind dann die Grundlage für die Entstehung von Mißbildungen nach temporärer Atmungshemmung.

3. Herr SASAKI und ich konnten in den letzten beiden Jahren elektronenmikroskopische Untersuchungen über die Entwicklung der Feinstrukturen von Trituruskeimen bei normaler Beatmung und im Sauerstoffmangel durchführen. Dabei interessierte uns in den hier zur Diskussion stehenden Untersuchungen vor allem die allmähliche Differenzierung der Feinstruktur im Ablauf der Gastrulation und der Neurulation bis zum Schlüpfen der Keime und anschließend im Larvenstadium elektiv an den präsumptiven Neuralzellen der Gastrula, also an den neuroektodermalen Zellen, an deren Abkömmlingen in der Neuralplatte, im Neuralwulst und im Neuralrohr sowie an der sich

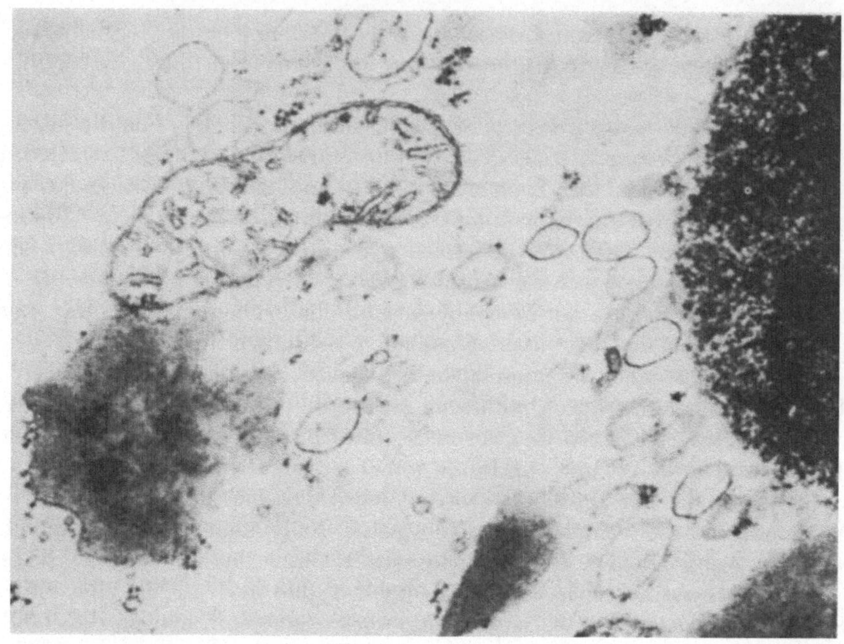

Abb. 7. Ausschnitt aus neuroektodermaler Zelle von normalem Triturus-helveticus-Keim im späten Gastrulastadium im elektronenmikroskopischen Bild (1:34 000). Oben Mitochondrium mit noch spärlichen Cristae mitochondriales und auffallend heller Matrix. Darüber und rechts zahlreiche Vesikel des endoplasmatischen Reticulums, noch ohne Anlagerung von Ribosomen. Oben kleine Gruppen von feinen Ribosomen. Rechts angeschnittenes Dotterplättchen. Links und rechts unten Lipidtropfen (nach SASAKI 1965).

differenzierenden Anlage des Zentralnervensystems. Schon KARASAKI hat 1959 allgemein für die Embryonalzelle des Wirbeltierkeims festgestellt, daß an der Gastrula die Feinstrukturen der Mitochondrien sowie des endoplasmatischen Reticulums erst wenig ausgebildet und Ribosomen nur sehr spärlich nachweisbar sind. Für die präsumptiven Neuroektodermzellen konnten wir dies bestätigen (Abb. 7). Dagegen zeigten deren Abkömmlinge während der Neurulation eine deutliche Differenzierung der Mitochondrien: Ihre Cristae mitochondriales werden immer zahlreicher, und die in der Gastrula auffallend helle Matrix wird mehr und mehr osmiophil (Abb. 8). Aus diesen Befunden können wir auf eine zunehmende Intensivierung des in den Mitochondrien lokalisierten Atmungsstoffwechsels an den Neuralepithelien während der Gastrulation schließen. Außerdem aber unterscheiden sich die Neuralzellen im Stadium der Neurulation von dem präsumptiven Neuroektoderm der Gastrula durch eine zunehmende Ansammlung von Ribosomen in kleineren Gruppen zwischen den Vesikeln des Cytoplasmas, aber nirgends an deren Oberfläche. Diese Veränderungen nehmen besonders nach dem Schlüpfen der Larve intensiv zu, so daß jetzt das ganze

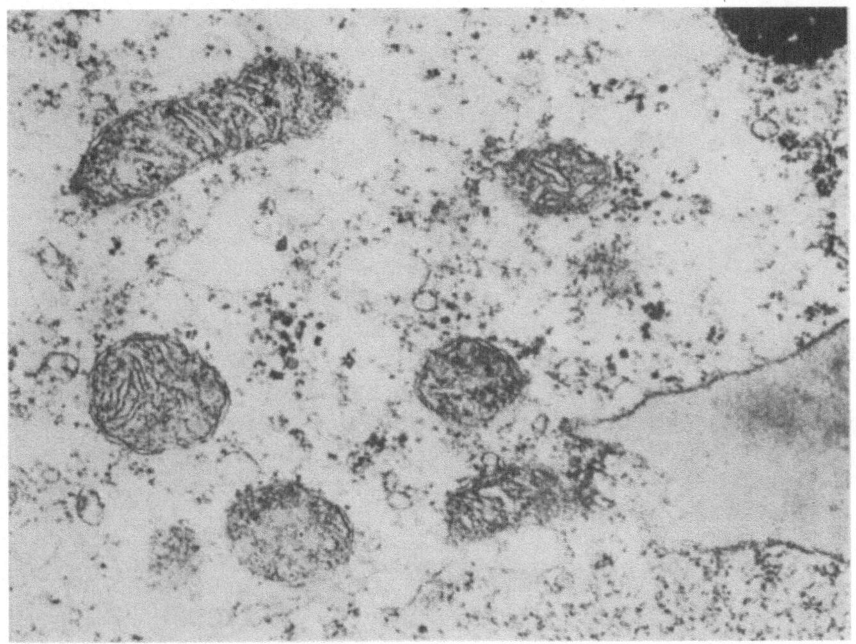

Abb. 8. Ausschnitt aus Neuralzelle der Neuralplatte bei normalem Triturus-helveticus-Keim im elektronenmikroskopischen Bild (1:35 000). Mehrere Mitochondrien mit gut entwickelten Cristae mitochondriales und relativ dunkler Matrix. Vesikuläres endoplasmatisches Reticulum. Gruppen freier Ribosomen. Rechts oben Pigmentkörnchen (nach Sasaki 1965).

Cytoplasma dicht von Ribosomen besiedelt ist. Auch entwickeln sich nunmehr mit Ribosomen besetzte Ergastoplasmamembranen (Abb. 9), wie sie für die reife Neuralzelle kennzeichnend sind (Niklowitz 1962 u. a.). Diese starke Ribosomenbesiedlung ist auch in den Dendriten der Neuralzellen deutlich nachweisbar.

Waren Keime temporär einem schweren Sauerstoffmangel ausgesetzt, so konnte im elektronenmikroskopischen Bild ein starker Verlust von Ribosomen im Cytoplasma festgestellt werden. Mit diesem Ribosomenschwund ging an den Mitochondrien ein deutlicher Abbau der Cristae mitochondriales und eine Aufhellung der Matrix einher, also die Strukturveränderungen der Mitochondrien, wie sie am erwachsenen Warmblüter durch eine ganze Reihe von Untersuchungen geläufig sind (vgl. Büchner 1964).

4. Überblicken wir von unseren histoautoradiographischen und elektronenmikroskopischen Untersuchungen aus die bisher in der Literatur zur Biochemie und Pathochemie des Stoffwechsels von Wirbeltierkeimen niedergelegten Befunde und besonders diejenigen Einwirkungen auf den Wirbeltierkeim, für die heute eine mißbildungsverursachende Wirkung allgemein anerkannt ist, so können wir das folgende feststellen: In unseren Experimenten liegt der

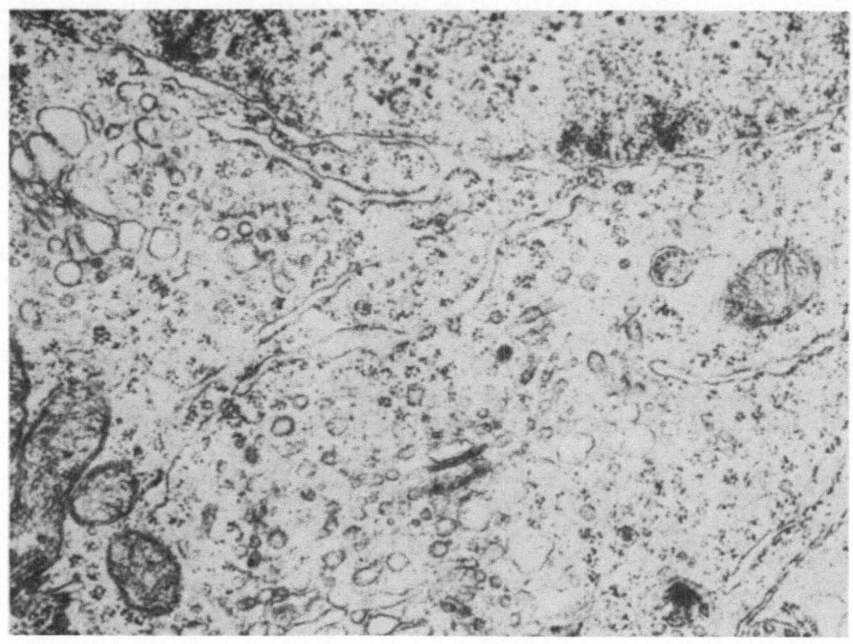

Abb. 9. Ausschnitt aus einer Neuralzelle der Hirnanlage einer normalen Larve von Triturus helveticus kurz nach dem Schlüpfen im elektronenmikroskopischen Bild (1:30 000). Oben Anschnitt des Kernes, links Gruppe gut ausdifferenzierter Mitochondrien. Im übrigen Cytoplasma vielfach Ergastoplasmalamellen mit angelagerten Ribosomen und außerdem freie Ribosomen in Gruppen (nach SASAKI 1965).

von uns nachgewiesenen schweren Störung des Reproduktionsstoffwechsels, also der Synthesen von DNS, RNS und Protein, eine temporäre Insuffizienz des Atmungsstoffwechsels zugrunde. Dabei nehmen wir auf Grund der Befunde von DUSPIVA an, daß dabei die Insuffizienz der Atmungsenergie, vor allem die Senkung von ATP und die damit gekoppelte zunehmende Milchsäureanreicherung im Sauerstoffmangel der entscheidende Faktor ist. Im gleichen Sinne verstehen sich unseres Erachtens die Mißbildungen von Amphibienkeimen, wie sie Herr und Frau TIEDEMANN (1954, 1956) sowie DUSPIVA u. Mitarb. (1957–1965) nach vorübergehender Angiftung mit Blausäure erzielt haben. Wir können ferner hier die von LANDAUER u. Mitarb. seit 1945 am Hühnchenkeim hervorgerufenen Mißbildungen einordnen, bei denen nach Einträufelung von Insulin in den Dottersack eine mikrochemisch nachweisbare Senkung des Glukosegehaltes der Hühnchenkeime temporär vorgelegen hat (ZWILLING 1951) und bei denen vor allem die Bilder der Phokomelie nachweisbar waren, weil gerade die entsprechende Phase für die Versuche ausgewählt wurde (vgl. auch unsere Experimente von CHOMETTE 1955 und BRINSMADE 1957 an Kaninchenembryonen mit Mißbildungen durch temporäre schwere Hypoglykämie nach intravenöser Insulininjektion). In diesen letzteren Experimenten fehlt im Keimstoffwechsel die notwendige Glukose als Substrat für den Atmungsstoffwechsel und für den Spaltungsstoffwechsel. In beiden Versuchsgruppen, bei temporärer Atmungshemmung und bei temporärer Glukosesenkung ist primär der Energiestoffwechsel gestört. Sekundär wirkt sich diese Insuffizienz der Energiebildung in einer Störung des Reproduktionsstoffwechsels aus.

Wir kennen aber auch Mißbildungen, die dadurch zustande kommen, daß primär der Reproduktionsstoffwechsel gestört wird. Solche Mißbildungen sind zuerst an menschlichen Neugeborenen durch GREGG 1941 beschrieben worden, und zwar bei Neugeborenen, deren Mütter in der Frühschwangerschaft eine Rubeoleninfektion durchgemacht hatten. TÖNDURY konnte an abortierten Embryonen ruebeolenkranker Mütter morphologisch 1954 Veränderungen nachweisen, die auf eine Störung des Nucleinsäurestoffwechsels der Keime hinweisen. Er folgerte daraus, daß das Rubeolenvirus besonders an den Nucleinsäuren des Keimlings angreift. Die 1962 von TÖNDURY monographisch veröffentlichten pathologisch-histologischen und pathologisch-cytologischen Veränderungen an Keimlingen nach Rubeoleninfektion der Mutter oder anderen Viruskrankheiten der Schwangeren bestätigen, daß sowohl bei den RNS-Viren als auch bei den DNS-Viren die sich vermehrenden Viren mit dem Nucleinsäurestoffwechsel der von ihnen befallenen Zellen interferieren, daß dadurch schwere Störungen des Nucleinsäurestoffwechsels in den Zellen des befallenen Keimes eintreten und daß der Nucleinsäurestoffwechsel in den besonders stoffwechselaktiven Bezirken des Keimes je nach der Entwicklungsphase schließlich zum Erliegen kommt und zu virusbedingten Zellnekrosen in bestimmten Organanlagen führt. Die virusbedingten Mißbildungen sind also Folge von primären Störungen des Nucleinsäurestoffwechsels.

Diese Auffassung wird noch durch Untersuchungen bekräftigt, bei denen bestimmte Stoffe durch unmittelbare Einwirkung auf den DNS- oder den RNS-Stoffwechsel oder durch Einwirkung auf die Katalysatoren dieses Stoffwechsels als Antimetaboliten zur Wirkung kommen. Diese Untersuchungen gingen von den Beobachtungen von GIROUD 1951 aus, der als erster die Entstehung von Mißbildungen durch Folsäuremangel nachweisen konnte. Folsäure bewirkt die Synthese von Thymin und ermöglicht erst dadurch die Synthese von Desoxyribonucleinsäure. Folsäuremangel hemmt also gerade den Vorgang, der, wie wir gesehen haben, in der Entwicklung des Wirbeltierkeimes so entscheidend ist: die DNS-Verdoppelungen in der Vorbereitung von Kern- und Zellteilungen im Dienste des embryonalen Wachstums. EVANS u. Mitarb. haben 1951 die Befunde von GIROUD bestätigt. In einem nächsten Schritt konnte dann NELSON 1952 mit seinen Mitarbeitern zeigen, daß Aminopterin als Antimetabolit von Folsäure in kurzer Frist bei der Injektion am 9.–11. Entwicklungstag an Rattenembryonen in 90% der Fälle Lippenspalten hervorrief. 1963 haben TUCHMANN-DUPLESSIS und MERCIER-PAROT vor unserer Akademie über Mißbildungen durch verschiedenartige Antimetaboliten des DNS-, RNS- und Proteinstoffwechsels

berichtet, neuerdings 1965 in einer Monographie von WILSON und WARKANY
auch KARNOFSKY. Da die karzinomzerstörenden Stoffe, also die sogenannten
Cystostatica, wie sie in der Karzinomtherapie angewandt werden, in diese
Stoffgruppe gehören, ist es nicht verwunderlich, daß nach den zitierten
Untersuchern diese Stoffe durchgehend teratogen wirksam sind.

Wichtige weitere Untersuchungen des Reproduktionsstoffwechsels am
Wirbeltierkeim mit modernen cytopathologischen Methoden sind also nunmehr notwendig, um noch tiefer in die pathochemischen Voraussetzungen
der Mißbildungsentstehung einzudringen.

Zusammenfassung

THEODOR SCHWANN hat 1834 in seiner Dissertation festgestellt, daß
Wirbeltierkeime in reiner Stickstoffatmosphäre absterben. BRACHET hat
dies 1934 bestätigt und präzisiert. In früheren Untersuchungen haben wir
über Mißbildungen an Triturus-Keimen berichtet, die phasenspezifisch durch
temporären Sauerstoffmangel während verschiedener Stadien der Entwicklung hervorgerufen wurden (1946–1950). Untersuchungen mit Rübsaamen und unseren Mitarbeitern am Hühnchenkeim (1951–1956) haben
die Empfindlichkeit des Wirbeltierkeimes gegenüber einem temporären
Sauerstoffmangel bekräftigt. In diesen Versuchen genügte ein Sauerstoffmangel von drei bis fünf Stunden, um phasenspezifisch die meisten fundamentalen Mißbildungen der menschlichen Teratogenese zu reproduzieren.
Diese Feststellungen wurden an verschiedenen Arbeitsstätten, vor allem an
Säugerkeimen, bestätigt, erweitert und vertieft. Durch Atmungshemmung
mit Blausäureangiftung haben Herr und Frau TIEDEMANN sowie FRANZ
DUSPIVA an Amphibienkeimen entsprechende Mißbildungen erzielt.

Für das zellvermehrende Wachstum und die dadurch eingeleitete Differenzierung von Wirbeltierkeimen stehen im Stoffwechsel die DNS, RNS-
und Proteinsynthesen im Vordergrund. Seit Frühjahr 1964 haben mein
japanischer Mitarbeiter HARA und ich den Umsatz dieser Stoffe bei der
Entwicklung von Keimen von Triturus helveticus untersucht, indem wir
die Synthesen der DNS, der RNS oder der Proteine markierten und in lückenlosen Schnittserien im Histoautoradiogramm durcharbeiteten. – 1964 untersuchten wir die Frühentwicklung, 1965 zusätzlich die Entwicklung nach
dem Schlüpfen. 1964 waren die Keime durchschnittlich bei 22° C gehalten,
1965 bei 18° C. Im ganzen wurden über 600 Keime untersucht.

Nach Markierung der DNS-Synthesen durch ^{3}H-Thymidin zeigten Nor-
malkeime die folgenden Befunde: Schon in der Blastula ist eine Synthese-
reiche dorsale, von einer Synthese-armen ventralen Zone zu unterscheiden.
In der Gastrula sind die dorsal liegenden neuroektodermalen Zellen sehr
bevorzugt markiert, im Neuralstadium die Zellen der Neuralplatte, später
des Neuralwulstes, noch später des Neuralrohres. Im Stadium der jungen
Schwanzknospe tritt neben der besonderen Markierung der Hirnanlage eine
ebenso starke Markierung der Schwanzknospe auf, aus der der Schwanz des
Keimes aufgebaut wird.

– 438 –

An geschlüpften Keimen konzentrierte sich in Hirn und Rückenmark die DNS-Markierung zunehmend auf die innerste Zellage um den Mittelspalt, also auf die Indifferenzzone des ZNS. An der Augenanlage bestand im Frühstadium noch eine diffuse DNS-Markierung des Augenbechers, in späteren Stadien beschränkte diese sich auf die Umschlagsfalte zwischen Retina- und Chorioidea-Anlage. Riechorgan, Gehörorgan, Anlage des Herzens und des Darmtraktes sowie die Extremitätenknospen zeigten eine besonders starke DNS-Verdoppelung.

Durch diese Untersuchungen ist für die Normalentwicklung eindeutig dokumentiert, daß den für das zellvermehrende Wachstum notwendigen Mitosen jeweils intensive DNS-Verdoppelungen vorausgehen. Es war zu vermuten, daß diese DNS-Synthesen intensive Atmungsprozesse im Wirbeltierkeim notwendig machen.

Diese Vermutung konnte dadurch bestätigt werden, daß bei temporärem Sauerstoffmangel in einer Atmosphäre von 8–2% O_2 bzw. von 4–2% O_2 nach unseren Untersuchungen die DNS-Markierungen völlig unterdrückt werden. Sobald nach dem Sauerstoffmangel der Keim wieder normal beatmet wird, kommen die DNS-Verdoppelungen in kurzer Zeit wieder in Gang, in der Frühentwicklung bei einem Teil der Keime sogar überschießend. Bei Keimen, die nach dem Schlüpfen einen Sauerstoffmangel durchgemacht hatten, war unmittelbar nach dem Versuch ebenfalls keine Markierung zu beobachten; 8 bzw. 24 Stunden nach dem Sauerstoffmangel war die Markierung immer noch schwächer als bei den Kontrollen, später wurde sie wieder normal.

Nach ^{3}H-Cytidin-Markierung des RNS-Umsatzes waren junge und alte Keime bei Normalbeatmung gut markiert, unmittelbar nach Sauerstoffmangel dagegen wenig oder gar nicht. Einige Stunden nach Sauerstoffmangel war die RNS-Markierung in der Regel stärker als normal. Die gleiche gute Markierung junger und alter Keime war nach Zufuhr von ^{3}H-Leucin für den Proteinumsatz festzustellen. Nach Sauerstoffmangel war dagegen die Proteinmarkierung gering, einige Stunden später in der Regel gesteigert.

Aus diesen histoautoradiographischen Untersuchungen ging hervor, daß durch temporäre stärkere Hemmungen des Atmungsstoffwechsels die für die DNS-Bildung notwendige Energiebildung völlig insuffizient wird, und daß die für die Synthesen von RNS und Protein notwendigen Energien wesentlich eingeschränkt sind.

Die Markierung der DNS war 1964 bei 22 Grad C intensiver als 1965 bei 18 Grad C; sie geht also bei sonst gleichen Bedingungen in der Norm innerhalb physiologischer Breiten mit der Außentemperatur parallel. Das gleiche war für die überschießende DNS-Markierung nach Sauerstoffmangel festzustellen.

In elektronenmikroskopischen Untersuchungen konnten Herr SASAKI und ich an Keimen von Triturus helveticus das folgende feststellen:

In der frühen Gastrula sind die Mitochondrien und ihre Cristae mitochondriales noch wenig differenziert. Vom Beginn der Neurulation an nehmen sie in den Neuralzellen deutlich an Differenzierung zu, vor allem erfolgt der Ausbau der Cristae mitochondriales, und die Matrix der Mitochondrien wird mehr und mehr osmiophil. Im übrigen Cytoplasma enthalten die neuroektodermalen Zellen der frühen Gastrula zahlreiche Vesikel, noch mehr die Neuralzellen der Neurula. Ribosomen sind in der frühen Gastrula nur spärlich nachweisbar, sie nehmen in der weiteren Entwicklung in den Neuralzellen immer mehr zu. An den Neuralzellen treten vom Stadium der jungen Larve an auch die Strukturen des Ergastoplasmas deutlich in Erscheinung.

Nach Sauerstoffmangel bei 22 Grad C beobachteten wir in der späten Neurula und im Schwanzknospenstadium an vielen Mitochondrien eine Schwellung sowie eine Verkürzung und Zerstörung der Cristae und einen Schwund der Matrix. Dabei nahmen die Ribosomen ab. Bei 18 Grad C waren diese Befunde nach Sauerstoffmangel weniger ausgeprägt.

Die Ergebnisse der Untersuchungen weisen darauf hin, daß akute Atmungsstörungen von Wirbeltierkeimen vor allem über die Hemmung der DNS-, RNS- und Proteinsynthesen teratogenetisch wirksam werden. Die Frage der Mitwirkung von Nekrosen infolge dieser Synthesehemmungen ist noch zu prüfen.

Résumé

C'est en 1834 que Théodore Schwann a constaté dans sa dissertation que les embryons de vertébrés meurent dans une atmosphère d'azote pur. Brachet a confirmé ce fait en 1934. Dans des travaux antérieurs, nous avons décrit des malformations dans des embryons de triturus, qui ont été provoquées par manque d'oxygène temporaire lors de divers stades de développement (1946–1950). Des recherches avec Rübsaamen et nos collaborateurs sur des embryons de poulet (1951–1956) ont démontré la sensibilité des embryons de vertébrés à un manque d'oxygène momentané. Dans ces expériences, une déficience d'oxygène durant 3–5 heures a suffi pour reproduire, selon la phase spécifique, toutes les malformations principales rencontrées dans la tératogénèse humaine. Ces constatations ont été confirmées dans d'autres laboratoires, et surtout sur des embryons de mammifères. En bloquant la respiration par des vapeurs d'acide cyanhydrique, Monsieur et Madame Tiedemann, ainsi que Franz Duspiva, ont pu reproduire des malformations analogues sur des embryons d'amphibiens.

Pour l'accroissement numérique cellulaire et par conséquent la différenciation embryonnaire chez les vertébrés, la synthèse des DNA, RNA et la synthèse protéinique jouent un rôle primordial. Dès le printemps de 1964, mon collaborateur japonais Hara et moi-même avons cherché à déterminer la quantité de ces substances dans le développement des embryons du Triturus helveticus, en marquant la synthèse des DNA, RNA et des protéines, puis en faisant des histoautoradiogrammes dans des séries complètes de coupes histologiques. En 1964, nous avons examiné le développement embryonnaire, en 1965, le développement après l'éclosion de l'œuf. En 1964, nous avions maintenu les embryons à une température moyenne de 22°, en 1965, à 18° C. Nous avons examiné au total plus de 600 embryons.

Après marquage de la synthèse du DNA avec du ^{3}H-Thymidine, nous avons trouvé chez les embryons normaux les résultats suivants: dans la blastula déjà, l'on peut distinguer une zone dorsale riche en synthèse d'une zone ventrale pauvre en synthèse. Dans la gastrula, les cellules neuroectodermales dorsales sont très nettement marquées, dans le stade neural, ce sont les cellules de la plaque neurale, plus tard celles du renflement neural, plus tardivement encore celles du tube neural. Au stade du bourgeon caudal, l'on voit en plus du marquage spécial de la formation cérébrale, un marquage tout aussi intense du bourgeon caudal, à partir duquel la queue de l'embryon se développera.

Après l'éclosion, l'on constate chez les embryons une concentration marquée de DNA du cerveau et de la moelle épinière surtout dans les couches cellulaires médianes autour de la fente centrale, donc dans la zone indifférenciée du système nerveux central. Dans l'ébauche de l'œil, il y avait au stade primitif un marquage diffus de DNA dans la cupule de l'œil, dans un stade postérieur, ce marquage ne se manifeste que dans la fente de plissement de l'ébauche rétino-chorioïdienne. L'organe olfactif, auditif, et l'ébauche du cœur et du tractus digestif, ainsi que les bourgeons des extrémités montrent une concentration tout à fait typique en DNA.

Ces expériences ont montré clairement que dans le développement normal, un redoublement intense de la synthèse du DNA précède les mitoses nombreuses nécessaires pour l'accroissement du nombre des cellules. Ces synthèses du DNA présupposent chez les vertébrés des échanges gazeux importants.

Cette hypothèse a trouvé une confirmation par le fait que des déficiences en oxygène momentanées dans une atmosphère de 8–2% O_2, respectivement 4–2% O_2 ont montré dans nos expériences une carence complète de marquage de DNA. Dès que l'on cesse la carence en oxygène et que l'embryon peut respirer normalement, les synthèses du DNA se remettent en route, et dans les stades primaires chez une partie des embryons dépassent même la norme. Chez les embryons, qui ont subi un manque d'oxygène après l'éclosion, l'on voit aussi une absence de marquage de DNA; 8, respectivement 24 heures après la déficience en oxygène, le marquage est encore faible par rapport aux contrôles, puis il est redevenu normal.

Lors du marquage du ^{3}H-Cytidine du métabolisme du RNA, les embryons jeunes ou âgés et en atmosphère normale sont bien marqués, par contre peu après un manque d'oxygène, ils sont peu ou presque pas marqués du tout. Quelques heures après une carence en oxygène le marquage du RNA est en général plus fort que normalement. Le marquage est tout aussi intense chez les embryons jeunes ou âgés après adjonction de ^{3}H-Leucine, important dans le métabolisme des protéines. Après carence en oxygène, le

marquage des protéines est au contraire plus faible, pour redevenir normal
au bout de quelques heures. Ces expériences histoautoradiographiques ont
montré que par inhibition temporaire plus ou moins forte du métabolisme
respiratoire, l'énergie nécessaire pour la synthèse du DNA devient tout à fait
insuffisante, et que les énergies nécessaires pour la synthèse du RNA et des
protéines deviennent déficientes.

Le marquage du DNA en 1964 et à 22° C a été nettement plus intense que
dans nos essais en 1965 à la température de 18° C. Dans des conditions
semblables et dans les marges physiologiques il va donc parallèlement avec
la température. La même constatation peut être faite pour le marquage
excessif du DNA après carence en oxygène.

L'étude au microscope électronique d'embryons de Triturus helveticus
nous a permis, à Monsieur SASAKI et à moi, de faire les constatations
suivantes:

Dans les premiers stades de la gastrula, les mitochondries et leurs crêtes
sont encore peu différenciées. Dès l'amorce de la neurulation, la différenciation s'accentue dans les cellules neurales, surtout le développement de
la crête mitochondriale, et la matrice des mitochondries devient de plus en
plus osmiophile. Les cellules neuroectodermales de la gastrula primitive
contiennent de nombreuses vésicules dans le reste du cytoplasme, qui sont
encore plus nombreuses dans les cellules neurales de la neurula. Dans les
premiers stades de la gastrula, les ribosomes sont encore rares, leur nombre
augmente nettement avec le développement des cellules neurales. Dès
le stade de la jeune larve apparaissent nettement dans les cellules neurales
les structures de l'ergastoplasme.

En carence d'oxygène et à 22° C, nous avons observé dans les stades
avancés de la neurula et stade du bourgeon caudal, qu'un renflement appa-
raissait dans plusieurs mitochondries, en même temps qu'un raccourcisse-
ment et une destruction de la crête et une disparition de la matrice. Les
ribosomes deviennent aussi plus rares. A la température de 18° C, ces altérations sont moins marquées après un manque d'oxygène.

Le résultat de ces recherches montre qu'une inhibition respiratoire aiguë
chez des embryons de vertébrés agit comme tératogène par le blocage des
synthèses du DNA, RNA et des protéines. Il faut encore approfondir la
question de savoir si des nécroses à la suite des inhibitions des synthèses
jouent aussi un rôle.

Riassunto

TEODORO SCHWANN constatò nella sua dissertazione del 1834 che i germi
dei vertebrati in un ambiente con azoto puro, muoiono. BRACHET confermò
e precisò tale affermazione nel 1934. In occasione di ricerche anteriori
abbiamo riferito sulle deformità dei germi di trituro provocate mediante
anossia temporanea durante i differenti stadi dello sviluppo (1946–1950).
Le ricerche fatte assieme a Rübsaamen ed ai nostri collaboratori sui germi
di pulcino (1951–1956) hanno rafforzato l'ipotesi sulla sensibilità dei germi di

vertebrati alla mancanza temporanea di ossigeno. Durante questi esperimenti bastò un'anossia di tre o cinque ore per riprodurre nelle differenti fasi specifiche la maggior parte delle deformità fondamentali della teratogenesi umana. Tali constatazioni furono confermate, completate ed approfondite da diversi gruppi, specialmente lavorando sui germi dei mammiferi. I goniugi Tiedemann come pure Franz Duspiva ottennero mediante avvelenamento da acido cianidrico e conseguente blocco respiratorio, delle malformazioni analoghe sui germi degli anfibi.

La sintesi dell'acido desossiribonucleinico, ribonucleinico e delle proteine occupano un posto preponderante nella crescita per moltiplicazione cellulare e conseguente differenziazione dei germi di vertebrati. Sin dalla primavera del 1964 abbiamo esperimentato con il mio collaboratore giapponese Hara il ricambio di tali sostanze durante lo sviluppo dei germi di triturus helveticus. Per ottenere ciò furono contrassegnate le sintesi dell'acido desossiribonucleinico e ribonucleinico, come pure quella delle proteine e studiate accuratamente in serie di tagli ininterrotti mediante l'istoautoradiogramma. Nel 1964 furono studiate le prime fasi dello sviluppo, nel 1965 in più lo sviluppo dopo emersione dei germi. Nel 1964 i germi furono tenuti alla temperatura di 22 gradi C, nel 1965 a 18 gradi C. In tutto furono esaminati più di 600 germi.

Dopo aver contrassegnato la sintesi dell'acido desossiribonucleinico con la ^{3}H-timidina i germi normali diedero i seguenti risultati: già allo stadio di blastula si possono distinguere una zona dorsale con sintesi spiccata ed una zona ventrale con sintesi meno spiccata. Allo stadio di gastrula le cellule neuroectodermali poste dorsalmente sono contrassegnate di preferenza, allo stadio neurale sono le cellule della placca neurale, più tardi quelle della protuberanza neurale, più tardi ancora quelle del tubo midollare. Allo stadio della gemma caudale si constata, oltre al marcamento intensivo dell'abbozzo del cervello, un marcamento altrettanto intensivo della gemma caudale dalla quale si svilupperà poi la coda del germe.

Nei germi emersi, l'acido desossiribonucleinico marcato si concentrò sempre più nello strato cellulare più interno del cervello e del midollo spinale, attorno alla fissura mediana, dunque nella zona cosidetta indifferente del sistema nervoso centrale. Allo stadio iniziale dell'abbozzo oculare si constatò nella regione dell'occhiera un marcamento ancora diffuso dell'acido desossiribonucleinico che si limitò poi negli stadi successivi alla regione della duplicatura tra l'abbozzo della retina e della coroide. L'organo olfattivo, quello auditivo, l'abbozzo del cuore e del tratto intestinale come pure la gemma delle estremità, mostrarono un raddoppiamento intensivo dell'acido desossiribonucleinico.

Tali esperimenti dimostrano chiaramente che nel caso di uno sviluppo normale, le mitosi necessarie alla crescita per moltiplicazione cellulare sono sempre precedute da intensivi raddoppiamenti dell'acido desossiribonucleinico. Era da prevedersi che tali sintesi di acido desossiribonucleinico rendano necessari processi respiratori intensi nei germi dei vertebrati.

Tale ipotesi potè essere dimostrata dal fatto che, secondo le nostre ricerche, in caso di anossia respiratoria in un ambiente con 8–2%, rispettivamente 4–2% d'ossigeno, il marcamento dell'acido desossiribonucleinico viene represso completamente. A pena che, passata l'anossia, il germe respira di nuovo normalmente, si notano in poco tempo di nuovo dei raddoppiamenti dell'acido desossiribonucleinico, in certi casi allo stadio iniziale dello sviluppo persino in maniera esagerata. Nei germi che dopo essere emersi furono privati di ossigeno, non si constatò subito dopo l'esperimento nessun marcamento; otto, rispettivamente ventiquattro ore dopo, il marcamento era ancora più debole rispetto a quello dei germi di controllo. Più tardi invece, si ottennero risultati normali.

Dopo aver marcato il ricambio dell'acido ribonucleinico con la ^{3}H-citidina i germi giovani e vecchi, in condizioni di respirazione normali, erano contrassegnati bene; subito dopo anossia invece, poco o niente. Poche ore dopo anossia il marcamento dell'acido ribonucleinico era di regola più forte che normalmente. Lo stesso buon marcamento lo si potè constatare nei germi giovani e vecchi dopo aggiunta di ^{3}H-leucina per il ricambio delle proteine. Subito dopo anossia invece, il marcamento delle proteine era debole, poche ore dopo di regola aumentato.

Da questi studi istoautoradiografici risulta che, mediante forti inibizioni temporanee del metabolismo respiratorio, la formazione di energia per produrre acido desossiribonucleinico è assolutamente insufficiente e che le energie necessarie per la sintesi dell'acido ribonucleinico e delle proteine sono diminuite sensibilmente.

Nel 1964 il marcamento dell'acido desossiribonucleinico a 22 gradi C era più intenso che nel 1965 a 18 gradi C; tale marcamento dunque, avviene di solito parallelamente alla temperatura esterna nell'ambito di una spettro fisiologico. Lo stesso lo si potè constatare per il marcamento eccedente dell'acido desossiribonucleinico dopo anossia.

Mediante ricerche al microscopio elettronico il signor SASAKI ed io potemmo fare le seguenti constatazioni sui germi di trituro: durante gli stadi iniziali della gastrula, i mitocondri e le loro creste mitocondriali sono ancora poco differenziati. A partire dall'inizio della cosidetta neurulazione la loro differenziazione nelle cellule neurali aumenta nettamente; in modo particolare si nota uno sviluppo delle creste mitocondriali, mentre la matrice dei mitocondri diventa sempre più osmiofila. Nel resto del citoplasma le cellule neuroectodermali della giovane gastrula contengono numerose vesicole, le cellule neurali della cosidetta neurula ancora di più. Negli stadi iniziali della gastrula si possono evidenziare solo pochi ribosomi che aumentano poi sempre di più durante lo sviluppo ulteriore nelle cellule neurali. A partire dallo stadio della larva si distinguono le strutture dell'ergastroplasma delle cellule neurali. Dopo anossia a 22 gradi C, potemmo constatare allo stadio della neurula avanzata e della gemma caudale un rigonfiamento di molti mitocondri come pure un raccorciamento e distruzione delle creste e la scomparsa della matrice. A questo punto si osservò una diminuzione dei ribosomi. Dopo anossia a 18 gradi C i risultati furono meno spiccati.

I risultati di queste ricerche ci indicano che i disturbi acuti della respirazione nei germi dei vertebrati hanno un'azione teratogenetica in quanto causano specialmente un'inibizione della sintesi dell'acido desossiribonucleinico, ribonucleinico e delle proteine. La questione di un'eventuale azione sinergetica delle necrosi causate in seguito alla inibizione di queste sintesi, deve ancora essere esaminata.

Summary

THEODOR SCHWANN established in his Dissertation in 1834 that vertebrate embryos die in pure nitrogen. BRACHET confirmed and extended this observation in 1934. In earlier investigations we reported malformations in Triturus embryos which were phase-specifically produced by temporary lack of oxygen during different stages of development (1946–1950). Investigations with Rübsaamen and our coworkers on chick embryo (1951–1956) confirmed the sensitivity of vertebrate embryo to temporary lack of oxygen. In these experiments, a lack of oxygen of only three to five hours was sufficient to reproduce the most fundamental malformations of human teratogenesis. These observations have been confirmed, extended and worked out in various laboratories, especially on vertebrate embryos. Through inhibition of respiration with hydrocyanic acid poisoning, TIEDEMANN and also DUSPIVA have achieved malformations in amphibian embryos.

For cell-increasing growth and the resulting differentiation of the vertebrate embryo, the main role in the metabolism is played by DNA, RNA and protein synthesis. Since spring 1964, my Japanese coworker HARA and I have investigated the metabolism of these substances in the development of Triturus helveticus by marking the synthesis of DNA, RNA or protein and working through the material in unbroken series of sections with histoautoradiogram. In 1964 we examined the early development, in 1965 also the development after hatching; in 1964 the embryos were kept on the average at 22° C and in 1965 at 18° C. In all, over 600 embryos were investigated.

After the marking of DNA synthesis with ^{3}H-thymidin, normal embryos showed the following characteristics: in the blastula, a synthesis-rich dorsal zone can be distinguished from a synthesis-poor ventral zone. In the gastrula, the dorsally lying neuro-ectodermal cells are very especially marked, in the neural state the cells of the neural plate, later of the neural pad, still later of the neural tube. At the stage of the young tail bud, a specially strong marking of the tail bud appears (together with special marking of the brain region) from which the tail of the embryo is formed.

In hatched embryos, the DNA marking is concentrated in the brain and spinal cord increasing in the inner-most layer of the cells along the medial split, that is in the indifferent zone of the CNS. In the eye region, there was in the early developmental stage still a diffuse DNA marking of the optic cup; in later stages this is limited to the fold between the retina and chorioidea region. The olfactory organ, auditory organ, heart and intestinal tract, as well as the extremities buds, showed a specially strong DNA doubling.

By these investigations, it is clearly documentated for normal development that the mitosis necessary for the cell-increasing growth is always proceeded by intensive DNA doubling. It is to be supposed that this DNA synthesis necessitates intensive respiratory processes in the verbrate embryo.

This supposition could be confirmed by the fact that a temporary lack of oxygen in an atmosphere of 8–2% O_2 or 4–2% O_2 completely suppresses the DNA marking in our experiments. As soon as the embryo can breathe normally again after the oxygen lack, the DNA doubling starts again in a short time; in the early development it is even excessive for a part of the embryos. In embryos which had a period of lack of oxygen after hatching, there was no marking to be seen immediately after the experiment; 8 to 12 hours after the oxygen lack the marking was still weaker than in the controls, later it was again normal.

After ^{3}H-Cytidin marking of the RNA metabolism, young and old embryos were well marked with normal respiration, but immediately after oxygen lack they were little or not at all marked. A few hours after oxygen lack, the RNA marking was usually stronger than normal. The same good marking of young and old embryos was found after addition of ^{3}H-leucine for the protein metabolism. After oxygen lack, however, the protein marking was slight, and a few hours later it was usually raised.

From the histoautoradiographic investigations it is seen that temporary, strong inhibition of the respiration produces a complete insufficiency of formation of the energy necessary for DNA production, and that the necessary energy for the synthesis of RNA and protein is greatly reduced.

The marking of DNA was more intensive in 1964 at 22° C than in 1965 at 18° C. It seems therefore to go parallel with the outer temperature under otherwise equal conditions in the norm within physiological limits. The same was seen for the excessive DNA marking after oxygen lack.

In the electron microscopic examinations, SASAKI and I found on the embryo of Triturus helveticus the following facts:

In the early gastrula the mitochondria and their cristae mitochondriales are still only slightly differentiated. From the beginning of neurulation on, they increase markedly in differentiation in the neural cells, above all the formation of the cristae mitochondriales progresses and the matrix of the mitochondria becomes more and more osmiophile. In the remaining cytoplasm, the neuro-ectodermal cells of the early gastrula contains numerous vesicles, and still more the neural cells of the neurula. Ribosomes are only sparsely seen in the early gastrula; they increase constantly in the neural cells in the further development. In the neural cells, the structures of ergastoplasm appear clearly from the early larva stage onward.

After oxygen lack at 22° C we observed in the late neurula and in the tail
bud stage a swelling on many mitochondria and a shortening and destruction
of cristae and disapearance of the matrix. The ribosomes decrease thereby.
At 18° C these findings after oxygen lack were less marked.

The results of the investigations show that the acute respiratory disturbances of the vertebrate embryo act teratogenetically above all via the
inhibition of the DNA, RNA and protein synthesis. The question of the
additional action of necroses as a result of these synthesis inhibition is still
to be tested.

BRACHET J.: Arch. Biol. (Liège) *145*, 611 (1934); Embryologie chimique. Brüssel
1944; Chemical Embryology. New York 1950; The Biochemistry of Development.
Oxford/London/New York/Paris 1960. – BRINSMADE A.: Beitr. path. Anat. *117*, 140
(1957). – BROWN D. D. und LITTNER E.: J. molec. Biol. *8*, 669, 688 (1964). – BÜCHNER
F.: Klin. Wschr. *1948*, 38; Nervenarzt *1948*, 310; Die Pathologie der zellulären und
geweblichen Oxydationen. Hdb. Allg. Path. *IV/2*, 629 (1957); Verh. dtsch. Ges. inn.
Med. *1958*, 13; Struktur, Stoffwechsel und Funktion in der modernen Pathologie, S. 57,
München/Berlin 1964. – BÜCHNER F. und HARA H.: Naturwissenschaften *52*, 71 (1965);
Beitr. path. Anat. *134* (1966) (im Druck). – BÜCHNER F., MAURATH J. und REHN HJ.:
Klin. Wschr. *1946*, 137. – BÜCHNER F. und SASAKI M.: Naturwissenschaften *52*, 402 (1965).
– BÜCHNER F. M.: Beitr. path. Anat. *115*, 617 (1955). – CHILD C. M.: Physiological Foun-
dations of Behaviour. New York 1924; Protoplasma (Wien) *5*, 447 (1928); Wilhelm Roux'
Arch. Entwickl.-Mech. Org. *117*, 21 (1929). – CHOMETTE G.: Beitr. path. Anat. *115*, 439
(1955). – DEGENHARDT K. H.: Z. Naturforsch. *9b*, 530 (1954). – DEGENHARDT K. H. und
KLADETZKY J.: Z. menschl. Vererb.- u. Konstit.-Lehre *33*, 151 (1955). – DIETSCHE A.:
Beitr. path. Anat. *115*, 599 (1955). – DUSPIVA F.: Verh. dtsch. Ges. Path. *1957*, 250
(1958); *1958*, 411 (1959); Verh. dtsch. Zool. Ges. *1961*, 210; 13. Coll. Ges. Physiol.
Chem., S. 205. Springer-Verlag, Berlin/Göttingen/Heidelberg 1962. – EVANS H. M.,
NELSON M. M. und ASLING C. W.: Science *114*, 479 (1951). – FICQ A.: Experientia
(Basel) *10*, 20 (1954). – GILCHRIST F. G.: Physiol. Zool. *1*, 251 (1928); Anat. Rec. *44*,
260 (1929); J. exp. Zool. *66*, 15 (1933). – GIROUD A. und LEFEBRES-BOISSELOT J.:
C. R. Soc. Biol. (Paris) *145*, 526 (1951). – GOERTTLER KL.: Bull. schweiz. Akad. med.
Wiss. *20*, 336 (1963). – GOERTTLER KL. und WEGNER K.: Z. Zellforsch. *59*, 761 (1963). –
GREGG N. M.: Trans. ophthalm. Soc. Aust. *3*, 35 (1941). – GROHMANN D.: Z. Zellforsch.
55, 104 (1941). – HAGENS H. W., DUSPIVA F. und WILLER W.: Beitr. path. Anat. *132*, 129
(1965). – HARA H., Naturwissenschaften *53*, 113 (1966); Beitr. path. Anat. *134* (1966) (im
Druck). – HUXLEY J. S.: Wilhelm Roux' Arch. Entwickl.-Mech. Org. *112*, 480 (1927); Naturwissenschaften *18*, 265 (1930). – INGALLS TH. H. und CURLEY F. J.: New Engl. J. Med.
257, 1121 (1957). – INGALLS TH. H., CURLEY F. J. und PRINDLE R. A.: Amer. J. Dis. Child.
80, 34 (1950); New Engl. J. Med. *247*, 758 (1952). – INGALLS TH. H., TEDESCHI C. G. und
HELPERN M. M.: Amer. J. Ophthal. *35*, 311 (1952). – KARASAKI S.: Embryologia (Nagoya)
4, 267 (1959). – KARNOFSKY D. A. In: J. WILSON und J. WARKANY: Teratology, Chicago/
London 1965. S. 185 u. 194. – KUSE R.: Z. Zellforsch. *56*, 728 (1962). – LANDAUER W.: J.
exp. Zool. *98*, 65 (1945); *105*, 145, 317 (1947); Genetics *33*, 133 (1948); J. exp. Zool. *120*, 469
(1952); *122*, 169 (1963); J. cell. comp. Physiol. *43*, (Suppl.) (1954); The hatchability of chick-
en eggs as influenced by environment and heredity. Monogr. Storrs. 1961. – LEDER O.: Beitr.
path. Anat. *114*, 302 (1955). – LOEB J.: Pflügers Arch. ges. Physiol. *55*, 530 (1894);
62, 249 (1896). – MAURATH J. und REHN HJ.: Frankfurt. Z. Path. *60*, 495 (1946/49). –
MURAKAMI U. und KAMEYAMA Y.: Proc. Jap. Acad. *30*, 409, 414 (1954); J. Embryol.
exp. Morph. *11*, 107 (1963). – MURAKAMI U., KAMEYAMA Y. und KATO T.: Nagoya J.
med. Sci. *17*, 74 (1954). – MURAKAMI U., KAMEYAMA Y., MAJIMA A. und SAKURAI T.:
J. Embryol. exp. Morph. *10*, 64 (1962). – MUSHETT C. W.: Beitr. path. Anat. *113*,

367 (1953). – Naujoks H.: Beitr. path. Anat. *113*, 221 (1953). – Needham J.: Chemical Embryology. London 1931. – Nelson M. M.: In: Antimetabolits and Cancer, S. 107. Washington 1955. – Nelson M. M., Asling C. W. und Evans H. M.: J. Nutr. *48*, 61 (1952). – Niklowitz W.: Beitr. path. Anat. *127*, 424 (1962). – Rübsaamen H.: Wilhelm Roux' Arch. Entwickl.-Mech. Org. *143*, 615 (1948); *144*, 301 (1950); Beitr. path. Anat. *112*, 336 (1952). – Sasaki M. und Büchner F.: Beitr. path. Anat. *134* (1966) (im Druck). – Schaper A. und Cohen C.: Wilhelm Roux' Arch. Entwickl.-Mech. Org. *19*, 348 (1905). – Schellong G.: Beitr. path. Anat. *114*, 212 (1954). – Schultze O.: Verh. phys.-med. Ges. Würzburg N. F. *32*, 191 (1898). – Schwann Th.: Diss. Berlin 1834. – Sirlin J. L.: Experientia (Basel) *11*, 112 (1955). – Sirlin J. L., Brahma S. K. und Waddington C. H.: J. Embryol. exp. Morph. *4*, 248 (1956). – Sirlin J. L. und Waddington C. H.: Nature (Lond.) *174*, 309 (1954). – Spemann H.: Experimentelle Beiträge zu einer Theorie der Entwicklung. Berlin 1936. – Spemann H. und Mangold H.: Wilhelm Roux' Arch. Entwickl.-Mech. Org. *100*, 599 (1924). – Stockard Ch. R.: Amer. J. Anat. *28*, 115 (1921). – Tencer R.: J. Embryol. exp. Morph. *6*, 117 (1958). – Tiedemann H. und Tiedemann H.: Z. Naturforsch. *9b*, 371 (1954); *11b*, 666 (1956). – Töndury G.: Naturwissenschaften *42*, 312 (1955); Embryopathien. Springer-Verlag, Berlin/Göttingen/Heidelberg 1962; Dtsch. med. Wschr. *87*, 2561 (1962). – Tuchmann-Duplessis H. und Mercier-Parot L.: Bull. schweiz. Akad. med. Wiss. *20*, 490 (1964). – Vogt W.: Anat. Anz. *63*, Ergebn. Hyg. Bakt. *126* (1927); *66*, Ergebn. Hyg. Bakt. *139* (1928); Rev. suisse Zool. *39*, 509 (1952). – Werthemann A. und Reiniger M.: Acta anat. *11*, 329 (1950/51). – Werthemann A., Reiniger M. und Thoelen H.: Schweiz. Z. Path. *13*, 756 (1950). – Zwilling E.: J. exp. Zool. *117*, 65 (1951).

Franz Büchner

Die Entwicklung des Embryo bei normalem und gestörtem Stoffwechsel

Vorlesung des Dies universitatis der Universität Freiburg i. Br. vom 26. Januar 1972

Die Frage nach dem Grundprinzip der tierischen Entwicklung hat in der griechischen Antike Aristoteles in seiner Schrift »Peri Zoon Geneseos«, also über die Entwicklung der Lebewesen, mit dem Satz beantwortet: »Die Hand oder das Gesicht oder das ganze Tier sind im Samen auf unbestimmte Weise, d. h. unentwickelt als Hand, Gesicht oder ganzes Tier schon vorhanden.« Mit diesem Satz hat Aristoteles als Erster die Präformation, die Vorgegebenheit des künftigen Organismus in seinem Keim, behauptet. An seiner Auffassung hat 2000 Jahre später noch Leibniz in modifizierter Form festgehalten. Dabei hat er sich ausdrücklich auf die Beobachtungen von Leeuwenhoek, dem zeitgenössischen Erfinder des Lichtmikroskops, berufen, der in den Samenzellen des Menschen winzigkleine Menschlein unter dem Mikroskop entdeckt zu haben glaubte und in Zeichnungen festhielt. Aber 1774 hat Kaspar Friedrich Wolff in seiner »Theoria generationis« seine Hypothese von der Epigenese der tierischen und menschlichen Entwicklung dargelegt, also die Auffassung, daß das differenzierte Gefüge des Organismus in seinem Keim nicht vorgegeben ist, und daß es erst im Laufe der Entwicklung stufenweise aus dem Einfachen hervorgeht. Im 19. Jahrhundert hat Karl Ernst von Baer durch seine klassischen Untersuchungen über die Entwicklung des Hühnchens wichtige Befunde für die Bedeutung der Epigenese beigebracht und ausdrücklich als solche gedeutet. Aber die Konfrontation zwischen Präformation und Epigenese blieb weiter bestehen. Einer der bedeutendsten Schauplätze dieser Spannung war das Freiburger Zoologische Institut. Hier hat August Weismann 1892 in seiner Monographie »Das Keimplasma« nach dem Prinzip der Präformation die These zu begründen versucht, daß in der befruchteten Eizelle die Anlagen für alle Differenzierungsschritte schon als stoffliche Determinanten vorhanden sind. Dagegen hat Hans Spemann mit seinem Arbeitskreis am gleichen Institut, besonders mit Hilde Mangold (63), im Sinne der Epigenese das folgende entdeckt: Während der Entwicklung des Wirbeltierkeimes wirken bestimmte Keimbezirke auf die ihnen benachbarten Zellgruppen als Organisatoren. Das gilt vor allem von dem Organisationsgewebe, das der Anlage des Hirns und des Rückenmarks im Wirbeltierkeim benachbart ist: Ohne seine Mitwirkung können sich diese beiden Organe aus ihren embryonalen Anlagen nicht bilden.

In der gesamten experimentellen entwicklungsphysiologischen Forschung seit ihrem Begründer Wilhelm Roux bis zu Spemann und seiner Schule standen die Probleme der Strukturbildung, der Morphogenese, betont im Vordergrund. Erst im Schlußkapitel seiner Monographie »Experimentelle Beiträge zu einer Theorie der Entwicklung« von 1936 hat Spemann die Frage nach den mit den Gestaltungsvorgängen gekoppelten Stoffwechselprozessen gestellt, ohne daß er sie, entsprechend dem Stand der damaligen Forschung, beantworten konnte. Wir dürfen aber nicht übersehen, daß es seit dem Ende des 19. Jahrhunderts noch eine andere experimentelle entwicklungsbiologische Forschungsrichtung gegeben hat, die den embryonalen Stoffwechsel unter Anwendung chemischer Methoden zum Gegenstand hatte (44, 45, 50, 51, 5, 20).

I.

Wenn wir uns nun im folgenden systematisch mit dem Stoffwechsel des Wirbeltierkeimes auseinandersetzen, so sehen wir ihn von zwei fundamentalen Vorgängen beherrscht: von dem Atmungsstoffwechsel und dem Wachstumsstoffwechsel. Durch innere Atmung, d. h. durch Sauerstoffaufnahme und Sauerstoffwirkung an den Zellen, gewinnt der Keim ebenso die lebensnotwendige Energie wie der postembryonale reife Organismus. Dagegen umfaßt der Wachstumsstoffwechsel die Stoffsynthese, die für das zellvermehrende Wachstum des Embryo notwendig sind. Bedenken wir, daß während der Entwicklung aus der befruchteten Eizelle viele Tausende von Zellen mit Kern und Cytoplasma durch Zellteilungen hervorgehen, so ahnen wir, welche zentrale Bedeutung dem Wachstumsstoffwechsel im Embryo zukommt.

Daß Wirbeltierkeime während ihrer gesamten Entwicklung auf die kontinuierliche Zufuhr von Sauerstoff und auf innere Atmung angewiesen sind, hatten schon Biologen des 19. Jahrhunderts erkannt: Am Hühnchenkeim und am Amphibienkeim stellten sie fest, daß bei völligem oder partiellem Entzug von Sauerstoff die Keime früher oder später absterben. Auch hatten schon einzelne unsystematische Experimente auf die Entstehung von Mißbildungen durch Sauerstoffmangel, d. h. durch Erschwerung der Atmungsprozesse im Keim, aufmerksam gemacht. Systematisch haben wir 1946 erstmals die Wirkung eines temporären Sauerstoffmangels auf die Entwicklung von Molchskeimen (Triturus helveticus) untersucht. In diesen Experimenten haben wir das folgende festgestellt: Wurden Molchskeime von der Eiablage an während der Frühentwicklung in einer sauerstoffarmen Atmosphäre aufgezogen, so starb ein Teil der Keime ab, und zwar um so mehr, je intensiver der Sauerstoffmangel war. Die überlebenden Keime zeigten in großer Zahl schwere Mißbildungen des Gehirns bis zur Hirnlosigkeit und der Augen bis zur Zyklopie (14, 6, 46, 55). Wurde dagegen der Sauerstoffmangel erst in der Spätentwicklung herbeigeführt, so blieben die schweren fundamentalen Mißbildungen aus. Es fanden sich aber, z. T. erst in den mikroskopischen Schnittserien, feinere Mißbildungen an Hirn, Auge, Rückenmark und den Eingeweideorganen (56). Diese Mißbildungen durch Sauerstoffmangel konnten auf zwei wichtige Befunde zurückgeführt werden: In der Frühentwicklung verursachte der Sauerstoffmangel durch ungenügenden Kontakt des Hirnorganisators mit dem zu induzierenden Zellbereich des Keimes sowie durch Absterbebezirke im Hirnorganisator eine ungenügende Organisatorwirkung. Außerdem kam es in der Früh- und Spätentwicklung an den verschiedenen Organanlagen zum Absterben von Zellen, also zu Zellnekrosen, so daß in der weiteren Entwicklung Verkümmerungen und Fehlbildungen der Organe eintreten mußten. Mit aller Klarheit hatten diese Untersuchungen auch bewiesen, daß die Mißbildungen je nach der Entwicklungsphase, in der der temporäre Sauerstoffmangel wirksam war, verschieden, also phasenspezifisch waren (Abb. 1 und 2).

H. und H. Thiedemann (70) sowie Duspiva (21) haben diese Befunde in Experimenten bestätigt, in denen sie in der Frühentwicklung von Molchskeimen die Zellatmung mit Blausäure, also dem klassischen Atmungsgift, partiell einschränkten. Schon bei einer Herabsetzung der Atmung auf 80–70 % der Norm erzielten sie die gleichen Mißbildungen wie wir (Abb. 1c).

Da Warmblüter einen weit intensiveren Stoffwechsel haben als Kaltblüter, in der Zeiteinheit also viel intensiver atmen müssen als diese, war zu erwarten, daß ihre Entwicklung durch temporären Sauerstoffmangel noch empfindlicher und schneller gestört werden kann als die von Amphibien. So führten wir anschließend Experimente an Hühnchenkeimen bei normaler Bruttemperatur von 39° C durch und setzten sie einem temporären Sauerstoffmangel in verschiedenen Phasen der Entwicklung aus. Das Ergebnis war in den Untersuchungen von Rübsaamen und gemeinsam mit ihm und anderen Mitarbeitern das folgende: Wurden Hühnchenkeime am 1. Tag der Bebrütung 24, 5 oder auch nur 3 Stunden einem Sauerstoffmangel ausgesetzt, sonst aber normal beatmet, so zeigten sie schwere Mißbildungen des Hirns bis zur Hirnlosigkeit und der Augen bis zur Zyklopie. Wurde dagegen erst am 2., 3. oder 4. Tag ein Sauerstoffmangel von 24, 5 oder 3 Stunden durchgeführt, so fanden sich keine fundamentalen Mißbildungen mehr, dagegen feinere Mißbildungen an Hirn und Rückenmark sowie Stummelbildungen an Beinen und Flügeln, nach Sauerstoffmangel am 4. Tag auch klassische Herzmißbildungen sowie Mißbildungen der Nieren und des Darmes (15, 57, 58, 7–11) (Abb. 3 und 4).

Sehr bald wurden unsere Beobachtungen in Europa, den Vereinigten Staaten und Japan auch an Säugerembryonen durch temporären Sauerstoffmangel des schwangeren Muttertieres bestätigt und in einigen Punkten wesentlich erweitert (79, 80, 36, 37, 35, 17, 16, 48, 49). Dabei zeigten u. a. die Embryonen von Mäusen und Kaninchen elektiv nach temporärem Sauerstoffmangel am 8., 9. oder 10. Schwangerschaftstag Mißbildungen der Wirbelsäule mit einem Maximum am 9. Tag, an diesem Tage schon z. T. nach einem Sauerstoffmangel von 1/4 Stunde. In allen diesen Experimenten kam es auch z. T. zum Absterben der Keime und zum Schwangerschaftsabbruch. Schließlich konnte durch Sauerstoffmangelexperimente an Kaninchen in der frühesten Entwicklungsphase während der Keimwanderung durch den Eileiter ein früher Schwangerschaftsabbruch vor oder bald nach der

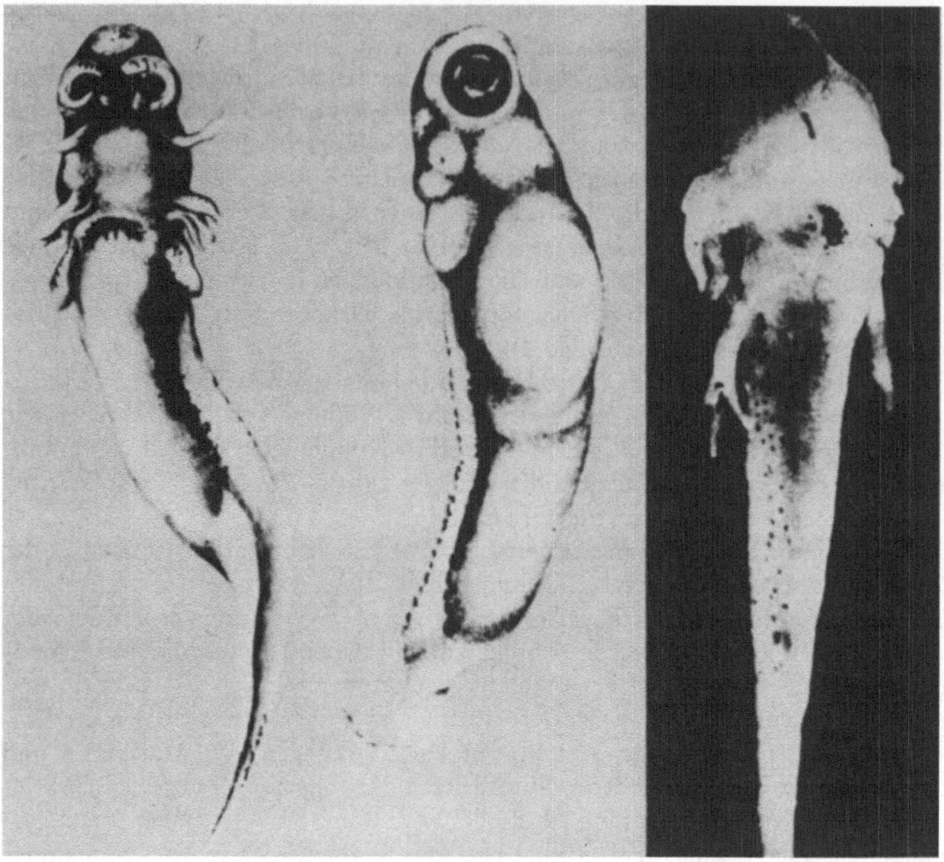

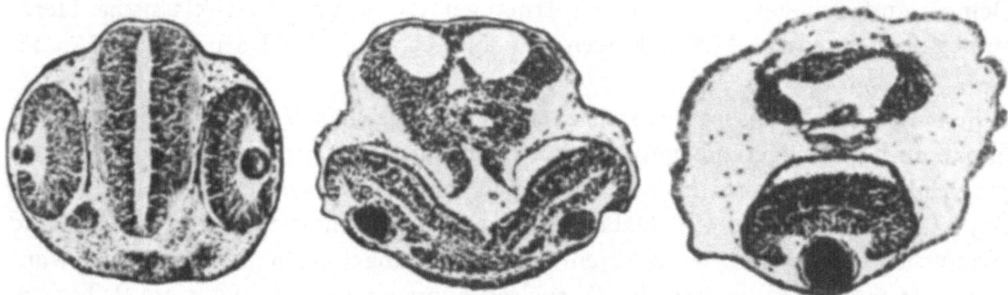

Abb. 1 a) und b) 2 Molchslarven von ventral gesehen nach temporärem Sauerstoffmangel in der Frühentwicklung: a) Synophthalmie mit Verschmelzung beider Augenanlagen in der Mittellinie, b) Zyklopie (a und b nach Büchner, Maurath und Rehn 1946). c) Molchslarve nach Atmungshemmung durch Blausäure in der Frühentwicklung. Dunkles zyklopisches Einauge auf der Bauchseite des Kopfes (nach Duspiva 1958)

Abb. 2 a) Horizontaler Durchschnitt durch die Gehirn- und Augenanlage eines normalen Molchskeimes: In der Mitte Hirnanlage, rechts und links Anlage der beiden Augen mit Augenbecher und Linse. b) Synophthalmie der beiden Augenanlagen mit gemeinsamem Augenbecher und zwei Linsen sowie Fehlentwicklung des Hirns nach Sauerstoffmangel in der Frühentwicklung beim Molchskeim (a und b nach Büchner, Maurath und Rehn 1946). c) Horizontalschnitt durch Kopfanlage eines Molchskeimes mit Zyklopie (ein verkürzter Augenbecher mit einer Linse in der Mittellinie, schwere Mißbildung der Hirnanlage), bei Molchskeim nach Sauerstoffmangel in der Frühentwicklung (nach Rübsaamen 1948)

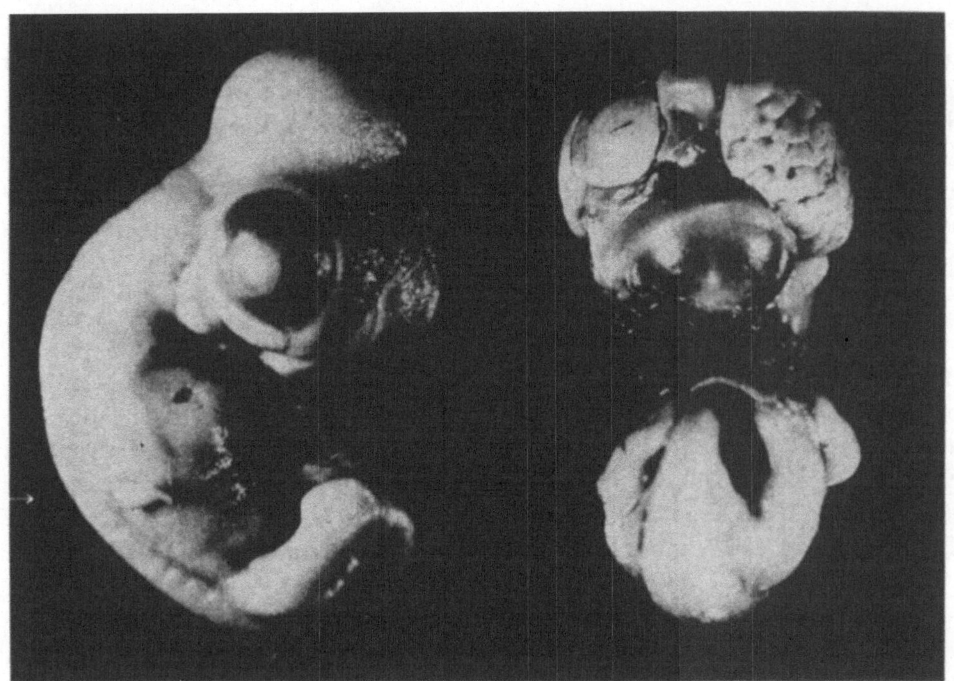

Abb. 3a) Zyklopie bei Hühnchenembryo mit großem Einauge in der Mittellinie nach 24 Stunden Sauerstoffmangel am 1. Bebrütungstag, sonst Bebrütung in Normalluft (nach Rübsaamen 1952).
Abb. 3b) Stummelbildung anstelle der Anlage des linken Flügels eines Hühnchenembryos (Pfeil!), 72 Std. Bebrütung in Normalluft, dann 5 Std. Sauerstoffmangel 3% O_2, danach Weiterbebrütung in Normalluft (nach Naujoks 1953, bei Büchner 1957)

Einnistung des Eies in die Gebärmutter und mikroskopisch eine Fehlbildung der jungen Keime nachgewiesen werden (47).

Alle diese experimentellen Mißbildungen durch Sauerstoffmangel stimmen in ihrem Erscheinungsbild mit den klassischen Mißbildungen des Menschen überein. Es wäre falsch, daraus zu schließen, daß auch die menschlichen Mißbildungen regelhaft durch Sauerstoffmangel zustandekommen. Bei der zentralen Bedeutung des Sauerstoffs für die Atmungsprozesse des menschlichen Embryo und bei der großen Bedeutung, die der normalen Blutzufuhr von der Mutter über die Plazenta für die normale Gewebsatmung des Embryo zukommt, muß man aber damit rechnen, daß vor allem stärkere Durchblutungsstörungen im mütterlichen Eibett des Embryo zu Atmungsstörungen an diesem führen können. Tatsächlich haben systematische Untersuchungen wichtige Anhaltspunkte dafür ergeben, daß solche Durchblutungsstörungen im mütterlichen Eibett zu Mißbildungen menschlicher Embryonen führen können, vor allem auch nach Eingriffen während der Schwangerschaft, die das Ziel, einen Schwangerschaftsabbruch herbeizuführen, nicht erreicht haben (60, 59, 42, 41). Im übrigen muß aber schon hier darauf hingewiesen werden, daß noch ganz andere Störungen zu Umwelt-verursachten, d. h. zu peristatischen Mißbildungen bei menschlichen Embryonen führen können (siehe 8).

Sie stimmen alle in ihrem Erscheinungsbild mit denen durch Sauerstoffmangel phasenspezifisch überein. Da sie außerdem auch mit vielen durch krankhaftes Erbgut verursachten, also genetischen Mißbildungen identisch sind, können wir aus dem Phänotypus der Mißbildungen in den meisten Fällen keine Schlüsse auf ihre Ursache ziehen. Alle Faktoren, die zu Mißbildungen führen, können bei Säugern auch den Schwangerschaftsabbruch bewirken. Jedes Mittel, das zum Schwangerschaftsabbruch angewandt wird, kann, wenn der Abbruch mißlingt, eine Mißbildung provozieren.

II.

Biochemische Untersuchungen haben ergeben, daß der Sauerstoffmangel am Embryo ebenso wirkt wie im reifen Organismus am Herzmuskel oder Hirn: Er unterdrückt die Bildung der energiereichen Phosphatverbindungen, vor allem von Kreatinphosphat und Adenosintriphosphat, und führt zur Milchsäureanreicherung (67, 22, 29). Wir haben aber nunmehr zu fragen, wo im Keimstoffwechsel die Transponierung der Atmungsstörung in die Strukturstörung erfolgt. Hier haben

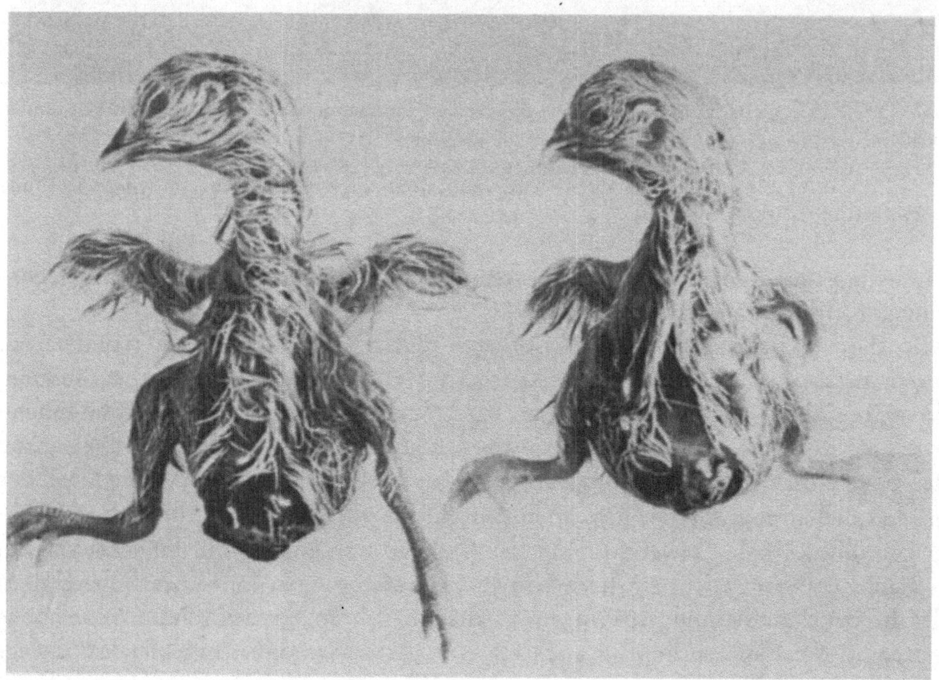

Abb. 4 Zwei frischgeschlüpfte Küken, links normal, rechts mit Stummelflügeln und Verkürzung der Beine nach 5 Std. Sauerstoffmangel von 3 % O_2 am 2. Bebrütungstag bei sonst normaler Atmosphäre (nach Schellong 1954)

schon Untersuchungen mit biochemitschen Methoden darauf hingewiesen, daß die vorübergehende Atmungsstörung durch Hemmung des Wachstumsstoffwechsels

wirksam wird, besonders durch die Hemmung der bei den embryonalen Wachstumsprozessen intensiv gesteigerten Kernsäure- und Eiweißsynthesen (5, 22, 69).
Unter den Kernsäuren unterscheiden wir die Desoxyribonukleinsäuren und die Ribonukleinsäuren. Wir wollen sie im folgenden nach ihren Anfangsbuchstaben mit DNS bzw. RNS benennen. DNS sind die Hauptbestandteile der Gene, also der Erbfaktoren in den Chromosomen der Zellkerne. Teilen sich zwei Zellen, so muß ihre Kernteilung durch eine Verdoppelung ihrer DNS-Menge vorbereitet werden, damit jeder der beiden Tochterkerne nach der Teilung wieder über eine normale DNS-Menge verfügt. Nur während der in der Regel acht Stunden dauernden DNS-Verdoppelung werden Vorstufen der DNS in den Kern eingebaut. Eine dieser Vorstufen, das Thymidin, können wir durch dreiwertigen Wasserstoff, d. h. Tritium, radioaktiv machen. Lassen wir Tritium-Thymidin intravital auf Gewerbszellen einwirken, so bauen alle Zellen, die während der Einwirkungszeit DNS verdoppeln, aber nur diese, Tritium-Thymidin in die Kerne ein. Überschichten wir mikroskopische Schnitte solcher Gewerbe mit photosensibler Emulsion, so verursachen die kurzwelligen β-Strahlen des eingebauten Tritium in der Emulsionsschicht über den Kernen die Bildung punktförmiger schwarzer Silberkörner, die wir mikroskopisch sehen und photographieren können. So gewinnen wir ein Histoautoradiogramm, an dem alle die Zellkerne schwarzgekörnt erscheinen, die sich vor oder in der Kernteilung befanden. Durch diese Methode ist der morphologische Biologe heute imstande, wichtige Aussagen zu den Fragen des DNS-Stoffwechsels zu machen.
Seit 1964 bis in die jüngste Zeit konnte ich mit meinem japanischen Mitarbeiter, Herrn Dr. Hara aus Hiroshima, solche Markierungen der DNS-Synthesen in lückenlosen Serien von Molchskeimen nach normaler Beatmung, nach temporärem Sauerstoffmangel und nach toxischen Eingriffen in den Wachstumsstoffwechsel durchführen. Dabei zeigten die normal beatmeten Keime nach Zufuhr von Tritium-Thymidin in allen Stadien der Früh- und Spätentwicklung phasenspezifisch charakteristische Markierungsbilder, aus denen man mühelos die Bezirke intensiver Zellvermehrung während der Keimesentwicklung von Phase zu Phase ablesen kann (13, 10, 30). In dem blasigen Frühstadium der Molchskeime, also in der Blastula, sind die dorsal gelegenen Zellkerne zahlreich markiert, die ventralen spärlich. Im Stadium der Gastrula, in dem größere, zunächst an der Oberfläche gelegene Zellgruppen durch eine Einstülpung des Keimes in das Keiminnere verlagert werden, besteht ein Maximum der Markierung in der dorsalen Umgebung dieser Einstülpung, also im Bereich und in der Nachbarschaft des späteren Organisators für das Zentralnervensystem. In der Neurula, also im Stadium der Anlagebildung des Zentralnervensystems, sind zunächst die Neuralplatte, d. h. die plattenförmige, flach sich abhebende Anlage von Hirn und Rückenmark, intensiv markiert, bald darauf der beiderseits sich vorwölbende Neuralwulst und schließlich die Zellen in der Wand des inzwischen sich schließenden Neuralrohres. In der Spätentwicklung zeigen normale Keime an der Hirnanlage, dem Riechorgan, dem Augenbecher, dem Rückenmark und an den Eingeweideorganen eine intensive

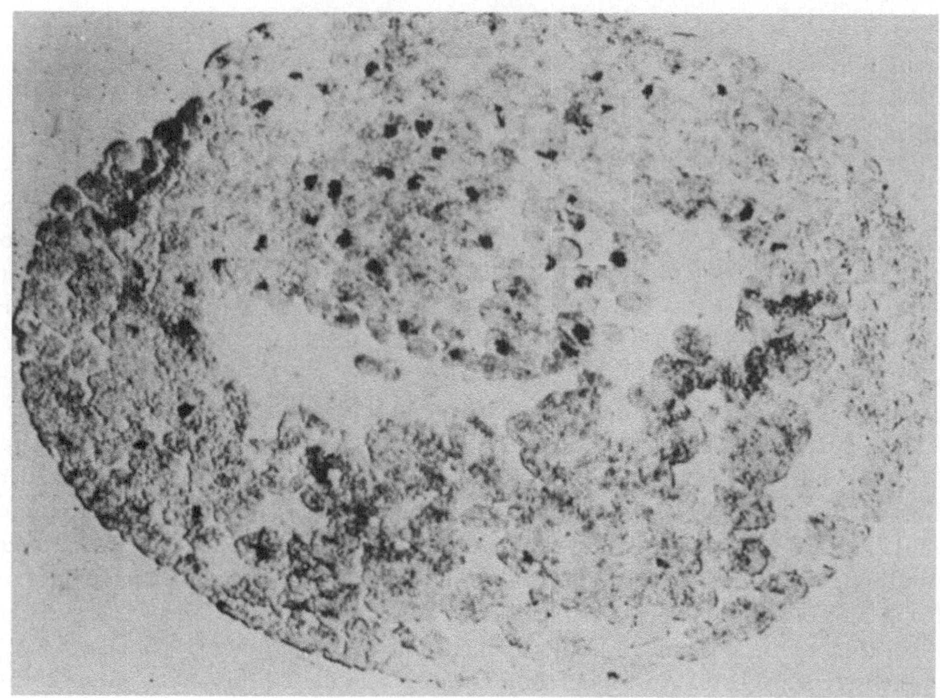

Abb. 5 Histologischer Schnitt durch feinzellige Blastula von Triturus helveticus mit Markierung DNS-verdoppelnder Kerne durch Tritium-Thymidin. Reichlich markierte Zellkerne (schwarz) im dorsalen Keimbereich (oben), spärliche im ventralen (unten) (nach Büchner und Hara 1966)

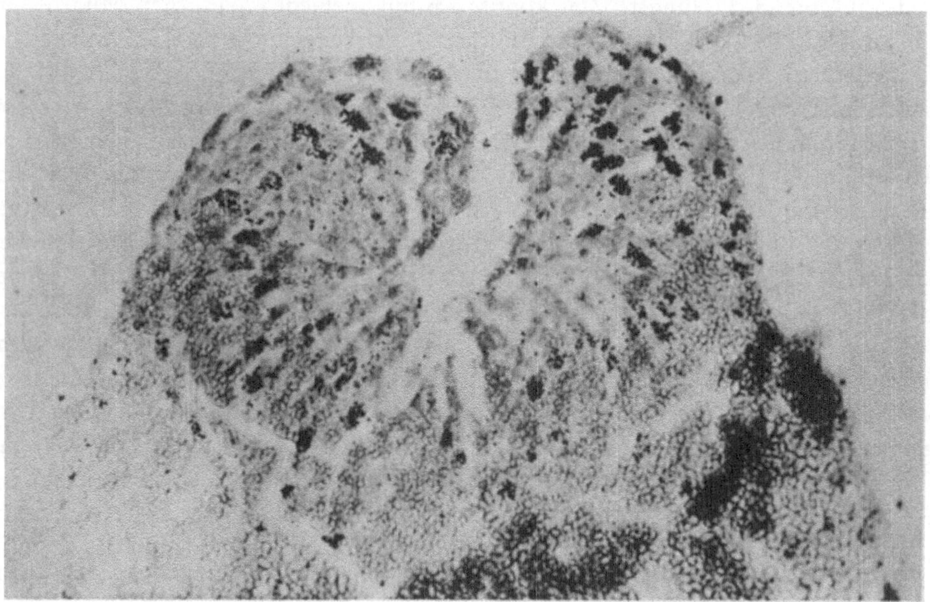

Abb. 6 Keim von Triturus helveticus im Stadium der Neuralwulstbildung (obere Bildhälfte) nach dreistündiger Einwirkung von Tritium-Thymidin. Starke Markierung als Zeichen lebhafter DNS-Verdoppelung in den Zellkernen der beiden Pole der Neuralwülste (schwarz), feinkörnige Markierung über Zellkernen der übrigen Neuralanlage (nach Büchner und Hara 1966)

Markierung nur noch in den noch teilungsfähigen Zellen der Wachstumszonen, nicht mehr dagegen in den schon differenzierten Zellen der Organanlagen. Unter temporärem Sauerstoffmangel sistieren diese Markierungen völlig oder fast völlig. Daraus kann geschlossen werden, daß im Sauerstoffmangel die DNS-Synthesen fast völlig stillstehen. Nach dem Sauerstoffmangel treten die Markierungen überstürzt wieder auf (10, 13, 30) (Abb. 5–8).

Die Ribonukleinsäure, also RNS, wird je nach Bedarf im Dienste der Eiweißneubildung vom Kern an das Cytoplasma abgeben, besonders reichlich auch, wenn Zellen verdoppelt werden und in den neugebildeten Zellen Neusynthesen der jeweils zellspezifischen Eiweißkörper fällig sind. Daß dabei verschieden geartete RNS zusammenspielen müssen, sei hier nur kurz erwähnt. RNS können wir durch Tritium-Uridin oder -Cytidin als Vorstufen markieren und dadurch während ihrer Synthese strahlenwirksam und im Autoradiogramm sichtbar machen. Nach den Untersuchungen von Herrn Hara laufen in den am intensivsten zellvermehrenden Bezirken der Keime auch die RNS-Synthesen am intensivsten ab, wie sich aus den Markierungsbildern ergibt, und zwar identisch mit der Intensität der DNS-Synthesen. Auch diese Synthesen kommen nach den Experimenten von Hara durch temporären Sauerstoffmangel vollständig zum Erliegen und werden anschließend überstürzt nachgeholt. Schließlich konnte Herr Hara durch Zufuhr Tritium-markierter Aminosäuren die Intensität der Eiweißsynthesen am Normalkeim darstellen und ihre reversible Unterbrechung während eines temporären Sauerstoffmangels nachweisen (10, 31).

Aus allen diesen Befunden können wir folgern, daß dem Wachstumsstoffwechsel, also den Synthesen von DNS, RNS und Eiweiß, während der Entwicklung des Wirbeltierkeimes für die Strukturbildung eine zentrale Bedeutung zukommt, daß sich der Schwerpunkt dieser Synthesen in den verschiedenen Phasen der Entwicklung von einem zum anderen Keimbezirk verlagert, daß die DNS- und RNS-Synthesen mit fortschreitender Entwicklung im Gesamtkeim mehr und mehr abnehmen, und daß Atmungshemmungen durch temporären Sauerstoffmangel bevorzugt an diesem für die embryonale Strukturbildung entscheidenden Stoffsystem angreifen und dadurch Mißbildungen verursachen können. Die Gipfelpunkte des Wachstumsstoffwechsels und ihr Wandern von Phase zu Phase hatte schon Klaus Goerttler mit seinen Mitarbeitern durch sehr mühsame Mitosezählungen an den Organanlagen von Hühnchenkeimen klar herausgearbeitet und zur Phasenspezifität der Mißbildungen in Beziehung gesetzt (27).

III.

Wenn die Wirkung der Atmungshemmung durch Störung des DNS- und RNS-Stoffwechsels zu Mißbildungen führt, so müssen auch solche Störungen des Wachstumsstoffwechsels Mißbildungen verursachen, die nicht durch Atmungsstörungen, sondern durch primäre Störung der Kernsäuresynthesen verursacht werden. Solche primäre Störungen des Wachstumsstoffwechsels als Mißbildungsursachen sind uns in der Tat aus der menschlichen Pathologie und dem Mißbildungsexperiment am Tier bekannt. Dies möchte ich an zwei Schädigungsgruppen verdeutlichen.

Bei der ersten Gruppe handelt es sich um die Infektion des Embryo mit Viren infolge einer Viruskrankheit der Mutter. Viren sind weit kleinere Krankheitserreger als Bakterien. Während Bakterien Zellen mit Kern und Cytoplasma darstellen, und sich auf günstigen Nährböden lebhaft durch Zellteilung vermehren, sind Viren Aggregate von zellfremden DNS- oder RNS-Molekülen. Besiedeln sie menschliche oder tierische Zellen, so vermehren sie sich dadurch, daß sie Bausteine der zellulären DNS oder RNS für ihre eigenen DNS- oder RNS-Synthesen verwerten. Dadurch hungern sie die Zellen in ihrem Wachstumsstoffwechsel aus, so daß diese zugrunde gehen. Zum ersten Mal wurden 1941 durch Gregg, einen australischen Augenarzt, virusbedingte Mißbildungen, unter anderem am Auge, bei Kindern bekannt, deren Mütter im 3. Schwangerschaftsmonat eine typische Viruskrankheit durchgemacht hatten (27 a). Kam es bei den Frauen zum Abort, so konnten in der Anlage des Augenbechers, der Linse des Auges, des Innenohres und des Herzens Absterbebezirke gefunden werden (71, 72).

Die Bedeutung von primären Störungen im DNS- oder RNS-Stoffwechsel für die Entstehung von Mißbildungen geht ferner aus der Tatsache hervor, daß eine Gruppe von Stoffen, die bestimmte Schritte der DNS- oder RNS-Synthese unmöglich machen, im Tierexperiment Mißbildungen verursachen kann. Diese Stoffe wurden in der modernen Krebsforschung erarbeitet und führen beim experimentellen oder menschlichen Krebs durch Unterbrechung der DNS- oder RNS-Synthesen zu ausgedehnten Nekrosen und Einschmelzungen in Krebsgeschwülsten, z. T. sogar zur Krebsheilung, besonders im Tierexperiment. Läßt man sie auf Wirbeltierkeime einwirken, so kommt es auch an diesen durch Hemmungen der DNS- oder RNS-Synthesen zu Zelluntergängen, am intensivsten wiederum da, wo je nach der Entwicklungsphase in den Wachstumszentren des Keimes die Zellteilungen am lebhaftesten ablaufen. Auch hier resultieren phasenspezifische Mißbildungen (54, 73, 74, 39, 40, 81). So kann z. B. durch Fluorouracil im Keim die Synthese von Thymidin, der wichtigsten Vorstufe von DNS, gehemmt werden. An Ratten und Mäusen hatten schon verschiedene Untersucher nachgewiesen, daß diese Substanz bei den Jungen schwangerer Tiere zu Mißbildungen führen kann. In der Zusammenarbeit zwischen dem Pathologischen Institut Hiroshima und unserer Forschungsstelle hat Hara die Wirkung von Fluorouracil an einer japanischen und einer südafrikanischen Molchsart untersucht (32). Bei beiden Arten fand er eine exakte Dosis-abhängige Hemmung der Markierung der Kerne, also des Einbaues von Tritium-Thymidin, in den Autoradiogrammen nach Fluorouracil und typische phasenspezifische Mißbildungen von Kopf, Hirn, Augen und Rückenmark. Eine weitere DNS-Synthesen hemmende Substanz, die als Gegenstoff der für die DNS-Synthese notwendigen Folsäure den Wachstumsstoffwechsel unterbricht, ist das Aminopterin. In Tierversuchen wurden bei schwangeren Säugetieren nach Aminopterin Fehlgeburten und schwere Mißbildungen beobachtet (73). In einer widerwärtigen Leichtfertigkeit wurde versucht, mit dieser Substanz bei 24 schwangeren Frauen in der 3.–8. Schwangerschaftswoche den Abbruch der Schwangerschaft herbeizuführen. Das gelang aber nur bei 16 Frauen. Bei 7 der übrigen 8 Frauen wurde der Schwangerschafts

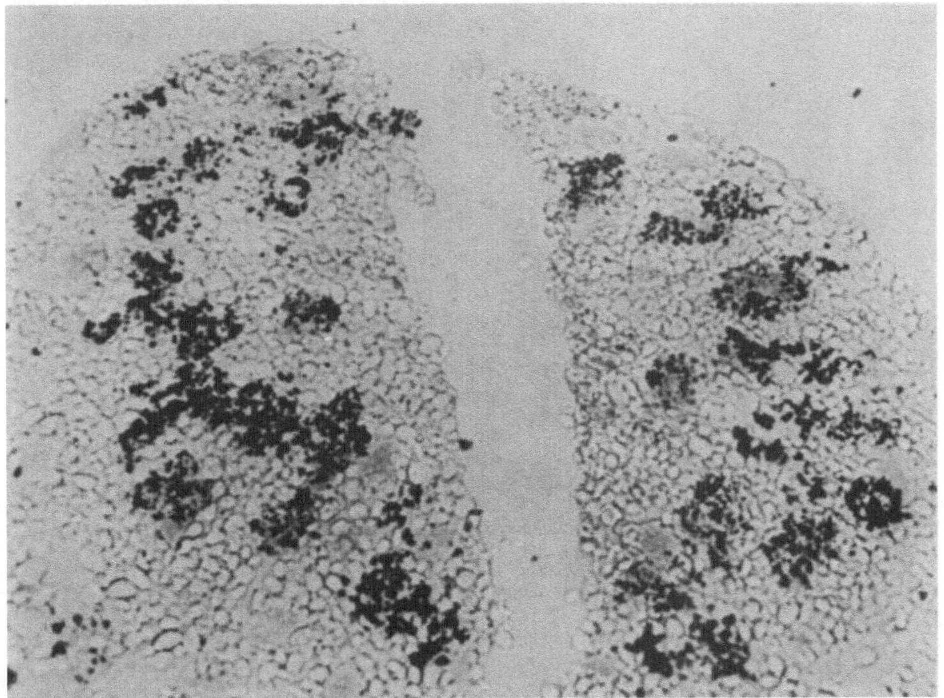

Abb. 7 Keim von Triturus helveticus mit geschlossenem Neuralrohr nach dreistündiger Einwirkung von Tritium-Thymidin. Zahlreiche Zellkerne mit intensiver Markierung der DNS-Verdoppelungen (schwarz), daneben unmarkierte Kerne ohne DNS-Verdoppelung (grau) (nach Büchner und Hara 1966)

abbruch chirurgisch herbeigeführt. Alle Embryonen hatten schwere Mißbildungen. Eines der Kinder blieb bis zum Ende der Schwangerschaft am Leben und kam am normalen Geburtstermin mit einer schweren Mißbildung des Hirns, einer Hirnlosigkeit, tot zur Welt (zitiert bei 73).

IV.

Ausdruck von Störungen des Wachstumsstoffwechsels sind aber auch jene Mißbildungskrankheiten des Menschen, bei denen die Humangenetiker morphologisch faßbare Änderungen im Chromosomensatz oder im Chromosomenbau als Ursache nachweisen konnten. Am bekanntesten ist die Änderung der Chromosomenzahl als Mißbildungsursache beim Mongolismus. Mongoloide Kinder, die in der Regel lebensfähig sind, haben gröbere oder feinere Fehlentwicklungen des Hirns, die einen mehr oder minder starken Schwachsinn verursachen, Scheidewanddefekte des Herzens an den Vorhöfen oder Kammern und Verkümmerungen am Finger- und Zehenskelett. Die ursächliche Chromosomenveränderung ist in den meisten Fällen

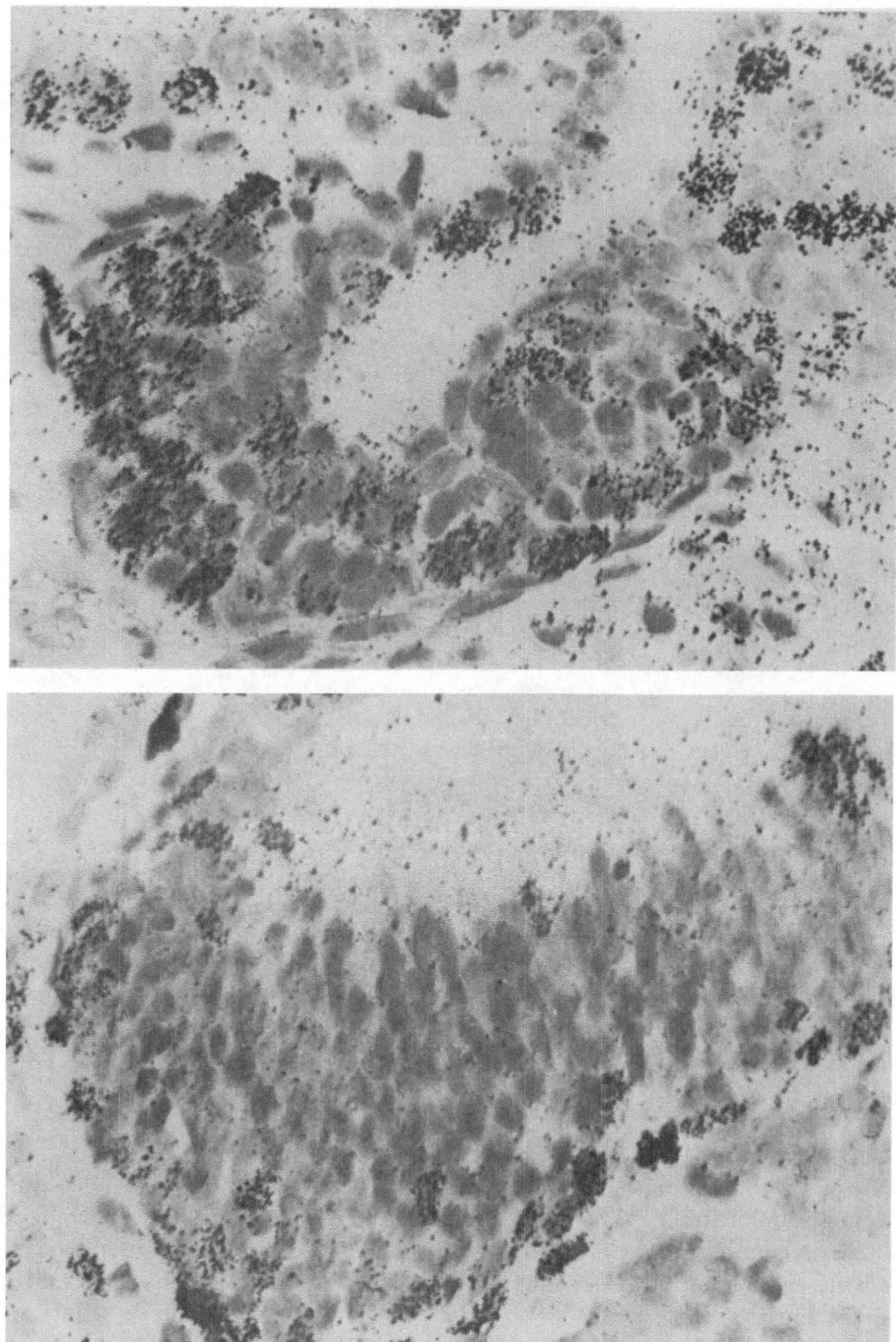

Abb. 8 Riechorgan von zwei normalen Larven von Triturus helveticus nach 8 Std. Tritium-Thymidin, a) bei 8,5 mm langer junger Larve deutliche DNS-Verdoppelung in zahlreichen Zellkernen der gesamten Anlage des Riechorgans (schwarz), b) bei 10,5 mm langer älterer Larve nur noch DNS-Verdoppelungen in der innersten (oben) und äußersten (unten) Zellschicht (nach Hara 1966)

eine Überzähligkeit eines der Chromosomen, und zwar eine Verdreifachung des
21. Chromosoms, in allen Körperzellen, d. h. eine Trisomie. Infolge der potenzier-
ten Wirkung der dreifachen statt zweifachen Menge der DNS der Chromosomen
21 wird der Wachstumsstoffwechsel des Keimes so fehlgesteuert, daß die erwähnten Mißbildungen eintreten. Trisomien und andere morphologisch faßbare Chro-
mosomenanomalien sind uns heute auch als Ursachen noch anderer Mißbildungs-
syndrome bekannt (vgl. 53).

Durch die Kernsäureforschung der letzten beiden Jahrzehnte wissen wir, daß in
den Doppelspiralen der DNS-Moleküle die Purin- und Pyrimidin-Basen-Paare
von einem zum anderen Chromosomenabschnitt spezifisch variieren. Die DNS-
Moleküle wirken dabei, ohne sich stofflich zu verändern, durch ihre Molekularstruktur als Matrizen, also als Prägeformen für die RNS-Moleküle (76, 77, 62).
Infolgedessen variieren auch die Molekularstrukturen der RNS, die komplementär
den DNS-Molekülen zugeordnet sind, vom einen zum anderen Chromosomenabschnitt. Beobachtungen von Pelling sowie von Beermann an den Riesenchromosomen von Dipteren berechtigen zu der Annahme, daß in allen Kernen spezifische
RNS in bestimmten Funktionsphasen in Aufquellungs- und Aufhellungsbezirken
der Chromosomen gebildet wird. Kraft ihrer jeweils spezifischen Molekularstruktur induziert dann die RNS im Cytoplasma die Bildung der zugeordneten
funktionsspezifischen Eiweißkörper. Bedenken wir diese Bedeutung der normalen
Molekularstruktur der DNS für die qualitativ und quantitativ spezifisch ab-
gestimmte RNS- und Eiweißbildung, so ahnen wir, warum die eben geschilderten
Chromosomenabartigkeiten zu Mißbildungen führen können. Wir verstehen aber
auch, daß es erbbedingte, in einer fehlerhaften Molekularstruktur der DNS
grundgelegte Mißbildungen gibt, bei denen wir die Strukturfehler der DNS
morphologisch noch nicht erfassen können. Durch solche DNS-Molekülfehler
fallen bestimmte Enzyme aus. Dadurch können an verschiedenen Stellen des
Keimes wichtige Proliferationsschritte nicht katalysiert werden, so daß auch auf
diesem Wege infolge Störungen des Wachstumsstoffwechsels Mißbildungen entstehen können. Daß diese erbbedingten Mißbildungen zu einem großen Teil mit
den peristatisch verursachten übereinstimmen, ist uns nach allen bisherigen Erörterungen durchaus verständlich.

V.

Wir haben nun so viele Beobachtungen in der Hand, daß wir sie für ein
Gesamtbild der Entwicklung des menschlichen Embryo auswerten können. Mit
der Vereinigung der mütterlichen Chromosomen der Eizelle und der väterlichen
Chromosomen der Samenzelle beginnt die Entwicklung eines neuen menschlichen
Individuums. Dieses stellt durch die Ausstattung seiner Kerne mit mütterlicher und
väterlicher DNS eine vorher noch nie dagewesene Neuschöpfung dar und steht in
Zukunft bis zu seinem Tode unter der Lenkung der in seinen Chromosomen
aufgezeichneten Partitur, indem die DNS von Chromosomenort zu Chromo-

somenort verschieden sind und jeweils die Bildung verschiedener RNS- und Eiweißkörper induzieren. Durch die vorgegebene Ordnung in den Chromosomen der befruchteten Eizelle wird offenbar auch die Qualität, Intensität und die zeitliche Folge des Wachstumsstoffwechsels von Keimbezirk zu Keimbezirk, also auch des zellvermehrenden Wachstums, programmiert, und zwar in einer vom einen zum anderen Individuum unterschiedlichen Weise. In einem sublimierten Sinn ist durch diese Erkenntnisse die Präformationshypothese des Aristoteles, von der wir eingangs sprachen, bestätigt. Vorgebildet sind allerdings nicht in extremer Verkleinerung »die Hand, das Gesicht oder das ganze Tier«, wie es sich Aristoteles und später noch Leibniz dachten, sondern die geordnete Folge der art- und individualspezifischen DNS in den Chromosomen. Aus dieser Einmaligkeit jeden menschlichen chromosomalen Erbgefüges sollten wir die Folgerung ziehen, jeder menschlichen Individualität mit Achtung zu begegnen, aber auch mit dem Mut, das Lied unseres Lebens, das uns in die Partitur unserer Chromosomen geschrieben ist, nach unserer Art zu singen in der Hoffnung, daß es so am besten in den großen Chor der menschlichen Gemeinschaft einströmt.

Wäre das in der befruchteten Eizelle grundgelegte Erbgefüge aber die ausschließliche Determinante unseres Lebens, so wäre unser Leben eintönig. Wie in der Musik erst das unaufhörliche Variieren des Themas das Kunstwerk ausmacht, so bedarf alles Leben und so auch das des Menschen eines variierenden Prinzips. Dieses ist für jedes Lebewesen in dem fortgesetzt sich wandelnden, ihm zugeordneten Umweltfeld von der Zeugung bis zum Tode gegeben und wirksam. Während der menschlichen Entwicklung sind der ganze mütterliche Organismus und besonders das mütterliche Eibett *das* Umweltfeld des Keimes. Nach den neuesten Untersuchungen über die sogenannten Lampenbürstenchromosomen dürfen wir heute sogar eine großartige biologische Vorsorge der Mutter für den künftigen Keim als gegeben annehmen. Während der Reifeteilung der Eizelle, der Meiosis, ist nämlich in aufgelockerten Chromosomenbezirken des Eizellkernes eine ungewöhnliche Intensivierung der RNS-Bildung zu beobachten (34). Durch diesen mütterlichen Vorschuß von RNS wird der Keim in seiner frühesten Entwicklung, während er durch den Eileiter wandert und sich seine Zellen teilen und vermehren, von mütterlicher RNS mitgesteuert, bis seine eigene RNS-Bildung voll eingespielt ist. Auch während der weiteren 9monatigen Schwangerschaft ist der menschliche Keim nicht autark. In seinem Sauerstoffbedarf für seine Atmung, in seinem Nährstoffbedarf für seine Ernährung, z. T. auch in seinem Wirkstoffbedarf für seine Steuerung, ist er vielmehr von der Mutter abhängig. Mit großer Eindringlichkeit haben uns dies die erörterten Mißbildungen durch Eibettstörungen bei Säugern veranschaulicht.

Aber nicht nur Schädigungen des Embryo durch Mangelzustände im mütterlichen Stoffwechsel sind uns bekannt, sondern auch Anpassungen des Embryo an Stoffwechselstörungen der Mutter geringeren Grades. Damit müssen wir besonders nach den Ergebnissen der modernen Bakteriengenetik rechnen. Sie hat uns gezeigt, daß Stoffanreicherungen und Stoffeinschränkungen im Milieu intensiv wachsenden Gewebes als Induktoren von Änderungen in der Aktivität bestimmter Chromosomenabschnitte wirksam sein können (38, 75). Auf diese Weise können sinnvolle Anpassungen auch des embryonalen Stoffwechsels beim Menschen sehr wahrscheinlich programmiert werden und auch in positiven Formänderungen ihren Ausdruck finden. Hier deutet sich heute die Erkenntnis an, daß durch die mütterliche Umwelt des menschlichen Embryo sinnvolle und positive Antworten im Embryo ausgelöst werden und das Programm des Erbgefüges durch peristatische Einflüsse modifiziert werden kann.

Aus der innigen Symbiose und Schicksalsgemeinschaft von Mutter und Embryo zu folgern, der menschliche Keim sei biologisch ein radikales Produkt seiner Mutter oder ein Mosaik aus mütterlichem und kindlichem Leben, und die Schwangere habe daher Verfügungsgewalt über das Leben ihres Embryo, hat nicht die geringste wissenschaftliche Basis. Wie sehr solche Gedanken aber heute beanspruchen, wissenschaftlich ernst genommen zu werden, geht aus »Medico-theologischen Anmerkungen zum Problem der Humanontogenese« hervor, die ich nicht erwähnen würde, wenn sie nicht in einem wissenschaftlich sonst anspruchsvollen Werk veröffentlicht wären (61). In dieser Arbeit wird – ich zitiere wörtlich – das folgende behauptet: »Weder die Verschmelzung der elterlichen Gameten (Keimzellen) noch irgendeine spätere Entwicklungssituation des Keimmaterials ... können eindeutig anzeigen, daß das Keimmaterial ... eine komplette menschliche Individualität ausmacht. Eine positive Eigenständigkeit (der wandernden Blastomeren) ist aus der genisch-chromosomalen Determination nicht abzuleiten ... Man kann das präimplantative Keimmaterial mit strömenden Geweben wie Blut, Lymphe vergleichen ... Wenigstens bis zum 3. Monat mutet das sich formende Keimmaterial gespensterhaft an ... Die Leibhaftigkeit des Menschen dürfte an einen Grundquant von Größe (Zellzahl) gebunden sein.« Hier wird der Versuch nahegelegt, für die ersten Schwangerschaftsmonate »wenigstens bis zum 3. Monat« eine neutrale Lebensspanne zu postulieren, in der der Embryo noch nicht Mensch ist und sich noch nicht selbst gehört. Ein solcher Versuch ist durch nichts zu begründen. Die Angewiesenheit des Neugeborenen auf die Mutter ist um nichts geringer.

VI.

Wir können unsere Erörterungen nicht abschließen, ohne wenigstens anzudeuten, welche Bedeutung den neueren Erkenntnissen über die Entwicklung des Embryo bei normalem und gestörtem Stoffwechsel für eine naturphilosophische Aussage über das Lebendige zukommt. Dabei wiederhole ich Gedanken, die ich schon 1967 und 1969 an anderer Stelle veröffentlicht habe (11, 12). In seiner Naturphilosophie hat Aristoteles in der Deutung des Lebendigen dem stofflichen Prinzip, der Hyle, ein unstoffliches Prinzip, die Entelechie, gegenübergestellt. Der Ausdruck Entelechie leitet sich von der Aussage in griechischer Sprache ab »en telos echein«, zu deutsch »in sich ein Ziel haben«. Der lebendige Organismus ist also nach Aristoteles dadurch vom Nicht-Lebendigen, Anorganischen unterschieden, daß er von seiner Zeugung an den Entwurf seines organismischen Lebens als immaterielles Prinzip in sich birgt. Mit dieser Vorstellung hat Aristoteles im Denken des Abendlandes für die Deutung des Lebendigen den Primat der immateriell gedachten Form so fest begründet, daß auch die mittelalterliche Philosophie diese Vorstellung weiterentwickelt hat, besonders bei Thomas von Aquin. Nach dem Beginn der neuzeitlichen Naturforschung hat sich aber die Naturphilosophie vorübergehend von diesen Vorstellungen entfernt. Unter dem Eindruck der entwicklungsphysiologischen Forschung, besonders seiner eigenen Experimente, hat jedoch Driesch, der ehemalige Heidelberger Naturphilosoph, seit 1908 in seinen naturphilosophischen Werken den Primat der Form für die Welt des Lebendigen neu zu begründen versucht. Seine Auffassung gipfelt in den Sätzen: »Entelechie und die Kräfte der Materie bestimmen das Geschehen an den Organismen. Aus gegebener ungeordneter Materie macht Entelechie den geordneten Leib ... Vielleicht hat die Gesamtentelechie sogar ein Bewußtsein, das dann das wahrste und tiefste Unterbewußtsein wäre« (18, 19).

Diesen Vorstellungen gegenüber hat Nikolai Hartmann, besonders in der Kategorienlehre seiner »Philosophie der Natur« 1950, eine andere Deutung des Lebendigen entwickelt (33). Er schreibt: »Das organische Gefüge ist in zweifacher Weise. Es ist einerseits durchgegliedertes System der Formen. Und zugleich ist es ebenso durchgegliedertes System ineinandergreifender Prozesse. Was wir Leben nennen, ist also nicht etwas, was zu der organischen Form von außen hinzukäme – als ›Entelechie‹ nach aristotelischer Art – es ist vielmehr die gewachsene Einheit der mannigfaltigen Vorgänge, so daß im Ganzen wie im Teil die Form mit der Funktion und diese mit ihr entsteht und vergeht ... Praktisch ist ein Primat der Form in der heutigen biologischen Forschung ein überwundener Standpunkt.« Diese Deutung des Lebendigen durch Nikolai Hartmann können wir auf weiten Strecken bejahen. Zeigt uns doch die moderne Biologie und Pathologie immer eindringlicher, daß Form, Stoffwechsel und Funktion im Leben der Organismen eine Einheit darstellen, die wir nur deshalb voneinander unterscheiden, weil der menschliche Geist unfähig ist, simultan die strukturerfassende morphologische Untersuchung, die auf den Stoffwechsel gerichtete biochemische Analyse und die Funktion registrierende Physiologie zu vereinigen. Durch alle biologischen Wissenschaften, vor allem auch durch meine Wissenschaft, die Pathologie, geht heute aber das Bemühen, in der zusammenfassenden Deutung biologischer Phänomene die methodisch getrennt gewonnenen Daten nachträglich wieder in einer Synopsis von Struktur, Stoffwechsel und Funktion zu der Einheit zu bringen, die dem Lebendigen eigen ist. Mit dieser Zielsetzung haben wir auch unsere vorgetragenen Untersuchungen über die Entwicklung des Embryo bei normalem und gestörtem Stoffwechsel durchgeführt.

Wir sind aber in unseren Erörterungen über die Bedeutung der Molekularstruktur der DNS in den Chromosomen der Kerne des Embryo für die Prägung der von Chromosomenort zu Chromosomenort verschiedenen und spezifischen RNS auf die Tatsache gestoßen, daß der Molekularstruktur der DNS ein Primat der Form zukommt. Denn so sehr auch die RNS und die zugeordneten Eiweißstoffe einem

fortgesetzten Umsatz und Verbrauch und damit einem ständigen Prozeß des Auf-
und Abbaues unterworfen sind, so sehr ist uns in der DNS ein anderes stoffliches
Prinzip des Organismus begegnet. Sie wird zwar von Zeit zu Zeit im sich
entwickelnden Organismus, teilweise auch noch im erwachsenen Organismus, in
wenigen Stunden vor einer neuen Zellteilung verdoppelt. Die einmal gebildete
DNS in nicht sich teilenden Zellen zeigt aber eine erstaunliche stoffliche und
strukturelle Konstanz. Das gilt vor allem vom Hirn der Säuger und des Menschen,
in dessen Nervenzellen von der Geburt bis zum Tode keine DNS-Verdoppelungen
mehr ablaufen, der DNS-Bestand also in dem ganzen nachgeburtlichen Leben
konstant bleibt. Durch die moderne Molekulargenetik und Chromosomenpatho-
logie haben wir also Erscheinungen des Lebendigen in den Blick bekommen, die
einen Primat der Form bedeuten.

Aus dieser Tatsache folgern wir, daß im Lebendigen der von Nikolai Hartmann
klar erkannte, aber verabsolutierte Prozeß durch ein Phänomen überwölbt ist, in
dem nicht der Prozeß, sondern die Form entscheidet. Indem wir dies feststellen,
vollziehen wir keine radikale Rückkehr zur Naturphilosophie des Aristoteles. Wir
haben auf Grund der Ergebnisse der modernen Biologie mit ihm die Vorstellung
gemeinsam, daß den lebendigen Organismen ein entelechiales Prinzip innewohnt.
Dieses ist aber gerade nicht immaterieller Natur, wie es Artistoteles angenommen
hat, sondern dem stofflichen Aufbau des Organischen in der Molekularstruktur
der DNS immanent. Indem wir dies aussprechen, stehen wir allerdings vor
gewaltigen neuen Fragen. Denn fortgesetzt erleben wir gerade als Ärzte den
menschlichen Leib als Einheit von Körper, Seele und Geist. Vor dieser Grund-
gegebenheit menschlicher Existenz kommen uns alle Versuche, im Leben des
menschlichen Embryos von einer nachträglichen oder von einer stufenweisen
Beseelung zu verschiedenen Zeitpunkten der Entwicklung zu sprechen, als hilflos
vor. Persönlich bin ich der Meinung Alberts des Großen, daß mit dem Augenblick
der Zeugung der ganze neue Mensch ins Dasein tritt und damit zugleich den Weg
in eine volle menschliche Personalität beginnt.

In die Fragen, die sich hier vor uns auftun, werden wir wohl nie so eindringen
können, wie es uns in der Erschließung der menschlichen Psyche im nachgeburtlichen Leben möglich ist. Wir sollten aber die Möglichkeiten psychischer Korrelate
zu körperlichen Vorgängen am Embryo, auch in den ersten Lebensmonaten, nicht
unterschätzen. Eine Verhaltensforschung des Embryo steht heute erst in den
Anfängen. Immerhin haben Filmaufnahmen schon in der 7. Embryonalwoche erste
Bewegungen des Embryo erkennen lassen. In der 9. Woche konnten Hebungen des
Kopfes und Drehungen von Schultern und Hüften im Film erfaßt werden, in der
10. Woche heftige Streckungen des Körpers einschließlich der Beine bei Berührung
der Lippenregion und Schließung der Finger bei Berührung der Handflächen, in
der 16. Woche Greifbewegungen. Bedenkt man darüberhinaus, daß schon um den
18. Embryonaltag die rhythmisch pulsierende Herzanlage ins Spiel kommt und
wenige Tage später ein primitives Kreislaufsystem vorhanden ist, so dürften diese
Rhythmen geeignet sein, als erste tiefenpsychische Erfahrungen gespeichert zu

werden. Hier sei auf das hervorragende Buch von Geraldine Lux Flanagan »The first nine month of life« hingewiesen, dessen deutsche Ausgabe Adolf Portmann mit einem Nachwort versehen hat (26).

Wer trotzdem als Arzt, Jurist, Moraltheologe oder Politiker noch zögert, dem frühen menschlichen Embryo die Würde menschlicher Personalität zuzuerkennen, sollte den Grundsatz vertreten »in dubio pro embryone«.

Literaturverzeichnis

(1) Albertus Magnus, De natura et origine animae. Ausgabe Borguet IX. Paris 1890/1899.
(2) Aristoteles, Peri Zoon Geneseos. Zit. nach Balss, H., Aristoteles Biologische Schriften. München 1943, S. 205.
(3) Beermann, W., Cytologische Aspekte der Informationsübertragung von den Chromosomen in das Cytoplasma. Aus: Induktion und Morphogenese. Berlin–Göttingen–Heidelberg 1963, S. 64–100.
(4) Beermann, W., Panitz, R., u. Baudisch, W., Gliederung und Funktion des Interphasenchromosoms: Untersuchungen an Riesenchromosomen. Hdb. Allg. Path. *II/2*, Der Zellkern I, 164–214, Berlin–Heidelberg–New York 1971.
(5) Brachet, J., Chemical embryology. New York 1950.
(6) Büchner, F., Experimentelle Entwicklungsstörungen durch allgemeinen Sauerstoffmangel. Klin. Wschr. *1947*, 38–42.
(7) Büchner, F., Die Pathologie der cellulären und geweblichen Oxydationen. Die Hypoxydosen. Hdb. Allg. Path. *IV/2*, 569–668 (1957).
(8) Büchner, F., Die Bedeutung peristatischer Faktoren für die Entstehung der Mißbildungen und Mißbildungskrankheiten. Verh. Dtsch. Ges. inn. Med. *1958*, 13–33.
(9) Büchner, F., Mißbildungen durch temporäre Atmungsstörung am Wirbeltierkeim. In.: F. Büchner, Struktur, Stoffwechsel und Funktion in der modernen Pathologie. Vorträge und Vorlesungen in Japan. Tokyo 1964, dtsch. München u. Berlin *1964*, 57–67.
(10) Büchner, F., DNS-, RNS- und Protein-Stoffwechsel im normalen und im atmungsgestörten Wirbeltierkeim (nach histoautoradiographischen und elektronenmikroskopischen Untersuchungen). Bull. Schweiz. Akad. Med. Wiss. 22, 6–7, 56–79 (1966).
(11) Büchner, F., Wachstum und Differenzierung in Biologie und Pathologie (Festvortrag bei der Jahrestagung der Heidelberger Akademie der Wissenschaften 1967). Jahrb. Heidelb. Akad. Wiss. *1966/67*, 110–125.
(12) Büchner, F., Synopsis von Struktur, Funktion und Stoffwechsel in der Allgemeinen Pathologie. Hdb. Allg. Path. Bd. *I*, 109–186 (1969).
(13) Büchner, F., u. Hara, H., Der DNS-Stoffwechsel von Triturus helveticus-Keimen in der Frühentwicklung und seine Störung durch temporäre Atmungshemmung (nach histoautoradiographischen Untersuchungen). Beitr. path. Anat. *134*, 166–215 (1966).
(14) Büchner, F., Maurath, J., u. Rehn, H. J., Experimentelle Mißbildungen des Zentralnervensystems durch allgemeinen Sauerstoffmangel. Klin. Wschr. *1946*, 137–138.
(15) Büchner, F., Rübsaamen, H., u. Rothweiler, G., Reproduktion fundamentaler menschlicher Mißbildungen am Hühnchenkeim durch Sauerstoffmangel. Naturwiss. *1951*, 142.
(16) Degenhardt, K. H., Phasenspezifität O_2-Mangel induzierter Wirbelsäulenmißbildungen bei Kaninchen. Acta genet. statist. med. (Basel) *6*, 246–252 (1957).
(17) Degenhardt, K. H., u. Kladetzky, J., Wirbelsäulenmißbildung und Chordaanlage. Z. menschl. Vererb. Konstit. Lehre *33*, 151–192 (1955).

(18) Driesch, H., Philosophie des Organischen. 1. Aufl. (engl.) 1908, 4. Aufl. Leipzig 1928.

(19) Driesch, H., Das Wesen des Organismus. In: Das Lebensproblem im Lichte der modernen Forschung. S. 384–450. Leipzig 1931.

(20) Duspiva, F., Biochemie des Wachstums und der Differenzierung, Hdb. Allg. Path. *VI/1*, S. 307–382. Berlin–Göttingen–Heidelberg 1955.

(21) Duspiva, F., Stoffwechseländerungen in der frühembryonalen Entwicklung während und nach Hypoxie. Verh. dtsch. Ges. Path. *1957*, 250–260 (1958).

(22) Duspiva, F., Die Bedeutung der Atmung für den frühembryonalen Stoffwechsel der Amphibien, zugleich ein Beitrag zum Mißbildungsproblem. Verh. dtsch. Ges. Path. *1958*, 411–417 (1959).

(23) Duspiva, F., Zur Physiologie der Gastrulation und Neurulation. Zool. Anz., 25. Suppl. Verh. Dtsch. Zool. Ges. *1961*, 210–250.

(24) Duspiva, F., Die Amphibienentwicklung in biochemischer Sicht. 13. Coll. Ges. Physiol. Chemie *1962*, 205–240.

(25) Duspiva, F., Biochemie des Energiestoffwechsels und seine Störungen im Wirbeltierkeim. Bull. Schweiz. Akad. med. Wiss. *22*, 80–88 (1966).

(26) Flanagan, G. L., Die ersten neun Monate des Lebens. Nachw. v. A. Portmann, dtsch. Rowohlt, Hamburg 1963

(27) Goerttler, Kl., Der pränatale Organismus als reagierendes Subjekt. Bull. Schweiz. Akad. Med. Wiss. *20*, 336–359 (1964).

(27a) Gregg, N. M., Congenital cataract following german measels. Trans. ophth. Soc. Aust. *3*, 35–46 (1941).

(28) Hadorn, E., Letalfaktoren. Stuttgart 1955.

(29) Hagens, H. W., Duspiva F., u. Willer, W., Folgen einer zeitlich begrenzten Atmungshemmung durch Blausäure auf den Zellstoffwechsel und die Entwicklungsleistung junger Amphibienkeime. Beitr. path. Anat. *132*, 129–159 (1956).

(30) Hara, H., Der DNS-Stoffwechsel von Triturus helveticus-Keimen in der Spätentwicklung und seine Störung durch temporäre Atmungshemmung. Beitr. path. Anat. *134*, 418–448 (1966).

(31) Hara, H., Die RNS- und Proteinsynthese an Larven von Triturus helveticus – in der Norm und während oder nach temporärem Sauerstoffmangel (nach histoautoradiographischen Serienuntersuchungen). Beitr. path. Anat. *135*, 21–52 (1967).

(32) Hara, H., Störung der Entwicklung und Differenzierung des Amphibienkeimes durch 5-Fluorouracil (nach histologischen und histoautoradiographischen Untersuchungen). Beitr. path. Anat. *140*, 430–453 (1970).

(33) Hartmann, N., Philosophie der Natur. Abriß der speziellen Kategorienlehre. Berlin 1950.

(34) Hess, O., Lampenbürstenchromosomen, Hdb. Allg. Path. *II/2*, 215–281, Berlin–Heidelberg–New York 1971.

(35) Ingalls, Th. H., u. Curley, F. J., Principles governing the genesis of congenital malformations induced in mice by hypoxia. New Engl. J. Med. *257*, 1121–1127 (1957).

(36) Ingalls, Th. H., Curley, F. C. u. Prindle, R. A., Anoxia as a cause of fetal death and congenital defect in the mouse. Amer. J. Dis. Child *80*, 34–45 (1950).

(37) Ingalls, Th. H., Curley, F. J., u. Prindle, R. A., Experimental production of congenital anomalies. Timing and degree of anoxia as factors causing fetal death and congenital anomalies in the mouse. New Engl. J. Med. *247*, 758–768 (1952).

(38) Jacob, F., u. Monod, J., Genetic Regulatory Mechanisms in the Synthesis of Proteins. J. Mol. Biol. *3*, 318–356 (1961).

(39) Karnofsky, D. A., Mechanisms of action of certain growth-inhibiting drugs. In: Wilson, J., u. Warkany, J., Teratology, Chicago u. London *1965*, S. 185–194.

(40) Karnofsky, D. A., The chick embryo in drug screening, survey of teratological effects observed in the 4-day chick embryo. In: Wilson, J. G., u. Warkany, J., Teratology. Chicago und London 1965, 194–213.

(41) Knoerr, K., Der Einfluß von Blutungen in der Frühschwangerschaft auf die Entwicklung der Frucht und das Auftreten von Mißbildungen. Verh. Dtsch. Ges. inn. Med. *64*, 54–57 (1959).

(42) Krone, H. A., Die Bedeutung der Eibettstörungen für die Entstehung menschlicher Mißbildungen. Veröff. a. d. morphol. Path. *62*, Stuttgart 1961.

(43) Leibniz, W. G., Essays de Théodicée. 1710. Zit. nach Zimmermann, W., Evolution. Freiburg–München 1953. S. 180.

(44) Loeb, J., Über die relative Empfindlichkeit von Fischembryonen gegen Sauerstoffmangel und Wasserentziehung in verschiedenen Entwicklungsstadien. Arch. ges. Physiol. *55*, 530 (1894).

(45) Loeb, J., Untersuchungen über die physiologischen Wirkungen des Sauerstoffmangels. Arch. ges. Physiol. *62*, 249 (1896).

(46) Maurath, J., u. Rehn, J., Beiträge zur experimentellen Erzeugung einfacher Mißbildungen durch Sauerstoffmangel an Tritonen. Frankf. Z. Path. *60*, 495 (1946/49).

(47) Mey, R., Über Ätiologie und Pathogenese der Abortiveier. Veröff. a. d. Morphol. Path. H. *63*, Stuttgart 1961.

(48) Murakami, U., u. Kameyama, Y., Vertebral malformation in the mouse foetus caused by maternal hypoxia during early stages of pregnancy. J. Embryol. exp. Morph. *11*, 107–118 (1963).

(49) Murakami, U., Kameyama, Y., u. Kato, T., Effects of material anoxia upon the development of embryos. Ann. Rep. of the Res. Inst. Environmental Med. Nagoya *1955*, 76 (1956).

(50) Needham, J., Chemical embryology. London u. New York 1930.

(51) Needham, J., Biochemistry and morphogenesis. London u. New York 1942.

(52) Pelling, C., Chromosomal synthesis of ribonucleic acid as shown by incorporation of uridine labelled with tritium. Nature (London) *184*, 655 (1959); Ribonucleinsäure-Synthese der Riesenchromosomen. Autoradiographische Untersuchungen an Chironomus tentans. Chromosoma (Berl.) *15*, 71 (1964).

(53) Pfeiffer, A., Karyotyp und Phänotyp der autosomalen Chromosomenabberationen beim Menschen. Veröff. a. d. morphol. Path. H. *74/75*, Stuttgart 1968.

(54) Pliess, G., Praenatale Schäden. Ergebn. Inn. Med. u. Kinderhk., Berlin–Göttingen–Heidelberg 1962.

(55) Rübsaamen, H., Mißbildungen am Zentralnervensystem von Tritonen durch allgemeinen Sauerstoffmangel bei Normaldruck. Roux' Arch. *143*, 614–641 (1948).

(56) Rübsaamen, H., Die Wirkung des experimentellen Sauerstoffmangels auf die Entwicklung von Tritonkeimen nach beendeter Gastrulation. Arch. Entw. mech. *144*, 301–321 (1950).

(57) Rübsaamen, H., Über die teratogenetische Wirkung des Sauerstoffmangels in der Frühentwicklung. Beitr. path. Anat. *112*, 336–379 (1952).

(58) Rübsaamen, H., Mißbildungen durch Sauerstoffmangel im Experiment und in der menschlichen Pathologie. Naturwissenschaften *1955*, 319–325.

(59) Rübsaamen, H., Menschliche Herz- und Gefäßmißbildungen durch Eibettstörungen in der Frühschwangerschaft. Verh. Dtsch. Ges. Kreisl. Forsch. *1957*, 288.

(60) Rübsaamen, H., u. Leder, O., Zu den Ursachen menschlicher Mißbildungen. Beitr. path. Anat. *115*, 348–372 (1955).

(61) Sauser, G., u. Vodopivec, M., Mediko-theologische Anmerkungen zum Problem der Humanontogenese. Aus: Gott in Welt, Bd. II, Festgabe für Karl Rahner, Freiburg–Basel–Wien 1964, S. 850–872.

(62) Scholtissek, Ch., The chemistry and biological role of nucleic acids. In: Protoplasmatologia. Hdb. d. Protoplasmaforschung *V*, 3 a-d. Karyoplasma. S. 1–54. Wien 1966.

(63) Spemann, H., u. Mangold, H., Über Induktion von Embryonalanlagen durch Implantation artfremder Organisatoren. Arch. mikr. Anat. *100*, 599–638 (1924).

(64) Spemann, H., Experimentelle Beiträge zu einer Theorie der Entwicklung. Berlin 1936.

(65) Tiedemann, H., Veränderung des Stoffwechsels von Triton-Keimen unter anaeroben Bedingungen. Z. Naturforsch. *9 b*, 801 (1954).

(66) Tiedemann, H., Embryonale Induktion und Differenzierung. RNS- und Proteinstoffwechsel in Triturus-Embryonen. Bull. Schweiz. Acad. med. Wiss. *22*, 89–96 (1966).

(67) Tiedemann, H., Über das Verhalten von Nukleotiden in Embryonen bei Aerobiose und Anaerobiose. Biochem. et. Biophys. Acta *23*, 385–393 (1957).

(68) Tiedemann, H., Stoffwechselkontrolle, macromolekulare Synthese und Differenzierung in Amphibienembryonen. Fortschr. Zool. *17*, 341–388 (1966).

(69) Tiedemann, H., u. Born, J., Vergleichende Untersuchungen über die Protein- und Nukleinsäuresynthese in Tumorzellen, Embryonen und Retina bei Aerobiose und Anaerobiose. Z. Naturforsch. *15 b*, 380–394 (1960).

(70) Tiedemann, H., u. Tiedemann, H., Einwirkungen von HCN auf die frühen Entwicklungsstadien des Alpenmolches. Z. Naturforsch. *9 b*, 371–380 (1954).

(71) Töndury, G., Entwicklungsstörungen durch chemische Faktoren und Viren. Verh. Ges. dtsch. Naturforsch. u. Ärzte *1954*, 119–126 (1955).

(72) Töndury, G., Embryopathien. Berlin–Göttingen–Heidelberg 1962.

(73) Tuchmann-Duplessis, H., u. Mercier-Parot, L., Répercussions des neuroleptiques et des antitumoraux sur le développement prénatal. Bull. Schweiz. Acad. Med. Wiss. *20*, 490–526 (1964).

(74) Tuchmann-Duplessis, H., David, W., u. Haegel, P., Embryologie. Paris 1965.

(75) Wallenfels, K., Grundlagen der Ausbildung physiologischer und pathologischer Enzymaktivitäten von Organen. Bull. Schweiz. Akad. med. Wiss. *22*, 13–26 (1966).

(76) Watson, J. D., u. F. H. C. Crick, Molecular structure of nucleic acids. Nature (Lond.) *171*, 737–738 (1953).

(77) Watson, J. D., u. F. H. C. Crick, Genetical implications of the structure of desoxyribonucleic acid. Nature *171*, 964–967 (1953).

(78) Weismann, A., Das Keimplasma. 1892.

(79) Werthemann, A., u. Reiniger, M., Über Augenentwicklungsstörungen bei Rattenembryonen durch Sauerstoffmangel in der Frühschwangerschaft. Acta anat. (Basel) *11*, 329–347 (1951).

(80) Werthemann, A., Reiniger, M., u. Thoelen, H., Untersuchungen über den Einfluß des Sauerstoffmangels auf die foetale Entwicklung von Säugetieren. Schweiz. Z. Path. Bakt. *13*, 756–779 (1950).

(81) Wilson, J., u. Warkany, J., Teratology. Chicago u. London 1965.

(82) Wolff, K. F., Theoria generationis. Diss. Halle 1774.

Zu der gesamten Thematik siehe auch:

Büchner, F., Allgemeine Pathologie. 5. Aufl. München, Berlin, Wien 1966.

Quellenhinweise

Wir danken nachstehend genannten Verlagen und Zeitschriften für die Genehmigung zum Nachdruck der Arbeiten von F. Büchner

Seite 1
Beiträge zur pathologischen Anatomie und zur allgemeinen Pathologie *89*, 644—667 (1932)

Seite 25
Klinische Wochenschrift *42*, 1737—1739 (1932)

Seite 33
In: Erkrankungen des Herzmuskels und der Herzklappen. Oeynhausener Vorträge *2*, 5—19 (1933)

Seite 48
In: Klinik der Erkrankungen des Herzmuskels. X. Fortbildungslehrgang vom 20.—23. September in Nauheim 1934, Seite 29—36.

Seite 56
Klinische Wochenschrift *49/50*, 1713—1716, 1745—1747 (1938)

Seite 76
Deutsche medizinische Wochenschrift *26*, 1037—1042/1065 (1957)

Seite 95
Bulletin der Schweizerischen Akademie der medizinischen Wissenschaften *13*, 127—138 (1957)

Seite 107
In: Struktur, Stoffwechsel und Funktion in der modernen Pathologie (Japan-Vorträge), Seite 26—35. München und Berlin: Urban & Schwarzenberg 1964

Seite 117
Archives internationales de pharmacodynamie et de therapie *78*, 115—128 (1949)

Seite 131
Verhandlungen der Deutschen Gesellschaft für Kreislaufforschung *1950*, 26—43

Seite 149
In: Struktur, Stoffwechsel und Funktion in der modernen Pathologie (Japan-Vorträge), Seite 45—56. München und Berlin: Urban & Schwarzenberg 1964

Seite 161
In: Struktur, Stoffwechsel und Funktion in der modernen Pathologie (Japan-Vorträge), Seite 36—44. München und Berlin: Urban & Schwarzenberg 1964

Seite 170
Deutsche medizinische Wochenschrift 4, 146—151 (1971)

Seite 186
Methods Achievements in Experimental Pathology 5, 60—120. Basel: Karger 1971

Seite 247
Wiener klinische Wochenschrift 84, 89—92 (1972)

Seite 257
Deutsche medizinische Wochenschrift 10, 369 (1936)

Seite 264
Klinische Wochenschrift 41, I409/I412 (1937)

Seite 275
Luftfahrtsmedizin 5, 1—16 (1940)

Seite 291
Luftfahrtsmedizin 6, 281—295 (1942)

Seite 306
Verhandlungen der Deutschen Pathologischen Gesellschaft. Tagung vom 3.—4. Juni 1944. Seite 20—38 (1947/49)

Seite 325
Klinische Wochenschrift 29/30, 777—781 (1956)

Seite 336
Ärztliche Forschung 13, I307—I314 (1959)

Seite 344
In: Struktur, Stoffwechsel und Funktion in der modernen Pathologie (Japan-Vorträge), Seite 14—25. München und Berlin: Urban & Schwarzenberg 1964

Seite 356
Klinische Wochenschrift 26, 38—42 (1948)

Seite 366
Medizinische Klinik 18, 605—611 (1952)

Seite 385
Verhandlungen der Deutschen Gesellschaft für innere Medizin. Kongreßreferat, Seite 13—33 (1958)

Seite 406
In: Struktur, Stoffwechsel und Funktion in der modernen Pathologie (Japan-Vorträge), Seite 57—67. München und Berlin: Urban & Schwarzenberg 1964

Seite 417
Jahrbuch der Heidelberger Akademie 1965, 70—79

Seite 425
Bulletin der Schweizerischen Akademie der medizinischen Wissenschaften 22, 56—72 (1966)

Seite 449
Freiburger Universitätsblätter 36, 29—46 (1972)

Erbgefüge

Bearbeitet von G. Flatz, W. Fuhrmann
H.W. Goedde, G. Jörgensen, H. Kössel,
T. Koske-Westphal, F. Mainx,
E. Passarge, G. Röhrborn, W. Schloot
Redigiert von F. Vogel

264 Abbildungen. XIV, 744 Seiten
1974 (Handbuch der allgemeinen
Pathologie, Band 9)
Geb. DM 398,—; US $162.40
Subskriptionspreis
Geb. DM 318,40; US $129.80
ISBN 3-540-06581-4

Geschwülste/Tumors 3

Modelle experimenteller Carcinogenese/
Models of experimental Carcinogenesis

Herausgeber: E. Grundmann
(Handbuch der allgemeinen Pathologie,
Band 6, Teil 7). In Vorbereitung
ISBN 3-540-07034-6

Erzeugung von Krankheitszuständen durch das Experiment

Herausgeber: O. Eichler
(Handbuch der experimentellen
Pharmakologie/
Handbook of Experimental
Pharmacology, Band/Vol. 16)

1. Teil:
Blut/Blood
In Vorbereitung

2. Teil:
Atemwege
Geb. DM 150,—; US $61.20
ISBN 3-540-04517-1

3. Teil:
Heart and Circulation
In preparation

4. Teil:
Niere, Nierenbecken, Blase
Geb. DM 180,—; US $73.50
ISBN 3-540-03305-X

5. Teil:
Liver
In preparation

6. Teil:
Schilddrüse
In Vorbereitung

7. Teil:
Zentralnervensystem
Geb. DM 150,—; US $61.20
ISBN 3-540-02831-5

8. Teil:
Stütz- und Hartgewebe
Geb. DM 120,—; US $49.00
ISBN 3-540-04518-X

9. Teil:
Infektionen I
Geb. DM 180,—; US $73.50
ISBN 3-540-03147-2

10. Teil:
Infektionen II
Geb. DM 200,—; US $81.60
ISBN 3-540-03531-1

11. Teil A:
Infektionen III
Geb. DM 180,—; US $73.50
ISBN 3-540-03840-X

11. Teil B:
Infektionen IV
Geb. DM 195,—; US $79.60
ISBN 3-540-06290-4

12. Teil:
Tumoren I
Geb. DM 180,—; US $73.50
ISBN 3-540-03532-X

13. Teil:
Tumoren II
Geb. DM 110,—; US $44.90
ISBN 3-540-03533-8

14. Teil:
Tumoren III
In Vorbereitung

15. Teil:
**Kohlenhydratstoffwechsel,
Fieber/Carbohydrate Metabolism,
Fever**
Geb. DM 180,—; US $73.50
ISBN 3-540-03534-6

Preisänderungen vorbehalten

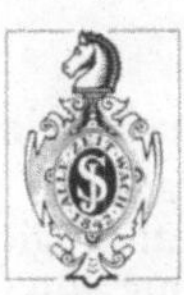

Springer-Verlag
Berlin Heidelberg New York

Current Topics in Pathology/ Ergebnisse der Pathologie

Continuation of/Fortsetzung von „Ergebnisse der allgemeinen Pathologie und der pathologischen Anatomie"
Editors/E. Grundmann, W.H. Kirsten

Die Reihe dient dem internationalen Meinungs- und Informationsaustausch in der Pathologie-Forschung. Pathologen und Biologen werden durch umfassende Übersichtsarbeiten über aktuelle Forschungsergebnisse auf dem laufenden gehalten.

K. Kochsiek, D. Larbig, D. Harmjanz

Die hypertrophische obstruktive Kardiomyopathie

40 Abbildungen. VIII, 132 Seiten. 1971 (Experimentelle Medizin, Pathologie und Klinik, Band 35)
DM 56,—; US $22.90
ISBN 3-540-05452-9

H. Senn

Infektabwehr bei Hämoblastosen

Funktionelle Untersuchungen über Leukocytenmobilisation beim gesunden und kranken Menschen
Geleitwort von O. Gsell
39 Abbildungen, 12 Tabellen
VIII, 110 Seiten. 1972 (Experimentelle Medizin, Pathologie und Klinik, Band 36)
DM 44,—; US $18.00
ISBN 3-540-05625-4

Lehrbuch der Allgemeinen Pathologie und der Pathologischen Anatomie

29., völlig neu bearbeitete Auflage des Lehrbuches der Allgemeinen Pathologie und der Pathologischen Anatomie von H. Hamperl
Herausgeber: M. Eder, P. Gedigk

Mit Beiträgen von H. Bechtelsheimer, A. Bohle, G. Dhom, M. Eder, R. Fischer, P. Gedigk, C. Hedinger, B. Helpap, W. Hort, K. Lennert, A. Probst, J. Ruckes, G. Seifert, G.K. Steigleder, O. Stochdorph, V. Totović
776 Abbildungen (davon 7 mehrfarbig)
XXXVII, 808 Seiten. 1974
Gebunden DM 96,—; US $39.20
ISBN 3-540-06902-X

B. Ivemark

Kinderpathologie

Wege zur Diagnose
Übersetzer: E. Weber
Unter Mitarbeit von A. Löhrer, P. Sonderegger
132 Abbildungen. XI, 258 Seiten. 1974
Gebunden DM 96,—; US $39.20
ISBN 3-540-06470-2

Preisänderungen vorbehalten

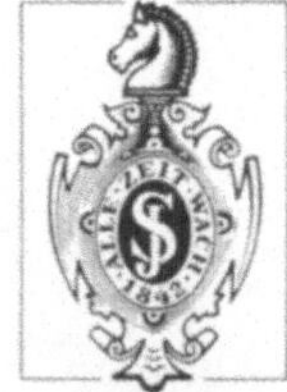

Springer-Verlag Berlin Heidelberg New York

München Johannesburg London Madrid New Delhi Paris Rio de Janeiro Rio de Janeiro Sydney Tokyo Utrecht Wien